# 神农本草经研究与运用

总主编　顾维超

主　编　顾润环　刘成全　周兴武

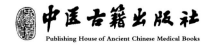

中医古籍出版社
Publishing House of Ancient Chinese Medical Books

**图书在版编目（CIP）数据**

神农本草经研究与运用 / 顾维超总主编；顾润环，刘成全，
周兴武主编 . —北京：中医古籍出版社，2021.11
ISBN 978-7-5152-2030-7

Ⅰ . ①神…　Ⅱ . ①顾… ②顾… ③刘… ④周…
Ⅲ . ①《神农本草经》—研究　Ⅳ . ① R281.2

中国版本图书馆 CIP 数据核字（2021）第 090841 号

**神农本草经研究与运用**

总主编　顾维超

主　编　顾润环　刘成全　周兴武

责任编辑　喻　峰
封面设计　韩博玥
出版发行　中医古籍出版社
社　　址　北京东直门内南小街 16 号（100700）
电　　话　010-64089446（总编室）　010-64002949（发行部）
网　　址　www.zhongyiguji.com.cn
印　　刷　河北文曲印刷有限公司
开　　本　787mm×1092mm　1/16
印　　张　52.75　彩插 0.5
字　　数　1100 千字
版　　次　2021 年 11 月第 1 版　2021 年 11 月第 1 次印刷
书　　号　ISBN 978-7-5152-2030-7
定　　价　380.00 元

# 编委会

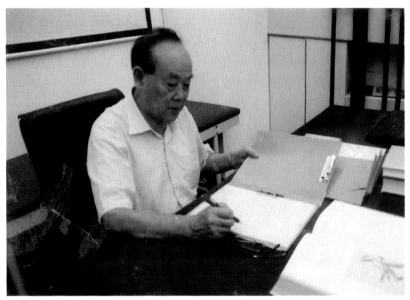

学术传承导师顾维超主任正在审改《神农本草经研究与运用》书稿

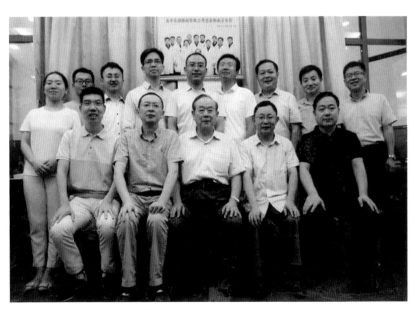

《神农本草经研究与运用》全体参编人员
前排左起：于一江、顾润环、顾维超、刘成全、周兴武
后排左起：石梦静、潘成祥、吴其晶、陶方泽、徐凯、袁洪军、
　　　　　朱尔春、范春露、孙尚洪

# 前　　言

　　《神农本草经》是总结我国秦汉以前药物学成就的本草学著述，也是我国现存最早的中药学专著，被推崇为中医药学经典著作之一。时至今日，它仍为我们学习、研究、运用中药的重要文献和依据。诚如我国近代著名医家张锡纯先生所云："发明药性之书，始于神农《神农本草经》。其书为有文字之后第一书……其书共载药三百六十五味，以象周天之日数。分上中下三品：上品者养生之药也，中品者治病之药也，下品者攻病之药也……此在医学中诚为开天辟地之鼻祖也。"

　　《神农本草经》是书，确也是我数十年来极为推崇的中医药学著作之一。几十年来，我尤为关注国内外研究《神农本草经》的著述动态，迄今已收集到不同版本的《神农本草经》及国内诸多学者研究《神农本草经》的专著20余部，经常学习、研究，并在临证时加以运用。早在20世纪90年代初期，我即萌生编著一部研究、运用《神农本草经》专著的想法，无奈多年来一直因日常院务行政和诊疗工作繁忙而未能如愿。直到退休之后，才有精力组织我学术经验传承工作室的诸位学员着手编写《〈神农本草经〉研究与运用》一书。本书历经数年编写及反复修改，数易其稿，现已定稿，交由中医古籍出版社编审、付梓、面世。

　　《神农本草经》成书于公元200年前后，原著在唐宋时期已亡佚，现今刊行、通用的乃清代顾观光的重辑本。《神农本草经》共载药物365味，虽是我国秦汉以前医药学家运用药物防治疾病的经验总结，但其中绝大多数的药物仍被当今医药家们所重视、尊崇，并用于临床。实践证明，《神农本草经》所载药物功效确切，疗效可靠。因此，其被誉为药物学经典著作是当之无愧的。也因《神农本草经》成书年代久远，历代医家们挖掘、整理其精华，并总结运用经验，不断充实其内涵。我以为，当今医药家们对《神农本草经》的认识、研究之成就远超前人。对当今医药家们研究与运用《神农本草经》的新知识、新经验、新成果加以收集、整理，并予著述新作是很有必要的。本着既要继承、又要创新，承前启

1

后、继往开来之宗旨，我着手组织传承室的全体成员编著此书。我们力求本书在内容上具有时代性、先进性、科学性、准确性、实用性、可读性，并将"六性"融于一体。我们将本书奉献给广大读者，希望能为读者及同道们今后进一步研究、运用《神农本草经》做些有益的工作。

当今，业内有识之士说："医生不精方药，难以成名医。"而我则谓："医欲善诊技，必应药熟知。"因此，我衷心期待中医药同仁们深入学习、研究、运用《神农本草经》等医药著述，尤其要不断探索、总结《神农本草经》。我以为，我们今天所做的编著《神农本草经》的工作，正是为从源到流传承《神农本草经》而添砖加瓦、抛砖引玉。希望《神农本草经》研究在当今时代有新的特色，有更多的创获，使《神农本草经》继续为民众的医疗保健做出新的贡献，也为我国中医药学的发扬光大做出更大的贡献。

值得提出的是：我们在编写此书过程中得到了江苏省淮安市第二人民医院、淮安市中医院、淮安市妇幼保健院各位领导的鼎力支持、鼓励、襄助。在此，我们全体参编人员对诸位领导谨表衷心谢忱！

承蒙著名书法家蒋思眆先生题写书名，我们谨表衷心感谢！

江苏省淮安市第二人民医院名中医
学术经验传承工作室指导老师
顾维超
二〇二〇年九月

# 编写说明

　　《神农本草经》全书共分为四卷。第一卷为药物学总论，第二至四卷为药物各论。书中所载药物共 365 味，据各药药性、功效等分为上、中、下三品，其中上品药 120 种，中品药 120 种，下品药 125 种。各品又按药物的来源分类，全书载草木植物药 252 种，动物药 67 种，矿物药 46 种。书中对各药的性味、功效、主治、配伍原则及应用宜忌等皆做了论述。它在两千多年来的中医医疗实践中发挥了巨大的引领作用，做出了不可磨灭的贡献，因而被誉为我国中药学经典名著，成为中医临床中不可缺少的药物学专著之一。

　　《神农本草经》原书早在唐宋时期已散失，其后虽经历代医家辑录、整理、补充、完善、流传，但不同辑本存在着内容上的差异。我们这次研究《神农本草经》主要以陕西中医药大学张登本教授主编的《全注全译〈神农本草经〉》为底本。该书参用当今流传最广、水平较高、可信度大的清代孙星衍、孙冯翼辑的《神农本草经》，以及顾观光等点校的《神农本草经》，还参用了现代专门研究《神农本草经》的尚志钧教授的《神农本草经校点》，以及杨鹏举教授的《神农本草经校注》。因此，《全注全译〈神农本草经〉》可谓当今研究《神农本草经》的优秀著述之一，而它也成为我们此次研究《神农本草经》的重要参考书籍及基准用书。同时我们也参考了张瑞贤等同志新近编著的《〈神农本草经〉译释》，以使我们的新作更加准确、完备。

　　《神农本草经》成书年代久远，历经时代变迁，加之原文古奥，不便今人学、用，但其在学术上很有影响，对现代中医医、教、研确有学习、运用、指导价值。因此，为弘扬我国中医药学精粹，我们特地组织传承室全体成员，对《神农本草经》进行学习、研究，并予整理，编著成《〈神农本草经〉研究与运用》一书。书中内容包含我们对《神农本草经》的学习、研究成果，以及我们在当今临床上运用《神农本草经》的经验、体会，可作为今人学习、研用《神农本草经》的参考。

我们所著此书，总以实用为宗旨，故从以下几个编目列述之。

【药名】包括每味药物古代的称谓、别名及现今用名等。同时也将此药在《神农本草经》各药经文末尾所言的"一名，一名……"等药名移置于别名之首，以便读者全面掌握每味药物的古今称谓。

【经文】完整抄录《神农本草经》对每味药物论述的原始经文。

【文译】以尊重经典为准则，用白话文直译原始经文，个别处采用意译。为求每味药物与当今药一致，便于完整掌握药物知识，我们在译文中重点解释原始经文中对药物的性味、功效、主治等的论述，也基本按照原始经文排列的顺序对之加以译释。重点译述每味药物的性味、主治。

【药源】内容包括：①每味药的科属及药用部位；②主要产地；③药物采收时间及加工方法；④药材性状。

【药理】简要列述当今对每味药物的化学成分及药理功效等的研究成果，便于今人临证参考运用。

【文摘】将古代医家对药物的性味、归经、功效、主治病症、运用经验等的论述加以摘引。每味药物的文摘一般为医籍中有关该药物的学术价值较大的精彩小段，对当今临床使用广泛的重要药物会适当增加数量。所摘论述也各有重点，内容尽量不予重复，同时也兼收医家们不同观点的论述，所选医籍基本按照成书年代由远而近依次列述。

【今用】主要选择近现代著名医家及当代国医大师、全国名老中医、各省级以上名中医对此药运用经验的论述，重点选录各位医家治疗某病用此药的特殊经验等。

【师说】此栏目内容由南京中医药大学博士生导师、江苏省首届名中医、全国第五批学术经验传承指导老师顾维超主任中医师亲自论述，讲述其临证运用此药的经验、体会和要点等，立足临床，突出实用，以便读者临证用药参考。

我们在编著此书时发现《神农本草经》第二、三、四卷中的草木植物药、动物药、矿物药中，皆有一些药物虽有载列并有经文，但其后历代医家很少运用，当今也难以见到古代医家运用这些药物的相关文献资料，更难觅得现代医家对这些药物的运用经验论述。其原因可能是这些药物药源缺乏、药品难得，也可能是其功效、主治早已被他药代替而被弃之不用。难以收集到历代医家对这些药物研用的"文摘"，亦无当代医家的用药经验，故而我们难写"今用"；我们传承的指导老师未用过这些药物，故而我们更难写出"师说"。对此，我们认为应当：①尽最大努力查找相关医药文献中载录的这些药物的功效、主治、用法等内容；

②尽可能求全，保持《神农本草经》原籍的药味数量。这样做，一可抛砖引玉，二可保持《神农本草经》完整性。为此，我们仅对此类药物的性味、功效、主治等作了查之有据的论述，并加以归纳简述，而不展开论述。

【用法】主要阐述药物在当今临床上的常规用法、用量、宜忌及特殊用法、用量等。

我们在编排本书各卷上、中、下三品药物次序时，是按各卷中的草木植物药、动物药、矿物药的顺序重新排列各药的，因为当今临床上常用的《神农本草经》药物最多200余种，而且多数为草木植物药，其次为动物药，再次为矿物药，这样编排有助于读者掌握《神农本草经》重点药物的知识，也便于读者检索和临证学习、研用。不同版本的《神农本草经》将某些药物放置在不同的品类中，而本书与《全注全译〈神农本草经〉》保持一致，未做移位。还需说及，有部分药物其大类相同，来源、功效、主治多同而略异，故将其归于同类列述，如五色石脂、灵芝等，但序列仍然照《神农本草经》排列，以保持总数365味。

本书可供中医、中西医结合、药学专业的临床、教学、科研人员参考使用。

我们在编著此书时，还学习、研究、参考了与《神农本草经》相关的50多种书籍，如不同时期不同版本的《神农本草经》，同时也参考、摘录了国内当今研究《神农本草经》的著名医药学家的相关著述。在此我们谨对张登本、王家葵、张树生、叶显纯、叶明柱、石恩骏、宋永刚、张瑞贤、张卫、刘更生等诸多医家、教授们表示衷心的感谢！感谢他们研究《神农本草经》时的辛劳和对我们编著研用《神农本草经》的鼎力襄助。由于我们的阅历较浅，研究、临证运用《神农本草经》等方面的能力、水平、经验有限，可能书中还存在谬误、不妥之处，恳请诸位贤达多加赐教，以便再版时加以修正。

顾润环（执笔）

二〇二〇年九月

# 目　录

## 《神农本草经》卷三
# 中品药

## 《神农本草经》卷四

## 下品药

# 研究与运用《神农本草经》述要

《神农本草经》(简称《本经》),是我国远古时代先民们运用药物防治疾病的经验总结,是我国现存的最早的一部中药学专著,也是一部被誉为"经典"的药物学专著。是书问世以后深受历代医家们器重,历史上也不乏对其研究并做出显著贡献者。时至今日,研究、运用《神农本草经》者依然不乏其人,研究成果也颇为丰硕。可见《神农本草经》确具极高的学术价值,很值得今人继续学习、研究、运用。那么,当今我们应如何学习、研用《神农本草经》呢?我以为应注重以下几个方面。

## (一)要了解《神农本草经》的源与流

我国古代的神农即炎帝,是三皇之一,相传他是我国农业和医药的发明者,其与本草发生联系的时代久远,此在西周、春秋、战国、西汉时期的文献中均有记述。文献记载神农为广大民众寻求疗疾之药,从而开创了中药学先河。迨至三国时期东吴医人吴普著有本草专著,即后世盛传的《吴普本草》,成为我国较早的本草文献,而《神农本草经》作为书名出现于西晋时期皇甫谧所著的《针灸甲乙经·序》中。其后,西晋文学家张华著述《博物志》时,就明确指出书中相关药物内容是来源于《神农经》,而《神农经》可能即为后人辑复的《神农本草经》。由此可说明《神农本草经》的出现是在西晋皇甫谧之前,而且《神农经》也应在《吴普本草》之前,故可认为《神农本草经》为我国最早的药物学专著。正因远古时期就流传神农尝百草,神农发现了药物,后世即将现存第一部本草著述托名为神农所作,而书名即为《神农本草经》。

到了南朝梁齐陶弘景时期,已有数个《神农本草经》版本流传。传本中所载药物有 595 种、441 种、319 种等。其后,陶弘景从所传版本中选出 365 种药物并论述各药具体治病的内容,又从自己所著的《名医别录》中选出 365 味药物并结合自己对每味药物的认知予以注释,从而合编成对后世颇有影响的《本草经集注》,共载 730 种药物。陶氏为区分药物所引之源,特用朱、墨二色分别标记,朱红者源自《神农本草经》,墨色者即为摘引自《名医别录》,可见陶弘景在本草著述上颇费心思。陶氏的《本草经集注》对唐代研究医药学产生了重大影响,也成为后世医药家们研究、辑集《神农本草经》的源本。到了宋代中、后期,《神农本草经》一度亡佚不存。据当今研究本草学的著名专家尚志钧教授考证,南宋的王炎是《神农本草经》亡佚后复辑《神农本草经》单行本的第一人。王炎所作专著之名为《本草正经》,现仅存序文于《双溪文集》中。到了明代,明万历三十年(1602)至明万历四十四年(1616)间,卢复在李时珍的《本草纲目》(1578)问世之后,将《本草纲目》中所载的《神农本草经》药物内容集为专辑。清代,孙星衍、孙冯翼二人合辑出了水平较高并援引相关文献内容予以注释的《神农本草经》。此后,顾观光、黄奭、王闿运、姜国伊等亦有复辑本问世。再后,又有日本学者狩谷望之志和森立之辑录的《神农本草经》流传至我国。经过自宋代王炎至清末各位学者及日本二位学者的辛勤劳作,大约有九种《神农本草经》复辑本问世并流行。所传各本内容多来自宋代医家唐慎微所著的《证类本草》,各本内容也大同小异。但清代二孙的《神农本草经》(1799)合辑本学术水平较高,可信度大,内容也较全面,流传也广,故于1955年由我国商务印书馆正式刊行问世。

近几十年来,我国学者对《神农本草经》的研究相当重视,研究成果颇为丰硕。例如:1981年尚志钧教授点校并出版了《神农本草经校点》,1995年马继兴教授主编的《神农本草经辑注》出版,1998年由杨鹏举主编的《神农本草经校注》问世。这三本专著在当今仍有一定的学术影响。2001年王家葵、张瑞贤教授编著的《〈神农本草经〉研究》出版,2009年张树生教授主编的《〈神农本草经〉理论与实践》出版,同年又有张登本教授主编的《全注全译〈神农本草经〉》一书出版,这些专著颇有学术价值,可信度高,在学术界影响也大。其后,2018年张瑞贤教授等人主编的《〈神农本草经〉译释》出版,该书也有较高的学术价值,值得我们学习、研用。

近十多年来,我国也不乏对《神农本草经》进行专门研究的中医理论及临床家们。他们紧密结合临床实践并总结各自运用《神农本草经》的经验,先后有多部专著问世。例如,叶显纯教授等编著的《〈神农本草经〉临证发微》、宋永刚教授著述的《〈神农本草经〉讲读》、朱燕中教授编著的《〈神农本草经〉觉悟之旅》,以及石恩骏教授编著的《石恩骏〈神农本草经〉发微》等,可惜他们仅对《神农本草经》少部分药物进行了研究、总结,近年又有高海波等编著的《神农本草经》(精版)及老中医养生堂编著的《〈神农本草经〉白话解》等出版。凡此,皆为我们当今学习、研究、运用《神农本草经》不可多得的可读、可鉴、可用之佳作,也为我们继续研究、发掘、运用《神农本草经》提供了重要的参考文献。

**(二)必须认知《神农本草经》的学术价值**

《神农本草经》全面总结了汉代以前的中药学理论和药物运用经验。书中共载药物365味,学术内容丰富。其所载药物是以上、中、下三品归类,每味药物依次介绍了药物的正名、性味、主治功效、别名、产地等。其内容、体例具有科学性、系统性、开创性。因而,其被历代医家所尊崇,被视为中医药经典著作之一。其对后世中药学的发展也产生了巨大的影响，更为后世中医临床和中药学、方剂学的发展奠定了坚实的基础。我们经过学习、研用，认为《神农本草经》的学术价值主要体现在以下几个方面。

**1. 药物分类明晰**。《神农本草经》共载药物 365 味，是按其功效、主治来分为上、中、下三品的。例如：上品药共 120 种，为君药，"主养命以应天。无毒，多服、久服不伤人。欲轻身、益气、不老、延年者，本上经。"中品药也是 120 种，为臣药，"主养性以应人。无毒、有毒，斟酌其宜。欲遏病补虚羸者，本中经。"下品药共 125 种，为佐使药，"主治病以应地。多毒，不可久服。欲除寒热邪气，破积聚愈疾者，本下经。"可见其分类有据，主旨明确，皆是以当时医家对药物使用的认识和经验来总结、归类的，对当今研究药物的分类、性味、归经、功效、主治等仍有启迪和指导运用的价值。

**2. 依据药物特性及治病需要定剂型**。《神农本草经》也指出："药性有宜丸者，宜散者，宜水煮者，宜酒渍者，宜膏煎者，亦有一物兼宜者，亦有不可入汤、酒者，并随药性不得违越。"由此可见，两千年前即有中药多种剂型及用法规定，总依与病情相宜者而择用之。这也体现了当时医家们用药治病的经验已经比较成熟，这些知识时至今日仍有指导价值。

**3. 确立了辨证施药的原则**。辨证施治、施药是中医的灵魂。《神农本草经》提出："欲疗病，先察其源，先候病机。五脏未虚，六腑未竭，血脉未乱，精神未散，服药必活。若病已成，可得半愈。病势已过，命将难全。"可见，辨证施治、用药治病的疗效、预后及辨证施药的原则皆在此中。《神农本草经》中还明确提出："疗寒以热药，疗热以寒药；饮食不消，以吐下药；鬼疰蛊毒以毒药；痈肿疮瘤以疮药；风湿以风湿药，各随其所宜。"并指出："若用毒药疗病，先起如黍粟，病去停止。若不去倍之，不去十之，取去为度。"如此简明扼要且很实用的论述，充分突出了辨证施药之主旨，指出了用药治病之法度，总以针对病性、病势、病情而择药治之。时至今日，仍有重要的指导应用价值。

**4. 规定服药时间，以助提高疗效**。《神农本草经》规定："病在胸膈以上者，先食后服药；病在心腹以下者，先服药而后食；病在四肢、血脉者，宜空腹而在旦；病在骨髓者，宜饱满而在夜。"这也揭示了依据病症所在的部位确定服药时间及服用方法与药物疗效的密切关系，这在今天仍然适用，也应遵循之。

此外，《神农本草经》中还阐述了药有"阴阳配合"；药有"酸、咸、甘、苦、辛"五味；药有"寒、热、温、凉"四气；"药物有毒、无毒，斟酌其宜"；药有单行、相须、相畏、相使、相恶、相反、相杀的"七情合和"等，以及药物疗效与其产地、采集时间、加工炮制方法等皆有着密切关系。这些论述既符合实际，也很实用，也确有其科学内涵，当今仍有实用价值。这也充分体现了《神农本草经》是中药学科学体系产生、发展、创新的源头，体现了《神农本草经》所具的科学性、实用性，这也是其重要的学术价值之所在。

### （三）应重视对《神农本草经》的研习与运用

以上所论，不难看出《神农本草经》虽距今久远，但时至今日仍有研究、运用的学术价值，也仍然需要今人不断研究、总结、发掘其内涵，以便进一步充实、提高其科学价值，继续为当今临床所用。那么，我们应当如何学习、研究、运用《神农本草经》呢？我以为，应高度重视、深入研究并在实践中予以运用，且应在运用中不断总结经验，以便充实、完善《神农本草经》的内涵，使之得以不断发扬、光大。为此，我们应当做到以下几点。

**1. 认真阅读原著，准确学习、理解经文原意。**《神农本草经》问世年代久远，加之当时的时代背景及历史原因，原著早已亡佚。现今流传的版本皆为后世学者从其他书籍中复辑而成，且经历代多人之手，难免增减，加之文言古奥，确有难读、难懂之处，标点用法也古今有异。今人若要求得真知，必须从源头抓起，耐下心来细读《神农本草经》原文，加以比较、分析、思考，才能掌握经文真谛。在学习过程中若遇难处，必须求教于对《神农本草经》注释较为完整、准确的辑本及译本、注本等，细加斟酌，综合分析，以求准确理解。我经多年学习、研用，认为在药物的品名方面指认比较准确者，当属张树生教授主编的《〈神农本草经〉理论与实践》，以及张瑞贤等主编的《〈神农本草经〉译释》。这两本书论药及定名等可信度高，也多符合当今实际。若觉经文通读不易、难以理解其义者，可借助张登本教授主编的《全注全译〈神农本草经〉》，以及高海波教授编著的《神农本草经》（精版）。上述二书对每味药物的经文注释及译文都较准确、通俗易懂，便于学、记，能帮助我们扫清学、用《神农本草经》的障碍。

**2. 重点掌握《神农本草经》原文中的功效、主治等核心内容。**《神农本草经》所言每味药物的效用都精辟、真切。时至当今，验之临床仍然准确、少误，其可信度高，且多数药物仍被当今临床所用。例如，当归主咳逆上气；苦参主妊娠小便难而饮食如故，并能逐水，主溺余沥；半夏主咽喉肿痛；厚朴主气血痹；桔梗治胸胁痛如刀刺；甘草主金疮肿；茯苓利小便；猪苓利水道；远志治咳逆，强志；人参补五脏；景天益气除疲；牛膝治寒湿痿痹；大黄荡涤肠胃；款冬治咳喘；海藻治瘿瘤、颈下核；黄连治肠澼下利；茵陈蒿治疗热结黄疸；草蒿（青蒿）治热在骨节间；恒山（常山）治疟疾；雷丸驱虫；白芷治妇人漏下赤白、血闭、阴肿；麻黄治喘及破坚积聚；柴胡退热；芍药主利小便等。凡上述诸药功效，当今验之临床仍准确无误。因此，我们必须联系实践，认真掌握应用《神农本草经》药论，积累经验，不断提高治疗疾病的疗效。

**3. 在实践中不断挖掘、总结、完善《神农本草经》的药物效用。**由于历史的原因，当时的医家们对《神农本草经》所论药物的功效，在当今看来也有不足，需要我们不断总结、更新、补充新知，以求完善，并应传承、发扬之。尤其在揭示药物新知方面更需要我们加以重视，并着力研究，在当今临证实践中也要不断总结、充实、发扬。例如，女萎（玉竹）用之补脑，可治健忘；细辛用治寒痛、阳痿；天麻治疗高血压、眩晕；青蒿截疟，又治红斑狼疮等；徐长卿用治胃痛、痹证、瘾痒疹等过敏性疾病；辛夷治脑瘤作痛、祛斑美容；积雪草治疗尿淋、尿癃，尤治中老年男性前列腺增生伴炎症；露蜂房治疗阳痿、不孕不育、遗尿；僵蚕、薏苡仁、乌梅相配治疗体内诸多部位息肉；生薏苡仁治疗病毒疣；白及治疗诸多体内、外溃疡；白头翁、贯众用治湿热证崩漏、带下；石南治疗正、偏头痛及胃痛、胸痹心痛、关节痹痛，还有苦菜、苦参、海藻、蜀羊泉、生薏苡仁、猪苓、蜂房、蚤休（重楼）、射干、青蒿、灵芝、虾蟆、蜈蚣、水蛭、鳖甲、水牛角、紫草等对某些肿瘤有着直接抑制作用。凡此论述，皆被当今临床反复验证，而在《神农本草经》原著中未曾述及，确也需要我们用以充实、完善《神农本草经》的内涵。此外，我们还要对诸多药物经现代药理研究的有效成分、作用机制、所治病症等加以研究并予补充，这也有利于我们当今研究、扩展药物新用，提高临床疗效。为此，我们在著述中还选录了古、今医家们对《神农本草经》药物的论述及运用的经验。同时，也编写了我作为传承室指导老师对《神农本草经》学习、研究、运用的经验体会。凡此著述，对同道们学习、研究、运用《神农本草经》或有襄助，这也是我们著述本书的宗旨和目的。

总之，《神农本草经》确为我国现存最早的中药学经典著作。时至当代，还有许多《神农本草经》所载药物的新知需要我们在学习、研究、运用中加以总结、充实、完善，以便进一步提高《神农本草经》的学术价值，以应当今防治疾病、不断提高疗效之需。这也正是我们力倡学习、研究、运用、著述《神农本草经》之初衷。

（顾维超　执笔）

《神农本草经》卷一

# 序录原文译释

**上药一百二十种，为君。主养命以应天。无毒，多服久服不伤人，欲轻身益气不老延年者，本上经。**

【文译】《神农本草经》所载的上品药有一百二十种，以为君药。这类药物的主要功效是调养人的性命，符合"天道仁育"之德，可与苍天相配应。这些药材多无毒副作用，服用的剂量可较大些，也可以长期服用，因无毒性而不会损伤人体。想要使身体健康，轻健灵便，或者使人增添气力，不易衰老，延年益寿，应当遵从《神农本草经》所载上品药的用法、功效、主治等的规定加以选用，可以达到养生、保健、治未病、延年益寿的功效。

**中药一百二十种，为臣。主养性以应人。无毒、有毒，斟酌其宜。欲遏病补虚羸者，本中经。**

【文译】《神农本草经》所载的中品药也有一百二十种，作为臣药，有辅佐君药的功效。主要用以调养人体性命、性情为主，符合人性之德，而与人相配应。这类药物有的无毒，有的有毒，应遵照这些药物的功效而循证用药。如要遏止病邪，消除疾病，并用以补养人的虚损瘦弱之体，应当选用《神农本草经》所载的中品药加以运用。

**下药一百二十五种，为佐使，主治病以应地。多毒，不可久服。欲除寒热邪气，破积聚愈疾者，本下经。**

【文译】《神农本草经》所载的下品药有一百二十五种，配方时可作为佐药或者使药运用。其主要作用是治病疗疾，符合"地体收杀"之德，而与地相应和。此中多数药有毒，不可长期服用。如要用以祛除外感、内伤寒热邪气，破除体内癥瘕积聚的病理产物，使病症痊愈，就应当选用《神农本草经》所载的下品药。

**三品合三百六十五种，法三百六十五度。一度应一日，以成一岁。倍其数合七百三十名也。**

【文译】《神农本草经》载上、中、下三品共三百六十五种药物，仿效了日月星辰等天体运行三百六十五天的法度。一度应合一天，总数也就构成一年。倍其数合七百三十种（此文末句与上文文义及书中所载药物之数不符而存疑）。

**药有君、臣、佐、使，以相宣摄合和，宜一君二臣三佐五使，又可一君三臣九佐使也。**

【文译】药物在每一方剂组成中，均可以按君、臣、佐、使的配伍原则各自担当不同的功效而调制配伍成方，并以配合适宜的药物组成的方剂用来治病疗疾。方中常按一味君药、二味臣药、三味辅佐药、五味使药的配伍规则组成。也可用一味君药、三味臣药、九味佐使药组合成方，以应治病之需。

**药有阴阳配合，子母兄弟，根茎花实，草石骨肉。**

【文译】每味中药皆有属阴或属阳的品性而相互配合，也有如一家人父母、兄弟、姐妹一样的内在关系相系。例如，草木药的根与茎叶、花与果实、果肉与果核，草木药与矿物药等，皆有像母子一样的衍生关系，或者如兄弟般的亲缘关系，并有紧密组合的内在联系。

**有单行者，有相须者，有相使者，有相畏者，有相恶者，有相反者，有相杀者。凡此七情，合和视之。当用相须、相使者良，勿用相恶、相反者。若有毒宜制，可用相畏、相杀者，不尔勿合用也。**

【文译】药物在具体使用过程中，有单用的，也有相互配伍合用的，有相互配合增加药效的，有相互畏惧而不能配伍的，有相互抑制而抵消其药效的，有药性、效用相反而产生毒性的，也有相互配合而消除毒性的。凡此七种情形，在药物配伍使用时医者应当做到心中有数，必当关注到这七种配伍情形而用药组方。常规说来应按"相须""相使"的配伍方法选配中药组成方剂，而不用"相恶""相反"的药物配伍组合成方。如遇某些药物具有毒性，应先予加工炮制，使毒性减弱或消失后再用。也可以通过"相畏""相杀"的方法进行组方配药，否则，就不需要合用这种有毒的药物。

**药有酸、咸、甘、苦、辛五味，又有寒、热、温、凉四气，及有毒、无毒，阴干、暴干，采造时月生熟，土地所出，真伪陈新，并各有法。**

【文译】中药本身就具有酸、咸、甘、苦、辛五种药味，也有寒、热、温、凉四种药性，以及有毒、无毒的不同。采制药物也各有不同的要求，如有要求放置阴凉处晾干的，也有要在烈日下暴晒而干的；有采收适宜的季节、月份及用生、用熟的不同，以及因临证需要而采用不同的加工炮制方法等的区别。不同省份和地区的土质所生长的药物性味、功效等也有差异，用药时还要辨别药物的真假，以及陈药、新药等。总之，各药都应按照不同的要求进行加工炮制。

**药性有宜丸者，宜散者，宜水煮者，宜酒渍者，宜膏煎者，亦有一物兼宜者，亦有不可入汤酒者，并随药性，不得违越。**

【文译】根据药物的品性特质及功效、主治等的不同要求，药物有适宜做成丸剂的，有适合做成散剂的，有适合用水煎煮的，有适宜用酒浸泡的，有适合先煎煮再浓缩制成膏剂的，有一种药物几种方法都适宜的，也有不能用开水煮和用酒浸泡的。上述这些剂型、用法等，一定要依据药物的品质、性味、功效、主治和治病需要而定，不能违背和越出这些规定范围。

**欲疗病，先察其源，先候病机。五脏未虚，六腑未竭，血脉未乱，精神未散，服药必活。若病已成，可得半愈。病势已过，命将难全。**

【文译】如果想用药物治疗疾病，首先要寻求、诊察、掌握病症发生的原因，再分析、判断其发病的机理。如果经诊查五脏未见虚损，六腑功能还未衰竭，血脉也没逆乱，精气神也未耗散，此时通过服药治疗，就一定会使疾病痊愈，并得以康复。若疾病已成而且病情很重，大约只有一半治愈的可能。如果病情已很严重，发展至晚期了，治之也难使病症痊愈，患者的性命就难以保全。

**若用毒药疗病，先起如黍粟，病去停止。若不去倍之，不去十之，取去为度。**

【文译】如果用毒药治病，初始阶段治之用药量仅如黍粟谷粒那么大小，若病除就应停止用药。如果初始的小剂量不能使病症消除，用药剂量就应该加倍。如果病症仍未祛除，就要用十倍的药量治之。总之，应以疾病完全消除为限度，但不可过度用药。

**疗寒以热药，疗热以寒药；饮食不消以吐下药；鬼疰、蛊毒以毒药；痈肿疮瘤以疮药；风湿以风湿药。各随其所宜。**

【文译】临证用药治病的规则是：治疗寒性病要用温热药，治疗热性病应用寒凉药；饮食不能消化的，则用涌吐药或泻下药；鬼疰、蛊毒所致的病症，应当用毒药；凡痈肿疮瘤病症可用治疮消肿药；风湿痹痛病则用祛风湿药。总之，要根据病症的各自属性和病情的不同来选择适宜的药物治之。

**病在胸膈以上者，先食后服药；病在心腹以下者，先服药而后食；病在四肢、血脉者，宜空腹而在旦；病在骨髓者，宜饱满而在夜。**

【文译】对于服药方法的规定：凡是在胸膈以上的疾病，应先进食而后再服药；病在心腹以下的，要先服药后进食；病症在四肢、血脉部位的，宜早晨空腹服药；疾病病位在骨髓的，宜在晚上吃饱饭后再服药。

**夫大病之主有中风，伤寒，寒热，温疟，中恶，霍乱，大腹水肿，肠澼，下痢，大小便不通，贲狲（豚）上气，咳逆，呕吐，黄疸，消渴，留饮，癖食，坚积，癥瘕，惊邪，癫痫，鬼疰，喉痹，齿痛，耳聋，目盲，金疮，踒折，痈肿，恶疮，痔，瘘，瘿瘤，男子五劳七伤，虚乏羸瘦，女子带下，崩中，血闭，阴蚀，虫蛇蛊毒所伤。此大略宗兆，其间变动枝叶，各宜依端绪以取之。**

【文译】临证所见，凡谓"大病"者，主要有中风（外感风邪的表证）、伤寒（寒邪侵袭体表的风寒表证）、寒热病（表现为恶寒发热的病症）、温疟（以发热为主症的疟疾）、中恶（感触邪恶毒气所致的怪异、惊恐的病症）、霍乱、大腹水肿（如肝病腹水、肾病水肿）、肠澼（泄泻）、痢疾、大小便不通、贲狲（豚）上气（腹中有气上冲）、咳嗽、呕吐、黄疸、消渴、留饮、癖食（冷邪伤胃致消化不良）、坚积、癥瘕（坚积、癥瘕皆指腹中有肿块）、惊邪（惊风）、癫痫、鬼疰（具有传染性的烈性病证）、喉痹（咽喉肿痛）、齿痛、耳聋、目盲（视物不明）、金疮（金刃创伤）、踒折（骨折、扭挫伤）、痈肿、恶疮、痔、瘘、瘿瘤（包括甲状腺、淋巴结肿大及体内外肿瘤等）、男子五劳（多指久坐、久行、久立、久卧、久视，或指心、肝、脾、肺、肾劳伤等）、七伤（多指食伤、忧伤、饮伤、房劳伤、饥伤、劳伤、经络营卫伤等）、虚乏羸瘦、女子带下、崩中（崩漏）、血闭（闭经）、阴蚀（妇女下阴红肿溃破），以及虫蛇咬伤和蛊毒（特异邪毒）等病证。

这些大概都是临床上常见的病症，其中也有些病症会出现其他次要的、局部症状。临证治疗时应根据各个病证的证候表现推求这些病证的病因、发病的机理和疾病的证候表现，以及病情变化的规律等，选择适证方药加以治疗，以取得好的疗效。

（顾润环　执笔　顾维超　修审）

《神农本草经》卷二

上品药

# 菖　蒲

【药名】菖蒲（别名：昌阳），在《神农本草经》后的本草文献中又有石菖蒲、尧韭、水剑草、药菖蒲等名称。

【经文】菖蒲，味辛，温。主风寒痹，咳逆上气。开心孔，补五脏，通九窍，明耳目，出音声。久服轻身，不忘，不迷惑，延年。

【文译】石菖蒲，味辛，性温。主治风寒湿痹之证及咳嗽气逆作喘。能使心窍通畅，补益五脏，通利九窍，使人耳聪目明，还能使人发出响亮声音。长期服用能使人身体轻便快捷，也能增强记忆力，使人神志清醒不迷惑，延年益寿。

【药源】本品为天南星科植物石菖蒲的干燥根茎，主产于四川、浙江、江苏等地。秋、冬季采挖，除去须根及泥沙，晒干。以条长、粗肥、断面类白色、纤维性弱、气香浓者为佳，鲜用或生用。

【药理】本品含挥发油，油中主要成分为细辛醚，并有 β-细辛醚、二聚细辛醚、甲基异丁香酚及黄樟油素等。主要药理作用：细辛醚有镇静、益智、抗抑郁、解痉、降温、祛痰、镇咳、平喘及一定的抗癫痫作用；β-细辛醚有扩张血管、抗性腺作用；二聚细辛醚有降脂作用；甲基异丁香酚有镇静、抗心律失常、平喘等作用。本品煎剂在体内能杀死癌细胞，并具有一定的抗真菌作用。

【文摘】

《名医别录》　无毒。主耳聋、痈疮，温肠胃，止小便利，四肢湿痹，不得屈伸，小儿温疟，身积热不解，可作浴汤。聪耳目，益心智。

《千金方》　日月未足欲产者，捣菖蒲根汁一二升，灌喉中。又方：久服聪明益智。甲子日取菖蒲一寸九节者，阴干百日为末。服方寸匕，日三服，耳目聪明，不忘。又方：治产后崩中下血不止。菖蒲一两半，锉，酒二盏，煎取一盏去滓，分三服，食前温服。又方：治好忘，久服聪明益智。七月七日取菖蒲酒服三方寸匕，饮酒不醉。好事者服而验之。不可犯铁，若犯之，令人吐逆。

《日华子本草》　除风下气，丈夫水藏，女人血海冷败，多忘。长智，除烦闷，止心腹痛，霍乱转筋，治客风疮疥，涩小便，杀腹藏虫及蚤虱。

《开宝本草》　味辛，温，无毒。主耳聋，痈疮。温肠胃，止小便利，四肢湿痹，不得屈伸，小儿温疟，身积热不解，可作浴汤。聪耳目，益心智，高志不老。

《本草衍义》　有人患遍身生热毒疮，痛而不痒，手足尤甚，然至颈而止，粘着衣被，晓夕不得睡，痛不可任。有下俚教以菖蒲三斗，锉，日干之，舂罗为末，布席上，使病疮人恣卧其间，仍以被衣覆之。既不粘着衣被，又复得睡，不五七日之间，其疮如失。后自患此疮，亦如此用，应手神验。

《本草蒙筌》　味辛、苦，气温。无毒。主手足湿痹，可使屈伸；贴发背痈疽，能消肿毒。下气除烦闷，杀虫愈疥疮。消目翳，去头风。开心洞达出音声，益智慧通窍虚灵。劫耳聋耳鸣，禁尿遗尿数。腹痛或走者易效，胎动欲产者即安。鬼击懵死难苏，急灌生汁；温疟积热不解，宜浴浓汤。单味入酒煎，疗血海败，并产后出血不止；细末铺席卧，治遍身毒，及不痒发痛疮疡。

《本草新编》 味辛而苦，气温，无毒。能开心窍，善通气，止遗尿，安胎除烦闷，能治善忘。但必须石上生者良，否则无功。然止可为佐使，而不可为君药。开心窍，必须君以人参；通气，必须君以耆、术。遗尿欲止，非多加参、耆不能取效。胎动欲安，非多加白术不能成功。除烦闷，治善忘，非以人参为君，亦不能两有奇验也。

《雷公炮制药性解》 菖蒲，味辛，性温，无毒。入心、肺、膀胱三经。主风寒湿痹、咳逆上气、鬼疰邪气。通九窍，明耳目，坚齿牙，清声音，益心智，除健忘，止霍乱，开烦闷，温心腹，杀诸虫，疗恶疮疥癣。勿犯铁器，秦皮、秦艽为使，恶地胆、麻黄，忌羊肉、羊血、饴糖。

《景岳全书》 菖蒲，味辛微苦，性温。散风寒湿痹，除烦闷咳逆上气，止心腹痛，霍乱转筋，癫痫客忤，开心气胃气，行滞气，通九窍，益心智，明耳目，去头风泪下，出声音，温肠胃，暖丈夫水脏，妇人血海，禁止小便，辟邪逐鬼，及中恶卒死，杀虫，疗恶疮瘙疥。欲治痫毒，宜捣汁服，用渣贴之；若治耳痛，宜作末炒热绢裹窨之。亦解巴豆、大戟等毒。

《本经逢原》 菖蒲，心气不足者宜之，《神农本草经》言补五脏者，心为君主，五脏系焉。首言治风寒湿痹，是取其辛温开发脾气之力。治咳逆上气者，痰湿壅滞之喘咳，故宜搜涤，若肺胃虚燥之喘咳，非菖蒲可治也。其开心孔、通九窍、明耳目、出音声，总取辛温利窍之力。又主肝虚，心腹痛，霍乱转筋，消伏梁癫痫，善通心脾痰湿可知。凡阳亢阴虚者禁用。以其性温，善鼓心包之火，与远志之助相火不殊，观《神农本草经》之止小便利，其助阳之力可知。

《时病论》 祛热宣窍法，治温热、淫温、冬温之邪，窜入心包，神昏谵语，或不语，舌苔焦黑，或笑或痉。连翘（三钱，去心），犀角（一钱），川贝母（三钱，去心），鲜石菖蒲（一钱），加牛黄至宝丹一颗，去蜡壳化冲。是法治邪入心包之证也……菖蒲入心开窍，更用牛黄至宝之大力，以期救急扶危于俄顷耳。

【今用】**国医大师朱良春** 石菖蒲功擅治痰。石菖蒲，辛温芳香，为开窍要药，常用于治疗健忘、多寐、神昏、癫狂、惊痫、中风失语等神志方面的疾患，而究其主要作用，乃在于入心涤痰，痰浊去，气血通，神明自复矣。石菖蒲涤痰开窍的卓越作用，被广泛用于治疗急性热病及杂病之痰蒙清窍症……诚如清代周岩云："王孟英菖阳泻心汤，以菖蒲偶竹茹、枇杷叶等味亦妙。内用仲圣泻心汤三物，以菖蒲代生姜，盖义各有当也。"大能启人慧思。（详见《朱良春用药经验集》）

**北京著名医家施今墨** 石菖蒲为天南星科多年生草本植物石菖蒲的根茎。又叫九节菖蒲，因其一寸有九节而得名。味辛，性温。入心、胃经。本品气味芳香，辛温行散之力较强，故为宣气通窍之佳品。它既能芳香化湿、醒脾健胃，用于治疗湿浊阻滞中焦以致气机不畅、胸脘闷胀、不思饮食等症；又能化浊去痰、开窍宁神，用于治疗湿浊蒙蔽清窍所引起的神志昏乱、舌苔白腻之症；又治痰热壅滞心包所致的神识不清、抽搐等症；还可治疗和痰有关的某些病症，如癫、狂、痫证。另外，也可用于耳鸣、耳聋、健忘诸症。（详见《施今墨对药临床经验集》）

**北京著名医家焦树德**　菖蒲味辛，性温，主要有开通心窍，宣气除痰，聪耳目，发声音的作用。①开通心窍、宣气除痰：对于热入心包和痰迷心窍而致的神志昏迷、神明失常、昏愦不语、甚或抽搐等症，常以本品开通心窍，宣气除痰以醒脑清神。可配合远志、胆南星、天麻、全蝎、蜈蚣、天竺黄、郁金、茯苓、朱砂、川贝母等同用。因痰浊、气郁影响心神而致心悸、善忘、惊恐、精神不安，以及痫症、癫狂等症，也可用本品宣气除痰、开心窍以安心神。常配合远志、香附、郁金、琥珀、朱砂、僵蚕、全蝎、胆南星、防风、龙齿、茯苓等同用。②聪耳目，发声音：对于痰气上冲而迷心窍或中风卒倒导致的耳聋、目瞀（看不见东西）、目花、舌塞难言或言语不利等症，本品有通九窍，出声音的作用，可配合远志、天竺黄、半夏、蝉衣、细辛、陈皮、茯苓、香附、生赭石、槟榔、磁石等同用。（详见《用药心得十讲》）

**江苏著名医家徐福松**　石菖蒲化痰开窍，化湿和中。徐师在其基本功效的基础上灵活应用以治疗男科病，如用其清热化湿、引药归经治疗前列腺疾病；开通精道、疏畅精液治疗射精障碍；宁心安神、疏肝解郁治疗阳痿等，均取得满意疗效。根据阳痿心神不宁和肝气不疏病机徐师自拟起痿Ⅲ号方和起痿Ⅰ号方。起痿Ⅲ号方组成：茯神、炙远志、酸枣仁各10g，丁香6g，小茴香6g，续断10g，山药30g，山茱萸10g，石菖蒲6g等。功效为宁心安神起痿。起痿Ⅰ号方组成：石菖蒲6g，青皮、陈皮、柴胡、当归、沙苑子、韭菜子、淫羊藿、枸杞子各10g等。功效为疏肝解郁起痿。（详见《名老中医用药心得》）

**甘肃著名医家王必舜**　王必舜教授在临床上惯用菖蒲治病，每见卓效。王教授善取菖蒲补五脏之功。认为将其用在脾胃，可助阳化湿。对脾胃虚寒而引起的胃脘胀满疼痛、纳差、舌苔白滑或腻、脉濡等，无论王教授用何方化裁治疗，菖蒲必不可少。因其辛温，散寒除湿，可助脾阳而启运化，脾之转化正常，阳气流通，疼痛即去。中焦属土，土旺则生万物，万物生，人可健康长寿。将其用在心可安神定志。心主血，主神明，又为君主之官，其生理作用范围广大，受病后见证也复杂而广……治疗风湿痹痛也常常运用菖蒲以辛温行气散寒，化湿行痹。阳主温煦，寒得温而散，湿得温而气化，寒去痹除，疼痛自消。（详见《名老中医用药心得》）

【师说】菖蒲，即今所用之石菖蒲。其味辛、苦，性涩。归心、肝、肾经。具有开窍醒神、宁心安神、化湿和胃等功效。临床上常用以治疗以下病证。

（1）窍闭神昏。本品能开窍醒神，并能化湿豁痰，以治痰湿蒙蔽清窍而致神志迷糊为宜。若痰热蒙蔽心窍，伴高热神昏谵语者，本品可与郁金、栀子、竹沥等配伍治之。石菖蒲配茯苓、郁金、胆南星、钩藤、天麻、僵蚕、蝎子等可治疗癫、狂、痫；配檀香、沉香可用于气厥；配郁金、天竺黄、竹沥、半夏可治中风神昏；配枳壳、瓜蒌皮治疗胸痹；配五味子、益智仁治心衰；配木通、车前子能强心利尿，消水肿。

（2）失眠健忘。本品有宁心安神之效，我常用石菖蒲配远志、茯苓、甘松、郁金、川芎、枣仁、柏子仁、五味子、刺五加、灵芝等治疗失眠、健忘、青少年注意力不易集中。古代读书丸（石菖蒲、远志、熟地、菟丝子）即用石菖蒲等治疗心肾亏虚，记忆力减退及老年痴呆症。若用菖蒲配灵磁石、川芎、龙胆、蝉蜕、丹参、木通、龙齿、半夏、茯苓等，可治耳鸣耳聋突发。配合欢皮、夜交藤可治神经衰弱。

（3）食、浊中阻。本品能治食积病，并治湿浊滞阻胃脾，用之能开胃进食，消滞除胀满用于闷塞作痛等症，可配苍术、焦三仙、鸡内金、砂仁、厚朴、布渣叶、鸡矢藤、藿香梗等治之。本品配甘松能促进消化，并可治胃脘痞满作胀。

（4）泄泻、痢疾。用石菖蒲配炮姜、生山楂、茯苓、白头翁、泽泻、木香、黄连、炙甘草等，可治吐泻，止痢疾。

（5）湿邪下趋而致妇女白带量多、色黄、阴痒及肛门作痒，男子阴囊湿痒及湿疹、湿癣等局部皮肤作痒者，可用菖蒲配白鲜皮、苦参、白毛夏枯草、荆芥、地肤子、蛇床子、土茯苓等祛湿止痒，既可内服，也可熏洗。

（6）喉痹肿痛、痈疽发背、风火牙痛等。本品可消肿止痛，配射干、牛蒡子、土牛膝、冬凌草、桔梗等可治疗喉痹肿痛；配入五味消毒饮（金银花、野菊花、蒲公英、紫花地丁、紫背天葵子）或仙方活命饮（白芷、贝母、防风、赤芍药、当归尾、甘草节、皂角刺、穿山甲、天花粉、乳香、没药、金银花、陈皮）中可治痈疽发背等。石菖蒲一味煎水漱口，可治疗小儿鹅口疮，疗效特著。菖蒲还用于治疗扁平苔藓、白塞病等，皆有效验。

（7）手足顽痹，不得屈伸。石菖蒲配防风、蚕沙、桂枝、羌活、独活、秦艽、炒薏苡仁、苍术等可治疗风寒湿痹。

（8）咳逆上气。本品配法半夏、苏子、莱菔子、白芥子、紫菀、款冬、炙麻黄等可止咳化痰平喘。若喉间有痰鸣辘辘有声者，可加胆南星、橘红、射干等。

（9）妇科病证。配紫石英、当归、仙灵脾、巴戟天、菟丝子、生山楂、泽泻等可治疗痰浊阻胞之不孕症；配当归、熟地、川芎、白芍、炮山甲、炙鸡内金、丹参、益母草等可治多囊卵巢综合征；配当归、熟地、川芎、制首乌、合欢皮、香附、郁金等可治疗月经过多或稀发及经闭等。

此外，本品当今临床上还可用治肺性脑病及心肌梗死、恶性肿瘤、智力低下、神经性呕吐、声音嘶哑等。还可用石菖蒲配白芷、苍耳子、重楼、羌活、藿香、辛夷等治疗以头昏、鼻塞、流浊涕等为主症的多种鼻病。

诚如施今墨老先生总结石菖蒲的作用有四：一曰芳香化浊，醒脾开胃；二曰行气化滞，消胀除满；三曰疏肝解郁，宁心安神；四曰开通精道，疏畅精液。施老所言，确为经验之谈。

我将病机为气机郁闭、痰蒙窍阻；温病、中风见神志不清、烦躁不安；老年焦虑、疑病或健忘；青少年失眠、多动、注意力不集中；精气神衰弱；形体肥盛、躯体多脂、昏沉思睡或夜寐不安；因痰浊滞阻胞宫而月经不调、经闭、不孕等；男子精液稠厚，久不液化而致不育；舌质暗红、苔黄厚，脉沉细滑等，皆为使用菖蒲之指征。

须加注意：石菖蒲与九节菖蒲虽功效相似，但九节菖蒲有一定毒性，两者不能相混。九节菖蒲味辛，性温。归心、肝、脾经。能除痰开窍、健脾安神，多用于高热神昏、癫痫、胸胁胀闷、食欲不振等病症，外用可治疗痈疽疮癣等。

【用法】本品入煎内服：10～20g，鲜品加倍。外用：适量，煎水熏洗患处。对于阴虚阳亢、烦躁汗多、咳嗽、咯血；痰厥、闭证出现大小便失禁，额上冷汗或呕吐、呕血；素体脾胃气虚、阴虚气弱、劳心耗神、烦躁汗多；遗精、滑精，皆为我少用、慎用菖蒲之要症。

（于一江　整理）

# 菊 花

【药名】菊花（别名：节华），在《神农本草经》后的本草文献中又有滁菊、亳菊、杭菊、怀菊、甘菊、贡菊等称谓。

【经文】菊花，味苦，平。主诸风头眩，肿痛，目欲脱，泪出，皮肤死肌，恶风，湿痹。久服利血气，轻身，耐老，延年。

【文译】菊花，味苦，性平。主治风邪所致的头晕眩、胀痛，眼珠憋胀疼痛如同将要脱出一样，流泪，以及皮肤如死肉一样没有知觉、风病及湿痹证。长期服用能使气血通利，身体轻巧，不易衰老，寿命延长。

【药源】本品为菊科植物菊的干燥头状花序，主产于安徽、浙江、河南等地。9—11月花盛开时分批采收，阴干、焙干，或熏、蒸后晒干，以花朵完整、颜色鲜艳、气味清香、无杂质者为佳。

【药理】本品含挥发油，油中主要为菊酮、龙脑、龙脑乙酸酯；并含腺嘌呤、胆碱、水苏碱、刺瑰苷、木犀草苷、大波斯菊苷、香叶木素-7-葡萄糖苷、菊苷、菊花萜二醇等化学成分。主要药理作用为：扩张心脏冠状动脉，增加冠脉血流量，并可提高心肌细胞对缺氧的耐受力；提高有保护作用的高密度脂蛋白胆固醇（HDL）浓度，降低有危害作用的低密度脂蛋白胆固醇（LDL）浓度；抗病原体；抗炎；抗衰老；抗氧化活性；驱铅；抗肿瘤等作用。

【文摘】

《名医别录》　疗腰痛去来陶陶，除胸中烦热，安肠胃，利五脉，调四肢。

《日华子本草》 利血脉，治四肢游风，心烦，胸膈壅闷，并痈毒，头痛，作枕明目。

《本草衍义》 近世有二十余种，惟单叶花小而黄，绿叶色深小而薄，应候而开者是也。

《药性本草》 能治热头风旋倒地，脑骨疼痛，身上诸风令消散。

《本草纲目》 《本经》言菊花味苦，《别录》言菊花味甘，诸家以甘者为菊，苦者为苦薏，惟取甘者入药。

《本草汇言》 气虚胃寒，食少泄泻之病，宜少用之。

《本草通玄》 菊花属金与水……甘者功用弘多，苦者但可理痈。

《本草新编》 甘菊不单明目，可以大用之者，全在退阳明之胃火。盖阳明内热，必宜阴寒之药以泻之，如石膏、知母之类，然石膏过于太峻，未免太寒以损胃气，不若用甘菊花至一二两，同玄参、麦冬共剂之，既能平胃中之火，而不伤胃之气也。

《本经逢原》 菊……野生者名苦薏，可捣涂痈肿疔毒，服之伤人脑。

《本草求真》 野菊花，一名苦薏，为外科痈肿药也。其味辛而且苦，大能散火散气，故凡痈毒疔肿瘰疬眼目热痛，妇人瘀血等症，无不得此则治。

《温病条辨》 菊花晚成，芳香味甘，能补金水二脏，故用之以补其不足。

《本草便读》 甘菊之用，可一言以蔽之，曰疏风而已。然虽系疏风之品，而性味甘寒，与羌、麻等辛燥者不同，故补肝肾药中可相需用也。

《现代实用中药（增订本）》 甘白菊：为清凉性镇静药，治头痛及眩晕、血压亢进、神经性头痛。又为眼科药，对结膜炎、绿内障等有效；野菊花及叶，因其精油可治霍乱，并止腹痛。又为创伤之防腐剂，并治痈疗，及颈淋巴腺炎肿、各种急性化脓性炎症；有消炎杀菌抗生效力，以鲜者捣汁外涂，或作洗剂，功效非常显著。

《百药效用奇观》 菊花利血气、洁血、清经隧积瘀之浊血。

【今用】著名医家施今墨 菊花味辛、甘、苦，性微寒。入肝、肺经。本品质轻气凉，为疏风清热之要药，用于治疗外感风热，温病初起之头痛、发热等症，又能清肝泻火、平降肝阳，用于治疗肝阳上扰、肝火上攻所致的头痛头晕、目赤肿痛等症，还能清热解毒，用于治疗疮疡肿毒诸症。（详见《施今墨对药临床经验集》）

北京著名医家焦树德 菊花甘苦微寒，有疏风散热的功效。常用于治疗风温初起、风热感冒、头痛、目赤等。菊花也是眼科常用的药物，主用于治疗肝经风热引起的目赤肿痛、两目昏花、见风流泪、目生云翳等。常配伍黄芩、密蒙花、草决明、青葙子、木贼草、桑叶、蝉蜕等清利头目。对肝阳上亢，肝风上扰所致的头晕、头痛，也有治疗作用，常与生石决明、白蒺藜、生地、白芍、蔓荆子等同用。（详见《用药心得十讲》）

上海著名医家叶显纯 后世医家对上述四个方面均创有名方，试引述于下。

①治风热表证，有《温病条辨》桑菊饮（配桑叶、薄荷、连翘、杏仁等）治风温初起、咳嗽、身热、口微渴。②治肝阳上亢，有《通俗伤寒论》羚羊钩藤汤（配羚羊角、钩藤、白芍、桑叶等）治肝阳上亢，头目眩晕，或肝风内动、四肢抽搐。③治热毒疮疡，有《外科十法》菊花甘草汤（配金银花、甘草）治疔毒；《外科真诠》顾步汤（配金银花、蒲公英、紫花地丁、牛膝等）治脱疽初起。④治肝火目赤，有《圣惠方》菊花散（配羚羊角、决明子、防风等）治风赤眼、肿涩疼痛；有《局方》菊花散（配白蒺藜、木贼、蝉蜕等）治眼目赤肿、羞明或暴赤肿痛等。（详见《神农本草经临证发微》）

**湖南著名医家周德生**　菊花功擅利血气。临证运用如下。①用于延龄益寿。人到老年，因血气不利，往往出现头晕、耳鸣、目昏等症，《慈禧光绪医方选议》载：鲜菊花瓣，用水熬透，去渣再熬浓汁，少兑炼蜜收膏，每服三四钱（折合11.19～14.92g），白开水冲服。②用于中风。血气不利、脑络瘀阻、血瘀生风，而致的半身不遂，口角㖞斜，头晕面赤，甚则昏迷不语，舌有瘀色，脉弦劲，皆可使用菊花利其血气，血行风自灭也。每与天麻、地龙、川钩藤、白蒺藜等药配用，更有加水蛭者。如《金匮要略》侯氏黑散治大风，重用菊花四十分，余药则不过十分。可见治疗中风重用菊花之经验。③用治流行性乙型脑炎。由于菊花有利血分的作用，因而就不限于温邪在卫，疏散风热。温毒侵袭营血，热壅血脉，血气不利，头痛剧烈，甚则神昏舌绛，亦可重用菊花于清营汤或清瘟败毒饮中，挟湿者，自当化浊。特别值得提出的是，运用菊花利血气治疗流行性乙型脑炎后遗症。如失明：脑炎后遗症失明，多由邪气所损，血气不利，肝（目）不能受血，治之可重用菊花。拟复明汤：甘菊花、丹皮、细生地、草决明、白蒺藜、磁石、石决明、谷精草等。再者，偏瘫：肢体弯曲畸形或周身疼痛，多与筋脉失养，脉络瘀阻，血气不利有关，可与振废汤加菊花。拟振废汤：僵蚕10g，地龙10g，全蝎4g，钩藤15g，忍冬藤20g，生地黄15g，天花粉15g，当归10g，丹参15g，赤芍10g，桑寄生15g，桑枝15g，乳没各6g，威灵仙10g（《中医药文摘汇编》）。④用于肾衰血瘀。多囊肾或慢性肾炎导致的肾功能衰竭，均有明显的氮质血症，这是由于溺毒入血、积瘀变浊所致。正如何廉臣所云："溺毒入血，血毒上脑之候，头痛而晕，视力朦胧，耳鸣耳聋，恶心呕吐，呼吸带有溺臭，间或猝发癫痫状，甚或神昏痉厥，不省人事，循医摸床撮空，舌苔起腐，间有黑点。"故大黄、血余炭、水蛭常用于去实通瘀，桑椹子、阿胶、制首乌、人参常用于补虚。当知菊花利血分、洁血、清经隧积瘀之浊血，且能平肝、益肾，故应在此不辞。（详见《常用中药特殊配伍精要》）

**广东著名医家钟国城**　菊花可以治疗中心性视网膜脉络膜炎，菊花30g，猪心1只。将菊花塞入猪心内，加水适量，不用调料，文火慢煲煮透为宜，去渣吃肉喝汤，每3天1次。此法治疗中心性视网膜脉络膜炎，一般3～5次可愈。菊花入肝经，和肝明目以治标；猪心为血肉有情之品，以形治形，补益心血而治本。二物标本兼顾，眼疾乃愈。（详见《中药新用精选》）

【师说】菊花，药用有白菊花、黄菊花、野菊花。黄菊花主产于杭州，故名杭菊；产于安徽的有亳菊、滁菊；河南所产为怀菊；山东济南产的为济菊。菊花味辛、甘、苦，性微寒。可入肺、肝经。具有疏散风热、平抑肝阳、泻肝明目、清热解毒等功效。它是临证常用的药物之一，我也常用之治疗以下一些病证。

（1）风热表证及温病初起阶段。本品味辛能疏散，微寒能泻热，可疏散肺经风热，但其发散表邪之力弱。一般用治风热表证及温病初起阶段之温邪犯肺，症见发热、头痛、咳嗽等，常与桑叶、杏仁、前胡、连翘、薄荷、桔梗等同用。

（2）肝阳上亢。本品能入肝经，且性寒，能泻肝热，清肝阳。若肝阳上亢致头痛，眩晕者，可与白芍、石决明、珍珠母等平肝潜阳药合用；肝火上炎，肝经热盛动风者，可与泻肝热、息肝风药如水牛角（犀角为佳）、钩藤、桑叶、蒲公英、龙胆、栀子、龙骨、牡蛎、玄参、白蒺藜等同用。

（3）目赤昏花。菊花辛散苦泻，微寒泻热，入肝经，能泻肝热以明目。可治肝火上攻而致的目赤肿痛、流泪、目如脱状。菊花配蝉蜕、栀子、龙胆、蒲公英、决明子、防风、木贼草、川芎、石膏、青葙子等能清肝泻火以明目；若与石决明、熟地、枸杞子、山萸肉、茺蔚子、夏枯草、密蒙花、石斛等同用能滋肝肾，补精血。用治目失所养，二目昏花，视物模糊，目中生翳者，以白菊花用之为优。本品对眼科视网膜黄斑变性亦有显效。

（4）疮痈肿毒。本品味苦，性微寒，能清热解毒，消肿止痛。我常用之与金银花、连翘、蒲公英、紫花地丁、生甘草等同用，以治疗疮肿毒初起者。对此证，菊花药力逊于野菊花。若用治疮痈肿毒甚重，甚至成脓者，还应首选野菊花配伍治之。野菊花还可治疗丹毒、带状疱疹及急性痛风致趾、指、踝等关节红肿热痛等。

此外，本品有扩张冠状动脉作用，用治冠心病、心绞痛、心肌梗死有效，也可用治高血压病、脑梗死、高脂血症、顽固性荨麻疹、湿疹性皮炎等，久服菊花茶还能延年益寿。

白菊花与黄菊花相较：两者功效基本相同，但白菊花味偏甘，清热之力偏弱，能益阴，长于养肝明目；黄菊花味偏苦，泻热作用较强，长于疏散风热。

菊花与野菊花相较：野菊花长于泻热解毒消痈肿，对疗疮肿毒效佳。菊花辛散之力较强，长于疏风散热。

上述三种菊花，功效相似，但各有专长，可供临证选用之。

【用法】本品入煎内服：10～15g。疏散风热用黄菊花。平肝、泻肝明目用白菊花。清热解毒用野菊花。外用：适量，煎水熏洗或捣敷。凡气虚胃寒食少、泄泻者，慎用菊花。

（于一江 整理）

# 人　参

【药名】人参（别名：人衔、鬼盖），在《神农本草经》后的本草文献中又有神草、棒槌等称谓。

【经文】人参，味甘，微寒。主补五脏，安精神，定魂魄，止惊悸，除邪气，明目，开心益智。久服轻身，延年。

【文译】人参，味甘，性微寒。主要作用是补益五脏，使精神、魂魄安定，能遏制惊悸；并具有祛除邪气、明目、开心窍、益神志等功用，长期服用可使身体轻健，延年益寿。

【药源】本品为五加科植物人参的干燥根，原产中国、朝鲜及俄罗斯。中国野生品种主产于东北长白山脉一带，主产区为吉林、辽宁及黑龙江三省。以条粗、质硬、完整、纹细、芦头（根茎）长者为佳。

【药理】本品含 40 余种皂苷，水解后主要产生原人参二醇、原人参三醇和齐墩果酸，前两类皂苷是人参的有效成分，后一类皂苷的生理活性不强。含挥发油，其中低沸点部分为 β-榄香烯，系人参特有香气的来源，挥发油中还含二十碳烯酸。又含胡萝卜甾醇、多种糖类和人参三糖、氨基酸、多肽、有机酸以及胆碱、胆胺、维生素 $B_1$、维生素 $B_2$、维生素 C 等。主要药理作用：兴奋中枢神经系统，抗疲劳；抗应激，对免疫系统有双向调节的正性作用；增强心肌耐缺氧能力，保护心血管系统；促性腺激素，促进动物生长；所含多糖部分具有降血糖作用；促进肝细胞的核糖核酸、蛋白质及脂质的生物合成，促进骨髓中血细胞脱氧核糖核酸的生物合成，抑制高脂血症和脂肪肝形成，对神经—垂体—肾上腺皮质系统有兴奋作用。另外，还有抗肿瘤、抗辐射、抗病毒、抗氧化和抗衰老等作用。还有对呼吸系统、消化、血液及造血系统、内分泌系统提高功能等作用。

【文摘】

《名医别录》　疗肠胃中冷，心腹鼓痛，胸胁逆满，霍乱吐逆，调中止消渴。

《医学启源》　善治短气，非升麻为引用不能补上升之气，升麻一分，人参三分，可为相得也。若补下焦元气，泻肾中之火邪，茯苓为之使。

《普济方》　人参甘苦，阳中微阴，养血补胃气，泻心火，喘嗽勿用之，短气用之。

《药性本草》　凡虚而多梦纷纭者加之。

《古今医统大全》　肺受寒邪及短气虚喘宜用。肺受火邪喘嗽，及阴虚火动劳嗽吐血者勿用。仲景治亡血脉虚，以人参补之，气虚血弱，必补其气而血自生。阴生于阳，甘能生血也。故产后大热，须用干姜佐之，方能补其血而退热，不独产后为然，凡虚弱之甚皆然也。

《本草汇言》　妇人产理失顺，用力过度，用之可以益气而达产。若久病元虚，六脉空大者；吐血过多，面色萎白者；疟痢日久，精神委顿者；中热伤暑，汗竭神疲者；血崩溃乱，身寒脉微者；内伤伤寒，邪实心虚者；风虚眼黑，眩晕卒倒者，皆可用也。

《本草择要纲目》　甘、微寒，无毒，浮而升阳也，入手太阴经而能补阴火，用本脏药相佐使，随所引而相补一脏，入脾亦归其所喜。

《医学心悟》　丹溪云：客寒暴痛，兼有食积者，可用桂附，不可遽用人参。盖温即是补，予遵其法，先用姜桂温之，审其果虚，然后用参术辅之，是以屡用屡验，无有差忒，此温之贵量其证也。

《本草从新》　破坚积，消痰水。气壮而胃自开，气和而食自化，治虚劳内伤自汗，多梦纷纭，虚咳喘促，心腹寒痛。

《医方十种汇编》　人参性禀中和，不寒不燥，补肺兼补肾，益元气开心益智，添助精神，定惊止悸，解渴除烦。发热，自汗，盗汗，多梦纷纭，呕秽反胃，虚咳喘逆，久病滑泄，中暑中风，一切气虚血损之症，皆所必用。

【今用】**近代著名医家张锡纯**　人参之种类不一，古所用之人参，方书皆谓出于上党，即今之党参是也。考《神农本草经》载，人参味甘，未尝言苦，今党参味甘，辽人参则甘而微苦，古之人参其为今之党参无疑也。特是，党参之性，虽不如辽人参之热，而其性实温而不凉，乃因《神农本草经》谓其微寒，后世之笃信《神农本草经》者，亦多以人参之性果然微寒，即释古方之用人参者，亦本微寒之意以为诠解，其用意可谓尊经矣。然古之笃信《神农本草经》而尊奉之者莫如陶弘景，观其所著《名医别录》，以补《神农本草经》所未备，谓人参能疗肠胃中冷，已不遵《神农本草经》以人参为微寒可知。因此，疑年代久远，古经字句或有差讹，吾人生今之世，当实事求是，与古为新。今试即党参实验之，若与玄参等分并用，可使药性无凉热，即此可以测其热力矣（此即台党参而言，若潞党参其热稍差）。然辽东亦有此参，与辽人参之种类迥别，为其形状性味与党参无异，故药行名之为东党参，其功效亦与党参同。至于辽人参，其补力、热力皆倍于党参，而其性大约与党参相似，东人谓过服之可使脑有充血之病，其性补而上升可知。方书谓人参，不但补气，若以补血药辅之亦善补血。愚则谓，若辅以凉润之药即能气血双补，盖平其热性不使耗阴，气盛自能生血也。至《神农本草经》谓其主补五脏、安精神、定魂魄、止惊悸、除邪气、明目、开心、益智，无非因气血充足，脏腑官骸各得其养，自有种种诸效也。（详见《医学衷中参西录》）

**北京著名医家施今墨**　人参，味甘、微苦，性平。入脾、肺、心经。本品性禀中和，不寒不燥，形状似人，既有大补元气、挽救虚脱之效，以治气虚欲脱、短气神疲、脉微欲绝垂危之症；又有补脾益肺之功，用于治疗肺气虚所引起的呼吸短促、行动乏力、动辄气喘，以及脾胃虚弱所致的倦怠无力、食欲不振、胸腹胀满，或久泻脱肛等症；还能生津止渴，用于治疗消渴病、热性病耗伤津液等症。另外，还能益心气、安心神、疗失眠，用于治疗气血两虚所导致的心神不

安、心悸怔忡、失眠健忘等症。（详见《施今墨对药临床经验集》）

**北京著名医家焦树德**　人参味甘、微苦。生者性平，熟则性温。功能补五脏，安精神，健脾补肺，益气生津，大补人体元气。常用于以下几种情况：①抢救虚脱。凡久病气虚，或大量失血，或急性暴病所致的突然气微欲绝，四肢厥冷，虚汗淋漓，神昏不语，脉象微散似有似无等气脱危证，急用人参五钱至一两，煎水灌服（名独参汤），可大补元气、挽救虚脱。四肢冰冷明显者，可配附片三四钱（名参附汤）以增强回阳救逆的作用。出虚汗较甚者，可加用麦冬、五味子（名生脉散）以益气养阴，止汗固脱。近些年来，独参汤或参附汤、生脉散，常被用来抢救各种休克，取得了比较满意的效果（后两种，有的单位已制成注射剂）。②治疗气虚。脾为后天之本，为人体生气之源；肺主一身之气，为人体真气之海。脾肺气虚则气短懒言，说话声低，四肢倦怠，食欲不振，面色㿠白，精神萎靡，动作气喘，脉虚无力，可用本品补脾肺之气以治之，常与白术、茯苓、甘草、黄芪、山药、五味子等配合使用。例如，四味补气汤（旧名四君子汤，人参、白术、茯苓、炙甘草），补肺汤（人参、黄芪、熟地、五味子、紫菀、桑白皮）等。气之根在肾，肺肾气虚所致的气短而喘，吸气困难，咳而无力等症，可将本品与蛤蚧同用（参蛤散）。③扶正祛邪。人参能补益正气，增强抗病能力，故对正气虚而邪气盛的证候，在祛邪的药方中，加用人参，可起到扶正祛邪的作用。例如，配紫苏、前胡、桔梗、枳壳等（参苏饮），可治体弱气虚之人患感冒咳嗽等症。配生石膏、知母、粳米等（人参白虎汤），可治气分高热，热邪伤正，正虚热盛之证。（详见《用药心得十讲》）

**上海著名医家叶显纯**　人参之功也颇广，其效也甚佳，然"药有个性之特长，有利而即有弊"，人参为诸药之一亦未能除外，所谓弊者或药不对症，或用量失当，前者忌用于邪实无虚之症，后者则为病势危重而进以小量，以致杯水车薪难以济事，或因虽有气虚而用量过大而致气塞胸脘满闷，咸所当注意者。（详见《神农本草经临证发微》）

**天津著名医家杨达夫**　独参汤，古人治失血过多证，一切血药置而不用，独用人参数两，浓煎顿服，能挽救阴阳离决性命危于顷刻之证，名独参汤。以有形之血不能速生，无形之气所当急固，所以有见血毋治血，必先调其气，方成阳生阴长之功。世人恐补助邪气，或少量以试之，或加消耗之药以监治之，权不重，力不专，则不能尽其功矣。独参汤非不可加味，总要相得相须，而相兴有成。如古法独参汤中加童便，或加姜汁，或加附子，或加黄连。若薛新甫治中风加人参两许于三生饮中，以驾驭之，是真善用独参汤者。余治子宫颈癌出血过多，用人参、鹿茸、三七；治高血压呕血症，血压陡降，用人参、三七临床多效。此等危急重症，用药当精专有力。（详见《名老中医用药心得》）

**【师说】**人参，其味甘，性微温。归肺、脾、心、肾经。具有大补元气、补诸脏气虚、生津止渴、安神益智、补气生血等功效。我也常依据其功效、主治于临证加以运用。

（1）大补元气。本品是扶危救脱之要药，其大补元气之功当今无药可代。本品最宜于：大汗、大吐、大下、大出血、大病、久病重证等导致元气虚极欲脱，气短神疲，脉微欲绝的重危证候。既可单用急煎服，亦可入复方中用。例如：①急救回阳，我用独参汤急煎频服，或用人参配附子、山萸肉、干姜、炙甘草救逆回阳；②治疗气血两亏，症见心慌气短汗自出，用人参、麦冬、当归、五味子、山萸肉等，补气益精，养阴生津，敛汗固脱；③配枸杞子、西洋参、灵芝、白术、麦冬治疗肺癌放、化疗后耗伤元气；配川芎、当归、熟地、生地、黄芪等治疗外伤性休克；大量人参配炮姜、附子治疗大出血后致失血性休克。

（2）补诸脏气。①本品长于补肺气，可以改善肺气虚弱之气短、喘促、懒言声微等症，可配蛤蚧、款冬、杏仁、苏子等；②补益心气：可配山萸肉、炙甘草煎服，以治心气虚脱之心衰；配枣仁、柏子仁治心悸、怔忡；③配参三七、丹参、桃仁、红花、郁金等，治疗气虚血瘀致冠心病心绞痛、心肌梗死、心电图异常者；④配黄芪、丹参、泽兰、赤芍、炙地龙、益母草治疗肺心病；配桃仁、红花、鹿衔草、苏木、当归治疗风湿性心脏病；配黄芪、葶苈子、茯苓、桂枝治疗心衰水肿；配麦冬、黄连、郁金、苦参、紫石英治疗心律失常；⑤配白术、砂仁、大枣、炙甘草、木香等治疗脾胃虚弱致纳少，面色黄白，少气乏力等证；配黄芪、白术、陈皮、苏梗、丁香治疗脾胃虚弱、胃脘痞满；配鸡内金研末服能开胃，治疗食欲不振；配白术、黄芪、升麻、柴胡、桔梗、炙甘草、当归、大枣等治疗脾虚中气下陷证；配白术、茯苓、黄芪、薏苡仁治疗脾虚泄泻；⑥配白术、茯苓、炙甘草、熟地、山药、山萸肉、泽泻、丹皮补脾益肾；⑦配白术、茯苓、炙甘草、当归、熟地、白芍、川芎补肝养血，治疗血虚证；⑧配石膏、知母、粳米、生甘草、鳖甲、青蒿、黄芪治疗肿瘤病程中耗气伤血而致的发热；⑨配白术、茯苓、丹参、炙甘草、枸杞子等，治疗慢性乙型肝炎气虚脾弱者；⑩配冬虫夏草益气补肾，能增强人体免疫功能，用于肾虚不能纳气之喘证，以及肾炎、肿瘤虚证及免疫力低下者。

（3）生津止渴。本品治疗热病伤津者，效佳。我常用之配西洋参、石膏、竹叶、五味子、麦冬、西瓜翠衣、荷叶、连翘等治疗暑热之邪伤人。气津两亏，汗多，热渴神昏脉微者。还可用人参（或西洋参）配麦冬、黄精、五味子、石膏、知母、天花粉、玄参、山药等治疗2型糖尿病。

（4）安神益智。本品配龙眼肉、黄芪、枣仁、灵芝、刺五加等能益气安神，治疗神识呆滞、智力低下，学习成绩较差、不耐用脑，失眠多梦；配远志、枣仁、茯神、菖蒲、夜交藤治疗心悸、失眠；用少量本品泡服可提高视力、智力，可治疗神昏健忘、视力下降；配天麻、石菖蒲、川芎、丹参、制首乌、红景天、刺五加、灵芝等可治疗老年血管性痴呆。

（5）益气止血。人参治疗血证有良效，不论何部位出血，也不论何种病因所致的出血，皆可用人参治之。本品甘温益气，可补气摄血，用治咯血、吐血、崩漏下血等失血证，尤其气随血脱者更应用之。例如：①用红参配黄芪、白术、炙甘草、仙鹤草、当归、白芍、熟地、炮姜、山萸肉、阿胶、茜草根、续断、桑寄生、菟丝子等，用治妇女崩漏、月经过多者；②人参配紫珠草、白及、仙鹤草治疗上消化道大出血；③人参配当归、淫羊藿、制首乌、枸杞子等，治疗贫血、白细胞减少症；④人参配蛤蚧、冬虫夏草、白及研末服，3g/次，治疗支气管扩张咯血；⑤人参配白术、茯苓、炙甘草、当归、熟地、川芎、白芍治疗再生障碍性贫血。

人参尚有治疗尿闭、淋、癃、水肿及补气托毒、生肌长肉和补气助阳等功效，我认为此皆与这些病证由气虚所致相关，故补气能使之愈。

据现代药理研究，人参有补气生血作用，用之能增强骨髓造血功能而获补血之功效。人参还可通畅血脉，活血破瘀，治疗脑血栓；也可降低胆固醇、三酰甘油等，用治高脂血症。本品亦可治疗乙肝、肝硬化、过敏性鼻炎、风湿性关节炎、银屑病等。若本品服用不当，或剂量过大，易诱发中枢神经系统兴奋，如欣快、失眠、易激动、皮疹、食后饱胀、心律失常、眼压升高等。人参若用之不当或过量长期服用也可引起性早熟，伴体温升高等不良反应，用时应审慎，严格掌握使用指征及禁忌和剂量、疗程等，以防出现不良反应。

我用人参的指征是：①脉弱欲脱，自汗不止，或冷汗淋漓，心悸、怔忡；喘促欲脱；②气虚声低，气短息微，无力，神萎，面色少华，舌淡胖嫩，疲乏嗜睡露睛，汗出过多，肢厥，脉微欲绝，血压低；③血常规各项数值低下；④胃下垂；⑤长期蛋白尿；⑥白细胞减少；⑦大出血引起的休克，元气虚弱、心肺功能不全者；⑧舌质淡胖；⑨脉细弱或脉微欲绝等。

【用法】参类药有党参、太子参、人参、西洋参之分。若普通虚弱病证，益气为主者，用党参；气阴两虚者，宜用太子参，前者补气效专力宏，后者益气养阴效力缓和。若用于危重病证急救者，当用人参，且应量大，一次量10～30g可益气养阴固脱；若气阴伤重，口干口渴明显，舌红少津，少苔者，可用西洋参益气养阴。人参有白参、红参之分。红参性温，适用于阳虚危重之证，而白参性偏缓，性温程度不如红参。人参价贵，亦可用参须、参花、参茎、参叶等代替人参用之。

人参入煎内服：10～15g。人参中毒可用莱菔子30g煎水服。人参虽效著力宏，但也有用之不宜者。如：①外感初起，邪毒未清，湿热蕴滞，苔腻白厚或黄腻，证属腑浊积滞、痰热内结、气结郁闷者；②肝阳上亢及肝郁气滞者；③实热之证正气不虚者；④脉实气滞；⑤肿瘤早期；⑥高血压病阴虚阳亢者；⑦舌红苔厚，脉弦紧而实、滑数有力者。以上几种病症，一般皆应慎用或不用人参。人参反黎芦，也忌与五灵脂相配。

（于一江 整理）

# 天门冬

【药名】天门冬（别名：颠勒），在《神农本草经》后的本草文献中又称为大当门根、门冬、天冬等。

【经文】天门冬，味苦，平。主诸暴风湿偏痹。强骨髓，杀三虫，去伏尸。久服轻身，益气，延年。

【文译】天门冬，味苦，性平。主治各种暴感风湿所致的半身痿痹，能强健骨髓；能杀灭蛔虫、赤虫、蛲虫等寄生虫，能消除伏尸这种传染病，长期服用能使身体轻巧，能增加力气并能延年益寿。

【药源】本品为百合科植物天门冬的干燥块根，主产于广西、四川、贵州等地。秋、冬季采挖，但以冬季采者质量较好。挖出后洗净泥土，除去须根，按大小分开，入沸水中煮或蒸至外皮易剥落时为度。捞出浸入清水中，趁热除去外皮，洗净，微火烘干或用硫黄熏后再烘干。以肥满、致密、黄白色、半透明者为佳。

【药理】本品含天冬多糖 A、B、C、D，呋喃醇寡糖苷，各种氨基酸、β-谷甾醇、甾体皂苷及多种低聚糖。主要药理作用：抑制各型葡萄球菌、链球菌、肺炎球菌、白喉杆菌；杀灭蚊蝇幼虫；抗肿瘤，对急慢性淋巴细胞性白血病有抑制作用；能改善心肌收缩功能；增强肝功能；提高免疫功能；能止咳祛痰。

【文摘】

《名医别录》 保定肺气，去寒热，养肌肤，益气力，利小便，冷而能补。

《日华子本草》 镇心，润五脏，益皮肤，悦颜色，补五劳七伤，治肺气并嗽，消痰，风痹热毒，游风，烦闷吐血。

《医学启源》 气寒，味微苦，保肺气，治血热侵肺，上喘气促，加人参、黄芪，用之为主，神效。

《医经小学》 天门冬苦性大寒，保肺不得热相干，涸枯营卫宜斯润，定喘宁神躁闷安。

《药性本草》 主肺气咳逆，喘息促急，除热，通肾气，疗肺痿生痈吐脓，治湿疥，止消渴，去热中风，宜久服。

《本草纲目》 润燥滋阴，清金降火。

《景岳全书》 除虚劳内热。其味苦寒，故上定热喘，下去热淋，苦杀三虫，润滋骨髓，解渴除烦，消痰止嗽，降火保肺，退热滋阴，大润血热燥结。虚寒假热，脾肾溏泄最忌，使宜贝母、地黄。去皮去心方用。

《本草汇言》 天门冬阴润寒补，使燥者润，热者清，则骨髓坚强，偏痹可利矣。然必以元虚热盛者宜之。

《医门法律》 其天门冬，虽能保肺，然味苦而气滞，恐反伤胃阻痰，故不用也。

**《科学注解本草概要》**　为缓和滋养药，功能润燥，止咳嗽，利二便。

**【今用】近代著名医家张锡纯**　天冬，味甘微辛，性凉，津液浓厚滑润。其色黄兼白，能入肺以清燥热，故善利痰宁嗽；入胃以消实热，故善生津止渴。津浓液滑之性，能通利二便、流通血脉、畅达经络，虽为滋阴之品，实兼能补益气分。《神农本草经》谓"天冬主暴风湿偏痹，强骨髓"二语，经后世注解，其理终未透彻。愚尝嚼服天门冬毫无渣滓，尽化津液，且觉兼有人参气味，盖其津浓液滑之中，原含有生生之气，犹人之积精以化气也。其气挟其浓滑之津液以流行于周身，而痹之偏于半身者可除，周身之骨得其濡养而骨髓可健。且入药者为天冬之根，乃天冬之在内者也。其外生之蔓多有逆刺，若无逆刺者，其皮又必涩而戟手。天冬之物原外刚内柔也，而以之作药则为柔中含刚，是以痹遇其柔中之刚，则不期开而自开，骨得其柔中之刚，不惟健骨且能健髓也。至《名医别录》谓其"保定肺气，益气力，冷而能补"诸语，实亦有以见及此也。（详见《医学衷中参西录》）

**北京著名医家施今墨**　天门冬为百合科多年生攀缘状草本植物天门冬的块根。味甘、苦，性大寒。入肺、肾经。本品甘寒滋阴、苦寒泻热，能滋阴润燥、清肺泻火、化痰止咳、滋肾阴、退虚热，用于治疗阴虚发热、潮热盗汗、阴虚肺燥、干咳少痰，甚或吐血、肺痈、咽喉肿痛、便秘等症。（详见《施今墨对药》）

**北京著名医家焦树德**　天冬味甘，苦，性寒。常用为滋阴清热药。阴虚火旺，内热上薰，肺热而咳，痰少而粘、咽喉干燥，夜间口渴，或痰中带血、五心烦热等症，可配合麦冬、玄参、生地、石斛、贝母、蜜杷叶、杏仁、藕节、白及等。肺肾阴虚而致痨热骨蒸、颧红盗汗、干咳少痰、声音嘶哑等，可配合秦艽、白薇、鳖甲、地骨皮、生地、龟板、黄柏、知母等。这些经验可运用于肺结核、肺癌、肺脓肿（后期）等病。（详见《用药心得十讲》）

**湖南著名医家周德生**　天门冬主中风治偏枯不遂。天门冬，性味甘、苦，大寒。功能清肺降火，滋阴润燥。临证多用于阴虚发热，劳热喘咳，咯血痰黏，肺痿，喉痹，消渴，便秘等证，实为肺肾阴虚之要药。唯《千金方》云本品"治偏枯不遂"，此后，多不究其理。研斯用，故阐发于此。盖偏枯不遂，有因肾热髓枯，肺燥津竭，筋槁不荣，肉痿不用。天冬肥厚多脂，润泽寒凉，清金化水，水天一气，以养筋肉，则偏枯不遂渐愈。半身不遂多见中风之人，每因真阴大亏，水不涵木，金不抑木，亢而为害，肝风大作，后遗不遂，此病积于微而发则暴，本虚标实。天冬补肾益阴，滋水涵木，润肺保金，金能抑木，则风阳自息，半身不遂自可挽治。况天门冬津浓液滑之性，能通行二便，流通血脉，血行风自灭也。（详见《常用中药特殊配伍精要》）

**【师说】**天门冬，现称为天冬。其味甘、苦，性寒。归肺、胃、肾经。具有养阴润肺，益胃生津等功效。我在临床上用之治疗以下病证。

（1）热病伤阴口渴。本品能清胃热，生津止渴。治疗外感发热、温热病热入阳明气分实热耗伤津液而致口渴者，可用天冬配麦冬、生地、石膏、知母等。若治气阴两虚的消渴病，可用天冬配生黄芪、西洋参、知母、石斛、天花粉等益气生津止渴之品。

（2）肺燥阴虚咳嗽。本品味甘、苦，性寒，既养肺阴，又清肺热，其清润之力强于麦冬。用治燥邪伤肺，干咳无痰，或痰少而黏，或痰中带血，可与麦冬同用以增润燥之功。本品又可入肾，滋养肺肾之阴，且能清金降火，可用治肺肾阴虚之咳嗽。用治肺结核、支扩症、肺不张、肺痈等咳嗽或痰中带血，可将天冬与麦冬、生地、白及、炙百部、阿胶等配伍；如肾阴亏虚虚火上浮咳嗽较甚，久咳不愈者，可在上方中加熟地、知母、人参等滋肾阴清火补肾气。天冬配麦冬、炙百部、瓜蒌仁、石韦、橘红、黛蛤散、黄芩、南沙参可治疗百日咳；天冬、五味子、麦冬、生地治疗咳喘、面目浮肿、潮热、五心烦热、骨蒸汗出等症。

（3）咽喉肿痛。对上呼吸道感染、化脓性扁桃体炎等引起咽喉肿痛者，取天冬、麦冬、冬凌草、山豆根、射干、牛蒡子、土牛膝、桔梗、甘草等治之，效佳。

（4）肠燥便秘。本品性寒滑利，柔润多汁，滋阴清热。我常用麦冬、当归、生地、火麻仁、郁李仁、柏子仁、杏仁、桃仁等与天冬相配，治疗热病伤津致肠道津枯之大便秘结及老年人习惯性便秘等。

（5）脑中风。本品能补益肝肾阴精，也能潜降肝阳，用治阴虚阳亢之脑卒中致肢体偏枯不遂。如近代名医张锡纯先生所研制的镇肝息风汤中就用天冬与白芍、玄参、龟板、龙骨、牡蛎、川楝子、茵陈、怀牛膝、生赭石、甘草、生麦芽配伍，本方能滋肝肾，潜阳息风。

此外，本品还可治瘰疬、皮肤肿痛、癥瘕积聚、二目视力减弱、功能性子宫出血等。也可用之生津润燥、泻胃火，治疗胃热致口、舌生疮等。现代药理研究证实，天冬有抗肿瘤作用，对慢性粒细胞性白血病、淋巴细胞性白血病及单核细胞性白血病等有效。本品还可升高外周白细胞，并有治疗扁平疣等功效。本品也能抗衰老，用天冬配五味子、生地黄、胡桃仁、红景天、刺五加、灵芝、大枣等长期泡茶饮服，能安神，益气，填补精髓，起弱扶衰，润泽肌肤，使人耳目聪明，久服能乌须发，固牙齿，提高视力，保持心力不竭，也使人不易衰老。

天冬与麦冬相较：二者皆为清滋润燥之品，都能养阴清肺，滋润肠燥，清肺润燥止咳，能止劳嗽咯血，清内热止消渴，治津枯肠燥便秘等，临证常二药配伍同用。但麦冬性微寒，味微苦，润燥清热之力较小，滋腻性亦小，能养胃生津、清心除烦，善治温热病或久病胃阴损伤之口干舌燥、阴虚有热或温热病邪入于营血致心烦不寐；天冬性大寒，味苦，清火润燥之力强，又滋肾阴，善治肾阴亏虚、阴虚火旺之潮热、骨蒸、盗汗、遗精等。

【用法】本品入煎内服：10～15g。由于本品甘寒滋腻，故脾虚泄泻及痰湿内盛者忌用。

（于一江　整理）

# 甘　草

【药名】甘草在《神农本草经》之后的医籍中又有美草、蜜草、国老、粉甘草等名称。

【经文】甘草，味甘，平。主五脏六腑寒热邪气。坚筋骨，长肌肉，倍力，金创，𡰪。解毒。久服轻身，延年。

【文译】甘草，味甘，性平。主治五脏六腑内的寒热邪气；能够使筋骨坚实，使人生肌长肉，气力倍增；能治外伤及金刃创伤所致的疮肿，以及脚肿；能解百毒。长期服用可使身体轻巧、延年益寿。

【药源】本品为豆科植物甘草、胀果甘草或光果甘草的干燥根及根茎。主产于内蒙古、甘肃等地。春、秋二季采挖，以秋采者为佳。除去须根，晒干入药。甘草以外皮细紧、有皱沟、红棕色、质坚实、粉性足、断面黄白色者为佳。切片入药。

【药理】本品主要成分为甘草酸、甘草苷等。其化学组成极为复杂，其中甘草甜素和黄酮类物质是甘草中最重要的活性物质，主要存在于甘草根表皮以内的部分。还含有多糖类、甘草酸等。主要药理作用为：兴奋垂体—肾上腺皮质功能；抗消化性溃疡；解痉；抑制胃酸分泌，促进溃疡愈合；抗炎及免疫抑制；解毒；抗病毒；镇咳祛痰；抗肿瘤；抑菌；防治肝损害；降血脂与抗动脉粥样硬化；抗心律失常；抑制气道平滑肌细胞增生；保护脑神经细胞；抗衰老；对胆碱酯酶及肝转氨酶均有抑制的作用。还有抗超敏反应、抗病毒、降脂、抗肿瘤等作用。

【文摘】

《名医别录》　温中下气，烦满短气，伤脏咳嗽，止渴，通经脉，利血气，解百药毒。

《本草经集注》　温中下气……止渴，通经脉，利血气，解百药毒。

《日华子本草》　安魂定魄。补五劳七伤，一切虚损、惊悸、烦闷、健忘。通九窍，利百脉，益精养气，壮筋骨，解冷热。

《证类本草》　主腹中冷痛，治惊痫，除腹胀满，补益五脏，制诸药毒，养肾气内伤，令人阴痿。主妇人血沥，腰痛，虚而多热，加而用之……入药炙用。

《医学启源·卷之下·用药备旨·药类法象》　甘草气味甘，性大凉，火炙之则温，能补三焦元气，调和诸药相协，共为力而不争，性缓，善解诸急，故有"国老"之称。

《珍珠囊》　其功补脾益气，润肺止咳，缓急止痛……用治脾胃虚弱，诸咳喘证，腹痛或四肢挛急作痛。

《汤液本草》　治肺痿之脓血，而作吐剂；消五发之疮疽，与黄芪同功。

《医经小学·卷之一·药性指掌》 甘草甘平生泻火，炙之健胃可和中，解诸药毒无争竞，养血通经更有功。

《药性本草》 主腹中冷痛，治惊痫，除腹胀满；补益五脏；制诸药毒；养肾气内伤，令人阴（不）痿；主妇人血沥腰痛；虚而多热，加而用之。

《医学纲目·卷之四·论五脏虚实》 心实以甘草泻之，如无他证，以钱氏方中重则泻心汤，轻则导赤散。

《本草纲目》 梢，生用治胸中积热，去茎中痛；头，生用能行足厥阴、阳明经污浊之血，消肿导毒。吐肺痿之脓血，消五发之疮疽（李杲）；解胎毒惊痫，降火止痛（好古）。

《本草原始》 解小儿胎毒，节主治痈疽掀肿。

《雷公炮制药性解》 生则分身，稍而泻火，炙则健脾胃而和中""安和七十二种金石，一千二百种草木，有调摄之功，故名国老……惟虚人多热及诸疮毒者，宜倍用。

《本草经疏》 除邪气，治金创，解毒，皆宜生用，缓中补虚止渴宜炙用。

《临床应用汉方处方解说》 药效：缓急，镇痛，矫味。用途：诸急迫症状，急痛挛急，咽痛，矫味。

【今用】近代著名医家张锡纯 古方治肺痈初起，有单用粉甘草四两，煮汤饮之者，恒有效验。愚师其意，对于肺结核初期，咳嗽吐痰，微带腥臭者，恒用生粉甘草为细末，每服钱半，用金银花三钱煎汤送下，日服三次，屡屡获效。若肺病已久，或兼吐脓血，可用粉甘草细末三钱，浙贝母、三七细末各钱半，共调和为一日之量，亦用金银花煎汤送下。若觉热者，可再加玄参数钱，煎汤送服。皮黄者名粉甘草，性平不温，用于解毒清火剂中尤良。（详见《医学衷中参西录·甘草解》）

北京著名医家章次公 少阴病二三日咽痛者，可与甘草汤，不瘥者与桔梗汤；又咳而胸满，振寒脉数，咽干不渴，时出浊唾腥臭，久久吐脓如米粥者，为肺痈，用甘桔汤。尝见民间治干咳不爽，用冰糖梨子蒸食，此即因糖类有促进咽喉气管分泌之作用也。（详见《章次公医术经验集》）

北京著名医家施今墨 甘草味甘，性平。入心、肺、脾、胃经。本品生者（生甘草、粉甘草）入药，能泻火解毒、润肺祛痰止咳，用于治疗痈疽疮疡、咽喉肿痛，以及药物、食物中毒，咳嗽气喘等症；炙后入药，能益气补中、缓急止痛、缓和药性，用于治疗心气不足、心悸怔忡、脉结代、脾胃虚弱、气血不足、倦怠无力，以及腹中挛急疼痛等症。（详见《施今墨对药》）

北京著名医家焦树德 甘草性味甘平。为补脾、清热、解毒、缓急、润肺及调和药性之药。本品配生姜、桂枝、麻仁、麦冬、党参、阿胶、生地、大枣、丹皮等，名炙甘草汤，用于阴气虚少、阳气虚败而致的脉结代、心动悸之症有一定的效果。近人研究认为甘草有强心作用，与肾上腺素相类似。用蜜炙过的甘草称炙甘草，适用于补中益气；生甘草用于清热解毒；生草梢能治尿道中疼痛，适用于淋病；生草节用于消肿毒、利关节；生甘草去皮称粉甘草，适用于清内热、泻心火。近代研究证明甘草流浸膏能抑制组织胺所引起的胃酸分泌作用，可用于溃疡病的治疗。有类皮质激素作用，可用于肾上腺皮质功能减退症，与强的松同用，有互补作用。（详见《用药心得十讲》）

**北京著名医家许公岩**　所谓烦满短气，正是中气劳伤的反应，徒以清热除烦为治，必致气更虚而病更甚。用甘草以补中，脾得温养，则能气增烦解；久咳损伤肺脏，用甘草养脾而兼固肺气，咳即自止。脾虚失运则津液难生，用甘草补脾复运，则运复津生而渴可除。（详见《名老中医用药心得》）

【师说】甘草，其味甘，性微寒。主入心、肺、脾、胃经。具有补心气、健脾气、祛痰止咳平喘、清热解毒、缓急止痛、调和诸药药性之功效。我在临床上用之亦多，常用之治疗以下病证。

（1）脾气虚弱。近代医家张山雷先生云："甘草色黄而味大甘。乃脾家主药，其味最厚，故专为补益之品。"可见补气健脾为甘草专长，用治脾气虚弱证，多入复方中用。如著名的四君子汤、异功散、六君子汤、六神散（党参、茯苓、白术、炙甘草、扁豆、山药、煨姜、大枣、粳米）等方中均用甘草，以之配入人参、茯苓、白术作为基本方，能甘温益气，健脾益胃，用治脾胃气虚、运化力弱所致的食少便溏、面色少华、语音低微、四肢无力、脉细弱或沉缓等症。若在前述四君子汤方中再加入陈皮，名为异功散，可治脾胃虚弱、呕吐下泻、不思饮食。若加陈皮、法半夏，名为六君子汤，另加姜、枣，可治疗脾胃不健、不思纳谷、胸膈不利、脘胁不舒、呕吐吞酸、大便不实等。若加扁豆、黄芪、姜、枣，则治脾胃虚弱，津气不足，饮食减少，虚乏身热等症。此外，参苓白术散、补中益气汤、资生丸等方中，均有甘草配入，皆为用之调补脾胃，和胃渗湿，升阳益气。

（2）心气不足。本品也长于补益心气，能益气复脉，尤其适用于心气不足所致的心动悸、脉结代。医圣张仲景所制的炙甘草汤即以炙甘草为方冠名，其与人参、阿胶、生地等同用，治疗心气不足、心失所养的心悸心慌、胸闷气短、失眠、多梦等症。当今也常用此方治疗冠心病、心律失常、病毒性心肌炎、病态窦房结综合征、甲状腺功能减退等病症，表现为心气、心阳受损而致心动悸者。

（3）咳嗽气喘。甘草能止咳，又能祛痰，还有平喘之功。不仅单用有效，入复方经配伍可治寒、热、虚、实多种咳喘，有痰无痰均宜。本品常与辛温解毒、宣肺平喘药配伍，如与麻黄、杏仁同用为三拗汤，治疗风寒入肺之咳喘；若与桑叶、菊花、杏仁同用，治风热袭肺之咳喘；麻杏石甘汤，治疗肺热咳喘；小青龙汤，治疗寒饮咳喘，方用炙甘草配干姜、细辛、五味子等温肺化饮止咳喘；清燥汤（桑叶、石膏、甘草、人参、桑白皮、阿胶、麦冬、杏仁、枇杷叶、知母、地骨皮）方中用甘草配桑叶、麦冬等，治疗肺燥干咳等症。

（4）挛急疼痛。甘草长于缓急止痛，适宜于脾虚肝旺所致的脘腹、四肢挛急作痛。常与白芍相须为用，并作为基本方，配入桂枝、饴糖等，治疗中焦虚寒之脘腹挛急作痛；与黄连、黄芩同用治疗湿热泄泻之腹痛；甘草配白芍、木瓜、薏苡仁等，治疗肢体横纹肌痉挛抽掣作痛、食管及贲门失弛缓症、肠痉挛、胆囊及肾结石绞痛、蛔虫痛等。

（5）热毒疮疡、咽喉疼痛。本品微寒，长于清热解毒，可用之治疗多种热毒证。如热毒疮疡、热毒疹痘等。例如仙方活命饮（金银花、防风、白芷、当归、陈皮、甘草、赤芍、浙贝母、天花粉、乳香、没药、穿山甲、皂刺、白酒）、黄连汤（黄连、炙甘草、干姜、桂枝、人参、半夏、大枣）等方均将甘草配入方中治疗疮痈肿毒疼痛等。对风热袭扰致咽喉红肿疼痛、生疮者，可配桔梗、射干、土牛膝、薄荷、冬凌草、重楼、玄参、牛蒡子等。生甘草亦治疮痈、乳痈初起未溃而作红肿热痛者。本品还可兼解药毒、食物中毒，如洋金花、河豚等多种药、食中毒，均可用甘草解之。

本品在许多方剂中都可起到调和药性的作用，通过解毒，可降低方中某些药物毒性，如解附子的毒性。还可缓急止痛，缓解大黄等刺激胃肠引起的腹痛。其味甜浓郁，可矫正某些药物的性味。

此外，本品还可用治胃及十二指肠溃疡、消化不良、肾上腺皮质功能减退症，以及白塞病、干燥综合征、肾上腺皮质功能减退症等。

【用法】本品入煎内服：10～15g。特殊病证如用之解毒、缓急止痛者可用至30g。本品生用偏凉，若用之清热解毒宜生用。缓急、补中宜蜜炙、水炙用。若用治阴茎痛者可用甘草梢。甘草及其成品制剂不宜长期使用。老年人有高血压病者，以醋制使用为宜。凡湿浊中阻、脘腹胀满而见少食、水肿、舌淡、苔白厚腻者，均当忌用。传统中药十八反中，甘遂、大戟、芫花、海藻均反甘草，凡此，一般不与甘草配用。

（于一江　整理）

# 干地黄

【药名】干地黄（别名：地髓），在《神农本草经》后的本草文献中又有生地、地黄、干生地等名称。

【经文】干地黄，味甘，寒。主折跌绝筋，伤中。逐血痹，填骨髓，长肌肉。作汤除寒热、积聚。除痹，生者尤良。久服轻身，不老。

【文译】干地黄，味甘，性寒。主治跌打损伤、骨折筋断及内脏受损。能驱散血瘀痹阻，强壮骨髓，增长肌肉。煎熬成汤服之能祛除寒热病、积聚疼痛，消除各种痹病。生地黄的疗效尤佳。长期服用可使身体轻便而不易衰老，可延年益寿。

【药源】本品为玄参科植物地黄的干燥根茎，主产河南、河北、内蒙古、东北、浙江等地。采挖根茎，洗净泥土，即为鲜地黄。将鲜地黄（不用水洗）直接置焙床上缓缓烘焙，经常翻动，至内部逐渐干燥而颜色变黑，全身柔软，外皮变硬时取出即为干地黄。亦可用晒干法。以块大、体重、断面乌黑油润、味甘者为佳。

【药理】本品含多种苷类，主要是环烯醚萜及其苷类，以及筋骨草醇、地黄苷、梓醇、糖类和氨基酸，还含地黄素、生物碱等。主要药理作用为：保护胃黏膜；对血液及免疫系统有一定的影响；有明显降血糖及其他作用；能保护心肌，减轻心肌缺血导致坏死的程度。并有降压、抗炎、抗过敏作用，能强心、利尿、止血、抗癌等。

【文摘】

《名医别录》　干地黄主男子五劳七伤，女子伤中胞漏下血，破恶血，溺血，利大小肠，去胃中宿食，饱力断绝、补五脏内伤不足，通血脉，益气力，利耳目。

《药性论》　补虚损，温中下气，通血脉，治产后腹痛，主吐血不止。

《日华子本草》　治惊悸劳劣，心肺损，吐血，鼻衄，妇人崩中血晕，助筋骨。

《医学启源·用药备旨》　生地黄性寒味苦，气薄味厚，沉而降，阴也。其用有三：凉血一也；除去肤燥二也；去诸湿热三也。

《本草汇言》　地黄设有气证当用而不可无者，则以桂心少佐可也。痰证当用而不可少者，则以姜汁拌炒可也。

《景岳全书·本草正》　生地气凉，气薄味厚，沉也，鲜者更凉，干者微凉，能生血补血，凉心火，退血热，去烦躁，骨蒸热痢下血，止呕血衄，脾中湿热，或妇人血热而经枯，或上下三消而热渴。总之，其性颇凉，若脾胃有寒者用宜斟酌。

《本草经疏》　干地黄，乃补肾家之要药，盖阴血之上品……凡阴虚咳嗽，内热骨蒸或吐血等候，一见脾胃薄弱，大便不实，或天明肾泄，产后泄泻，产后不食，俱禁用生地黄、当归……慎之。凡胸膈多痰，气道不利，升降窒塞，药宜通不宜滞，汤液中禁入地黄。

《温病条辨》　改熟地为细生地者，亦取其轻而不重，凉而不温之义，且细生地能发血中之表也。

《临床应用汉方处方解说》　药效：补血，强壮，解热。用途：贫血，虚弱，疲劳，产褥热。

【今用】近代著名医家张锡纯　鲜地黄：性寒，微苦微甘。最善清热、凉血、化瘀血、生新血，治血热妄行、吐血、衄血、二便因热下血。其中含有铁质，故晒之、蒸之则黑，其生血、凉血之力，亦赖所含之铁质也。干地黄（即药局中生地黄）：经日晒干，性凉而不寒，生血脉，益精髓，聪明耳目，治骨蒸劳热，肾虚生热。熟地黄（用鲜地黄和酒，屡次蒸晒而成）：其性微温，甘而不苦，为滋阴补肾主药，治阴虚发热，阴虚不纳气作喘，劳瘵咳嗽，肾虚不能漉水，小便短

少，积成水肿，以及各脏腑阴分虚损者，熟地黄皆能补之。（详见《医学衷中参西录·药物解》）

**北京著名医家施今墨** 本品味厚气薄，功专滋阴清热、养血润燥、凉血止血、生津止渴，用于治疗温病发热、舌绛口渴、阴虚发热、热性病后期、低热不退、消渴、吐血、衄血、尿血、便血、崩漏下血、月经不调、胎动不安、阴伤便秘。（详见《施今墨对药临床经验集》）

**北京著名医家焦树德** 生地黄简称生地，主用于凉血、清热、滋阴、生血，炒炭称生地炭，主用于止血（治衄血、便血、尿血、吐血、咳血、崩漏等），用黄酒蒸制者，名熟地黄，主用于补肾滋阴、养血；地黄从土中挖出洗净即用者名鲜生地，性大寒，主用于温热时疫、血中火毒热炽而狂热谵语等症。另有细生地或小生地，养阴而不腻，适用于温热病后期、阴津不足而食纳不好的情况。生地黄味厚滋腻，用量大或久服时，容易滞腻有碍胃口，此时宜用细生地，或配用一些砂仁，或用姜汁炒用。配麦冬润肺清火，配天冬滋肾降火，配玄参解毒清热凉血，配犀角凉血化斑。（选自焦树德《用药心得十讲》）

**上海著名中医学家姜春华** 先生临证治疗痹证，注重以肾为本，善用大剂量生地黄于温散蠲痹、祛风通络药之中，以凉血清营、养血补肾、滋阴润络，尤其治疗反复发作之顽痹，每获良效。先生积几十年治疗痹证的经验，在辨证论治的基础上，主张扶正固本，强调以肾为本，以补肾法为主治疗各类型痹证，并结合中西医科研试验研究，将大量具有祛风除湿、散寒止痛、补益肝肾、强筋健骨功效的中药广泛地运用于临床，勤于实践，勇于探索，地乌蠲痹汤就是先生自拟的一个治疗风寒湿热痹的有效方。（详见《名老中医用药心得》）

**上海著名医家叶显纯** 《伤寒论》炙甘草汤（炙甘草、人参、桂枝、生姜、麦冬、生地、胡麻仁、大枣、阿胶），《千金要方》以其主治心脉失常，又名复脉汤，吴氏所定加减复脉汤即为炙甘草汤去人参、桂枝、生姜、大枣，增白芍，改生地黄为干地黄而成，方名既称"加减"，改易原方药物理无不可，然其改生地黄为干地黄之认识则不可不知，吴氏在该方干地黄药下注称："生地者，鲜地黄未晒干者也……其性寒凉……干地黄乃生地晒干者，已为丙火炼过，去其寒凉之性，本草称其甘平……奈何今人悉以干地黄为生地……而曰寒凉，指鹿为马，不可不辨。"明确对当时医家认干地黄为性凉之品提出异议，并将炙甘草汤中性寒之生地黄直接改为性平之干地黄，符合全方性用。（详见《神农本草经临证发微》）

**【师说】** 干地黄，是生地黄经日晒或微作烘焙后，质地变软者。《神农本草经》中无生地黄的论述，而干地黄与生地黄之性味、功效、主治相同。因此，干地黄归属今之生地黄中，又称为生地黄，简称生地。归心、肝、胃、肾经。具有清热、凉血、滋阴等功效。它用途广泛，是临床常用的药物之一。干地黄可治以下病证。

（1）心脑血管病。干地黄配汉防己、钩藤，可治疗阴虚阳亢之高血压伴肢体浮肿者；干地黄配丹参、川芎、生黄芪可治疗高血压性左心室肥厚者；干地黄配枸杞子、菊花、山茱萸可治疗腔隙性脑梗；干地黄配太子参、麦冬、玄参、玉竹、苦参、炙甘草等可治疗病毒性心肌炎。凡诸病只要出现头晕目眩、胸闷心悸、腰酸膝软、耳鸣耳聋、记忆力下降、心烦少寐、舌红苔少、脉弦或细弦者皆可用干地黄。

（2）血液病。凡血瘀病症因阴虚血热或热毒炽盛迫血妄行者，皆可配紫草、水牛角、牡丹皮、赤芍等治之。干地黄配阿胶、侧柏叶、生地榆、槐花、白芍、当归、墨旱莲、仙鹤草等可治疗便血；干地黄配墨旱莲、藕节、侧柏叶可治疗咯血、血衄；干地黄配白茅根、小蓟、车前子、茜草可治疗尿血不止；干地黄配当归、白芍、阿胶、艾叶治疗崩漏下血；干地黄配牡丹皮、仙鹤草、虎杖、小叶石韦可治疗血小板减少性紫癜；干地黄配青蒿、金银花、知母、银柴胡、白芍、丹参、水牛角等可治疗急性白血病。

（3）长期使用激素后的不良反应及免疫系统疾病。干地黄配知母、甘草可治疗服用激素后引起的不良反应；生地配黄精、党参、黄芪、扁豆可治疗细胞免疫功能低下；干地黄配知母、威灵仙、甘草、制草乌、白芥子、制川乌等可治疗类风湿性关节炎、结缔组织疾病。

（4）过敏性皮肤病。干地黄配黄芪、知母、牡丹皮、赤芍、金银花、防风、白薇、银柴胡、荆芥、苍耳子、辛夷、徐长卿、益母草、乌梅、五味子等可治疗皮肤过敏性疾患。

（5）内分泌代谢性疾病。我以近代名医张锡纯先生的玉液汤（山药、黄芪、知母、鸡内金、葛根、五味子、天花粉）为基础方，再加玉竹、黄精、黄连、山茱肉等治疗糖尿病；用干地黄配黄芪、石膏、竹叶、鳖甲、玄参、紫草等治疗甲状腺功能亢进症。

（6）复发性口腔炎、疖肿、痤疮、红斑狼疮。干地黄若配黄芪、女贞子、半枝莲，可治疗白塞病、复发性口腔炎；若配玄参、半枝莲、重楼、杠板归、四叶参，可治疗疮疖；若配玄参、麦冬，可治疗口干咽燥、鼻出血等由放、化疗引起者。

（7）各种热病。凡温热病病程中症见发热、汗出者，可用干地黄配麦冬、石斛、石膏、竹叶、甘草等治之。干地黄配玄参、麦冬可治疗热入营血致热病伤阴者。对于虚热，可用干地黄配牡丹皮、地骨皮、鳖甲、白薇、银柴胡、玄参等治之。

（8）泌尿系统疾病。我常用知柏地黄汤（知母、黄柏、熟地、山茱肉、茯苓、泽泻、牡丹皮、山药）加白花蛇舌草、淡竹叶、鸭跖草、积雪草等治疗急性泌尿系感染。

（9）贫血。我临证常用干地黄配当归、白芍、阿胶、鸡血藤、川芎等治疗各种贫血病症。

（10）失眠症。对于心阴不足、虚热内扰心神以致神昏、心烦、失眠为主者，我常用干地黄配百合、连翘、珍珠母、茯神、龟板、夜交藤等治之，效著。

此外，还可用干地黄配黄芩、苦参等治疗红斑狼疮性肢痛、风湿热痹证、痛风性关节炎急性发作期的关节红肿热痛、女性性早熟、席汉综合征，以及跌打损伤、扭挫伤致骨节红肿热痛久不愈者。

凡上述诸多病症，只要病程中出现高热或阴虚低热、手足心热，口干、大便秘结；肝肾不足，腰膝酸软或头晕、耳鸣、二目干涩、记忆力下降，血压较高，心悸、心烦、心慌、骨蒸潮热盗汗；血热妄行的各种出血症；舌红有裂苔少，脉细或弦；心电图出现心动过速或早搏、房颤；血糖升高、尿糖阳性、糖化血红蛋白升高等，即为我用干地黄之指征。

至论熟地，乃生地加黄酒拌后蒸至内、外呈黑色，取出晒干，切片备用者。以色黑柔润、味甘浓者为佳。本品味甘，性微温。归肝、肾经。具有补血、滋阴、益精等功效。用治血虚证，为补血之要药。又治血虚所致的面色萎黄、眩晕、心悸、月经不调等症。古方有四物汤（熟地、白芍、川芎、当归）、两仪膏（人参、熟地）即取用熟地入煎内服。对肝肾阴虚致腰膝酸软、耳鸣耳聋、骨蒸潮热、手足心热、舌红少苔者，可用熟地配山萸肉、泽泻、牡丹皮、茯苓、山药等治之。因熟地又能益精血，用之可主治精血亏虚之腰膝酸软，须发早白等，我常用熟地配何首乌、枸杞子、桑椹子、菟丝子、胡桃仁等治之。

生地与熟地相较：生地性凉，具有泻热凉血、养阴生津的功效，长于滋阴、凉血、润燥，但其滋阴之力不及熟地；熟地滋养肝肾之阴，补益精血，适用于肝肾阴虚、精血不足之证。

【用法】本品入煎内服：10～30g。如见出血证可用至30～50g。鲜品用量加倍。鲜品泻热凉血力强，即时取鲜品捣汁服，效佳。由于干地黄性质滋腻，易于碍滞脾胃运化，故脾胃虚弱、胃纳食少者，脾胃虚寒、湿邪偏盛者，气滞痰壅者，舌苔白厚腻、舌质淡者及脉沉细迟或细弱者，皆不宜用之。

（于一江　整理）

# 术（白术、苍术）

【药名】术（别名：山蓟等）。

【经文】术，味苦，温。主风寒湿痹，死肌，痉，疸。止汗，除热，消食，作煎饵。久服轻身，延年，不饥。

【文译】术，味苦，性温。主治风寒湿痹，皮肤肌肉丧失感觉如同死肉，以及痉挛、黄疸。具有止汗、除热、消化积食的功效，煎汤服用。若长期服之能使人身体轻巧，延年益寿，没有饥饿感。

《神农本草经》所言"术"，乃白术和苍术之合称。晋代陶弘景在其著作《本草经集注》中始将术分为白术、苍术二种。为便于全面了解"术"的药物功效、主治等，也便于临证掌握运用，在此将之分而述之。

## 1. 白术

【药名】白术，其别名为：山蓟、杨抱蓟、术、山芥、天蓟等。

【药源】本品为菊科植物白术的干燥根茎。安徽、江苏、浙江、福建、江西、湖南、湖北、四川、贵州等地均产，而以浙江于潜所产的白术品质最佳，特称为"于术"。除去泥沙，洗净烘干或晒干，再除去须根，切片入药。以个大、质坚实、无空心、断面色黄白、嚼之略带黏性者为佳。

【药理】本品含主要成分为苍术醇、苍术酮等，并含有维生素 A 及多糖、多种氨基酸等化学成分。主要药理作用：祛痰，利尿，降血糖，强壮，升白细胞，抑制血小板聚集，扩张血管，抗凝血，抑制心脏；抑制食管癌细胞；兴奋胃肠、子宫平滑肌。并有抗菌，保肝，利胆、抗癌、促进造血，促进蛋白质合成，对呼吸有短暂的兴奋作用。

【文摘】

《名医别录》 主大风在身面，风眩头痛，目泪出，消痰水，逐皮间风水结肿，除心下急满，及霍乱吐下不止，利腰脐间血，益津液，暖胃，消谷嗜食。

《新修本草》 利小便。

《日华子本草》 治一切风疾，五劳七伤，冷气腹胀，补腰膝，消痰，治水气，利小便，止反胃呕逆，及筋骨弱软，痃癖气块，妇人冷癥瘕，温疾，山岚瘴气，除烦长肌肉。

《珍珠囊补遗药性赋》 其用有四：利水道，有除湿之功；强脾胃，有进食之效；佐黄芩，有安胎之能；君枳实，有消痞之妙。

《丹溪手镜》 白术甘平，利水道有分渗之功，强脾胃有进食之效。

《本草衍义补遗》 有汗则止，无汗则发。能消虚痰。

《药性本草》 主大风顽痹，多年气痢，心腹胀痛，破消宿食，开胃，去痰涎，除寒热，止下泄，主面光悦，驻颜去黯，治水肿胀满，止呕逆，腹内冷痛，吐泻不住，及胃气虚寒痢。

《本草经疏》 凡病属阴虚，血少，精不足，内热骨蒸，口干唇燥，咳嗽吐痰，吐血，鼻衄，齿衄，咽塞便秘滞下者，法咸忌之。术燥肾而闭气，肝肾有动气者勿服。

《本草求真》 白术味苦而甘，既能燥湿实脾，复能缓脾生津。且其性最温，服则能以健食消谷，为脾脏补气第一要药也。

《临床应用汉方处方解说》 药效：健胃，利尿。用途：胃内停水，身痛，尿不利，浮肿，下利。

【今用】**近代著名医家张锡纯** 白术：性温而燥，气香不窜，味苦微甘微辛。善健脾胃，消痰水，止泄泻。治脾虚作胀，脾湿作渴，脾弱四肢运动无力，甚或作疼。与凉润药同用，又善补肺；与升散药同用，又善调肝；与镇安药同用，又善养心；与滋阴药同用，又善补肾。为其具土德之全，为后天资生之要药，故能于金、木、水、火四脏，皆能有所补益也。（详见《医学衷中参西录》）

**国医大师颜德馨**　颜老临床上常用苍、白二术，从脾胃入手，治疗诸病。如湿热并重，伤及胃阴者，可与石斛、麦冬、玄参同用。肝阳夹湿，目糊便燥者，可与黑芝麻同用。气虚夹湿者，可与黄芪同用。白术配茯苓治耳源性眩晕；苍术治耳疾、夜盲症多效，去垢腻苔尤佳。湿温口甜用苍术煎汤代茶饮之；单味白术煎汤治咯血肺痈、小儿疳积、久痢均验。（详见《名老中医用药心得》）

**北京著名医家蒲辅周**　蒲老用玉屏风散，白术量每超过黄芪量。考白术是脾胃药而资其健运之品，脾健则运化有权。慢性病注重培本，是关键问题。此方加重白术用量，是有其意义的。（详见《岳美中医案集》）

**北京著名医家章次公**　所谓培土，即补胃和胃，以白术为主药，白术既能吸收，又能利水，利水使小便增多，利小便即所以实大便，助吸收则荣养亦随之而佳良，使肺之抵抗力增强，间接所以止血。（详见《章次公医术经验集》）

**北京著名医家施今墨**　朱丹溪称黄芩、白术为安胎之圣药，夫芩术非能安胎者，乃去其湿热而胎自安耳。根据临床体验，白术、黄芩伍用，善治妊娠恶阻、胎动不安等症，还可用于习惯性流产诸症，若与杜仲、续断合用，其效更著。（详见《施今墨对药临床经验集》）

**北京著名医家焦树德**　本品最能健脾益气，培补中焦，故能益气生血。常配合党参、茯苓、甘草、当归、白芍、熟地、川芎等同用，例如八珍汤、人参养荣汤等。近年来，根据这些经验和理论，常用它治疗各种贫血。妊娠以后，需要更多的血液养胎，血液来源于中焦，故增加了中焦脾胃的负担，有时可导致中焦运化失常，如胃失和降，胃气上逆而为呕逆、眩晕、胸闷、不食等，名为"恶阻"。可用本品健脾化湿，和中安胎。常与陈皮、竹茹、苏梗、茯苓、藿香、生姜等同用；兼有胎热者（脉数、烦热、苔黄、思冷饮食等），可与黄芩、栀子、白芍等同用；兼血虚者（面萎黄、唇舌色淡、心慌、气短、脉细等），可与当归、白芍、生地等同用；肾虚胎元不固者（腰酸腹坠、腿软无力、容易滑胎、小产、尺脉弱等），可与桑寄生、川续断、山药、山茱萸、熟地、五味子、黄芪、党参等同用。中气健壮，肝肾气血充足，胎元自然安固。（详见《用药心得十讲》）

## 2. 苍术

【药名】苍术，其别名为：茅术、仙术、仙姜、天精、地葵等。

【药源】本品为菊科植物茅苍术或北苍术的干燥根茎，主产于江苏及东北、华北地区，以江苏茅山一带所产苍术最好。春、秋二季采挖。除去泥沙，洗净晒干，除去须根，切片入药。以肥大、坚实、无毛须、气芳香者为佳。

【药理】本品含苍术醇、苍术酮、β–桉叶醇、维生素 A 样物质、糖醛等化学成分。主要药理作用为：抗菌，促进肠收缩活动，抗胃溃疡，抗癌、提高肝脏功能，降血糖，抗缺氧等作用，其维生素 A 样物质可治疗夜盲及角膜软化症。

【文摘】

《本草衍义》　其长如大拇指，肥实，皮色褐，气味辛烈，须米泔浸洗，再换泔，浸二日。

《珍珠囊补遗药性赋》　能健胃安脾，诸湿肿非此不能除……苍术治目盲，燥脾祛湿宜用。

《本草纲目》　入足太阴、阳明、手太阴、太阳之经……治湿痰留饮，或挟瘀血成窠囊，及脾湿下流，浊沥带下，滑泻肠风。

《景岳全书》　苍术，其性温散，故能发汗宽中，调胃进食。去心腹胀疼，霍乱呕吐，解诸郁结，逐山岚寒疫，散风眩头疼，消痰癖气块，水肿胀满。其性燥湿，故治冷痢冷泄滑泻，肠风，寒湿诸疮。与黄柏同煎，最逐下焦湿热痿痹。然唯茅山者其质坚小，其味甘醇，补益功多，大胜他术。

《本经逢原》　又能总解诸郁，佐以香附快气之药，下气最速，一升一降，则郁散而气平也。

《本草求原》　止水泻飧泄，伤食暑泻，脾湿下血。

《医方十种汇编·药摘录》　入脾能升阳，散郁发汗除湿。体肥多湿者相宜，体瘦多火者切忌。

《现代实用中药（增订本）》　效用：苍术为芳香健胃及发汗药，有兴奋精神作用，对慢性胃肠炎及妇人冷气头痛等有效。

《科学注解本草概要》　功能消肿，发汗，明目。

《临床应用汉方处方解说》　药效：温性利尿，镇痛。用途：尿量减少，尿频数，胃内停水，身体疼痛，胃肠炎，浮肿。

【今用】**北京著名医家施今墨**　苍术味辛、苦，性温。入脾、胃经。本品辛温升散，苦温燥湿，既能发汗以解风寒之邪，用于治疗外感寒湿之邪所引起的头痛、身痛、无汗等症；又能芳香化浊、燥湿健脾，用于治疗脾为湿困、运化失司，以致食欲不振、胸闷呕恶、腹胀泄泻、苔白腻浊等症；还能祛风湿、止痹痛，用于治疗湿邪偏重的痹证。另外，苍术内含有丰富的维生素 A，故可用于治疗维生素 A 缺乏所引起的夜盲症和角膜软化症。（详见《施今墨对药临床经验集》）

**福建著名医家康良石**　对于痛风病慢性反复发作，关节肿痛，日轻夜重，痛伴酸楚或时如针刺，关节畸形或僵硬，或耳轮、跖趾、趾间、趾掌处有黄白色痛风石，舌下血脉青紫，舌质暗红、紫暗或有瘀斑，脉涩等风湿瘀阻经络的临床表现者，以苍术为主合红花、田三七、穿山龙相使应用。气血不足者加当归、黄芪。疼痛较剧加蕲蛇。（详见《名老中医用药心得》）

**上海著名医家陈建杰**　陈教授治疗慢性病毒性肝病善用苍术。苍术，《本草正义》言其"气味雄厚，较白术愈猛，能彻上彻下，燥湿而宣化痰饮，芳香辟秽，胜四时不正之气，故时疫之病多用之"。所以，陈教授于肝病治疗中善取其"能入脾胃，燥湿健脾"之用，不同剂量灵活配伍，每见良效。针对慢性病毒性肝病患者非常常见的舌苔腻症状，陈教授特别注重依据舌象调整苍术的用药剂量，如苔腻、质偏干者予 6g，苔厚腻、质不润者予 9～15g，苔厚腻、质润者予15～20g，正所谓药同而量不同，效亦有所不同。（详见《名老中医用药心得》）

**浙江著名医家金美亚**　金氏在治疗糖尿病的长期临床实践中，将苍术10～15g 配入黄芪、沙参、天冬、麦冬、玄参、生地黄、山茱萸、山药、五味子等滋肺益肾、大补气阴剂中，明显地提高了降血糖疗效，金氏为其方取名为"金水相生饮"，疗效满意。苍术在治疗中举足轻重，必不可少。（详见《名老中医用药心得》）

**上海著名医家叶显纯**　对于苍、白二术性能之差别，李中梓《通玄》说："宽中发汗，其功苍术胜于白术；补中除湿，其功不及白术；大抵卑监之土宜与白术以培之，敦阜之土宜与苍术以平之。"可谓言简意赅。（详见《神农本草经临证发微》）

【师说】在《神农本草经》中只有"术"的记载，而无白术及苍术之名。直至梁代陶弘景在《本草经集注》中始将术分为白、赤两种，即白术与苍术（赤术），使用至今。所以在陶弘景之前有关术的功效应当是此二药的功效综述。然在历代医家的应用中又不断发现总结，认为白术与苍术在性味、归经、功效、主治上虽大致相同，但归类以及功效、主治上各有侧重和专长。为便于同道掌握并区别运用，今仍分而述之。

白术：其味苦、甘，性温。归脾、胃经。除具备"术"的功效外，后世还发现白术能安胎，治疗脾虚胎动不安。可见本品主要功效是既能补气健脾，又能燥湿利水，还能安胎，可治内、妇、儿科的肺、胃、肠、肾系多种病证。举例如下。

（1）内科。①肺系病证：用白术配桂枝、茯苓、白芥子、苏子、莱菔子、法半夏、葶苈子、炙甘草、干姜等，能治疗脾阳不振，痰饮内聚，饮邪上逆胸肺而致的咳喘、悬饮等病症。②胃肠病证：用白术配党参、茯苓、煨肉果、炮姜、炙甘草等，治疗脾胃虚弱食少、腹胀；配党参、黄芪、山药、扁豆、茯苓、防风、炒白芍、炒车前子等，治疗脾虚，肠鸣、腹痛、泄泻；若用白术至 40g 以上，再配党参、枳壳、肉苁蓉、牛膝等，治疗脾气虚弱，肠道运化无力而致的便秘。若上方再配当归、莱菔子、陈皮等，可治疗老年人习惯性便秘；白术配丹参、红花、柏子仁、枸杞子、何首乌、黄芪、茯苓、泽泻等，其中白术用量在20～40g，可治疗慢性肝炎病久，白蛋白、球蛋白比例倒置，甚至出现腹水、下肢浮肿等。③肾系病证：用白术配杜仲、桑寄生、独活、补骨脂等，治疗肾虚腰痛；白术配法半夏、肉桂、白芥子、陈皮等，治疗痰湿甚致肥胖者性交时排精量少；白术配肉桂、猪苓、茯苓、泽泻、玉米须、车前子等，治疗肾虚尿少、水肿；白术配益母草、白花蛇舌草、莲子、炒薏苡仁、连翘等，治疗肾病蛋白尿久不消。④糖尿病：用白术配生地、山药、鸡内金、天冬、麦冬、苍术、玄参等，治疗口渴多饮、便秘、多尿且血糖升高的糖尿病。⑤痹证：用白术配独活、羌活、干姜、青风藤、龙须藤、海风藤、炙甘草等，可治疗寒湿痹痛。⑥眩晕：白术配泽泻、茯苓、天麻、法半夏、猪苓、车前子、仙鹤草等，治疗痰湿上旋而致的眩晕（梅尼埃综合征）。若上方中再配附子、生龙骨、生牡蛎，可治疗原发性高血压。⑦自汗：用白术配黄芪、浮小麦、麻黄根、煅牡蛎、仙鹤草等，治疗表虚自汗。⑧脏器下垂、脱出：白术配党参、黄芪、柴胡、升麻、桔梗、大枣、乌梅、五倍子等，治疗中气下陷致胃、子宫、肛门等脏器下垂、脱出等。

（2）妇科。用白术配桑寄生、续断、黄芪、当归、山萸肉等能安养胎元，可治疗习惯性流产；用白术配熟地、生地炭、黑蒲黄、茜草、煅乌贼骨、山萸肉、五倍子等，治疗妇女功能性子宫出血；白术配苏梗、黄连、竹茹、砂仁等，治疗妊娠恶阻；白术配黄芩、菟丝子等，治疗胎动不安；白术配苍术、黄柏、贯众、白英、石菖蒲、薏苡仁等，治疗妇女带下色黄量多腥臭。

（3）儿科。白术配鸡内金、干姜、焦山楂、麦芽、布渣叶、鸡矢藤等，治疗小儿消化不良，腹胀泄泻。

我在临床上总以口淡不渴、腹满胀痛喜按、小便清长、食少腹胀、乏力易倦肢沉、大便稀溏或大便因气虚而秘、水肿、腹水尿少、内脏下垂脱出、时易自汗出、面色萎黄、舌体淡胖舌边有齿痕、舌苔白而腻、脉沉细小或弱等为使用白术的重要指征。

苍术：《神农本草经》所言的"赤术"即今之苍术，以产自江苏茅山一带的苍术质量最佳，故名之为"茅苍术"。其味辛、苦，性温，归脾、胃、肝经，具有显著的燥湿健脾、祛风湿、解表等功效。我在临床上也常用之治疗以下病证。

（1）水肿、腹泻。因本品辛香健脾，苦温燥湿能祛湿浊，故湿阻中焦致脾失健运而致的脘腹胀闷、食少呕恶、吐泻乏力，水湿内停或外溢肌肤而致的水肿病及脾虚湿盛而致的泄泻、腹水等证，皆可用苍术治之。

（2）外感表证。可用苍术治疗风寒夹湿的外感表证。因于本品辛香而燥，能开肌腠而发汗解表，尤宜用于风寒表证夹湿者。对于外感暑湿，需配黄连、法半夏、羌活、香薷、藿香、佩兰、石菖蒲、六一散、砂仁、荷叶等治之。可见，其能治疗外感暑湿和暑湿伤中证。

（3）风湿痹痛。本品能祛风湿，尤以祛湿见长，故对痹证中湿盛所致的着痹最宜。可用之配羌活、独活、炒薏苡仁、青风藤、络石藤、海风藤等治之。

此外，我也喜用本品治疗脾虚湿盛所致的2型糖尿病、夜盲症及角膜软化症、急慢性胃肠炎、肝炎、肝硬化、前列腺炎、妇女带下、盆腔炎及寒湿阻滞胞宫所致的月经不调、滴虫性阴道炎，以及皮肤科鹅掌风、银屑病等。

总之，湿滞上、中、下三焦，外感风寒湿证以致头晕、头昏脑重如裹、身重肢沉，湿阻脾胃致运化不健的纳差、呕吐、胃脘痛；寒湿困遏致身痛酸沉、筋骨疼痛，胸膈痞满，倦怠思卧，脚膝肿痛，关节痹痛，痿软无力，身热不扬，恶寒困重，口干不渴，食欲不振，纳差便溏，舌质淡，苔白腻，或舌红苔黄腻，脉沉细濡等，皆为我选用苍术的重要指征。

苍术与白术相较：两者皆可燥湿健脾，用于脾虚湿阻证，但苍术性温而燥，走而不守，功偏燥湿而健脾，用于湿困脾胃之实证，能治上、中、下三焦之湿邪；白术性缓不燥，守而不走，偏于益气健脾而除湿，适用于脾胃虚弱而夹湿邪者。苍术能发汗解表，常用于风寒湿邪感冒；白术能止汗，用于表虚自汗。苍术祛风燥湿、明目，常用治风湿痹证、青盲、雀盲等目疾；白术能健脾、利水、安胎，常用于治疗脾虚水肿及胎动不安等。此为二者在性味、功效、主治等方面的不同，可据证选其专长而用之，以便准确运用，提高疗效。

【用法】白术，入煎内服：一般用 10～15g。特殊病症如便秘、肾病水肿、肝病鼓胀等，可用 30～50g。本品由于炮制不同，其功效有异：生白术燥湿利水效佳；炒白术健脾止泻功胜。脾肾阳气虚弱致臌胀、水肿用蜜炙白术，且需大剂量，可用 30～60g，甚至用至 120g。治疗糖尿病也可用生白术。总之，白术这味药温而不燥、补而不滞，消积而不破气，确是我喜用的药物之一。而对身热无汗、大便因实热秘结或泻下秽臭溏垢、口干而苦、津亏液燥，以及营血有热或阴虚内热见舌红少津、苔黄而燥、脉洪数者，我皆慎用或不用白术。且对阴虚燥渴，气滞胀满者亦忌用白术。

苍术，入煎内服：10～15g。若舌苔白厚腻，而为湿重所致的特殊病症可用 20～30g。也可根据临证需要选用苍术的不同炮制品，如生苍术燥而辛烈，燥湿、祛风、散寒力强，对湿盛或寒湿病证及脾虚湿盛的 2 型糖尿病可多用之。制苍术功效与生苍术基本相同，但经米泔水浸泡后能缓和燥烈之性，也能减轻辛热温燥之性，而能增强和胃的功效。麸炒苍术辛烈之性减弱，燥性缓和，气味芳香，能增强悦肝健脾和胃的功效。焦苍术辛烈之性显减，用之固肠止泻效著。可据不同炮制品选其专长用治相关病证。而对阴虚阳亢、阴虚内热、气虚多汗、湿从热化，而症见发热，口干苦，恶心，口渴不欲饮，心烦，便秘，溲赤。舌尖红，舌中有裂纹者，皆不宜用苍术。

（于一江　整理）

# 菟丝子

【药名】菟丝子（别名：菟芦），在《神农本草经》后的医籍中又有黄丝、黄藤子、豆寄生等名称。

【经文】菟丝子，味辛，平。主续绝伤，补不足，益气力，肥健人。汁去面黚。久服明目，轻身，延年。

【文译】菟丝子，味辛，性平。能使极度虚损者得以续补，能补身体虚损不足，增加气力，使人身体肥健。菟丝子的汁能祛除面部黑斑。长期服用可以明目，使人身体轻健，并能延年益寿。

【药源】本品为旋花科植物菟丝子的干燥成熟种子，主产江苏、辽宁、吉林、河北、河南、山东、山西等地。秋季果实成熟时采收。以色灰黄、颗粒饱满者为佳。

【药理】本品主要成分为胆甾醇、菜油甾醇、豆甾醇、β-谷甾醇、β-香树脂醇等。其有性激素样作用，能延缓衰老，抗脑缺血，抗骨质疏松，降血糖和血脂，提高免疫，抗肝损伤；与"明目、缩尿"功效相关的药理作用有抑制白内障生成，还有治遗尿作用。

【文摘】

《名医别录》　养肌强阴，坚筋骨。主茎中寒，精自出，溺有余沥，口苦燥渴，寒血为积。

《本草经集注》　得酒良。薯蓣、松脂为之使，恶雚菌。

《日华子本草》　补五劳七伤，治泄精，尿血，润心肺。

《药性本草》　治男子女人虚冷，添精益髓，去腰疼膝冷，又主消渴热中。

《景岳全书·本草正》　性微温，其性能固，入肝脾肾三经……补髓添精，助阳固泄，续绝伤，滋消渴，缩小便，止梦遗带浊余沥，暖腰膝寒疼。

《本草汇言》　菟丝子，补肾养肝，温脾助胃之药也。但补而不峻，温而不燥，故入肾经，虚可以补，实可以利，寒可以温，热可以凉，湿可以燥，燥可以润。非若黄柏、知母，苦寒而不温，有泻肾经之气；非若肉桂、益智，辛热而不凉，有动肾经之燥；非若苁蓉、锁阳，甘咸而滞气，有生肾经之湿者比也。

《本草述钩元》　治鹤膝风，大便不通，小便闭淋数及不禁，疝痔耳聋。

《本草分经》　治精寒余沥，肾经多火者勿用。

《医方十种汇编》　阳强便燥，小便赤涩者忌之。

《现代实用中药》（增订本）　为滋养性强壮药，治阴痿、遗精等。鲜草之茎榨汁，涂颜面，能除去面皯。

【今用】北京著名医家施今墨　菟丝子为旋花科一年生寄生性蔓草菟丝子或大菟丝子的成熟种子。味辛、甘，性平。入肝、肾、脾经。本品既能助阳，又能益阴，不燥不腻，为平补肝、肾、脾三经之良药，还有补脾止泻、固精、缩尿、明目之功。用于治疗肝肾不足，腰膝酸痛，阳痿，滑精，小便不禁，尿有余沥，目暗不明，以及脾虚泄泻、便溏等症。（详见《施今墨对药》）

北京著名医家焦树德　菟丝子味甘、辛，性温。主要用为补肝肾药。对于因肝肾不足所致的腰膝疼痛，阳痿遗精，视力减退，小便淋沥等症，皆常使用。例如：配五味子、莲子肉、远志、芡实等，用于遗精。配潼蒺藜、淫羊藿、枸杞子、巴戟天等，用于阳痿。配草决明、枸杞子、菊花、车前子、青葙子、熟地、生地等，用于视力减退。（详见《用药心得十讲》）

福建著名医家兰友明　受程良玉老中医启示，用菟丝子为主治疗类风湿关节炎……类风湿关节炎属中医痹证范畴。笔者对重症患者，在辨证处方中加入菟丝子，每获良效，对于轻症患者，单味菟丝子水煎服，即能获效。每日用量为30～50g，30日为一个疗程。笔者临床观察治疗类风湿关节炎50例，均收效显

著，未见明显不良反应。对类风湿因子转阴亦有明显促进作用。（详见《名老中医用药心得》）

**上海著名医家叶显纯**　菟丝子煎汁外用对皮肤具有一定刺激作用，除可促使局部皮色改变，用治黄褐斑、白癜风等疾患外，还可使毛发坚固不脱、新发滋生，因而对脱发亦有良好的治疗作用。（详见《神农本草经临证发微》）

**湖南著名医家周德生**　古方运用大剂量菟丝子举隅：治疗妇女经水先后不定期，属肝肾郁滞者。《傅青主女科》定经汤：炒菟丝子、炒白芍、酒当归各一两（折合 37.3g），炒山药、熟地黄各五钱（折合 18.65g），茯苓三两（折合 111.9g），荆芥穗炭二钱（折合 7.46g），柴胡五分（折合 1.865g）。水煎服。（详见《常用中药特殊配伍精要》）

【师说】菟丝子，味辛、甘，性平。入肝、肾经。具有补益肾精、益肝明目、补肾安胎等功效。我在临床上常用之治疗以下病证。

（1）肾虚证。本品补而不峻，微温不燥，既能补肾阳，又能益肾精，还能固精、缩尿、止带，对肾虚不固之证能标本兼治。①肾阳不足：可以本品配枸杞子、五味子、覆盆子、蛇床子等治疗肾虚阳痿、遗精；若治下焦虚冷致小便混浊、小便不禁、遗尿等，可配伍温肾缩尿之益智仁、桑螵蛸、鸡内金、金樱子、覆盆子等；若治肾虚不固之白带过多，小便混浊等，用本品配茯苓、莲子、芡实、莲须等。②肾精不足：肾之精血亏虚所致的早衰、须发早白、腰膝酸软、牙齿动摇等，我常用本品配枸杞子、制首乌、黄精、补骨脂、牛膝等治疗。③崩漏不止：对肝肾亏虚，冲任不固，崩中漏下不止者，我用本品配杜仲、续断、艾叶、海螵蛸等治之。此外，本品还可治疗肾阳、肾阴皆虚而致男子不育、女子宫寒不孕及气短作喘、水肿胀满等证。

（2）目暗不明。本品能入肝、肾，能补肝、肾、益精血。对于目暗羞明、视力减退，可用本品配熟地、枸杞子、桑椹子、菊花、石斛等治之。

（3）便溏、便秘。本品能益肾补脾而止虚泻，可配补骨脂、砂仁、肉豆蔻等。若见脾虚证显著者，再配党参、白术、山药、芡实、炒车前子、炮姜等补气健脾止泻。若用本品配郁李仁、火麻仁、肉苁蓉、白术、当归、生地、槟榔等，可治老年人习惯性便秘。

（4）妇科病症。菟丝子经适证配伍，可治妇科病症。①胎动不安：常与桑寄生、续断、阿胶等药同用。若气虚下陷者，加黄芪、炒白术、桔梗；虚损甚重者，常加人参、红景天；食少者，加炒白术、枳壳；凉者，加炒补骨脂；热者，加生地。②产后便秘：菟丝子配当归、肉苁蓉，可治疗因产时出血过多或肠道津枯而致的便秘。③月经过少：若见经血量少而致经闭者，用菟丝子配肉苁蓉、枸杞子、当归、川芎、鸡血藤、熟地等治之。④黄带量多：用菟丝子配贯众、白英、鱼腥草、白头翁、蛇床子等治疗。⑤乳汁稀少：可用菟丝子配沙苑子、当归、丝瓜络、天花粉、玄参、王不留行、山甲等治之。⑥经闭：用菟丝子配枸杞子、车前子、川芎、丹参、瞿麦、郁金、川牛膝等治之。⑦阴道干涩：可用菟丝子配石斛、生地、麦冬等治之；⑧子宫发育不良：用菟丝子配女贞子、生地、熟地、沙参、麦冬、龟板等治之，甚效。

（5）面部黚斑。用菟丝子配黄芪、生地、制首乌、女贞子、玉竹、墨旱莲、枸杞子、当归、泽兰、白芍、辛夷、白芷、玫瑰花、僵蚕、藁本等能悦颜容、乌须发，可治疗男、女面部黚斑。

此外，本品还可治疗慢性肾炎、隐匿性肾炎、类风湿关节炎、带状疱疹、白癜风等。

菟丝子、桑寄生相较：此二药均具有补益肝肾、固冲任、安胎等功效，用于肝肾不足、冲任不固所致的胎漏、胎动不安。但桑寄生以养血安胎为主；菟丝子以补肾安胎为主。桑寄生能祛风湿、强筋骨，用治风湿痹痛、腰膝酸痛、筋骨无力等；菟丝子可补肾固精缩尿，养肝明目，止泻，用于肾虚致阳痿、遗精、尿频、遗尿，肝肾不足致目暗不明及脾肾两虚致便溏、泄泻等。菟丝子生用长于养肝明目，多用于目暗不明；盐水炒菟丝子，不温不寒，平补肝肾并有固涩之功，用治阳痿、早泄、遗精滑泄、胎元不固等。

【用法】本品生用入煎内服：10～15g。外用：适量，可炒熟捣作饼用，外敷脐部。本品对阴虚火旺或阳强不痿及大便燥结者禁用。

（于一江　整理）

# 牛　膝

【药名】牛膝（别名：百倍），在《神农本草经》后的医籍中又有怀牛膝、鸡胶骨、牛髁膝、山苋菜等名称。

【经文】牛膝，味苦，酸。主寒湿痿痹，四肢拘挛，膝痛不可屈。逐血气，热烂伤火，堕胎。久服轻身，耐老。

【文译】牛膝，味苦、酸。主治寒湿所致的痿软痹痛，四肢拘挛，膝盖疼痛不能屈伸。能够疏通血气，治疗水火烫伤致皮肤溃烂，还能堕胎。长期服用可使身体轻健，延缓衰老。

【药源】本品为苋科植物牛膝和川牛膝的根。前者称怀牛膝，主产于河南，后者主产四川、云南、贵州等地。于冬季茎叶枯萎时采挖，去净须根，泥土，晒至干皱后，用硫黄熏数次，然后将顶端切齐、晒干。怀牛膝以根粗长、肉肥、皮细、黄白色者为佳；川牛膝以个大、质坚者为佳。

【药理】本品主要成分为三萜皂苷，并含蜕皮甾酮、牛膝甾酮、红苋甾酮、精氨酸、甘氨酸、丝氨酸、天冬氨酸、谷氨酸、苏氨酸、脯氨酸、酪氨酸、色氨酸、缬氨酸、苯丙氨酸、亮氨酸和生物碱类及香豆精类化合物。主要药理作用：蛋白质同化，抗炎、抗菌、镇痛，降压，兴奋肠道及子宫平滑肌，抗生育等作用。也有调节免疫的促进作用。

【文摘】

《名医别录》 疗伤中少气，男肾阴消，老人失溺，补中续绝，填骨髓，除脑中痛及腰脊痛，妇人月水不通，血结，益精，利阴气，止发白。

《日华子本草》 治腰膝软怯冷弱，破癥结，排脓止痛，产后心腹痛并血运，落胎，壮阳。

《本草衍义》 与苁蓉浸酒服，益肾；竹木刺入肉，捣烂罨之，即出。

《本草衍义补遗》 能引诸药下行。

《滇南本草》 止筋骨疼，强筋舒筋，止腰膝酸麻，破瘀坠胎，散结核，攻瘰疬，退痈疽、疥癞、血风、牛皮癣、脓窠。

《药性本草》 治阴痿，补肾填精，逐恶血流结，助十二经脉。

《本草纲目》 牛膝所主之病，大抵得酒则能补肝肾，生用则能去恶血，二者而已。其治腰膝骨痛、足痿、阴消、失溺、久疟、伤中少气诸病，非取其补肝肾之功欤。其治癥瘕、心腹诸痛、痈肿恶疮、金疮折伤、喉齿淋痛、尿血、经候胎产诸病，非取其去恶血之功欤。

《本草经疏》 牛膝，走而能补，性善下行，故入肝肾。主寒湿痿痹，四肢拘挛、膝痛不可屈伸者，肝脾肾虚，则寒湿之邪客之而成痹，及病四肢拘挛，膝痛不可屈伸。此药性走而下行，其能逐寒湿而除痹也必矣。盖补肝则筋舒，下行则理膝，行血则痛止。逐血气，犹云能通气滞血凝也。详药性，气当作痹。伤热火烂，血焦枯之病也，血行而活，痛自止矣。入肝行血，故堕胎。伤中少气、男子阴消、老人失溺者，皆肾不足之候也。脑为髓之海，脑不满则空而痛。腰乃肾之府，脊通髓于脑，肾虚髓少，则腰脊痛；血虚而热，则发白。虚羸劳顿，则伤绝。肝藏血，肾藏精，峻补肝肾，则血足而精满，诸证自瘳矣。血行则月水自通，血结自散。

《本草备要》 酒蒸则益肝肾，强筋骨，治腰膝骨痛、足痿筋挛、阴痿失溺、久疟、下痢、伤中少气。生用则散恶血，破癥结，治心腹诸痛、淋痛尿血、经闭难产、喉痹齿痛、痈疽恶疮。

《本草正义》 牛膝，疏利泄降，所主皆气血壅滞之病……宣通脉络，则关节自利。又主月水不通，血结等证。则固破瘀导滞之真谛，此皆当就疏通一层着想，则牛膝之真实功用昭昭矣。

【今用】近代著名医家张锡纯 牛膝，味甘微酸，性微温。原为补益之品，而善引气血下注，是以用药欲其下行者，恒以之为引经。故善治肾虚腰痛、腿痛，或膝痛不能屈伸，或腿痿不能任地，兼治女子月闭血枯，催生下胎。又善治淋痛，通利小便，此皆其力善下行之效也。然《名医别录》又谓其除脑中痛，时珍又谓其治口疮齿痛者何也？盖此等证，皆因其气血随火热上升所致，重用牛膝引其气血下行，并能引其浮越之火下行，是以能愈也。愚因悟得此理，用以治脑充血证，伍以赭石、龙骨、牡蛎诸重坠收敛之品，莫不随手奏效，治愈者不胜计矣。为其性专下注，凡下焦气化不固，一切滑脱诸证皆忌之。此药怀产者佳，川

产者有紫、白两种色，紫者佳。（详见《医学衷中参西录》）

**北京著名医家施今墨**　牛膝常用的有怀牛膝和川牛膝。怀牛膝为苋科多年生草本植物牛膝的根；川牛膝包括苋科多年生草本植物麻牛膝及甜牛膝的根。味苦、酸，性平。入肝、肾经。本品苦平降泄，性善下行。其功用：①能下行直奔下焦，以活血通经、祛瘀止痛、利尿通淋，用于治疗血滞经闭、痛经、月经不畅、产后瘀滞腹痛、胞衣不下，以及跌打损伤、淋病尿血、尿道疼痛等症（类似肾结石等）；②治热淋（类似尿道炎）之小便困难、尿道灼热、疼痛等症；③能使头部和上半身的血液"下行"，从而减轻头部充血，用于治疗高血压病证属肝阳上亢者；④治吐血、衄血，以及阴虚火旺的牙龈肿痛、口舌生疮等上部火热证；⑤能引诸药下行，就是引导其他药的药力"下行"到下半身，用于治疗下半身的疾患，如各种原因（风湿、肾虚、跌打损伤等）引起的腰腿痛等症。（详见《施今墨对药临床经验集》）

**北京著名医家焦树德**　牛膝味苦、酸，性平。主要功用是：补肝肾，强筋骨，散瘀血，引药下行。配龟板、黄柏、知母、熟地、当归、虎骨等，可用于肝肾虚所致的腰膝酸疼、足软无力。配苍术、黄柏，名三妙丸，可用于湿热下注引起的两腿红肿、两足不能步履、下部湿疮等。牛膝有行血散瘀的作用，常配合桃仁、归尾、红花、川芎、赤芍、丹皮等，用于气血凝滞所致的经闭、癥瘕等症。配红花、川芎、当归、木通、滑石、冬葵子等，可用于胞衣不下。配泽兰能利腰膝间死血，可用于瘀血所致的腰腿疼痛。牛膝入肝肾二经，有下行之力，并能引药至腿。可作为治疗身体下部疾病的引经药。（详见《用药心得十讲》）

**甘肃著名医家吴立文**　下肢痹痛，一般多用牛膝为引，但其并非除湿之品，笔者常合防己、薏苡仁用之。防己善走下行，长于除湿，汉防己偏于利水退肿，木防己长于祛风止痛。薏苡仁甘味入脾，淡渗利湿，与牛膝合用引而下行，更善除下肢湿浊。由于薏苡仁作用平和，欲取速效，药量当重，常用30g以上。患者翟某，男，20岁，农民，膝关节肿痛5日来诊。两膝关节微红，触之痛剧，夜间痛重，舌苔黄腻，脉象滑数。证属湿热蕴聚，诊为热痹，方用四妙散加味施治。处方：苍术15g，黄柏10g，生薏苡仁60g，川牛膝12g，汉防己15g，土茯苓30g，地龙10g。药用3剂，肿痛明显减缓，6剂后肿消痛止。一年后复发，仍用上方治愈。（详见《名老中医用药心得》）

**河南著名医家郭汉章**　腰部疼痛，有虚实寒热之异，伤科亦然。闪失扭挫者，多属气滞血瘀，当以活血祛瘀。我常以红花、延胡索为主，配以牛膝，煎汤饮服。牛膝意在引经，用量不宜过大。且牛膝具有一定的补性，若用量过大，可使气血壅滞，反为不美。以此方为基础，随证加减，治疗瘀滞腰痛，皆获佳效。（详见《黄河医话》）

**【师说】**牛膝，有怀牛膝与川牛膝之分，以河南产的为怀牛膝，四川等地产的为川牛膝。其味苦、甘、酸，性平。主归肝、肾二经。我用本品治疗以下病证。

（1）淋癃水肿，小便不利。本品性善下行，能行瘀通滞，治疗诸多淋证、癃闭致小便不利而身、肢肿胀。若治诸淋涩痛，可用本品配冬葵子、瞿麦、萹蓄、车前子、金钱草、石韦、鸡内金，积雪草等利尿通淋，并治尿路结石；若治癃闭涩痛，尿解不畅，或次频少尿者，可用本品配杏仁、桃仁、紫菀、车前子、王不留行、鬼箭羽、乌药、猪苓、木通等。若小便不通、水停身肿者，用牛膝配泽泻、车前子、汉防己、冬瓜皮、蝉蜕、桑白皮等治之，可消水肿，并治肾积水。若配琥珀粉可治疗尿闭、前列腺增生者，尿时尿道灼热，可加知母、黄柏、六一散、蒲公英、紫花地丁治之；配瞿麦、滑石、冬葵子、侧柏叶、白茅根、小蓟等，可治血淋、尿血、尿道涩痛；配川芎、红花、丹参、茯苓、泽泻、白茅根、琥珀等可治疗小儿脑积水；配黄芪、白茅根、益母草、白术、桃仁、红花，并加服金匮肾气丸可治肾病综合征。

（2）经闭痛经、产后腹痛。配川芎、当归、红花、泽兰、王不留行、益母草等可治疗妇女经闭；川牛膝配当归、川芎、月季花、延胡索、益母草、山楂、三棱等可治疗痛经及产后血瘀致小腹疼痛。

（3）跌打损伤、瘀肿疼痛。川牛膝配血竭、红花、乳香、没药、丹参、地鳖虫、参三七、延胡索、姜黄、续断、赤芍、苏木、刘寄奴等能治疗跌打损伤、瘀肿疼痛；若配桃仁、红花、当归、赤芍、延胡索、杜仲、伸筋草等，可治疗急性腰扭伤。

（4）血热上溢，以致吐衄。凡鼻、齿衄血及吐血者，可用牛膝配侧柏叶、藕节、小蓟、白茅根、墨旱莲、地骨皮、生地、石膏、知母、栀子等治之。

（5）火热上炎，口疮牙痛。用川牛膝配山豆根、知母、黄柏等可治胃火升腾、上焦火盛致牙龈肿痛，或阴虚火旺致牙痛、口舌生疮者。

（6）肝阳上亢，眩晕头痛。本品配天麻、钩藤、代赭石、玄参、丹皮、赤芍、白芍、决明子、龙骨、牡蛎等可治疗肝阳上亢之眩晕、头痛、血压升高者。亦治顽固性偏头痛、耳鸣、咽痛，以及人体上部出血性病症，皆因肝火上炎循行于肝胆经所致者。

（7）消结散瘤，祛除肿块。①用牛膝 60～100g 配枸杞子、首乌、牡蛎、白芍、龟板、菊花、山萸肉等，可治疗嗜铬细胞瘤；②用牛膝 30～60g 配金银花、连翘、丹皮、赤芍、蒲公英、败酱草、生薏苡仁、附子、生甘草可治疗后腹膜炎性肿块及阑尾周围脓肿。也可用治腹腔恶性肿瘤，以及前列腺炎性肿胀、增生。

（8）风湿痹痛、中风肢废。①配羌活、独活、防己、威灵仙、细辛、当归、桑寄生、杜仲等，可治疗风寒湿痹证；②配桂枝、赤芍、豨莶草、川芎、黄芪、当归、全蝎、红花、丹参、地龙、地鳖虫等，可治疗中风后遗半身不遂有瘀者；③用川牛膝配杜仲、续断、桑寄生、补骨脂、木瓜等，可治疗肝肾不足所致的腰腿酸痛；④配熟地、龟板、功劳叶等，可治疗肾虚较重，下肢痿软无力者；⑤配薏苡仁、苍术、黄柏、丹参、白芥子、泽泻等，可治疗膝关节滑膜炎，有水瘀积聚关节而致肿胀疼痛者。本品也可治湿热致痿证者。

此外，川牛膝配丹参、郁金、柴胡、枳壳、白芍、茯苓、白术等，可治疗肝炎后胆红素血症；牛膝也可引血下行，并可助回乳；牛膝还治跟骨疼痛、骨质增生；牛膝能治结核性膝关节炎；还可用治原发性肌炎等。牛膝因能引血下行，可治肝阳上亢、倒经；因能引火下行，可治牙龈肿痛。本品也能引药下行使药力直达下焦病所；引水下行，可通利小便、消水肿，以治淋、癃、肿胀等。亦可配合四妙散加银花藤、土茯苓、粉草薢、玉米须、海桐皮等，治疗痛风性关节炎，以及低血钾麻痹症、坐骨神经痛等。

本品的用药指征是：阴虚阳亢之头痛、眩晕；风寒湿痹致诸关节酸重疼痛；淋证小便不利，尿频尿涩、尿痛、尿血；上焦火炎，或阴虚火旺，或血热妄行之口舌生疮、牙痛、吐衄；腰膝酸痛，下肢无力，尤其腰膝疼痛显著者；舌质紫暗；脉细弦等。

川牛膝与怀牛膝在当今临床上多分而用之。川牛膝逐瘀通经，通利关节，利尿通淋，用于经闭癥瘕、胞衣不下、关节痹痛、足痿筋挛、尿血、血淋、跌仆损伤等。怀牛膝能补肝肾，强筋骨，逐瘀通经，引血下行，多用于腰膝酸痛、筋骨无力、肝阳上亢致头晕头痛、血压升高显著者。川牛膝偏于活血通经；怀牛膝偏于补肝肾，强筋骨。

牛膝与土牛膝相较：二者皆可活血通经，但土牛膝更长于清热泻火解毒，临床用治咽喉肿痛、口舌生疮；牛膝擅长通淋利尿，用治淋证、癃闭及腰膝疼痛、痹证等。

【用法】本品入煎内服：10～20g。个别特殊病证可用至30～60g。若用之活血通经、利水通淋、引火、引血下行宜生用；补肝肾、强筋骨以酒炙用。凡脾虚大便溏薄者；孕妇及月经量多者；下元不固，梦遗、滑精者；气血虚陷，血出不止等，皆为我慎用或忌用牛膝的病症。

（于一江　整理）

# 茺蔚子

【药名】茺蔚子（别名：益母、益明、大札等），在《神农本草经》后的本草文献中又有益母草子、小胡麻等称谓。

【经文】茺蔚子，味辛，微温。主明目，益精，除水气。久服轻身。

茎，主瘾疹痒，可作浴汤。

【文译】茺蔚子，味辛，性微温。主要功效为明目、益精，逐除水湿邪气。长期服用可使身体轻巧。

茎、叶又叫益母草，主治瘾疹剧痒，可用茎叶煎汤洗浴。

【药源】本品为唇形科植物益母草的果实。全国大部分地区均产。8—10月果实成熟时割取全株，打下果实，筛净杂质。以粒大饱满、无杂质者为佳。亦可采收茎、叶备用。

【药理】本品主要成分为益母草宁碱、水苏碱及脂肪油，另含维生素 A 样物质。具有降压作用，临床可用于高血压。也对子宫有兴奋作用。同时本品具有毒性，人一次口服茺蔚子 30g 以上，可于 4～6h 后出现中毒反应，症状为全身无力，下肢不能活动，全身酸麻疼痛，重者汗多，呈虚脱状态。

【文摘】

《名医别录》　疗血逆，大热头痛心烦。

《日华子本草》　治产后血胀。

《景岳全书》　味微甘稍温，故能凉血补血亦益阴气明目。

《本草纲目》　茺蔚子，白花者入气分，紫花者入血分。治妇女经脉不调，胎产一切血气诸病，妙品也。而医方鲜知用，时珍常以之同四物、香附诸药治人，获效甚多。盖包络生血，肝藏血，此物能活血补阴，故能明目。益精，调经，治女人诸病也。东垣李氏言瞳子散大者，禁用茺蔚子，为其辛温主散，能助火也，当归虽辛温，而兼苦甘，能和血，故不禁之。愚谓目得血而能视，茺蔚行血甚捷，瞳子散大，血不足也，故禁之，非助火也。血滞病目则宜之，故曰明目。

《济阴纲目》　胎前无滞，产后无虚，难产可煎作膏。

《本草经疏》　茺蔚子，为妇人胎产调经之要药。此药补而能行，辛散而兼润者也。目者，肝之窍也，益肝行血，故明目益精。其气纯阳，辛走而不守，故除水气。肝脏有火则血逆，肝凉则降而顺矣。大热头痛心烦，皆血虚而热之候也，清肝散热和血，则头痛心烦俱解。

《疡医大全》　茺蔚子：活血行气，有补阴之妙，故名益母。

《本草述钩元》　主治益气通血脉，养肝明目。

《本草分经》　茺蔚子，活血调经、明目，行中有补，血滞血热者宜之。

《徐大椿医书全集》　茺蔚子与益母草性味略同，更能调经活血，令人有子。微炒。非血滞者不可用。

《本草正义》　茺蔚，古人止用其子。《神农本草经》之明目益精，则温和养血，而又沉重，直达下焦，故为补益肾阴之用。除水气者，辛温下降，故能通络而逐水。其茎可浴疹痒。则活血疏风之功也。《别录》加以微寒，则亦温亦寒，大是不妥，盖当时以治热症，因而羼入此说。疗血逆者，温和行血，又子能重坠下降，故能平逆。惟主大热头痛心烦，则与温养之性不符，存而不论可也。

《科学注解本草概要》　为利尿、通经及平降血压药。

【今用】国医大师朱良春　朱老治疗急重症擅长运用超大剂量益母草：治产后高血压，益母草用量必须增至 60g，并制"益母降压汤"，该方以益母草为主药，用量 60g，配以杜仲、桑寄生、甘草，此三味中药均用常用量；又以益母草利水消肿，亦必超大剂量应用，治肝硬化腹水，益母草每日用 120g；及治急性肾炎，益母草每日用 90g，均取得显著的疗效，且均未见任何毒副反应。（详见《常用中药特殊配伍精要》）

**北京著名医家施今墨** 茺蔚子为唇形科植物益母草的果实。味辛、甘，性微寒。有小毒。入肝、脾经。功专活血调经、顺气逐风、清肝明目，用于治疗月经不调、崩漏、带下、产后腹痛，以及目赤肿痛、眼生翳膜等症。据现代药理研究，已证实有降压作用，故可用于治疗高血压病、脑动脉硬化、脑血管意外等。（详见《施今墨对药临床经验集》）

**北京著名医家焦树德** 益母草子名茺蔚子，作用与益母草近似，但兼能明目益精，行中有补。常用于肝热而致的目赤肿痛、目昏和眩晕、头痛、心烦等症。用量一般一至三钱。瞳孔散大者忌用。（详见《用药心得十讲》）

**北京著名医家刘奉五** 益母草辛微苦、微寒，入心、肝经。功能活血祛瘀调经，消水解毒。入肝清热活血疏散，专治胎前产后诸证，故名益母草。此药入血分，养血调经，化瘀血。见血虚者能养，血瘀者能破，补而不腻，行而不聚。合当归养血；入妇科得生丹调经治月经后错，行经腹痛；入产后生化汤可行血化瘀，治产后恶露不下或恶露不止所引起的腹痛。（详见《中医当代妇科八大家》）

**浙江著名医家吴仪洛** 茺蔚子"虽曰行中有补，终是滑利之品，非血滞血热者勿与，瞳神散大均在忌例。"（详见《常用中药特殊配伍精要》）

【师说】茺蔚子，为益母草的种子，可单独入药。而生长于地上的全草，则称之为益母草。其实益母草的茎、叶、花、根皆可合用或分用之。所以我以为在《神农本草经》时代，可能仅用其子谓茺蔚子而入药。后世则渐用其全草而以益母草名之。当今临床对此药应用则益母全草多于茺蔚子，而茎、叶、花也多未分而用之。从其功效、主治言，皆大同小异，仅可谓各有专长而已。

（1）茺蔚子。其性味微温而辛。有小毒。入肝、心、脾经。具有活血调经、清肝明目之功效。临证常用之治疗月经不调，如闭经、痛经、崩中、带下、产后瘀血腹痛、恶露不下等。清肝明目，可治目赤肿痛等。其明目之功，多宜于目赤目中有血丝血缕，或阴血亏虚者。当今眼科临床常用之于视网膜病变，如视网膜静脉血栓、陈旧性眼底出血、玻璃体积血、渗出性眼底疾病，以及两眼充血有瘀滞征象等。常与泽兰、夏枯草、昆布、浙贝母配伍治之。若将之与茯苓、泽泻、薏苡仁相配可治疗视网膜炎，治之越早效果越佳。我也用茺蔚子与枳壳、党参、黄芪、芡实、桔梗、乌药相配治疗妇女子宫脱垂。临证也用之利水消肿，用治水肿、小便不利。本品还可清热解毒，用治皮肤红肿热痛之无名肿毒、皮肤痒疹等。还可用之治疗伤科跌打损伤，活血散瘀消肿止痛。我在临床上常用茺蔚子治疗肝火致头痛、头晕、血压升高显著者，常用之配天麻、钩藤、磁石、夏枯草、蔓荆子、栀子、丹皮、赤芍、杜仲、桑寄生、怀牛膝等治之，效佳。

（2）益母草。主治妇人月经迟来、量少、经闭、功能性子宫出血、痛经、产后恶露久不净，以及高血压病。例如：我用益母草配川芎、当归、桃仁、红花、延胡索、川牛膝、吴茱萸、炙甘草等，治疗月经延迟、量少、闭经、腹痛有癥块；用益母草配川芎、桑寄生、茜草、侧柏炭、墨旱莲、紫珠草等治疗月经量多、功能性子宫出血；益母草配川芎、决明子、槐花、玄参、丹参等治疗高血压病；配杜仲、桑寄生、决明子、石决明、磁石等治疗肾性高血压；配泽兰、泽泻、黄芪、车前子、瞿麦、猪苓、茯苓皮等治疗慢性肾炎水肿；配黄芪、石韦、薏苡仁、金樱子、芡实等治疗反复发作的肾性蛋白尿。本品有清热解毒之效，可治疮痈肿毒，多与蒲公英、金银花、连翘等同用。至于益母草的茎和叶，我用之治疗皮肤过敏、湿疹性皮炎等，皆以之入煎，或以之配入苦参、白鲜皮、白毛夏枯草、地肤子、蛇床子、夜交藤等煎水熏洗患处，能抗过敏，活血凉血、祛湿止痒。

我在临床上用益母草的指征为：月经病、产后病症；阴道出血，色暗夹瘀块，少腹刺痛，痛有定处；产后恶露不绝；人工流产术后出血；高血压病；癥瘕积聚；肾病、肝腹水及前列腺炎致全身或下肢水肿；顽固性蛋白尿、尿少水肿或瘀血水肿；青春期痤疮、经期痤疮显著；欲求面部美容者；唇舌暗红、舌边尖有瘀点瘀斑；脉沉细涩等。对血瘀崩漏、产后恶露不绝者，用益母草膏治之有效。而月经不调、经闭、经行有瘀滞者，则用茺蔚子效佳。

【用法】茺蔚子，入煎内服：4～10g。或入丸、散剂服。益母草，内服：10～30g。或入膏剂，或入丸剂。外用：适量，煎水洗浴之。对月经过多、已妊娠者、阴虚血少、气虚无瘀之血崩、习惯性流产、水肿而兼血尿者及有其他明显出血倾向者；无瘀滞者，皆为禁用茺蔚子及益母草的范畴。对肝血不足、瞳子散大及孕妇忌服。

（于一江　整理）

# 女萎（玉竹）

【药名】女萎，在《神农本草经》后的本草文献中又称之为萎蕤、葳蕤地节、葳参、铃铛菜、尾参等。

【经文】女萎，味甘，平。主中风，暴热，不能动摇，跌筋结肉，诸不足。久服去面黑䵟，好颜色，润泽，轻身，不老。

【文译】女萎，味甘，性平。主治伤风、受热中暑而身体不能活动、筋肉凝结而突起、多种虚损病证。长期服用能去除面部䵟斑，令人颜容美丽，肌肤润泽，身体轻巧，延年益寿而不老。

【药源】本品为多年生草本百合科植物女萎的干燥根茎，主产于河南、江苏、辽宁、湖南、浙江等地。秋季采挖，除去须根，洗净，晒至柔软后，反复揉搓、晒干至无硬心。或蒸透后，揉至半透明，晒干。以条长、肉肥、黄白色、光泽柔润者为佳。

【药理】本品含人体必需氨基酸、甾酸类、挥发油、微量元素、蛋白质、生物碱、维生素、玉竹黏多糖、玉竹果聚糖、白屈菜酸、吖丁啶 –2– 羧酸、山奈酚阿拉伯糖苷、鞣质及微量皂苷等。主要药理作用：其根茎、浆果中含有强心成分。玉竹对大鼠和兔实验性高血糖、高血脂有抑制作用，还有降血糖、降血脂、抗衰老及抑制结核杆菌生长作用，并有增强免疫力、抗肿瘤作用。

**【文摘】**

《名医别录》　主心腹结气虚热，湿毒腰痛，茎中寒及目痛眦烂泪出。

《本草拾遗》　主聪明，调气血，令人强壮。

《日华子本草》　除烦闷，止渴，润心肺，补五劳七伤，虚损，腰脚疼痛，天行热狂。

《滇南本草》　补气血，补中健脾。

《药性本草》　主时疾寒热，内补不足，去虚劳客热，头痛不安。

《本草纲目》　主风湿自汗灼热及劳疟寒热，脾胃虚乏，男子小便频数，失精，一切虚损。

《本草新编》　葳蕤性钝，其功甚缓，不能救一时之急，必须多服始妙。用之于汤剂之中，冀目前之速效难矣。且葳蕤补阴，必须人参补阳，则阴阳有既济之妙，而所收之功用实奇。故中风之证，葳蕤与人参并服，必无痿废之忧；惊狂之病，葳蕤与人参同饮，断少死亡之痛。盖人参得葳蕤而益力，葳蕤得人参而鼓勇也。

《南越笔记》　葳蕤补益之功逾黄精，方家称黄芝……可以延寿。

《医方十种汇编》　玉竹甘平，质润，补肺阴止嗽，兼入肝脾肾，除风湿，然气平力薄……昔有可当人参之说，未免过誉。

《现代实用中药》增订本　效用：为滋养强壮药，治尿利频数、遗精、多汗症，并治腰膝部疼痛，除颜面之黑黚。又葳蕤能使血糖减少，可治糖尿病。外用治打扑伤。

《科学注解本草概要》　玉竹为滋养强壮药，并具有强心作用……蕤仁为消炎药，及点眼料，功能消风清热。

**【今用】北京著名医家焦树德**　玉竹味甘，性平。功能滋养气血，平补肺胃，益阴润燥。常用于肺胃阴伤或燥邪伤肺而致的咳嗽少痰、咽干舌燥、燥热口渴等症。多与沙参、麦冬、桑叶、杏仁、石斛、玄参等同用。温热病后期，因高热伤耗胃阴而出现口渴舌燥、食欲不振、胃部不适等症，可用本品配合沙参、石斛、麦冬、冰糖、生麦芽等治之。（详见《用药心得十讲》）

**江苏著名医家陈亦人**　该药有养肝、柔肝、养心作用，但药力较缓。曾治多例高血压病，特别是对舒张压高，屡用降压药无效且多反复者，重用玉竹有一定效果。（详见《方药心悟——名中医处方用药技巧》）

**重庆著名医家王辉武**　药理研究表明，玉竹具有强心、降低血糖等作用。临床治疗心力衰竭、高脂血症、心绞痛、糖尿病有较好疗效。（详见《中医百家药论荟萃》）

**山东著名医家秦东风**　《神农本草经》云：玉竹"主中风，暴热，不能动摇"。"不能动摇"实际上包括中风病的肢体不遂。《本草经疏》对玉竹的功效有较深的认识："正如斯药能补益五脏，滋养气血，根本既治，余疾自除。"《本草新编》曰："故中风之症，葳蕤与人参并服，必无痿废之忧。"李濒湖每用玉竹治"一切不足之症，用代参芪，不寒不燥，大有殊功"。《本草拾遗》谓玉竹"调气血"。古代医籍亦见有用玉竹治疗中风的方剂，如《外台秘要》之近效薏苡仁汤主治暴风手足瘫痪、语言謇涩，即是一例。我们从临床实践中体会到，玉竹实为中风之要药，善治半身不遂，主要适用于阴虚及气阴两虚之中风，临床上常以自拟毓灵汤化裁，只要辨证确切，不论脑梗死还是脑出血，多获良效。玉竹滋阴而不助邪，扶正兼调气血，然其药性和缓，重用方显宏效，一般用量在 30 ～ 60g，最大可用至 90g。笔者认为玉竹可能含有清除脑内自由基、减轻脑组织损伤的成分，值得大家进一步研究。（详见《临证本草讲读：一位二十年临床工作者的中药学讲稿》）

**湖南著名医家袁均奇** 《内经》言五脏皆使人痿，尤重肺胃。故曰："五脏因肺热叶焦，发为痿躄。"又曰："阳明虚，则宗筋纵，带脉不引，故足痿不用也。"所以有"治痿独取阳明"之说。根据《内经》旨意和笔者临床经验，治疗小儿麻痹症重用白芷、玉竹，一般用量 25g ～ 50g 不等。玉竹甘而性平，补而不滞，功擅补中益气，润肺胃，乃益阴长阳之上品。故《本草便读》云："葳蕤质润之品，培养肺胃之阴是其所长……"白芷辛温，一般用于祛风散湿。笔者认为白芷与一般辛温祛风燥湿药不同，白芷辛而能润，香而不燥，所含脂膏尤多，故为润药。其入胃经，能和利血脉，长肌肤，气香而能鼓动胃气，使精微得以升发，诸筋得润，故为治痿证主药。二药相配，既能补阳明之虚，又能润肺气之燥，颇合"治痿独取阳明"之经旨。（详见《临证本草讲读：一位二十年临床工作者的中药学讲稿》）

【师说】女萎，即当今临床常用的玉竹。其味甘，性微寒。主入肺、胃二经。能养阴润肺，益胃生津。我在临床上用玉竹治疗以下病证。

（1）阴虚外感。因本品无滋腻碍邪之弊，我常用加减葳蕤汤（玉竹、葱白、桔梗、白薇、豆豉、薄荷、炙甘草、红枣）再加蝉蜕、青蒿等，治疗素体阴血亏虚者复感外邪。症见：头身发热作痛，微恶风寒，咳嗽痰稠，口干舌燥，有汗或汗出不多等症。这种感冒，在当今临床上并非少见。而且多见于老年人和平素体质虚弱、多病易患感冒者。医者对此外感当细辨之，若一见外感，不辨虚实，即用辛温发表或辛凉解表之剂，用之必定偾事。

（2）肺燥咳嗽。本品甘，凉入肺，能养阴润肺，善治燥邪伤肺而作的咳嗽。此证咳嗽多为干咳不已，咽燥作痒，咳痰黏白，或咳少许黄黏痰，或咳痰带有少量血丝，咯之不爽，多呈阵咳或呛咳。我即用沙参麦冬汤（沙参、玉竹、甘草、桑叶、麦冬、扁豆、天花粉）作为基本方，随症加减治疗肺燥咳嗽。若肺肾阴虚而致劳嗽者，久咳不已，午后及夜间咳甚，咯痰不多，可见咯血，或伴潮热、盗汗，多见于肺结核咳嗽，久则变为肺肾阴虚，虚火灼肺而作的咳嗽。可在上方基础上再加生地、知母、地骨皮、南沙参、黛蛤散、仙鹤草、诃子、川贝母等治之。

（3）阴伤口渴。本品擅长滋阴清热，能生津止渴。用治热病阴伤，口干舌燥，饥不欲食者。我常用玉竹配麦冬、生地、百合、山药、石斛、南沙参、天花粉、芦根等治疗胃热口干作渴者。近年我又用玉竹治疗甲状腺功能亢进、糖尿病、干燥综合征等辨属阴虚燥渴，皆因其能生津润燥止渴而用之。

（4）目视昏花。玉竹还可明目去翳。我用玉竹配北沙参、天冬、百合、石斛、熟地、山萸肉、女贞子、墨旱莲、谷精草、密蒙花、决明子、夏枯草、石决明等，治疗中老年人双目视物昏花、伴耳鸣、头昏、腰膝酸软者，对眼科常见的白内障、视神经萎缩、眼底黄斑、飞蚊症等亦可选用之。

（5）脑虚头晕。近年来，我喜用浙江著名老中医魏长春先生的补脑汤（黄精30g、玉竹30g、川芎3g、决明子9g）加减治疗脑虚头晕痛，脑力不足，记忆力差，烦躁善怒，失眠多梦，体倦无力，舌红少苔，或苔薄白，脉沉细弱者。以上症状常在西医诊断的脑动脉硬化、脑梗死、脑中风、神经衰弱等病症中出现，用此方治之，其效尤著。

（6）祛除皯斑。我据《神农本草经》记述，玉竹有"久服去面黑皯斑，好颜色，润泽"的功效。近年来，我用玉竹配当归、菟丝子、玫瑰花、桑叶、白芷、辛夷、藁本等作为基本方治疗面部皯斑，经观察，确需连续诊疗2～3个月才能使人面斑消退，面润光泽，可见本品确有美容祛斑功效。

（7）心脑病症。现代药理研究证实，玉竹有扩张冠脉、降血脂等功效，也有养肝、柔肝、养心等作用，可治冠心病及脑中风致肢体痿废等，以及高血压病辨属阴虚阳亢的病症。对于高血压病患者屡用西药降压药而无效者及舒张压增高难降者，转用滋阴、补肾、潜阳之玉竹、杜仲、怀牛膝、龟板、龙骨、牡蛎等，有显著的疗效。

本品还有抗衰老、延年益寿、增强免疫力、抗肿瘤等作用，可在今后临证中加以运用并积累经验。

【用法】本品多生用，水煎内服：10～15g。若用以降低高血压尤其是舒张压增高久不降者，以及用于治疗脑之精髓不足的补脑汤时，玉竹皆用至30g。对于脾阳虚而致泄泻及有痰湿和体弱胃纳不振的患者，以及舌苔白腻，水湿内滞者，一般皆不宜使用女萎（玉竹）。

（于一江　整理）

# 防　葵

【药名】防葵（别名：黎盖），在《神农本草经》后的本草文献中又名房苑、房葵、利茹等。

【经文】防葵，味辛，寒。主疝瘕，肠泄，膀胱热结溺不下，咳逆，温疟，癫痫，惊邪狂走。久服坚骨髓，益气，轻身。

【文译】防葵，味辛，性寒。主治疝瘕、泄泻、膀胱有热结聚而致小便不通、咳嗽气逆、温疟、癫痫，以及因受惊而狂乱奔跑。长期服用，能使骨髓坚实，气力充沛，身体轻健。

【药源】防葵源于大戟科植物地锦草和斑地锦的全草，为一年生草本。地锦草与斑地锦的区别在于叶片中央有一些斑，背地有柔毛。果实表面密生细柔毛。分布于全国，主产于华东地区，夏秋时采集，晒干，入药用。

【药理】本品含黄酮及其类槲皮素、芹菜素、葡萄糖苷等。甾体类 β–谷甾醇、鞣质。具有抗菌、抗氧化、抑制肾功能损伤。斑地锦能明显缩短凝血时间，止血作用最为明显。

目前，相关药学文献中，尚未见有防葵药理、药化的更多记述。

【师说】本品为双子叶菊科植物防葵的根。现今普遍以牛尾独活药用之。其味辛、甘，性寒。入肺、肝、脾、胃、肾经。据本草文献记载，本品在唐代以前用治癫痫较为广泛，疗效亦佳。又因防葵味辛，性寒。能清热，也能行气活血，故可用之治疗疝瘕、肠泄、膀胱热结、尿解不畅等。防葵临床应用经验如下。①化痰结、通经络，治咳逆、疟疾、癫痫、惊邪、狂奔等证。若用治癫痫，可取防葵研末浸酒服，日2～3次。每次服50mL。若以防葵配秦艽、人参、茯苓、甘草、贯众、铅丹等煎服，可治疗癫狂、痫证。症见口吐白沫、抽搐、狂妄、奔走等。②行气散结，治疗腹中气、血、瘀郁及痰结而致的痃癖、膀胱蓄水、蓄血与疝瘕等病症。③清热通淋、利尿，治疗膀胱热结，少尿、小腹胀急疼痛等。

久服防葵可益气填精，坚壮骨髓，也能治疗脏腑气虚等。

【用法】本品入煎内服：6～12g。

（刘成全　整理）

# 麦门冬

【药名】麦门冬，在《神农本草经》后的医籍中又有麦冬、沿阶草、禹韭等称谓。

【经文】麦门冬，味甘，平。主心腹结气，伤中，伤饱，胃络脉绝，羸瘦，短气。久服轻身，不老，不饥。

【文译】麦门冬，味甘，性平。主治心腹气滞而致内脏损伤，易于伤食而作饱，胃络损伤使脉跳动有断续（间歇），体质非常瘦弱，气短。长期服用使身体轻巧灵便。可使人延年益寿而不易衰老，耐受饥饿。

【药源】本品为百合科植物麦冬的干燥块根。原产于中国，日本、越南、印度也有出产。夏季采挖，洗净，反复暴晒，干燥入药。以颗粒肥大而长、形似棱状、质柔、肉实表面淡黄白者为佳。

【药理】本品含多种麦冬皂苷、多种麦冬黄烷酮的衍生物，还含 β - 谷甾醇及葡萄糖苷、氨基酸、微量元素、豆甾醇等。主要药理作用为：抗氧化，抗血管平滑肌细胞增殖，心肌保护和抗心肌梗死，促进体液免疫和细胞免疫功能并诱生多种细胞因子，促进人体免疫功能，抗衰老，降低血糖，保护损伤胃黏膜，抗菌等作用。

【文摘】

《名医别录》　疗身重目黄，心下支满，虚劳客热，口干燥渴，止呕吐，愈痿蹶，强阴益精，消谷调中，保神，定肺气，安五脏，令人肥健。

《药性论》　治热毒，止烦渴，主大水面目肢节浮肿，下水。治肺痿吐脓，主泄精。

《本草拾遗》　治寒热体劳，下痰饮。

《日华子本草》　治五劳七伤，安魂定魄，时疾热狂，头痛，止嗽。

《医学启源》《主治秘诀》云，治经枯乳汁不下。

《用药心法》　补心气不足及治血妄行。

《珍珠囊补遗药性赋》　降也，阳中之阴也。其用有四：退肺中隐伏之火；生肺中不足之金；止躁烦，阴得其养；补虚劳，热不能浸。

《丹溪手镜·卷之中》　阳中有阴之药，消肺中伏火伤金。

《景岳全书·本草正》　麦门冬去心用，恐令人烦，其味甘多苦少，故上行心肺补上焦之津液，清胸膈之渴烦，解火炎之呕吐，退血燥之虚热，益精滋阴，泽肌润结，肺痿肺痈，咳唾衄血，经枯乳汁不行，肺干咳嗽不绝，降火清心，消痰补怯，复脉须仗人参，便滑中寒者勿设。

《医学衷中参西录》　能入胃以养胃液，开胃进食，更能入脾以助脾散精于肺，定喘宁嗽。

《现代实用中药（增订本）》　为缓和、滋养、强壮、强心药，有镇咳祛痰、止渴利尿之功，用作母乳催进剂有效。

《临床应用汉方处方解说》　药效：消炎，滋养，强壮，镇咳，缓和。用途：结核，肺炎，支气管炎之咳嗽。

【今用】北京著名医家施今墨　本品既能养阴润肺、化痰止咳，用于治疗阴虚肺燥、干咳少痰，或咳逆痰稠、咽喉不利，以及吐血、咯血、肺痿、肺痈，又能养胃阴、生津液、润肠燥，以治热病伤津、咽干口渴、舌红少苔、大便燥结；还能清心除烦，治疗心阴不足所引起的心烦、失眠、心悸、怔忡。（详见《施今墨对药临床经验集》）

北京著名医家焦树德　麦冬味甘微苦，性微寒。最常用以下四种功能。①滋阴润肺。阴虚内热，烧灼肺津，肺阴不足，肺热咳嗽，干咳少痰，烦热口渴，或痰中带血，舌红少津，脉象细数等，可用本品滋阴润肺，清热治咳。常配合桑叶、杏仁、沙参、麻仁、阿胶珠、枇杷叶、天冬等同用。对肺结核、支气管炎、百日咳等病出现阴虚肺热咳嗽者，均可应用。②养阴清心。心阴虚而心中烦热、心悸、心慌、失眠、舌红、脉细数等，常以本品配黄连、阿胶、贝母、生地、玄参、丹参、珍珠母、远志等。心气心阴两虚，出现气短倦怠、口渴汗出、脉微弱欲绝而虚脱者，可急配人参、五味子同用（生脉散），以益气养阴敛汗（汗为心之液）而固脱。③生津益胃。本品有养胃阴、生津液的作用。温热病后，津液耗伤，胃阴不足而口燥咽干、食欲不振、大便数日不行者，可配合玄参、细生地、玉竹、冰糖、瓜蒌、生大黄、火麻仁、枳实等同用。④润肺利咽。肺热阴伤、咽喉干痛、声哑失音、舌燥口渴者，可与玄参、生地、桔梗、甘草、山豆根、金果榄等同用。（选自《用药心得十讲》）

**湖南著名医家周德生**　妙解麦冬主心腹结气，伤中伤饮，胃络脉绝，羸瘦短气之由：麦冬味甘，性凉，气微香，津液浓厚，色兼黄白。能入胃以养胃液，开胃进食，更能入脾以助脾散精于肺，定喘宁嗽，即引肺气清肃下行，通调水道以归膀胱。盖因其性凉液浓气香，而升降濡润之中，兼具开通之力，故有种种效也，用者不宜去心。（详见《常用中药特殊配伍精要》）

**江苏著名医家吴震西**　麦冬可以治疗齿龈出血。麦冬15g，地骨皮15g，水煎2次，共约300mL，贮于有盖茶杯内，不时口含少量，然后轻轻漱口吐出。天冷时药汁宜煎浓些，约200mL，用时掺少量热开水。此法治疗齿龈出血（伴齿龈红肿、口苦或热臭，于刷牙、咀嚼食物时齿龈出血），一般含漱1～3日后齿龈出血明显减少，5～10日可完全止血。本法系外治法，能使药液直接作用于口腔局部，有滋阴降火、凉血止血之功，中医辨证属阴虚胃热者效果较好。若齿龈出血是由全身性疾病（如慢性肝脏疾病、血液疾病）引起的，需结合内服药治疗。（详见《中药新用精选》）

**山东著名医家卢尚岭**　重用麦冬可以治疗各种心力衰竭。卢师补心气不以参类为主，而重用麦冬。以麦冬治疗心衰，旨意深远。麦冬甘寒，不仅可养阴益胃，还可补心肺气，利水消肿，具有滋而不腻、补而不滞之特点。（详见《名老中医用药心得》）

【师说】麦门冬，其味甘、微苦，性微寒。入肺、胃、心经。具有养阴润肺、益胃生津、清心除烦等功效。我在临床上常用之治疗以下病证。

（1）燥邪伤肺。本品味甘入肺，能养阴润肺，且清肺热。燥邪伤肺，见干咳少痰、咽干、咽痛、口燥，甚则痰中带血等，可用清燥救肺汤加减治之。该方即由麦冬配桑叶、石膏、枇杷叶、阿胶、白及等组成。阴虚劳嗽及久咳不已的肺结核病、气管炎、支扩等疾病，皆可用上方治之。对肺痈吐脓痰者，多用麦冬与养阴润肺、补虚等药配伍，如配天冬、百合、生地、川贝母、炙百部、仙鹤草、白及、茜草、花蕊石、诃子等。若治疗肺火上逆，咽喉肿痛、生疮等，可用麦冬配黄芩、栀子、枇杷叶、牛蒡子、射干、玄参、桑白皮、浙贝母、桔梗、甘草等。

（2）胃阴亏虚。本品甘寒入胃。能养阴益胃，清热生津。可用于温热病因燥热伤胃以致胃阴亏虚者，症见口干舌燥，口渴欲饮。麦冬配沙参、玉竹、生地、冬凌草、藤梨根、石斛、芦根、竹叶等可治慢性萎缩性胃炎。本品能降血糖，对于糖尿病初起，口渴饮水较著，辨属于胃热津伤者，可用麦冬配乌梅、天花粉、黄连等治之。对于胃阴亏虚兼呕恶、呃逆者，可配南沙参、竹茹、枇杷叶、茯苓、山药、厚朴花、苏梗、陈皮等治之。

（3）心烦失眠。本品微寒，既能滋阴养心，又能清心降火，可治虚烦、失眠、健忘、梦遗、滑精、舌红少苔。若与滋阴养血安神之品干地黄、丹皮、柏子仁、莲子心、丹参、酸枣仁、茯神、合欢花、萱草花等配伍治之效佳。若多梦者，用麦冬宜大剂量用到20g左右。若热入心营，身热夜甚，心烦不眠，舌质红绛者，可配生地、玄参、连翘、丹皮、知母、地骨皮、水牛角等治疗。

（4）润肠通便。对于肠燥津少、津枯致大便秘结难解的，如老年人习惯性便秘及妇女产后便秘，以及温热病病程中热伤胃肠致肠燥便秘等，可用麦冬配生地、白芍、瓜蒌仁、郁李仁、火麻仁、怀牛膝治之。

（5）阴虚内热出血。本品配生地、玄参、地骨皮、白茅根、大蓟、小蓟、藕节、牛膝、仙鹤草、墨旱莲、水牛角、紫珠草、生地榆等，可治疗鼻衄、齿衄、便血、尿血，以及妇女月经过多、漏下出血等辨属阴虚内热所致者。

（6）心虚心痛。现代药理研究显示，麦冬具有增强心脏泵血功能和耐缺氧、抗心肌缺血等作用，可显著增强对心肌的保护作用，能改善心电图，可见其有益心气、强心力的功效。我在临床上常用麦冬配人参、西洋参、刺五加、五味子、红景天、赤芍、川芎、甘松、桑寄生、炙甘草、姜黄、参三七等治疗气阴两虚、心脉瘀阻的冠心病心绞痛、心梗、心律失常，以及心脏神经官能症等。此外，我亦用麦冬配天冬、生地治疗各种肿瘤及肿瘤放、化疗后口腔溃疡等。我也用麦冬配入适证方中治疗溃疡性结肠炎见便下脓血黏冻者。麦冬还有抗衰老、抗辐射、抗血栓形成等功效。

麦冬与沙参相较：二药皆味甘、微苦，微寒。归肺、胃经。皆有养阴润肺、益胃生津之效，能治疗肺热燥咳、胃阴不足等证。但沙参以养阴清热见长，其中北沙参擅长滋阴；南沙参兼能祛痰，也能益气阴止虚劳咳嗽、外感热病、久病胃阴不足致口干舌燥之证。麦冬长于养阴润肺，清心除烦兼润肠，以治肺热燥咳、咯吐黏痰。也治阴虚火旺，心肾不交之心烦失眠、肠燥便秘等。

【用法】本品入煎内服：10～15g。多为生用。凡脾胃虚寒泄泻，胃有痰饮、湿浊及外感风寒咳嗽等均应忌服。本品味苦性寒，对于外感风寒咳嗽，阳虚，肺、脾、胃虚寒，便溏有湿者，皆不可用之。如用之剂量偏大，部分患者服之可有腹胀、纳少、嗳气、便溏等消化道症状，但停药数日即可自行消失。

（于一江　整理）

# 独　活

【药名】独活（别名：羌活、羌青、护羌使者），在《神农本草经》后的本草文献中又有独活草、独摇草、川独活等名称。

【经文】独活，味苦，平。主风寒所击，金疮。止痛，贲豚，痫痓，女子疝瘕。久服轻身，耐老。一名羌活、一名羌青，一名护羌使者。

【文译】独活，味苦，性平。主治被风寒所伤而致的周身疼痛，能止金属创伤疼痛；能治小腹有气上冲心下的奔豚痛症，痫症抽掣，女子疝瘕症。长期服用能使人身体轻巧，并能延缓衰老。另一个名字叫羌活，又一个名字叫羌青，还有一个名字叫护羌使者。

【药源】本品为伞形科植物重齿毛当归的根，主产四川、湖北、安徽、甘肃等地。春初或秋末时采挖，除去须根和泥沙，烘至半干，待发软后再烘至全干，切片入药。本品以根条粗壮、油润、香气浓郁者为佳。

【药理】本品含独活内酯毛当归醇、当归素、佛手柑内酯、挥发油等。其主要药理作用包括：抗肿瘤、抗炎、镇痛、镇静、催眠、抗老年痴呆。另外，还具有抗胃溃疡、抑菌、抗氧化等作用。对血小板聚集及血栓形成有抑制作用，并有降血压作用。

【文摘】

**《名医别录》** 生雍州，或陇西南安，二月、八月采根曝干……甘，微温，无毒……治诸风，百节痛风无久新者。

**《本草经集注》** 羌活形细而多节软润，气息极猛烈，出益州北部西川者为独活，色微白，形虚大，为用亦相似，而小不如。

**《药性本草》** 治中诸风湿冷，奔喘逆气，皮肌苦痒，手足挛痛，劳损，主风毒齿痛。

**《汤液本草》** 独活，治足少阴伏风，而不治太阳，故两足寒湿，浑不能动止，非此不能治。

**《医经小学·药性指掌》** 独活苦甘风可除，更安颈项自难舒，疗风寒痹痿足，肾经药引得斯欤。

**《本草汇言》** 独活，善行血分，祛风行湿散寒之药也。凡病风之证，如头项不能俯仰，腰膝不能屈伸，或痹痛难行，麻木不用，皆风与寒之所致，暑与湿之所伤也，必用独活之苦辛而温，活动气血，祛散寒邪，故《本草》言能散脚气，化奔豚，疗疝瘕，消痈肿，治贼风百节攻痛，定少阴寒郁头疼，意在此矣。

**《景岳全书·本草正》** 理下焦风湿，两足痛痹，湿痒拘挛。

**《本草经疏》** 独活，其主风寒所击金疮止痛者，金疮为风寒之所袭击，则血气壅而不行，故其痛愈甚，独活之苦甘辛温，能辟风寒，邪散则肌表安和，气血流通，故其痛自止也。奔豚者，肾之积，肾经为风寒乘虚客之，则成奔豚，此药本入足少阴，故治奔豚。痫与痓皆风邪之所成也，风去则痫痓自愈矣。女子疝瘕者，寒湿乘虚中肾家所致也，苦能燥湿，温能辟寒，辛能发散，寒湿去而肾脏安，故主女子疝瘕，及疗诸贼风、百节痛风无久新也。

**《医方十种汇编·药性摘录》** 独活，搜足少阴肾经伏风发为头脑连齿痛，并治头目眩晕两足湿痹。羌活治邪上攻于头脑旁及周身肌表，独活理下焦风湿病在肾经气分而不连及太阳经。

**《徐大椿医书全集·药性切用》**　川独活，辛苦微温，气缓善搜，入足少阴气分，以理伏风而胜湿，痉痛、湿痹并宜之。

**《现代实用中药（增订本）》**　独活，有特异峻烈香味……疗诸贼风、百节痛风。

**【今用】北京著名医家施今墨**　独活一茎直上，不为风摇而得名。味辛、苦，性微温。入膀胱、肾经。本品升中有降，能祛风胜湿、宣痹止痛，用于治疗风湿痹痛、腰膝酸重、两足沉重疼痛、动作不利等症；又能发表祛风、胜湿止痛，用于治疗外感风寒挟湿所引起的发热、恶寒、头痛、身痛、关节酸痛等症；还能发散郁热，用于治疗风火牙痛等症。（详见《施今墨对药临床经验集》）

**北京著名医家焦树德**　独活也有辛温发散的作用，可用于治疗风寒感冒引起的头痛、恶寒、发热、身体疼痛、腰腿酸痛等症。但由于独活祛风胜湿的作用较为明显，故临床上，常把它用为祛风湿、治痹痛的药。可与威灵仙、防风、秦艽、豨莶草、松节、透骨草等同用。我常用它配合桑寄生、川续断、补骨脂、威灵仙、牛膝、泽兰、红花、附片等，治疗风湿性关节炎偏于虚寒性者，效果较好，尤其是对腰痛、腿痛，效果更为明显。一般用法是：上半身疼痛明显者用羌活，下半身疼痛明显者用独活，全身疼痛者，羌活、独活同用。独活发散解表的力量不如羌活。独活配细辛能治疗少阴头痛（头痛、目眩、痛连齿颊部，或见风即痛）；配牛膝、木瓜、苍术、地龙、五加皮、川续断，可治两脚风湿疼痛、软弱、难于行走。独活配黄柏炭、川续断炭、桑寄生，还可用于子宫出血。（详见《用药心得十讲》）

**四川著名医家王辉武**　药理研究表明，独活具有镇静、镇痛、降压等作用。独活与羌活，《神农本草经》未分，唐代《药性本草》始分。二者都有祛风湿、止痛之功。然羌活气香雄烈，发散作用强，长于发散肌表及上半身之风寒湿邪，而独活气浊，发散作用较缓，能行下焦及达肌腠深层，善治下半身之风寒湿邪。（详见《中医百家药论荟萃》）

**上海著名医家叶显纯**　羌活善治上半身痹痛，独活善治下半身痹痛，已成为医家共识，但若痹痛见于全身，则张山雷所说：羌活、独活"每多合用"，自是理所当然。（详见《神农本草经临证发微》）

**湖南著名医家周德生**　羌活治水湿游风，独活治水湿伏风。盖羌活之气清，行气而发散营卫之邪；独活之气浊，行血而温养营卫之气。故羌活具有发表之功；独活则有助表之力。羌活行上焦而上理，因上属气，故言羌活入气，则游风头痛、风湿骨节疼痛可治；独活行下焦而下理，因下属血，故言独活入血，则伏风头痛、两足湿痹可治。（详见《常用中药特殊配伍精要》）

**【师说】**《神农本草经》所言独活，为伞形科植物重齿毛当归的根。《神农本草经》原文言及"独活……一名羌活"。由此可见，《神农本草经》成书年代还未将独活与羌活分开，而是混同应用。直到南北朝时期陶弘景著《本草经集注》时才将二者分开。该书记述："此州郡县并是羌地。羌活形细而多节，软润，气息极猛烈。出益州北部、西川者为独活，色微白，形虚大，为用亦相似，而小不如。其一茎独上，不为风摇。故名独活。"此是说，羌活主产地为羌地，即今之甘肃一带，药材细软油润而多节，气味浓郁。它为伞形科植物羌活或宽叶羌活的干燥茎及根。而独活则主产于四川，色泽较浅，松软肥大，气味较弱，植株单生。故又名之为"川独活"。此与当今认识是一致的，可见早期《神农本草经》所载的独活应含今之羌活，而羌活与独活之分，是陶弘景首次提出的。虽二者植株外形有着显著的不同，但二者的功效、主治则相似。二者均能祛散风寒湿邪、止痛、解表，只是在这些功效上各有侧重而已。

独活，其味辛、苦，性微温。入肝、肾、膀胱经。功擅祛风湿、止痹痛，为治风湿痹痛之要药。凡风寒湿邪所致之痹证，无论新久均可应用。我在临床上常用之配伍羌活、防风、石楠叶、附子、青风藤、海风藤、鸡血藤、络石藤等治痹证。此药能入肝、肾经，性善下行，以治腰、膝、胫、足痹痛为专长，但本身并无补益作用，而痹证日久，多致气血亏虚、肝肾不足，故我常用独活与黄芪、当归、白术、白芍、续断、桑寄生、杜仲、牛膝等相配治疗久病痹痛者。

对于风寒夹湿表证，独活有类似羌活的功效，虽其发散力及祛散风寒湿邪并能解表的功效较羌活弱，但也可用于外感风寒湿邪所致的头痛、头重、一身尽痛等，我在临床上常将之与羌活、藁本、白芷、防风、川芎等配伍运用。

此外，独活还能祛风止痒，可治皮肤瘙痒，内服、外洗皆可。独活有止痛之功效，除治头痛外，亦可治疗胁肋疼痛，如用治肋软骨炎、肋间神经痛等，也可治风寒入里所致的牙痛，以及慢性支气管炎、感冒、面神经麻痹等。

附：羌活，其味辛、苦，性温。入肺、膀胱经。本品辛温发散，气味雄烈，善于升散发表，功擅解表散寒，祛风胜湿，止痛。对外感风寒夹湿，恶寒发热，肌表无汗，头痛项强，肢体酸痛较重者，尤为适宜，我常用羌活配防风、细辛、川芎、荆芥、麻黄、独活、藁本等治疗风寒湿邪所致的上半身头项肩背作痛，此为羌活之专长。羌活亦可配桔梗、蝉蜕等治疗外感风寒入咽喉而致的失音。羌活还可用于目赤肿痛、癫痫、丛集性头痛、颈椎病引起的眩晕、肢体疼痛、麻木及中风偏瘫。本品能补肾助孕，对霉菌性阴道炎、外阴炎、白带过多、阴痒、肛痒、痛经、油风斑秃、白癜风等病症，皆可用羌活治之。羌活与独活相较：风寒表证及风寒湿邪有偏上、偏下之分，羌活偏于走表、走上，对于表证明显或风湿偏上者多用之；独活偏于走里、走下，对于风寒湿痹及寒湿痹痛之病位偏下者多用之。若全身疼痛者，则二者同用。所以，在现行的中药学教材中将羌活置于"解表发散风寒"类药中；将独活放在"祛风湿止痛"类药中。由于二者功效、主治相近，故二者也常合用之，目的在于统治全身，增强疗效。

【用法】独活，入煎内服：10 ～ 20g。外用：可适当加大至 30g，煎液外洗。本品辛香苦燥，易于耗伤阴液，故素体虚弱、血燥及下肢痿弱者皆应慎用，而有内风者则忌服。凡虚风所致病症，独活皆不宜用之。

羌活，入煎内服：10～15g。外用：适量，羌活辛香温燥之性较强，故阴血亏虚者慎用。脾胃虚弱者也不宜服用。用量过大易致恶心呕吐。

（于一江　整理）

# 车前子

【药名】车前子（别名：当道），在《神农本草经》后的本草文献中又有牛舌、车前实、猪耳朵穗子、凤眼前仁等名称。

【经文】车前子，味甘，寒。主气癃，止痛，利水道、小便，除湿痹。久服轻身，耐老。

【文译】车前子，味甘，性寒。主治气淋，能使尿痛停止，可利水道以疏通小便，能治疗湿痹。久服使人身体轻便，减缓衰老。

【药源】本品为车前科植物车前或平车前的种子，主产于江西、河南、湖北、东北等地。夏、秋季种子成熟时采收果穗，晒干，搓出种子，除去杂质。以粒大、色黑、饱满者为佳。

【药理】本品含琥珀酸、腺嘌呤、车前子酸、车前聚糖、多量黏液质、胆碱、桃叶珊瑚苷等。主要药理作用为：抗氧化、免疫调节、抗炎、抗菌、抗病毒及保护肝脏、促进伤口愈合、抗肿瘤、降血压、降血糖等作用。此外，还有利尿、抑制血管紧张素转化酶的活性等功效。

【文摘】

《名医别录》　男子伤中，女子淋沥，不欲食。养肺强阴益精。明目疗赤痛。

《药性论》　甘，平。能去风毒，肝中风热，毒风冲眼目，赤痛障翳，脑痛泪出，去心胸烦热。

《日华子本草》　通小便淋涩，壮阳。治脱精，心烦。下气。

《医学启源·用药备旨》　车前子气寒味甘，阴癃气闭，利水道，通小便，除湿痹，肝中风热冲目赤痛，捣细用。

《本草纲目》　止暑湿泻痢。

《雷公炮制药性解》　入肝、膀胱、小肠三经……主淋沥癃闭，阴茎肿痛，湿疮，泄泻，赤白带浊，血闭难产。

《本草汇言》　车前子，行肝疏肾，畅郁和阳，同补肾药用，令强阴有子；同和肝药用，治目赤目昏，同清热药用，止痢疾火郁；同舒筋药用，能利湿行气，健运足膝，有速应之验也。

《药品化义》　车前子，子主下降，味淡入脾，渗热下行，主治痰泻、热泻，胸膈烦热，周身湿痹，盖水道利则清浊分，脾斯健矣。取其味淡性滑，滑可去着，淡能渗热，用入肝经，又治暴赤眼痛，泪出脑疼，翳癃障目及尿管涩痛，遗精溺血，癃闭淋沥，下疳便毒，女人阴癃作痛，或发肿痒，凡此俱属肝热，导热下行，则浊自清矣。

《成方切用》　车前利水而泻肝肾邪热也。车前子清肝明目，利小便而不走气，以此泻邪，则补药更为得力。张子和曰：目赤肿，是厥阴肝经风热，利小便，能去肝经风热。

《本草分经》　车前子甘寒清肺肝风热，渗膀胱湿热，利水而固精窍。车前草甘寒，凉血去热，通淋明目，能解肝与小肠之湿热，须取叶用。

《徐大椿医书全集·药性切用》　性味甘寒，入膀胱而兼入肺肝，为利水清热之药。开水窍以安精窍，令人生子、强壮。炒研用。肾虚气陷及精窍滑泄者切忌。车前叶性味相近，清热功胜，兼能凉血明目。茎叶勿可并使。

《实用简明药物学读本》　车前子功能利水，今人皆知，而不知于利水之外，且能益精。

《临床应用汉方处方解说》　车前子药效：消炎，利尿。用途：肾及膀胱炎，淋疾，尿道炎。

【今用】北京著名医家施今墨　车前子味甘，性微寒。入肺、膀胱、肾、小肠、肝经。本品甘寒滑利，性专降泄，既能利水通淋、渗湿止泻、清泄湿热，用于治疗热结膀胱引起的小便不利、淋漓涩痛，以及湿盛泄泻暑热泻痢诸症；又能清热明目、降低血压，用于治疗肝经风热所致的目赤肿痛、头昏头痛，以及湿热为患，血压增高等症；还能清肃肝肺、化痰止咳，用于治疗肺热咳嗽等症。（详见《施今墨对药临床经验集》）

北京著名医家焦树德　车前子味甘性寒。有利水清热、通淋、益肝肾、明目的功效。常用于以下几种情况。①水肿：车前子有利水消肿作用，常配合茯苓、泽泻、冬瓜皮等，用于治疗各种水肿。②淋闭：车前子甘寒滑利，性善降泄，能利湿清热。可用于因湿热下注，热结于膀胱、小肠而致的小便淋涩不畅，欲尿不出，不尿自滴，尿道疼痛，甚或小便癃闭，点滴难下。常与茯苓、泽泻、滑石、木通、瞿麦、黄柏、萹蓄等同用。③目病：本品甘寒能清热明目。可用于肝火上炎所致的目红、目肿、目痛等急性眼病。常与清火、散风热的药同用，如菊花、桑叶、草决明、黄连、黄芩、蔓荆子、金银花、密蒙花等。车前子还有养阴滋益肝肾的作用。可用于因肝肾阴虚而致的两目昏暗、视力减退。常与滋补肝肾药如生地、熟地、菟丝子、石斛、枸杞子等同用。④泄泻：治疗因湿盛引起的水泻，常用"分利"止泻法，即用利尿药引导水湿从小便排出而达止泻目的。可将车前子与猪苓、茯苓、薏苡仁、竹叶、白术、炒扁豆、炒山药等同用。夏季小儿腹泻，大便如稀水状，多日不止者，可用五味异功散（党参、白术、甘草、茯苓、陈皮）加车前子一至三钱、桔梗三至五分治之，往往收到较满意的效果。（选自焦树德《用药心得十讲》）

国医大师颜德馨　车前子性寒下气，故能愈肝风、除烦热。现代药理认为，钠的新陈代谢与高血压发病有关，车前子利尿的同时，亦排钠、钾，治疗前后观察比较，钠、钾均有不同程度的降低，可证此说确有临床依据。日人高桥统间氏认为车前草能兴奋副交感神经，阻抑交感神经，由此使末梢血管扩张而导致血压下降。中药疗效奇妙之不可思议者甚多，有待发掘。单味车前子治疗高血压的报道尚未之见，颇堪研讨。（详见《中国名老中医经验集萃》）

**上海著名医家张子臻**　先父张希文以长于治咳喘享誉鲁西。余少时常侍诊其侧，察其治咳喘方中除辨证投药外，恒用车前子。因不解其意，求教之。谓："车前子治咳喘效奇，轻者用小量，5g为宜；咳而有痰者用中量，10g为宜；咳而喘促者用大量，15～20g为宜。"余疑之，遂遍览本草，未见载。《本草纲目》虽云本品能"养肺"，但与之治外感咳喘之意迥别，仍难信之。一日，素有喘疾之王姓叟，因喘疾复发求治，惜先父已故，王叟手执药方，言每次犯病服此方甚效，要求仍按原方取药。适逢药房中车前子暂时无货，仅取回方中其他药物煎服。5日后王叟病愈来告，前2剂不效，后3剂自采车前子配入后效甚显。后笔者读研究生时专攻肺系病，临床中留心揣摩，颇多体会。如治郝某，慢性支气管炎病史6年，此次因外感而诱发，曾在本单位医务室先后静滴青霉素、先锋霉素各1周，并服用急支糖浆、复方甘草片等止咳化痰药物，症状无明显减轻，刻下仍咳嗽阵作，咳吐黄色黏痰，咯吐困难，胸部憋闷，伴咽痒、咽部痰滞感，舌质红，苔薄黄而干，脉浮。查体：体温36.5℃。双肺可闻及痰鸣音。血常规：白细胞$6.5×10^9$/L，中性粒细胞0.68%，辨证属痰热蕴肺证，治以清热化痰、宣肺平喘之剂，服用3日效不著，后于原方中加入车前子15g，3剂而咳止喘平，咽痒得除。（详见《临证本草讲读：一位二十年临床工作者的中药学讲稿》）

**山东著名中医秦东风**　肺主宣降，通调水道，《神农本草经》云车前子"利水道"。丁甘仁先生在《药性辑要》中认为其"入于肺"，肺中之痰乃水湿干肺所为，车前子淡渗下行，能利颜面、四肢之水，亦能利肺中之水而助肺肃降。其性滑利通行兼去脾湿，可转输敷布，恢复治节，水湿行则痰自除气道利而喘得平。故车前子利肺平喘，与它扩张支气管、增加支气管黏液分泌、抗菌等药理作用相吻合。（详见《名老中医用药心得》）

【师说】车前子，味甘，性微寒。入肺、肾、膀胱、肝经。具有利尿通淋、渗湿止泻、清肝明目、清肺化痰等功效。我在临床上常用车前子治疗下列病证。

（1）痰热咳嗽。本品入肺经，能清肺化痰止咳，对肺热咳嗽痰多黄稠者尤宜。我常用本品与瓜蒌皮、浙贝母、黄芩、枇杷叶、炙百部、牛蒡子相配治痰热咳嗽，效显。咳嗽痰涎壅盛，水气不得下行，而一般用药效不著者，可用本品配炙麻黄、杏仁、法半夏、陈皮、白前等治之，效佳。

（2）水湿泄泻。本品能渗湿利水，分清祛浊而止泻。此即利小便以实大便之治法也，尤宜于暑湿水盛之小便不利而作水泻。可用本品配香薷、藿香、佩兰、六一散、猪苓、茯苓等治之。若脾虚湿盛泄泻，可用炒车前子配焦山楂、白术、茯苓、苍术等治之。

（3）淋证。本品甘寒滑利，善通水道，能清利膀胱热结，尤宜治疗湿热下注膀胱而致的热淋，症见小便淋涩疼痛。我常用八正散方，以车前子配木通、滑石、瞿麦，再配积雪草、地肤子等治之。上方若经适当加减，如加小蓟、白茅根、琥珀，可治疗血淋；加金钱草、石韦、冬葵子、鸡内金，可治疗石淋；加射干、粉萆薢、芡实、莲须、石菖蒲，可治疗膏淋等病证。

（4）水肿。对于水湿停滞而致的水肿、小便不利者，可将本品与猪苓、茯苓、泽泻等同用，能加强利水消肿之功。若久病肾虚，脾肾两虚，症见水肿，腰重脚肿者，我常以车前子配入熟地、枸杞子、猪苓、茯苓、白术、薏苡仁、冬瓜皮、肉桂等治之。

（5）目赤肿痛。车前子味甘，性寒。能入肝经，并能清肝明目。若取之与菊花、黄芩、龙胆、蒲公英、夏枯草、木贼草、青葙子、泽兰、泽泻等相配，可治疗肝经风热上攻之目赤肿痛。

（6）高血压病。我常用单味车前子治疗老年高血压病。亦将车前子配石决明、菊花、丹皮作为基本方，治疗多种类型的高血压病，尤其是治疗舒张压升高者。若肝阳上亢者，加钩藤、天麻、夏枯草；气血亏虚者，加黄芪、熟地；肾阴虚者，加熟地、女贞子；阳虚者，加鹿角胶、仙灵脾；痰浊中阻者，加石菖蒲、法半夏。

此外，车前子还能退黄疸，用治肝炎；车前子配升麻治疗便秘；车前草配粉萆薢、土茯苓、金钱草、玉米须、小蓟等，可降血尿酸，治高尿酸血症及痛风性关节炎。本品也治小儿遗尿、小儿颅内高压、小儿阴茎肿痛、小儿口唇血管性红肿疼痛等。对老年人前列腺炎致尿癃闭者，用车前子配金银花、败酱草、四叶参、小蓟、琥珀、鬼针草、杠板归等治之有效。

车前草：其味甘，性寒。入肝、肾、小肠经。亦能利水通淋、止泻、明目、祛痰止咳。用治小便不利、淋漓涩痛、湿热泄泻、目赤肿痛、二目昏花、咳嗽痰多等病症。临床上常用治急慢性支气管炎、痛风、泌尿系炎症、尿路结石、慢性肝炎等。其功效、主治基本上与车前子相同，但更长于泻热解毒、凉血止血，用治热淋、热毒痢及皮肤瘙痒等病症。车前草入煎内服用 15～20g，或用生品捣汁服。外用适量，捣敷。

【用法】本品入煎内服：15～20g。宜打碎包煎，或研末服。也可炒用，去其寒滑之性，用之能遏制水湿，有止泻之功。风寒感冒咳嗽、内伤劳倦、阳虚气陷及肾气虚衰致遗精、滑精等病症，若无湿热，皆应慎用。本品用量过大可耗伤体内津液。

（于一江　整理）

# 木　香

【药名】木香，在《神农本草经》后的医籍中又有广木香的称谓。

【经文】木香，味辛，温。主邪气，辟毒疫，温鬼，强志，治淋露。久服不梦寤、魇寐。

【文译】木香，味辛，性温。主治邪气，能驱除毒疫所导致的传染病及不明原因的温热病，能增强记忆力，治淋雨、雾露、湿水浸伤。长期服用可使人睡眠神安，不做被鬼压在身上之噩梦。

【药源】本品为菊科植物云木香的干燥根，主产于云南、四川，多在霜降后采收。以色黄白、质坚实、气香浓、油性大者为佳。

【药理】本品所含挥发油，主要包括木香烯内酯、去氢木香内酯，还有月桂烯、多种氨基酸、生物碱等。主要药理作用为：抗肿瘤，抗菌，抗氧化，抗炎，解除平滑肌痉挛，扩张支气管和降低血压等。对伤寒杆菌、大肠杆菌、痢疾杆菌及多种真菌有一定的抑制作用。

【文摘】

《名医别录》　疗气劣、肌中偏寒。主气不足，消毒，（治）温疟，行药之精。

《本草经集注》　疗毒肿，消恶气。

《日华子本草》　治心腹一切气，止泻，霍乱，痢疾，安胎，健脾消食。疗羸劣，膀胱冷痛，呕逆反胃。

《本草纲目》　木香，草类也。本名蜜香，因其香气如蜜也。缘沉香中有蜜香，遂讹此为木香尔。

《本草汇言》　广木香，《神农本草经》言治气之总药，和胃气，通心气，降肺气，疏肝气，快脾气，暖肾气，消积气，温寒气，顺逆气，达表气，通里气，管统一身上下内外诸气，独推其功。然性味香燥而猛，如肺虚有热者，血枯脉躁者，阴虚火冲者，心胃痛属火者，元气虚脱者，诸病有伏热者，慎勿轻犯。

《本草新编》　广木香，止可少用之为佐使，使气行即止，而不可谓其能补气而重用之也。大约用广木香，由一分、二分至一钱而止，断勿浮于一钱之外，过多反无功效，佐之补而不补，佐之泻而亦不泻也。

《本草求真》　木香，下气宽中，为三焦气分要药。然三焦则又以中为要。故凡脾胃虚寒凝滞而见吐泻停食、肝虚寒入而见气郁气逆，服此辛香味苦，则能下气而宽中矣。中宽则上下皆通，是以号为三焦宣滞要剂。至书所云能升能降，能散能补，非云升类升柴，降同沉香，不过因其气郁不升，得此气克上达耳。况此苦多辛少，言降有余，言升不足，言散则可，言补不及，一不审顾，任书混投，非其事矣。

《本草分经·三焦》　治卫脉为病，及一切气病心疼。香燥恐动火邪。

《现代实用中药（增订本）》　有利尿、发汗、祛痰、驱虫、防腐之效。

【今用】北京著名医家施今墨　木香是一味行气止痛、行气整肠、醒脾开胃的常用药。用于治疗肠胃气滞的消化不良、腹满胀痛、肠鸣泄泻、下痢腹痛、里急后重等症，又能治疗肝胆湿热气滞所引起的脘胁疼痛、口干口苦、恶心呕吐、甚则出现黄疸等症。另外，于滋补剂中加之少许，可以防止滋补腻滞之性所引起

的胸闷、食欲减退等不良反应。（详见《施今墨对药》）

**北京著名医家焦树德教授** 木香味辛，苦，性温。能行肠胃滞气，疏肝开郁，和胃健脾。是常用的行气药。气行则痛定，故可治一切冷气滞塞疼痛。木香偏于行肠胃系统的滞气。常用于肠胃气滞而引致的胃脘痛、胃脘胀闷、脘膈间胀闷多嗳、腹胀等症。可与藿香、香附、高良姜、槟榔、砂仁、草蔻、丁香等同用。兼有胁痛的，可加炒川楝子、枳壳、青皮等。本品又有芳香化湿的作用。对于肠胃气滞，湿停不化所致的呕吐、腹痛、泄泻等也可以本品配合藿香、佩兰、竹茹、半夏、茯苓、灶心土、木瓜、黄柏、黄连等治之。（选自《用药心得十讲》）

**上海著名医家叶显纯** 历代医家对木香行气作用适用广泛多有赞赏，而对其消胀除满之功则每夸其作用显著。据吾个人经验，若木香用量为 9 ～ 12g，并配以槟榔、枳实、莱菔子等，多能导致矢气频频，脐腹胀满随即缓解。（详见《神农本草经临证发微》）

**湖南著名医家周德生** 木香善强志、主淋露。木香，香能通气，通心气，降肺气，疏肝气，快脾气，暖肾气，和合五脏，五神皆安，则志强。木香，芳香气烈而味厚，是以振刷精神也，故亦能强志。情志不舒，气机郁结，症见精神抑郁、胸胁闷痛等，断无勇气，意志甚若，木香善能行气解郁，神志为之振奋，亦可强志。秽浊所伤，神志闷乱，本品芳香得以辟除秽恶，则神情志强。又，淋沥者，膀胱气化不利，小便淋沥不止也。以木香流畅三焦气机，膀胱气化正常，小便自能通利。因于清阳下陷者，木香温升，故能治之。因于肝气郁滞者，木香疏肝气，故可用。因于小肠气滞者，木香下通于小肠之气，故亦能治。因于肾气虚寒郁滞者，木香暖肾气而兼通行，用之亦宜。（详见《常用中药特殊配伍精要》）

**江苏著名医家张泽生** 萎缩性胃炎因其病程多数较长，气阴均伤，应用理气药宜慎重选择，气虚阴伤者，用之多弊少益。因理气药多数属辛燥香窜、耗散气血之品，应用不当可以助热伤阴。若合并溃疡病，久久服之，有导致出血之可能。理气药中，我一般常用木香，此药比较平稳，能调诸经之气。如中虚气滞，大便溏薄，煨熟用之尤宜。陈皮、郁金、佛手亦可选用。胃痛发作，在止痛药中，以乳香、没药最能定痛，但较难服。（详见《张泽生医案医话集》）

【师说】木香，又名广木香、云木香、川木香。其性味苦、辛，温。入脾、胃、大肠、肝、胆经。其功效以行气止痛为专长。我在临床上主要用之治疗消化系统因气机失畅引起的诸多病证。

（1）脾胃气滞证。木香辛行温通，善行脾胃气滞，具有良好的行气止痛之功，为治脾胃气滞、脘腹胀痛之要药。常用之配伍枳壳、陈皮、白术、白芷、厚朴、苏梗、乌药、延胡索、徐长卿、炙甘草、荔枝核等药，治疗脘腹胀痛；若见食积气滞，脘腹胀痛、呕吐酸腐、大便臭秽者，可配入麦芽、神曲、山楂、鸡内金、陈皮等；若脾虚气滞，脘腹胀痛、食少便溏者，则以木香配伍党参、白术、扁豆、芡实、砂仁、陈皮等。还可用木香配砂仁、法半夏、生姜、厚朴花、苏梗、炙甘草治疗呕吐。

（2）肝胆气滞证。木香能疏利肝胆，对于湿热蕴滞肝胆以致肝气失疏，胆失通利，气机阻滞所致的胁肋胀满作痛及乳房胀痛，伴口干、口苦，并见黄疸等，可用木香配柴胡、郁金、青皮、川楝子、延胡索、姜黄等同用治疗；若见胁肋刺痛阵作，阴雨天及夜间痛著，可在上述方药中加入桃仁、红花、地鳖虫、丹参、穿破石、路路通、姜黄、延胡索、川楝子、王不留行等；若见肝脏肿大、质硬者，再加鳖甲、浙贝母、丹参、牡蛎等软坚散结药治之；若肝胆湿热蕴滞，出现黄疸、结石者，则以木香配茵陈、金钱草、石韦、威灵仙、大黄、虎杖、鸡内金、郁金、田基黄、鸡骨草、垂盆草等治疗。

（3）肠滞泻痢证。木香辛行苦降，善调大肠气机，使肠腑通而大便顺畅。若见食积气滞，脘腹胀满作痛、大便秘结或泻而不爽，则以木香与莱菔子、大黄、槟榔、枳壳等同用；若因湿热壅滞，肠中气机不畅而作泻痢，里急后重，大便臭秽者，常以木香与清热燥湿药黄连、白头翁、马齿苋、藿香、佩兰、苍术、秦皮、当归、黄柏等同用；若因受凉，形寒怕冷，便下稀溏，或便如稀水，无臭味，便次频数者，则以煨木香配炮姜、炒车前子、乌药、吴茱萸、干姜、煅乌贼骨、大枣、炙甘草等治之；若以五更晨泄为著者，则在治疗泄泻方药中再加入补骨脂、吴茱萸、煨肉豆蔻、木香、仙鹤草、赤石脂、附子等治之。木香配川楝子、延胡索、小茴香、荔枝核、橘叶、橘核、乌药等可治疗疝瘕气聚作痛。

总之，木香在当今临床上应用较为广泛，胸痹心痛、肝炎、肝硬化、肝内胆管及胆囊结石、胆囊炎、胆道蛔虫症、肋间神经痛、慢性胃炎、肠易激综合征、溃疡性结肠炎、小儿肠炎、菌痢、妇女痛经，以及疝瘕积聚疼痛等多种病症皆可用木香配入适证方中治之。

脘腹胀闷，痞满疼痛，脘腹拒按，恶心呕吐，嗳气便秘，或泻而不畅，胸背疼痛，疝坠腹痛，舌质淡胖，苔薄白或白腻，或黄腻，舌质暗红，脉弦滑或涩等，皆为我选用木香的指征。

广木香、川木香相较：两药是源于同科、不同种类的药物，均有良好的止痛功效。但广木香尚有健脾消食之功，可用于消化不良、食欲不振等，而川木香这方面功效并不显著。

木香与青木香相较：两药药名虽相似，实为两种不同来源的植物草药。川、广木香均为菊科植物木香的块根；青木香为马兜铃科植物马兜铃的根。木香作用部位广泛，其性温，但以中焦脾胃为主，为行气止痛之要药。青木香药性偏凉，行气作用不如木香，长于解毒消肿，可治疗疔疮痈肿、皮肤瘙痒、湿疹等，亦可降压，用治高血压病。

木香、香附相较：二者均有行气止痛功效，木香专行胃肠之气，兼能消食，以治疗胃肠道病症为专长；香附则疏散肝胃气滞，长于疏肝解郁理气，调经止痛，适用于肝气郁结之胁肋胀痛、乳房胀痛、脘腹闷胀、月经不调等。

上述诸药，各有药性功效和主治专长，临床可据证选用之。

【用法】本品水煎内服：8～10g。生用行气力强，煨用则行气力缓，多用于止泻。因于此药性温香燥，对肺虚有热、津伤口渴、血虚有热及阴虚火旺、盗汗者，不宜使用。平素正气虚弱、年老体弱、元气虚脱、心痛有火者，均应慎用。

（于一江　整理）

# 薯蓣（山药）

【药名】薯蓣（别名：山芋），在《神农本草经》后的本草文献中又有署预、怀山药等名称。

【经文】薯蓣，味甘，温。主伤中，补虚羸，除寒热邪气。补中，益气力，长肌肉。久服耳目聪明，轻身，不饥，延年。

【文译】薯蓣，味甘，性温。主治脾胃等中焦脏腑之气受损，能补体虚羸弱，并能驱除寒热邪气。具有修补内脏、增加气力，使肌肉增长的功效。长期服用能够使人耳聪目明，身体轻巧，没有饥饿感，益寿抗衰老。

【药源】本品为薯蓣科植物薯蓣的块茎。主产于河南、湖南、湖北、山西、河北、陕西、江苏等地亦产，一般以河南博爱、沁阳、武陟、温县等地（古之怀庆所属）所产质量最佳，习称"怀山药"。以质坚实、粉性足、色洁白者为佳。

【药理】本品主要成分为薯蓣皂苷元、多巴胺、盐酸山药碱、多酚氧化酶、尿囊素、止杈素。又含糖蛋白及胱氨酸、γ-氨基丁酸。还含有降血糖作用的多糖。主要药理作用：降血糖，调节机体对非特异刺激反应性，对抗环磷酰胺的抑制免疫作用，刺激小肠运动，促进肠道内容物排空等。

【文摘】

《名医别录》　主头面游风，风头（一作"头风"）眼眩，下气，止腰痛，治虚劳羸瘦，充五脏，除烦热，强阴。

《药性本草》　补五劳七伤，去冷风，止腰痛，镇心神，补心气不足，患人体虚羸，加而用之。

《食疗本草》　治头疼，助阴力。

《日华子本草》　助五脏，强筋骨，长志安神，主泄精健忘。

《医经溯洄集》　干山药，虽独入手太阴经，然其功亦能强阴，且手太阴为足少阴之上原，原既有滋，流岂无益。

《本草纲目》　益肾气，健脾胃，止泄痢，化痰涎，润皮毛。

《药品化义》　山药，温补而不骤，微香而不燥，循循有调肺之功，治肺虚久嗽，何其稳当。因其味甘气香，用之助脾，治脾虚腹泻，怠惰嗜卧，四肢困倦。又取其甘则补阳，以能补中益气，温养肌肉，为肺脾二脏要药。土旺生金，金盛生水，功用相仍，故六味丸中用之治肾虚腰痛，滑精梦遗，虚怯阳痿。但性缓力微，剂宜倍用。

《本草求真》　山药，本属食物，古人用入汤剂，谓其补脾益气除热。然气虽温而却平，为补脾肺之阴，是以能润皮毛、长肌肉，不似黄芪性温能补肺阳，白术苦燥能补脾阳也。且其性涩，能治遗精不禁，味甘兼咸，又能益肾强阴，故六味地黄丸用此以佐地黄。然性虽阴而滞不甚，故能渗湿以止泄泻。生捣敷痈疮，消肿硬，亦是补阴退热之意。至云补阳消肿，补气除滞，理虽可通，语涉牵混，似非正说。至入汤剂以治火虚危症，难图近功，必多用之方愈，以其秉性和缓故耳。入滋阴药中宜生用，入补脾宜炒黄用。

《本草经读》　山药，能补肾填精，精足则阴强、目明、耳聪。凡上品俱是寻常服食之物，非治病之药，故神农另提出久服二字，可见今人每取上品之药，如此物及人参、熟地、葳蕤、阿胶、菟丝子、沙苑蒺藜之类，合为一方，以治大病，误人无算。盖病不速去，元气日伤，伤极则死。凡上品之药，法宜久服，多则终身，少则数年，与五谷之养人相佐，以臻寿考。若大病而需用此药，如五谷为养脾第一品，脾虚之人，强令食谷，即可毕补脾之能事，有是理乎！

《本经疏证》　薯蓣，主伤中补虚羸，即补中益气力也。而《神农本草经》复言之何故，此盖当连下句读，主伤中、补虚羸，除寒热邪气云者，犹云补伤中而致之虚羸，除伤中而受之寒热邪气也。夫虚必有一处为先，他处乃连类及之者。邪之所凑，虽云其气必虚，然亦有阴阳之分，五藏六腑之异；薯蓣所主之虚之邪，须审定其由伤中伤气，方得无误。不然伤血及他伤亦能致虚羸、成寒热，又何别焉。《别录》所主补虚劳羸瘦，充五脏，除烦热，正与《神农本草经》相印，惟下气、止腰痛、强阴三项为特出。至于头面游风、头风、眼眩，唐以来医家不甚用此味，故无从参其底里，然质之仲景治风气百疾，《神农本草经》除寒热邪气，亦可默会其旨矣。

【今用】近代著名医家张锡纯　山药，色白入肺，味甘归脾，液浓益肾。能滋润血脉，固摄气化，宁嗽定喘，强志育神，性平可以常服多服。宜用生者煮汁饮之，不可炒用，以其含蛋白质甚多，炒之则其蛋白质焦枯，服之无效。若作丸散，可轧细蒸熟用之。（详见《医学衷中参西录》）

国医大师何任　用山药治带下的名方是《傅青主女科》的完带汤。方用炒白术 30g，炒山药 30g，人参 6g，白芍 15g，车前子、苍术各 9g，甘草 3g，陈皮、荆芥炭各 1.5g，柴胡 1.8g。专于健脾燥湿、疏肝理气以治白带。此方之特点除各药之配合外，更重要的白术、山药各用 30g。临床上用此方按各药原用量比例，疗效就好，若山药、白术用量不足，就少疗效，屡试屡验。白带脾虚夹湿热者，我以简方：山药 30g，白术 30g，加黄柏 10g 治之，有明显的效果。以山药治崩漏，旨在健脾以统血，以山药 30g，炒地榆 10g，茜草炭 15g，血余炭 15g，藕节 15g，棕榈炭 15g 治之，往往 1～2 剂崩漏即止。此为本人以验、便、廉为原则而常用的经验效方。《本草纲目》有"化痰涎，润皮毛"之说，又说"吴绥云，山药入手足太阴二经，补其不足，清其虚热。是以能润皮毛，长肌肉……"故后人有山药美颜容之说。对面色不华之虚弱病人，我常在健脾药中加山药与薏苡仁，亦是采其润皮毛、长肌肉之意。服之稍久，确能改善。对于前列腺增生的老年病人，我常用山药、茯苓各等分，分别洗净嘱病人煮粥服。一段时间后，有小便余沥不净或偶有小便不禁症状的病人，其症状往往在不知不觉中得到改善。可见山药对老年人有保健作用，是较佳药食之品。但对古籍亦不能全信。《儒门事亲》曾有以山药少许，磨如泥，涂冻疮口上以治之之法。曾试之，并无治效。故不可取。综观山药之用，入滋阴方中，多宜生用；入补脾药内，则宜炒黄用。（详见《何任医学经验集》）

**北京著名医家施今墨**　山药原名薯蓣，为薯蓣科多年生蔓生草本植物薯蓣的块根。味甘，性平。入脾、胃、肺、肾经。本品质润液浓，不热不燥，补而不腻，作用和缓，是一味平补脾胃的要药。它既能补脾胃、助消化、补虚劳、益气力、长肌肉、润皮泽肤，用于治疗脾胃虚弱、饮食减少、体倦神疲，以及脾虚泄泻、大便稀溏、状如水样，甚则完谷不化等症；又治小儿营养不良，以及脾虚带下等症；还能补脾胃而益肺气，用于治疗肺脾两虚的慢性咳嗽，表现为痰多清稀、食欲减退、身体消瘦、倦怠无力等（可见于肺痨病）。此外，还能益肾强阴、补肾固精，用于治疗肾气不足所引起的遗精、遗尿、尿频等症。（详见《施今墨对药临床经验集》）

**北京著名医家焦树德**　山药味甘性温。功能补脾胃、益肺气、强肾固精、治带下。①补脾胃：本品有补脾胃而止泄泻的作用，配白术、党参、茯苓、扁豆、莲子肉、炒芡实等，常用于脾胃虚而大便虚泻难愈、四肢疲乏无力、脉虚等症。②益肺气：本品有补脾胃以益肺气的作用。常配合党参、五味子、黄芪、陈皮、白术等，用于肺气虚而致的气短乏力、懒言声低、自感胸中气少、右寸脉虚等症。③强肾固精：山药有强肾固精的作用。近些年来根据以上经验和理论，随证加减变化，用以治疗糖尿病、尿崩症、甲状腺功能亢进等（表现为消渴证者），取得了一定效果。④治带下：脾肾两虚、湿邪注于下焦可发为带下病。湿寒重者多为"白带"，湿热重者多为"黄带"或"赤带"。山药既能补脾胃以化湿邪，又能固肾气以止带下。治白带常与白术、苍术、茯苓、龙骨、乌贼骨、吴萸、乌药及车前子等同用，治黄带常与黄芩、黄柏、白果、车前子、芡实、薏苡仁等同用，治赤带常与黄柏炭、茜草炭、川续断炭、桑寄生、茯苓、当归炭、白术、白芍等同用。（详见《用药心得十讲》）

**成都著名医家文琢之**　山药古名薯蓣，系多年生蔓草之根，以河南怀庆产者为佳。其味甘淡，其性平，有补气液、助脾生津之力。不仅健脾益胃，凡人体正气津液亏耗者皆能培养固摄，凡人身诸不足之病，配伍入药，无不有效。无论以人体实质和气化两者而言，怀山药适宜平补，但必须重用30g，并随症配伍他药，方不呆滞，而见良效。山药以汁似膏似乳，为补脾健胃养阴之佳品，用于泄泻证不能用白术者（因其涩滞），尤有特效。因其味微有酸涩，故为胃酸多病证所忌用，但与瓦楞子（煅为细末）合用，则能克制，若配伍合用得当，治胃酸多者亦无妨碍。大凡西医诊断为内分泌紊乱及蛋白质缺乏之疾，用山药补之亦有卓

效。（详见《文琢之中医外科经验论集》）

【师说】薯蓣，即今之山药。其味甘，性平。入脾、肺、肾经。具有补气滋阴、补益肺脾肾等功效。临床上用治以下病证。

（1）肺虚证。山药配紫菀、五味子、红景天、人参、胡桃仁等，可治疗肺气虚弱兼因肾主纳气功能不健而作的咳喘；若配南沙参、麦冬、丹参、炙百部、黄芩、侧柏叶、白及、制首乌等，可治疗肺结核；如配茯苓、生地、熟地、蛤蚧、当归、五味子、胡桃仁、莲子、白果、党参、苏子、杏仁、川贝、炙甘草等，可用治虚损劳嗽、久咳、干咳不已等。

（2）脾虚证。山药配莲子肉、党参、炒白术、扁豆、木瓜、木香、焦山楂、陈皮等可治疗脾虚致泄泻、厌食、妇女带下增多等；配补中益气汤诸药可治疗内脏下垂、睾丸偏坠疼痛；配党参、茯苓、白术、鸡矢藤、布渣叶等可治疗不思纳谷而进食量少、腹胀痞满泄泻等；配白术、乌梅、白芍、冬凌草、藤梨根、炙甘草等可治疗慢性萎缩性胃炎。

（3）肾虚证。山药配金樱子、熟地、芡实、沙苑子、桑螵蛸、煅龙骨、五味子等可治疗遗精、痛经属肾虚者；配补骨脂、杜仲、桑寄生、续断、吴茱萸、肉豆蔻等可治疗腹痛、五更晨泻；配益智仁、白果、桑螵蛸、乌药、党参、五味子等可治疗小便频数或遗尿、尿失禁、肾虚带下清稀；配茯苓、丹皮、泽泻、山萸肉、黄芪、杜仲、狗脊等可治疗慢性肾炎（肾虚型）；配北沙参、竹叶、蝉蜕、熟地、山萸肉、石斛、菊花等可治疗老人肾虚目视昏花、耳鸣失聪、记忆力减退。

（4）消渴气阴两虚证。山药配黄芪、南沙参、白参或西洋参、黄精、玉竹、葛根、知母、天花粉等，可治疗消渴气阴不足者。

（5）月经不调。我用山药配茯苓、当归、续断、吴茱萸、肉桂、香附等治疗虚寒血凝痛经，或经闭；配熟地、山萸肉、牡蛎、女贞子、菟丝子等治妇女肾阴不足，冲任失调的月经量少；配菟丝子、续断、当归、白芍、枸杞子、山萸肉、鸡血藤、丹参、香附、柴胡等治月经后期；配白术、芡实、鸡冠花、黄柏、川楝子、狗脊、贯众、蜀羊泉、白头翁等治肾虚带脉失约致白带量多色黄，有腥气者。

此外，山药配水牛角、西洋参、丹参、玉竹、麦冬、灵芝、刺五加、红景天、鹿衔草等可用于治疗心肌炎。我常用仲景薯蓣丸（山药、当归、桂枝、神曲、干地黄、大豆黄卷、甘草、人参、川芎、芍药、白术、麦冬、杏仁、柴胡、桔梗、茯苓、阿胶、干姜、白蔹、防风、大枣）治疗风心病、心衰，以及虚损不足诸症，并广泛用山药配伍他药治疗高血压病、冠心病、心绞痛、心功能不全、慢性前列腺炎、慢性肾功能不全、迁延性肺炎、肺结核、慢性萎缩性胃炎、慢性溃疡性结肠炎、消化性溃疡、慢性肾炎、肾病综合征、男女更年期综合征、子宫出血、习惯性流产、视网膜炎、口腔溃疡等病症。

山药既是药物，也是食物，无毒副作用，亦可当作保健品，长期服食。本品能提高自身免疫功能；也可增强记忆力，改善睡眠，提升精气神，用治神经衰弱。还可抑制肿瘤、糖尿病发展，是适合肺、脾、肾亏虚患者长期服用之佳品。若常服之能达上补肺气，中健脾气，下滋肾气之效。本品药性和平，用量可大。

我临证选用山药的指征是：脾胃虚弱，纳运不健，食少肢倦；肺虚或肺肾两虚致咳喘，动则尤甚；口渴多饮，尿频数；肾气不足，精气不固，遗精、滑精、尿频；脾虚气血不足，月经后期滴沥久不净，以及妇女排卵期、男女更年期；经闭、带下量多色白，男女抗精子抗体阳性；舌淡苔白，脉沉细无力等；多饮、多尿、多食而形体消瘦；自汗、盗汗等。总之，山药对肺、脾、肾三脏虚损所致的多种病症均可使用。

【用法】本品入煎内服：15～30g；特殊病症可用60～120g。本品研末吞服，或单味山药煮食，可以强身健体。山药有生山药和土（麸）炒者。生山药以补肾益精、补脾益肺阴为主，多用于肺、脾、肾亏虚之证及消渴病；土炒者（或麸炒者）以补脾止泻为主，多用于脾虚食少，久泻者。然而舌苔厚腻者当忌用山药，以防用之后脘腹胀满。寒凝血瘀者、脾虚湿盛者、脾胃有湿热积滞者、中焦痞满者、外感风寒及有实热湿邪者，均不宜用之。

（于一江　整理）

# 薏苡仁

【药名】薏苡仁（别名：解蠡），在《神农本草经》后的本草文献中又有起实、赣米、感米、薏珠子等名称。

【经文】薏苡仁，味甘，微寒。主筋急拘挛，不可屈伸，风湿痹，下气。久服轻身，益气。其根，下三虫。

【文译】薏苡仁，味甘，性微寒。主治筋骨拘挛急紧，不能屈伸的风湿痹痛；具有使湿气下行的作用。长期服用能使身体轻巧，可补益气血。它的根，能驱除蛔虫、赤虫、蛲虫等寄生虫。

【药源】本品为禾本科植物薏苡的种仁，主产于福建、河北、辽宁等地。秋季果实成熟后，打下果实，去净杂质，收集种仁，晒干。以粒大、饱满、色白、完整者为佳。

【药理】本品主要成分中，种仁含蛋白质16.2%，脂肪4.65%，碳水化合物79.15%，少量维生素$B_1$。种子含多种氨基酸、薏苡素、薏苡酯、三萜化合物。主要药理作用：抗肿瘤，抗补体活性，降血糖、血钙、血压，抑制胰蛋白酶，诱发排卵等。

【文摘】

《名医别录》　除筋骨邪气不仁，利肠胃，消水肿，令人能食。

《药性本草》　主肺痿肺气，吐脓血，咳嗽涕唾上气。煎服之破五溪毒肿。

《食疗本草》 性平。去干湿脚气。

《本草拾遗》 温气，主消渴。杀蛔虫。

《本草纲目》 健脾益胃，补肺清热，去风胜湿。炊饭食，治冷气；煎饮，利小便热淋。

《景岳全书·本草正》 薏苡，味甘淡，气微凉，性微降而渗，故能去湿利水，以其去湿，故能利关节，除脚气，治痿弱拘挛湿痹，消水肿疼痛，利小便热淋，亦杀虫虮。以其微降，故亦治咳嗽唾脓，利膈开胃。以其性凉，故能清热，止烦渴、上气。但其功力甚缓，用为佐使宜倍。

《药品化义》 薏米，味甘气和，清中浊品，能健脾阴，大益肠胃。主治脾虚泄泻，致成水肿，风湿筋缓，致成手足无力，不能屈伸。盖因湿胜则土败，土胜则气复，肿自消而力自生。取其入肺，滋养化源，用治上焦消渴，肺痈肠痈。又取其味厚沉下，培植下部，用治脚气肿痛，肠红崩漏。若咳血久而食少者，假以气和力缓，倍用无不效。

《本草述》 薏苡仁，除湿而不如二术助燥，清热而不如芩、连辈损阴，益气而不如参、术辈犹滋湿热，诚为益中气要药。然其味淡，其力缓，如不合群以济，厚集以投，冀其奏的然之效也能乎哉？

《本草新编》 薏仁最善利水，不至损耗真阴之气，凡湿盛在下身者，最宜用之，视病之轻重，准用药之多寡，则阴阳不伤，而湿病易去。故凡遇水湿之症，用薏仁一二两为君，而佐之健脾去湿之味，未有不速于奏效者也，倘薄其气味之平和而轻用之，无益也。

《国药的药理学》 治胃中积水。

《中国药用植物图鉴》 治肺水肿，湿性肋膜炎，排尿障碍，慢性胃肠病，慢性溃疡。

【今用】北京著名医家施今墨 薏苡仁又名苡仁、薏仁、米仁，为禾本科多年生草本植物薏苡的成熟种仁。味甘、淡，性微寒。入脾、胃、肺、大肠经。本品最富有滋养，为易于消化的谷类，是健脾补肺之要药。能升能降，升少降多，上行清肺热，以使水之上源清净；下行理脾湿，渗利肠胃之湿，用于治疗肺痈、肠痈诸症；生品入药，既能清热渗湿、利水消肿，又能祛湿除痹、缓和拘挛，用于治疗水肿、脚气胫肿、小便不利等症，又治湿滞肌表经络、风湿痹痛、肌肉挛急疼痛等症。另外，还能健脾止泻，用于治疗脾虚湿盛之泄泻等症。（详见《施今墨对药临床经验集》）

北京著名医家焦树德 薏苡仁，（简称苡仁或苡米）苡仁性味甘淡微寒。主要功用有四：利湿，健脾，排脓，舒筋。生用利湿、排脓、舒筋，炒用健脾胃。①利湿：生薏苡仁有利水祛湿的作用，常配合车前子、猪苓、茯苓、泽泻等，用于水肿、小便不利。配木瓜、牛膝、防己、紫苏、槟榔等，用于足膝肿痛、湿脚气。②健脾：炒薏苡仁有健脾除湿的功效。常配合白术、茯苓、炒山药、炒扁豆、芡实米等，用于脾虚泄泻。对于脾虚湿盛者，生、熟薏苡仁同用，可收健脾利湿之效。③排脓：生薏苡仁不但能利湿，还能清热排脓。配冬瓜子、桃仁、芦根等，用于肺痈（肺脓肿）；配桔梗、白及等，用于肺痈已溃、吐大量脓血者，有帮助排脓的作用；配金银花、当归、生地、玄参、生地榆、黄芩、甘草、生大黄、丹皮等，用于急性阑尾炎；配附子、败酱草等，用于阑尾炎已化脓穿孔形成脓肿多日不愈者。④舒筋：生薏苡仁还有舒筋、利关节及缓解痹痛的作用。配威灵仙、防己、羌活、独活、桑枝、赤芍、当归、附片等，用于风湿痹痛、筋急拘挛、肢体不能屈伸等症。对由于风湿久痹，筋急拘挛而关节、肢体变形者，除重用薏苡仁配合上述祛风湿之品外，还可同时选配骨碎补、伸筋草、炙山甲、红花、地龙、虎骨（或豹骨）、续断、木瓜等活血通络、舒筋壮骨之品，这时可以生、熟薏苡仁同用，既利湿舒筋又健脾益胃。（选自《用药心得十讲》）

**北京著名医家岳美中** 治疗疣，薏苡仁有较好效果，将它轧面，每日冲服10g或煎服30g，一般月余可能脱落。（详见《岳美中医话集》）

**江苏著名医家谢兆丰** 薏苡仁功能除风湿、止痹痛、利关节、缓拘挛。对于湿滞皮肉筋脉的痹痛，及湿热不攘、大筋软短所致的拘挛等证有较好的疗效。如《神农本草经》记载："苡仁主筋急拘挛，不可屈伸，风湿痹……"《金匮要略》以薏苡仁配麻黄、杏仁、甘草，如麻杏石甘汤，用于风湿病人一身尽痛，发热，日晡所剧者。又《类证治裁》有薏苡仁汤，治疗风寒湿痹。笔者常以薏苡仁配防风、川芎、羌活、桂枝等药，治疗风湿关节痛，疗效较为满意。（详见《名老中医用药心得》）

**湖北著名医家李玉和** 重用薏苡仁治湿痹：顽痹尤重除湿，除湿而首用薏苡仁。笔者治湿痹常重用薏苡仁（其剂量为45～60g）加入治痹方中，古人云："风可骤散，寒因温去，惟湿浊难以速除。"湿邪不仅在痹证的发生、发展与转归中起重要作用，而且也是痹证所以迁延不愈的原因之一，用薏苡仁体现了健脾祛湿的思路，使湿无内生之源，则顽痹可除。（详见《名老中医用药心得》）

【师说】薏苡仁，其味甘、淡，性微寒。入脾、胃、肺经。具有淡渗利水、消肿健脾止泻、舒筋、清热排脓等功效。我在临床上将其应用如下。

（1）利水渗湿。薏苡仁能利水渗湿而不耗正气，适宜于脾虚湿盛之水肿、腹胀、小便不利，可用之治以下病证。①水肿喘急：用生薏苡仁配冬瓜皮、防己、郁李仁治之有效。②砂石淋：本品配金钱草、冬葵子、滑石、石韦、鸡内金、海金沙等治疗。③带下：本品配车前子、椿根皮、蜀羊泉、萆薢、金樱子、黄柏等能治疗妇女湿热带下。④湿脚气：本品与吴茱萸、槟榔、木瓜等配伍治疗干湿脚气有显著疗效。如遇虚证，可再配茯苓、白术、黄芪等同用；湿重者还可加茯苓、汉防己、泽泻、苍术、地肤子等。

（2）脾虚泄泻。本品既能健脾，又能渗湿除水以止泻，尤宜于脾虚湿盛之泄泻。可将本品炒后配入党参、茯苓、苍术、白术等同用，能补气健脾、渗湿止泻，对脾虚泄泻者，效尤佳。

（3）痹证拘挛。本品既能渗除湿邪，又能舒筋脉，缓解拘挛。用之配独活、防风、苍术、龙须藤、青风藤、海风藤等可治疗风湿痹痛；若治风湿热痹，则取其与麻黄、石膏、秦艽、土茯苓、海桐皮、甘草等配伍。本品与木瓜、豨莶草、白芍、甘草、姜黄、鸡血藤、络石藤等相配可治筋脉拘挛、坐骨神经痛。

（4）清热排脓。本品既可清热解毒，又能利湿下泄，消肿排脓。用治以下病证。①肺痈：本品配黄芩、桑白皮、冬瓜子、芦根、天花粉、鱼腥草、金荞麦、仙鹤草、茜草等可治疗咳吐脓痰的肺痈证。②肠痈：本品配冬瓜子、红藤、败酱草、少量附子等可治疗肠痈、腹痛、便脓血者。③咽喉痛肿：本病多见于今之化脓性扁桃体炎致咽喉红肿作痛，时吐脓性痰，可用薏苡仁配射干、冬凌草、蚤休、牛蒡子、浙贝母、桔梗、甘草等治之。④鼻渊：用薏苡仁配黄芩、鱼腥草、桑白皮、浙贝母、白芷、石菖蒲、天花粉、冬瓜子等相配，可治疗鼻塞不畅、鼻道灼痛、多出脓性鼻涕等。

（5）祛除病毒疣。本品能清解湿热，可消除病毒疣。单用薏苡仁治疗传染性软疣，连续治疗月余可使之缩小、脱落而消失。

（6）治疗胃炎。本品甘淡，能化湿清热而治胃病。凡胃病兼有湿热浊毒者，均可用之。对肝胃不和、郁热湿滞者，用生薏苡仁配黄连、吴茱萸、青皮、枳壳等治之。胃阴不足，既有胃灼痛、口干舌燥、嘈杂吐酸、嗳气，又有口干口苦口黏腻、苔微黄腻等，用薏苡仁配佛手、石斛、石见穿、白残花、莪术、苍术、芦根、泽泻等治之，若舌面有黄腻苔者，可重用生薏苡仁30g，或配小谷与米煮粥长期食之。浅表性胃炎见胃窦部病变较著，且范围较广范，又见舌苔厚腻者，可用本品20～30g，配陈皮、石菖蒲、藿香、佩兰、蔻仁、法半夏等煎服；药物性胃炎常见于久服对胃刺激性强的中西药物，致胃体损伤、纳谷不振、胃脘隐痛，舌苔灰黏或白或黄，可长期用生薏苡仁泡茶饮服。慢性胃炎伴肠上皮生化若兼湿邪者，用薏苡仁配白头翁、藤梨根、冬凌草、蒲公英、白花蛇舌草等治之有效。本方亦治消化道肿瘤等，可配入适证方中治之。

此外，薏苡仁还可用于治疗坐骨结节性滑囊炎、睾丸鞘膜积液、鹤膝风、鹅掌风、荨麻疹、子宫肌瘤、高脂血症及多种癌症。

总之，痹证有湿浊、关节肿大、关节腔有积液，肢体浮肿，肾病水肿、肝病臌胀，咳吐黄脓痰，便下脓血黏冻，长期水泻，体表有疣状物，舌质淡胖或淡红，苔白腻或黄腻，脉滑或濡等，为我应用生薏苡仁或炒薏苡仁的依据。

生薏苡仁与炒薏苡仁相较：生薏苡仁性偏寒凉，长于利水渗湿，清热排脓，除痹止痛，用于治疗水肿、脚气、肠痈、肺痈、湿热痹证、筋脉挛急及湿温病在气分等。炒薏苡仁健脾止泻作用较强，适用于脾虚泄泻、食少、脘腹作胀等症。

【用法】本品入煎内服：10～30g。或入丸、散剂服。若清利湿热宜生用；健脾止泻宜炒用。本品药力缓和，用量宜大，亦可食疗煮粥食之。凡见大便秘结，津液不足，口干舌燥，舌红有裂纹少津，脉细数者皆当慎用，孕妇也不宜用之。

（于一江　整理）

# 泽　泻

【药名】泽泻（别名：水泻、芒芋、鹄泻），在《神农本草经》后的本草文献中又有水泽、及泻等名称。

【经文】泽泻，味甘，寒。主风寒湿痹，乳难。消水，养五脏，益气力，肥健。久服耳目聪明，不饥，延年，轻身，面生光，能行水上。

【文译】泽泻，味甘，性寒。主治风寒湿痹、分娩困难，消除水液，补养心、肝、脾、肺、肾五脏，增加气力，强健体魄。长期服用能够使人耳聪目明，没有饥饿感，延年益寿，身体轻健，容光焕发，能在水上行走。

【药源】本品为泽泻科植物泽泻的干燥块茎。主产福建、四川、江西等地。冬季茎叶开始枯萎时采挖，洗净，干燥，除去须根和粗皮，以个大、质坚、色黄白、粉性足者为佳。

【药理】本品主要成分为泽泻醇 A、泽泻醇 B、泽泻醇 C 及其乙酸酯等三萜类，挥发油，树脂，天门冬素等。主要药理作用：利尿，抗结石，抗高血压、高血脂，抗动脉粥样硬化及抗脂肪肝等作用。

【文摘】

《名医别录》　补虚损五劳，除五脏痞满，起阴气，止泄精消渴淋沥，逐膀胱三焦停水。

《日华子本草》　主头旋耳虚鸣，筋骨挛缩，通小肠，止尿血，主难产，补女人血海，令人有子。

《医学启源》　肺实则泻子，泽泻泻其肾水。

《医经小学》　泽泻甘咸性本寒，收阴汗乃止虚烦，去胞垢又生新水，湿肿淋癃作圣丹。

《药性本草》　主肾虚精自出，治五淋，利膀胱热，宣通水道。

《景岳全书》　其性降而利，善耗真阴，久服能损目痿阳，若湿热壅闭而目不明者，此以去湿故亦能明目。

《本草通玄》《别录》称其止遗泄，而寇氏谓泄精者不敢用，抑何相刺谬也？盖相火妄动而遗泄者，得泽泻清之而精自藏，气虚下陷而精滑者，得泽泻降之而精愈滑矣。

《本草分经》　功专利湿行水，治一切湿热之病，湿热除则清气上行，故又止头旋。

《现代实用中药·增订本》　效用：为利尿药，用于肾脏炎、水肿、淋疾、糖尿病、尿利减少或频数，及胃内停水、口渴、眩晕等有效。

《临床应用汉方处方解说》　药效：利尿，止渴，止泻。用途：水毒，肾炎，肾病，膀胱炎。

**【今用】国医大师朱良春** 泽泻甘淡性寒，其功长于利水，人皆知之，且已经现代药理研究证实。其用量若大于 30g（汤剂），亦可通大便，此则朱老在长期临床中观察所得。然他认为泽泻之功，尚不止此二端，常重用泽泻治疗单纯性肥胖、高胆固醇血症、脂肪肝、糖尿病及原发性高血压症。并谓：此即所谓"发皇古义，融会新知"。"古义"云何？早在《神农本草经》中便已指出："（泽泻）久服耳目聪明，不饥，延年，轻身，面生光，能行水上。""能行水上"云云，前人曾斥为无稽之谈，说从古至今，有谁见过吃了泽泻、菖蒲能行水上者？并谓《神农本草经》成书于汉代，不免沾染上当时的迷信色彩，或为无知妄人所加者。朱老谓："能行水上"，似可作为"轻身"的一个形象的解释，盖轻身，即身轻也。"新知"云何？早在 20 世纪 30 年代中叶，国内学者经利彬等即报告泽泻有使血糖下降的作用，以及减轻血胆固醇在血液内滞留的作用和持续降低血压的作用。20 世纪 60 年代日本学者小林忠之又报告泽泻有抗脂肪肝的作用及降低血中胆固醇含量及缓和动脉粥样硬化的作用。朱老结合古今认识，对高脂血症及单纯性肥胖、脂肪肝曾拟一方，名"降脂减肥汤"（制苍术、黄芪、泽泻、淫羊藿、薏苡仁、冬瓜皮、冬瓜仁、干荷叶、草决明、丹参、半夏、山楂、枳壳）水煎服，或改作丸剂亦可。此方收载在笔者主编的《中老年祛病养生长寿良方》一书中，可供读者参考。（详见《朱良春用药经验集》）

**北京著名医家焦树德** 泽泻味甘咸，性寒。主要功用有二：①泻肝、肾二经之火；②逐膀胱、三焦之水。临床上主要用为利尿祛湿清热药。临床上常在补肾药中，佐用一些泽泻，以防补药生热而致产生肾火。治疗肾、膀胱或肝、肾有火邪、湿热时，泽泻是首选药物。（选自《用药心得十讲》）

**辽宁著名医家马宝东** 马氏重用泽泻治疗急性痛风性关节炎……治疗上，"急则倾泄浊毒，利湿化瘀"。因泽泻清热利湿、利关节之功效，故以其为君药，重用其剂量；辅以草薢、黄柏、苍术以加强清热利湿泻浊之功；白术健脾扶正；佐当归、桂枝活血化瘀，通络止痛；秦艽祛风胜湿；僵蚕化痰。全方共奏清热利湿、健脾泻浊、祛痰通络之效。再依湿、痰、瘀之偏胜，辨证加减以标本兼治，提高功效。（详见《名老中医用药心得》）

**山东著名医家王新陆** 泽泻可补五脏之虚。《神农本草经》言其"养五脏，益气力，肥健"，李时珍的《本草纲目》言"泽泻有养五脏、益气力……聪明耳目之功"，非常赞同王履《医经溯洄集》之言："是则八味丸用泽泻非他，盖取其泻肾邪，益气力，起阴气，补虚损之功。"（详见《名医用药经验荟萃》）

**上海著名医家叶显纯** 后世医家以其具利水渗湿之功，或认为利水则痰饮可消，如《金匮要略》泽泻汤配白术治心下有支饮、其人苦冒眩；或认为利水则淋痛可除，如《景岳全书》大分清饮配茯苓、猪苓、木通等治积热夹湿、小便淋痛；或认为利小便所以实大便，如大分清饮还可治下利；或认为利水则邪热得有出路，如《医方集解》龙胆泻肝汤配龙胆、黄芩、栀子、车前子等治肝胆实火、头痛目赤等；皆基于《神农本草经》"消水"推而广之也。此外，现代药理研究表明，泽泻具有降血脂、抗动脉粥样硬化、抗脂肪肝、降血糖等作用，以故临床又常用以治疗高脂血症、冠心病、脂肪肝、糖尿病以及高血压病等疾患。（详见《神农本草经临证发微》）

【师说】泽泻，其味甘、淡，性寒。归入肾、膀胱经。具有利水渗湿，清泄肾火等功效。我于临床用其治以下病证。

（1）痰饮眩晕。本品能渗利水湿，化痰饮。常用于痰饮停聚、清阳不升之头目昏眩，干呕，耳鸣。舌淡红，苔白腻者。我常用泽泻配白术、茯苓、车前子、仙鹤草、法半夏、天麻等能利湿蠲饮止呕，止眩晕，止耳鸣，用治梅尼埃病。

（2）水湿停聚。泽泻能渗利水湿，可治水湿停聚而致肌肤肿胀，小便量少。用泽泻配泽兰、白术、猪苓、茯苓、车前子等可治疗肾病水肿、小便不利和妊娠水肿；用泽泻配茯苓、猪苓、大腹皮、车前子等可治疗臌胀病；配海金沙、金钱草、黄柏、土茯苓、石韦、瞿麦、萹蓄、车前草等，可治疗淋证中之热淋、石淋等。

（3）泄泻。本品能利小便而实大便。可用泽泻配车前子、白术、茯苓、炮姜、苍术、猪苓、仙鹤草等治泄泻。

（4）遗精、滑精。本品性寒入肾，能泻肾火。对于肾阴不足、相火偏旺致遗精、滑精，可用泽泻配芡实、莲心、莲须、山萸肉、生地、知母、黄柏、山药、五味子等治之。对妇女下焦湿热内聚而致带下色黄腥臭者，可用泽泻配蜀羊泉、墓头回、萆薢、贯众、白头翁等治之。

（5）湿热痹证。本品有较强的利水祛湿消肿功效，故对湿热痹证可用泽泻配生薏苡仁、羌活、独活、秦艽、桑枝、姜黄、银花藤等治之。我也用泽泻配泽兰、生薏苡仁、玉米须、车前草、粉萆薢、土茯苓、川牛膝、威灵仙、苍术、黄柏等治疗痛风性关节炎、鹤膝风、渗出性关节炎等。

（6）高脂血症、高血压病、糖尿病。本品能运化水湿。以泽泻配生山楂、鸡内金、莱菔子、虎杖、荷叶等能降低血中甘油三酯、胆固醇等，可用于肥胖症患者，也可用治脂肪肝；对于脾虚湿阻，舒张压升高者，可用泽泻、山楂、鸡内金、布渣叶、车前子、泽兰、益母草等治之；我还用泽泻配黄连、鬼箭羽、苍术、荔枝核、葛根、天花粉、黄连、鸡内金、山药等治疗糖尿病。

凡形体肥胖，痰饮泛溢，小便不利，水肿泄泻，停痰积饮，白带，热淋涩痛，眩晕耳鸣，血脂升高，血压升高，血糖升高，B超检查有脂肪肝以及湿热型黄疸，肾阴虚虚火偏旺致遗精、滑精，舌淡胖，苔白或黄腻，脉濡数或弦滑等，皆为我使用泽泻的指征。

泽泻、泽漆、车前子相较：三药皆为利水消肿药，用于水肿、小便不利等。但泽泻善泻伏水，用于心下停饮以致头晕目眩，水湿内停而致水肿、泄泻等，且长于泻肾经之相火，治疗湿热下注所致的淋证及肾火偏旺之遗精、滑精、耳鸣等。泽漆有毒，利水消肿作用较强，且有化痰止咳平喘之功，可用于腹水胀满、全身皆肿、小便不利、肺热咳嗽、痰饮犯肺作喘等，还可化痰散结，解毒消肿，治疗瘰疬痰核等。车前子能入肝经，能清肝明目，可治目赤肿痛或涩痛、二目昏暗等。三者均可据证选用或配合用之。

【用法】本品入煎内服：10～30g。个别特殊病症，如治内耳眩晕病，可用30～60g。阴津不足、阴虚水停、小便不利、肾虚滑精无湿热，以及眩晕因颈椎骨质增生所致者，皆不宜用之。孕妇也应慎用。

（于一江　整理）

# 远　志

【药名】远志（别名：小草根、苦远志等）。

【经文】远志，味苦，温。主咳逆，伤中。补不足，除邪气。利九窍，益智慧。耳目聪明，不忘，强志，倍力。久服轻身不老。

叶，名小草、一名棘菀、一名葽绕、一名细草。

【文译】远志，味苦，性温。主咳嗽气逆，内伤，能补气虚不足，祛除邪气，能通利九窍，增加智慧。使人耳聪目明，过目不忘，增强记忆力，增加体力。长期服用能使人身体轻捷，能抗衰老。

远志的叶子叫小草、棘菀、葽绕、细草等。

【药源】本品为远志科多年生草本植物远志或卵叶远志的干燥根。主产于山西、陕西、河北、河南、吉林等地。春、秋二季采挖，除去须根和泥沙，晒干入药。以筒粗、肉厚、皮细、色嫩、嚼之有刺喉感者为佳。

【药理】本品含多种远志皂苷和细叶远志皂苷。还含远志醇、细叶远志定碱、脂肪油、树脂和糖类等。主要药理作用为抗痴呆，有脑保护活性，能抗抑郁，减轻缺血再灌注时对脑的损伤，还有防止脂质过氧化、维持能量代谢等作用，并具有明显的镇静、催眠、抗惊厥作用。此外，远志在祛痰、镇咳、抑菌、抗癌、增强免疫、抑制乙醇吸收、抗炎、止痛等方面均有一定作用。

【文摘】

《名医别录》　定心气，止惊悸，益精，去心下膈气、皮肤中热、面目黄……杀天雄、附子毒。

《日华子本草》　主膈气惊魇，长肌肉，助筋骨，妇人血噤失音，小儿客忤。

《滇南本草》　养心血，镇惊，宁心，散痰涎。疗五痫角弓反张，惊搐，口吐痰涎，手足战摇，不省人事，缩小便，治赤白浊，膏淋，滑精不禁。

《本草纲目》　远志，入足少阴肾经，非心经药也。其功专于强志益精，治善忘。盖精与志，皆肾经之所藏也。

《药性本草》　治心神健忘，坚壮阳道，主梦邪。

《景岳全书》　远志功专心肾，故可镇心止惊，辟邪安梦，壮阳益精，强志助力，以其气升，故同人参、甘草、枣仁，极能举陷摄精，交接水火，但可为佐用不宜多，神气上虚者所宜，痰火上实者当避。

**《本草从新》** 远志，苦泻热，温行气，辛散郁，主手少阴，强志益智，聪耳明目，利九窍，治迷惑善忘，惊悸梦泄，皮肤中热，肾积奔豚。一切痈疽，敷服皆效，并善豁痰。远志能交通心肾，并无补性，虚而挟滞者同养血补气药用，资其宣导，臻于太和，不可多用独用，纯虚无滞者忌之。

**《本草分经》** 远志，苦，辛，温。入心，能通肾气，上达于心而交心肾，泻热、行气、散郁、利窍、豁痰，兼治痈疽，去心用。

**《现代实用中药（增订本）》** 效用：能通肾气上达于心，强志，益智，补精，壮阳，聪耳，明目，咳逆，伤中，补不足，除邪气，治健忘，安魂魄。

**【今用】近代著名医家张锡纯** 远志：味酸微辛，性平。其酸也能阖，其辛也能辟，故其性善理肺，能使肺叶之阖辟纯任自然，而肺中之呼吸于以调，痰涎于以化，即咳嗽于以止矣。若以甘草辅之，诚为养肺要药，至其酸敛之力，入肝能敛戢肝火，入肾能固涩滑脱，入胃又能助生酸汁，使人多进饮食，和平纯粹之品，夫固无所不宜也。若用水煎取浓汁，去渣重煎，令其汁浓若薄糊，以敷肿疼疮疡及乳痈甚效。若恐其日久发酵，每一两可加硼砂二钱溶化其中。愚初次细嚼远志尝之，觉其味酸而实兼有矾味，西人谓其含有林檎酸，而林檎酸中固无矾也。后乃因用此药，若末服至二钱可作呕吐，乃知其中确含有矾味，因悟矾能利痰，其所以能利痰者，亦以其含有矾味也。矾能解毒，《本草纲目》谓其解天雄、附子、乌头毒，且并能除疮疡肿疼者，亦以其兼有矾味也。是以愚用此药入汤剂时，未尝过二钱，恐多用之亦可作呕吐也。（详见《医学衷中参西录》）

**北京著名医家施今墨** 远志为远志科多年生草本植物远志或宽叶远志的根皮。本品能益肾强志，故有远志之名。味苦、辛，性温。入肺、心经。既能宁心安神，治失眠、惊悸；又可豁痰开窍、化痰止咳，治痰迷神昏、咳嗽多痰等症；还能交通心肾，以苦温泻热振心阳，使心气下交于肾，以辛温化肾寒，令肾气上达于心，以致阴平阳秘，水火既济，失眠之症可除。（详见《施今墨对药》）

**北京著名医家焦树德** 远志味苦，性温。主要功能是安神益志，祛痰开窍。本品有交通心肾而安神的作用。人体在正常情况下，心阳下交于肾，肾阴上交于心，心肾功能协调相交。如因心肾不交而致失眠、惊悸等症，常用本品配茯苓、酸枣仁、地黄、党参、夜交藤、五味子等同用。本品还有益志的作用，可用于因心肾不足而致的记忆力减退、善忘、精力不集中等症，常配菖蒲、龙骨、龟板、麦冬、五味子、柏子仁等同用。（详见《用药心得十讲》）

**国医大师王琦** （远志）安神定志，兴阳起痿。古人治疗阳痿虽多从补肾入手，但亦未丢弃安神定志、从心论治之法。王老师曾统计《男科病实用方》阳痿病方118首，发现兼用安神之药者，超越半数，远志更是重中之选，占比高达80%。又，现代医学认为阳痿多为精神心理性，故王老师认识到安神定志实乃阳痿一大治法，远志更是安神定志、兴阳起痿之要品。《伤寒瘟疫条辨·本草类辨》谓："远志，镇心安神、壮阳益精、强志助力。"《雷公炮制药性解》直言远志：

"定惊悸、壮阳道、益精气。"所以远志安神定志、兴阳起痿之功不容忽视。临床常用秃鸡散（洞玄子方：肉苁蓉、蛇床子、远志、五味子、菟丝子）合四逆散治功能性阳痿、早泄，常用量10g。（详见《名老中医用药心得》）

**河北著名医家孙润斋**　远志，苦、辛，温，入心、肾、肺三经。功能益心安神，祛痰利窍……远志虽能交通心肾以治失眠遗精，然遗精一症原因颇多，证型繁杂，不能一概而论为心肾不交而治之。故临床用之尤应细审，凡当心阳不振，肾水虚寒不能上升而致遗精者，本品最宜。然属肾阳虚衰，阳虚不摄，封藏失出而致滑精者，若用本品则谬矣，否则只能是愈用愈滑。又，在临床应用时曾见有远志过敏者，虽不多见，亦应注意。（详见《孙润斋医案医话》）

【师说】远志，是用远志科植物细叶远志的根入药，其茎叶也可入药用。传统中药学有谓远志入药应去根中木质部分，若不去心，服之令人烦。但经现代研究，远志根的木质与根皮相较，毒副作用远小于皮，也不影响药效，故主张不去木心用。本品味苦、辛，性微温。入心、肾、肺经。我在临床上用其祛痰止咳、逐痰利窍、安神益智、消散痈肿等功效治疗以下病证。

（1）咳嗽咯痰。本品苦温性燥，能入肺经，有较好的祛痰止咳作用。我常单用本品，或配入杏仁、浙贝母、全瓜蒌、紫菀、生薏苡仁等用治痰多黏稠、咳吐不爽者。

（2）惊狂癫痫。本品辛行苦泄温通，能逐顽痰多涎，也能利心窍。用治惊风癫狂发作，可与豁痰开窍之品如郁金、石菖蒲、白矾、胆南星、浙贝母等同用。若治癫痫发作症而见痉挛抽搐者，可与法半夏、天麻、全蝎、蜈蚣、蝉蜕、僵蚕、龙骨、牡蛎等配用。

（3）失眠健忘。本品味苦、辛，性温。主入心、肾二经。能开心智而宁心安神，也能通肾气而益智强志，还能交通心肾，宁心安神。我常用远志配酸枣仁、柏子仁、当归、白芍、茯神、百合、五味子、人参、石菖蒲等养血宁心安神，治疗失眠、多梦、健忘等症。用远志配熟地、五味子、山药、山萸肉、丹参、龙骨、牡蛎等治疗心肾精血不足之惊悸健忘、多梦而睡眠不实之证。若上方再加芡实、莲心、莲须、金樱子等可治心肾不交、肾气亏虚之梦遗、滑精等。

（4）痈疽疮毒。本品能疏通气血之壅滞而能消散痈肿，用之可治各种痈疽疮毒。我常用之治疗急性乳腺炎、化脓性阑尾炎、咽喉肿痛等，用之配入仙方活命饮或五味消毒饮方中，再加冬瓜子、薏苡仁、败酱草等确有良效。本品最宜用于内痈初、中期痰瘀壅滞刚化脓时。本品亦可用治滴虫性阴道炎及疝痔、发背、疮疖肿毒等。

（5）痰瘀阻滞不畅之疼痛。本品能利九窍而通窍止痛。我用远志10～15g，配刘寄奴、白芥子、薤白、全瓜蒌、郁金、石菖蒲、姜黄、枳壳、莱菔子等治疗冠心病心绞痛，对痰瘀阻滞心脉，气血不得畅行而作心痛者，效佳。本品还可经适当配伍治疗脑风头痛、喉痹咽痒等。也可治赤浊带下、脂膏堵塞尿窍而作膏淋涩痛等病症。

此外，还可以远志为主，治疗乳腺纤维瘤、心肌炎、脑外伤综合征、神经衰弱、神经官能症、精神分裂症、癫痫、小儿多动症、急性关节炎、膝关节滑膜炎等病症。

尚须提及，远志若生用量大时，有刺激咽喉的不良反应，蜜炙或甘草水炙用则可减轻对咽喉及胃肠道的刺激作用。经临床观察，若用之配入化痰止咳方中，如桔梗配远志者，易刺激胃黏膜，引起恶心呕吐，可能是因为此二者配伍能使毒副作用加大。因此，我建议临证应尽量避免此二者同用，远志剂量也不宜过大，以免引起呕吐等不良反应。远志亦有致过敏性反应者，如身出痒疹、哮喘等。故对于有过敏病史者，用远志时可将之放在甘草水中浸泡后再用，可避免过敏反应的发生。

【用法】本品入煎内服：10～15g。外用：适量，凡有过敏性皮炎或热痰咳喘等证均应慎用。有胃炎及消化性溃疡病症者，也应慎用。有实火或阴虚有热者也不宜用之。脓毒已尽时则不宜再用之。

（于一江　整理）

# 龙　胆

【药名】龙胆（别名：陵游），在《神农本草经》后的本草文献中又有秦龙胆、龙胆、苦胆草、胆草等名称。

【经文】龙胆，味苦，涩。主骨间寒热，惊痫邪气。续绝伤，定五脏，杀蛊毒。久服益智，不忘，轻身，耐老。

【文译】龙胆，味苦，性寒。主治骨节间的寒热之邪，及惊痫邪气；能续接修补极度损伤，安定五脏，杀灭蛊毒。长期服用能使人增添智慧，增强记忆力，能使身体轻盈，并能延缓衰老。

【药源】本品为龙胆科植物条叶龙胆、龙胆、三花龙胆的干燥根及根茎。主产东北地区及江苏、浙江等地。春、秋季采挖。以根条粗长、黄色或黄棕色、无碎断者为佳。

【药理】本品含龙胆苦苷。龙胆、条叶龙胆还含龙胆碱、龙胆糖。三花龙胆还含当药苦苷、当药苷和三花龙胆苷。主要药理作用为：促进胃液和胃酸分泌，利胆和保肝，降低谷丙转氨酶，利尿，抗菌。龙胆碱能兴奋中枢神经系统，但较大剂量则有镇静作用，且能松弛骨骼肌。

【文摘】

《名医别录》　除胃中伏热，时气温热，热泄下利，去肠中小虫，益肝胆气，止惊惕。

《日华子本草》　治客忤，疳气，热病狂语，疮疥，明目，止烦。

《医学启源·卷之下·用药备旨·药类法象》　气寒，味大苦。治两目赤肿睛胀，瘀肉高起，痛不可忍，以柴胡为主，龙胆为使，治眼中疾必用药也。

《主治秘要》　性寒味苦辛，气味俱厚，沉而降，阴也。其用有四：除下部风湿一也，除湿热二也，脐下以至足肿痛三也，寒湿脚气四也。

《滇南本草》　治咽喉疼痛，洗疮疥毒肿。

《药性本草》　主小儿惊痫入心，壮热骨热，痈肿；治时疾热黄，口疮。

《医学入门》　治卒心痛，虫攻心痛，四肢疼痛。

《本草纲目》　相火寄在肝胆，有泻无补，故龙胆之益肝胆之气，正以其能泻肝胆之邪热也。但大苦大寒，过服恐伤胃中生发之气，反助火邪，亦久服黄连反从火化之义。

《本草经疏》　草龙胆味既大苦，性复大寒，纯阴之药也，虽能除湿热，胃虚血少之人不可轻试。空腹饵之令人溺不禁，以其大苦则下泄太甚故也。

《本草新编》　龙胆，其功专于利水、消湿、除黄疸，其余治目、止痢、退肿、退热，皆推广之言也。但此种过于分利，未免耗气败血，水去而血亦去，湿消而气亦消，初起之水湿黄疸，用之不得不亟，久病之水湿黄疸，用之不可不缓，正未可全恃之为利水神丹，消湿除瘅之灵药也。

《科学注解本草概要·植物部》　为苦味健胃药及消炎药，功能清湿热，明目，止痢，杀虫。

《临床应用汉方处方解说》　药效：健胃（消炎性苦味健胃剂）。用途：肝热，下焦膀胱热。

【今用】**北京著名医家焦树德**　龙胆味苦，性寒。有清泻肝胆火热的作用，并能清除下焦湿热，还能促进食欲，清肝明目。①清泻肝胆火热：肝胆二经有实热火邪而致头晕、头胀痛、胁痛、口苦、耳聋、耳肿、口渴、尿黄、尿少、黄疸等症。可用龙胆配合黄芩、栀子、泽泻、木通、车前子、当归、柴胡、生地、甘草同用。这个药方名"龙胆泻肝汤"，是临床常用的方剂。清泻肝胆湿热有良好效果。治疗传染性肝炎，表现为肝胆湿热证者，在辨证论治的基础上，加用一些龙胆，对降低转氨酶有时有一定帮助，仅供参考。②清除下焦湿热：龙胆主入肝经，肝主下焦，对肝经湿热所致的阴部湿痒热痛、阴部湿疹、尿道疼痛、小便频数而尿热、尿少、尿血等症，可以本品配黄柏、泽泻、石韦、萹蓄、木通、苦参、竹叶、茯苓等同用。对湿热下注而致足膝红肿，脚气肿而流水等症，可配牛膝、木瓜、黄柏、苍术、槟榔、防己、忍冬藤、赤芍等同用。③促进食欲：本品用小量（二至三分），有刺激胃液分泌，促进食欲，帮助消化的作用。但如用大量，则苦寒害胃，反而会引起恶心呕吐、头昏不欲饮食等症。④清肝明目：肝胆有火热，上犯于目而致目赤肿胀，瘀肉高起、羞明多眵等症，可以本品配木贼草、菊花、草决明、荆芥、蔓荆子、黄芩等同用。（详见《用药心得十讲》）

**北京著名医家赵炳南**　我早年曾治一患者，据其肝胆湿热炽盛而投用龙胆15g（在此之前我最多用9g），谁知药后病人竟昏厥在地，呼之不应，我急往视之，其脉尚存，采用灌浓糖水等措施后，患者很快清醒，并大呼"苦死我也"。当时我曾亲尝药液，确实苦涩良久不消。然而药苦何以能产生如此强烈反应？以后读《本草经疏》得知，"龙胆味既大苦，性复大寒，纯阴之药也，虽能除实热，胃虚血少之人不可轻投"，而我当时对病情观察不细，没有了解到病人因病痛已数日进食不多，服药时又系空腹，加之对药性认识不够，所以没有采取相应的预防措施，终致有此意外之事。经过多年的实践，我深深体会到即使胃虚之人，有肝胆实热证，龙胆亦可使用，但必须同时兼顾脾胃。相反，无胃虚情况，若重用胆草时，亦应事先告知病家药苦，使其有精神准备，或在服药后吃些糖果，以缓和龙胆的苦味，这样，就可以避免一些不必要的不良反应。（详见《名老中医医话》）

龙胆十斤，水煎，第一次加水 20000mL，开锅后煮小时，第二次加水 10000mL，开锅后煮 40 分钟。两次药液合并过滤浓缩为 9600mL，装瓶，涂于患处。主治：急性亚急性湿疹、过敏性皮炎、日光性皮炎、小儿痱子、丘疹性荨麻疹、急性荨麻疹、毛囊炎等。（详见《赵炳南临床经验集》）

**湖南著名医家周德生** 龙胆擅治卒出血不止。临证运用如下。①治卒下血不止者。《姚僧坦集验方》：龙胆一握，切，以水五升煮取二升半，分为五服，如不瘥更服。②治小儿衄血不止。《普济方》龙胆丸：龙胆、黄连。上等分为末，糊丸，如小豆大，三岁三十丸，或作散子，以浓盐水送下三黄丸，效。（详见《常用中药特殊配伍精要》）

**湖北著名医家杨宜棋** 龙胆可用于百日咳。取龙胆 50g，钩藤 50g，蜂蜜 500g，白醋 50g，先将龙胆加水 250mL 煮沸后，继续文火煎至药液浓缩，最后入白醋拌匀即成。每日服 4 ~ 6 次，每次 10 ~ 20mL，温服。7 日为 1 疗程。此法治疗百日咳，疗效满意。（详见《中药新用精选》）

【师说】龙胆，味苦，性寒。入肝、胆、胃、膀胱经。具有清热燥湿、泻火解毒等功效。我临证常用之治疗以下病证。

（1）肝胆实火。本品性味苦、寒，性禀纯阴，能泻肝胆火热。可用治以下病证。①肝火上炎的头痛、头晕、目赤、耳肿，或肝火内盛的胁痛、口苦等症。常用的龙胆泻肝丸（龙胆、栀子、黄芩、木通、泽泻、车前子、柴胡、甘草、当归、生地黄）、当归龙荟丸（当归、龙胆、栀子、黄连、黄芩、黄柏、大黄、芦荟、青黛、木香、麝香）方中皆用龙胆再配栀子、黄芩、芦荟、生地、车前子、泽泻等。②肝经热盛，热极生风，以致小儿多发的抽动症、小儿高热惊厥、手足抽搐、惊狂等，以及成人高血压病及脑中风致热盛神昏，口眼歪斜，半身不遂，可用龙胆配牛黄、钩藤、栀子、黄芩、石膏等治之。③胃火壅盛所致的口疮、牙龈肿痛、吐血、便血、便秘腑实者，可用龙胆配石膏、竹叶、黄连、大黄、升麻、牛膝、生甘草等配伍治之。

（2）湿热证。本品为苦寒性燥之药，有清热燥湿之功。可用治以下病证。①黄疸：急慢性肝炎、胆囊炎、胰腺炎等病程中湿热较盛者，可出现黄疸，用龙胆配茵陈、栀子、大黄、虎杖、秦艽、白鲜皮等治疗。②带多阴痒肿痛：对湿热下注引起带下色黄而秽臭、阴痒难忍、肛门湿痒者，我常用龙胆配白毛夏枯草、贯众、地肤子、蛇床子、苦参等治之，既可内服，亦可煎水外洗之。本品还可用治妇女盆腔炎、宫颈炎、宫颈癌、子宫内膜炎等症见带下量多、色黄腥臭者。③皮肤湿毒瘙痒：湿疹性皮炎、银屑病、过敏性皮炎等，可取龙胆配苦参、白鲜皮、地肤子、蛇床子、泽泻、徐长卿、益母草等治之。④湿热淋证：我常用龙胆配苦艾、白鲜皮、蛇床子、大黄、石菖蒲、泽泻、木通、车前子等治疗泌尿系急慢性炎症及前列腺炎症。⑤关节腔积液：本品可祛痰热、湿热、寒湿，尤其能消除积液，主治膝关节积液。因膝之筋膜、韧带与肝主筋相应，若寒湿或湿热下注于膝骨易致渗出性关节炎，可以桂枝、龙胆、苍术、生薏苡仁、甘松、泽泻、白芥子等相伍治之。

（3）热毒疮肿疼痛。本品具有清热解毒之效，用于治疗疮疖。凡由湿热火毒为患的疮肿、咽喉肿痛等，常用本品配野菊花、金银花、蒲公英、升麻、射干、姜黄、生甘草等治之。带状疱疹：用龙胆配生地、栀子、柴胡、延胡索、黄芩、泽泻等治之。下肢丹毒：若因湿热下趋以致下肢红肿热痛，用四妙散（苍术、黄柏、薏苡仁、川牛膝）加配龙胆、赤芍、秦艽、银花藤、白鲜皮、白毛夏枯草、泽兰、泽泻、合欢皮等治之。面部痤疮，可用龙胆配桑白皮、苦参、鱼腥草、枇杷叶、白鲜皮、地肤子等治之。

（4）男性诸症。①早泄：可用龙胆配柴胡、天麻、白芍、莲须、芡实治之。②梦遗：可以龙胆配柴胡、车前子、黄芩、栀子等治之；③滑精：可以龙胆配芡实、黄芪、莲须、金樱子、五味子、煅龙骨、煅牡蛎等治之；④阳痿：可以龙胆配蜈蚣、鹿角、红参、巴戟天、肉苁蓉、生麦芽、淫羊藿、柴胡治之；⑤男子精液不及时液化：可用本品配黄柏、知母、车前子、粉萆薢、滑石、丹参、生麦芽等治之。

此外，有报道龙胆配黄精、生首乌、大黄、芒硝、厚朴、枳实、荷叶等可治疗库欣综合征。对小儿厌食症，用少量龙胆配知母、炒川楝子、赤芍、竹叶、厚朴、木香、砂仁、甘草等能开胃进食，促进食欲，也可治疗成人急慢性胃炎。

我体会，龙胆在当今临床所治诸病，应以肝胆实火、相火过旺、湿热下注等病因病理为主线，凡肝、胆、胰炎性病症、肿瘤病及肝胆经循行部位的实热及湿热病症，皆可用龙胆与适证方药配伍治之。

【用法】本品入煎内服，8～10g。亦可入丸散剂服。外用：可用20～30g，煎水熏洗。本品苦寒易伤脾胃，若大量长期口服可引起胃脘冷痛、胃纳减少、脘痞不适等。故遇胃虚寒证者，应慎用之。如必须用时，方中可选配生姜、大枣、炙甘草、饴糖等调和之。由此可见，龙胆不适宜于体质虚寒者。

（于一江　整理）

# 细　辛

【药名】细辛（别名：小辛），在《神农本草经》后的本草文献中又称之为细草、少辛、独叶草、金盆草、山人参等。

【经文】细辛，味辛，温。主咳逆，头痛，脑动，百节拘挛，风湿痹痛，死肌。久服明目，利九窍，轻身，长年。

【文译】细辛，味辛，性温。主治咳嗽气逆于上而作喘；头痛，头脑不自主摇动；全身关节拘紧抽搐、挛急不伸；风寒湿邪致关节、肌肉痹痛，肌肉麻木不仁似坏死样。长期服用能明目，使人视物清明。能通利九窍，使人身体轻巧、便利，并能延年益寿。

【药源】本品为马兜铃科植物辽细辛或华北细辛的连根全草。主产于东北地区的，称为"辽细辛"，而主产于陕西、河南、山东、浙江等省的则称之为"华细辛"。每年春、秋二、八月采收。以气味辛香而麻舌者佳，且以辽细辛功效优良。

【药理】本品含挥发油，其主要成分为甲基丁香油酚、细辛醚、黄樟醚等。细辛挥发油、水及醇提取物，具有解热、抗炎、镇静、抗惊厥及局麻等作用。大剂量挥发油能使中枢神经系统先兴奋后抑制，并有一定的毒副作用，还能抑制溶血性链球菌、痢疾杆菌、黄曲霉素等。所含消旋去甲乌药碱有强心、扩张血管、松弛平滑肌、增强脂代谢及升高血糖等作用。本品所含的黄樟醚毒性较强，是致癌物质，但易被高温破坏。

【文摘】

《名医别录》　温中下气，破痰，利水道，开胸中，除喉痹，䶊鼻，风痫癫疾，下乳结。汗不出，血不行，安五脏，益肝胆，通精气。

《本草经集注》　患口臭者，含之多效，最能除痰明目。

《药性本草》　治咳逆上气，恶风，风头，手足拘急。安五脏六腑，添胆气，去皮风湿痒，能止眼风泪下，明目，开胸中滞，除齿痛，主血闭、妇人血沥腰痛。

《日华子本草》　治咳，消死肌疮肉，胸中积聚。

《本草纲目》　治口舌生疮，大便燥结，起目中倒睫……细辛，辛温能散，故诸风寒风湿头痛、痰饮、胸中滞气、惊痫者，宜用之。

《本草通玄》　主风寒湿头痛，痰厥气壅。

《本草衍义》　治头面风痛，不可缺此。

《本草求真》　为足少阴肾经主药，凡风寒邪入至阴而见本经头痛，腰脊俱强，口疮喉痹，鼻渊齿䘌，水停心下，口吐涎沫，耳聋鼻痈，倒睫便涩者，并宜用此调治。

《本草别说》　细辛，若单用末，不可过半钱匕，多即气闷塞，不通者死。

《本草正义》　细辛，芳香最烈，故善开结气，宣泄郁滞，而能上达巅顶，通利耳目，旁达百骸，无微不至，内之宣络脉而疏百节，外之行孔窍而直透肌肤。

【今用】**国医大师朱良春**　北细辛大辛纯阳，为药中猛悍之品，以温散燥热之能事，用之得当，则其效立见。朱老用细辛降逆止咳，因于外有寒邪，内伏水饮，乃中外皆寒之证，用小青龙汤治之。其方中有细辛能助麻桂解表，也助姜夏化饮，且因细辛与五味子相配一开一合，使肺之宣降复常，而咳逆自止。朱老对肾炎初起，有类风水，症见头面浮肿、畏风、舌苔薄白、脉浮紧者，用麻黄细辛附子汤合五皮饮（麻黄、细辛、附子、桑白皮、大腹皮、生姜皮、茯苓皮、陈皮），其效甚著，因细辛能温少阴之经，又兼有行水气之长，往往三五剂即可消肿。朱老认为，细辛也有较好的止痛作用，常用治牙龈肿痛，也用治痹证疼痛，以及治疗少阴头痛。故以川芎茶调散及菊花茶调散用治风寒、风热头痛，方中皆用到细辛。此外，朱老也用细辛治疗口疮实火为患，即用细辛配黄连，共奏消炎止痛之效。（详见《朱良春用药经验集》）

**国医大师邓铁涛**　细辛辛香走窜，宣泄郁滞，上达巅顶，通利九窍，善于祛风散寒，且止痛之力颇强。据药理研究，细辛中的挥发油对呼吸中枢有麻痹作用。另一方面，此挥发油也有镇静作用，故有止痛的效果。邓老常将之与墨旱莲、侧柏叶、海桐皮伍用，治疗牙痛，疗效明显。也用细辛祛风散寒，治疗头身疼痛。（详见《邓铁涛用药心得十讲》）

**广东著名中医盛国荣**　细辛辛温，善于走窜开滞，功能通阳气、散寒结。临床用于脾肾虚寒湿重者，如咳喘、泄泻、痹证等，均用大剂量细辛（可用至15g左右）；对一般风寒感冒，用中剂（一般6g左右）；阴虚火旺者忌用。他对某些顽固性疾病，诸如红斑狼疮、荨麻疹、湿疹等都在辨证基础上加入细辛，常有卓效。所谓"细辛不过钱"是指单用其末。但经水煮，毒性锐减。他曾经发现某些患者服用大剂量细辛之后，有全身烘热、口干等不同程度的反应，这大概就是前人所说的"药不瞑眩，厥疾弗瘳"。对此，一般也不用追加做特殊处理，就可自行消失。但也可以酌情加用寒凉之品，如生地、白芍以制约其温燥之性。（详见《南方医话》）

**山东省著名中医孙朝宗**　细辛性味辛温，主入肺与肾经。入肺能宣发肺气，可发汗、化痰、祛风止痛，主治咳逆上气、鼻塞多涕，入肾以通精气。正如《本草从新》所言："温行水气，润肾燥。"并指出，细辛散肺气，人人皆知，不知细辛还可入下焦以激发肾气上达于肺窍，厥功甚伟也。孙师在临证中凡逢肾阴虚之燥咳、咽喉燥痹及阴虚音哑、中风失语等症，即采用肺肾同治，俾其肾阴得升，肺气得宣，诸证可疗。（详见《当代中医大家临床用药经验实录》）

**内蒙古名老中医陈清濂**　若以细辛制方，多配五味子，会其方义，五味酸敛。他在临床上，用细辛治咳喘、头面风痛属表证者，每于一剂小青龙汤中用细辛多至七钱（21g），未发生任何不良反应，且疗效甚为彰著。由此观之，细辛不

过钱之谈，绝不可从。（详见《内蒙古名老中医临床经验选粹》）

**北京著名医家黄和**　归纳细辛功效：①温阳；②散寒；③疏风；④温通经络；⑤通利关节；⑥行瘀血；⑦条达气机；⑧止痛；⑨解痉；⑩豁痰化饮；⑪平喘止咳；⑫开闭通窍；⑬行气利水；⑭散结消肿；⑮领药四布；⑯引邪外出；⑰引经（引诸药入少阴经）等。细辛具有良好的疗效，可作为诸多病症的首选药物。（选自《中药重剂证治录》）

【师说】细辛，其味辛，性温。有小毒。归肺、肾、心经。具有解表散寒、祛风止痛、通鼻窍、温肺止咳等功效。这味药在当今临床上应用广泛，治疗病症较多，用之得当，效果显著。我体会，它确实是味好药。因此，我也特喜用之。归纳多年临床实践，我常用细辛治疗痛证，如头痛、三叉神经痛、牙痛、颞颌关节痛，风湿顽痹，如风湿性或类风湿性关节炎、肩周炎、肩颈综合征、坐骨神经痛、强直性脊柱炎等。也用细辛治疗因于寒痰阻滞心脉而致的冠心病心绞痛。还用细辛治疗心动过缓、癫痫、肠系膜淋巴结炎、雷诺征、血栓闭塞性脉管炎、无脉症、复发性口腔炎、慢性鼻炎、过敏性鼻炎，以及妇女痛经等多种病症。此外，细辛还能明目退翳，用治眼疾；利咽消肿除喉痹；解毒止痛疗口疮。可见细辛应用范围是相当广泛的。

细辛的使用剂量值得提出商榷。近现代医家对古代医家所谓"辛不过钱"说颇有异议。古代医家陈承在《本草别说》中告诫后来医家："若单用末，不可过半钱匕，多则气闷塞，不通者死。"缪希雍在《本草经疏》中亦认为："不可过五分，以其气味俱厚而性过烈耳。"出于谨慎，当今现行中药学教材，多将其用量定为 1～3g。然而，当今临床上重用本品 10～30g 甚至用到 120g 的也有报道。我在临床上据症入煎内服用量为 3～10g，散剂则用 3g。我体会，入煎剂可视病症轻重斟酌多用，但也要注意药物配伍。散剂应控制在 3g 以内。细辛含挥发油，入煎后遇高温易挥发，个人经验煎煮时可揭盖煎煮，这样可显著减其烈性，而存止痛等功效。需强调，细辛用量不宜过大，若过量用之，服后可能会发生心悸、恶心、呕吐，甚至出现心律不齐、血压升高等不良反应。因此，细辛用量还应谨慎为宜。由于本品性味辛温，对气虚多汗、阴虚阳亢致头晕头痛，或无风寒湿邪所致的痛证，当予慎用。对素有高血压病史及肾功能减退者，也应当慎用。总之，细辛这味药不仅是《神农本草经》中之上品，也是当今医家们临证常用之尚品也。

【用法】本品生用。入煎内服应据证而剂量可放大些，不应拘于"辛不过钱说"。我每剂用量在 3～6g。甚可用至 10g。散剂：0.5～1g。阴虚阳亢所致的头痛头晕及肺燥阴伤的干咳者忌用，一般不与藜芦同用。

（顾润环　整理）

# 石　斛

【药名】石斛（别名：林兰），在《神农本草经》后的本草文献中又有杜兰、金钗花、黄草、吊兰花等称谓。

【经文】石斛，味甘，平。主伤中，除痹，下气。补五脏虚劳，羸瘦，阴强。久服厚肠胃，轻身，延年。

【文译】石斛，味甘，性平。主治内脏损伤，能除风湿痹痛，导气下行，以治气逆于上而致的咳喘、呃逆。能补益五脏劳伤虚损引起的身体消瘦虚弱，能滋补机体阴精。长期服用能增强脾胃运化功能，使人身体轻健，并能延年增寿。

【药源】本品为兰科多年生草本植物环草石斛、马鞭石斛、黄草石斛、铁皮石斛或金钗石斛的茎，主产于四川、云南、贵州、广西、广东、湖北等地，但以四川产者为优。全年均可采收，而以秋季采挖较宜。以金黄色、有光泽、质柔韧为佳。外有铁色薄衣者，为铁皮石斛，品质亦佳。

【药理】本品含石斛碱、石斛胺、石斛次碱，以及β-谷甾醇、黏液汁、淀粉等。具有增强机体免疫力、抗肿瘤、促进消化液分泌、抗血小板聚集、降血脂、降血糖、抗氧化、抗衰老和退热止痛等功效。

【文摘】

《名医别录》　益精，补内绝不足，平胃气，长肌肉，逐皮肤邪热痱气，脚膝疼冷痹弱，定志除惊。

《本草衍义》　石斛治胃中虚热有功。

《本草正义》　金石斛则躯干较伟，色泽鲜明，能清虚热，而养育肺胃阴液者，以此为佳。但市尘中欲其美观，每断为寸许，而以砂土同炒，则空松而尤壮观。要之，一经炒透，便成枯槁，非特无以养阴，且恐不能清热，形犹是而质已非。

《本草通玄》　石斛，甘可悦脾，咸能益肾，故多功于水、土二脏。但气性宽缓，无捷奏之功，古人以此代茶，甚清膈上。

《药品化义》　石斛气味轻清，合肺之性，性凉而清，得肺之宜。肺为娇脏，独此最为相配。主治肺气火虚，咳嗽不止，邪热痱子，肌表虚热。其清理之功，不特于此，盖肺出气，肾纳气，子母相生，使肺气清则真气旺，顺气下行，以生肾水，强阴益精……且上焦之势，能令肺气委曲下行，无苦寒沉下之弊。

《徐大椿医书全集·药性切用》　性味甘淡，微寒微咸，平胃气而除虚热，益肾阴而安神志，为胃虚夹热伤阴专药。出霍山者，功用相仿，兼能开胃。鲜者大寒，尤能泻热益阴。

《临床应用汉方处方解说》　药效：解热，镇痛，健胃，强壮。用途：口渴，阴痿，关节痛。

《现代实用中药（增订本）》 效用：能促进分泌液，使口腔滋润，用于热病之唇齿干燥、口渴需饮等。又为强壮剂，治阴痿、盗汗、消耗性诸病。并为镇静剂，治关节炎之疼痛。凡经久之热性者，舌红口干者，用之有清凉滋润之效。久服不害胃。

【今用】**国医大师朱良春** 朱老指出石斛治痹能奏佳效。他说《神农本草经》言其能"除痹"颇为难解。然石斛除痹，必与《神农本草经》论石斛"补五脏虚劳羸瘦"之说联系而论，方能得其真谛。"荣卫涩少"是石斛治痹之着眼点。此必是营卫两虚、肝肾不足，而寒湿逗留者，即虚痹之类。因于气虚津涸，脉为之不利，痹闭难以宣通，用石斛等益气养荣、补益肝肾为主，佐以祛风通络之品，实为治本之途。用石斛治痹，殆取除痹、补虚两义。

朱老对石斛除痹的应用，以痹证久远，肝肾阴伤，呈现筋脉拘挛作痛，形体消瘦，或午后低热、舌红少苔、脉细数者，用之为多。恒以石斛配首乌、白芍、地黄、鸡血藤滋养阴液，钩藤、天麻、豨莶草、秦艽、桑寄生、木瓜祛风通络，桃仁、红花活血定痛，必有较好的效果。其中石斛用量一般为 15 ～ 30g，少则效差。朱老并指出，此类痹证，当根据中医肝主筋、肾主骨的理论，注重滋养肝肾，俾源头得畅，脉涩者方可转为流利。而祛风通络药，又当避开辛燥，以防伤津耗液。又，阴虚脉涩不利，易致血瘀，故又当选用活血化瘀之品，如桃仁、红花之属。此类痹证，不宜急切图功，当守方常服，多进自可获益。（详见《朱良春用药经验集》）

**贵州著名医家石恩骏** 《神农本草经》中石斛"主伤中"一语，非指脾胃不足，实指心脏经脉有所伤损。曾治高龄高血压心脏病患者，并发心衰、心房纤颤，神志昏昧，几度欲脱，舌尖红少苔，脉细疾而指数不明，用金石斛 18g，炙甘草 15g，浓煎服之，证即缓解。石教授指出，他治多种心脏疾病，特别是高血压性心脏病及病毒性心肌炎，有心功能不全或快速型心律失常，舌红，脉细数结代者，方中必用石斛，谓其可稳定心律，纠正心衰。并云及其先父玉书公曾嘱告，"石斛可以利心脉，通心气"，吾慎记之。石教授指出，石斛养阴益精气，具疏通经脉气血之特性，尤宜于久痹之虚羸者。石斛还能治血枯涩，麻木而痹，半身不遂之中风偏枯症，且最为要药。石斛外似清淡无味，实则得中土之正气而补脾，得金水之精气而养肺，内应于肾而益精。故糖尿病、结核病、甲亢等多种慢性消耗性疾病，用之不惟可以养阴，更可补益肺、脾、肾之正气。《神农本草经》所谓"补五脏虚劳羸瘦"，即可作此理解。（选自石恩骏《〈神农本草经〉发微》）

**国医大师唐由之** 用石斛能养阴清热，生津明目。他遵《本草再新》用石斛"理胃气、清胃火，除心中烦渴，疗肾经虚热，安神定志，解盗汗，能散暑"，将之用于热病伤津，或胃阴不足所致的视物不明、目睛干涩不爽、白睛赤丝难消、金疮反复不愈及视力减退，云雾移睛、近视等，常与熟地、菟丝子、枸杞子、决明子等同用，如中成药石斛夜光丸。（详见《国医大师·唐由之》）

【师说】石斛，其味淡、甘，性平。无毒。归胃、肺、肾经。具有益胃生津、滋阴清虚热等功效。多年来，我在临床上用石斛治疗的病证如下。

（1）咽炎。我重用石斛治疗慢性咽炎，常用40g左右，再配沙参、制首乌、玄参、红花、杏仁、麻黄、陈皮，效果显著。

（2）阴津亏虚。对于阴虚之咳喘、萎缩性胃炎、消渴、胃脘胀痛、肾虚、热痹、鹤膝风，以及膝关节肿胀、积水，可用石斛配沙参、麦冬、乌梅、白芍、生地、葛根、枳壳、牛膝等治之，效佳。

（3）腘窝囊肿。我也喜用南京中医药大学黄煌教授研制的四味健步汤（赤芍、丹参、石斛、怀牛膝），再加杜仲、白芥子、生薏苡仁及近代医家张锡纯先生的活络效灵丹（当归、丹参、乳香、没药）治疗腘窝囊肿，取石斛养血濡润，壮骨利膝，活血化痰消囊肿，甚效。

（4）目疾。我用石斛治疗肝肾阴虚所致的目赤翳障、目视昏糊，辨属肝、肾阴虚有热者宜，对虚而无火者忌之。

（5）暑热病证。石斛能清暑益气，再配石膏、知母、生地、西洋参等治疗小儿夏季发热久不退、口渴多饮、多尿、少汗的暑热证，确实有效。

此外，我也用石斛配天冬、白鲜皮、生薏苡仁、鲜马齿苋、杠板归，煎水浸洗扁平疣，坚持数日可效。

尚须指出，古、今医家常用石斛治疗消渴（含糖尿病），谓之有生津止渴、降糖功效。但近年有医家据实验研究认为，石斛所含的石斛碱有升高血糖作用，我对此存疑，这是否与石斛所用剂量多少有关？尚须临证继续观察之。此外，也有药理研究证实用大剂量石斛，能使心力减弱、呼吸抑制、血压降低等，对此，亦须临床加以观察之。

【用法】石斛鲜品与干燥品均可入药用之。鲜品是将采收来的石斛去除须、根、泥沙后，以砂藏保存备用。干品则需加工炮制。但对石斛不能反复高温烘炒，以防内在有效成分大量丢失。为保证石斛药效，应重视其炮制方法。本品生用，入煎内服：10～15g。鲜品可用15～30g。

（顾润环　整理）

# 巴戟天

【药名】巴戟天，在《神农本草经》后的医药文献中又有巴戟、鸡肠风、兔子肠等名称。

【经文】巴戟天，味辛，微温。主大风邪气，阴痿不起。强筋骨，安五脏，补中，增志，益气。

【文译】巴戟天，味辛，性微温。主治强烈的风邪等邪气，治疗阳痿不举。能使筋骨强健，能安养五脏，调补中焦脾胃，并能增强记忆力，补益气力。

【药源】本品为茜草科植物巴戟天的干燥根。全年均可采挖，洗净，除去须根，晒至六七成干，轻轻捶扁，晒干。以肥壮、呈连珠状、肉厚、色紫者为佳。

【药理】本品含有蒽醌类、环烯醚萜苷类、低聚糖类、氨基酸类、微量元素；以及龙脑等挥发油。巴戟天能诱导骨髓基质细胞向成骨细胞分化，巴戟天所含的无机元素锰是许多酶系统的重要活化剂，能促进生长发育。巴戟素对脑细胞缺氧损伤有保护作用。巴戟天中的菊淀粉型低聚糖 4 种单体成分有抗抑郁活性。巴戟天中某些成分能直接地促进造血干细胞的增殖和分化。巴戟天能提高超氧化物歧化酶、乳酸脱氢酶活性，降低丙二醛含量，增加一氧化氮，具有明显的抗缺氧损伤、保护心肌作用；巴戟天还能增强免疫、抗肿瘤、抗衰老及抗疲劳、降低雄性小鼠的精子畸形率等。

【文摘】

《名医别录》 疗头面游风，小腹及阴中相引痛，补五劳，益精，利男子。

《日华子本草》 安五脏，定心气，除一切风。疗水肿。

《珍珠囊》 巴戟天添精补髓主延年，解去腰疼诚有效……除风强筋益力，治梦与鬼交。

《药性本草》 治男子夜梦鬼交精泄，强阴下气，治风癞。

《本草纲目》 治脚气，去风疾，补血海……之才曰：覆盆子为之使，恶雷丸、丹参、朝生。

《雷公炮制药性解》 巴戟之温，本专补肾，而肺乃肾之母也。且其味辛，故兼入之以疗风。凡命门火旺，以致泄精者，忌之。

《景岳全书》 巴戟天阴中阳也，虽曰足少阴肾经之药，然亦能养心神，安五脏，补五劳，益志气，助精，强阴痿不起、腰膝疼痛及夜梦鬼交、遗精、溺浊、小腹阴中相引疼痛等证。制宜酒浸去心，微炒或滚水浸剥亦可。

《本草经疏》 巴戟天性能补助元阳，而兼散邪，况真元得补，邪安所留，此所以愈大风邪气也……其能疗少腹及阴中引痛，下气，并补五劳，益精，利男子者。五脏之劳，肾为之主，下气则火降。火降则水升，阴阳互宅，精神内守，故主肾气滋长，元阳益盛，诸虚为病者，不求其退而退矣……凡病相火炽盛，便赤，口苦，目赤目痛，烦躁口渴，大便燥秘，法咸忌之。

《医方十种汇编》 补肾阴兼除风湿，治五劳七伤，腰膝疼痛，风气水肿等症。川产良，去心酒浸焙用。

《本草求原》 化痰，治嗽喘，眩晕，泄泻，食少。

《本草新编》 夫命门火衰，则脾胃寒虚，即不能大进饮食，用附子、肉桂以温命门，未免过于太热，何如用巴戟天之甘温，补其火而又不烁其水之为妙耶？或闻巴戟天近人止用于丸散之中，不识亦可用于汤剂中耶？曰：巴戟天，正汤剂之妙药，温而不热，健脾开胃，既益元阳，复填阴水，真接续之利器，有近效而又有远功。

《得配本草》 治一切风湿水肿……得纯阴药有既济之功，君大黄治饮酒脚气……火旺泄精，阴水虚乏，小便不利，口舌干燥，四者禁用。巴戟、锁阳暖肾经之寒，熟地、杞子制肾脏之热，肾脏虚多热，肾经虚多寒，经脏不同，水火判别，毋得误用。

《本经逢原》　巴戟天严冬不凋，肾经血分及冲脉药也，故守真地黄饮用之……又治脚气，补血海，病人虚寒加用之。

【今用】**现代医家秦伯未**　巴戟天，甘辛，微温。适应证：神经衰弱、阳痿、遗泄、慢性风痹、直腹肌拘挛。亦治妇女月经不调。用量：一钱至二钱。配伍：伴山萸、山药、熟地、杜仲、牛膝、苁蓉、茴香、枸杞、远志、菖蒲、五味子。还少丹——《杨氏家藏方》杨氏（杨倓）方。脾肾俱虚之面色不华、腰膝无力、健忘、阳痿耳鸣、目暗等。（详见《医学大家秦伯未方药论著选》）

**岭南名医卢朋著**　巴戟天气味辛甘，微温，无毒。主大风邪气，阴痿不起。强筋骨。安五脏，补中，增志益气。黄宫绣曰：巴戟天为补肾要剂，能治五劳七伤，强阴益精，以其体润故耳。然气味辛温，又能祛风除湿，观刘守真地黄饮子，用此以治风邪，义实基此，未可专作补阴论也。叶天士曰：巴戟治阳虚之痿，淫羊藿治阴虚之痿也。用产佳，中虽色紫、微有白糁粉色，而理小暗者直。（详见《卢朋著方药论著选》）

**贵州名医石恩骏**　余又常用二仙汤治腿膝酸软，遇劳则甚之肾虚腰痛。用于急性腰扭伤疼痛剧烈，二仙汤益肾气也可取显效，远胜活血化瘀、舒筋止痛方药也。老年性痴呆健忘者，脑髓渐空也，脑髓不足，肾精亏也，又兼痰浊阻滞，余每以还少丹为基本方治之，长期服用，可取缓效。风寒湿痹必因素体阳气亏损，腠理空虚触冒风雨，邪气乘虚留注经络，风寒湿瘀纠结而成。巴戟天益肝肾，和营血而通阳气，祛风除湿，余常用于风湿性关节炎、类风湿性关节炎之属风寒湿痹者。如用乌附等大辛温以释寒凝而止痛，加巴戟天、生熟地等温润药，则乌附等释寒之药力更为持久绵长也。（详见《〈神农本草经〉发微》）

**广东名中医冯宗文**　巴戟天，温肾，调经种子良药。巴戟天，辛、甘，微温。归肾、肝经，入胞宫。功能温补肾阳，调经种子，祛风除湿。应用如下。①调经。本品为治肾阳虚弱，命门火衰良药。用于肾阳不足之月经初潮来迟、月经后期、月经量少、闭经等。常与肉苁蓉、菟丝子、熟地黄、当归、紫河车、鹿角胶等配伍，如右归丸、归肾丸加本品以增强温肾助阳、调养冲任之功。②止崩。用于治肾气不足，冲任不调之崩漏、月经期延长等。与黄芪、白术、熟地黄、当归、三七等配伍，方如将军斩关汤，益肾气、固冲任。③种子。用于命门火衰，胞宫失温，发育不良之不孕。与人参、白术、菟丝子、附子、肉桂等配伍，方如温胞饮，暖宫种子。④止痛。用于治肝肾精血不足，胞脉失养之痛经，以经后小腹绵绵作痛伴腰酸为特点。与山茱萸、阿胶、白芍、当归等配伍，方如傅青主调肝汤，补肝肾止痛，治阳虚寒湿、冲任不利之痛经。⑤调补阴阳。用于绝经前后诸证之肾阴肾阳俱虚证。症见月经紊乱，乍寒乍热，烘热汗出，头晕耳鸣，腰膝冷痛，酸软等……肾气不足，则冲任、胞宫失养而致月经不以时下，经闭；冲任失固而致崩漏等出血；胞宫失温而痛经。巴戟天味甘温润不燥，入肝肾以温肾

阳，益精血，补肾气，调冲任，故而有调经、止崩、止痛之功效。（详见《中医妇科用药十讲》）

【师说】巴戟天，其味甘、辛，性微温。归肝、肾二经。具有补肾阳、强筋骨、祛风湿等功效。我在临床上，常用其以下功效治疗病证。

（1）温补肾阳。本品甘温不燥，主入肾经而能补益肾之阳气。我用巴戟天配仙灵脾、仙茅、枸杞子、益智仁、露蜂房、蜈蚣、细辛、当归、熟地、芡实、莲须、吴茱萸、肉桂等治疗男子阳痿、遗精以及女子宫冷不孕、小便频数者。对于女子性欲冷淡、带下清稀等，还可在上方中加入高良姜、吴茱萸、菟丝子、枸杞子等。若用巴戟天配黄芪、熟地、山药等可治肾病蛋白尿。对肾阳虚致小便不禁，用巴戟天配益智仁、桑螵蛸等治之。

（2）强筋壮骨。本品能补肝肾，益精血，可使筋骨强壮。故对肝肾精血亏虚、筋骨不健者，能强筋壮骨。可用巴戟天配黄精、杜仲、牛膝、续断、石斛、木瓜、伸筋草、功劳叶、补骨脂以治筋骨痿软。屈伸不利、腰膝酸沉等症重而病久者，可再加菟丝子、肉苁蓉等治之。下焦久积风冷，可加牛膝、独活、附子等。

（3）祛风湿。本品有散风祛湿等功效。我常用本品配羌活、独活、炒薏苡仁、海风藤、青风藤、鸡血藤、络石藤、五加皮、川牛膝等治疗风寒湿痹致关节肿痛、阴雨天气温下降疼痛显著及下肢重滞肿胀者。

（4）益脑增智。本品能补肾益精而养脑，使人智慧增强。我常以巴戟天配菟丝子、黄精、玉竹、川芎、五味子、天麻、胡桃仁、熟地、制首乌、石菖蒲、益智仁等。久服上方能提神强志，增强记忆力，可提高学习效果。我研制的经验方聪慧醒神胶囊中即为巴戟天配灵芝、制首乌、核桃仁、丹参、天麻、石菖蒲、土茯苓、黄精、甘松、益智仁等。本方能补肾益智、化瘀祛痰、益脑醒神，用治脑动脉硬化症、老年痴呆症、脑萎缩等病症中出现的脑力下降、智力低下等。

我于临证体会到，巴戟天的温补功效主要是温补肾阳，为补肾阳之要药。能抗衰老，亦可提高机体抗病能力，尤其对肿瘤患者，肿瘤多为脾肾亏虚，夹有痰、瘀、火毒等标实之证，肿瘤病程中的各阶段均可用巴戟天治疗。著名的二仙汤（巴戟天、仙灵脾、仙茅、当归、黄柏、知母）为治妇科更年期综合征的良方，可治潮热、自汗、盗汗、烦躁、情绪低落、睡眠不安，或心悸、口干、血压升高等。我也用巴戟天配川楝子、茴香等治疗睾丸偏坠。肾阳虚冷、虚火上炎等易生口疮，可用巴戟天配白芷、良姜、肉桂、附子、龟板、砂仁、黄柏等治之，甚效。用巴戟天配仙灵脾、肉苁蓉、黄芪、党参、白术、防风、茯苓、浙贝母、郁金、昆布、海藻、肉桂等能治疗甲状腺机能减退。用巴戟天配知母、黄柏、当归、川芎、丹参、续断、杜仲、仙灵脾、肉苁蓉等能治疗肾性高血压、肾病综合征。巴戟天配伍川芎、白芍、三棱、莪术、丹参、牛膝、生地、大黄、仙灵脾、肉苁蓉等能治疗系统性红斑狼疮。若上方再加生地、麦冬、白芍、石斛等能治疗干燥综合征。巴戟天配仙灵脾、肉苁蓉、当归、丹参、三棱、桃仁、丹皮、牛膝、黄芪等可治疗重症肌无力。巴戟天配六味地黄汤加陈皮、枸杞子、仙灵脾、肉苁蓉等可治疗阿迪森病等。亦可用巴戟天配蛇床子煎水浴足治疗湿脚气。

总之，肾气不足、肾阳亏虚证显著，凡见阳痿、遗精、宫冷不孕、月经不调，小腹冷痛，风湿痹痛，筋骨痿软，腰膝冷痛，腰背发凉，面色淡白，小便清长频数，咳而失禁，腰以下水肿，舌质淡胖，苔白，脉沉细弱等，皆为我选用巴戟天的指征。

巴戟天、淫羊藿相较：两者皆能补肾阳，强筋骨，祛风湿，可治肾阳虚弱致阳痿、不育、不孕、尿频，肝肾不足之筋骨痿软无力，风湿痹痛之肢体麻木、拘挛等。但巴戟天微温不烈，补肾除湿之力稍逊，主治肝肾不足，肾阳虚弱证。淫羊藿辛温燥热，长于温肾壮阳，且祛风除湿力胜，善治肾阳虚弱致阳痿、不孕、肢体麻木拘挛，也治肾阳虚弱所致咳喘及更年期高血压病。

【用法】本品可生用或盐水炒用，入煎内服：10～15g。凡阴虚火旺失眠、心悸失眠者，不宜服用。肾阴虚火旺有热的病症不宜用之。

（陶方泽　整理）

# 白 英

【药名】白英，在《神农本草经》中别称为谷菜，在《神农本草经》后的相关医籍中又有苦茄、鬼目草、白毛藤、排风藤、白草等别名。

【经文】白英，味甘，寒。主寒热，八疸，消渴，补中益气。久服轻身，延年。

【文译】白英，味甘，性寒。主治周身恶寒发热，八种黄疸（泛指发黄为主的病证，《金匮要略》分五疸：黄疸、酒疸、谷疸、黑疸、女劳疸；《诸病源候论》分九疸：胃疸、心疸、肾疸、肠疸、膏疸、舌疸、体疸、肝疸、肉疸等）病，消渴证，也具有补中益气的功效。长期服用使人身体轻巧，延年益寿。

【药源】白英为茄科多年生蔓性半灌木，类圆柱形，直径约2～7mm，外表黄绿色至暗棕色，质坚韧，密被灰白色毛茸，有的可结淡黄色或暗红色的果实。药用其全株或根，夏秋季采收，洗净、晒干，或鲜品入药。主产于华东、华南及西南各省。

【药理】白英的化学成分主要有甾体类、生物碱、黄酮类、萜类、蒽醌类、香豆素类等，具有抗菌、抗病毒、抗真菌、抗肿瘤及抗过敏等作用。白英多糖能增强免疫功能。

【师说】《神农本草经》所载白英，又叫白毛藤，后世亦有将蜀羊泉也称之为白毛藤的。其实此二者同科不同属。白英为多年生蔓草茄科植物白英的枝、叶，因其茎、叶、柄密生白色长柔毛而得名；而蜀羊泉别名为漆姑等，同为茄科茄属植物，药用青杞的全草或果实。二者是有区别的，不可混淆。白英，其味苦、平，性微寒，有小毒。入肝、胃二经。功能清热利湿，解毒消肿，抗肿瘤等。我在临床上将其用治如下。

（1）湿热证。本品全草可抗病毒。可配荆芥、薄荷、金银花、柴胡、黄芩、板蓝根等治疗病毒、细菌混合感染引起的感冒发热；配茵陈、栀子、黄芩、柴胡、大黄、郁金、金钱草等治疗肝、胰、胆等炎症引起的黄疸、发热、身黄、目黄、尿黄等；配秦艽、羌活、独活、姜黄、络石藤等治疗关节风湿痹痛，以及痛风性关节炎；配野菊花治疗眼结膜炎急性发作者；配萹蓄、瞿麦、积雪草、小蓟、白茅根等治疗湿热下注膀胱，症见尿频、尿急、尿灼痛、尿血等。

（2）癌症。用白英配半枝莲、龙葵、白花蛇舌草等作为基本方，配入适证方中可治多种癌症。例如：白英配龙葵、蛇莓、石见穿、野荞麦根、麦冬、石韦、石上柏、冬凌草等，治疗声带及肺之癌肿；白英配蛇莓、龙葵、桑黄、藤梨根、石见穿、生薏苡仁、白花蛇舌草等，治疗肝癌及胃肠道癌肿。

（3）痈疽疮毒。本品能解毒消肿，用之配金银花、蒲公英、野菊花、连翘根、一见喜、生薏苡仁、浙贝母、天花粉等，可治疗乳痈未化脓者，也可用治痈疽疮毒等。

（4）皮肤疾病。本品用治疥疮，既可入煎内服，也可外用煎水熏洗，可治疗湿疹、疥疮、头秃；白英配野菊花等煎水外洗治疗痈疽溃破久不愈合。对于丹毒、恶疮、漆疮、疥疮、湿疹及淋巴结核等，我用白英配黄芩、夏枯草、土贝母、昆布、山慈菇、猫爪草、牡蛎、玄参等治之。

（5）妇科炎症。本品能清利下焦湿热，用治阴道炎。可用白英配败酱草、红藤等治疗妇女湿热带下；用白英配白头翁、小蓟、煅乌贼骨、茜草、贯众等治疗妇女赤白带下，或赤带，或黄带，阴痒，小腹疼痛等。

此外，本品配秦艽、羌活、独活、银花藤、龙须藤、石膏、石斛等可治疗急性风湿热痹疼痛者。

【用法】本品入煎内服：20～30g。鲜品用30～40g。外用：适量，煎水熏洗，或外敷等。本品有小毒，体虚无湿热者忌用。

（于一江　整理）

# 白　蒿

【药名】白蒿，在《神农本草经》后的本草文献中又名皤蒿、旁勃、白艾蒿等。

【经文】白蒿，味甘，平。主五脏邪气，风寒湿痹。补中益气，长毛发，令黑。疗心悬、少食、常饥。久服轻身，耳目聪明，不老。

【文译】白蒿，味甘，性平。主治五脏邪气结聚，风寒湿痹证，心悬，易饥但进食量少，能补益中焦脾胃之气，滋养润泽易长毛发。长期服用，能使身体轻健，听力、视力增强，不易衰老。

【药源】白蒿为菊科植物大籽蒿的全草，主产于我国东北、华北及甘肃、陕西等地。每年夏、秋时节采收，鲜用或扎把晾干入药。

【药理】本品主要含白蒿宁、白蒿素、洋艾内酯和洋艾素等化学成分。其药理活性如下。①利胆退黄：使人体内胆汁流量增加，减少胆固醇结石发生。②抑菌消炎：因它含有黄酮类成分，对人体病菌有良好的抗抑作用。③保肝：本品含有多种天然保肝成分，有明显保肝作用。④降血脂：本品能降血脂与抗动脉粥样硬化。

【师说】白蒿，为菊科蒿属植物大籽蒿的全草。有水、陆二种，陆生为艾蒿，水生为萎蒿。其味甘，性平。入脾、胃二经。据文献记载，本品具有以下功能。①清热利湿，凉血止血。主治肺热咳喘、咽喉肿痛、湿热黄疸、热痢、淋证、风湿痹痛、吐血、咯血、外伤出血、疥癞恶疮等。②补中益气。治疗心悬少食易饥等病症。还治疗脾胃虚弱，中气亏虚之体倦、胃痛等，可用白蒿配仙鹤草、黄精、山药、党参、白术、延胡索、陈皮等水煎服治之。③治疗风湿痹痛。取白蒿配苍耳子、天仙藤、鸡血藤、透骨草、青风藤、海风藤、络石藤等治之；④治疗脱发、白发。本品若配制首乌、当归、白芍、茯苓、生侧柏叶、黑枸杞子、黑枣等可治脱发，并能乌须黑发。

此外，本品还可解毒疗疮，可治疗各种急重疮疡等病症。由上可见，白蒿有祛邪和扶正两个方面的效用。

【用法】本品入煎内服：6～15g。临证用之无特殊禁忌。尚需提及，我国部分地区中医药人员认为白蒿即茵陈蒿而用茵陈代之。但白蒿与茵陈实是同科属不同品种的两种药物。白蒿为菊科蒿属植物大籽蒿的全草，而茵陈为菊科植物滨蒿或茵陈蒿也。

（刘成全　整理）


# 赤箭（天麻）

【药名】赤箭（别名：离母、鬼督邮），在《神农本草经》后的本草文献中又有明天麻、定风草等称谓。

【经文】赤箭，味辛，温。主杀鬼精物，蛊毒恶气。久服益气力，长阴，肥健，轻身，增年。

【文译】天麻，味辛，性温。主要能驱除鬼魅、蛊毒等邪恶之气。长期服用能增长人的气力，增加体液，使人肥健，身体轻便，寿命延长。

【药源】本品为兰科植物天麻的块茎，属多年生草本植物。主产于云南、四川、贵州等地。冬、春季节采收，冬季采收名之为冬麻，质量优良，春采者为春麻，质差。本品以质地坚实沉重、色黄白、半透明、无空心者为佳。

【药理】本品主要成分为天麻苷、天麻苷元、对羟甲基苯酚 β-D-葡萄糖苷，还含对羟基苯甲醛、琥珀酸、β-谷甾醇等。主要药理作用：镇静，麻醉，安眠，抗惊厥，镇痛，益智，降压，增强心肌细胞功能，抗辐射，抗炎，增强人体特异性免疫功能，延缓衰老，轻度加强小肠蠕动等。

【文摘】

《名医别录》 消痈肿，下支满，疝，下血。

《日华子本草》 助阳气，补五劳七伤，通血脉，开窍。

《开宝本草》 主诸风湿痹，四肢拘挛，小儿风痫，惊气，利腰膝，强筋力。

《本草衍义》 天麻，用根，须别药相佐使，然后见其功，仍须加而用之，人或蜜渍为果，或蒸煮食，用天麻者，深思之则得矣。

《药性本草》 治冷气顽痹，瘫缓不遂，语多恍惚，多惊失志。

《本草纲目》 天麻，乃肝经气分之药。《素问》云，诸风掉眩，皆属于肝。故天麻入厥阴之经而治诸病。按，罗天益云：眼黑头旋，风虚内作，非天麻不能治。天麻乃定风草，故为治风之神药。今有久服天麻药，遍身发出红丹者，是其祛风之验也。

《东医宝鉴》 天麻主四肢拘挛，水煎服，或蒸熟食，或生食并佳。

《本草汇言》 主头风，头痛，头晕虚旋，癫痫强痉，四肢挛急，语言不顺，一切中风，风痰。

《本草新编》 天麻，能止昏眩，疗风去湿，治筋骨拘挛瘫痪，通血脉，开窍，余皆不足尽信。然外邪甚盛，壅塞经络血脉之间，舍天麻又何以引经，使气血攻补之味，直入于受病之中乎？总之，天麻最能祛外束之邪，逐内避之痰，而气血两虚之人，断不可轻用之耳。

《本草正义》 天麻气味，古皆称其辛温，盖即因于《本草经》之赤箭，而《开宝》、甄权诸家，称其主诸风湿痹，冷气瘫痪等证，皆因辛温二字而来，故视为驱风胜湿、温通行痹之品……今恒以治血虚眩晕及儿童热痰风惊，皆有捷效，故甄权以治语多恍惚，善惊失志，东垣以治风热，语言不遂，皆取其养阴滋液而息内风。盖气味辛温之说，本沿赤箭之旧，实则辛于何有，而温亦虚言。

【今用】**北京著名医家施今墨** 天麻又名明天麻，为兰科多年寄生草本植物天麻的块茎。味甘，性微温。入肝经。本品性升属阳，为肝经气分之药。它既能息风止痉，用于治疗肝风内动、惊痫抽搐、破伤风、小儿急惊风、慢惊风；又能镇静平肝，用于治疗肝虚、肝风所引起的眩晕（类似高血压、脑动脉硬化、梅尼埃综合征），以及一般体弱所致的眩晕；还能祛风除湿、镇痉止痛，用于治疗偏头痛，证属肝风痰湿为患者，以及风湿痹痛、肢体麻木、手足不遂等症。（详见《施今墨对药临床经验集》）

**北京著名医家焦树德** 天麻味辛，性平。有息风、祛痰、止痉的作用。最适用于虚风内动、风痰上扰而致的眩晕，四肢麻木、抽搐等症。常用于以下几种情况。①头痛、眩晕：本品味辛能散外风，能入肝经，善息内风（肝风），并有祛痰的作用，所以一味天麻既能息风，又能祛痰。一般祛风、化痰药均有燥性，惟天麻辛润不燥，通和血脉，有益筋骨，故前人称天麻是"风药中之润剂"。如肝风内动，风痰上扰而致头痛、眩晕、眼黑、走路不稳、手足麻木等症，可配合钩藤、白蒺藜、菊花、川芎、赤芍、胆南星、桑叶、生地、泽泻等同用。如中风口眼歪斜、口角流涎，可配白僵蚕、全蝎、白附子、荆芥、白芷等同用。②中风：中风半身不遂、言语不利、半身麻木等，可配合桑枝、半夏、制南星、红花、防风、桃仁、赤芍、地龙、白蒺藜、钩藤、鸡血藤、川芎等同用。③惊风、癫痫：小儿惊风、大人癫痫而致的抽搐、牙关紧闭、眼吊、烦躁不安等症，可配合全蝎、蜈蚣、钩藤、天竺黄、黄连、黄芩、郁金、菖蒲、远志、香附、陈皮等同用。据近代研究报道，本品对实验性癫痫的动物，有制止癫痫反应的作用。（选自《用药心得十讲》）

**山东著名医家周凤梧**　天麻味微辛、甘而性平，专入肝经。功能息风止痉，通络止痛。诸凡头目眩晕，痉挛抽搐及肢体麻木，手足不遂等一切风证，皆可赖以平定。前人说："眼虚头旋，虚风内作，非天麻不能除。"现代用天麻治疗证见肝虚的高血压、动脉硬化、耳源性眩晕和湿痰所致的眩晕等，均能取得良好的效果；用于与肝风痰湿有关的偏头痛，效果也比较确切；对于风虚痹痛，肢体麻木不遂及破伤风、"流行性脑脊髓膜炎""流行性乙型脑炎"等传染病引起的痉挛抽搐，疗效尤为明显。但天麻体肥柔润，富含液质，味虽辛而不能发散，虽甘而不能补益，唯同补药则治虚风（阴虚风动），同散药则治外风（外感风邪），不仅阴虚（阳亢）之风能用，即阳虚（湿痰内扰）之风亦可用，所谓宜虚宜实，均须随一症佐使，如配伍适当，功效益显，但单用效力不佳。（详见《临证本草讲读：一位二十年临床工作者的中药学讲稿》）

**上海著名医家叶显纯**　《神农本草经》述本品为"益气力，长阴，肥健，轻身增年"，从中医药理论来看，本品非是补虚之品，当是用之使病证消除而后身体得以健壮，从而有所述诸多功能；然而经查现代药理研究，本品除具有镇惊、抗惊厥、镇痛、降压等作用外，还有耐疲劳、延缓衰老等功能。（详见《神农本草经临证发微》）

**湖南著名医家周德生**　天麻擅通血脉。天麻，性味甘平，长于息风，定惊。一般用于风热头痛、风痫惊悸、诸风麻痹、眩晕不遂等症，被喻为治风之神药。然诸书但言肝经气分之药，实本品亦入血分，通血脉。天麻通血脉之理有三点：风热邪甚，壅塞经络血脉之间，天麻疗风去热，则经络血脉流畅，此通血脉一也。肝乃血脏，主疏泄，使气血条达，肝虚不足，则致肝急坚劲，气血苑郁。天麻味甘，和缓坚劲，使肝主疏泄正常，血气和平，此通血脉二也。天麻体重降下，味薄通利，条达血脉，故有瘀滞静脉者，此能舒畅，此通血脉三也。（详见《常用中药特殊配伍精要》）

【师说】赤箭，即今之天麻，其味甘、辛，性平。主入肝经。具有平肝潜阳、息风止痉、祛风通络等功效。我在临床上用之治疗以下病证。

（1）平肝潜阳。《黄帝内经》有谓："诸风掉眩，皆属于肝。"天麻入肝，确有平肝潜阳之功。我常用之治疗肝阳上亢所致的头晕、头痛，亦用治外邪所致的头痛、眩晕，天麻可谓治疗眩晕、头痛之要药。例如下列头痛眩晕。①肝阳偏亢。肝火化风，肝风上扰清空，症见头晕、头痛、失眠等，可用天麻配钩藤、川牛膝、石决明、栀子、黄芩、杜仲、益母草、桑寄生、酸枣仁、知母、茯神、旋覆花、蔓荆子、槐花、茺蔚子等治之；②产后血晕。对于妇女产时出血过多，产后体弱，气血亏虚所致的头晕、昏眩、神衰、昏糊欲睡等，可在四物汤中加天麻、枸杞子、菊花等治之。③正偏头痛。风邪外袭致头目眩晕作痛、眼目肿痛、起坐不便，可用天麻配荆芥、菊花、白蒺藜、半夏、白术、石楠叶、延胡索、姜黄、川芎等治之。④眩晕呕恶。眩晕昏胀、目不能睁、呕吐痰涎、耳鸣耳聋等类似于美尼埃病者，可用天麻、磁石、钩藤、白术、茯苓、仙鹤草、泽泻、车前子等配伍治之。

（2）息风止痉。天麻味甘，能缓肝急，为治风之要药。可治各种类型的肝风内动致惊痫抽搐。①小儿惊风。小儿惊风、抽掣、癫痫、撮口风等，可用天麻配全蝎、胆南星、僵蚕、石决明、荆芥、防风、蝉蜕等治之，有效。②风中经络。脑中风之中经络者，症见昏仆神糊、半身不遂、口眼歪斜等，我常用天麻配荆芥、全蝎、血竭、防风、麻黄、僵蚕、白附子、牛黄、麝香等研末成散剂内服治之。③破伤风。破伤风见牙关紧闭、腹背反弓、抽搐、口吐涎沫等症，用天麻配胆南星、防风、白芍、羌活、白附子等治之。本已肝肾阴虚之体，又患破伤风者，可用天麻配枸杞子、钩藤、枣仁、白芍、龟板、鳖甲、僵蚕、蝉蜕、丝瓜络等治疗。

（3）失眠症。本品可安心神。天麻配酸枣仁、知母治疗心阴不足之失眠；天麻配白蒺藜、栀子、莲子心、黄连、珍珠母等治疗心肝火旺之失眠；天麻配郁金、远志、夜交藤、合欢花、萱草花治疗抑郁症引起的失眠等。

（4）痹证疼痛。本品可祛内外风邪，能通络止痛，用治痹证疼痛。①中风后遗症。对中风引起手足不遂、筋骨疼痛、步履艰难者，用天麻配黄芪、桂枝、当归、豨莶草、没药、木瓜等治之。②风寒湿痹。外感风寒湿邪致关节疼痛，手足屈伸不利，晨僵及妇人产后血虚风痹作痛等，可用天麻配羌活、独活、当归、石斛、制川乌、制草乌、青风藤、海风藤、络石藤、鸡矢藤、姜黄、蜈蚣等治之。此方亦治颈及肩部疼痛、麻木，以及脊柱强直等。③腰腿疼痛。用天麻配当归、白芍、细辛、薏苡仁、木瓜、秦艽、桑枝、续断、桑寄生、独活、松节、川牛膝等治之。④肢麻颤动。天麻配当归、白芍、防风、磁石、龙骨、牡蛎、龟板、木瓜、石斛等治疗老人头摇肢颤麻木、面僵、流涎等震颤麻痹症。

此外，本品还可作为保健品强身健体，治身体虚弱，精神不振。也可治疗记忆力下降，不耐思考，以及老年痴呆症。对支气管扩张咳血、因肝火冲击肺络所致之咯血，可用之止血。近年，我于临床用之治疗帕金森病、三叉神经痛、脑动脉硬化、脑梗死、脑软化、椎—基底动脉供血不足及病毒性脑炎引起的脑部病症，也取得了显著的疗效。

总之，肝之阴血不足致头昏目眩，头痛伴耳鸣、呕吐、高热抽搐，中风半身不遂、肢体麻木等后遗症，肢体颤动麻木，破伤风，风湿痹痛，腰膝酸痛，肢麻伴眩晕，舌质暗红，少苔或有黄白腻苔，脉细弦、弦滑、硬，血压升高等，皆为我临床选用天麻之指征。

天麻、钩藤、羚羊角相较：此三药均有平肝、息风、潜阳之功效，可治疗肝阳上亢、肝风内动之证。然而天麻长于平肝息风兼止痛，无论寒、热、虚、实者，皆可据症配伍治之，且能祛外风以止头身疼痛。钩藤性凉，长于清热息风，治疗热极生风，小儿高热惊厥用之为宜。羚羊角性寒，清热力强，除治疗热极生风外，尚能清心解毒，用治高热神昏、热毒发斑等症。临证应区别选用此三药专长而用之。

【用法】本品入煎内服：10～15g。研末冲服1～2g。可入丸、散剂，或酒浸服。凡津、血亏虚者慎用之。非肝经之病症一般不用，外感热病也不宜用之。

（于一江　整理）

# 莪蔄子

【药名】莪蔄子，在《神农本草经》之后的本草文献中又称蘼闾子、奄闾等。

【经文】莪蔄子，味苦，微寒。主五脏瘀血，腹中水气，胪胀，留热，风寒湿痹，身体诸痛。久服轻身，延年不老。

【文译】莪蔄子，味苦，性微寒。主治五脏内有瘀血，腹中有水气积聚，腹部胀满，长时间发热不退，风寒湿痹，全身疼痛。长期服用使人身体轻巧，延年益寿，长生不老。

【药源】莪蔄子为菊科植物莪蔄的种子。其于7—8月开花结子，果实约2毫米，其果实与全草皆可入药。果实成熟时呈淡黄色，收集果实，秋冬季节采收，晒干入药。本品分布于东北三省及河北、山东等地，主产于粤、苏、浙、皖及东北各省。

【药理】主要含香豆素单萜酯成分A、B、C、D等，具有消炎、消肿、抗风湿、外伤骨折愈合等作用。

【师说】莪蔄子，为菊科植物莪蔄的果实。其味苦，性寒。归入肝经。据本草文献记载，本品的功效、主治如下。

（1）祛风除湿。本品可燥湿，行气，散寒，故有祛风散寒、除湿之效。对于风寒湿痹，可用本品配炒薏苡仁、海风藤、秦艽、青风藤、络石藤、炙川乌、桂枝、羌活、独活等治之。

（2）活血散瘀。本品辛散温通，行气活血，散结化瘀，通经活络，消肿止痛。对于跌打损伤。可用本品配当归、威灵仙、补骨脂、杜仲、刘寄奴、苏木、地鳖虫、乳香、没药等治之。

（3）疏风明目。本品能疏散肝经风热，有清肝明目之效。常与桑叶、菊花、石斛、夏枯草、女贞子、青葙子、决明子等同用。

（4）利水消胀。本品能辛散行气，利水消胀。可用本品配猪苓、楮实子、楮叶、茯苓、丁香、车前子、大腹皮等治疗肝硬化腹水。

（5）活血散瘀。对妇女夙有宫寒胞冷，易使瘀血结聚宫内，以致月经闭止者，可用本品配艾叶、小茴香、肉桂、桃仁、红花、益母草、䗪虫、莪术、蒲黄、五灵脂、川牛膝等活血通经散瘀。妇女产后腹痛可用桃红四物汤（桃仁、红花、熟地、白芍、当归、川芎）加益母草、失笑散、乌药、炙甘草等治之。

总之，本品以活血散瘀、祛风除湿功效见长。临证用治妇女瘀血经闭、产后瘀滞腹痛及跌打损伤、风湿痹痛、腰部扭挫伤等病证效著。尚有报道用本品治疗阳痿者。

【用法】本品入煎内服：10～15g。亦可研末入丸、散剂或捣汁饮服。无瘀滞及湿邪者慎服。孕妇忌服。

（于一江　整理）


# 菥蓂子

【药名】菥蓂子，在《神农本草经》之后的本草文献中亦被称为遏兰菜、蔑菥、大芥、大戬、马辛等。

【经文】菥蓂子，味辛，微温。主明目，目痛，泪出。除痹，补五脏，益精光。久服轻身，不老。

【文译】菥蓂子，味辛，性微温。主要功效为使眼睛视力增加，治疗目痛、流泪。能除痹痛，调补五脏，益精血，能使眼睛视力增加，长期服用可使人身体轻捷、延缓衰老。

【药源】本品为十字花科植物菥蓂的种子，每年5—6月份果实成熟时采集全株，打下种子，晒干、扬净备用。干燥种子呈黑褐色、细小。以籽粒饱满，色黑干燥，无灰土杂质者为佳。主产于江苏、浙江、湖南等省。

【药理】现代研究：菥蓂子，含黑芥子苷、芥子酶、挥发油、脂肪油。脂肪油中含有二十碳 –11- 烯酸甲酯。菥蓂子所含黑芥子苷经酶水解成黑芥子油后，有杀菌作用。黑芥子苷可增加尿酸的排出，用于治疗痛风。

【师说】菥蓂子，又叫遏蓝菜，为十字花科植物菥蓂的种子或全草。其味苦、辛，性微温。归入肝、脾、肾经。具有和中化湿、清热解毒、舒筋活血、明目、利水等功效。临证具体用治以下病证。

（1）目赤热痛。本品入肝经，能散肝经风热。主治目赤肿痛、翳障胬肉、迎风流泪。若与苦参、菊花、决明子、蒲公英、龙胆、生甘草等同用，可治急性眼结膜炎。

（2）风湿痹痛。本品具有祛风除湿的功效，用治风湿性关节炎。祛肌表风湿等，可与羌活、独活、桑寄生、青风藤、络石藤、海风藤、丹参、龙须藤、秦艽、怀牛膝等配伍。本品也可治腰腿痛。

本品能益精气，温补肝肾，强筋壮骨，用之有延年益寿之效。

此外，本品还可治疗急慢性胃炎、肝炎等由湿热为患的病症。

【用法】本品入煎内服：10～15g。外用：适量，研末点眼。本品得荆实、细辛良。恶干姜、苦参。

（于一江　整理）

# 蓍　实

【药名】蓍实。

【经文】蓍实，味苦，平。主益气，充肌肤，明目，聪慧先知。久服不饥，不老，轻身。

【文译】蓍实，味苦，性平。主要功效是增补气力，使肌肤充实，能使眼睛明亮，增加智慧，提高洞察力。长期服用使人没有饥饿感，延年益寿，身体轻巧。

【药源】蓍实源于菊科植物蓍的果实。分布于我国东北、华北及陕、甘等地。主产于陕、冀、晋及内蒙古等地。荚果呈纺锤形。果实长圆形，长约2mm，黄褐色。果期在9—10月份收采，晒干入药。

【药理】本品含有机酸、琥珀酸、延胡索酸、呋喃甲酸、乌头酸等。具有抗炎、解热、祛痛、镇静作用，以及抗菌作用。

【师说】蓍实，《本草纲目》认为，蓍实为可食之草蓍的子实。其叶亦可入药。我国《中药大辞典》记载本品为菊科蓍属植物之高山蓍的果实，但有异议。可见蓍实究属何种药物尚有争议，仍需考证。其味苦、酸，性平。无毒。归入脾、胃、肝、肾四经。具有益气充肌肤、明目、使人聪慧之功效。长期服用可使人延年益寿。蓍叶亦可作药用，能治疗脘腹痞满症。据本草文献记载，蓍实的功效、主治如下。

（1）补中益气。本品对脾胃虚弱致中气不足、清阳下陷、脾胃纳运不健所致发热、自汗出、渴喜温饮、少气懒言、肢倦无力、面色少华、脘腹痞满、纳谷不振、大便稀溏，或子宫、肛门及内脏下垂等，有补中益气、升举下陷之功。

（2）明目、聪慧。本品能入肝、肾经。肝可开窍于目，肾气通耳入脑。肝藏血，肾藏精，肝肾同在下焦，精、血互化，互补不足。若肝肾精血亏虚，可致二目昏花、健忘、反应迟钝。本品能大补肝肾，使人耳聪、目明、神智灵敏，可见本品能益人之神明。本品味苦，若用之明目，能治肝热目痛、流泪，可用蓍实配决明子、女贞子、菊花、石斛、蒲公英各适量水煎服，亦可煎汤熏洗眼目。若用之益脑，可治健忘、痴呆，可用薏实配远志、五味子、黑枸杞子、黑芝麻、人参、灵芝、刺五加、制首乌、石斛、石菖蒲、核桃仁等各适量水煎服。

　　总之，薏实功能益气，补精血，使人精气旺盛则能充养肌肤、眼目、脑髓；又能明目，聪慧。若久服之，使人不易饥、不衰老，神思敏捷，精力充沛，身体轻健。

　　【用法】本品入煎内服：5～10g。或入丸、散服。因其无毒，故用之无忌。

（于一江　整理）

# 赤芝（附：紫芝、青芝、白芝、黄芝、黑芝）

　　【药名】赤芝在《神农本草经》中又有丹芝之称，在《神农本草经》后的医药文献中又有瑞草、木灵芝、菌灵芝、灵芝草等称谓。

　　【经文】赤芝，味苦，平。主胸中结。益心气，补中，增慧智，不忘。久食轻身，不老，延年，神仙。

　　【文译】赤芝，味苦，性平。主治胸中郁结不舒。能补益心气，使内脏得补，能使智慧增加，令人不健忘。久服使人身体轻巧而不衰老，并能延长寿命而似神仙。

　　【药源】本品是多孔菌科真菌灵芝的子实体。主产于浙江、黑龙江、吉林、安徽、江西、湖南、贵州、广东、福建等地。一年四季皆可采集，晒干入药。以菌株干燥、饱满、色泽鲜明、完整、无杂质者为佳。

　　【药理】本品含多糖、核苷类、呋喃类、甾醇类、生物碱、三萜类、油脂类、多种氨基酸及蛋白质类、酶类、有机锗及多种微量元素等。具有保肝、免疫调节、降血糖、降血脂、抗氧化、抗衰老、抗肿瘤等作用。灵芝多种制剂具有镇静、抗惊厥、强心、抗心律失常、降压、抗肿瘤、镇咳平喘等作用。此外，灵芝还有抗凝血、抑制血小板聚集及抗过敏作用。

　　【文摘】

　　《名医别录》　青芝生泰山，赤芝生霍山，黄芝生嵩山，白芝生华山，黑芝生常山，紫芝生高夏山谷。六芝皆六月、八月采。

　　《本草经集注》　紫芝疗痔。薯蓣为之使。得发良，恶恒山。畏扁青、茵陈蒿。

　　《新修本草》　赤芝安心神。

　　《本草纲目》　紫芝疗虚劳。

　　《五芝经》　皆以五色生于五岳。诸方所献，白芝未必华山，黑芝又非常岳。且多黄、白，稀有黑、青者。然紫芝最多，非五芝类。但芝自难得，纵获一二，岂得终久服耶？

《论衡》云　芝生于土。土气和，故芝草生。

《瑞命记》云　王者仁慈，则芝草生。是也。

《采芝图》云　凤凰芝，生名山金玉间，服食一年，与凤凰俱也。曰燕胎芝，形如葵，紫色，有燕象。曰黑云芝，生山谷之阴，黑盖赤理黑茎，味咸苦。又有五色龙芝、五方芝、天芝、地芝、人芝、山芝、土芝、石芝、金芝、水芝、火芝、雷芝、甘露芝、青云芝、云气芝、白虎芝、车马芝、太一芝等，名状不一。

《中国药用植物图鉴》　治神经衰弱，失眠，消化不良等慢性疾患。

《灵芝》　治老年慢性支气管炎，咳嗽气喘。

《全国中草药汇编》　滋养强壮。主治头晕，失眠，神经衰弱，高血压病，血胆固醇过高症，肝炎，慢性支气管炎，哮喘，矽肺，风湿性关节炎；外用治鼻炎。

《中国传统补品补药》　养心安神，补肺益肝。适用于血不养心，心悸，失眠，健忘，肺虚咳喘，日久不愈，以及肝炎恢复期神疲纳呆等症。

【今用】**湖南名中医李传课**　灵芝味甘，性平，归入心、肺、肾经。补气明目，用于气虚之视神经萎缩、视网膜脉络膜萎缩、视网膜色素变性等退行性病变。常与党参、黄芪等药配伍。（详见《李传课眼科诊疗心得集》）

**湖南名中医柏正平、刘俊**　灵芝最早载于《神农本草经》。其性平，味甘，归心、肺、肝、肾经。其基本功效有补气安神，止咳平喘。①用于心神不宁、失眠、惊悸。灵芝味甘性平，入心经，能补心血、益心气、安心神，故可用治气血不足、心神失养所致的心神不宁、失眠、惊悸、多梦、健忘、体倦神疲、食少等症。可单用研末吞服，或与当归、白芍、酸枣仁、柏子仁、龙眼肉等同用。②用于咳喘痰多。灵芝味甘能补，性平偏温，入肺经，补益肺气，温肺化痰，止咳平喘，常可治痰饮证，症见形寒咳嗽、痰多气喘者，尤其对痰湿型或虚寒型疗效较好。可单用或与党参、五味子、干姜、半夏等益气敛肺、温阳化饮药同用。③用于虚劳证。灵芝有补养气血作用，故常用治虚劳短气、不思饮食、手足逆冷，或烦躁口干等症，常与山茱萸、人参、地黄等补虚药配伍，如《圣济总录》紫芝丸。灵芝的扶正作用能用于治疗癌症及其他各种肿瘤，灵芝对肺癌、食管癌、胃癌、鼻咽癌身体虚弱及白细胞减少症或放化疗以后的不良反应有减轻的作用，常与猪苓、茯苓、瓜蒌仁、半夏、天冬等配伍。（详见《中药应用讲记》）

**贵州名医石恩骏**　现代药理研究，灵芝含有多种对人体代谢有重要作用之物质，能增强中枢神经系统功能，强心，改善冠状动脉血液循环，增加心肌血流量，降低心肌耗氧量，增强心肌及机体对缺氧的耐受力，降血脂，调节血压，护肝，促进周围血液中白细胞增加，增加机体免疫功能，并有显著抗过敏作用。治疗冠心病，辨证为痰浊痹阻、气滞血瘀之实证者，余用灵芝与栝蒌薤白半夏汤或血府逐瘀汤合方；证为阴虚阳衰、气阴两虚之虚证者，用灵芝与养心汤或真武汤或生脉散合方。余也常用灵芝浸水代茶饮，与复方丹参片同用，治疗轻型冠心病，有稳定而平和之疗效。高血压心脏病、风心病、病毒性心肌炎、冠心病等所致慢性心力衰竭或快速性心律失常，临床症见心悸气短、口干少津、神疲而烦、脉疾结代者，余用灵芝、石斛、百合、炙甘草合方治之，有益气复脉之作用。由上可知灵芝"主胸中结，益心气而补中，保神"。慢性肝炎肝硬化，多为湿热浸渍日久，肝血瘀滞，而未有中气、精气之不虚者，常用灵芝疏肝解毒汤……灵芝"增慧智，不忘，久食轻身不老延年"，是为老年之保健良药。（详见《石恩骏临床经验集》）

**北京著名中医李乾构**　灵芝，滋补强壮药，主要成分：多糖类、核苷类、呋喃类、甾醇类、生物碱类、蛋白氨基酸类、三萜类、油脂类、维生素类及微量元素等。性味归经：味甘，性平，入心、脾、肾经。功效主治：滋补强壮，抗衰老，扶正固本。用于免疫功能低下、急慢性肝炎、冠心病、神经衰弱、肿瘤、血脂异常、眩晕失眠、心悸气短、虚劳咳喘等症。用法用量：治疗用 10～20g、保健用 3～6g。研碎冲服，或浸酒服或制片、熬膏等。（详见《名老中医李乾构亲授食疗秘方·药物卷》）

【师说】灵芝，又称为灵芝草，亦有单指赤芝者，最早载于《神农本草经》之中。《神农本草经》根据灵芝颜色的不同，将其分为赤芝、黑芝、青芝、白芝、黄芝、紫芝六种。现今灵芝属真菌已有 100 余种。灵芝作为药用在我国已有数千年历史。本品被历代医家视为滋补强壮、扶正固本的神奇药品。当今认为，灵芝其味甘，性平。归肺、心、脾经。功能益气血，安心神，健脾胃，益智，补肾，强筋骨，聪耳等。临证应用如下。

（1）益精保神。凡精亏神伤者，皆由脏腑虚损、元气不足、五劳七伤、大病重症、超力负重等导致。灵芝久服能大补元气，有滋补强身健体之效。

（2）坚筋壮骨。本品能坚筋骨、壮腰膝。用治肾精亏虚致筋骨松软，腰膝酸软无力。

（3）补肾充耳悦颜。本品有补肾之功。肾气通于耳，若房事不节致伤肾精，以至髓海不足，头晕脑涨耳鸣，甚则耳聋。可用灵芝补肾充耳。对脾肾亏虚致须发早白，易脱发，牙齿松动易脱落者，均可用之，灵芝还可使人面容姣好。

（4）祛风除痹。灵芝能利关节。痹病日久邪入肝肾，伤肝及筋，伤肾及骨，可致肢节疼痛、腰膝冷痛、四肢关节屈伸不利、手足痉挛拘急。可用灵芝补肝肾，生精化血。对久病风痹，多从补肝肾入手，用灵芝能补精血而祛风除痹。

此外，本品可治神经衰弱、心悸失眠、慢性支气管炎、高血压、高脂血症、矽肺、过敏性哮喘、胃痛、慢性肝炎，以及各种类型的冠心病、白细胞减少症等。

总之，芝类药物，乃古人所谓不死之草药，故对其养生延年益寿功效倍加推崇。从《神农本草经》所载芝类药物所治的病症来看，其主要用于补益诸脏，尤补心、肝、脾、肺、肾等脏。能益气健脾，强心，补肝血，益肾之精气，能提高机体免疫力及记忆力等。

灵芝与何首乌相较：两药皆有乌须发，防眉、发花白、脱落之功，能驻颜容好颜色。灵芝能大补元气，何首乌能养真阴，功效虽同，但前者偏补肾阳，后者偏补肾阴。又，灵芝能祛风除痹，何首乌以润肠通便兼长。二者功效确有异同也。

附：（1）紫芝，《神农本草经》谓："味甘，温。主耳聋，利关节。保神益精，坚筋骨，好颜色。久食轻身，不老，延年。"

紫芝：它的别名为木芝。其味甘，性温。无毒。主治耳聋，也可使关节通利。具有益精气、坚筋骨、强身健体、美容及延缓衰老等功效。久服可增强智力，延年益寿。

（2）青芝，《神农本草经》谓："味酸，平。主明目，补肝气。安精魂，仁恕。久食轻身，不老，延年，神仙。"

青芝：又名龙芝。其性味酸，平。无毒。具有明目、补肝、安神功效。久服之对人亲善而能宽容，亦可使身体轻巧而不衰老，寿命延长似神仙。

（3）白芝，《神农本草经》谓："味辛，平。主咳逆上气，益肺气，通利口鼻。强志意，勇悍，安魂。久食轻身，不老，延年，神仙。"

白芝：又名玉芝。其性味酸辛，平。无毒。主治咳嗽气逆上行，具有益肺气、利肺窍之功，可治咳喘，并能使口鼻通利，精神旺盛，抗病力增强。有强志意、使人神魂安和、延缓衰老的功能，久服可延年益寿。似神仙。

（4）黄芝，《神农本草经》谓："味甘，平。主心腹五邪，益脾气。安神，忠和，和乐。久食轻身，不老，延年，神仙。"

黄芝：又名金芝。其味甘，性平。无毒。能治心腹多种邪气所致的病症。具有补脾，安心神、使人性情敦厚和悦之功。也能提高机体抗病能力。长久服用可使人体轻健，延年益寿，似神仙。

（5）黑芝，《神农本草经》谓："味咸，平。主癃，利水道，益肾气，通九窍，聪察。久食轻身，不老，延年，神仙。"

黑芝：又名玄芝。其味咸，性平。可使尿道通畅而利小便，能补益肾气，官窍通畅，能增强视力和听力。使人增长智慧。长期服用，可提高抗病能力，补益正气而能益肾气，可延年益寿而似神仙。

【用法】灵芝及上述各芝，入煎内服：10～15g。研末，每次服1.5～3g。或者浸酒服之。本品临证运用无禁忌。

（朱尔春　整理）

# 卷　柏

【药名】卷柏在《神农本草经》中有万岁之称，在《神农本草经》后的医药文献中又有长生草、万年松、石柏、岩柏草等称谓。

【经文】卷柏，味辛，温。主五脏邪气，女子阴中寒热痛，癥瘕，血闭，绝子。久服轻身，和颜色。

【文译】卷柏，味辛，性温。主治五脏遭受邪气侵袭所致的疾病，女子阴道内有冷热疼痛感觉，腹内气血郁结导致癥瘕、闭经以致不孕而无子。长期服用能使人身体轻巧，面色润泽和悦。

【药源】本品为卷柏科卷柏属植物卷柏及垫状卷柏的全草，我国多地均产。全年均可采收，除去须根及泥沙，晒干入药。以绿色、叶多、完整不碎者为佳。

【药理】本品含黄酮、酚性成分、氨基酸、多糖、鞣质。黄酮成分有芹菜素、穗花杉双黄酮、扁柏双黄酮和异柳杉素，具有抗癌作用。本品对鼻咽癌、肺癌、肝癌效佳。临床实践观察，本品对瘤体较小的癌肿疗效较好，本品还有止血、抑菌、解痉等作用。

【文摘】

《名医别录》　止咳逆，治脱肛，散淋结，头中风眩，痿躄，强阴益精。

《本草求真》　卷柏，其治有分生熟。生则微寒，力能破血通经，故治症瘕淋结等症；炙则辛温，能以止血，故治肠红脱肛等症。性与侧柏叶悬殊，治亦稍异，不可不辨。

《本草纲目》　凡用，以盐水煮半日，再以井水煮半日，晒干焙用。

《药性论》　治月经不通。

《日华子本草》　镇心，除面皯，头风，暖水脏。生用破血，炙用止血。

《分类草药性》　治跌打损伤，行气，炒黑止吐血。

《安徽药材》　外用可治刀伤。

《南宁市药物志》　治热性肠出血及子宫出血，外用接骨。

【今用】民国岭南名医卢朋　卷柏，张石顽曰：卷柏，足厥阴经血分药也。详《神农本草经》诸治，皆女子经癸之病，总厥阴与冲脉之患也。《本草经疏》言妊妇禁用，以其能寒子脏中血气也。黄宫绣曰：卷柏原属草部，并非侧柏，生于石上，形如拳卷故以卷名，即俗所谓万年松者是也。气坚质厚，入足厥阴肝经血分。其治有分生熟，生则微寒，力能破血通经，故治癥瘕淋结等症；炙则辛温，能以止血，故治肠红脱肛等症。卷柏出常山山谷，从生石上，细叶似侧柏，屈藏如鸡足。盐水煮半日，井水煮半日，焙用。（详见《卢朋著方药论著选》）

**云南名中医易秀珍**　卷柏主治：经期延长，月经淋漓欠畅，崩漏，癥瘕出血，阴挺，阴肿，老年性阴道炎，堕胎恶露不下或宫缩不良出血。属瘀血或气虚夹湿热之患。禁忌：妊娠流血患者用之容易引起堕胎小产。配伍：生卷柏15g，配生三七粉10g，莪术6g，治经期延长、月经淋漓失畅；炒卷柏15g，配生三七粉10g，茜草15g，血竭6g，治崩漏、经期延长、阴道流血不止者；生化汤配炒卷柏15g，生三七粉10g，益母草15g，治老年性阴道炎或阴肿。用量：10～15g。体会：该药具有三七的某些功效，可以互换或联合使用，也有三七所不具备的催产排胞衣、升提之性。（详见《方药传真》）

**贵阳中医学院汪毅**　卷柏味辛，性平。生用活血通经，主治闭经、跌打损伤等症；炒炭用于化瘀血，主治吐血、衄血、便血、尿血等症。用量：4.5～60g。①治鼻咽癌：卷柏、麦冬、女贞子、苍耳子、辛夷、菟丝子各15g，玄参、北沙参各30g，石斛、黄芪、白术、紫草各25g，知母12g，山豆根、怀山药、石菖蒲各10g，白芷5g，水煎服，每日1剂。②治恶性组织细胞病：卷柏20g、马鞭草、板蓝根、岩球各15g，农吉利3g，羊蹄根、徐长卿、土黄柏各10g，木香5g，重楼30g，水煎服，每日1剂。③治肺癌：卷柏60g，白花蛇舌草30g，水煎服。每破血通经，治癥瘕、淋。炙用辛温，止血，治肠风脱肛。卷柏归肝、心经，活血通经。用于经闭痛经，癥瘕痞块，跌仆损伤。卷柏炭化瘀止血，用于吐血、崩漏、便血、脱肛。卷柏性与侧柏叶悬殊，治亦稍异，不可不辨。按，卷柏炒用具有止血作用。（详见《抗癌中草药及处方》）

【师说】卷柏，药用其全草，因其形如柏而细卷，故名之卷柏。本品味辛，性平。归入脾、肝二经。具有活血散瘀、止血、化痰止咳、通经活络等功效。临证主要用治如下。

（1）经闭癥瘕。卷柏味辛，性平。微温。可辛散温通，行气破血，散瘀定痛。用治腹痛、闭经及癥瘕等症。①腹痛。肝郁气滞，气机逆乱，或寒邪入腹等均可导致瘀血腹痛。其痛有定处，多为刺痛，拒按，夜甚，面色、口唇紫暗。可用卷柏配柴胡、香附、枳实、青皮、桃仁、红花、川芎、乌药、延胡索、炒白芍、炙甘草等治之。②闭经。月经因气血郁滞而数月不通，经前乳胀，胁肋疼痛，可用卷柏配柴胡、枳壳、青皮、香附、桃仁、刘寄奴、莪术等活血通经。③癥瘕。癥瘕多由气机不畅，气结不通，瘀血凝聚所致，用卷柏配当归、白术、丹皮、川芎、三棱、莪术、王不留行、鸡内金、参三七、鳖甲、浙贝母等经久治疗，可使之消散。

（2）出血证。本品可用于瘀血凝滞、瘀阻血脉以致血不归经而妄行的诸多血症。①吐血。吐血色紫暗，有瘀块，伴胃脘刺痛、痛处不移、拒按，可用本品配白及、三七、儿茶、血竭等活血化瘀止血。②便血。本品配生地榆、炒槐花、炮姜、陈棕炭、仙鹤草、侧柏炭、木香等可治疗便血、痔疮出血。亦可单用本品与瘦猪肉同煎喝汤治之。③尿血。瘀血积于肾和膀胱、前列腺等，瘀久络破血溢而作的尿血，可用卷柏配白茅根、灯心草、小蓟、琥珀、车前草、紫珠草等治之。④崩漏。妇人行经淋漓不净而为经漏，经血忽然大下为崩，多为血瘀所致。旧血不去，新血不生，故当化瘀止血为要。用本品配参三七、血余炭、地鳖虫、侧柏炭、蒲黄炭、艾叶、茜草炭、煅乌贼骨、阿胶、白头翁、贯众、仙鹤草等治之，效佳。本方亦治妇女赤白带下、白崩等。⑤跌打损伤。闪挫跌打致伤筋骨，出血，筋脉不通而作肿胀疼痛者，可用卷柏配参三七、炙乳香、炙没药、刘寄奴、苏木、姜黄、地鳖虫等活血化瘀、消肿止痛而治之。

（3）咳嗽咳痰。本品辛温，能温肺散寒，止咳化痰。风寒犯肺引发的咳嗽咳痰，痰稀色白，伴鼻塞流清涕，咽痒声重，治宜疏风散寒，宣肺止咳化痰。可用本品配荆芥、防风、杏仁、马鞭草、苏子、莱菔子、白芥子、法半夏、射干、茯苓、白前、金沸草、桔梗、炙百部、陈皮等治之。

（4）经脉不利。卷柏辛散温通，行气活血，通经活络，善治筋脉不利，痿软无力。久病必瘀，络脉失濡而致麻木不仁、筋脉抽掣，甚至枯萎不用者，治当滋肝肾、益气血、活血通络。可用卷柏配鸡血藤、石斛、黄芪、当归、赤芍、牛膝、豨莶草、丹参、木瓜、桑寄生、杜仲、续断等治之。

此外，本品还可治疗以下病证。①淋巴结核：用卷柏配山慈菇、猫爪草、玄参、浙贝母、牡蛎、夏枯草治之；②鼻咽癌：可用卷柏配辛夷、天花粉、生薏苡仁等治之；③肺癌：用卷柏配白花蛇舌草、生薏苡仁、蛇莓、蛇六谷等治之；④肝癌：用卷柏配石见穿、山豆根、天龙、蜂房、白花蛇舌草、穿山甲等治之；⑤恶性组织细胞病：用卷柏配马鞭草、板蓝根、徐长卿等治之。本品若遇气虚者，不论何病，皆可配黄芪；血虚者，配当归；便秘者，配决明子；大便不爽者，配金银花、全瓜蒌、郁李仁、当归、枳壳、生地榆；脾虚者，配大枣、白术；肾虚者，配枸杞子、女贞子；血气虚脱者，配人参、当归。本品也具有三七的功效，能活血化瘀止血，可以联用，皆有效验。本品也可治女子面部色素斑、阴挺、阴肿、寒凝致胞宫血瘀、妇女宫寒夹瘀不育、老年性阴道炎、妇女宫缩不良出血、恶露不下等。本品还可治癫痫、小儿惊风、神经衰弱等神志病。本品亦可治疗多种出血证、烧烫伤等。

卷柏与侧柏叶相较：二者均能止血，但侧柏叶性寒，用于凉血止血，对血热妄行者有效；卷柏性温，活血止血，用于血寒瘀滞之出血证，效佳。

【用法】本品入煎内服：10～15g。卷柏炒炭多用于止血。外用：适量，研末敷。一般无毒副作用。妊娠出血患者用之易引起堕胎、小产。因此，孕妇慎用。

（朱尔春　整理）

# 蓝　实

【药名】蓝实，在《神农本草经》中即称蓝实，在《神农本草经》后的本草医籍中又被称为蓼蓝、蓝子、蓝等。

【经文】蓝实，味苦，寒。主解诸毒。杀蛊，蚑，疰鬼，螫毒。久服头不白，轻身。

【文译】蓝实，味苦，性寒。主要功效是解除诸多邪毒。能灭除蛊毒，杀灭蚂蟥、驱除疰鬼疫毒之邪，能灭除蛇虫之毒。长期服用能使头发不白，身体轻健。

【药源】兰实为蓼科植物蓼蓝的果实。其果实呈椭圆状三棱状或两凸形，褐色有光泽。分布于辽、冀、陕、鲁等地。我国东北至广东均为野生或人工栽培。野生多生于野外水沟边。每年花期 7 月，果期 8—10 月即采之晒干入药。

【药理】本品有解热、解毒、杀菌等作用。

【师说】蓝实，为蓼科一年生草本植物蓼蓝的果实。本品味苦，甘，性寒。无毒。据现今中药学文献记载，本品可调理脏腑，解毒消肿等。其功效应用如下。

（1）调理脏腑。其能补五脏，和调六腑，填骨髓，明目聪耳，利关节，通经络。其药性寒近平，其味苦中有甘。无毒。能入心、肝、脾、肺、肾五经，为补中圣品。

（2）解毒消肿。凡温热疫邪上扰，阳毒发斑、咽痛，或金石药毒为患，或疮痈肿毒等，本品用之皆有解毒消肿之效。内服、外涂均可。

【用法】本品入煎内服：6～9g。外用：适量，研末调敷。体质虚寒及久泻畏寒、腹中觉冷作痛者，皆应慎用。

（顾润环　整理）

# 蘼 芜

【药名】蘼芜，在《神农本草经》中又称薇芜。在《神农本草经》后的本草医籍中又有蕲茞、江蓠等称谓。

【经文】蘼芜，味辛，温。主咳逆，定惊气，辟邪恶，除蛊毒、鬼疰，去三虫。久服通神。

【文译】蘼芜，味辛，性温。主治咳嗽气逆而喘，能使惊悸得以安定，能除邪恶鬼魅，消除蛊毒，并能治疗劳瘵（为今之肺结核之类病症）等传染性病症，能医治蛔虫、赤虫、蛲虫等多种寄生虫病。长期服用能灵通神明。

【药源】蘼芜为伞形科植物川芎的苗叶。蘼芜有二种，一种叶似芹叶，一种如蛇床，其叶形细，香气相似，皆可入药。效同。主要栽培于川、云、贵、苏、浙等省。春、夏季采收幼嫩茎叶，鲜用或晒干用。

【药理】本品含挥发油、生物碱（川芎嗪）、阿魏酸等。具有抑制血管收缩、扩张冠状动脉、增加冠脉血流量、改善心肌的血氧供应、降低心肌耗氧量、扩张脑血管、增加脑及肢体血流量、改善微循环、抑制血小板凝集、预防血栓形成、加速血肿吸收及镇静、镇痛、解痉、降血压、抗肿瘤、平喘等作用。

【师说】《神农本草经》中之蘼芜，又称为薇芜。为双子叶伞形科植物川芎的地上嫩苗的全草。其味辛，性温。入心、肝经，具有祛风散寒等功效。其辛散祛风，尤宜治风邪袭扰；能疏风、平肝，用治肝经诸疾，如治头风、头痛、风眩、惊风等。本品也能祛风散寒解表，用治头昏痛、身楚、恶寒，发热、咳嗽、咽痛等风寒表证。还治肠道湿滞而致的湿泻。长期服用能使人脑清神明。

【用法】本品切碎入煎内服：10～15g。无不良反应。

（顾润环　整理）

# 升 麻

【药名】升麻（别名：周麻），在《神农本草经》后的本草文献中又有鸡骨升麻、绿升麻、鬼脸升麻等称谓。

【经文】升麻，味甘，平。主解百毒，杀百精老物殃鬼，辟温疫，瘴气，蛊毒。久服不夭。

【文译】升麻，味甘、性平。能解各种毒，杀除百精老物殃鬼，辟瘟疫、瘴气而驱各种邪气，长期服之使人寿命长久。

【药源】本品为毛茛科植物升麻、兴安升麻和大三叶升麻的根状茎。主产于山西、陕西、甘肃、黑龙江、吉林、辽宁等地。秋季地上部分枯萎后，挖出根茎，去净泥土，晒至八成干时，用火燎去须根，再晒至全干，撞去表皮及残存须根入药。以体大、质坚、外皮黑褐色、无细根、断面黄绿色或淡绿色者为佳。

【药理】本品主要成分为兴安升麻根茎含升麻碱、升麻醇、阿魏酸、异阿魏酸、咖啡酸等。主要药理作用：抗菌、抗炎、降压、抑制心肌、减慢心率、镇静、抗惊厥、解热、镇痛。另外有动物实验表明，升麻能抑制离体肠段与妊娠子宫，对未孕子宫及膀胱则有兴奋作用。还有升高白细胞、抑制血小板聚积等作用。

【文摘】

《名医别录》 主中恶腹痛，时气毒疠，头痛寒热，风肿诸毒，喉痛，口疮。

《日华子本草》 安魂定魄，游风肿毒，口气甘蜃。

《医学启源》 升麻，气平，味微苦，足阳明胃、足太阴脾引经药。若补其脾胃，非此为引用不能补。若得葱白、香芷之类，亦能走手阳明、太阳，能解肌肉间热，此手足阳明经伤风之初萌也。

《药性本草》 治小儿风，惊痫，时气热疾。能治口齿风蜃肿疼，牙根浮烂恶臭，热毒脓血。除心肺风毒热壅闭不通，口疮，烦闷。疗痈肿、豌豆疮，水煎绵沾拭疮上。

《医学纲目》 凡诸用承气等药堆积之后，仍后重者，乃阳不升也，药中当加升麻，升其阳其重自去也。

《本草纲目》 消斑疹，行瘀血，治阳隔眩晕，胸胁虚痛，久泄下痢后重，遗浊，带下，崩中，血淋，下血，阴痿足寒。

《长沙药解》 手阳明自手走头，足阳明自头走足，二经升降不同。升麻升提之性，入手阳明为顺，入足阳明为逆。咽喉之病以及口舌牙齿其位在上，须升麻而加清降之药，自高下达引火归根。若足阳明他病悉宜降药，不宜升麻，惟用于涌吐方中乃可。后世庸工以之升提足阳明胃腑清气，足阳明顺下则治，逆上则病，何可升乎？

《现代实用中药（增订本）》　效用：解热，解毒，净血，解麻疹、痘疮及诸疮疡之毒，及伤寒之热。能镇静前额之头痛。煎汤为含漱料，治口内炎、咽喉肿痛、扁桃腺炎等。

《科学注解本草概要》　升麻为变质、解热药，并略有强心作用。

《临床应用汉方处方解说》　药效：发汗，解热，解毒。用途：感冒，麻疹，咽喉肿痛，痔疾。

【今用】北京著名医家施今墨　升麻又叫绿升麻，味辛、甘，性微寒。入肺、脾、胃、大肠经。本品体轻升散，能疏散风热、解毒透疹，治外感风热（包括时疫毒邪）所致的头痛、咽痛、发热不甚，以及斑疹初期（初发热时）、斑疹透发不畅等症；又能升阳散郁、清热解毒、引药上行，而治阳明胃热所引起的头痛、牙龈肿痛、口舌生疮，以及皮肤瘙痒、风热疮痈诸症，还能升举脾胃清阳之气，用于治疗中气下陷所致的气短、乏力、久泻、脱肛、子宫脱垂及崩漏不止等症。盖升麻作用有三：一曰升阳举陷，二曰托邪外透，三曰解毒消炎。欲升阳举陷，与柴胡为对；欲托毒外透，与桴柳为对；欲解毒消炎，与金银花、连翘伍用。（详见《施今墨对药临床经验集》）

国医大师颜德馨　张元素称升麻"若补其脾胃，非此为引而不补"，并认为升麻之用有四："手足阳明引经，一也；升阳于至阴之下，二也；阳明经分头痛，三也；去风邪在皮肤及至高之上，四也。"后世医家，莫不遵循其说而从其说。临床验证，此确为经验之谈。升麻能补能升，清热解毒，益不足，删有余，虚实之症皆可取用。旧药新用，阐发微旨，时感意犹未尽。总结升麻临床体会亦有四端。①善治功能低下类疾患，佐黄芪擅治内脏下坠、胃张力低下、胃黏膜脱垂、肠排空加速、脱肛等；伍桔梗、甘草治声带闭合不全；配赤芍、桃仁、丹参治慢性咽炎；与贯众炭、苎麻根合用治功能性出血；加白茅壳、韭菜子治疗遗溺等，屡有所获。②能治血象偏低的多种血证，包括白血病、再生障碍性贫血、血小板减少症急性发作。血象低、高热，以升麻加清热凉血药，既有清热之效，又有提高血象之功；用治化疗或放疗引起的粒细胞缺乏症，与西洋参、鸡血藤、虎杖同用尤佳。作者有一验方，以升麻与阿胶、当归身、黄芪、红枣治血小板减少症，近期疗效颇佳。③擅治老年病症，例如以升麻配苍、白术治气虚湿阻的脾胃病，升清降浊，颇感满意；与炮山甲、王不留行、益母草、莪术治前列腺肥大、前列腺炎，屡验。作者经验，老年人的消化不良与泌尿系疾患非此不克。④具清热解毒之功，古人云升麻可代犀角有一定意义，用治时邪高热，如糜烂性口腔炎、霉菌感染、急性中耳炎、丹毒、腮腺炎、败血症、痧痘发斑、狐惑等症。升麻率领清热解毒药味，独具殊功。（详见《中国名老中医经验集萃》）

北京著名医家李逸民　升麻治疗子宫脱垂，升麻气味甘苦平，微寒无毒，去皮色青，形如鸡骨者良。在临床应用上始见于《伤寒论》，至金元时期，李东垣对于升麻的使用范围之广，疗效之妙，给后世医家运用升麻治疗虚劳内伤、中气下陷诸证树立了典范，其代表方剂就是补中益气汤。我临证治疗子宫脱垂时，就以补中益气汤为主方。早期治疗子宫脱垂升麻只用1.5g，大部分病人疗效都不显著。后由1.5g逐渐加至15g始效。似乎有离经叛道之嫌，然余又何尝不小心从事？审视《药性赋》，升麻被列入寒性；察看《神农本草经》，升麻气味甘苦平，微寒无毒，质轻而宣，能发越脾气而上升。如中阳不振、谷气下流之妇科带证，升麻用1～3g一般可以奏效。子宫脱垂是虚势内伤、脾肺气虚之重证。药量过轻如杯水车薪，不济于事。参、芪、草虽是补脾肺气虚之圣药，如不借升麻升举之势，子宫下垂如何上提？……在用药上掌握均衡，治疗就能避免出现差误。通过实践，我用东垣补中益气汤治疗子宫脱垂重证，在用药上做了大胆的尝试，实际上也掌握了升麻的特有性能。（详见《名老中医用药心得》）

**湖南著名医家周德生** 升麻纯阳之气以解百毒，轻举升浮之功以治上、中、下、外之邪气的运用。张山雷言："升麻体质甚轻，空松透彻，气味又淡，轻清上升，盖得天地纯阳之气。《本经》《别录》所主，皆四时不正之厉气。而以为解百毒者，纯阳之气能辟除疫疬，而轻清之品能疏散外邪也。是以上之则能散巅顶头面之风邪，中之则能通脾胃郁遏之滞气，下之又可升举脾虚下陷之清阳，外之则祛逐皮肤之风寒，解散阳明之经热，皆其轻举升浮之功用。而透泄斑疹、宣发痘疮，又其疏表清胃之真旨。"（详见《常用中药特殊配伍精要》）

**湖南著名医家彭开莹** 升麻一味，气味俱薄，轻清上浮，甘辛微寒，辛发散，寒清热，甘入脾，因脾气主升，故升麻常为太阴脾、阳明胃之引经药，能升举脾胃清气。自金元以后，一般医家用作升提、升阳，治疗中虚脾弱，阳气下陷之证。有用治斑疹、咽喉炎、疮疡、热利者，取其发表透疹、散风解毒之功；亦有用其清热、解毒、凉血，有升清降浊之效……医者仅守其升提之论，不思其余，弃之不用，实可叹矣！（详见《名医用药经验荟萃》）

【师说】升麻，其味辛、微甘，性微寒。归肺、脾、胃、大肠经。具有解表退热、透疹、清热解毒、升举阳气等功效。我在临床常用之治疗以下病证。

（1）风热表证。本品辛、甘，微寒。其性能升散，有发表退热之功。治疗风热表证及温病初起发热、头痛等症，可用升麻配桑叶、菊花、薄荷、连翘、豆豉、蝉蜕、牛蒡子、葛根、姜黄、青蒿等同伍；若因风寒者，与麻黄、苏叶、白芍、川芎同伍；风热夹湿，症见头昏胀痛、作呕、心烦痞满者，用升麻配葛根、苍术、荷叶、香薷、佩兰、法半夏、藿香、杏仁、炒薏苡仁等治之。

（2）疹出不透。本品辛散发表，能透发疹毒。麻疹初起透发不畅，可用升麻配葛根、柴胡、杏仁、牛蒡子、薄荷、荆芥等治之。

（3）齿痛、咽肿、发斑。本品泻热解毒功效较优，因其尤善治疗阳明胃热，故用之配石膏、细辛、黄连、薄荷、黄芩、玄参、姜黄等，治疗胃火炽盛致牙龈肿痛、口舌生疮、咽喉肿痛；若见疔腮肿痛，可在上述方药中再加牛蒡子、板蓝根、马勃、连翘、生甘草等；治疗热毒发斑，则用升麻配黄连、水牛角、紫草、牛蒡子、连翘、赤芍、玄参、地骨皮等。

（4）气虚下陷。用治大气下陷，气少气短、胸闷，太息者，我最喜用张锡纯先生的升陷汤（黄芪、知母、柴胡、升麻、桔梗），再配山萸肉、桑寄生、甘松、炙甘草等。本品能入脾胃经，善引脾胃清阳之气上升，其升提之力，强于柴胡。我常用之治疗中气不足、大气虚陷所致的脘腹重坠作胀、食少倦怠。久泻脱肛及胃下垂、子宫下垂、肾下垂等脏器脱垂症，可用补中益气汤随症加减，我则常用上方加乌药、枳壳等治之。若老年人前列腺增生伴炎症见尿解不畅者，可用升麻配山甲、莪术、王不留行、积雪草、鬼针草、鬼箭羽、益母草、生黄芪、牛膝等治之。

（5）崩漏下血。凡因气虚致脾失统摄而见妇女月经过多、久延不止或崩漏不已者，宜用升麻与益气健脾摄血药同用，如配人参、黄芪、白术、桔梗、仙鹤草、阿胶、茜草、煅龙骨、陈棕炭等。

此外，本品还用于白细胞减少症、渗出性皮肤红斑、神经性皮炎、病毒性肝炎、产后尿潴留、莨菪类药物中毒、鼻窦炎、皮肌炎、系统性红斑狼疮、口腔溃疡、白塞病、皮肤化脓性感染、小儿腹泻、痔疮、帕金森综合征、低血压病等。

总之，外感风热表证、病毒性肝炎、胃炎、气虚不足引起胃张力低下、内脏下垂、麻疹初起、胁痛、口苦、嘈杂等肝、胆、胃疾患、口腔及牙龈肿痛、口疮、口腔扁平苔藓、腮腺炎、丹毒、阴火发热、各种血证、白细胞减少症、血小板减少症、败血症、妇女崩漏下血等皆为我使用升麻之指征。

升麻与蜜炙升麻相较：升麻生者长于升散、发表透疹、泻热解毒力强；蜜炙升麻，升举阳气力较强，用治内脏下垂、脱肛等。

升麻、葛根、柴胡三药相较：三者皆能发表、升阳，用治外感风热表证及清阳不升等证。但柴胡、升麻升举阳气力强，且升麻升举清气之力强于柴胡，而葛根升阳、益津、止渴、止泻力强。柴胡又有疏肝解郁之功；升麻具有泻热解毒之效；葛根解肌退热，用于发热恶寒、项背强痛显著者。

【用法】本品入煎内服：6～30g。用于升举阳气，或补益脾胃之气以此为引药时，用量宜轻，可用6～8g；用于治疗表证、痘疹或热毒、发斑等，用量则可稍大些，可用10～15g。用治误食或食物中毒，用量可为30～45g。凡实证之呕吐、便秘、血压较高者、麻疹已透、阴虚火旺、阴虚阳亢者，均当忌用。

（于一江　整理）

# 黄　连

【药名】黄连（别名：王连），在《神农本草经》后的本草文献中又有川连、云连、雅连、支连等名称。

【经文】黄连，味苦，寒。主热气目痛，眥伤泣出，明目，肠澼，腹痛，下利，妇人阴中肿痛。久服令人不忘。

【文译】黄连，味苦，性寒。主治实热邪气引起的目赤肿痛，损伤目之内外眦而使泪流出。用之能使眼睛视物明亮。能治疗腹泻、腹痛、痢疾等。也可治疗妇女阴道内肿胀疼痛。若长期服用能使人记忆力增强而不健忘。

【药源】本品为毛茛科多年生草本植物黄连、三角叶黄连或云连的根茎。主产于四川、湖北。三角叶黄连主产于四川洪雅、峨眉。云连主产于云南等地，生于山岭高寒处树荫下。野生秋季采挖。栽培者生长4～5年后采挖。洗净，晒干，或烘干入药。以粗壮、坚实、断面红黄色者为佳。

【药理】本品所含生物碱类，主要有小檗碱、黄连碱、甲基黄连碱、药根碱等。也含有内酯类黄柏酮、黄柏内脂等。还含有苯丙素类阿魏酸等。黄连对金黄色葡萄球菌、志贺痢疾杆菌、福氏痢疾杆菌等有较强的抗菌作用，对单纯疱疹病毒感染有抑制作用。还有解热、解痉作用。黄连碱有降糖作用，以及免疫调节、抗炎、抗肿瘤、抗溃疡、防止动脉粥样硬化等作用。

【文摘】

《名医别录》　主五脏冷热，久下泄澼脓血，止消渴，大惊，除水利骨，调胃厚肠，益胆，疗口疮……解巴豆毒。

《珍珠囊》　黄连，其用有六：泻心脏火，一也；去中焦湿热，二也；诸疮必用，三也；去风湿，四也；治赤眼暴发，五也；止中部见血，六也。

《十药神书》　黄连气味苦寒，苦为火之本味，以其味之苦而补之，而寒能胜火，即以其气之寒而泻之，一物而兼补心泻心之妙，故凡久嗽肺痈，得此则火不克金而金受益矣。

《本草纲目》　治消渴，用酒蒸黄连；治伏暑，用酒煮黄连；治下血，用黄连、大蒜；治肝火，用黄连、茱萸；治口疮，用黄连、细辛，皆是一冷一热，一阴一阳，寒因热用，热因寒用，主辅相佐，阴阳相济，最得制方之妙，所以有成功而无偏胜之害也。

《医经小学》　黄连味苦气寒沉，主治便澼混难红，消痞泻心除目病，疗疮疡肿有深功。

《医学纲目》　黄连泻心火，木通泻小肠火，黄芩泻肺、大肠火，柴胡泻肝火（黄连佐之），柴胡泻胆火（亦佐以黄连），白芍药泻脾火，石膏泻胃火，知母泻肾火，黄柏泻膀胱火。

《本草新编》　以黄连泻火者，正治也，以肉桂治火者，从治也，故黄连、肉桂寒热实相反，似乎不可并用，而实有并用而成功者，盖黄连入心，肉桂入肾也。凡人日夜之间，必心肾两交，而后水火始得既济，水火两分，而心肾不交矣。心不交于肾，则日不能寐，肾不交于心，则夜不能寐矣。黄连与肉桂同用，则心肾交于顷刻，又何梦之不安乎？

《神农本草经百种录》　凡药能祛湿者必增热，能除热者，必不能祛湿。唯黄连能以苦燥湿，以寒除热，一举两得，莫神于此。心属火，寒胜火，则黄连宜为泻心之药，而反能补心何也？盖苦为火之正味，乃以味补之也。若心家有邪火，则此亦能泻之，而真火反得宁，是泻之即所以补之也。

《医方十种汇编》　治口干舌燥，痞满腹痛，痈疽疮疡及妇人阴蚀，小儿疳积……但不可常服，而脾胃素虚者尤忌之。

《良朋汇集》　专治小儿赤眼疼痛，黄连为细末，水调贴脚心，用布包之。如干，又用水湿之，以效为度。

《现代实用中药（增订本）》　苦味健胃药，治消化不良、肠炎、下痢、呕吐腹痛等有效，又对于蛔虫呕出时有良效。此外，眼结膜炎用其浸汁滴洗甚佳。

《百药效用奇观》　黄连治消渴……能泻上中下三焦之火，火去则津液无煎，消渴自止。亦有心火燔于上，肾水亏于下，下虚上实，水火不能既济……善清心火，火去则不吸烁真阴，肾水得复，况黄连苦寒亦可厚肠胃以坚阴，故消渴者黄连何畏？用黄连丸：黄连、生地各一斤，主治消渴。

【今用】近代著名医家张锡纯　黄连味大苦，性寒而燥。苦为火之味，燥为火之性。故善入心以清热。心中之热清，则上焦之热皆清，故善治脑膜炎、脑部充血、时作眩晕、目疾肿痛、胬肉遮睛（目生云翳者忌用）及半身以上赤游丹毒。黄连其色纯黄，能入脾胃以除湿热，使之进食（西人以黄连为健胃药，盖胃有热则恶心懒食，西人身体强壮且多肉食，胃有积热，故宜黄连清之），更由胃及肠，治肠澼下利脓血。为其性凉而燥，故治湿热郁于心下作痞满，取仲景小陷胸汤，诸泻心汤皆用之。治女子阴中因湿热生炎溃烂。黄连治目之功不必皆内服也，愚治目睛胀痛者，俾用黄连淬水，趁热屡用棉花蘸擦眼上，至咽中觉苦乃止，则胀痛立见轻。又治目疾红肿作痛者，将黄连细末调以芝麻油，频频闻于鼻中，亦能立见效验。（详见《医学衷中参西录·黄连解》）

民国江南医家何廉臣　黄连味苦性寒，气薄质燥，入心、肝、胆、脾、胃、大肠六经。为清火燥湿，凉血杀虫之药。泻火清肝，专除目痛眦伤、胸中烦闷；调胃厚肠，善治腹疼赤痢、膈间痞满。兼去心窍恶血、子宫肿痛；亦止口干鼻齇、吐苦呕酸……以余所验，黄连虽善治湿热，惟舌苔黄腻者或配瓜蒌、半夏，或配干姜、枳实，取其苦降辛通，以奏功效。若舌苔白滑，湿重热郁者切忌。（详见《实验药物学》）

沪上名医章次公　从旧说黄连可以泻心火、肝火、胃火、湿火几种证象研究之，黄连确能减少局部充血，及消除局部生炎。若周身体温亢进之热性病，黄连无效。黄连即可以平肝胆上冲之火，而治头晕头胀、目痛目赤。其实上部充血，黄连能减低之，上部炎性症状黄连能消除之。或曰：黄连既非苦降，何以呕吐用之有效，予以为黄连之止呕，仍是健胃与消炎之作用……呕吐用黄连为要药，考黄连含鞣酸，有收敛作用。能收敛胃之黏膜，用黄连以收敛胃黏膜之血管，则分泌之力，当因此减少，故病者酸液得以自然消除。（详见《章次公医术经验集》）

北京著名医家施今墨　黄连味苦，性寒。入心、肝、胃、大肠经。本品大苦大寒，为泻心火、除湿热之佳品。它既能清热泻火（以清心、胃之火为主）、清心安眠、凉血止血、解毒止痢，用于治疗热性病之发热、烦躁、神昏谵语等症，又治阴血不足、心烦不眠之症。还治心火内炽，逆血妄行，以致衄血、吐血诸症，以及肠澼下痢（肠炎、痢疾）诸症，又能泻火解毒、清胃止呕、解渴除烦、消痞除满，用于治疗目赤肿痛、口舌生疮、痈疽疔毒、胃热呕吐、心下痞满、胃火炽盛、消谷善饥、口干口渴等症。（详见《施今墨对药临床经验集》）

**国医大师徐景藩**　徐老临证运用黄连与某些药物配对，治疗消化系统病症，疗效显著。①黄连配补骨脂。徐老认为久泻脾虚，运化失司，湿邪内生，蕴久则有化热可能，即使临床表现热象不著，也不能完全排除"潜在"之热，结合肠镜检查，若结肠黏膜有充血、糜烂、出血点等，即能说明肠道局部有热象存在。因此，徐老认为，即使是久泻脾肾阳虚的患者，在健脾温肾止泻的同时，也应配少量黄连并与补骨脂相伍，温清并用，清涩并施，清热不损阳，温阳而不滞邪，互制互助，共奏清温止泻之功。黄连与补骨脂之比常为1∶5左右。若脾肾阳虚较甚，可加益智仁以助温补止泻。②黄连配香附。肝主气，心主火，情志不畅，心肝气郁，久则化热生火，症见胸脘疼痛痞胀，以更年期女性多见。此当疏泄肝火，清心理气。香附辛微苦甘而性平，宣畅十二经，为气药之总司，长于疏肝解郁，理气止痛，因其性平，故寒热均宜。黄连泻心火，解热毒。两药合用，一疏一清，清疏并用，寒不郁遏，疏不助火，相辅相成，共奏行气泻火之功，使心火去，肝郁解，则痛痞除。③黄连配藿香。藿香气味芳香，辛散而不燥烈，微温而不燥热，功善化湿解暑，和中止呕。黄连苦寒，清热燥湿。两药相配，一寒一温，共奏清热化湿、和中止呕、止利之功。徐老常用于湿热中阻之胃痛、痞胀、恶心、泄泻等症，尤在夏季暑湿当令，常在辨治方中加用黄连、藿香以祛时邪。两药合用尚有鼓舞脾胃、增进食欲的功能。对纳谷不香者也常加用，体会到少量黄连确有健脾开胃之效。黄连一般用1～3g，藿香用10～15g。④黄连配苏梗。徐老认为"梗能主中"，苏梗善主中焦脾胃，理气宽中，常用于脾胃气滞，胃脘痞胀隐痛的患者。若兼有中焦湿热，此时与黄连相配，辛开苦降，平调寒热，宣通调和，具理气消痞、清热化湿、通降止呕之功。若见感冒或夏秋季进食螃蟹较多，可与苏叶同用，增强表散之力，还可解鱼蟹之毒。对于妇女妊娠期胃脘胀痛、恶心欲吐者，黄连、苏梗同用则有理气止痛、清热安胎之功。（详见《名老中医用药心得》）

**南京中医药大学著名经方家黄煌**　作为黄连证的客观指征，舌象、脉象十分重要。黄连舌舌质坚老，舌色红或黯红，舌苔黄腻而厚。所谓坚老，为其质地苍老坚敛，舌边无光泽，此为"黄连舌"。相反，若舌质淡红胖嫩，舌苔薄白，或无苔者，黄连就应慎用了。黄连脉多滑数或数促，如脉迟身凉者，黄连应慎用。（详见《张仲景50味药证》第三版）

【师说】我认为黄连这味药在临床上还是比较常用的。其味苦，性寒，归入心、肝、胆、胃、大肠经。泻心火，去中焦湿热，为疮疡必用；祛风湿，治赤眼暴发；止中焦脾、胃、肠出血，三消骨蒸，下利不止；清火解毒，内外通治。研究证实，黄连有广谱抗菌作用，故无论从辨证、辨病角度来看，皆为良药。我于临床应用如下。

（1）呼吸系统。用治百日咳、白喉、咽喉炎、肺结核、肺脓肿、脓胸等，表现为发热咳嗽、吐黄痰、胸痛者。

（2）心脑血管系统。用治高血压、快速型心律失常、冠心病、脑中风致半身不遂、肝火上炎致眩晕、头胀痛，以及胸痹心痛等。

（3）消化系统。用治慢性萎缩性胃炎、溃疡性结肠炎、慢性肠炎、胆囊炎、痢疾等，表现为胃脘、胁肋作痛，口干口苦，腹泻见便溏泻或便脓血者。

（4）内分泌系统。用治2型糖尿病及甲状腺功能亢进症，表现为口干口渴、消谷善饥、心烦性躁、形瘦、眼突、颈有瘿瘤等。

（5）眼科。用治急慢性眼结膜炎、云翳遮睛、睑腺炎，致目赤肿痛多眵、视物不清、畏光流泪等。

（6）皮肤科。用治皮肤痈肿疖疮、湿疹性皮炎、毛囊炎，以及脂溢性皮炎见头皮溢脂、作痒、脱发。尤其适用于皮肤湿疹见渗液并作瘙痒者。

（7）妇科。用治阴道炎症以阴痒、带多色黄腥臭为主症者。

上述诸多病症只要辨属热盛或燥热、湿热，症见口干口苦、舌红苔黄、脉细数等，均可选用黄连治之。

黄连在临床上有多种用法：①泻心火，用生黄连；②肝胆实热，用猪胆汁炒黄连；③肝生虚火，用醋炒黄连；④上焦火，用酒炒黄连；⑤中焦火，用姜汁炒黄连；⑥下焦火，用盐炒黄连；⑦肝胆郁火，用吴茱萸炒黄连；⑧脾虚生火，用黄土炒黄连；⑨寒热错杂，以黄连、姜汁同拌炒用。以上用法皆有助于提高疗效。

我体会，"三黄"（黄连、黄芩、黄柏），虽然它们的性味、功效多有相似之处，但其功用也各有侧重。临床上若能巧妙利用其专长，据证选用之，多可获得更好的疗效。例如，黄连用于局限性热毒；黄芩、黄柏用于泛发的热毒。黄芩性润，黄连、黄柏性燥，湿热蕴阻中焦偏重者，用黄连；湿浊下趋者，用黄柏；实热火毒在头面、心肺者，一般选用黄芩。

【用法】本品常规多生用。也有用姜汁拌炒者，不致伤胃，且能止热证呕逆，亦有用酒炙者，多用于上焦热证。入煎内服：5～10g。现今有医者治疗糖尿病用黄连剂量达数十克。但须知，黄连大苦大寒，过服、久用易伤脾胃。对阳虚或阴虚津少者，亦应慎用。对纯属脾胃虚寒者，尤当慎用。

（顾润环　整理）

# 络　石

【药名】络石（别名：石鲮），在《神农本草经》后的本草文献中又有络石藤、爬山虎、石龙藤等称谓。

【经文】络石，味苦，温。主风热，死肌，痈伤，口干舌焦，痈肿不消，喉舌肿，水浆不下。久服轻身，明目，润泽，好颜色，不老延年。

【文译】络石，味苦，性温。主治风热病，治疗肌肉如死了一样麻木不仁而丧失活力的病症。也治疗因内外感染而致的痈肿，且久不消散。还治疗口干舌燥，咽喉、舌体肿胀，以致水饮浆汁不能下咽。若长期服用能使人轻巧便利，眼睛明亮，能滋润面容使肌肤色泽娇美，也使人不易衰老而延年益寿。

【药源】本品为夹竹桃科常绿攀缘木质藤本植物络石的带叶藤茎。主产于江苏、湖北、山东等地。秋末至次春时采收，割取其地上茎叶，切断晒干入药。本品以身干、条长、叶多、色绿者为佳。

【药理】本品藤茎含络石苷、去甲络石苷、牛蒡苷等，叶含生物碱、黄酮类化合物。络石藤甲醇提取物对足浮肿、扭体反应有抑制作用；所含黄酮苷对尿酸合成酶、黄嘌呤氧化酶有显著抑制作用而能抗痛风；煎剂对金黄色葡萄球菌、福氏痢疾杆菌及伤寒杆菌均有抑制作用，并有抗炎作用；牛蒡苷可引起血管扩张、血压下降，对肠及子宫有抑制作用。本品对乳腺、大肠、膀胱癌变也有抑制作用，还有抗雌激素样作用等。

【文摘】

《名医别录》 主腰髋疼，坚筋骨，利关节。

《本草纲目》 络石性质耐久，气味平和，神农列之上品，李当之称之为药中之君，其功主筋骨关节风热痛肿，变白耐老，即医家鲜知用者……服之当浸酒耳。

《本草汇言》 凡服此，能使血脉流通，经络调达，筋骨强利。

《得配本草》 络石，配射干、栀子，治毒气攻喉。配参、苓、龙骨，治白浊已甚。

《要药分剂》 络石之功，专于舒筋活络。凡病人筋脉拘挛，不易屈伸者，服之无不获效，不可忽之也。

《本草正义》 络石气味，《神农本草经》谓之苦温，盖以功能通经络活血而言之，故以为温。然《神农本草经》主治，纯是热症，则非温热可知，故《别录》改作微寒，而《御览》引李当之说，且以为大寒也。此物善走经脉，通达肢节，《神农本草经》主风热死肌，《别录》养肾，主腰髋痛，坚筋，利关节，皆即此义。其治痈肿、喉舌肿，口干舌焦，皆苦寒泄降之功用也。《别录》谓其除邪气，则以邪热而言……苏恭谓疗产后血结大良，盖以瘀露不通而言，苦泄破瘀，且善通络，是以主之。又谓主蝮蛇疮毒心闷，则清热泄降，固解毒之良药。又谓刀斧伤疮，敷之立瘥，则又外治活血之神丹矣。藏器谓主一切风，即《神农本草经》治风热死肌，《别录》利关节之义。今用以舒节活络，宣通痹痛甚验。

《本草经疏》 阴脏人畏寒易泄者，勿服。

【今用】北京著名医家施今墨先生 施老善用药对配伍治病。他常用络石藤与海风藤相配，取络石藤味苦，性微寒，入心、肝、肾经。既能舒筋活络，宣通痹痛治风湿痹证之筋脉拘挛、屈伸不便等症，又能凉血热，消痈肿，以治咽喉疼痛（类似扁桃腺炎、咽喉炎）及痛肿。而海风藤能祛风湿、通经络，用治风寒湿痹疼痛、腰膝疼痛、关节不利、筋脉拘挛，以及中风后遗症的手足不遂，也可用于治疗胃脘寒痛（类似胃、十二指肠溃疡）、腹痛泄泻证。二者均以茎枝入药，且同走肝经，故二药常相须而行，以起协同之功，以使祛风湿、舒筋骨、通经络、止疼痛的力量增强。主治：风湿痹痛，筋脉拘急，全身游走性疼痛等症；风湿化热，关节红肿热痛等症；中风半身不遂诸症。常用量二药皆在 10 ～ 15g。施老特别强调，二药相伍，侧重于舒筋活络，故络脉不和，气血循行不畅，肢体麻木、疼痛，以及半身不遂诸症均宜使用。若伍以鸡血藤、钩藤、威灵仙，其效更著。（详见《施今墨对药临床经验集》）

**国医大师邓铁涛**　络石藤具祛风通络，凉血消肿功效。可治以下病证。①筋骨痛：取络石藤 30 ～ 60g，酒浸服。②关节炎：用络石藤、五加皮各 30g，牛膝 15g，水煎，白酒调服。③肺结核：络石藤、地苓各 30g，猪肺 120g，同炖，服汤食肺，每日 1 剂。④吐血：络石藤叶 30g，雪见草、乌韭各 15g，水煎服。⑤外伤出血：络石藤适量，晒干研末，撒敷，外加包扎。（详见《邓铁涛中草药与验方图谱》）

**河北名老中医张从善**　张老用自拟五藤饮治疗痹证 136 例（包括寒痹、热痹、行痹、着痹）总有效率达 94.1%。其方药组成为：络石藤、青风藤、海风藤、鸡血藤、忍冬藤各 15g，制川乌 3g。先煎川乌 30 分钟，后纳他药，再煎 20 分钟，每日 1 剂，日 1 ～ 2 次服。热甚加石膏；肢麻加桑枝；风毒盛加乌梢蛇；气虚加黄芪。张老认为，"非疏通不能宣痹祛邪"，基于此认识自制五藤饮，采用了络石藤等通络活血的组方原则，使本方具有宣痹止痛的效果。本方所选药物寒热并用，故不论对何种痹证均可使用。即使是热痹，也不去方中川乌。张老指出，本方主要适用于风湿性关节炎、纤维组织炎。对类风湿性关节炎、坐骨神经痛、退行性关节炎亦有疗效。（详见《四川中医》1987 年第 2 期）

【师说】络石藤，其味苦，性温。《神农本草经》谓其"温性"，然从临证所治病症言，应为"微寒"。归心、肝、肾经。具有祛风通络、凉血消痛肿等功效。我在临床上用治如下。

（1）中风。中风半身不遂、麻木、口眼歪斜者，我常用络石藤配全虫、丹参、土鳖虫、地龙、僵蚕、钩藤、银花藤、海风藤、鸡血藤、蜈蚣、乌梢蛇、川牛膝、当归、黄芪等，并随症加减治之。

（2）痹症。络石藤配海风藤、钩藤、鸡血藤、威灵仙、透骨草、制川乌、制草乌、细辛等治疗风湿痹痛。

（3）痛风性关节炎。凡见指、趾、踝，甚至周身关节红肿、热痛夜甚，查血尿酸较高者，可用络石藤配入四妙勇安汤（玄参、当归、金银花、生甘草）方中治之，既可清热解毒消肿，又可降低血尿酸。用银花藤、络石藤、豨莶草、威灵仙、青风藤、粉萆薢、当归、生地、玄参、姜黄、牛膝、海桐皮、老鹳草、败酱草、土茯苓、玉米须、川牛膝、黄柏、苍术、甘草等，治之亦甚效。

（4）糖尿病性多发性神经炎。本病因糖尿病病久引起以肢体麻木、疼痛为主症者，我常用葛根、银花藤、络石藤、鸡血藤、首乌藤、钩藤、炙地龙、水蛭、豨莶草、牛膝、木瓜等治之。

（5）心脑血管病。现代药理研究证实，本品有扩张心脑血管作用，取络石藤配入适证方中用治冠心病心绞痛、高血压病等。

（6）急性肿痛。我在临床上凡遇咽喉炎症、牙龈肿痛、皮肤疮疖红肿疼痛者，即用大剂量络石藤单煎服用，或漱口，或外敷，或配入皂刺、生甘草、瓜蒌、乳香、没药等治之，效果显著。

（7）淋证、赤白浊、带下等。乳糜尿、淋证、妇女带下赤白，证属湿热为患者，我常用络石藤、粉萆薢、射干、芡实、莲须、石菖蒲、仙鹤草、积雪草、贯众等治之。此外，可用络石藤研粉末外敷治疗金疮出血，亦可用治妇女瘀滞腹痛、痛经及小儿湿热泄泻等。

【用法】本品生用，入煎内服：6～15g。外用：适量，鲜品可捣烂外敷疮肿等，或可煎水熏洗。

（顾润环　整理）

# 蒺藜子

【药名】蒺藜子（别名：旁通、屈人、止行、豺羽、升推等），现今多称之为刺蒺藜、白蒺藜等。

【经文】蒺藜子，味苦，温。主恶血，破癥结，积聚，喉痹，乳难。久服长肌肉，明目，轻身。

【文译】蒺藜子，味苦，性温。临证常用于治疗瘀滞之死血，能破癥瘕、积聚等腹中结块。可治喉痹，乳肿下乳困难，亦可催生下乳。长期服用能使人生长肌肉而形体丰满，眼睛明亮，身体轻健。

【药源】本品为蒺藜科植物一年生或多年生蒺藜的成熟果实。主产于我国东北、华北及西北、长江流域等地。秋季果实成熟时采收，将采收的果实，除杂、晒干，入药。以果实颗粒均匀、饱满坚实、色灰白者为佳。

【药理】本品含黄酮类化合物山奈酚、山奈酚-3-葡萄糖苷、刺蒺藜苷等。干果含有脂肪油、挥发油、鞣质、树脂、甾醇、钾盐等。种子也含有生物碱哈尔满、哈尔明碱和哈尔醇。其含皂苷主要为呋甾醇和螺甾醇两类。本品具有降压、利尿作用、强心作用，能降低胆固醇，抗动脉硬化，可降低血小板聚集性及降血脂。还有提高机体免疫功能、强壮、抗衰老，促进精子产生、增强性欲，提高生殖能力等作用。蒺藜水煎液有降血糖作用。水提取物有抗过敏作用，生物碱及水溶部分均能抑制金黄色葡萄球菌和大肠杆菌等的生长。总之，药理研究表明，蒺藜具备降低血压、利尿、抑菌等作用。

【文摘】

《名医别录》 主身体风痒，头痛，咳逆伤肺，肺痿，止烦，下气；小儿头疮，痈肿阴癀，可作摩粉。

《日华子本草》 治奔豚肾气，肺气胸膈满，催生并堕胎。

《本草求真》 质轻色白，辛、苦微温。按据诸书虽载能补肾，可治精遗尿失，暨腰疼劳伤等证，然总宜散肝经风邪。凡因风盛而目赤肿翳，并遍身白癜搔痒难当者，服此治无不效。

《景岳全书》 能破癥瘕积聚，止遗尿泄精，疗肺痿肺痈，翳膜目赤，除喉痹、癣疥、痔瘘、癜风、通身湿烂恶疮、乳岩、带下俱宜，催生、止烦亦用，凉血养血，亦善补阴。用补宜炒熟去刺，用凉连刺生捣，去风解毒白者最良。沙苑蒺藜性亦大同，若用固精补肾、止遗沥尿血，缩小便，止烦渴，去燥热，则亦可用此。

《寿世保元》 蒺藜味苦，疗疮瘙痒、白癜头疮，翳除目朗。

《本草分经》 白蒺藜辛苦温，散肝风而泻肺气，胜湿凉血破血，炒熟去刺，亦能补阴。

《罗氏会约医镜》 治虚劳腰痛，遗尿泄精。泻肺气而散肝风，除目赤翳膜，疗白癜瘙痒，破癥结积聚，疗肺痈、乳岩、湿疮。妊妇忌用。

《现代实用中药（增订本）》 刺蒺藜为强壮缓和药，治诸疡，使疡之疼痛轻解，又促乳汁之分泌，兼有通经作用。

《东医宝鉴》 白蒺藜有两种，杜蒺藜即子有芒刺者，风家多用之。沙苑子如羊内肾，入补肾药。

《临床应用汉方处方解说》 药效：健胃、催乳。用途：乳汁不足，胃病。

【今用】北京著名医家施今墨 （蒺藜子）色白有刺，性升而散，入走肝经，为疏风散热、疏理肝气之药；沙苑子又名潼蒺藜、沙蒺藜。味甘、性温。入肝、肾经。本品质地轻润，能滋补肝肾。补肾固精，益精明目，以治肝肾不足之眼目昏花、视力减退、虚劳腰痛、遗精早泄、小便频数、妇女带下等症。刺蒺藜以升为主，沙蒺藜以降为要。二药相伍，一升一降，一入肝一走肾，肝肾同治，升降调和，理气散郁，平补肝肾，益肾固精，养肝明目，收缩瞳神之功增强。主治：①肝肾不足所致头昏、目眩、视物不清等症；②肾虚腰酸腰痛、遗精早泄、小便频数等症；③妇女带下诸症。用量皆在 6～10g。（详见《施今墨对药临床经验集》）

北京著名医家焦树德 潼蒺藜又名沙苑蒺藜，味甘，性温。主要功效为补肾固精。配续断、牛膝、杜仲等，可用于肾虚腰痛；配山萸肉、五味子、莲须、龙骨、巴戟天、仙茅等，可用于肾虚所致的遗精、阳痿；配桑螵蛸、菟丝子、益智仁、补骨脂等，可用于老年人肾虚小便频数或失禁；配枸杞子、菊花、白蒺藜、菟丝子、决明子等，可用于肾虚所致的头晕、目眩、眼花。

白蒺藜主要用于散郁调肝。潼蒺藜主用于补肾益精。菟丝子、潼蒺藜皆能补肾益精，但菟丝子稍温而不燥，偏于生精强肾，可治久无子女；潼蒺藜温助肾阳，偏治遗精、阳痿，兼能明目。用量一般在 10 ～ 12g，必要时也可再加多些。对性欲亢奋者忌用。（选自《用药心得十讲》）

**江苏名医徐福松** 徐老用药中正平和，清轻灵活，一般每味药量为 10 ～ 12g，但有时亦重剂奇用，所谓"用药如用兵""兵贵神速"也。如治疗阳痿用刺蒺藜，用量为 30 ～ 50g。（详见《现代名中医男科绝技》）

**北京著名医家高辉远** 刺蒺藜与潼蒺藜原是两种不同的药物。不管从科属、性味、归经、功用、主治等方面来看均不相同。实际上刺蒺藜为蒺藜科植物蒺藜；而沙苑子为豆科植物扁茎黄芪或华黄芪的种子。主产于内蒙古、东北、西北地区。秋末冬初采收，用其种子，除杂后生用或盐水炒用。本品又叫潼蒺藜、沙苑蒺藜，其性味甘温，归入肝、肾二经，首载于《神农本草经》。而潼蒺藜首载于《本草衍义》，别名沙苑子、沙苑蒺藜等。论二者功效，刺蒺藜其性味苦、辛、平，入肝、肺二经，功效清肝明目，滋阴清热，主治头痛、身痒、目赤肿痛、阴虚潮热等；潼蒺藜味甘、温，入肝肾二经，功效补肾固精，养肝明目，主治肝肾不足之腰膝酸软、遗精早泄、小便频数、遗尿、白带过多等。故两药在临床上不能互用。（详见《高辉远经验研究》）

**山东名医宋永刚** 蒺藜主恶血、破癥结积聚，说明本品具有活血之功，可治疗瘀血证。然本品活血之力较弱，再加上目前中药中活血药较多，本品此一功效已不为临床所常用。现行教材认为蒺藜具有疏肝解郁作用，主治肝气郁滞所致的胁痛、胃痛、月经不调等。再因肝气不舒，气机郁结于咽喉，则见"喉痹"，多为急慢性咽喉疾患，治疗此类疾患，以舒肝有效，但须配入牛蒡子、僵蚕等利咽之品。肝气不舒，气机不畅，妇女乳汁郁积，则发为"乳难"，即乳汁不通，乳房胀痛，或配入青皮、穿山甲、王不留行等。若将"乳难"理解为妇女"难产"，因本品具有一定的活血之功，理论上可行，但临床上用之很少。临证用之治疗胸胁疼痛，常配柴胡、香附、青皮等。本品入肝经，肝开窍于目，蒺藜具明目之功，配熟地、山药、山萸肉等组成的明目地黄丸，治疗肝肾两虚，目失所养之视物昏花等。"久服长肌肉、明目轻身"，说明本品有一定的补虚之功，但其补虚之力较弱，不为临床所常用。蒺藜具有祛风止痒的功效，但在《神农本草经》中并未提及，然其在临床上应用甚广，用治荨麻疹、湿疹、神经性皮炎、银屑病、老年性皮肤瘙痒症等，常与白鲜皮、苦参、地肤子等同用，以增强疗效。（详见《神农本草经·讲读》）

【师说】刺蒺藜，其味辛、苦，性微寒。归入肝、肺二经。具有平肝潜阳、疏肝解郁、祛风明目止痒等功效。多年来，我在临床上运用刺蒺藜，主要抓住"风、热、郁、结、湿"五个字，治疗诸多病证。

（1）风证。言"风"者，谓其能平肝潜阳息风。可用本品配钩藤、天麻、潼蒺藜、龙骨、牡蛎等，以祛肝风，治疗肝阳上亢之头晕、目眩、头摇、肢麻、手足震颤抖动等。

（2）热证。所言"热"者，则以其能清肝肺之热。可用本品配栀子、黄芩、龙胆、石膏、蒲公英、生地、赤芍、金银花、丹皮等，以治目赤肿痛、肺热咳喘、肺痈、急性乳痈、疮肿等病。

（3）郁证。论"郁"者，指肝气郁滞而致胸胁胀痛、经前乳胀，肝气犯胃而致的胃脘胀痛、嗳气不舒等。可用本品配郁金、白芍、香附、青皮、姜黄、川楝子、延胡索、荔枝核等治之。

（4）结证。"结"主要因于本品具有活血散结功效、对于乳腺小叶增生、子宫肌瘤、卵巢囊肿、肝囊肿等，我用白蒺藜配夏枯草、浙贝母、莪术、路路通、王不留行、昆布、海藻、牡蛎、玄参等治之。

（5）湿证。说"湿"者，主要指白蒺藜能祛风除湿。凡临证所见一切皮肤病都与风、湿有关。皮肤瘙痒、白癜风等，及妇女白带过多，阴中作痒等，用白蒺藜配荆芥、防风、苍术、薏苡仁、羌活、独活、青风藤、海风藤、秦艽、土茯苓等治之效佳。

总之，我在临床上常用蒺藜治疗乳腺炎、白癜风、瘙痒症、牙本质过敏等有显效。用之治病较多的是：①各种痛证，如心脉痹阻作痛、风湿痹痛、牙痛、三叉神经痛、偏头痛，以及肝、胆、胰病引起的胸胁疼痛；②与风湿相合的多种皮肤病，如过敏性荨麻疹、湿疹性皮炎、白癜风（单用本品研末服）、老年皮肤瘙痒症、妇女以带下为主的阴道炎及痤疮、疱疹、糖尿病性皮肤瘙痒症等。我常用之配荆芥、防风、当归、制首乌、白毛夏枯草、白鲜皮、蝉蜕、地肤子、蛇床子等，能祛风止痒，用之内服、外洗皆宜。

需指出，蒺藜子一般指蒺藜科植物蒺藜的干燥或成熟果实，又称刺蒺藜。长于平肝疏肝，为祛风明目之要药，也治风疹瘙痒等，确为风家要药；沙苑蒺藜为豆科植物沙苑子，又称潼蒺藜，重在补益肝肾，其性收涩，善止遗精、遗尿与妇女白带偏多，也能补肝肾，养肝明目等。

【用法】本品炒黄去刺用。入煎内服：10～15g。也可入丸、散剂服。外用：适量，捣敷，或研末敷，或水煎熏洗患处。本品性味辛散，故血虚气弱者及孕妇慎用。本品有小毒，个别患者用后会出现皮肤红色药疹。

（顾润环　整理）

# 黄　芪

【药名】黄芪（别名：戴椹），在《神农本草经》后的本草文献中又有绵芪、戴粉、戴椹、百本等名称。

【经文】黄芪，味甘，微温。主痈疽，久败疮，排脓，止痛，大风癞疾，五痔，鼠瘘。补虚，小儿百病。

【文译】黄芪，味甘，性微温。主治痈疽长期破损溃烂不敛合，用之能使脓毒得以排出，疼痛得止，且能使疮口收敛愈合。还能治疗麻风病（又称"癞风"）、肛门五种痔疾（牝痔、牡痔、肠痔、血痔、脉痔）及鼠瘘（多指颈项瘰疬等）。能补益虚损，能治小儿多种病症。

【药源】本品为豆科多年生草本植物蒙古黄芪或膜荚黄芪的根，主产于我国甘肃、陕西、内蒙古、河北、山西及东北各省。春季或秋季9—10月份采挖，切去根头，切片晒干备用。以味微甜、条粗长、肥壮丰满、断面色黄白、有粉性者为佳。

【药理】黄芪的化学成分主要为黄酮类（黄酮、异黄酮、异黄烷、紫檀烷）、皂苷类（黄芪皂苷及其大豆皂苷）和多糖等。另外，尚含单糖、氨基酸、蛋白质、核黄素、叶酸、烟酸、维生素D、亚油酸、亚麻酸、香草酸、阿魏酸、对羟苯基丙烯酸、咖啡酸、绿原酸、棕榈酸、微量元素、$\beta$-谷淄醇、胡萝卜苷、羽扇豆醇、正十六醇等成分。具有增强机体免疫功能、抗氧化、抗辐射、抗癌作用。还有保护心脑血管、肝脏、肾脏、肺脏作用，有保护脑细胞、提高记忆力、舒张血管平滑肌、激素样作用，还有抗菌、抗病毒、保肝、降血脂、降血糖、调节骨髓造血、抗骨质疏松等作用。

【文摘】

《医学启源》　治虚劳自汗，补肺气，实皮毛，泻肺中火，脉弦，自汗，善治脾胃虚弱，疮疡血脉不行，内托阴证疮疡必用之药也……《主治秘要》云：……气薄味厚，可升可降，阴中阳也。其用有五：补虚不足一也；益元气二也；去肌热三也；疮疡排脓止痛四也；壮脾胃五也。又云：甘、纯阳，益胃气，去诸经之痛。

《汤液本草》　治气虚盗汗并自汗，即皮表之药，又治肤痛，则表药可知。又治咯血，柔脾胃，是为中州药也。又治伤寒尺脉不至，又补肾脏元气，为里药。是上中下内外三焦之药。

《脉因证治》　气虚头痛，黄芪主之，病则耳鸣九窍不和，参芪主之，血虚头痛，芎归主之。

《珍珠囊补遗药性赋》　黄芪蜜炒用……升也，阳也。其用有四：温肉分而实腠理；益元气而补三焦；内托阴证之疮疡；外固表虚之盗汗。

《医旨绪余》　东垣治血虚发热，以黄芪一两，当归二钱，名曰补血汤。治盗汗，用当归六黄汤，以黄芪为君，义皆本此。

《景岳全书》　因其味轻，故专于气分而达表，所以能补元阳，充腠理，治劳伤，长肌肉，气虚而难汗者可发，表疏而多汗者可止，血崩血淋者，以气固而血自止也，故曰血脱益气，其所以除泻痢带浊者，以气固而陷自除也，故曰陷者举之，然其性味俱浮，纯于气分，故中满气滞者当酌用之。

《长沙药解》　入肺胃而补气，走经络而益营，医黄汗血痹之证，疗皮水风湿之疾，历节肿痛最效，虚劳里急更良，善达皮腠，专通肌表……入肺胃而益卫气，佐以温辛则能发，辅以酸凉则善敛，故能发表而出汗，亦能敛表而止汗……

凡一切疮疡，总忌内陷，悉宜黄芪蜜炙用。生用微凉，清表敛汗宜之。

《本草求真》　为补气诸药之最，是以有耆之称。与人参比较，则参气味甘平，阳兼有阴；耆则秉性纯阳，而阴气绝少，盖一宜于中虚，而泄泻、痞满、倦怠可除；一更宜于表虚，而自亡阳，溃疡不起可治。且一宜于水亏，而气不得宣发；一更宜于火衰，而气不得上达为异耳。

《医方十种汇编》　阳盛阴虚，上焦热盛，下焦虚寒，肝气不和，肺脉洪大者勿用。

《成方切用》　李东垣曰：黄芪得防风而功亦大，取其相畏而相使也。《准绳》曰：卒中偏枯之证，未有不因真气不周而病者，故黄芪为必用之君药，防风为必用之臣药，黄芪助真气者也，防风载黄芪助真气以周于身者也，亦有治风之功焉。

《得配本草》　黄芪得枣仁止自汗，配干姜暖三焦，配川连治肠风下血，配茯苓治气虚白浊，配川芎、糯米治胎动，腹痛，下黄汁，佐当归补血，使升柴发汗。补虚，蜜炒；嘈杂病，乳炒；解毒，盐水炒；胃虚，米泔炒；暖胃、除泻痢，酒拌炒。泻心火，退虚热，托疮疡生用；恐滞气，加桑白皮数分。血枯，中风，火动生痰，内脏虚甚，上热下寒，痘色不润，肝气不和，皆禁用……肌表之气，补宜黄芪；五内之气，补宜人参。

《百药效用奇观》　黄芪专于补气，但亦通调血脉，流行经络，逐瘀破癥。

《东医宝鉴》　黄芪治消渴，凡消渴而欲发疮，或病痈疽，而后渴，宜多取黄芪煮汤服之妙。

《临床应用汉方处方解说》　药效：利尿，强壮，止汗。用途：自汗，盗汗，浮肿，虚劳。

【今用】**近代医家张锡纯**　黄芪性温，味微甘。能补气，兼能升气，善治胸中大气下陷。《神农本草经》谓其主大风者，以其与发表药同用，能祛外风；与养阴清热药同用，更能熄内风也。谓主痈疽，久败疮者，以其补益之力能生肌肉，其溃脓自排出也。表虚自汗者，可以用之固外表气虚，小便不利者，可用之以利小便。妇女气虚下陷而崩带者，可用之以固崩带。为其补气之功最优，故推为补药之长，而名之曰耆也。张氏根椐自身经验总结黄芪除有上述功效、主治外，还指出黄芪之性，又善开痰饮；黄芪不但能补气，用之得当，还能滋阴；黄芪之性热矣，有时转能去热；黄芪升补之力，尤善治流产崩带；黄芪能鼓胃中津液上升，又能统摄下焦气化，不使小便频数，故能治消渴。如其自创玉液汤（生黄芪、山药、知母、葛根、鸡内金、天花粉、五味子）、滋膵饮（生黄芪、生地、山药、山萸肉、生猪胰子），皆重用黄芪治消渴之方；黄芪之性，又善治肢体痿废，然须细审其脉之强弱，其脉之甚弱而痿废者，西人所言脑贫血证也，胸中大气虚损，不能助血上升以养其脑髓神经，遂致其失司，用加味补血汤、干颓汤皆重用黄芪。（详见《医学衷中参西录·黄芪解》）

**山西名老中医张子琳**　用黄芪宜扬长避短，其用途广泛。内科用以补气，提气，益气生血，利尿固表。外科用之托毒透脓，益气生肌。服用本药有病去病，无病健身，可以礼品相赠，乃补中之佳品也。但有其利则有其弊，只有用之精当，才能取长补短。黄芪用量一般偏大，如王清任补阳还五汤中用到120g，其效显著。为避其弊端，我用黄芪一般是逐渐加量，亦可减少腻膈、胸闷等弊端。遇补阳还五汤证中有肢体疼痛者，应加桑枝、丝瓜络，其效更著。（详见《张子琳医疗经验选辑》）

**国医大师张琪** 治疗痹证尤应重视扶正祛邪这一治疗原则。如独活寄生汤、黄芪桂枝五物汤为张老常用治痹之方。黄芪桂枝五物汤原方主治血痹病，用之常加桃仁、红花、牛膝以益气和营为主，活血通络为辅，治疗气虚外袭效果尤佳。关于黄芪用量，张老常用至75g以上，因"气为血之帅，气行则血行"，故重用补气，气旺血行，方能取效。治气虚络阻而致痹证，黄芪量多在30～75g，亦需重用补气药方能奏效。张教授在中风的恢复期、后遗症期多用王清任的补阳还五汤，常用黄芪50～100g，个别用至200g。盖因他认可《证治准绳》所云："卒仆偏枯之证，虽有多因，未有不因真气不周而病者……黄芪助真气者也。"但长期服用黄芪易出现口干咽燥、舌红等症。故即使无明显阴虚症状，亦常佐以滋阴清热之品。又黄芪常服多见胸脘痞闷，可加陈皮、枳实等理气之品。一般认为高血压者忌用黄芪，但据临床观察，血压虽高，但辨证不属于肝阳上亢及风痰有热者，但用无妨。（详见《中国百年百名中医临床家丛书——张琪》）

**北京著名医家焦树德** 临床上黄芪有以下用法。①固表止汗：适用于平素体弱的人，或久病重病之后，表虚卫气不固，常有自汗，其人易受风寒感冒者，可用黄芪固表止汗，常配浮小麦、麻黄根、五味子、煅龙牡、白术、白芍、防风等用之。②补中益气：适用于脾胃虚弱，中气不足而出现体倦懒言、食欲不振、大便久溏、面黄气短，或兼腰腹、肛门坠胀、崩漏者，可用补中益气汤、举元煎等方。③消水肿：黄芪有利尿作用，常用治头面、四肢水肿，可配合白术、防己、甘草、姜皮、茯苓等，对肾炎水肿，用之能助消蛋白尿。对心脏性水肿，用黄芪、五加皮、桂枝、猪苓、茯苓等也有效，黄芪用量在10g左右。④补气生血：适用于大出血后血虚气脱，出现面白，汗出，气短，脉细数等症。可用黄芪100～120g，当归10～15g，急煎服，以补气而生血。如现肢冷，全身凉汗，血压骤降者，还可配人参、附子、肉桂、麦冬、五味子等急救之。⑤托毒排脓：凡气血虚弱之人患疮疡，因正气不足，不能托毒外出，以致脓血久不尽，亦不易收口者，可用黄芪、党参、白芷、防风、当归、川芎、桂心、厚朴、桔梗、五味子、甘草等治之。如托里黄芪散，可用治慢性溃疡痈疽。黄芪生用偏于走表，能固表止汗，托里排脓，敛疮收口；炙用重在走里，能补中益气，升提大气，补气生血，利尿。黄芪皮功用同黄芪，但善走表，用于固表止汗及气虚水肿，据现代报道，黄芪有保肝、强心、降压、抑菌等作用，并有类生殖激素的作用，可供参考。焦老指出，对胸闷胃满、表实邪旺、气实多怒者勿用黄芪。（选自《用药心得十讲》）

**国医大师颜德馨**　黄芪甘温补气、禀升发之性，专走表分而固皮毛，入脾胃而举其下陷，用于肾病综合征蛋白尿，颇有效验。凡未接受激素和免疫抑制剂治疗的病例，蛋白尿常随水肿的消长而进退，最常用的方剂为防己黄芪汤。某些病例消肿后仍有蛋白尿者，多为脾肾两亏，有失封固，黄芪建中汤主之。患者使用激素和免疫抑制剂联合治疗效果固佳，但其引起的不良效应、高复发率都是难以解决的问题。对此，颜老则以黄芪为主，配以丹参、红花、赤芍等活血药，取益气化瘀法治之。因久病患者，其气必虚，久病入络、滞积为瘀，虚实夹杂。益气治本，化瘀治标，可以加强及巩固疗效，减轻激素及免疫抑制剂的不良反应。其用方为：当归、赤芍、川芎、桃仁、紫花地丁各 9g，丹参 12g，红花 6g，蒲公英 15g，益母草、白花蛇舌草、白茅根各 30g，水蛭粉（冲）1.5g，黄芪 60g。（详见《颜德馨·方药心解》）

**国医大师邓铁涛**　黄芪轻用则升压，重用则降压。为什么药理研究只得一个降压的结果？因为动物实验都是大剂量用药进行研究的，所以得出降压的结果。邓老治疗低血压症，喜用补中益气汤，方中黄芪的分量不超过 15g。而治疗气虚痰浊型高血压，黄芪分量必用 30g 以上。当然，补中益气汤除了黄芪之外，还有柴胡与升麻，可使升提之力倍增。在重用黄芪降血压时亦可加潜阳镇坠之品，效果当然更好，但不加镇坠药亦有降压的作用，这是可以肯定的。邓老曾会诊一卒中患者，偏瘫失语而血压偏高，辨证为阳虚血瘀证，处方用补阳还五汤，黄芪照用 120g，该床位西医主任医师曾学习过中医，对用黄芪 120g 有顾虑，拟加用西药降压药配合之，邓老未允，照方服药后血压不升反而下降，乃信服。虽说黄芪重用可降血压，有证有据，但黄芪仍然是益气升阳之药，对此，不可不加注意。如果辨证为肝阳上亢或有内热之高血压，亦想用几两黄芪以降压，当慎之，防犯实实之戒。辨证论治乃中医之精华也。（详见《中国名老中医经验集萃》）

【师说】黄芪这味药，当今临床用之面广量大，确实为药房中销量较大的中药之一。其味甘，性微温。具有补气升阳、益卫固表、利尿消肿、托毒生肌等功效。我也常用之治疗较多疑难重症，疗效显著。

（1）重症肌无力。此病多为脾胃虚损之病，故需重用黄芪以补之。我曾治吕姓患者，来诊时已难步履，每次步行 5 ～ 10 步即欲瘫坐，以至难以坚持读书上学。我用补中益气汤加减，用黄芪 150g 之多，连续服药 3 个多月，共 92 剂，终使患者恢复正常状态。

（2）多发性神经炎。此病患者常见四肢麻木，肢软无力，且肢体感觉异常，双手整日如戴手套样，并有拘紧感，握物无力，全身多处肌肉塌陷、萎缩，步履无力。我曾治该病患者林某，即用黄芪桂枝五物汤加味，用黄芪 60g，再加当归、白芍、五爪龙、牛大力、千斤拔、鸡血藤、桑枝、木瓜等，共服中药 80 余剂，诸症渐失，恢复正常。

（3）肌张力异常综合征。此病是一组由于身体骨骼肌的协同肌和拮抗肌互不协调，间歇发作持续收缩而造成的以重复的不自主运动和异常扭转姿势为特征的综合征，而扭转性痉挛和痉挛性斜颈是本病的两种主要类型。一例王姓女中学生，其症现头颈侧倾，无力支撑，腰背臀部倾斜，步行只能足尖着地，我即用黄芪30g，配党参、白术、熟地、鹿角胶、肉苁蓉、龟板、杜仲、续断、巴戟天、白芍、甘草、葛根、当归等加减治之，服药30余剂后，诸症渐减，遂将上方改为胶囊剂连服3料，使患者症除并得复学，且日常生活恢复如常人。

（4）无菌性尿道炎。我曾治疗一患者，产后过度劳累而发作尿频、尿急、尿灼痛，严重时，一日夜排尿10多次，每次尿量少，尿色淡黄。西医按"尿路感染"用抗生素治疗乏效，后来尿次增加至日间10多次，夜间5～6次，伴胸闷气短，善太息，乏力，动则作喘，小腹坠胀，舌淡苔白，脉弱。辨属大气下陷致尿频症，选用升陷汤加味。药用：黄芪30g，配知母、柴胡、升麻、桔梗、乌药、仙鹤草、桑寄生、山萸肉、红景天、金樱子、通天草、桑螵蛸等，连服38剂病愈。

此外，我还用黄芪为主药治疗妇女子宫重度下垂、脱肛，以及背部蜂窝组织炎久不愈合的病证。

我在临床上也喜用黄芪配合某些药物组成药对，作为主药入方治疗一些病证，确实有助于提高疗效。①黄芪配人参：治疗气虚淋证；②黄芪配升麻：治疗胃下垂；③黄芪配地龙：益气化瘀，治疗慢性肾炎；④黄芪配防己：益气利水消肿，治疗风水肿、湿痹，以及肾病引起的全身或下肢水肿；⑤黄芪配鸡血藤：益气生血、活血，治疗白细胞减少症；⑥黄芪配玉米须：治疗肾病蛋白尿；⑦黄芪配白花蛇舌草：治疗乙肝表面抗原阳性，能使之转阴；⑧黄芪配山药：既能补益脾胃之气，又能滋养脾胃之阴，使阴阳相济，用治慢性胃炎气阴两虚者，还可固涩止遗，使尿糖转阴；⑨黄芪配莪术：用治慢性萎缩性胃炎、消化道溃疡、肝脾肿大、胰腺癌等病症；⑩黄芪配茯苓，用治气虚白浊；⑪黄芪配肉桂：作为主药，用治男子血精症；⑫黄芪配川芎：治疗孕妇胎动不安；⑬黄芪配柴胡：治疗特发功能性水肿；⑭黄芪配牡蛎：用治气阴不足，可敛阴固卫治自汗、盗汗；⑮黄芪配浮小麦：养心固卫以止汗；⑯黄芪配党参：黄芪偏于阳而能实表，党参偏于阴而补中，二药相合，一表一里、一阳一阴，相互为用，扶正补气功著；⑰黄芪配辛夷：用黄芪扶补卫表之气，辛夷辛通鼻窍，二药相配治疗过敏性鼻炎；⑱黄芪配知母：益气、滋阴，有降血糖之功，用治糖尿病。

总之，黄芪确是临床最常用的补益药之一。凡内、外、妇、儿、五官、皮肤等科，均有选用黄芪的诸多证候。它具有增强机体免疫功能、利尿、降压、降糖、抗肝损害、抗感染、抗肿瘤、延缓衰老等多种功效。若以单味药言，黄芪可治疗慢性肝炎、哮喘、白细胞减少症、流行性出血热等。若以黄芪配入适证方中可治疗顽固性口腔溃疡、肺结核盗汗、慢性支气管炎、肺心病、脑梗死、慢性肾炎、鱼鳞病、糖尿病、类风湿性关节炎等。

【用法】黄芪多生用或蜜炙用。用于补中益气者宜炙用，其余皆宜生用。入煎内服：10～30g。特殊病症可用100g以上。须知，本品因系补益正气的药物，故诸实证、阳证及阴虚阳亢证等均当忌用。我体会，黄芪的使用剂量，一般多为常规剂量30g以内。若特殊重症、疑难、少见病症久治不愈者，常规用量难以见效的，我主张还是逐渐增量，观察药后效应，再议增减剂量。我最多也就用到200g，治疗诸多特殊病证，注意药物配伍，临证尚未发现不良反应。

（顾润环　整理）

# 肉苁蓉

【药名】肉苁蓉，在《神农本草经》后的本草文献中又被称为大芸、肉松蓉、淡苁蓉、咸苁蓉、地精等。

【经文】肉苁蓉，味甘，微温。主五劳七伤，补中，除茎中寒热痛。养五脏，强阴，益精气，多子，妇人癥瘕，久服轻身。

【文译】肉苁蓉，味甘，性微温。主治五种劳损（指久坐伤肉、久立伤骨、久行伤筋、久卧伤气、久视伤血；亦有志劳、思劳、心劳、忧劳、疲劳五劳等）七种损伤（指阴寒、阴痿、里急、精连连、精少阴下湿、精清、小便苦数临事不卒）。补益内脏如脾、肾等。能消除阴茎内寒、热之邪引起的疼痛症状。能补养五脏。也能使阴茎勃起强硬持久。能补益肾之精气，增强男女生育能力而多子。还能治疗妇女子宫内外血滞成癥瘕积块而致不孕。若长期服用能使人身体轻健强壮。

【药源】本品为列当科一年生草本植物肉苁蓉的带鳞叶的干燥肉质茎。表面灰褐色或棕褐色，密披鳞片，质软肉丰，体重，断面呈黑色，盐制者色黑而味咸。主产于内蒙古、甘肃、新疆等地的沙土地区。春、秋二季采收，采集后即放入盐水中浸渍而成为咸苁蓉；若用时漂去盐质蒸熟，名淡苁蓉。质柔润者佳。

【药理】本品含苯乙醇苷类、环烯醚萜类、木质素类、挥发性成分，以及β-谷甾醇、胡萝卜苷、丁二酸、钙、镁、锌、铜及肉苁蓉碱等。能增强体液免疫和细胞免疫功能。具有补肾壮阳、改善学习记忆、抗疲劳、抗氧化、抗辐射、抗衰老、通便等作用。对心、脑、肺、肝、肾及免疫系统也有保护作用。本品还有雄激素样作用，能保护肾功能。

【文摘】

《药性本草》　益髓，悦颜色，延年，治女人血崩，壮阳，大补益，主赤白下。

《日华子本草》　治男绝阳不兴，女绝阴不产，润五脏，长肌肉，暖腰膝，男子泄精，尿血，遗沥，带下阴痛。

《汤液本草》　命门相火不足者以此补之，乃肾经血分药也。

《本草求真》　体润色黑，诸书既言峻补精血，又言力能兴阳助火，是明因其气温，力专滋阴，得此阳随阴附，而阳自见兴耳。……气专润燥，是亦宜于便秘，而不宜于胃虚之人也。

《本草正义》 苁蓉为极润之品，市肆皆以盐渍，咸能下降，滑能通肠，以主大便不爽，颇得捷效。且性本温润，益阴通阳，故通腑而不伤津液，尤其独步耳。

《百药效用奇观》 肉苁蓉味甘，咸，性温。《神农本草经》所云："除茎中寒热痛……妇人癥瘕。"茎中寒热痛，新病多实，以膀胱湿热为多。久病则多虚，有风木枯槁，疏泄不行，下窍不利，而致茎中寒热病。本品滋阴养肝，肝得养则疏泄行，气血利，下窍通，使茎中寒热痛解。有房劳失精……本品咸能入肾，益精润燥，性兼滑利，下导虚火，而茎中热痛则止。亦有肾病虚寒，开合失常，下窍不利而致者，本品厚重下降直入肾家，温养阳气，复其开合之职，下窍通利，茎中痛则除。癥瘕其病有形，在血分者多，肉苁蓉补精血之要药，血盛则行，行则消癥瘕。又入血分，咸能软坚，其性滑利，亦可消癥瘕。况本品又善温养阳气，气壮则血流畅，气血流利而痞塞通，癥瘕消。

《科学注解本草概要》 为强壮阳，功能兴阳道，益精髓，强筋骨。

《现代实用中药（增订本）》 效用：为强壮补精药，治遗精、阴痿、暖腰膝、催情欲。对于膀胱炎膀胱出血及肾脏出血时为止血药。

**【今用】现代著名医家章次公** 本品古来多用以壮阳，治神经性衰弱病，而章老常用之治疗老年人便秘。（详见《章次公医术经验集》）

**国医大师朱良春** 朱老长于用益肾壮督法治疗顽痹、老年病及疑难杂症。朱老认为肉苁蓉益精养血助阳，具有阴阳双补之效，温而不热，暖而不燥，补而不峻，滑而不泄，为平补之良药。朱老常用之配伍熟地黄、补骨脂、怀山药，用于肾阳虚衰之腰膝酸冷、头昏耳鸣、阳痿、遗精等症。朱老用肉苁蓉配仙灵脾、炙黄芪、白术、当归、党参等，先后天并补，精血互生，以使肌肉得以濡养。对于乳腺囊性增生，可用肉苁蓉配锁阳、巴戟天、当归、山萸肉、夏枯草、天葵子、枸橘、鳖甲、䗪虫、白芥子、桃仁、海藻、牡蛎等治之。酒苁蓉长于温通肾阳，强筋健骨，主治下元虚冷、腰膝酸软、阳痿、阴冷、宫寒不孕。（详见《朱良春全集·用药心悟卷》）

**上海著名医家胡建华** 胡老常以肉苁蓉与淫羊藿同用，作为调和冲任的主要药物治疗妇女经血不调、痛经、乳胀等妇科疾病；对癫痫、血管性头痛、神经症等疾病，发作与月经有关者，也常用此配伍；肾虚阳痿、遗精、尿频、不孕等症，配菟丝子、鹿茸、山萸肉；治疗精血衰少，可配熟地、当归、枸杞子，使补而不峻，温而不燥；与火麻仁、柏子仁配伍，可治疗老年人病后或妇女产后津液不足之肠燥便秘。（详见《胡建华学术经验撷英》）

**著名老中医赵国岑** 赵老常用肉苁蓉治疗白带。他根据《大明本草》"治女子带下阴痛"的记载，用肉苁蓉治疗肾虚型白带获得好的疗效。但他又指出，引起白带的原因有脾虚、肾虚、湿毒之分，辨证也有脾虚、肾虚、湿毒三型之别，临床慎勿混淆。肉苁蓉是专治肾虚型白带的有效单方。至于脾虚、湿毒型的白带

需以健脾固涩，或利湿解毒之法治之。(详见《黄河医话》)

**山东名医宋永刚**　肉苁蓉不仅能够温补肾阳，还具有益精固肾之功，即能"强阴、益精气"，故令"多子"。主治肾阳不足、精血虚少之不孕不育、阳痿、遗精、须发早白等，常与鹿茸、锁阳、菟丝子、枸杞子等同用，还可治疗面黑劳伤。他还指出《神农本草经》所言"补中"是指补益脾胃，但本品对脾胃无直接补益作用，其补中作用是通过温肾作用来实现的，但临床极少应用。(详见《神农本草经讲读》)

【师说】肉苁蓉，其味甘、酸、咸，性微温。归入肾、大肠经。具有补肾阳、益肾精、润肠通便等功效。我在临床上用肉苁蓉，常取其补肾阳、益精血、润肠通便的功效，治疗肾阳虚衰、精血亏虚、阳痿、遗精、腰膝冷痛、耳鸣目花、带浊、尿频、妇女月经愆期、小腹冷痛、崩漏、不孕不育，以及肠燥津少致便秘等病症，多有效验。我在临床上用治如下。

(1)青少年生长发育缓慢。我常用肉苁蓉配熟地、山萸肉、山药、黄芪、茯苓、补骨脂、菟丝子、龟板、杜仲、牛膝等治之，有显效。

(2)阳痿辨属肾阳虚者。我用熟地、肉苁蓉、巴戟天、麦冬、五味子、当归、茯苓、蜂房、炒杜仲、蜈蚣、牛膝、炙甘草等治之。

(3)自汗。肉苁蓉配麻黄根、煅牡蛎、白术、白芍、牡蛎、浮小麦、黄芪、大枣等，可治疗阳虚自汗。

(4)经闭。主要适用于虚寒证闭经。肉苁蓉配干姜、附子、白术、白芍、桃仁、巴戟天、刘寄奴、鹿衔草等，可治疗宫寒血凝经闭不行或月经愆期数月不行者。

(5)不射精症。肉苁蓉配枸杞子、菟丝子、桃仁、白芍、甘草、当归、柴胡、石菖蒲、蜈蚣、川牛膝等，可治疗房事时久不射精，或精少，或者无精液射出者。

(6)便秘。我用肉苁蓉配黄芪、党参、白术(白术剂量不少于30g)、当归、火麻仁、郁李仁、锁阳、陈皮等，治疗老年人气血虚衰，阴液不足，肾阳亏虚致便秘者。

(7)神经根型颈椎病。我用肉苁蓉配熟地、当归、枸杞子、白芍、川芎、柴胡、甘草、枳壳、木瓜、防风、羌活、老鹳草、葛根等，治疗颈椎病致颈项强急作痛。

(8)崩漏、带下病。我常用肉苁蓉配菟丝子、芡实、莲须、苎麻根、白果、五味子、煅乌贼骨、仙鹤草、茜草等，治疗妇女经行量多、崩漏久不净、带下量多、质稀，伴腰酸冷痛者。

(9)虚损。我用肉苁蓉配黄芪、党参、白术、刺五加、灵芝、红景天、巴戟天、仙鹤草等，治疗重病、久病、手术之后，以及肿瘤放化疗后体质虚弱致乏力、精神萎靡不振者。

近年来，我据国医大师朱良春用肉苁蓉的经验，治疗前列腺增生、妇女乳腺囊性增生、卵巢囊肿、子宫肌瘤、肝肾囊肿、男性女乳等病症。特别是慢性前列腺炎出现的尿涩刺痛、小便混浊、夜尿次频而尿量不多等症辨属肾阳不足的，可用肉苁蓉与桂枝、附子、熟地、益智仁、桑螵蛸、五味子、乌药等配伍治之。对慢性发作声音嘶哑、干咳少痰者，在适证方中加用肉苁蓉，可以振声。我又据本品具有雄性激素样作用和促性腺激素样作用，取其治疗男子小睾丸，可促进精子发育、生长，使睾丸生精功能增强，能提高精子数量、精子成活率、精子运行速度，也能减少精子畸形等，以治男子不育症。总体来说，必须辨属肾阳不足所致者，方可据证将肉苁蓉配入适证方药中治之，有显效。

【用法】本品多为切厚片，生用，或酒制用。入煎内服：10 ~ 15g。凡阴虚火旺、大便溏泻或肠胃实热致大便秘结者，皆不宜服用肉苁蓉。

（顾润环 整理）

# 防 风

【药名】防风，在《神农本草经》中别称为铜芸。在《神农本草经》后的本草文献中又被称为川防风、青防风、关防风等。

【经文】防风，味甘，温。主大风，头眩痛，恶风，风邪，目盲无所见，风行周身，骨节疼痹，烦满。久服轻身。

【文译】防风，味甘，性温。主治严重的风邪伤人而致头晕、目眩、头痛、恶风等症状，以及风邪所伤，使人眼睛视力受损而不能看见东西。也治风邪走窜全身而致骨节疼痛，心烦胸闷。长期服用，能使人身体轻健。

【药源】本品为伞形科多年生草本植物防风干燥的根，以善祛风邪而得名。主产于我国东北及内蒙古东部。春、秋二季采挖。气微香，味微甘，以条粗壮、断面皮部色浅棕、木部浅黄色者为优。其以我国东北所产的关防风效佳。

【药理】本品含挥发油类、甘露醇、β-谷甾醇、香豆素类化合物、胡萝卜苷、欧芹属素乙、多糖类、有机酸及生物碱等，具有解热、镇痛、抗炎、抗惊厥、镇静、抗过敏、抗菌、抗肿瘤、抗凝血及提高机体免疫力等作用。

【文摘】

《名医别录》 烦满胁痛，胁风头面去来，四肢挛急。字乳金疮内痉。

《珍珠囊》 治上焦风邪，泻肺实，散头目中滞气，经络中留湿。

《本草经疏》 防风治风通用，升发而能散，故主大风头眩痛，恶风风邪，周身骨节疼痛，胁痛，胁风头面去来，四肢挛急，下乳，金疮因伤于风内痉。其云主目无所见者，因中风邪，故不见也。烦满者，因风邪客于中，故烦满也。风、寒、湿三者合而成痹，祛风燥湿，故主痹也。发散之药，焉可久服。其曰轻身，亦湿去耳。

《本草汇言》 防风，风、寒、湿痹之药也。故主诸风周身不遂，骨节酸痛，四肢挛急，痿躄痫痉等证。

**《百药效用奇观》**　防风可随补气诸药升举阳气，气上则血上，下血崩可止。

**《现代实用中药（增订本）》**　防风，用于感冒头痛，有镇痛、祛痰之功，对于颈肌强挛、关节痛、中风之预防及盗汗等有效。

**【今用】民国著名医家何廉臣**　防风性味甘辛温散，入肺、肝、脾、胃、大肠经。上行头目，故治头风眩痛、眼赤多泪；外达周身，故散四肢挛急、筋骨酸疼。生用解肌，煨热实肠。防风入肺、肝、脾、胃、大肠等经，为祛风胜湿、搜肝泻肺之药。配荆芥、杏仁、橘红，治肺炎痰喘；合冬术、白芍、陈皮，治肠风痛泻。李氏东垣称之为风药中润剂，若补脾胃非此引用不能行，故有黄芪得防风而力最大之说。张路玉谓风病脊痛项强不可回头，腰似折，项似拔者，正用。凡疮在胸膈以上者亦常用之，为其能散结消痛也。即妇人风入胞门，崩中不止，血色清稀，左脉浮弦者，一味防风研末，面糊，酒调丸，服最效。但风药多散，其性上行，凡时毒喉疮、温毒喉痹、气升作呕、火升发咳、阴虚盗汗、阳虚自汗及产后血虚发痉、婴儿泻后脾虚发搐均忌。（详见《实验药物学》）

**北京著名医家焦树德**　防风是最常用的辛温发汗剂，配荆芥、苏叶，治疗感冒风寒的表证。防风祛风解表治全身疼痛的效果比荆芥好，荆芥祛风解表发汗的作用比防风明显，临床上常常是荆芥、防风同用。

防风有祛经络筋骨中风湿的作用，可用于治疗风寒湿痹、周身骨节疼痛、脊痛项强、四肢挛急等症。这时常与羌活、独活、当归、薏苡仁、威灵仙、伸筋草、鸡血藤等配合应用。

防风还有明显的祛风解痉作用，可用于治疗肝风内动、风痰上扰、破伤风等引起的咬牙、吊眼、四肢抽搐、角弓反张等症。这时要与全蝎同用，防风能增加全蝎祛风止痉的作用。还可随证配用钩藤、蜈蚣、僵蚕、白附子等。

防风还能入肝经气分，故可用于肝郁伤脾而致腹痛、腹泻的治疗。常配合白术、白芍等同用，例如痛泻要方（防风、白术、白芍、陈皮），就是治疗这类疾病常用的方剂。

防风还有治疗肠风便血的特殊作用。反复发作，日久不愈的大便下血，前人经验认为是大肠有风邪，可在对症药方中，加入防风，每收良好效果。常配合地榆炭、槐角炭、炒槐花等同用。防风与附子同用可减少附子的毒性。防风与黄芪同用，可增强黄芪的作用。用量一般 6～9g。阴虚火动的头痛不宜用。（详见《用药心得十讲》）

**云南名中医来春茂**　荆芥配防风，荆介发散力强于防风，而防风祛风胜湿优于荆芥，相须为用，有麻桂的功效而无其燥烈的弊病。二药炒用均有止血的作用，兼能疏利气机，可治下焦疾病的慢性出血症。如肠风下血反复发作不愈，古人经验，认为大肠有风邪，用防风配对症药物有显著的疗效。（详见《来春茂医镜》）

**北京著名妇科医家刘奉五**　妇科可用防风治疗血虚头痛，因为防风入血分，行血活血，且能引血上行。若用于治疗产后受风身痛，可与四物汤合用，具有养血活血通络的功能。但其剂量宜小不宜大，一般用 3～4.5g。与白芷、当归、赤芍同用，具有活血消肿止痛的功效，可以治疗筋骨损伤或妇科的痈肿。（详见《中医当代八大家·刘奉五》）

**北京著名皮肤病科专家张志礼** 防风，功能祛风解表胜湿，为风药中之润剂，可通治一切风邪，祛风之力强于荆芥，能入骨肉，善收筋骨之风，故诸风之证皆可配用，一般用量为 3～10g。皮肤科取其祛风胜湿之功，可达止痒止痛之效。配蝉蜕、猪牙皂、天麻，用荆芥水送下，可治风、疥、癣、疮、皮肤瘙痒、荨麻疹等瘙痒性皮肤病；配黄芪、白术可预防荨麻疹；配羌活、白芷可祛上半身之风，用于头面部湿疹、皮炎等症；配独活可祛下半身之风，用于下肢湿疹、皮炎；配当归、丹皮可祛血风，用于玫瑰糠疹、多形性红斑；配苏叶、麻黄可祛寒风，用治寒冷性荨麻疹；配黄芩、黄连、桑叶可祛风热，用于风热性荨麻疹。（详见《张志礼皮肤病临床经验辑要》）

**安徽名中医龚士澄** 本品解表散寒，兼能除湿，多用于风湿痹痛，不宜用于风热各证。

疗风寒外感、湿痰内泛之咳嗽，我们的经验方为防风平胃二陈汤。以防风泻肺中实邪，苍术燥湿健脾，厚朴除满宽胸，亦降气逆，茯苓、半夏、陈皮、甘草的综合功效是燥湿化痰，理气和中。无一味直接止咳药而咳可止。

治胸痒。咳嗽喉痒者用荆芥，咳嗽胸痒者用防风。胸中作痒而咳，是肺之气管中有风，非荆芥可散，我们用防风深入托出而散之，非常有效。如属上焦津液亏乏或阴虚火炎而致胸痒干咳者，当忌防风之辛散。

解流行性感冒病毒。凡属流行感冒所致的咳嗽、头痛、肢体酸痛等症，服用防风后，周身出汗，病毒解散，咳嗽因而减轻。防风也治咽喉不利、喉间有痰水上泛而咳。但不宜于咽喉干燥的患者。（详见《临证方药运用心得》）

【师说】防风，因能防御、祛散外风而得名。其味甘，性温。归入肺、肝、脾、膀胱经。具有发表散风、祛风湿、止痛、解痉等功效。多年来，我在临床上常用防风治疗以下病证。

（1）外感表证。本品辛，微温，能发散。其以辛散祛风解表为其专长，兼能胜湿止痛。凡外感风寒、风湿、风热表证均可配伍用之。若治疗风寒表证之头痛、身痛、恶风寒者，可与荆芥、羌活、苏叶等配伍；若治外感风湿，头痛如裹，身重肢痛者，可用防风配以羌活、藁本、川芎、蔓荆子等药；治疗风热表证，症见发热恶风、咽痛口渴等，常用防风配薄荷、蝉蜕、金银花、连翘、射干、桔梗等，可疏散风热；若正气不足、卫表不固而畏风邪者，则与益气固表药同用，可配黄芪、白术、白芍、炙甘草、大枣等。

（2）风湿痹痛。本品是祛风湿、止痹痛之要药，可治疗风寒湿痹。症见肢节疼痛重滞、筋骨拘紧者，常以防风配羌活、独活、青风藤、海风藤、络石藤、桂枝、姜黄等药。若风寒湿邪化热，关节红肿热痛而为风湿热痹者，则用防风配生薏苡仁、炙地龙、石膏、银花藤、连翘、秦艽、姜黄等治之。

（3）破伤风。本品既能辛散外风，又能平息内风以止痉。用以治疗外界风毒之邪从伤口入侵，贯于经络，引发内风而致肌肉痉挛，四肢抽搐，项背僵痛，角弓反张等破伤风症。常用防风与天麻、天南星、白附子、蝉蜕、全蝎、蜈蚣、白芍、甘草等配伍治之，可祛风止痉，本方也可治疗狂犬咬伤等。本品还可治疗中风中经络及面神经炎等，症见口眼歪斜、语言不利、半身不遂等。

（4）慢性腹泻。脾虚湿盛，清阳不升，或土虚木乘，肝脾不调所致的痛泻，我常选党参、炙黄芪、苍术、白术配防风或用柴胡、白术、炒白芍、炙甘草、陈皮配防风治之，效佳。

（5）便血、崩漏。防风炒炭可止血，我常用之治疗痔疮出血、结肠溃疡出脓血、妇女崩漏下血等证。可用防风炭配地榆炭、炒槐花、五倍子、煅乌贼骨、茜草炭、炒荆芥、炮姜、仙鹤草、白及等治之。

（6）风疹瘙痒。本品辛温发散，能祛风止痒，凡风寒、风热引起的瘾疹瘙痒等，皆可配伍使用。若属风寒证，可与麻黄、白芷、苍耳子、徐长卿等配伍；若属风热证，可与蝉蜕、僵蚕、薄荷、黄芩、枇杷叶、连翘等配伍；属风湿热证，常与土茯苓、白鲜皮、白毛夏枯草、赤小豆等同用；若属血虚风燥证，可配当归、生地、乌梅、五味子、丹皮、玄参、白蒺藜等。

此外，我用防风治疗"风咳"，即当今临床常见的过敏性咳嗽，症见咽痒不适，干咳阵作，晨、夜咳嗽较剧，属肝火犯肺，木火刑金者。我常用防风配黄芩、桑白皮、炙百部、栀子、蝉蜕、乌梅、木蝴蝶、射干、黛蛤散、川贝母、钩藤、生甘草等组方治之，其效显著。咽痒剧咳，见于急性支气管炎治疗不及时，迁延久不止，可能是因于病毒、细菌混合感染，气道黏膜肿胀、损伤导致的高气道反应，此非抗生素等所能奏效，我亦用上方再加冬凌草、鱼腥草、石韦、徐长卿、白屈菜、白鲜皮、益母草等治之，甚效。若用防风配紫菀、桔梗、麻黄根、射干作为基本方，随症加减治疗风寒型哮喘，疗效亦佳。本品与绿豆、甘草煎水服，可治疗砷中毒。

防风、羌活相较：两者皆有祛风、解表、除湿等功效。防风还可治疗过敏性哮喘、肠易激综合征、产后阴肿、扁平疣、霉菌性阴道炎、脑震荡、过敏性紫癜等。但羌活辛温发散，气味浓烈，擅于升散发表，具有较强的解表散寒、祛风胜湿、止痛之功，其祛风胜湿之功效较防风强，善治外感风寒、风湿表证及风寒湿痹等病证。防风为风药之润剂，以祛风解表为主，又善于散寒，还能胜湿止痛，而又不伤阴液，因其性味甘、缓，微温而不峻烈，凡风、寒、湿、热之邪所致的外感表证，皆可配伍治之。

【用法】本品入煎内服：6～10g。或入丸、散剂服用。外用：适量，可煎水熏洗。有报道称有少数人内服防风可出现皮肤过敏反应，但停药渐愈。本品药性偏温，阴血亏虚发痉、高热惊厥动风、阴虚火旺者应慎用。

（顾润环　刘成全　整理）

# 蒲 黄

【药名】蒲黄，在《神农本草经》后的本草文献中被称为蒲厘花粉、蒲棒花粉、蒲花、蒲草黄等。

【经文】蒲黄，味甘，平。主心、腹、膀胱寒热，利小便。止血，消瘀血。久服轻身，益气力，延年，神仙。

【文译】蒲黄，味甘，性平。主治心、腹、膀胱寒热邪气所致之病症，并能使小便通利。能止血，能使瘀血消散。长期服用能使人身体轻巧，气力增加，并能延年益寿如神仙。

【药源】本品为香蒲科草本植物水烛香蒲、东方香蒲，或同属植物宽叶香蒲的干燥花粉。其质轻松，色彩鲜黄，故名之蒲黄。主产于江苏、浙江、山东、安徽、湖北等地。在芒种至小满时节内，采收花序上的雄花粉入药。本品以粉干、色鲜黄、质轻、粉细光滑、纯净无杂质者为佳。

【药理】本品主要成分为黄酮类，如异鼠李素、槲皮素等。甾类如香蒲甾醇、β-谷甾醇等。酸类有棕榈酸、花生四烯酸等。此外，尚含有脂肪油、生物碱及多糖、氨基酸等。本品有显著的增加血小板作用，能持久地促进凝血，缩短血液凝固时间；能降低血压，减轻心脏负荷，增加冠脉血流量，改善微循环，提高机体耐缺氧能力，减低心肌、大脑缺血性改变；能降低血脂和抗动脉粥样硬化斑块的发生。此外，蒲黄还具有抗炎、利胆、利尿、镇痛、平喘、抗缺血再灌注损伤等作用。

【文摘】

《华佗神方》 治舌肿神方：以蒲黄频刮舌上，肿自退，使能咽，再以黄连煎汁饮之，即愈。

《药性本草》 治痢血，鼻衄吐血，尿血泻血，利水道，通经脉，止女子崩中。

《日华子本草》 妇人带下，月候不匀，血气心腹痛，妊妇下血坠胎，血晕血证，儿枕急痛，颠扑血闷，排脓，疮疖游风肿毒，下乳汁，止泄精。

《万病回春》 治重舌，用蒲黄末涂之即瘥。

《寿世保元》 蒲黄味甘，逐瘀止崩，补血须炒，破血生用。

《本草汇言》 蒲黄性凉而利，能洁膀胱之原，清小肠之气，故小便不通，前人所必用也。至于治血之方，血之上者可清，血之下者可利，血之滞者可行，血之行者可止。凡生用则性凉，行血而兼消，炒用则味涩，调血而且止。

《玉楸药解》 蒲黄行瘀止血，亦行瘀血而敛新血。经产、痈疽、癥瘕、跌扑能破，吐衄、崩漏、痔瘘、痢疾、鲜血能止。调经、止带、安胎、下乳、心腹诸证，下衣、不生皆善。

《得配本草》 凉血活血，专治一切血病，心腹诸痛，兼除癥秘遗精，止儿枕痛，舌肿满，得五灵脂治少腹诸病，配阿胶、生地汁治口耳大衄。行血生用，止血炒黑。勿犯铁器。

《东医宝鉴》 蒲黄要破血消肿，即生使。要补血止血，即炒用。炒用甚涩肠，止泻血及血痢。

【今用】**近代名医张锡纯** 蒲黄味淡微辛，性凉。善治气血不和，心腹疼痛，游风肿疼，颠仆血闷，痔疮出血，女子月闭腹痛，产后瘀血腹疼，为其有活血化瘀之力，故有种种诸效。若炒熟用之（不宜炒黑），又善治吐血、咳血、衄血、二便下血、女子血崩带下。外用治舌胀肿疼，甚或出血，一切疮疡肿疼，蜜调敷之（皆宜用生者），皆有捷效。为其生于水中，且又味淡，故又善利小便。蒲黄诚为妙药，失笑散用蒲黄、五灵脂等分生研，每用五钱，水酒各半，加醋少许，煎数沸连渣服之，能愈产后腹疼于顷刻之间。人多因蒲黄之质甚软，且气味俱淡，疑其无甚力量而忽视之。（详见《医学衷中参西录》）

**民国著名医家何廉臣** 蒲黄味甘而淡，性平而凉。行血生用，生用质滑，故能行血消瘀、止痛、利尿；炒黑兼涩，故能止血住崩，固带涩精。为凉血活血、散结除热之药。配青黛、鲜生地，治肺热衄血；合鲜地龙、炒广皮，能临产催生；炒黑配银花炭、地榆炭，止便血血痢；合陈阿胶、大生地，治口耳大衄。与五灵脂同用，治一切心腹痛，甚效；配干姜末同研掺舌上，虽能治舌胀满口，然舌根胀痛亦有属阴虚火旺者，误用则转伤津液，每致燥涩愈甚，不可不审。凡一切劳伤发热、阴虚内热无瘀血者，均忌。（详见《实验药物学》）

**贵州著名医家石恩骏** 蒲黄活血散瘀，收敛消肿，胃、十二指肠球部溃疡若为瘀血停滞者，必然胃脘疼痛胀滞，痛有定处如椎如刺，久痛难止，食后痛甚，脉弦紧涩，贵州王（希仲）氏以失笑散合乌贝散治之有常效。若脾胃气虚，加四君子汤；脾胃寒气重，加黄芪建中汤。慢性胃炎病久而屡发，余家有扶正养胃汤（黄芪、党参、炒白芍、炒枳壳、炒白术、茯苓、石菖蒲、白及、乌贼骨、蒲黄、炙甘草、炒地榆）治之，恒有效验。一般慢性胃炎未必可有瘀血见症，或因蒲黄可清胃中湿热而愈胃黏膜充血糜烂水肿，自有生肌敛疮之力。（选自《〈神农本草经〉发微》）

**上海著名医家蔡小荪** 治疗子宫内膜异位症之崩漏，惯用自制之内异Ⅱ方。其方药组成为：当归、牛膝、赤芍、香附、大黄炭、生蒲黄、丹参、花蕊石、血竭、震灵丹，于经前 3～5 日开始服。其中蒲黄一味，常据证情重剂使用，少则10g，多则 30～60g。蔡教授认为，蒲黄专入血分，以清香之气兼行气血，对子宫内膜异位症经量多而兼痛经者，尤为适宜。（详见《方药传真》）

**浙江绍兴名中医王馨斋** 数十年来，王老一贯重视用蒲黄治疗眼科诸种血症，并主张用生蒲黄。他认为，蒲黄不仅长于活血化瘀，而且尤善通利血脉。由于瘀血引起的眼底出血，可谓屡见不鲜。盖瘀血不去，新血断无生理，且阻于络脉，气亦不通，目失气血濡养，影响精明，此时活血化瘀、疏通血脉是治疗的关键，可根据"通因通用"的治则，重用蒲黄 50～60g，化瘀止血，寓通于涩。
［详见《浙江中医杂志》1999，34（7）：288］

【师说】蒲黄这味药，其味甘，性平。归入肝、心包经。具有化瘀、止血、利尿等功效。我在临床上多用其以下功效。

（1）活血消瘀。人身之上下、脏腑、经络、血脉，或因跌打，或由金创所伤，或发生痈肿疮疖等，皆可因瘀血存在而致瘀滞，可用蒲黄配桃仁、红花、水蛭、刘寄奴、当归、川芎、䗪虫等活血散瘀，抑遏诸多病症的发生。

（2）敛涩止血。临证凡见咳血、呕血、便血、血痢、妇女崩漏、眼科出血、痔疮出血、皮肤出血等诸多血证，皆可用蒲黄止血。可将蒲黄炒黄或炒成炭，再配诃子、花蕊石、五倍子、赤石脂、参三七、仙鹤草、地榆炭、藕节等，以达收敛止血之效。

（3）利水通淋。瘀血阻滞尿路以致尿解不畅、尿路疼痛，常见于膀胱、前列腺肿瘤及前列腺增生、尿路结石等，可用生蒲黄、金钱草各 30g，瞿麦 20g，川牛膝 30g，冬葵子 20g，鲜葱 10 根，煎服，能消肿利尿通五淋。

（4）生肌愈疡。本品能祛腐生肌，消疮治疡。舌体肿胀生疮、口腔溃疡、化脓性扁桃体炎、糜烂性胃炎、十二指肠溃疡、溃疡性结肠炎，以及妇女宫颈糜烂、溃疡等，可用本品配白及、黄连、合欢皮、生地榆、茜草、煅乌骨、参三七等治之，效显。

（5）化瘀止痛。凡因瘀血阻滞脉络所引起的诸如跌仆损伤及痛经、闭经、产后恶露久不尽而致的腹痛等，皆可用蒲黄配桃仁、延胡索、姜黄、五灵脂、川芎、当归、苏木、刘寄奴、䗪虫等治之。

（6）清热解毒。对于急发疮疖肿毒及口舌生疮而致发热、疼痛等，可用生蒲黄配当归、赤芍、野菊花、金银花、连翘、黄连、蒲公英、紫花地丁、丹皮、姜黄、生地榆、槐花等治之。

近几年，我常据蒲黄的药理功效，用蒲黄配五灵脂、当归、赤芍、丹参、郁金、川芎、水蛭、参三七等治疗冠心病心绞痛、脑动脉硬化、脑溢血后遗症等。我也用生蒲黄配生山楂、决明子、泽泻、荷叶等治疗高脂血症。

【用法】蒲黄药用有生品、炒黄品、炒炭品，均有较好的止血作用。本品炒炭时必须严格掌握"炒炭成性"的火候程度。当今，已改用恒温箱烘制的方法制备蒲黄炭。本品入汤剂宜包煎服，每剂 10～15g。外用：适量，可研末外掺或调敷。止血多炒用，或炒炭存性用。化瘀、利尿则生用。经临床观察，蒲黄毒性较低，安全性强，可长期服用。常规治疗量，口服一般无明显副作用。有报道用本品治疗痛经、复发性口腔溃疡、胃肠糜烂或溃疡，以及皮肤湿疹等病症，最大剂量用至 100g，亦少见不良反应。但确有个别报道用大剂量生蒲黄引起胃部不适和食欲减退的。因此，我皆从常规剂量起用，据病症进退而增减剂量。本品能收缩子宫，故孕妇慎用。

（顾润环　整理）

# 香 蒲

【药名】香蒲，在《神农本草经》中别称为睢，在《神农本草经》后的本草医籍中又有蒲草等称谓。

【经文】香蒲，味甘，平。主五脏、心下邪气，口中烂臭。坚齿，明目，聪耳。久服轻身，耐老。

【文译】香蒲，味甘，性平。主治五脏、胃脘部秽浊之邪致口腔溃烂而有臭气。能使牙齿坚固，耳聪目明。长期服用能使人身体轻健，并能延缓衰老。

【药源】香蒲为香蒲科香蒲属植物的地上茎叶，以长苞香蒲为主要入药品种。长苞香蒲为多年生草本植物，长约 1.5m～3m，叶狭，有雌雄花序。花期 8～9 月。分布我国东北、华北、华东各省，生池沼水边。地上茎直立，口狭线形、叶片厚，干后橘黄色或棕色。春、夏季植株生长旺盛时割取全草，切断晒干入药。

【药理】现代药理研究，长苞香蒲、宽叶香蒲、东方香蒲均含 β-谷甾醇、黄酮类、硬脂酸等酸性成分，还含有氨基酸和多糖类成分。香蒲对心血管系统既有增强收缩力，又有抑制作用，能减慢心率、减低血胆固醇和抗动脉粥样硬化作用。此外尚有抗炎、促凝、收缩子宫作用。本品还对高血糖患者有降血糖作用。

【师说】香蒲，为香蒲科植物水烛或宽叶香蒲的全草，常用香蒲横切片入药。香蒲味甘，性平。无毒。归入肾、肝、胃、膀胱经。其叶具有利尿、清热泻火等功效。临床用治小便不利，也用治产后妒乳并乳痈、热毒下痢。自古至今，民间端午时节，多用其茎叶挂于门上能辟秽气。当今临床入药治病，能治牙龈肿痛、疮疖。利尿通淋，治小便不利，各种淋证，也能调治脾胃不和，消食健胃，化痰顺气，如用香蒲（酒浸炒）、山楂肉、半夏、莱菔子等研细末，水泛为丸，服之。也有用鲜香蒲 30～60g，捣烂取汁内服，治疗癫痫，以及中风不语，口眼歪斜等病症。能明目、聪耳，并能固齿。其根能祛除五脏秽浊邪气，清胃火，能治口舌生疮、溃烂及口中秽浊臭气，也治产后乳汁排泄不畅久积成痈。还能清利肠道湿热，以治血毒痢下。其叶也治湿热下注膀胱而致水道不利，小便不得畅解，以泌尿系急慢性炎症为著者。蒲之嫩芽称为蒲菜，其味鲜美，可作菜蔬食之，长期食用能使人身体轻健，不易衰老。由上可见，本品具有清热、疏风、利湿、辟秽、开窍等功效。本品也能通利，用治小便不利。

【用法】本品入煎内服：15～20g。鲜者用 30～60g。入丸药内服每次 6g。外用：适量，捣敷。一般无毒副反应。

（顾润环　整理）

# 续 断

【药名】续断（别名：龙豆、属折），在《神农本草经》后的中医书籍中又有川续断、接骨、和尚头等名称。

【经文】续断，味苦，微温。主伤寒，补不足。金疮痈，伤折跌，续筋骨，妇人乳难。久服益气力。

【文译】续断，味苦，性微温。主治感受寒邪而致病，能补虚损不足。治疗被金刃创伤而感染形成疮痈。跌打损伤致筋伤骨断，用之可以续接、愈合。本品还能治疗妇人难产，若长期服用能增添气力。

【药源】本品为川续断科植物川续断的干燥根。主产于四川、湖北、贵州等地。以四川、湖北所产的质量较优。秋季采挖。以条粗、质软、内呈黑绿色者为佳。

【药理】本品含三萜皂苷类、齐墩果烷型和常春藤皂苷元，并含有环烯醚萜类及生物碱类、挥发油类，以及蔗糖、胡萝卜苷、β－谷甾醇等。本品还含有多种微量元素，能促进骨损伤愈合，可治疗早产、流产及痛经，具有增强免疫、抗炎、抗菌、抗氧化、抗衰老、抗骨质疏松和抗维生素 E 缺乏症的作用。其对痈疡有排脓、止血、镇痛、促进组织再生的作用。

【文摘】

《名医别录》 主崩中漏血，金疮血内漏，止痛，生肌肉，踠伤，恶血，腰痛，关节缓急。

《日华子本草》 助气，调血脉，补五劳七伤，破癥结瘀血，消肿毒，肠风，痔瘘，乳痈，瘰疬，扑损，妇人产前后一切病，面黄虚肿，缩小便，止泄精，尿血，胎漏，子宫冷。

《本草汇言》 续断，补续血脉之药也。大抵所断之血脉非此不续，所伤之筋骨非此不养，所滞之关节非此不利，所损之胎孕非此不安。久服常服，能益气力，有补伤生血之效，补而不滞，行而不泄，故女科、外科取用恒多也。

《滇南本草》 补肝，强筋骨，走经络，止经中（筋骨）酸痛，安胎，治妇人白带，生新血，破瘀血，落死胎。止咳嗽咳血，治赤白便浊。

《罗氏会约医镜》 养血活血，补劳伤，理筋骨折伤，消痈痔肿毒，止上下一切血溢，缩小便，肠风血痢、遗精带浊、胎漏，暖子宫。女科、外科要药。补而不滞，行而不泻，佐之以甘草、地黄之类，其效尤捷。

《医方十种汇编·药性摘录》 续断味辛微苦，性温。补肝温肾以散筋骨血气凝滞。治跌折伤痈肿，止痛生肌，补骨活筋，止血治漏，并缩小便，固精安胎。唯气薄而见精脱胎动尿血失血等症忌之。

《东医宝鉴》 续断能止痛生肌，续筋骨，故名为续断。妇人崩漏、带下、尿血为最……酒浸焙干用，与桑寄生同功。

《现代实用中药学（增订本）》　效用：为强壮镇痛药，用于腰背酸痛、跌扑伤痛，有助组织再生之效。又能催进乳汁分泌，对于金疮、痈疡，亦常用之，有止血排脓镇痛作用。

《科学注解本草概要》　续断为强壮药，并有兴奋及止血作用。

【今用】**北京著名医家施今墨**　在补肝肾、强筋骨类的药物运用中，施老常用续断配杜仲成对药用之。他认为续断味苦性温。入肝、肾经，既能补肝肾，强筋骨，通血脉，止疼痛，用于治疗肝肾不足、血脉不利所引起的腰腿疼痛、足膝无力，以及风湿痹痛、筋骨拘急等症；又能补肝肾，固冲任，用于治疗冲任不固所引起的月经过多、崩漏下血、腰痛、腹痛，以及妊娠下血、胎动不安等症。此外，还能通利血脉，疏通关节，接骨疗伤，用于治疗跌打损伤所引起的腰膝、四肢关节肿痛等症。杜仲补肝肾，强筋骨，降血压，善走经络关节之中。续断补肝肾，强筋骨，通利血脉，在于筋节气血之间。二药伍用，其功益彰，能补肝肾，壮筋骨，通血脉，止崩漏、安胎。广泛用治腰痛、腰酸、下肢酸软无力，以及风湿为患的痹证所致的腰膝疼痛。可见腰膝疼痛不论内伤、外伤所致者，皆可用之。施老还将之用于妇女崩漏下血、胎动不安、腰痛欲断等症。常以续断、杜仲相配，皆用 10 ～ 15g，同炒入煎为宜。此外，施老也用续断配黄精，取黄精补中益气，滋阴填髓，使五脏调和，肌肉充盛，骨髓坚强。二药合用，可治肝肾不足，精血亏损，以致食欲不振，疲乏无力，腰膝酸痛等症。用黄精 15 ～ 30g，效佳。（详见《施今墨对药临床经验集》）

**北京著名医家焦树德**　焦老用续断治疗以下病证。①肾虚腰痛腿软，行走不利等症，常以本品配杜仲、狗脊、生地、熟地、牛膝、制附片等同用。可补肝肾，利关节，壮筋骨而止痛。②胎动、胎漏。妇女妊娠二三个月，胎动欲堕者，常以本品配桑寄生、杜仲、白术、当归、白芍、生地、杜仲炭、艾叶炭等同用，有止血安胎的功效。③跌打损伤。对跌打损伤，筋骨折断，外伤肿痛等，常以续断配当归、川芎、乳香、没药、三七、杜仲、牛膝、骨碎补等同用，可消肿止痛，接续筋骨，有促进组织再生之效。也可用续断配狗脊以治腰脊僵硬疼痛，兼能祛风湿以治腰脊疼痛。近年来，焦老用上述配伍方药，治疗腰肌劳损、强直性脊柱炎、扭挫伤、肾炎、泌尿系感染等出现腰痛者，用量一般在 5 ～ 10g，特殊需要时也可用到 20 ～ 30g。（详见《用药心得十讲》）

【师说】续断，其味辛、苦，性微温。归入肝、肾经。具有补肝肾、续筋骨、通利血脉、止血安胎之效。我在临床上用续断配入适证方中所治病证较为广泛。但重点用治肝肾不足、筋骨不健所致的腰膝酸痛、跌打损伤、瘀肿疼痛、筋伤骨折、习惯性关节脱位，以及孕妇胎动不安、胎漏下血、滑胎等病证。我体会，续断为治疗内损、外伤之良药，补续筋骨之要药。其功效、主治集中体现在：①"通"，能通利气血，宣畅筋脉，尤能入血分以通血脉，舒筋骨，使气血畅行而不滞，乃疏通气血筋骨之要药；②"补"，用续断能补肝肾，壮筋骨，补血，益子宫；③"固"，能固肾阳、肾气，固精关、止遗精，固胎孕、防流产、滑胎，还能补肾固脬，以治遗尿；④"止"，用之可止崩漏、血痢、肠风下血、痔瘘出血、血淋、带下等。

我在临床上也常用续断与某药结对运用治疗如下。

（1）续断配狗脊。能补益肝肾，通利血脉。治疗肾虚腰痛、带下量多、尿频。

（2）续断配桑寄生。有较强的补肝肾、祛风湿、通利关节、安胎等功效，可治疗肾虚腰膝冷痛、筋骨酸楚、诸关节痹痛及肝肾不足、冲任不固、胎动不安等症。

（3）续断配当归。可充精血，固胎止漏。能治疗肝肾不足、精血虚损、胎元不固。

（4）续断配山药。治疗滑精梦遗、五更泄泻。

（5）续断配紫菀。二药相配能补肾润燥，治疗肾虚肠燥之便秘，常用治老年人便秘者。

（6）续断配女贞子。二药同走下焦，功擅滋阴补肾，能振兴妇女性欲减退（性不感症）。

此外，还用续断配羌活，祛风除湿，治疗风湿痹痛；配杜仲补肾起痿；配穿山甲调血通乳；配骨碎补续骨疗伤；配菟丝子补肾固冲；配刘寄奴固冲止崩；配炒蒲公英治疗乳痈等。

我在临床上也常用近代名医张锡纯先生的安冲汤（黄芪、白术、生龙骨、生牡蛎、生地、白芍、续断、海螵蛸、茜草）加减，治疗妇女经行量多，而且久不净，或过期不至或不时漏下。我还用张氏寿胎丸（川续断、桑寄生、菟丝子、阿胶）加味，治疗妇女胎动不安、胎痿、滑胎等。对此类病症如遇气虚者，加人参；大气下陷者，加黄芪；食少者，加炒白术；凉者，加炒补骨脂；有热者，加生地，用之颇有效验。可见续断用之广泛，确是补虚药中之佳品也。

【用法】本品入煎内服：10～15g。或入丸、散剂。外用：适量，研末敷伤处。本品用于止血宜炒用。凡肾虚有热或风湿热痹者，不宜用之。

（顾润环　整理）

# 漏　芦

【药名】漏芦（别名：野兰），在《神农本草经》后的本草文献中又有鬼油麻等名称。

【经文】漏芦，味苦，寒。主皮肤热，恶疮，疽，痔，湿痹。下乳汁。久服轻身，益气，耳目聪明，不老，延年。

【文译】漏芦，味苦，性寒。主治肌肤发热、恶疮、疽、痔疮、湿邪所致的痹证等。能通经下乳汁。长期服用，可使人身体轻健，增加气力，耳聪目明，能增添寿命且不易衰老。

【药源】本品为菊科多年生草本植物祁州漏芦和禹州漏芦蓝刺头的干燥根。根头四周包拥纤维性棕状毛。主产于黑龙江、吉林、辽宁、河北、河南、山西、内蒙古、江苏、湖北等地。属野生药物。每年8月采挖，除去茎叶及根须，洗净泥土，晒干入药。祁州漏芦以外皮灰黑色、条粗质坚、不裂者为佳。禹州漏芦以条粗、坚实者为佳，但以祁州漏芦药专力宏效佳。

【药理】漏芦含有蜕皮甾酮类如漏芦甾酮、蜕皮甾酮等。也含有黄酮及其苷类、有机酸类、三萜皂苷类及挥发油、蛋白质、脂类、维生素C、氨基酸、无机元素、糖类等。具有抗真菌作用，对多种真菌具有不同程度的抗菌活性；能抗动脉粥样硬化；有增强免疫系统功能的作用；还有抗氧化、降血糖等作用。

【文摘】

《名医别录》　止遗溺，热气疮痒如麻豆。可作浴汤。

《药性本草》　治身上热毒风生恶疮，皮肤瘙痒瘾疹。

《日华子本草》　通小肠，泄精尿血，肠风，风赤眼，小儿壮热，扑损，续筋骨，乳痈瘰疬、金疮，止血排脓，补血长肉，通经脉。

《玉楸药解》　漏芦，利水秘精，凉血败毒。咸寒利水泄湿，清肝退热。治失溺遗精，淋血便红……治一切虫伤、跌打、恶疮、毒肿、排脓、止血，服浴皆善。下乳汁最捷。

《徐大椿医书全集》　漏芦性味苦咸，软坚消瘿，泻热解毒，为外科专药。

《本草求真》　漏芦，遗精尿血能止，亦因毒解热除自止之意，非因漏芦寓有收涩之功也。

《本草正义》　滑利泻热，与王不留行功用最近，而寒苦直泄，尤其过之。苟非实热，不可轻用。不独耗阴，尤损正气。

《东医宝鉴》　治身上热毒，风生恶疮……治疥疮。

【今用】北京著名医家焦树德　漏芦味苦、咸，性寒。有清热解毒及下乳汁的作用。焦老最常用于治疗乳痈。当乳痈未破时，可用漏芦配合瓜蒌、白芷、蒲公英、连翘、皂刺等同用。若已破者，可于上方去皂刺加天花粉、当归等同用。漏芦配路路通、王不留行、炙山甲、天花粉、通草等，可用于产后乳汁不下，或乳汁下之太少者。焦老用漏芦量一般在10g左右。（详见《用药心得十讲》）

国医大师周仲瑛　漏芦又名狼头花，为菊科漏芦属植物祁州漏芦的根。性味苦寒。功能清热解毒，排脓消肿，现代多用以治疗乳痈、痹证等病。《神农本草经》谓其"主皮肤热毒，恶疮，疽痔、湿痹。下乳汁。"经临床验之果然。周老认为其解毒力强，且能活血行瘀，消肿止痛，是治疗恶性肿瘤和皮肤病的理想之品。以其肿瘤之成多因毒瘀互结，痰气交阻，本品解毒行瘀，药中病所，每获意外效果。周老临证常以漏芦与白花蛇舌草配对使用，二药相伍，力专效宏。现代药理研究认为，漏芦有抗菌和抗肿瘤等多种作用，白花蛇舌草能提高淋巴细胞活性。二药相配不仅广泛用于肝癌、胃癌、乳腺癌等，而且对造血系统恶性病变也有较好作用。还有部分皮肤病患者为热毒郁于肌肤，血脉瘀滞不畅，治以漏芦配生地、苦参、土茯苓等，效果亦佳。（详见《名老中医用药心得》）

**周仲瑛教授** 还在《浙江中医药》杂志上介绍用漏芦配功劳叶清热解毒，治邪毒瘀滞关节。取漏芦清热解毒、消痈肿止疼痛、治湿毒痹证。功劳叶滋阴清热凉血解毒，兼行气分。二药苦而不燥，寒而不滞。合用相辅相成，能增强清热凉血解毒功效，清解中兼能通利消肿。为周老治疗湿热成毒痹证的配伍用药经验。《医学入门》有痹痛"久则变为风毒"之论。周老喜用二药配入化湿通络、益气养阴方药中，有较佳效验。"诚为治疗邪毒瘀阻关节之佳品。"若三焦湿热甚者再配虎杖，湿热下注配苦参，关节不利配土茯苓。（详见《百家配伍用药经验采菁》）

**安徽名老中医龚士澄** 漏芦泻热通乳，滑利流动，与王不留行功用相近，而苦寒直泄则过之。乳汁不下，若不因热壅，轻率用之，即损阳和之气，亦能败胃。我们体会，只有气血壅滞，郁而化热，影响乳汁排出，用之最为得当。其证见乳房胀满发硬、结块，疼痛可至腋下、胸胁，手抚乳房局部觉热而它处不热，脉弦偏数，苔黄者，用漏芦根、天花粉、当归、炮山甲各9g，柴胡、桔梗、路路通各7g，通草、甘草、橘皮各5g，蒲公英15g，清水煎服，功效明显。若妇女哺乳期乳汁特多，婴儿吮之者少，或乳头破裂结痂，或肝失条达、气滞血凝等因，均使乳汁积蓄，壅积成痈，乳房肿胀疼痛，形寒发热，脉数，苔腻。每用漏芦、鹿角霜、金银花、连翘、牛蒡子、全瓜蒌、柴胡、黄芩、蒲公英、橘叶等成方，以疏肝气，清胃热，通结滞，消痈肿，可以不致化脓。（详见《临证方药运用心得》）

【师说】漏芦，其味苦，性寒。归入胃、大肠经。具有清解热毒、消痈散结、通经下乳、舒筋通络等功效。临证常用之治疗痈疽发背、乳房肿痛、乳汁不通、瘰疬恶疮、风湿痹痛、筋脉拘挛、骨节疼痛、热毒血痢、痔疮出血等，可据病症用之内服，或煎液熏洗患处等。我也常用之治疗以下病证。

（1）肥胖症、脂肪肝。取漏芦配决明子、泽泻、荷叶、泽兰、防己等治之。

（2）乳腺囊性增生。取柴胡、郁金、山慈菇、皂刺、路路通与漏芦相配治之。

（3）缺乳症。我常用张锡纯先生的滋乳汤（黄芪、当归、知母、玄参、穿山甲、路路通、王不留行）再加漏芦，治疗妇女由于气血亏虚或经络瘀滞而乳汁不通者，服之效显。

（4）积乳成痈。我用张锡纯先生的消乳汤（知母、连翘、金银花、山甲、瓜蒌、丹参、生乳香、生没药），再加漏芦、白花蛇舌草、蒲公英等，治疗妇女积乳肿疼，新起乳痈。若已作脓，服之亦可消肿止痛，使其速溃，其效甚显。本方也可用治一切红肿疮疡等。

（5）急性痛风性关节炎、下肢丹毒等。我常用四妙勇安汤（金银花、玄参、当归、甘草）、四妙丸（苍术、黄柏、生薏苡仁、牛膝）合方加漏芦、赤芍、土茯苓、姜黄等，用治急发痛风，可使趾、指、膝等关节红肿疼痛迅速消退。本方对丹毒炎症控制亦佳。也可用治历节风急性发作，以筋脉肿胀拘挛、骨节疼痛红肿为主症者。

（6）消瘰疬、排脓、止痛、生肌。取漏芦配连翘、紫花地丁、玄参、浙贝母、夏枯草、金银花、甘草等，水煎服，可消散瘰疬，已溃者可促其排脓、止痛、生肌。亦可用于其他肿毒疮痈。

此外，我也用漏芦配入适症方中治疗皮肤瘙痒、少女月经不调、恶性肿瘤、肿瘤放疗后局灶皮肤破损、发炎生疮者。

总之，漏芦具有清热解毒、消痈肿、下乳汁、舒筋通脉等功效。我多用治乳痈肿痛、痈疽发背、瘰疬疮毒、湿痹拘挛、肿瘤等病症。

【用法】本品多生用。入煎内服：10～15g。或入丸、散。外用：适量，煎液熏洗患处，或研末调敷。本品毒性较低，一般无明显不良反应，但对正气虚者及孕妇忌用。少数患者可因用量偏大而出现过敏反应，如药疹瘙痒、恶心、腹痛等。

（顾润环　整理）

# 天名精

【药名】天名精，在《神农本草经》中别称为麦句姜、虾蟆蓝、豕首等，在此后相关医籍中又有癫格宝草、皱面草、挖耳草等别名。

【经文】天名精，味甘，寒。主瘀血血瘕欲死，下血。止血，利小便。久服轻身，耐老。

【文译】天名精，味甘，性寒。主治因血瘀日久形成的血瘕致下部出血不止，而使患者处于濒死状态，用之能下积血，也能使出血停止，并能通利小便。长期服用使人身体轻巧，延缓衰老而益寿。

【药源】本品药用为菊科植物天名精的根及茎叶，为多年生草本，生于山野草丛中。7—8月采收，洗净，鲜用或晒干用，分布于我国江苏、浙江、湖北、江西、陕西等地。

【药理】本品果实中含缬草酸、正己酸、天名精内脂化合物、挥发油等成分，具有抗炎、抗早孕、引产等作用。

【师说】天名精，药用为菊科植物天名精的全草。其味甘，性寒。归入肝、肺二经。具有清热解毒，祛痰止咳及止血等功效。其具散瘀止血之功，对血滞成瘀者，可散血、祛瘀、止血，并能消癥瘕。也可用之行气滞，通利小便。用之治疗泌尿系肿瘤、前列腺增生。也可用治妇女产后气滞、血瘀形成癥结而致的尿癃、尿闭、尿解不畅，甚至不通者，对此类病证也可用天名精的根、叶治之。效佳。天名精最主要的功效应用如下：①清热解毒。可治疗黄疸肝炎、热毒疮肿。②化痰散结。因其既能清热解毒，又能化痰散结，故可治疗痰热积聚，咽喉因痰滞而壅阻成喉风喉痹，也可治疗浅表淋巴结肿大、疼痛。③各种血证。本品性寒，能凉血止血，可治吐血、衄血、咯血、尿血、便血等因热邪而致的血证。

天名精的叶和根，味甘，性寒。无毒。也能杀虫、去痹，除胸中结热，止烦渴，消水肿，能止鼻出血。本品还可治金疮、止咳化痰、止疟，也治牙痛、口紧、喉痹。外敷可治毒蛇咬伤。

天名精的种子为鹤虱。味苦，性平。有小毒。归入脾、胃经。能杀虫、消积。主治体内寄生虫病、蛔虫梗阻性腹痛、小儿疳积、妇女阴道炎、眼结膜炎等，还能止疟。外敷能治恶疮等。

【用法】本品入煎内服：15～25g。外用：适量，可捣敷或煎水熏洗患处。天名精种子（鹤虱）的用量，内服：10～15g，用量不宜过大。鹤虱有小毒，少数患者服后可能有头晕、恶心、耳鸣、腹痛、腹泻等不良反应，但停药渐止。天名精叶、根、种子对脾胃虚寒者及孕妇均应忌用。

（顾润环　整理）

# 决明子

【药名】决明子，在《神农本草经》后的相关医籍中又有草决明、马蹄决明等名称。

【经文】决明子，味咸，平。主青盲，目淫肤赤白膜，眼赤痛，泪出。久服益睛光，轻身。

【文译】决明子，味咸，性平。主治青盲症、目睛出现赤膜或白膜，以及眼睛红肿疼痛、流泪。长期服用可提高视力，也能使人身体轻巧。

【药源】本品为豆科一年生草本植物决明或小决明的干燥成熟种子，主产于苏、皖、川等地。每年10月采收种子，洗净，阴干备用。其子干燥品呈菱方形如马蹄。种子皮薄，种仁呈暗褐色，质硬。北方决明子质量高于南方所产。以颗粒饱满、色绿棕、有光泽者为佳。

【药理】本品含大黄酚、大黄素、芦荟大黄素、大黄酸、决明素、美决明子素等蒽醌类化合物，还含有萘并吡酮类决明蒽酮、异决明内酯、决明苷、决明子内酯等。也含蛋白质及氨基酸类，以谷氨酸和天冬氨酸含量较高，并含有多糖类、脂肪酸、微量元素和维生素A等。能抗病原微生物，对多种球菌、杆菌有抑制作用。蒽醌类是决明子起泻下作用的主要成分。本品有降血压、降血脂、抗血小板聚集作用，还有保肝、抗氧化、催产、杀虫、抗癌、明目、抗衰老等作用。

【文摘】

**《名医别录》** 味甘，微寒，无毒。疗唇口青。

《日华子本草》　助肝气，益精水；调末涂，消肿毒，燃太阳穴治头痛，又贴脑心止鼻衄；作枕胜黑豆，治头风，明目。

《罗氏会约医镜》　决明子，治一切目疾……此马蹄决明，另有草决明、石决明，与之同功，而各为一种。

《徐大椿医书全集》　草决明，甘苦咸平，入肝，除风热，退目翳，为明目粹光专药。叶：作菜食，利五脏以明目。

《医方十种汇编》　决明子，明目散风热，止泪止痛。须合蒺藜、枸杞、菊花、生地、女贞子、谷精草等用之。

《本草求真》　决明子，除风散热。凡人目泪不收，眼痛不止，多属风热内淫……故为治目收泪止痛要药。

《东医宝鉴》　草决明子，久服令人不睡。草决明叶，作菜常食，最能明目。

《现代实用中药（增订本）》　决明子，为营养强壮利尿药，治肝脏疾患及喘息，能增强视力，治绿内障、结膜炎等有效，又有缓下作用，治慢性便秘、高血压、头胀等，效果极好。本品之调整大便，非常自然，并无腹痛，排便顺畅而不稀薄，慢性便闭者，常服无流弊。其叶有泻下作用，日本刘米达夫氏主张作番泻叶之代用品。

【今用】民国医家何廉臣　决明子味咸、甘、苦，性但微寒。祛风散热，专治羞明、眼赤肿痛；明目清肝，能消青盲内障、翳膜遮睛。决明子入肝经，为疏风散热、明目清翳之药。轻用一钱到钱半，重用二钱到三钱。配杞子、菊花，养血息风；合生地、女贞滋阴明目。贴太阳穴治头疼；以水调末涂肿毒；贴眉心，止鼻衄；作卧枕，治头风。《神农本草经》言"久服益精光"，是指目疾人肝热内燥者而言。若肝血虚寒者亦不宜服。（详见《实验药物学》）

国医大师邓铁涛　用决明子治疗高血压，以气虚痰浊型高血压为适证。邓老自拟赭决九味汤（药用黄芪、代赭石、决明子各30g，党参、白术、茯苓各15g，半夏10g，陈皮、甘草各3g）治之。决明子用于清热明目，用10～15g。治疗习惯性便秘，取决明子、郁李仁各18g，陈皮5g，水煎服。对于肝肾阴虚，肝阳偏亢的高血压，用决明子、夏枯草、白芍各15g，水煎服。（详见《邓铁涛中草药与验方图谱》）

湖北武汉市名老中医章真如　章老擅用资生清阳汤（桑叶、丹皮、柴胡、天麻、玄参、白芍、刺蒺藜、钩藤、石斛、杭菊、薄荷、石决明、草决明）加减，治疗肝阳上亢头痛、头晕、不寐。方中重用决明子60g以上。（详见《中国现代名中医医案精华》）

四川名中医余国俊　血脂过高而平素大便干燥或偏干者，重用决明子，其胆固醇可较快地降至正常，同时可兼降甘油三酯，唯其作用不显著，不能降至正常而已。他指出决明子降脂功效机制可用"降脂泄浊"来概括。他常用方中生决明子30g，生山楂、葛根各20g。方中生山楂化瘀消脂，葛根升清气，能升清降浊。虽治平素大便正常或不成形，但其只适用于血脂高而肠燥津乏之人，可见用之

要考虑患者平素大便偏干的体质因素适之。(详见《当代中医大家临床用药经验实录》)

**浙江著名中医俞中元**　俞老喜用单味决明子。炒或打碎，成人每次 15g，小儿 6g，泡茶饮服以治老人、婴幼儿便秘属阴虚热结者。决明子茶治妊娠水肿尤效。决明子能清火平肝，用治气火上升之鼻衄有效。若见两侧太阳穴隐隐头痛，多为肝阳上浮，有时测血压亦见增高，此时可将生决明子捣 2～3 粒，以橡皮膏贴于太阳穴上，2～3 日后头痛可减除。(详见《中医杂志·"专题笔谈"文萃》第一辑)

**全国著名老中医单兆伟**　决明子主治胃脘痛、习惯性便秘、眩晕、视物模糊，属肝火上炎者。指征：舌质偏红，苔薄黄；脘腹胀满隐痛，大便秘结；目赤，视物模糊；平素性情急躁易怒者。对脾胃虚寒证，见脘腹胀满隐痛，舌质淡胖，有齿印者不宜使用该药，误用后更伤脾阳，可致脾虚泄泻；眩晕属中气下陷者不宜使用，误用后可使原有症状加重。他以决明子配莱菔子，治习惯性便秘、胃脘胀痛；配青葙子，治目赤、视物模糊、口干苦者；配楮实子，治高脂血症；配菊花，治肝阳上亢之高血压病。用量：10～30g。他还指出，决明子可归入胃、肠经，具有降胃气、润肠通便之功，对肝胃郁热之胃脘胀痛、大便秘结，尤为适宜。(详见《方药心悟·名中医处方用药技巧》)

【师说】决明子，其味苦、咸，性微寒。归肝、胆、大肠经。具有清肝明目、润肠通便等功效。我在临床上用决明子治疗以下病症。

(1)高脂血症。决明子有降血脂之功。取决明子泡茶 20g 左右，长期服用，可降低胆固醇、甘油三酯，效果良好。

(2)急性乳腺炎。在乳痈急性发作期，以决明子 50～60g 煎服，连服 3～6 日，可使乳腺炎症消退，乳痈不起。

(3)高血压病。凡高血压病症见头晕、头痛、失眠、性躁、鼻衄、便秘者，用决明子配龙胆、栀子、生地、牛膝、赭石、龙骨、牡蛎等治之。

(4)头晕目赤。头晕胀痛，目赤肿痛，口干苦，便秘者，可将决明子配入龙胆泻肝丸(龙胆、栀子、黄芩、柴胡、生地、车前子、泽泻、木通、当归、生甘草)中加减治之。

(5)脂肪肝。用决明子配鸡内金、生山楂、荷叶、柴胡、郁金、虎杖、莱菔子、射干等，可以治形体肥胖、腹壁脂肪堆积、胁肋胀痛、脘腹痞满作胀，查 B 超已成脂肪肝且查血脂较高者。

(6)男性女乳。用生决明子 20～25g，开水泡服，日服 2 次，连服 2～3 个月，可复原乳。

(7)习惯性便秘。可将决明子配入复方或单用。入复方常用之配郁李仁、瓜蒌仁、生大黄、莱菔子、枳壳等。

(8)顽固性头痛。对肝阳上亢头痛、肾虚头痛、偏头痛者，常用决明子配茺蔚子、蔓荆子、石楠叶、姜黄、延胡索等治之，皆有效验。

（9）急性眼科病症。睑腺炎、眼结膜炎致目赤肿痛者，以及失明、雀目、目中生翳、视物不清等，可用决明子配栀子、龙胆、青葙子、蒲公英、菊花等治之。

（10）霉菌性阴道炎。取生决明子 50g，配白毛夏枯草 50g，白鲜皮 30g，土茯苓 20g，苦参 20g，生百部 20g，煎水熏洗外阴，效佳。

我在临床上遇见头晕脑热、血压过高、夜寐多梦者，常用绿豆衣 150g，决明子 10g，蚕沙 50g，菊花 80g，野菊花 50g，桑叶 30g，辛夷 30g，冰片 15g，共研极细末制作药枕，每 3 个月一换。长期使用，对改善症状、降低血压有显著疗效，并可预防中风卒发。

【用法】决明子质地坚硬，水分难于渗入，有效成分不易溶出。所以，古今都强调打碎入煎。亦有用炒决明子者。生用，水煎内服：10～15g。用于润肠通便者，不宜久煎。炒制者温度控制在 140℃左右，持续 10 分钟时间，取出放凉，备用。凡一贯泄泻及血压较低者慎用。有报道服用本品会引起过敏反应，症见唇舌麻木，皮肤瘙痒，恶心呕吐，腹痛，腹泻，喘憋，口唇发绀等。当在临床上加以注意，用之一要掌握适应证，二要注意使用剂量和疗程，不可疏忽之。

（顾润环　整理）

# 丹　参

【药名】丹参（别名：郄蝉草），在《神农本草经》后的相关医籍中又有紫丹参、红根、赤参、赤色、山参、木羊乳等名称。

【经文】丹参，味苦，微寒。主心腹邪气，肠鸣幽幽如走水，寒热，积聚。破癥除瘕，止烦满，益气。

【文译】丹参，味苦，性微寒。主治瘀血等邪气入于心腹，致胃肠蠕动加快导致肠鸣音亢进，有气过水声。也治恶寒发热及腹部结块。丹参能活血祛瘀，消散气滞血瘀，而破除体内的各种结块。也能消除心胸烦闷，增添气力。

【药源】本品为唇形科植物丹参的干燥根及根茎，我国大部分地区均有产，但主产于四川、安徽、江苏、河南、山西等地。每年春、秋两季采挖后去其根部之须，洗净晒干，切片入药。以条粗、内呈紫黑色、有菊花状白点者为佳。

【药理】本品所含化学成分主要分为脂溶性的二萜醌类化合物和水溶性的酚酸类成分，如丹参酮 I、丹参酮 II B、隐丹参酮、异丹参酮 II A、丹酚酸、迷迭香等。能扩张冠状动脉，增加冠脉血流量，改善心肌缺血，促进心肌缺血或损伤的修复，也能缩小心梗的范围，提高耐缺氧能力，对缺氧心肌有保护作用；能抗心律失常；能改善微循环，促进血液流速；能扩张血管，降低血压；能改善血液流变性；降低血液黏稠度，抑制血小板和凝血功能，激活纤溶，对抗血栓形成；能降血脂，抑制动脉粥样硬化斑块形成；能保护肝细胞损伤，并促进肝细胞再生，有抗肝纤维化作用；能促进骨折和皮肤切口的愈合；能保护胃黏膜，抗胃溃疡；对中枢神经有镇静、镇痛作用；能改善肾功能，保护缺血性肾损伤。此外，还有抗炎功效，对多种致病菌有不同程度的抑制作用，也有抗过敏作用。总之，丹参的药理作用多，且药效显著，是当今临床应用广泛的一味好药。

【文摘】

《名医别录》 养血，去心腹痼疾结气，腰脊强，脚痹；除风邪留热，久服利人。

《日华子本草》 养神定志，通利关脉。治冷热劳，骨节疼痛，四肢不遂；排脓止痛，生肌长肉；破宿血，补新生血；安生胎，落死胎；止血崩带下，调妇人经脉不匀，血邪心烦；恶疮疥癣，瘿赘肿毒，丹毒；头痛，赤眼，热温狂闷。

《本草纲目》 丹参色赤味苦，气平而降，阴中之阳也。入手少阴、厥阴之经，心与包络血分药也。按《妇人明理论》云，四物汤治妇人病，不问产前产后，经水多少，皆可通用，唯一味丹参散，主治与之相同。盖丹参能破宿血，补新血，安生胎，落死胎，止崩中带下，调经脉，其功大类当归、地黄、川芎、芍药故也。

《景岳全书》 养血活血，生新血，行宿血……此心脾肝肾血分之药，所以亦能养阴定志，益气解烦，疗眼疼脚痹，通利关节及恶疮疥癣、赤眼丹毒，排脓止痛，长肉生肌。

《医方十种汇编》 丹参破心包血，去瘀生新，调经除烦，养神定志……无故大便不实者切忌。畏盐水，忌醋，反藜芦。

《徐大椿医书全集》 味苦色赤，气平而降，入心与心包，破宿血，生新血，兼四物，为女科要药。虽能补益，长于行血，血虚无瘀者勿用。

《本经逢原》 丹参《神农本草经》治心腹邪气，肠鸣幽幽如走水等疾，皆瘀血内滞而化为水之候。止烦满益气者，瘀积去而烦满愈，正气复也。

《本草求真》 丹参，书载能入心包络破瘀一语，已尽丹参功效矣。然有论其可以生新安胎，调经除烦，养血定志及一切风痹、崩带、癥瘕、目赤、疝痛、疮疥肿痛等症，总皆由其瘀去，以见病无不除。

《现代实用中药（增订本）》 效用：①为强壮性妇科要药，治子宫出血、月经不调、腹痛、疝痛、关节痛等。②治心腹邪气、寒热积聚，破癥除痕，益气养血，止烦满，强腰脊。

【今用】国医大师徐景藩 丹参为临床常用的化瘀药，胃痛血瘀证古方有丹参饮。凡慢性胃脘疼痛，久痛入络，在辨证理论基础上常可配伍应用。尤以气滞郁热及胃阴不足伴见血瘀证者，更为适合。前者配用理气清热药，如青皮、佛手片、蒲公英、浙贝母等；后者配入百合、麦冬、白芍之类。

曾有医者认为，丹参一味具有四物汤之功效，对胃病气血亏虚，食欲不振，胃中隐痛者用大量丹参，结果是纳谷更少，其痛更甚。殊不知丹参药性属寒，有参之名，无参之实，多用久用则影响食欲，影响脾胃运化功能。故必须审证确

当，配伍用药合于法度，方可奏良效。否则，适得其反，于病无益。（详见《徐景藩脾胃病治验辑要》）

**北京著名老中医施今墨**　丹参又名紫丹参。味苦性微寒，入心、心包、肝经。其味苦，色赤，性平而降，入走血分，既能活血化瘀，行血止痛，用于治疗心脉瘀阻所引起的冠心病心绞痛，气滞血瘀所致的胃脘痛（多见于溃疡病）、月经困难、痛经、产后恶露不尽、瘀滞腹痛等症，又能活血化瘀，去瘀生新，用于治疗瘀血所引起的癥瘕积聚（包括肝脾肿大、宫外孕等），以及血栓闭塞性脉管炎诸症。还能凉血清心，除烦安神，用于治疗温热病热入营血，以致心烦、不寐等症。也可用于心血不足所致的心悸、失眠、烦躁不安等症。另外，还能凉血消痈，用于治疗痈肿疮毒诸症。据现代药理研究，它能扩张冠状动脉，增加血流量，并能降低血糖，降低血压，又有镇静作用。施老常将丹参与具有生津止渴作用的葛根相配，用于治疗气滞血瘀、气阴两伤的糖尿病患者，症见"三多"症状及舌质紫暗或淡暗，或有瘀点瘀斑，或舌下静脉怒张，或面部有瘀斑，或有刺痛固定不移等血瘀征象。也适用于糖尿病长期使用胰岛素治疗而合并有血管病变，如冠心病、脉管炎等症。若适当配伍木香、益母草、当归、赤芍、川芎等调气活血之品，疗效更著。（详见《施今墨对药临床经验集》）

**山东名医宋永刚**　《神农本草经》谓丹参能治"肠鸣幽幽如走水"是指其能治"肠鸣"，肠鸣多见于胃肠道疾病，如过敏性结肠炎、溃疡性结肠炎等。用丹参能解除肠道痉挛，活血化瘀，改善微循环，并能稳定肠道细胞膜通透性而保护结肠黏膜，抑制黏膜充血、水肿，促进炎症吸收，从而减少对肠黏膜的损害等。若结肠炎等肠鸣音亢进者，在辨证处方的基础上加用丹参或许能明显提高其疗效。"除烦满"，是因本品药性微寒而能清热，热除则烦解。这种除烦作用在清营汤（犀角、生地、玄参、竹叶、麦冬、丹参、黄连、金银花、连翘心）中有所体现，主要用于身热夜甚、心烦不寐，方中用丹参既能活血，又能清心除烦安神。（详见《神农本草经·讲读》）

【师说】我经研究《神农本草经》及此后的历代医籍，发现自从《神农本草经》之后至近代之前，少有医家在著述中介绍其临证运用丹参的经验，多以文字解经而显空泛。但现代医家们在临床上广泛运用丹参并对各自的经验、体会加以总结，内涵丰富，内容精彩。我经数十年对丹参的临床运用，归纳临证用丹参的经验，认为其功效主要体现在"通""补"二字。其"通"者，主要为其能活血行血，内达脏腑而化瘀滞，使积聚消而癥瘕散；外则通脉络而利关节，用治脉痹、痹痛。丹参，其味苦，性微寒。归入心、心包、肝经，具有活血祛瘀止痛、凉血消痈、除烦安神等功效，可治以下病症。

（1）血脉瘀阻之胸痹心痛，脘腹疼痛。本品可配赤芍、川芎、桃仁、姜黄、枳壳、砂仁、檀香等行气止痛之品治疗胸痹心痛、胃脘疼痛等。

（2）癥瘕积聚。丹参可与三棱、莪术、鳖甲等活血理气、软坚散结药同用，治疗癥瘕积聚。

（3）跌打损伤、肢体瘀血作痛。丹参常与当归、川芎、赤芍、苏木、刘寄奴、地鳖虫、乳香、没药等活血化瘀止痛药同用。

（4）妇科病证。对瘀血引起的月经不调、痛经、经闭、产后瘀阻腹痛、宫外孕等，我常单用丹参为末，酒调服。或与当归、川牛膝、益母草等活血调经药同用。

（5）痹证。治疗风湿痹痛，我用丹参配伍防风、威灵仙、徐长卿、青风藤等。若见丹毒、痈肿等，应清热解毒，活血行气，消痈肿，可用丹参配丹皮、赤芍、天花粉、金银花、连翘、野菊花、蒲公英等。

从广义而言，上述所治病证皆在"通"字范畴。

若论"补"字，前人有"一味丹参，功同四物汤"的经验、体会，我以为，对于血虚诸证，丹参能生新血而有补血虚之功。可用丹参配合当归、生地、白芍、川芎、党参、白术、黄芪、茯苓、红景天、鸡血藤等治疗各种贫血病症。

我体会，丹参其性微寒，祛瘀的力量大于补血；当归性温，补血的作用大于祛瘀，二者相配能祛瘀生新。丹参也有生血之功。对于温热病热入营血而致血热心烦、昼静夜躁可热伤营血、血虚有热而致烦躁不眠者，我常用丹参配合生地、麦冬、玄参、百合、黄连、远志、枣仁、珍珠母等治之，有清补营血、除烦养心安神助眠之效。

此外，我对肝脾肿大、肝硬化、慢性肝炎、各种肿瘤、男性阳痿、不射精症、闭塞性脉管炎、慢性肾病、肾衰、肺心病、脑血管病、硬皮病、过敏性紫癜、雷诺病、哮喘，以及消化系统病症，只要见到血热瘀滞，或血虚而有热象者，我都用丹参配入适证方中加以应用，皆有效验。

近年来，我国中西医药人员联手研制出了不少以丹参为主要药物的中成药，如复方丹参片（滴丸），含丹参、参三七、冰片，用治冠心病心绞痛等。丹参片或丹参注射液，用治冠心病心绞痛、胸闷、心悸等。复方丹参注射液含丹参、降香，用于治疗冠心病心绞痛等，其临床疗效较为显著。

【用法】本品入煎内服：10～15g。若用之活血化瘀则宜酒炙用。月经过多者忌用，孕妇慎用。有服用丹参等制成的中成药后出现过敏反应，如出现药疹、哮喘，甚至休克等的报道。有的患者用之也会引起头晕、头痛、心烦不安，以及胃肠道反应等，应当慎察之，必要时应及时诊治。还须注意，丹参不宜与藜芦同用。

（顾润环　整理）

# 飞　廉

【药名】飞廉，在《神农本草经》后的医籍中又有大力王、天荠、飞轻等称谓。

【经文】飞廉，味苦，平。主骨节热，胫重酸痛。久服令人身轻。

【文译】飞廉，味苦，性平。能治骨头、关节骨蒸发热，小腿胫骨沉重酸痛。长期服用能使人身体轻健。

【药源】本品为二年生草本植物，叶互生，花为管状，呈紫红色，果成椭圆形。药用全草。主产于我国新疆天山、准噶尔阿拉套、准噶尔盆地。药用其全草或根。

【药理】现代药理研究从飞廉的全草中分离出 5 个化合物，如 β 香树脂醇棕榈酸脂、蒲公英醇乙酸脂、鼠素糖基、葡萄糖苷、β - 谷甾醇。飞廉草中还含有生物碱、藏飞廉碱、盐酸飞廉硬碱及两种弱碱性生物碱等。飞廉能降血压、止血、抗凝，并能促进创口愈合，还对金葡菌、大肠杆菌有抗抑作用。节毛飞廉的茎中含去氢飞廉碱和去氢飞廉定等，能对抗垂体后叶素造成的心肌缺血，对心肌有保护作用。

【师说】飞廉，药用为菊科植物飞廉的全草或根。其味苦、辛，性平。归入肝、肺、肾经。具有凉血祛风、清热利湿等功效。其应用以治疗骨节、肌肉湿热邪气为主，可用于治疗筋骨、关节、肌肉因风湿热邪入侵、滞留日久而成的痹症。又因其能利湿祛浊，常用于治疗湿热秽浊之邪所致的乳糜尿、尿路感染、血尿；妇女带下赤白或黄浊带，腥气较大，甚至发作阴痒、阴肿。本品也能凉血止血，用治吐血、鼻衄、尿血、月经量多，甚至崩漏淋漓。本品还可活血化瘀，用治月经不调、经闭不至等病证。本品也治头风眩晕，然当今临床较少用之，而多用之治疗急慢性肝炎、尿路感染、乳糜尿等。

【用法】本品入煎内服：10 ～ 15g。外用：适量，煎水熏洗患处。

（顾润环　整理）

# 五味子

【药名】五味子，在《神农本草经》后的相关医籍中又有会及、玄及、五梅子等名称。

【经文】五味子，味酸，温。主益气，咳逆上气，劳伤，羸瘦。补不足，强阴，益男子精。

【文译】五味子，味酸，性温。用之能增添气力，治疗咳嗽、咳逆气壅于上致呼吸困难而喘促气急。本品也治疗劳损形瘦。能补诸虚不足，能使人阴器强盛，并能壮男子生殖之精。

【药源】本品为木兰科植物五味子或华中五味子的成熟果实。前者习称为北五味子，后者习称南五味子。前者主产于辽宁、黑龙江等地。后者主产于西南及长江流域以南各省。两者功效相似，但以北五味子质量更佳，疗效亦好。每年 9 月间采收，晒干即可入药。药用以北五味子居多，其果实呈不规则的球形或扁球形，表面色红、紫红色或暗红色皱缩、油润，果肉柔软，有的表面呈黑红色或出现"白霜"，种子表面有光泽。果肉味酸，种子有香气，味辛、微苦，取之入药效佳。

【药理】本品含挥发油、有机酸、维生素、木脂素、三萜、倍半萜及多糖等多种化学成分。具有兴奋神经、提高免疫、抗氧化、抗衰老、抑菌、镇咳、祛痰、降低血压等作用，能利胆、降低血清转氨酶，对肝细胞有保护作用。

【文摘】

《汤液本草》　治喘咳燥嗽，壮水镇阳。

《伤寒论注》　肺欲收，急食酸以收之，以酸补之，芍药、五味之酸，以收逆气而安肺。

《本草汇言》　在上入肺，在下入肾；入肺有生津济源之益，入肾有固精养髓之功。

《用药法象》　生津止渴，治泻痢，补元气不足，收耗散之气，瞳子散大。……五味子收肺气，乃火热必用之药，故治嗽以之为君。但有外邪者，不可骤用，恐闭其邪气，必先发散而后用之乃良。

《本草备要》　性温，五味俱备，酸咸为多，故专收敛肺气而滋肾水，益气生津，补虚明目，强阴涩精，退热敛汗，止呕住泻，宁嗽定喘，除烦渴。

《本草正义》　五味子酸而性温，本是温和之温，与温燥不同。生津止渴，润肺胃而益肾阴，功用皆在阴分。孙真人谓：五、六月宜服五味子汤，以益肺金之气，在上则滋源，在下则补肾。《别录》以除热为一大纲。甄权亦谓除热气。日华子称其除烦热。其意固皆在虚热一边，本非以治实火之大热证。独寇宗奭惑于《神农本草经》性温一说，竟谓治肺虚寒，不取其虚热一说，而又曰今食之多致虚热。盖用之不当，酸收太过，闭而生热，是为不善用药之咎。惟东垣又谓此为火热必用之药，治嗽以之为君，则又大有语病耳。丹溪谓黄昏嗽乃火气浮入肺中，不宜用凉药，宜五味子、五倍子敛而降之。寿颐按此即阴火上冲激肺之嗽，阴虚火浮，故当黄昏阴盛之时，虚焰发动乃始作嗽，宜以收摄肺肾为治；然惟脉虚舌红无痰者乃合，若舌腻有痰，亦当知所顾忌。

《长沙药解》　五味酸收涩固，善敛金气，降辛金之上冲而止咳逆，升庚金之下脱而止滑泄，一物而三善备焉。金收则水藏，水藏则阳秘，阳秘则上清而下温，精固而神宁，是亦虚劳之要药也。

《东医宝鉴·杂病篇》　五味子止消渴最良，作饮常啜之，又作丸久服，生津止渴。

《本草蒙求》　风寒咳嗽，南五味子为奇；虚损劳伤，北五味子最妙。

《百药效用奇观》《神农本草经》云：五味子"主益气……补不足"，五味子气温益胆，味酸益肝，肝胆升发，则余脏从之宣化，五味益胆气而滋肝血，所以补不足也，故于惊悸、头晕、失眠、乏力等肝胆气虚者多用。

《科学注解本草概要·植物部》　为强壮药，并有兴奋、收敛及调整血压之作用。

《现代实用中药（增订本）》　效用：①为收敛性镇咳药，有滋养强壮之效。②主治咳逆上气，劳伤，羸瘦，补虚，明目，退热，敛汗，止呕，治泻，宁嗽定喘。

【今用】**近代名医张锡纯**　五味子性温，五味俱备，酸咸居多。其酸也能敛肺，故《神农本草经》谓：主咳逆上气；其咸也能滋肾，故《神农本草经》谓其强阴益男子精。其酸收之力，又能固摄下焦气化，治五更泄泻、梦遗失精及消渴小便频数，或饮一溲一，或饮一溲二。其至酸之味，又善入肝，肝开窍于目，故五味子能敛瞳子散大。然其酸收之力甚大，若咳逆上气挟有外感者，须与辛散之药同用（若干姜、生姜、麻黄、细辛诸药），方能服后不至留邪。凡入煎剂宜捣碎，以其仁之味辛与皮之酸味相济，自不至酸敛过甚，服之作胀满也。（详见《医学衷中参西录·药解篇》）

**上海著名医家姜春华**　慢性乙型肝炎既有邪盛的一面，又有正虚的一面。所以在治疗上，扶正和祛邪是不可忽视的两个方面。以黄芪为主药，辅以党参（或太子参）、五味子，能增强人体免疫力，提高人体抗病功能，这是扶正的一面。五味子用量为10～60g，可视病人之虚实，毒邪之大小，增损用药。（详见《古之名医临证金鉴·黄疸胁痛臌胀卷》）

**上海著名医家邹孟城**　五味子治咳由来久矣。远自仲景，近迄天士，历代大家鲜有不用之者。然五味子虽为咳喘妙药，并非适用于所有病人。宜者用之，效可立见；不宜者服之，害亦非浅。故于宜与不宜之间，须究心焉……五味子酸收之性，有敛肺保肾之功。因其酸收，则有凝痰、滞邪、聚火之弊。是故五味子所治之咳，乃肺肾不足，元气耗散之咳，取其固守金水则喘咳自止。若夫外因客邪，内缘停痰火热之类所致之哮喘咳嗽，则五味子避之犹恐不及，是为大忌者也。如若虚实相兼之证，必用五味子时，可与泻实之药同用，相辅而成功。仲景用五味子，每与干姜为伍者，即是之故也。如小青龙汤为风寒束表，饮停于中之喘咳，射干麻黄汤之治痰饮喘咳等皆是。（详见《名老中医用药心得》）

**贵州著名医家石恩骏**　五味子其补益之性应予重视。治肺气虚而久嗽、少气者，余常用五味子与人参、炙芪、紫菀同用，认为五味子辛能益肺之正气，酸能敛肺脏外浮之虚气。寒饮喘咳，肺气耗伤者，五味子与干姜、细辛、法半夏等同用，可敛肺益气，防姜、辛之耗散太过；肾气不足而喘咳者，五味子益肾强阴，摄肾之上奔而平喘。

休克、心力衰竭等危症，可用四逆汤回阳救逆，而生脉散作用最为平稳，无毒副作用，可使血压回升，心力增强，可作为常规选用药品。

《圣惠方》补虚丸治惊悸，脉乍安乍发，余以此方治虚性之心律不齐；《摄生秘剖》天王补心丹治虚烦心悸，倦怠失眠，梦遗健忘，余以此方治虚性神经衰弱；《千金方》苁蓉散主轻身益气，强骨补髓不足，可使阳气强盛，余以此方治疗性功能减退之阳痿；《普济方》熟干地黄汤治产后虚羸，短气不食，余以此方

治席汉综合征等虚性闭经。以上诸方，皆取五味子益气升津、补肾养心、收敛正气之功效。（详见《石恩骏〈神农本草经〉发微》）

【师说】五味子，其味酸、甘，性温。归入肺、心、肾经。具有收敛固涩、益气生津、补肾宁心等功效。多年来，我借鉴各地医家经验和本人多年实践、体会，用其治以下病症。

（1）咳喘病。用五味子治疗肺肾两虚或虚实夹杂的慢支或支气管哮喘伴发盗汗者。

（2）咽痒咽痛。用五味子研末，醋调敷脐部，连续用10～20日，隔日一换，可治哮喘与盗汗，也治咽喉干痒症。五味子敛肺滋阴，善于生津润燥，抗过敏除咽痒，与生地、麦冬、玄参、甘草配伍，可治慢性咽炎，或鼻咽部肿瘤放、化疗引起的咽喉干燥症。我也用五味子配荆芥、防风、薄荷、僵蚕、蝉蜕、牛蒡子、杏仁、诃子、木蝴蝶、马勃、麦冬、南沙参、百合、桔梗等治喉性咳嗽。

（3）肝功能中酶值升高。治疗肝炎后期转氨酶升高不易下降者，用五味子研末内服，可使酶值下降。

（4）痛泻。五味子配补骨脂、吴茱萸、肉豆蔻、炒白术、山药、茯苓、党参、钩藤、山萸肉等，可治疗小儿腹痛、腹泻辨属虚寒证者。我亦用五味子、五倍子适量研末，醋调外敷脐部配合内服方治之。

（5）肝胆结石。五味子配金钱草、乌梅、鸡内金、郁金、石韦、威灵仙、海金沙等，可治疗肝胆管泥沙样结石。

此外，五味子对萎缩性胃炎属胃阴虚者，效佳。临床观察发现，用五味子30g治糖尿病，降尿糖迅速。五味子配乌梅、山萸肉还可内服治疗非产期而乳汁自出者。五味子研末外用能敛疮、止汗，亦可研粉敷湿疹。单味五味子10g，煎汤代茶饮，能治疗慢性疲劳综合征及更年期综合征等。五味子也有缩瞳功效，可单用，或入复方，治疗瞳孔散大、视物不清、多泪等病症。

至于生五味子、醋炙五味子、酒炙五味子、蜜炙五味子，因炮制方法不同，亦各有专长。如，生五味子长于敛肺止咳，生津敛汗，涩精止泻，宜用于咳喘、体虚多汗、津伤口渴等。醋炙五味子收涩止泻作用更强，多用于遗精、滑泄、久泻不止、久咳伤气者。酒炙五味子能增强温补肺肾之力，用治心肾不交、失眠多梦、遗精、心悸等。蜜炙五味子，用于久咳虚喘。

【用法】本品多为生用，也可醋炙、酒炙、蜜炙用之。生用宜捣碎入煎内服：3～6g。研末服每次用1～3g。凡遇表邪未解、内有实热、咳嗽初起、麻疹初起者，本品均不宜用。临床上，我用五味子多数未见明显毒副作用，但个别病人服药后有胃中嘈杂、泛酸、胃脘灼痛等症。国内也有服用含五味子配方的药物引起窦性心动过速及呼吸困难的病例报告。

（顾润环　整理）

# 旋　花

【药名】旋花，在《神农本草经》后的医籍中又有篱无剑、鼓子花、篱打碗花、天剑草等称谓，其根又称筋根花、金沸。

【经文】旋花，味甘，温。主益气，去面皯黑色，媚好。

其根，味辛，主腹中寒热邪气，利小便。久服不饥，轻身。

【文译】旋花，味甘，性温。有补虚损，益精气，增添气力之功效。也能消除颜面皯斑，治疗面色晦黑，有美容作用，能使颜面妩媚娇艳悦目。

旋花的根，味辛。主治腹内寒热邪气，能通利小便。长期服用使人没有饥饿感，并能使人身体轻便。

【药源】旋花源于旋花科植物旋花和小旋花的全草。为多年草本。有白色乳汁。茎缠绕。花为白色或淡红色或紫色，漏斗状。花期6—7月。小旋花为一年生草本，具细长白色的根状茎。植物矮小、平卧。花冠淡紫色或淡红色，花期6—7月。我国大部分地区均有分布。

【药理】旋花含有大花旋覆花李、槲、异槲斗、咖啡酸、酸、菊糖及蒲公英甾醇等多种甾醇。具有抗菌、抗病毒作用。对平滑肌、中枢神经系统、消化系统有解痉、镇静、止痛作用。也增强肾上腺囊作用，还可降血糖，用治糖尿病所含涤酸具有致敏作用，吸入植物尘埃后有致哮喘作用。

本品含旋覆花素、蒲公英甾醇。

【师说】旋花，为旋花科多年生缠绕草本植物，其花和根茎均可入药。其与旋覆花是不同科属的两种药物。其味甘，性温。归入肺、胃、肾经。为益气补虚之品。可美容养颜，《神农本草经》用以祛除面部黄褐斑。后世用之治疗遗精、遗尿等，可见其有补肾、固摄、涩精之功。旋花配芡实、五花龙骨、覆盆子、莲花蕊（未开花令阴干者入药）、金樱子、车前子等，能补肾益髓秘精。旋花根能散腹中寒热邪气，能利小便。旋花可充饥，久服能补益精气，使人身体轻巧便利。旋花也治内脏寒热及金疮、丹毒等病症。入肺经，能宣肺止咳；温肺，能化痰止咳，散寒饮，止咳平喘，用治外感风寒咳嗽，寒痰饮邪壅肺而作喘息胸闷。还能舒筋通络，用治寒湿阻滞筋骨而作痹痛及跌打损伤，瘀血肿痛。还能软坚散结、消肿止痛，治疗疮疡，或胁腹癥瘕作痛。

【用法】本品入煎内服：9～12g。不宜久煎。外用：多以其鲜品适量捣敷患处，用治疮疖、跌打损伤。

（顾润环　整理）

# 兰草（佩兰）

【药名】兰草（别名：水香），在《神农本草经》后的相关医籍中又称佩兰、省头草、女兰、大泽兰等。

【经文】兰草，味辛，平。主利水道，杀蛊毒，辟不祥。久服益气，轻身，不老，通神明。

【文译】兰草，味辛，性平。用之能使人体内水道通利，能杀灭蛊毒，也能祛除并防避不吉利的邪毒之气。长期服用能增添气力，使人身体轻健，且不易衰老，也使人脑神机灵、精明。

【药源】本品为菊科多年生草本植物佩兰地上部分的全草。主产于江苏、浙江、河北等地。夏、秋季节采割。切片，晒干入药，以身干叶多、色绿、质嫩、香气浓者为佳。

【药理】本品含挥发油，主要成分为对—聚伞花素、5- 甲基麝香草醚和乙酸橙花醇酯、甘露醇等。佩兰叶含香豆精等，叶与花中还含有蒲公英甾醇等，根中含兰草素，全草中含有双稠吡啶生物碱。具有抗炎、抗病毒、祛痰、抗肿瘤、增强免疫功能等作用。

【文摘】

《素问·奇病论》 津液在脾，故令人口甘也，此肥美之所发也……其气上溢，转为消渴，治之以兰，除陈气也。

《名医别录》 除胸中痰癖。

《本草乘雅》 臭香，味辛，气化中药也。故主益气，利水道。经云：膀胱者，州都之官，津液藏焉，气化则能出矣。故兰，阑也，泛阑流离也。又兰，阑也。阑辟不祥也。主杀虫毒，通神明，令轻身不老也。

《本草经疏》 胃主纳水谷，胃气郁滞，则水谷不以时化而为痰癖，兰草辛平能散结滞，芬芳能除秽恶……大都开胃除恶，清肺消痰，散郁结之圣药也。

《本草正义》 兰草，其味辛，其气芳香，后世认为有突出的芳香化浊之功，尤善化中焦湿浊而治内外之湿。其性平，故温之兼寒兼热者均宜。有解暑化湿、辟秽和中之功。正如张山雷所言：凡胃有陈腐之物，及湿热蕴结于胸，皆能荡涤而使之宣散，故口中时时溢出甜水者，非此不除。

《本草便读》 佩兰，功用相似泽兰，而辛香之气过之，故能解郁散结，杀蛊毒，除陈腐，濯垢腻，辟邪气。至于行水清痰之效，二物亦相仿耳，但泽兰治水之性为优，佩兰理气之功为甚，又为异也。

《现代实用中药（增订本）》 为芳香性健胃、发汗、利尿药。用于冒寒性头痛、鼻塞、神经性头痛、传染性热病、腹痛、腰肾痛、结石等。

《中药志》 发表祛湿，和中化浊。治伤暑头痛，无汗发热，胸闷腹满，口中甜腻，口臭。

【今用】**北京著名医家施今墨**　佩兰味辛，性平。气香如兰而得名。既能解暑化湿，用于治疗夏季感受暑湿，或湿温初起，畏寒发热，头闷头胀，胸闷纳呆等症；又能化湿和中，用于治疗湿阻中焦，胸脘满闷，食欲不振，口中甜腻，恶心呕吐，腹泻，舌苔白腻等症。施老指出，佩兰能清暑辟浊，和中化湿，醒脾开胃，石菖蒲益神健脑，开窍除痰，化湿开胃。二药配用，相互促进，芳香化浊，启脾开胃；增进食欲的功效增强。主治湿阻中焦，脾胃运化失职，以致胸满闷胀、恶心呕吐、食欲不振、口中甜腻等。佩兰用量 6 ～ 10g，鲜品加倍。石菖蒲 10 ～ 15g。施老经验，上二药配伍可用鲜品，因其鲜品气味芳香浓郁，有效成分含量亦高，故芳香化湿、醒脾和中、开胃增食之力亦彰。（详见《施今墨对药临床经验集》）

**北京著名医家祝谌予**　祝老用鲜佩兰芳香化浊、醒脾开胃，鲜菖蒲芳香开窍、醒脾开胃。二药相配互助芳香开胃，主治湿阻中焦，暑气熏蒸，运化失职，以致脘闷不食、舌苔白腻，二药各用 10g 左右。（详见《祝谌予临床经验辑要》）

**上海著名老中医叶显纯**　兰草，古时单名为"兰"，从《内经》年代已作药用，称"有病口甘者……名曰脾瘅……治之以兰。"此中之"兰"即指本品也。《神农本草经》定名"兰草"，自清代《本草从新》始命名"佩兰"，遂沿用至今。对其性味，历代多从《神农本草经》，但后世医家认为其并不具有"通利水道""杀虫解毒"，以及"补益虚损"等效用，迄今临床也不见用于治疗这些病证。虽然《神农本草经》所载功能未见于后世，但并不等于佩兰并无药用价值，相反临床对其应用不衰。首先《内经》用佩兰治脾瘅口甘，后世人多遵奉投治……迨至温病学派兴起，对佩兰应用更为频繁，认为其功能解暑化湿，辟秽和中，主治感受暑湿寒热，湿浊内蕴，脘痞不饥，恶心呕吐……具体应用时，若用于暑湿以鲜者为良；用于化湿以干者为佳；湿阻气滞则用佩兰梗为宜。所用剂量，除鲜用者每剂需 15 ～ 30g 外，其余均为 6 ～ 10g。佩兰与藿香相伍为用，是治疗暑湿证要药，临床投用每奏良效。（详见《神农本草经临证发微》）

【师说】《神农本草经》所载"兰草"，即今之"佩兰"。因其叶似马兰，故名兰草。后世医家又将兰草、泽兰归为一类二种也。兰草，味辛，性平。归入脾、胃、肺经。具有醒脾、化湿、解表、解暑等功效。细究历代本草著作对佩兰药理功效的论述，我将佩兰功效归纳为"解暑、化湿、和中"，并将其作为佩兰效能要领，临床应用如下。

（1）解暑。用治长夏湿温初起。身热不扬，凛寒无汗或微汗，头晕胀重，胸脘痞闷，口不渴或渴不多饮，舌苔微黄而腻者，常以佩兰配藿香等治之，疗效尚佳。对中暑热盛夹湿致头痛作胀者，用藿香、佩兰、荷叶、薄荷、羌活、姜黄、石楠叶治之，效佳。

（2）化湿。用治湿邪秽浊阻碍脾胃，口甜口黏腻，多吐涎，口臭，便溏泻，舌苔浊腻者。急性肝炎早期，胃肠功能失健，湿浊内滞中焦脾、胃、肠、肝、胆者，常用藿香、佩兰、茵陈、白头翁、蒲公英、冬凌草、苍术、法半夏、石菖蒲、黄连、陈皮、炒薏苡仁、茯苓、薄荷等配伍治之。本方也适用于胃病因幽门螺杆菌、霉菌感染而加重者。

（3）和中。脾胃虚弱，运化不力，致湿邪困于脾胃引起脘痞腹胀、便溏、口中甜腻多涎、纳呆少食、神萎乏力、舌质淡、苔薄白、脉濡弱者。我常用平胃散（苍术、厚朴、陈皮、炙甘草）加石菖蒲、草果、砂仁、蔻仁、炒薏苡仁等调治之，有效。

我曾发表过"糖尿病从脾论治"的论文。我依据《内经·灵枢》"五脏皆柔弱，善病消瘅"，以及"脾脆善病消瘅"等论，提出"芳化醒脾法"是 2 型糖尿病的治法之一。适用于素嗜肥甘厚味，湿热内蕴，脾运不健，痰浊内生，病程较久，病势缠绵的肥胖体型的 2 型糖尿病患者。可用甘露消毒丹（滑石、黄芩、茵陈、石菖蒲、川贝母、木通、藿香、连翘、白蔻仁、射干、薄荷）合胃苓汤（五苓散、平胃散各 6 ～ 10g，姜枣煎服）加减。常用茵陈、藿香、佩兰、苍术、白参、石膏、瓜蒌皮、石菖蒲、法半夏、黄连、地锦草、马齿苋、天花粉、蔻仁、厚朴花等治之，确有显效。我还强调：①《素问·奇病论》指出消瘅当"治之以兰，除陈气也"，此中之"兰"即指佩兰，能入肝、脾、胃经，可芳香化湿，醒脾助运；②佩兰适用于 2 型糖尿病，症见胸闷脘痞，纳呆呕恶，形体肥胖，周身困倦，头胀肢沉，口中黏腻，或呕吐痰涎、甜水，舌质淡胖，边有齿印，苔白厚腻，脉多弦滑，或濡缓，辨属脾胃虚弱，痰湿内盛证型者。凡 2 型糖尿病具备上述两型症状者，皆可用佩兰为主药组方治之，定有效验。

我在临床上也常以佩兰与某些药物相配，提高对某些病症的疗效。常用搭配如下。①佩兰配石菖蒲。佩兰气味清香，性平不温，芳香化浊，化湿和中，醒脾开胃；石菖蒲芳香开窍，化湿和中开胃。二药合用治疗湿阻中焦，肝胃不和之胁肋胀痛、纳呆少食、胃脘胀满、恶心、口中甜腻、泄泻等症。②佩兰配木香。佩兰芳香化湿，重在醒脾胃；木香味芳香，行气止痛，宣散中焦气滞，重在调胃气。两药合用治疗湿阻气郁之胃脘胀闷、腹胀肠鸣、吐泻、痢疾等。腹痛显著者，用生木香；止痢，可用煨木香。③佩兰配荷叶。清轻宣透，清热解暑化湿。用于暑湿内蕴之发热头胀、脘闷不饥等。④佩兰配砂仁。佩兰气味芳香，功专清肺开胃，化湿悦脾；砂仁香浓气浊，燥湿之性较强，有化湿醒脾，行气宽中，安胎之效。二药合用，芳香悦脾效显。治疗湿阻气滞之呕恶纳呆，脘腹胀满，以及妊娠恶阻等。⑤佩兰配藿香能健脾胃，助运化。治疗暑湿内蕴之呕恶脘痞、泄泻、小便不利等。⑥佩兰配泽兰。芳香化浊，活血利水消肿。用于湿阻血瘀，致水肿、臌胀，小便不利，以及外伤肿痛等。

【用法】本品切段，生用，或鲜用，入煎内服：10 ～ 15g。鲜品剂量加倍。因于佩兰含挥发油较多，故本品不宜久煎。阴虚血燥、气虚者忌用，其余则无特殊禁忌。

（顾润环　整理）

# 蛇床子

【药名】蛇床子（别名：蛇米），在《神农本草经》后的相关医籍中又有蛇粟、蛇珠等称谓。

【经文】蛇床子，味苦，平。主妇人阴中肿痛，男子阴痿，湿痒。除痹气，利关节。癫痫，恶疮。久服轻身。

【文译】蛇床子，味苦，性平。主治妇女阴道内外肿胀疼痛，男子阳痿不举。亦可治湿邪渗出而伴有瘙痒的多种皮肤病症。也能祛除因湿邪所致的痹证而使关节通利。并能治疗癫痫和恶疮。若长期服用能使人身体轻健。

【药源】本品为伞形科一年生草本植物蛇床的成熟果实。全国各地均产，以河北、山东、浙江、江苏、四川等地产量较大。夏、秋二季果实成熟时采收，取干燥成熟果实洗净入药。本品气特异、芳香，味辛凉，有麻舌感。以黄绿色、手搓之有辛辣香气、颗粒饱满者为佳。

【药理】本品含有挥发油，还含有香豆素类等成分，如蛇床明素、花椒毒素等。还含有 α - 谷甾醇、单萜、糖苷类化合物等，对心血管系统有松弛血管平滑肌作用而具有一定的降压作用，对呼吸系统有舒张支气管的作用，对神经系统有明显抑制作用，对免疫系统有增强或抑制作用。也有抗心律失常、降低血压、祛痰平喘、延缓衰老、促进记忆、抗骨质疏松等作用。还有抗菌、止痒、抗诱变及抗癌等作用。

【文摘】

《名医别录》　温中下气，令妇人子脏热，男子阴强，好颜色，令人有子。

《药性本草》　治男子、女人虚，湿痹，毒风，顽痛。去男子腰疼。浴男子阴，去风冷，大益阳事。主大风身痒，煎汤浴之瘥。疗齿痛及小儿惊痫。

《日华子本草》　治暴冷，暖丈夫阳气，助女人阴气，扑损瘀血，腰胯疼，阴汗湿癣，肢顽痹，赤白带下，缩小便。

《本草经疏》　盖以苦能除湿，温能散寒，辛能润肾，甘能益脾，故能除妇人男子一切虚寒湿所生病。寒湿既除，则病去，性能益阳，故能已疾，而又有补益也……肾家有火及下部有热者勿服。

《明医指掌》　蛇床辛苦，下气温中，恶疮疥癣，逐瘀祛风。

《本草新编》　蛇床子，功用颇奇，内外俱可施治，而外治尤良。若欲修合丸散，用之参、芪、归、地、山萸之中，实有利益，然亦宜于阴寒无火之人，倘阴虚火动者，服之非宜。

《本草正义》　蛇床子，温暴刚烈之品……然主治妇人阴中肿痛，男子阴痿湿痒，则皆主寒湿言之，必也肾阳不振，寒水弥漫，始可以为内服之品。甄权已谓其有毒，濒湖且谓蛇虺喜卧其下，食其子……其含毒质可知……近今医籍，绝少用为内服之药，况市肆中以为贱品，皆不炮制，而可妄用以入煎剂乎。《神农本草经》又谓除痹气，利关节，癫痫，则燥烈之性，本能通行经络，疏通关节，然非寒湿，及未经法制者，慎弗轻投。《神农本草经》又主恶疮，则外治之药也。外疡湿热痛痒、浸淫诸疮，可作汤洗，可为末敷，收效甚捷，不得以贱品而忽之。

《徐大椿医书全集》　入肾命而祛风燥湿，除下体湿痒、恶疮，为外科专药。

《医学摘粹》　暖命门，温养子宫。兴丈夫玉茎痿弱，除女子玉门寒冷。

《罗氏会约医镜》　去脾经之湿，补肾经之虚，益阳滋阴……妇人无娠，最宜久服。凡湿癣疥癞，大风身痒，作汤熏洗。

《现代实用中药（增订本）》　为兴奋药，治阴痿；外用于妇人阴肿，除黏液分泌物，及阴部瘙痒症。

【今用】国医大师邓铁涛　邓老根据蛇床子杀虫止痒、祛风燥湿、温肾壮阳等功效，在临床上用治以下病证①阳痿：取蛇床子、菟丝子、五味子各等量，研末，蜜和丸，开水送服，6g/次，每日3次。②阴囊湿疹：取蛇床子15g，煎水洗阴部，效佳。（详见《邓铁涛中草药与验方图谱》）

北京著名医家焦树德　蛇床子，味辛、苦，性温。内服有温肾阳、暖子宫的作用，可用治男子阳痿、性机能减退，女子宫寒不孕等症。常配熟地、山萸肉、茯苓、菟丝子、潼蒺藜、当归、肉桂、巴戟天、淫羊藿等同用。本品外用有燥湿、杀虫、止痒的作用。对于阴道滴虫引起的白带（滴虫性阴道炎）增多，可用本品煎汤冲洗，或制成阴道坐药、软膏等使用。本品也可配苦参、黄柏、密陀僧等研末，香油调外涂，对顽癣、湿疮等有效。本品单味煎汤外洗，可用于阴囊湿痒流水。肾经有火，性机能亢奋者忌用。（选自《用药心得十讲》）

山东名医宋永刚　湿疹也属于"恶疮"范畴。取蛇床子30g，苦楝皮30g，苦参25g，地肤子25g，鱼腥草20g，臭牡丹叶20g，煎水泡脚，或乘热熏蒸足部，可治疗足癣及湿疹。用蛇床子40g，配鹿茸、黄芪、当归、川芎、地龙、鸡血藤、牛膝，煎服，可以治血栓闭塞性脉管炎。用蛇床子配淫羊藿、巴戟天、熟地，可治疗男子阳痿。用蛇床子配大黄、肉桂等，可治疗慢性前列腺炎。蛇床子能燥湿、化痰，对于痰湿上扰所致的癫痫有效。宋氏指出，《神农本草经》云蛇床子能"久服轻身"，可能与蛇床子燥湿作用有关。他认为，徐灵胎对蛇床子的功效认识比较全面。徐氏在《神农本草经百种录》中说："蛇床子，性味苦、平。主妇人阴中肿痛，男子阴痿湿痒，皆下体湿毒之病。除痹气，利关节，除湿痰在筋骨之证。癫痫，除湿痰在心之证。恶疮，亦湿毒所生。久服轻身，湿去则体轻。"宋氏也指出，《神农本草经》虽云本品可"久服"，但药理研究发现，本品具有一定的毒性，不宜久服。（详见《神农本草经·讲读》）

【师说】蛇床子，其味辛、苦，性平，偏温。有小毒。归入肾、脾经。具有温肾壮阳，祛寒燥湿、杀虫止痒之功。多年来，我用蛇床子内服治疗男子阳痿、妇女宫寒致不孕症、痛经、寒湿带下，以及寒湿痹痛等症。外用熏洗或研末外涂、外敷等，用治湿疹性皮炎、过敏性皮炎、阴囊及肛门湿疹、妇女内外阴湿毒痒疹等，效果确著。近年来，我常用蛇床子治疗以下病症。

（1）心律失常。对于心律失常引起的心悸，由痰湿内蕴，心脉痹阻所致者，我常用蛇床子配苦参、甘松、桑寄生、枣仁、柏子仁、黄连、法半夏、龙骨、牡蛎等治之。

（2）咽痒咳嗽。凡喉痒甚而致的喉性咳嗽，不论由风寒、风热，还是阳虚痰浊所致者，皆可在辨证方中加入蛇床子10g，确收佳效。

（3）阳痿遗滑。蛇床子味辛、性温。能入肾经，有温肾壮阳作用，可用治阳痿、遗精等症，且能固肾纳气，也治虚寒证哮喘。

（4）不孕症。近年来，因妇女卵泡发育不良或无排卵性不孕症患者渐有增多趋势，以致妇女孕后易胎停、流产等，或久不受孕。遇此，我常在辨证施治方中加用蛇床子。我的经验方由黄芪、当归、菟丝子、熟地、枸杞子、续断、山萸肉、茯苓、白术、淫羊藿、紫河车、蛇床子组成，随症加减。对卵巢囊肿致卵泡发育不良，亦可在上方中再加郁金、山甲、土贝母、昆布、皂刺等能使囊肿消散，孕后卵泡发育正常而产子。

（5）阴痒白斑。近年，我用蛇床子、制首乌、白鲜皮、淫羊藿、鹿衔草、地肤子、王不留行、当归、赤芍、白毛夏枯草等组方内服，治疗女性外阴白斑，疗效显著。经过较长时间治疗可见白斑渐退，阴痒、局部肿硬亦渐消退。

（6）前列腺病。用蛇床子配生熟大黄、肉桂、鬼针草、桂枝、乌药、王不留行、皂刺、土贝母、败酱草、当归、桃仁、泽泻、牛膝等治疗慢性前列腺增生辨证属久病肾阳虚者，效显。

综观蛇床子这味药，历代医家用治病证范围并不广泛，但近年来各地对此药研究、应用渐多，主要用治内科方面的病症，并有发挥。

【用法】本品入煎内服：10～15g。外用：适量，可煎汤熏洗或研末调敷。其味辛，性温，对所治病证辨属阳虚阴寒湿盛者，用之最宜。阴虚火旺或下焦有湿热者不宜内服。

（顾润环　整理）

# 地肤子

【药名】地肤子（别名：地葵），在《神农本草经》后的相关医籍中又有地麦、扫帚子、落帚子、铁扫把子等名称。

【经文】地肤子，味苦，寒。主膀胱热，利小便。补中，益精气。久服耳目聪明，轻身，耐老。

【文译】地肤子，味苦，性寒。主治膀胱热邪，用之可使小便顺畅。能补中焦脾胃，补益精气。长期服用可使耳聪目明，还能使人身体轻健，容颜不易衰老。

【药源】本品为藜科一年生草本植物地肤的干燥成熟果实，形如芝麻。全国大部分地区均产。秋季果实成熟时采收。以色灰绿、饱满、无杂质者为佳。

【药理】本品主要含三萜类及其苷，如齐墩果酸等，还含有一些饱和脂肪酸混合物和甾体成分，也含有挥发油、维生素A类物质等，地肤子水提物体外能抑制大肠埃希菌生长。水浸剂在试管内对许兰黄癣菌、小芽孢癣菌等皮肤真菌有抑制作用。能抗超敏反应，地肤子醇提取物对皮肤过敏性瘙痒有抑制作用。此外，本品还有抗炎、利尿、增强单核巨噬系统功能的作用，所含齐墩果酸有抗辐射及升高白细胞作用，也有抑制血小板聚积作用。

【文摘】

《名医别录》 无毒。去皮肤中热气，散恶疮，疝瘕，强阴，使人润泽。

《药性本草》 与阳起石同服，主丈夫阴痿不起，补气益力；以阴卵癀疾，去热风，可作汤沐浴。

《日华子本草》 治客热丹肿。

《滇南本草》 利膀胱小便积热，洗皮肤之风，疗妇人诸经客热，清利胎热，湿热带下。

《本草分经·膀胱》 地肤子，甘苦寒。入膀胱，除虚热，利水通淋，治疮疥。叶作汤浴去皮肤风热丹肿，洗目除雀盲。

《本草求真》 地肤子，治淋利水，清热，功颇类于黄柏。但黄柏其味苦烈，此则味苦而甘，黄柏大泻膀胱湿热，此则其力稍逊。凡小便因热而见频数，及或不禁。用此苦以入阴，寒以胜热，而使湿热尽从小便而出也。但虚火偏旺，而热得恣，固当用以清利，若不佐以补味同入，则小水既利而血益虚，血虚则热益生，热生则淋益甚矣。故宜佐以牡蛎、山药、五味收涩之剂，俾清者清，补者补，通者通，涩者涩，滋润条达而无偏胜为害之弊矣。且能以治因热癫疝，并煎汤以治疮疥。至书所谓益精强阴，非真具有补益之能，不过因其热除，而即具有坚强之意耳。

《本草求原》 为末酒服治白带，同白蔹为丸治白浊。

《本草正义》 地肤子，苦寒泻热，止有清导湿热，通泄小便之用。《神农本草经》又谓其补中益精气，《别录》称其强阴者，乃湿热不扰乃阴精自安之意，断不可拘泥字面，认为补益之品。

《现代实用中药（增订本）》 效用：为利尿药，有收敛消炎作用。用于淋病、脚气、水肿。外用煎汤洗皮肤恶疮癣疥及阴囊湿痒等。

【今用】民国著名医家何廉臣 地肤子味苦而淡，性寒而降，利小便，通五淋，兼消疝瘕，亦治丹肿……临证配生甘草梢，治阴虚湿热；合白蔹治女妇带浊；配白术、桂心为末，治狐疝阴癫；合地榆、黄芩煎汤，治赤痢血多。王旭高曰：小便不禁或频数，古方多以为寒而用温涩。不知属热者多，盖膀胱火邪妄动，水不得宁，故不禁或频数。法宜补血泻火以治本，宜用地肤子为君，以除膀胱虚热，利水通淋，略佐收涩，如山萸、五味之类以治标。观此，则地肤子之功用为治肾与膀胱、清血虚湿热、利水通淋……惟老年阳虚及中气下陷因而小便不禁或频数者，均忌。（详见《实验药物学》）

**中国中医科学院张树生教授**　地肤子苦寒且利小便，故清利膀胱热，善治膀胱有热，尿短赤、涩痛等症。凡见小便不利者，即使兼有正虚，常配伍扶正之品使用。若不佐以补味同入，则小便既利而血益虚，血虚则热益生，热生则淋益甚矣。张氏特别指出，地肤子，苦寒泻热，只有清导湿热、通泄小便之用。《神农本草经》谓其补中益精气，《名医别录》称其强阴者，乃实热不扰而阴精自安之意，断不可拘泥字面，认为其是补益之品。（详见《神农本草经理论与实践》）

**北京著名医家黄和**　地肤子所治病位主在肾、膀胱、肺、肝胆、脾胃、肌表、经络，兼能入脑行面，能醒窍明目聪耳。所治病性为湿、热、风、痰、郁、瘀、毒等实证。以清热、通行、宣开、利水为特点。证治主湿停、热郁、风胜、络阻、毒蕴、血瘀。上则醒脑聪耳明目，下行入膀胱利水泄浊，内清脏腑湿热浊毒而安正，外去皮肤湿热而令润泽。有清热利湿、祛风止痒功效，主治热淋涩痛、湿疹瘙痒等症。（详见《中药重剂证治录》）

【师说】地肤子这味药，其味苦，性寒。归入肾、膀胱经。具有清热利尿、除湿止痒之功效。我在临床上用之治疗以下病证。

（1）淋证。主要用其具抗炎之功，治疗泌尿道急慢性炎症，特别是湿热余毒久不尽且体弱肾亏、气血虚弱者。症见反复发作尿频急、小腹坠胀、周身乏力易倦、小便常规检验无特殊，辨证属中气下陷所致者，常用升陷汤（黄芪、知母、柴胡、升麻、桔梗）配入地肤子30g，再加山萸肉、五味子、乌药、萹蓄、瞿麦、猪苓等。治疗当今临床常见的中老年人无菌性尿道炎症，效佳。

（2）抗敏、止痒。我也常用地肤子抗过敏、止痒之功效，治疗神经性皮炎、荨麻疹、湿疹、皮肤瘙痒症等病证。多在方中重用地肤子30g左右，无论风寒、风热，皆可使用，经适当配伍，其效更佳。我在治疗当今男女青壮年面部多发的痤疮时，特喜用已故山西著名医家张子琳老先生的四物清疹汤（当归、川芎、生地、赤芍、苦参、白鲜皮、蛇床子、地肤子），再加入白毛夏枯草、鱼腥草、象贝母、泽兰、泽泻、天花粉、白花蛇舌草等，获效尤著。

我在临床上还以地肤子与某些药物配对，相辅相成，提高疗效。常用搭配如下。①地肤子配生地：取其清热、利湿与滋阴、凉肝功效，治疗用眼过度而致二目昏暗、风热目赤肿痛等。②地肤子配白鲜皮：取地肤子清湿热、利尿止痒；白鲜皮清热、祛风、除湿。二药配入适证方中可治疗湿热风毒引起的皮肤湿疹，周身瘙痒、渗液，既可煎服，亦可煎液外洗。③地肤子配蛇床子：地肤子有利尿通淋，除湿止痒之功；蛇床子有燥湿杀虫、亦有除湿止痒之效。二药常配入洗剂方中煎液熏洗，治疗妇女滴虫、霉菌引起的阴道内外湿痒，以及肛门、阴囊湿疹等症。④地肤子配通草：此二药性皆苦寒，均有清利湿热，利尿通淋之功，二药相配、相须为用，用治淋证症见尿频、尿急、尿灼痛、尿解不畅者。

此外，现今我亦用地肤子治疗急性乳腺炎、乙型肝炎、荨麻疹、扁平疣等病症。

总之，我在临床上用地肤子主要治疗泌尿系炎症和各种过敏、湿疹性皮炎，以及妇女阴道湿痒、带下量多等病症。

【用法】本品生用。入煎内服：10～15g。外用：煎水熏洗，每次可用20～30g。本品药用剂量一般可偏大些。我常每剂用至20～30g。本品既可入煎内服，也可煎水外洗，可据证选用之，但方中一般不与桑螵蛸同用，《本草备用》中亦已明训"恶螵蛸。"

（顾润环　整理）

# 景天（附：红景天）

【药名】景天（别名：戒火、慎火），在《神农本草药》后的相关医籍中又有火焰草、土三七、仙赐草等名称。

【经文】景天，味苦，平。主大热，火疮，身热烦，邪恶气。

花，主女人漏下赤白。轻身，明目。

【文译】景天，味苦，性平。主治实火热毒所致的实热证及烧烫伤所致的疮疡，症见全身高热、自觉躁热烦闷。能祛除邪恶之气。

景天的花，主治妇女的崩漏、赤白带下。可使人身体轻巧便利，并有明目的功效。

【药源】本品为景天科植物景天的肉质全草，我国东北三省、华北、西北、川、贵、云、浙、苏、皖等地均产。每年的7—8月间采收。以根茎粗壮、棕色、断面粉红、质轻、香气浓者为佳。

【药理】景天叶中可分析出景天庚糖。实验研究发现其有一定的清热、解毒、止血作用。

【文摘】

《名医别录》　治瘕疕，寒热风痹，诸不足。

《本草经集注》　疗金疮，止血，以洗浴小儿，去烦热惊疾。

《药性论》　治风疹恶痒，主小儿丹毒，治发热惊疾。

《日华子本草》　治心烦热狂，赤眼，头痛寒热，游风丹肿，女人带下。

《诸病源候论》　凡人肝气通于目，言肝气有热，热冲于目，故令目赤。

《本草衍义》　浓研取汁，涂火心疮。

《本草从新》　专清热毒，捣敷蛇咬。

《本草经疏》　一切病得之寒湿，恶寒喜热者勿服。

《本草汇言》　苟非实热火邪，切勿轻用以动脾气，唯外涂无碍。

《闽东本草》　忌铁器。虚寒便溏者忌用。

《贵州民间方药集》　解热，止渴生津，止咳，治喉炎及虫咬伤。

《四川中草药志》　叶能贴火眼。

【今用】北京沈连生　景天活血止血。治疗吐血、衄血、便血、尿血、崩漏、跌打损伤。（详见《神农本草经中药彩色图谱》）

长春中医药大学苏颖　用景天攻治疮毒及婴孺风疹在皮肤不出者，可生取苗叶五大两和盐三大两，同研绞取汁，以热手摩涂之，日再。凡热毒丹疮，皆可如此用之。（详见《〈本草图经〉研究》）

北京崍英杰　景天多疗疔疮，治烦惊，去眼疾，凉血止血。而花主女人漏下赤白，常被忽视。《日华子本草》亦曰："治女人带下。"（详见《〈神农本草经〉合注》）

北京祝世峰　中医认为，景天味苦酸，性寒，能清热解毒。《内经》中说："诸痛痒疮皆属于心。"景天味苦入心，性寒清热，所以能去心火亢盛。还可医治疗疮肿毒、丹毒、风疹等症，又可清热凉血，用于医治高热、烦闷发热、惊悸狂乱。景天也可用于止血，可治疗嗌血、吐血等出血证。景天味酸而入肝，肝开窍于目，因而可以明目，可治疗目赤肿痛等眼疾。肝经环绕阴器，与子宫相连，如果有湿热驻流肝经，必然会下注于子宫而产生带下等疾患。而景天入肝，寒能清热，苦可泄利，酸能收涩，所以，只要是湿热导致的带下等妇科疾患，景天都能医治，且疗效很高。（详见《〈神农本草经〉漫画卷一》）

【师说】综观上述古今医论，可见景天这味药在我国分布广泛。其药用为景天科植物景天的肉质全草。其味苦，性寒。主入心、肝、肾、大肠经。具有泻热解毒、凉血止血，清利湿热等功效。可治目赤肿痛、咽喉肿痛；在下可治妇女湿热带下、月经过多、漏血不止；病在全身又可治疗疔疮肿毒、丹毒、风疹燥痒等。本品既可入煎内服，亦可熏洗，或取汁涂于皮肤。

景天与红景天同属景天科，但红景天属于红景天属，景天属于八宝属，它们是同科近缘药物。因其所属不同，性味、功效、主治也有所不同。当今研究较多、临床应用最为广泛者，则为红景天，我也特喜用之。因此，今特将"红景天"附之于"景天"之后，一并介绍之，以便读者能全面掌握、区别选用之。

【用法】景天入煎内服：15～30g。外用：适量，可用鲜草50～100g捣烂敷患处，或捣汁外涂，或煎水熏洗患处。景天其叶可疗金疮能止血。其花及花序能明目，也治心烦热狂、赤眼。本品味苦，性寒，脾胃虚寒者忌用。

## 附：红景天

红景天，它的别名为扫罗玛尔布（藏名），主产于西藏等地，以景天科植物全瓣红景天的全草、根茎入药。

本品味甘、涩，性寒。主入肺、脾、心经。能益气活血，通脉，平喘。用于气虚血瘀、倦怠气喘、胸痹心痛、中风偏瘫、跌打损伤、烫火伤等。

本品所含黄酮类为其主要有效成分。还有苯丙素类、苷类、挥发油类，以及氨基酸、维生素等。具有抗辐射、调节免疫、抗缺氧、抗衰老、抗疲劳、抗肝纤维化、抗病毒、消炎镇痛、保护神经等作用。在临床上用治急慢性咳喘、咳血、慢性脑供血不足、胆囊炎、低氧血症、高原红细胞增多症等，还有一定的益智、改善记忆，保护心、肝、脑等作用。

红景天这味药是近年来被临床广泛应用的良药。我在临床上多用之于脾虚倦怠无力；肺热咳嗽，咯血；头晕头昏，记忆力减退；胸闷气短，善太息；心悸心慌，心胸闷痛；失眠神衰；肿瘤经手术、放疗、化疗后等导致精神疲乏、纳差。血常规中红、白细胞减少等虚损证候也常应用。例如，我所研制的治疗慢性疲劳综合征的益气除疲合剂中即用了红景天、黄芪、白参、刺五加等13味中药。近年也用红景天治肿瘤术后、放疗、化疗毒副反应等，其效尤佳。此外，我在临床上常用的自创的益脑胶囊经验方中也有红景天及刺五加、灵芝、黄芪、天麻、制首乌、黄精、玉竹、川芎、石菖蒲、丹参等，该方治脑动脉硬化、脑萎缩、脑梗死、老年痴呆、内耳眩晕症等，经多年临床观察，疗效显著。近年常有人去西藏旅游出现高原反应，用红景天配白参、仙鹤草、刺五加、枸杞子颗粒剂给患者冲服后，可缓解高原反应，能使患者适应高原环境、气候，顺利完成旅游。临证时我也特喜用红景天配刺五加、甘松、诃子、白及、参三七、山萸肉、仙鹤草、茜草等治疗肺热咳嗽、肺癌、支气管扩张症、肺结核等病的病程中出现的咯血。若治冠心病出现胸闷气短、心前区疼痛等症时，也可在适证方中加入使用。总之，红景天是我治疗心、肺、脑等虚损病症的必用药物。

【用法】本品入煎内服：15～30g。外用：适量，煎水熏洗。

（顾润环　整理）

# 茵陈蒿

【药名】茵陈蒿，在《神农本草经》后的相关医籍中又有茵陈、绵茵陈、因陈蒿、绒蒿等名称。

【经文】茵陈蒿，味苦，平。主风、湿、寒、热邪气，热结黄疸。久服轻身，益气，耐老。

【文译】茵陈蒿，味苦，性平。主治风、湿、寒、热四种邪气侵入人体所致的病症。能治疗湿热蕴结肝、胆引起身、面、巩膜黄染、小便深黄的黄疸病。长期服用能使人身体轻健，增添气力，延缓衰老。

【药源】本品为菊科植物的滨蒿或茵陈蒿的干燥地上部分，主产于陕西、山西、安徽等地。春季幼苗高6～10cm时采收的称之为"绵茵陈"，秋季花蕾长绒时采收者，则称之为茵陈蒿。除去杂质及老茎，搓碎或切碎，生用。以质嫩、柔软、灰绿色、毛如绒、香气浓者为佳。

【药理】本品主要含有挥发油、蒿属香豆素、色原酮类、黄酮类、绿原酸等。

本品具有保肝、利胆、解热、抗炎、镇痛、抗血小板聚集作用，能提高机体免疫功能，有抗肿瘤作用，还能抗心绞痛、扩张脑血管、舒张气管平滑肌，并有保护细胞、降压、降脂、抗菌、利尿等功效。还有治疗胆、肠道蛔虫等作用。

【文摘】

《名医别录》　微寒，无毒……治通身发黄，小便不利，除头热，去伏瘕。

《日华子本草》　治天行时疾，热狂，头痛头旋，风眼痛。瘴疟，女子癥瘕，并内损乏绝。

《本草分经》　茵陈，入膀胱经。发汗利水，以泄脾胃之湿热，治黄疸阳黄之君药。

《本草正义》　茵陈，味淡利水，乃治脾胃二家湿热之专药……盖行水最捷，故凡下焦湿热瘙痒，及足胫浮肿，湿疮流水，并皆治之。

《医方十种汇编》　然阳黄，仲景立有茵陈蒿汤、栀子檗皮汤。阴黄则立有茵陈附子汤，须辨其色之明晦而用之。唯蓄血发黄则不当用茵陈等气分之药耳。

《本草再新》　肝、肾二经……泻火，平肝，化痰，止咳，发汗，利湿、消肿、疗疮火诸毒。

《本经逢原》　茵陈有二种：一种叶细如青蒿者名绵茵陈，专于利水，为湿热黄疸要药。一种生子如铃者，名山茵陈，又名角蒿，其味苦辛，小毒，专于杀虫，治口齿疮绝胜。

《本草经疏》　除湿散热结之要药也……蓄血发黄者，禁用。

《冉注伤寒论》　夏禹田曰：发黄一证，本另有其原因……此等部位发炎，则胆汁逆流，混入血液，其色素惹着于全身各组织，故发黄也。茵陈蒿汤中，茵陈利尿，能排除组织中之胆汁色素。栀子治肠黏膜发炎，大黄通涤肠管，开输胆管下流之壅滞，故为治黄之的剂。

《现代实用中药（增订本）》　有特异之芳香，味苦……净化血液。

【今用】近代名医张锡纯　茵陈其气微香，其味微辛微苦，秉少阳最初之气，是以凉而能散。《神农本草经》谓其"善治黄疸"，仲景治疸证，亦多用之。为其秉少阳初生之气，原与少阳同气相求，是以善清肝胆之热，兼理肝胆之郁，热消郁开，胆汁入小肠之路毫无阻隔也。《名医别录》谓其"利小便，除头热"，亦清肝胆之功效也。其性颇近柴胡，实较柴胡之力柔和，凡欲提出少阳之邪，而其人身弱阴虚不任柴胡之升散者，皆可以茵陈代之。张氏还用茵陈清火，以治头疼、脑热。以茵陈配川芎、菊花治之则效。他还明示：人病黄疸多由肝胆有湿热为患，当肝胆火上逆，致胆管肿胀不能输其汁于小肠以化食，遂溢于血中而成黄疸矣。治之宜清肝胆之热则黄疸自愈。张氏指出，茵陈也是除阴虚作热之特效药。（详见《医学衷中参西录·茵陈解》）

民国医家何廉臣　茵陈有二种，一种叶细如青蒿者，名绵茵陈，又名西茵陈；一种生子如铃者，名山茵陈。味苦气芬，性凉质轻。专清湿热，善治黄疸；利小便，通关节；头痛眼疼并效，瘴疟气瘕亦治。配白鲜皮，治热痫发黄；合车前子，治眼热赤肿；配焦栀、黄柏，治阳黄色明；合干姜、附子，治阴黄色晦；配白术、桂枝、猪苓、赤苓、泽泻，治尿闭发黄；合枳实、厚朴、焦栀、黄柏、大黄，治便秘发黄。（详见《实验药物学》）

**山东名医宋永刚**　茵陈是利胆退黄要药，早在《神农本草经》时代就用之主治"热结黄疸"。因其味苦而能燥湿，黄疸的发病总与"湿阻"相关，这是茵陈的作用机理所在。因其性平，所以不论是湿热黄疸，还是寒湿黄疸，茵陈均为要药。急性肝炎、乙肝、胆石症、钩体病、肠伤寒、蚕豆病所致的溶血性黄疸等，凡属湿热黄疸者，皆可用之。若外感湿热之邪，留恋不解，邪犯少阳，症见微恶寒而发热、有汗不解、朝轻暮重、头重肢倦、胸闷痞满、口苦口干等，可用蒿芩清胆汤加减治之，亦效。宋氏还指出，茵陈蒿为《神农本草经》上品，"久服轻身益气耐劳"体现的是道家养生思想，但无论从古籍应用来看，还是从临床实际来看，本品绝无补益之功。总之，茵陈蒿最重要的功效是利胆退黄，其治疗黄疸，无论湿热黄疸，还是寒湿黄疸均为要药，可广泛用于多种出现黄疸病证的治疗。所以，清代名医张锡纯称本品为"退黄之圣药，活肝之要药。"（详见《神农本草经·讲读》）

【师说】当今临床所用茵陈蒿这味药，皆指绵茵陈。其味苦，性微寒。归入脾、胃、肝、胆经。具有清热解毒、利湿退黄等功效。现代药理研究表明其具有解热、保肝、利胆、扩张冠脉、降血脂、降血压、杀蛔虫及抗皮肤真菌等作用。据此，我在临床上抓住上述这些病证的发病之因——热、湿、郁、毒，据因辨证治疗以下一些病证。

（1）表邪传入少阳。肝炎、胆囊炎、胆石症早期外感表邪入传少阳以致的往来寒热，以及伤寒、副伤寒、沙门氏菌属感染所致的发热病症，皆可在清热药中加用茵陈。尤其是辨属少阳经证夹有湿热者，常在小柴胡汤（柴胡、法半夏、人参、甘草、黄芩、生姜、大枣）方中加入茵陈治之。

（2）阴虚发热。我在临床上也发现，对于阴虚发热，在滋阴的方药中加用茵陈即能滋阴退热。

（3）黄疸。据我观察，湿邪为病虽周身皆可见，但以中焦脾、胃、肝、胆、胰、肠等部位最为多见。如各种类型的肝炎、胆囊炎、胰腺炎、胰腺癌等病程中出现的黄疸，多见面黄如金色，或见灰暗黄色，小便黄。诊见舌红，苔黄腻或白厚腻者。黄疸分阳黄和阴黄两大类，阳黄用茵陈蒿汤（茵陈、栀子、大黄），阴黄用茵陈术附汤（茵陈、附子、干姜、白术、甘草），分别据症加减治之。对久病黄疸难退者，据证必以上述二方加入秦艽、白鲜皮、桃仁、红花、地鳖虫、赤芍、生薏苡仁等治之。

（4）皮肤湿痒。我也用茵陈配蛇床子、地肤子、白毛夏枯草、生薏苡仁、滑石等治疗皮肤湿毒所致的癣、疹、痤疮，此类方药也可用治湿热下趋所致的前列腺炎等。

（5）胁肋胀痛。茵陈可用于肝胆气机郁滞导致的以胁肋作胀、走窜疼痛等为主症的疾病。如痰湿脂浊滞肝而成的脂肪肝，或由结石、蛔虫滞阻胆道及痰湿阻滞心脉导致的冠心病心绞痛等，皆可出现胁肋疼痛，多以胀痛为主。此时可将茵陈加入四逆散（柴胡、白芍、甘草、枳实）中加减治之。

（6）湿毒泛溢。茵陈可用于痰浊热毒滞阻筋骨、血脉导致的疾病，如下肢丹毒、痛风性关节炎、血栓闭塞性脉管炎等。口唇发炎、红斑狼疮、糖尿病并发口腔溃疡等，亦可用茵陈配黄连、黄芩、茯苓、生薏苡仁、苍术、青蒿、冬凌草、杠板归、四叶参等治之。

病程中出现身、目、尿发黄的黄疸，或虽无黄疸但肝功能中黄疸指数、总胆红素、转氨酶升高者，面部黑暗色素沉着，头重如裹，心胸烦闷、身重体困、纳呆少食、胁肋胀痛、脘腹痞满，口苦、舌红、舌苔黄厚或淡黄，脉弦滑等，皆为我使用茵陈的重要指征。

【用法】本品入煎内服：15～30g。常规用治阳黄的剂量大于阴黄者。外用：适量，可煎汤熏洗。茵陈为除湿退黄之专药，若发黄由蓄血所致者及血虚萎黄者，皆不宜使用。经现代药理研究，茵陈及其活性成分具有一定的毒性，故茵陈用量不宜过大，也不宜使用过久。

（顾润环　整理）

# 杜　若

【药名】杜若，别称为杜蘅。

【经文】杜若，味辛，微温。主胸胁下逆气。温中，风入脑户，头肿痛，多涕泪出。久服益精，明目，轻身。

【文译】杜若，味辛，性微温。主治胸胁下有上逆不顺之气，能温暖胸腹脏腑，能治风邪入于脑府而致头昏脑涨作痛，以及流出较多鼻涕、眼泪的症状。若长期服用杜若，能补益肝肾精血，而使眼睛明亮，身体轻巧便捷。

【药源】杜若源于马兜铃科植物杜衡的全草，分布于苏、皖、浙、豫、鄂南部，川东部。为多年生草本，根状茎短。叶片阔心形至肾状心形，上面深绿色，下面浅绿色，花暗紫色，花期4～5个月。气芳香，有浓烈辛辣味及麻舌感。药用全草及根茎。秋季采收，备用。有学者认为本品为姜科山姜属植物山姜。

【药理】现代研究杜若（杜衡）药用其根茎、根及全草。含杜衡素A、杜衡素B、杜衡素C、杜衡素D、榄香脂素、挥发油等。具有抗惊厥，镇静、镇痛、止头腰痛，抗过敏止哮喘、降脂等作用。

【师说】杜若，有本草文献记载其通用名为竹叶莲。究属何药至今尚未定论。有学者经过考证认为杜若为姜科山姜属植物山姜，还有学者认为是山姜属的高良姜等。药用为鸭跖草科多年生草本植物竹叶花的根、茎及全草。但须指出，古之杜蘅并非今之杜衡，今之杜衡，又称南细辛、苦叶细辛，为马兜铃科多年生草本植物的根、茎、全草，其功效与《神农本草经》杜若有别。可见，杜若究竟为何物目前仍然悬疑。我仅就历代有关药学文献所载略述其要。杜若，其味辛，性温。归入肺、肾、膀胱经。无毒。具有温中理气止痛、疏风消肿等功效，能治胸胁下逆气、风寒毒邪所致头风肿、二目多流泪、鼻涕亦多之症。本品也具有益精、明目的功效。本品还能散寒止咳，祛风止痛，可治风寒感冒、痰饮咳喘、头痛、耳痛、风寒湿痹等。本品也可治寒邪冲逆之气犯胃，症见呕吐、恶心、呃逆、嗳气、反胃等胆汁反流导致的胃疾，气逆在肺导致的咳喘、气息上壅不能平卧而呼吸困难加重，以及逆气在肝、肝阳上亢导致的头晕目眩、头痛或昏厥。总之，杜若能温散通行，既逐头脑风寒，又散中焦寒邪，还能散结、行滞、降逆，而治胸胁下之逆气、胀痛、风入脑府、头昏肿痛、多涕、泪出等病症。还可补肾，治腰膝疼痛；解毒消肿，治疗跌打损伤、虫蛇咬伤等。

【用法】本品切片生用，入煎内服：6～10g。也可研末服，每次3g左右。

（顾润环　整理）

# 沙　参

【药名】沙参（别名：知母），在《神农本草经》后的相关医籍中又有杏叶沙参、轮叶沙参、泡参、三叶沙参等名称。

【经文】沙参，味苦，微寒。主血积，惊气。除寒热，补中，益肺气。久服利人。

【文译】沙参，味苦，性微寒。主治内、外瘀血积滞，以致疼痛不移等症。可用治惊悸，或因惊而抽搐。能消除寒热病症，能补中焦脾胃为主的五脏，尤其能补益肺气。长期服用有利于人体健康。

【药源】沙参始见于《神农本草经》者，为南沙参，为桔梗科植物轮叶沙参或杏叶沙参的根。需要说明，沙参在《神农本草经》上品药中的别名又叫"知母"，实非今之"知母"。其与《神农本草经》中的中品所列的知母为同名而为不同科属的植物。中品所列知母为百合科植物的根茎，它的别名为"地参"等。沙参主产于安徽、江苏、浙江、云南、贵州、四川等地。春、秋二季采挖。将采挖其根洗净、阴干，切碎入药。其以根饱满，粗大、粗细均匀、色黄白者为佳。

【药理】本品主要含三萜皂苷、蒲公英赛酮、胡萝卜素、胡萝卜苷、β–谷甾醇、磷脂酸、多糖、淀粉及微量元素钙、铅等。有明显强心作用。能明显改善血液黏、凝状态，可使红细胞解聚，有明显活血作用。能调节免疫功能。能保肝、抗辐射。还有祛痰、抗真菌、抗衰老等药理功效。

【文摘】

《名医别录》　疗胃痹心腹痛，结热邪气头痛，皮间邪热，安五脏，补中。

《日华子本草》　补虚，止惊烦，益心肺，并一切恶疮疥癣及身痒，排脓，消肿毒。

**《本草纲目》** 清肺火，治久咳肺痿……元素曰：肺寒者用人参，肺热者用沙参代之……好古曰：沙参厥阴本经之药，又为脾经气分药……盖人参性温补五脏之阳，沙参性寒补五脏之阴……人参甘苦温，其体重实，专补脾胃元气，因而益肺与肾，故内伤元气者宜之。沙参甘淡而寒，其体轻虚，专补肺气，因而益脾与肾，故金能受火克者宜之。一补阳而生阴，一补阴而制阳，不可不辨之也。

**《景岳全书》** 沙参能养肝气，治多眠，除邪热，益五脏阴气，清肺凉肝，滋养血脉，散风热瘙痒，头面肿痛，排脓消肿，长肌肉，止惊烦，除疝痛，然性缓力微。

**《明医指掌》** 沙参味苦，大清肺热，咳血吐脓，用之效捷。

**《罗氏会约医镜》** 沙参补肺气，清肺热，凉肝养血，兼益脾肾，久嗽肺痿，散皮肤风热瘙痒……若脏腑无实热，及寒客肺中作嗽者，勿服。

**《本经逢原》** 沙参甘淡微寒无毒，有南北二种……专泄肺气之热；故喘嗽气壅，小便赤涩不利，金受火克，阴虚失血，或喘咳寒热，及肺痿等疾宜之。

**《本草思辨录》** 《神农本草经》沙参主血积，惊气，除寒热。血积二字，惟徐氏最为得解，云沙参为肺家气分中理血之药，色白体轻，疏通而不燥，润泽而不滞，血阻于肺者，非此不能清之。曰理血，曰血阻，曰清之，恰合沙参治血之分际。与桃仁为肺药而主瘀血之闭者，大有不同。热伤其气，斯气阻而血亦阻，心以扰乱而惊气，营卫衍其度而有寒热，非甚重之证，故得以沙参主之。《别录》演之为疗胸痹，则失其实矣。

**《现代实用中药（增订本）》** 沙参为祛痰药，用于气管及气管炎之咳痰，为桔梗之代用品，但略有滋养作用。专补脾胃，因而益肺与肾……肺热者用之以代人参。

**《科学注解本草概要》** 沙参为祛痰药，功能清肺火，养胃阴。

**【今用】现代著名医家章次公** 据前人记载，沙参润肺清金，补而不腻邪，足以赅之。其实本品之作用，在能促进咽喉、气管之分泌，使痰易于咯出而已。例如，风燥袭肺，咳嗽咯痰不爽，咳剧痰中血丝缕缕，此时阿胶、石斛未便遽投，以本品合蒌、贝、桑白皮、桔梗予服，实为正治。又曾经咯血，肺气弱，其人恶寒咳嗽、咯痰如藕粉块，若以外感论治则谬。法当本品合阿胶、麦冬、云苓、薏仁等培土生金之剂。其有肺结核之呛血，则本品属诸副药。本品之使用，扼其要凡二：①风燥袭肺，干呛带有血丝者；②肺气羸弱，常咳嗽，痰如藕粉块者。（详见《章次公医术经验集》

**北京著名医家施今墨** 南沙参又叫沙参、白沙参、泡沙参、枯参、土人参等。南沙参味甘，微苦，性凉。入肺、肝经。能养阴清肺、祛痰止咳，用于治疗肺热燥咳之咯痰不爽、口燥咽干，虚劳久咳，百日咳，虚火牙痛等症。施老认为，南沙参养阴生津、润肺止咳力弱。北沙参又名辽沙参、海沙参、银条参、野香菜根、真北沙参，为伞形科植物珊瑚菜的根。入肺、脾经。养阴清肺、祛痰止咳，用于肺热燥咳，虚劳久咳，热性病后阴伤咽干、口渴等症。南沙参体弱力微，北沙参质坚性寒，南沙参养阴生津，润肺止咳力弱；北沙参养阴生津，润燥止咳力强。南、北沙参二药相伍，互相促进，养阴生津，清热止渴，润肺止咳的力量增强，能治热性病之伤津口干舌燥、舌红少苔、或舌光无苔等症及肺虚有热、咳嗽不已等症。北沙参力强，南沙参力弱，合而用之，可增强药效也，常规用量为 10 ～ 15g。（详见《施今墨对药临床经验集》）

**北京著名医家焦树德**　沙参有养阴、润肺、清热的作用。①养阴润肺：他认为前人虽有"沙参补五脏之阴"的说法，但临床体会，本品养肺、胃之阴效果最为明显。②清热生津：用于高热病后，阴液耗伤或久病而致胃阴亏损。他指出，党参甘温，补肺胃之气。沙参甘凉，补肺胃之阴。人参补阳而生阴，沙参补阴而制阳。对风寒感冒咳嗽及肺寒白痰多者，不宜用。（详见《用药心得十讲》）

**著名医家王凤山**　对脾胃虚寒致胃脘痛者，一般多用温中健脾、芳香化浊之品组方治之，但服药多剂，患者有诉药后口鼻干燥，或有大便干结等不良反应者，余曾于方中加黄芩、栀子等苦寒药佐之，经观察不仅不能消除其不良反应，还会使该方之药效降低。后在方中加用沙参、白芍，可消除方中不良反应。思之，以往只顾其病因病机，而很少虑及胃喜润恶燥、脾喜燥而恶湿的正常生理功能。方中大队芳香、温中之品，益于脾阳而伤于胃阴，才会出现上述不良反应。此后，对于胃脘痛用芳香、温中之药时，必以沙参、白芍佐之。前者养胃阴，有润燥作用；后者有敛阴柔肝之功，可防止香燥、温热伤阴之弊。个人体会，不论其舌苔厚腻与否，都可起到理想的作用。（详见《黄河医话》）

**贵州著名医家石恩骏**　《神农本草经》示沙参能治"血积"。咳嗽剧烈，特别是长期喘息难以平息者，肺络当有瘀血阻滞，南沙参可以于肺家气分中理血脉，故能宣畅肺气而止咳逆喘息。余在临床凡遇支气管炎、支气管哮喘者必用南沙参。若欲温阳平喘，南沙参与当归同用；欲清热平喘，南沙参与川贝母同用。余认为，无论肺之寒热虚实，皆可配用南沙参，并可重用。《神农本草经》所谓"除寒热"者，肺气宣通，痰浊去，则外邪随之而去，寒热易除也。我治疗伤寒中风、往来寒热、胸胁苦满等症，用小柴胡汤时多用南沙参而不用人参。《神农本草经》所谓"补中，益肺气"者，因南沙参有一时补益之力而无持久补益之功，可用较大剂量补益元气无壅滞之害，此与人参补益稍有差异。历来文献多云南沙参补气力弱，殊不知大剂量频服之，也能回阳固脱。（详见《神农本草经发微》）

【师说】沙参有南、北之分。《神农本草经》中所载者，为南沙参，其味甘、苦，性微寒。归入肺、胃经。具有养阴清肺、益胃生津之功。我在临床上应用南沙参主治以下病症。

（1）久咳燥咳。若咳嗽缠绵不已，伴有咽痒，此为外邪久恋不解，咳久伤阴者，可用南沙参治之。常重用南沙参 20 ～ 30g，配入麻黄、杏仁、百合、石韦、仙鹤草、益母草、乌梅、甘草等治之。燥咳多属肺阴虚，常见干咳无痰，或痰少而黏，咯之不爽，舌质偏红或有鼻咽干痒、舌红少苔等，可配入百合、麦冬、炙百部、川贝、黛蛤散、桑白皮、枇杷叶等治之。

（2）厌食纳少。长期厌食纳谷不振者，以小儿和老年人多见，以及患有抑郁症长期服用西药镇静剂、中药疏肝解郁辛燥等药，易伤胃体，也致胃阴不足。若见其舌质偏红，少苔，口淡乏味者，可用之配伍麦冬、玉竹、山药、百合、苏梗、鸡内金、布渣叶、鸡矢藤等治之。亦可治萎缩性胃炎证属胃阴虚者。

（3）大便秘结。临床所见便秘也常现肺阴虚证。因肺与大肠相表里，故可用沙参配炙紫菀、麦冬、玄参、杏仁、肉苁蓉、牛蒡子滋养肺阴，润肠通便。

治疗以上肺热、胃肺阴津亏损病证，我均用沙参 15～30g，水煎。

此外，我在临床上也用南沙参祛痰、强心、调节免疫平衡等功效，用量在30g 左右，配合黄精、红景天、地龙、苏子、车前子、泽泻、赤芍、黄芩、木蝴蝶、制南星、沉香、葶苈子、甘草等治疗慢性肺心病、虚喘、支饮、悬饮、肺胀、心悸、水肿等病证，以及肺热咳嗽见咳痰不爽、咳喘气急等症。我也用南沙参配麦冬、生地、石斛、茯苓、山药、青皮、陈皮、白芍、甘草、冬凌草、石见穿、丹参等治疗慢性肝炎、早期肝硬化、慢性萎缩性胃炎等病症。

### 附：北沙参

北沙参，药用为伞形科植物珊瑚菜的根，主产于山东、江苏、河北、辽宁等地。夏、秋二季采挖。本品气微香，味微甜，以粗细均匀、去除栓皮、色黄白者为佳。

北沙参之名，始见于明代晚期本草著作《本草汇言》，转引自《卫生简方》和《林仲先医案》，《本草汇言》首用"真北沙参"之名。后在清初《本草备要》沙参条下注有"北地真者难得"，也明确提出沙参有南、北之分，说明我国明代以前用南沙参的多，明代以后始增用北沙参。

北沙参，其味甘，性微寒。归肺、胃经。本品经现代药理研究，含有多糖类、氨基酸类、微量元素，以及磷脂、香豆素等。有抑制体液免疫功能、解热镇痛、镇咳、抗肿瘤、抗突变等作用。中医认为，本品具有养阴清肺、益胃生津等功效。能治疗阴虚咳嗽、肺燥咳嗽。北沙参能滋阴生津，若胃阴不足或热伤胃阴致口燥咽干、舌红少津、胃脘隐痛、嘈杂等症，我则常将北沙参与麦冬、玉竹、石斛配用。前贤认为，"清养之功北逊于南；润降之性，南不及北"，而我体验，南沙参兼能化痰、益气，更适合肺热咳嗽、劳嗽有痰及胃阴伤轻症；北沙参长于滋阴，更适于干咳无痰、阴虚劳嗽及胃阴伤甚者。由此可见，南、北沙参两者的功效还是有些差别的。

综上所述，北沙参与南沙参从药源、功效、主治等方面来看确实有所不同，故临证时，应据症选此二药专长而用之。

【用法】南沙参，历来多为生用，个别也有炒用者。入煎内服：10～15g。凡外感风寒、寒饮咳喘及肺胃虚寒者应忌用，大剂量用之应防便溏泻。本品反藜芦，恶防己。

北沙参，用量在 10 ～ 15g，特殊需要者，可用至 30g 之多。北沙参也不宜与藜芦同用。

（顾润环　整理）

# 徐长卿

【药名】徐长卿（别名：鬼督邮、石下长卿），在《神农本草经》后的相关医籍中又称寮刁竹、一枝香等。

【经文】徐长卿，味辛，温。主鬼物百精，蛊毒之疫疾，邪恶气，温疟。久服强悍，轻身。

【文译】徐长卿，味辛，性温。主治鬼物百精（古代医家对多种能引起病状怪异、原因不明的病症之称谓），能治疗蛊毒等恶性传染性疾病，祛除邪恶秽浊之毒气，也可治疗温疟。长期服用则使人勇悍，身体轻巧便捷。

【药源】本品为萝藦科多年生草本植物徐长卿的根及根茎或带根的全草（据传为古代医生徐长卿常以此药治好病，人们为纪念他，将此药名之为徐长卿）。主产于江苏、河北、湖南、安徽、广西、贵州及东北等地。夏季采集，连根掘起，将其拣净、去杂、洗净、润透，切成小段，晒干入药。

【药理】本品主要含丹皮酚，还含有异丹皮酚、氨基酸、黄酮及少量生物碱和多糖。具有抗炎、镇痛作用。徐长卿煎剂能增加冠状动脉血流量、改善心脏功能、降压、降血脂、抗动脉粥样硬化、抑制血小板聚集和抗血栓形成。徐长卿能抗过敏，对多种过敏性病症有效。能调节免疫功能，有促进脾、淋巴细胞增殖作用。还有抗肝癌、抗胃溃疡、解痉、镇静等作用。

【文摘】

《名医别录》　益气。

《本草经集注》　主注易亡走，啼哭、悲伤、恍惚。

《生草药性备要》　浸酒要药，能除风湿最效。

《岭南采药录》　治小儿腹胀，青筋交加出现于腹皮，又治癫狗咬伤。

《简易草药》　治跌打损伤，筋骨疼痛。

《中国药植志》　治一切痧症和肚痛、胃气痛、食积、霍乱。

【今用】国医大师朱良春　徐长卿性味辛、温。归肝、胃二经。有祛风通络止痛、镇静、止痒、解毒、消肿等功效。临床上多用于脘腹胀、风湿关节疼痛、湿疹顽癣、风疹瘙痒等病症。延胡索，味辛、苦，性温。归心、肝、脾经，有活血、行气、止痛等功效。临床上常二药相配用于胃炎和急、慢性扭挫伤，以及痛经、心律失常、冠心病心肌梗死等疾病。朱老也常用此二味药配伍治疗顽固性失眠，屡获佳效。朱老还用徐长卿 30g，延胡索 30g，配入滋阴清虚热方中或心肾失交证方中，用治顽固性失眠。由于延胡索含延胡索乙素，有显著的催眠作用；而徐长卿、延胡索均有镇静、镇痛作用，故用此二药相配，对顽固性失眠疗效明显。朱老也用徐长卿配白鲜皮再配生地、赤芍、紫草、枳壳、焦山楂，治疗瘾疹、婴儿湿疹等。也用之配白鲜皮、苍耳草、蛇床子各30g，煎水待温熏洗患处，多收效显著。朱老也用徐长卿配姜黄，再配鹿衔草、虎杖、粉萆薢、土茯苓，宣痹定痛，治疗痛风。用徐长卿配伍乌梅及四君子汤再加青皮、陈皮，用治水土不服而致泄泻者，能调整机体适应性，促进肠胃的消化吸收，改善症状。（详见《朱良春全集·用药心悟》）

**贵州著名医家石恩骏** 徐长卿为止痛专药，用治冠心病突发心绞痛，也用治风湿性心脏病。徐长卿能消炎化痰，可用之止咳平喘。还可用治痢疾、肠炎腹痛、腹泻及妇女痛经等。徐长卿对湿疹、荨麻疹和各种皮炎及顽癣亦有显效。用之或水煎服，或为蜜丸缓服，亦可煎汤外洗。（详见《石恩骏〈神农本草经〉发微》）

**上海名医叶景华** 叶教授用徐长卿配合鹿衔草、金雀根、川牛膝、黄柏、制苍术治疗肾病；配六月雪、王不留行、皂角刺、土茯苓、生大黄、菝葜等治疗慢性肾衰竭；配葛根、豨莶草、防风、防己等治疗颈椎病；配川牛膝、桑寄生、杜仲、独活、川续断等治疗腰椎骨质增生症；配合威灵仙、秦艽、扦扦活、豨莶草、生地、甘草等治疗结缔组织病；配地龙、全蝎、桃仁、丹参、天麻等治疗缺血性脑卒中；配伸筋草、豨莶草、透骨草、威灵仙治疗痛风性关节炎；配川楝子、延胡索、制香附、失笑散等治疗慢性胃病；与龙胆、栀子、黄芩、丹皮相配，治疗带状疱疹；与柴胡、赤芍、平地木、田基黄等相配治疗慢性肝病。还可随症加减治疗各种皮肤瘙痒、肿瘤疼痛等，均有较好的疗效。（详见《叶景华医技精选》）

**江苏著名医家单会府** 单老常用徐长卿治胃痛、肝病、痢疾、风疹块、癣病。徐长卿适用于胃嘈吞酸，乙型肝炎见口苦、脘胁痛，痢下赤白，各种癣症和皮肤瘙痒症。单老认为脘痞隐痛、脐部隐痛用徐长卿其效尤佳。口苦嘈杂、皮肤瘙痒如虫行等为单老用徐长卿之指征。单老也用徐长卿配白术、陈皮、苏梗、白花蛇舌草等治疗胆汁反流性胃炎；配木香、槟榔、川连治疗痢疾；配赤芍、紫草、丹皮、胡麻仁治疗牛皮癣，用量在10～30g。他提醒，徐长卿对便秘不用、误用易出血。（详见《方药心悟·名中医处方用药技巧》）

【师说】徐长卿，其味辛，性温。归入肝、胃经。具有祛风除湿、止痛、止痒等功效。此为《神农本草经》上品药，也为当今临床走俏药，更是现代医家广泛用于治疗多种病症的好药。多年来，我在临证时用之治疗疾病最核心的是抓住一个"痛"字，常取其行气通络止痛功效。其功效应用如下。

（1）止痛。对于血管神经性头痛、牙痛、肿瘤疼痛、胃脘痛、胁痛、脐腹痛、前列腺增生而作胀痛、月经痛等，徐长卿确实是一味镇痛要药。

（2）利水。我还用其活血利尿消臌胀的功能治疗肝腹水及肾病水肿。

（3）祛风。徐长卿能散风止痒消瘾疹，祛风之效颇佳，且有抗过敏作用，故可治疗各种瘙痒性皮肤病症。

（4）止咳。我也用徐长卿止咳化痰疗久咳，凡咳喘痰多，久咳不已，尤其风寒咳嗽、痰多、作喘者，用之能宣肺止咳平喘，缩短疗程，提高疗效。

（5）治肾。我也用徐长卿治疗肾病、肾功能衰退伴高血压，以及紫癜性肾炎。

此外，我用徐长卿治疗小儿心肌炎、口腔炎性溃疡、眼结膜炎、下肢丹毒等，效佳。亦用徐长卿配蜈蚣等治疗阳痿；配石菖蒲、远志治疗梅尼埃病；配香附、石见穿治疗乳癖、乳沥及过敏性紫癜等。我还用徐长卿治疗风湿性心脏病、单纯性高血压、男女免疫性不育、不孕等。我也常用徐长卿配蚤休、生薏苡仁、黄芪、熟地、淫羊藿、菟丝子、山萸肉、枸杞子、当归、蝉蜕、僵蚕、制首乌、防己、甘草等治妇女脏躁及失眠症。我亦将徐长卿配入适证方中治闭经等症，有效。

【用法】徐长卿多为生用。入煎内服：10～30g。或入丸、散剂，或酒浸服。外用：适量，捣敷或煎水熏洗。平素体质虚弱者慎服。经我多年临床观察，徐长卿运用常规剂量，一般无不良反应。单用中成药徐长卿注射液可见个别患者有过敏反应，甚则出现过敏性休克。对此，医者当慎之。

（顾润环　整理）

# 石龙刍

【药名】石龙刍（别名：龙须、草续断、龙珠），在《神农本草经》后的本草文献中又名龙修、悬莞、席草、龙须草等。

【经文】石龙刍，味苦，微寒。主心腹邪气，小便不利，淋闭，风湿，鬼疰，恶毒。久服补虚羸，轻身，耳目聪明，延年。

【文译】石龙刍，味苦，性微寒。主治心腹内有邪气、小便不利甚至淋沥或癃闭不通。能治风湿痛、鬼疰、严重中毒。长期服用能补虚强体，使人身体轻健、耳目聪明，寿命长久。

【药源】石龙刍为灯心草科植物野灯心草的全草，生于山沟、道旁的浅水处。主产于长江中、下游及陕西、四川、云南等地。7—10月采收，去根，洗净，切段，鲜用或晒干入药。

【药理】本品主要含葡萄糖、戊聚糖、甲基戊聚糖等，具有抗氧化和抗微生物活性等药理作用。

【师说】石龙刍，药用为灯心草科植物野灯心草的全草。其味苦，性寒。无毒。入肺、大肠经。有补虚聪耳明目、轻身、延年益寿等功效。据文献记载，其可用治以下病证。①淋证：本品可配车前草、土茯苓、灯心草、木通、地肤子、积雪草、半边莲、滑石、猪苓等治疗尿路感染、肾炎水肿、尿血等。②癃闭：本品可配生蒲黄、白茅根、黄柏、生地、木通、生甘草、金银花、淡竹叶、川牛膝等治疗热结膀胱致尿癃闭，以及五心烦热、口舌生疮等。③尿浊膏淋：本品可配萆薢、石菖蒲、土茯苓、射干等治疗乳糜尿。④风湿热痹：本品有清利湿热之功，可用治湿热痹证。本品还可治疗下肢丹毒、痛风等病症，可用之配秦艽、生薏苡仁、银花藤、黄柏、防己、赤芍、丹皮、姜黄、苍术、土茯苓等治之。

此外，本品还可清热安神，治疗小儿夜啼及心火亢盛所致的失眠等。本品还能杀灭蛔虫，并能助消化，消疳积。

【用法】本品入煎内服：9～15g。或烧存性研末服。小便量多、次频者勿用。

（刘成全　整理）

# 云　实

【药名】云实，在《神农本草经》后的本草文献中又名马豆、云英、天豆、草云母、老虎刺尖等。

【经文】云实，味辛，温。主泄痢，肠澼。杀蛊毒，去邪恶，结气，止痛，除寒热。

花，主见鬼精物。多食令人狂走。久服轻身，通神明。

【文译】云实，味辛，性温。主治泄泻、痢疾便下脓血。能祛除体内寄生虫、蛊毒及邪毒结气，具有止痛和消除恶寒发热病症的作用。

云实的花，主治意识失常，产生幻视而见到鬼怪。服用过量的花会使人精神失常，四处狂奔。长期少量服用能使人身体轻巧，神智清明。

【药源】云实为豆科植物云实的种子，主产于广东、广西、云南、四川、贵州、湖南、湖北等地。秋季果实成熟时采收，剥取种子，去杂质，洗净干燥，用时捣碎入药。

【药理】本品含有黄酮类和大量二萜类化学成分，有抗炎、抗氧化、抗菌、抗结核、抗疟原虫、抗肿瘤、抗病毒活性等作用。

【师说】云实，药用为豆科植物云实的种子。其味辛，性温。有毒。具有清热除湿、杀虫等功效。据本草文献记载，其能止咳、祛痰，用治慢性咳喘；能治疗急性痢疾、泄泻；用治过食生冷水果、面食等不易消化食品导致脘腹胀满等。

有报道，云实也能祛风除湿，治疗腰痛身疼，还可治疗跌打损伤、牙痛、咽喉肿痛、鱼口便毒、风寒头痛、风寒咳嗽等。云实的叶子名为四叶青，煎汤内服可治疗产后恶露不绝、小儿口疮等。云实的根，可治毒蛇咬伤。总之，云实在临床上用治的病症还是比较广泛的。

【用法】本品入煎内服：9～15g。或入丸、散剂服用，孕妇应慎用之。

（刘成全　整理）

# 王不留行

【药名】王不留行，在《神农本草经》之后的医药文献中又有留行子、剪金花、金盏银台、奶米、大麦牛等称谓。

【经文】王不留行，味苦，平。主金疮止血。逐痛，出刺，除风痹、内寒。久服轻身，耐老，增寿。

【文译】王不留行，味苦，性平。主治金刃器械创伤造成的体内瘀血之证，用之能止血止痛，能去除体表异物，能治疗风邪行痹之痛、体内寒证。长期服用可使身体轻健，延缓衰老，延年益寿。

【药源】本品为石竹科植物麦蓝菜的干燥成熟种子。夏季果实成熟、果皮尚未开裂时采割植株，晒干，打下种子，除去杂质，再晒干。现今临床上用王不留行均以炒用为主，目的是提高煎出药效。炒制要求是多数爆花入药，以外表紫黑色、果肉黄赤色、种仁黄白色且油润者为佳。

【药理】本品主要含有环肽、三萜皂苷、黄酮苷、类脂和脂肪酸、单糖等。目前，从王不留行中分离得到的环肽类化合物主要为王不留行环肽。药理作用：王不留行水煎剂对小鼠具有抗着床、抗早孕作用，对子宫有兴奋作用，并能促进乳汁的分泌。其水煎液和乙醚萃取液具有抗肿瘤、镇痛、收缩子宫、抗凝血等作用。

【文摘】

《名医别录》 止心烦鼻衄，痈疽恶疮，瘘乳，妇人难产……甘，平，无毒。

《日华子本草》 治发背、游风、风疹、妇人血经不匀及难产。

《医学启源》 王不留行，甘苦，阳中之阴，下乳引导用之。

《珍珠囊补遗药性赋》 王不留行是名剪金花。可催生产，利月经。

《药性本草》 治风毒，通血脉。

《本草纲目》 利小便……王不留行能走血分，乃阳明冲任之药，俗有"穿山甲、王不留，妇人服了乳常流。

《景岳全书》 除风湿痹痛，止心烦鼻衄，发背痈疽疮瘘……及金疮止血，亦能定痛。

《本草汇言》 失血病、崩漏病并须忌之。

《本草述》 入肝，肝固血脏，更司小水，故治淋不可少，且风脏即血脏，绎甄权治风毒、通血脉二语，乃见此味于厥阴尤切。

《罗氏会约医镜》 王不能留，喻其走而不守也。

《本草新编》 王不留行，其性甚急，下行而不上行者也。凡病逆而上冲者用之可降，故可恃之以作臣使之用也。但其性过速，宜暂而不宜久，又不可不知也。或问：王不留行之可下乳，是亦可上行之物也。不知乳不能下而下之，毕竟是下行，而非上行也。上中焦有可下者，皆可下通，非止行于下焦而不行于上焦也。

《**本草正义**》　王不留行，唯热结者为宜……除风痹者，风热壅于经络也，而风寒寒湿非其治矣。

《**东医宝鉴**》　王不留行，治淋最有效。

《**长沙药解**》　王不留行，味苦，入足厥阴肝经。疗金疮而止血，通经脉而行瘀。《金匮》王不留行散……治病金疮。以金疮失血，温气外亡，乙木枯槁，风燥必动。甘草培其中气，厚朴降其浊阴，椒、姜补温气而暖血，芩、芍清乙木而息风，蒴藋化凝而行瘀，桑根、王不留行通经而止血也，王不留行通利经脉、善治金疮而止血。其诸主治，止鼻血，下乳汁，利小便，出诸刺，消发背痈疽。

【今用】**北京著名经方大家胡希恕**　经方用王不留行仅见于王不留行散，其用宗于《神农本草经》："王不留行，味苦，平。主治金疮，止血逐痛，出刺，除风痹内寒。"为一平性活血止血药，有行血通经、催生下乳、消肿敛疮之功。《本草求真》言："血不行，得此则行；出血不止，得此则止。"后世因其通利之性，用其通乳、通淋，亦有效验。（详见《胡希恕经方用药心得十讲》）

**国医大师邓铁涛**　王不留行是临床常用的重要下乳药，治乳汁不通，常与穿山甲、通草、猪蹄等同用。李时珍谓："王不留行能走血分，乃阳明冲任之药，俗有'穿山甲，王不留，妇人服了乳长流'之语，可见其性行而不住也。"王不留行以善于行血知名，'虽有王命不能留其行'，所以叫'王不留行'……但此味应入肝，肝固血脏，更司小水，故治淋不可少，且风脏即血脏，绎甄权治风毒、通血脉二语，乃见此味于厥阴尤切。"邓教授经验，王不留行与两头尖伍用，辛开苦降，通行之力益甚，活血祛湿消肿之功倍增，治前列腺肥大、前列腺炎等效佳。另外，王不留行行血通经效用明显，因此，血虚者、崩漏失血者慎用，孕妇、月经过多者、小便带血而无滞涩疼痛者，均应忌用。此外，由于动物实验表明王不留行有抗早孕作用，故拟孕育者亦忌用本品。（详见《邓铁涛用药心得十讲》）

**四川名老中医张廷模**　王不留行，性味归经：辛、苦，平，归肝、胃、膀胱经。功效：活血通经，下乳，利尿通淋。应用如下。①用于血滞经闭等证。本品活血化瘀，其性"走而不守"，有活血通经之效。可与活血化瘀之品配用。②用于产后乳汁不行及乳痈等证。本品归胃、肝二经，秉直通之性，善通乳脉，为治产后因乳脉不通而致乳汁不行或乳汁少者，若与穿山甲为伍，效果更好；若兼有气血虚者，又可配补益气血之品；若乳脉不通而成乳痈者，本品通乳脉活血消痈，可与清热解毒消痈药同用。③用于淋证。本品有利尿通淋之功，可与其他利尿通淋之品合用。（选自《中药学》教材）

**贵州名医石恩骏**　从仲景王不留行散治金疮及刀斧所伤，知其可以通行血脉，止血逐痛也。《医心方》以王不留行、甘草、葛根、桂心、当归合为散，酒服之治痈肿；《集简方》以王不留行为末，蟾酥丸如黍米大，每服 1 丸，酒服之治疗肿初起，汗出而愈，皆仿仲景用法也。

乳痈初起红肿热痛……王不留行通行血脉，蒲公英等清肝解毒，乳痈各期均可运用，一般火毒疮痈也皆宜用之。余用本方水煎汤成滤出，加白酒2匙调匀服之，或用甜酒水煎服，其意也在增强通行经脉血气营卫结滞之力也。

王不留行有通乳专功，因其能走血分，为阳明冲任药，行而不留住也。一般产后少乳又无明显虚实见证，多为气血不足所致，可用傅青主通乳丹补气而生血，更加王不留行十数克行血脉、利窍而通乳也。

所谓淋者，凡尿频、尿急、尿痛、尿少、尿涩、尿不尽等皆属之，常见于泌尿系感染、结石、前列腺炎、前列腺肥大等病证。余认为王不留行所治淋证中，前列腺炎及前列腺肥大最为重要。前列腺炎症，小便不利，会阴、少腹疼痛坠胀，其肿大之前列腺与外科痈证之红肿热痛相似，乃湿热蕴毒积滞下焦隐藏深处也，解毒清热之方，必佐以托里排脓消肿、行血流通之品。余用日人腾龙汤（酒炙大黄、芒硝、甘草、苡仁、丹皮、桃仁、冬瓜仁、苍术）加炒王不留行30～60g解毒行气化瘀、软坚凉血、润燥除痰。此方法也可以用于急性膀胱炎、妇科盆腔炎症等下腹部炎症性充血性病证之治疗也。

乳腺增生之发生，多系情志不遂，肝胃不和，肝气郁滞，痰瘀阻于阳明乳络，久之则无形气郁渐成有形之增生包块，今人必用穿山甲，然其药源枯竭，所用必有限制。余重用炒王不留行50～100g，与夏枯草、桃仁、浙贝母、当归、川芎、桂枝、青皮、海藻、昆布、三棱、莪术等清热化痰、软坚散结之药合方治之，有较好疗效，略可替代穿山甲也，唯需量大，量少难济事也。王不留行甘平无毒，余用较大剂量从未见耗散正气之不良反应。（详见《〈神农本草经〉发微》）

【师说】王不留行，其味苦，性平。归肝、胃二经。具有活血通经、下乳消痈、利尿通淋等功效。我在临床上常用之治疗以下病证。

（1）痛经、闭经。本品入血行血，功可通滞。王不留行配当归、川芎、桃仁、红花、泽兰、延胡索、乌药、参三七等能活血通经，用于瘀血所致的妇女痛经、经闭不行等证。若系产后少腹疼痛，恶露不下，瘀血滞留胞宫，败血不去，新血不生，而作少腹疼痛拒按，或为刺痛等症，皆可用之。

（2）产后缺乳。可用王不留行配炮山甲、路路通、丝瓜络、瞿麦穗、黄芪、当归、麦冬、天花粉、玄参等可治气血壅滞致乳汁不下，乳房胀痛，或因气血亏虚致乳汁稀少者。若用生化汤（当归、川芎、桃仁、炮姜、炙甘草）加王不留行可治产后瘀血腹痛。

（3）淋证。王不留行能利尿通淋，用之配石韦、冬葵子、瞿麦、萹蓄、川牛膝等能清热利尿通淋，可用于膀胱湿热所致之热淋。上药再加白茅根、续断、当归、丹参、小蓟等可治血淋；加金钱草、鸡内金、海金沙可治疗石淋等淋证。若用王不留行配桃仁、红花、鬼箭羽、鬼针草、积雪草等可治疗前列腺增生伴炎症。若单纯前列腺增生者，可用王不留行配鳖甲、生地或熟地、山茱萸、猫爪草、冬凌草、生薏苡仁、莪术等补肾、清利、散结，可削减增大的前列腺体积。

（4）腰腿外伤。取王不留行配骨碎补、乳香、没药、参三七、续断、桑寄生、地鳖虫、刘寄奴、川牛膝等治疗腰腿外伤或急性腰扭伤，能消肿止痛。

（5）痈肿。本品配蒲公英、全瓜蒌、连翘、蚤休、泽兰、杠板归、四叶参等能清热解毒，活血消痈，用治乳痈初起，因热毒壅结致乳房红肿疼痛者。此方亦可治疗内外痈肿未溃者，用之能使之消散。也可用治带状疱疹、下肢丹毒等火毒疮痈等。若见乳腺增生，以及纤维瘤等，可用王不留行50g配夏枯草、桃仁、浙贝母、穿破石、当归、川芎、青皮、桂枝、柴胡、昆布、海藻、三棱、莪术等疏肝化痰，散结消瘤。

（6）金刃创伤。用王不留行配参三七、桑白皮、防风、白芷、炙乳香、炙没药、苏木、刘寄奴、地鳖虫等治疗金刃所伤，可止血消肿止痛。亦可预防破伤风发作。

【用法】本品入煎内服：10～15g。若治乳汁不通或疮痈肿痛者，多生用，打碎入煎。外用：适量，煎水熏洗或研末外敷。孕妇慎用。

（陶方泽　整理）

# 牡桂（附：菌桂、桂枝）

【药名】牡桂，在《神农本草经》后的本草文献中又名肉桂、玉桂、官桂等。

【经文】牡桂，味辛，温。主上气咳逆，结气，喉痹，吐吸。利关节，补中益气。久服通神，轻身，不老。

【文译】牡桂，味辛、甘，性温。主治咳嗽气逆作喘、寒气郁结胸中、咽喉闭塞而致呼吸困难。能通利关节，并能补益中焦脾胃之气。长期服用能使人聪慧，身体轻健，而不易老。

【药源】本品为樟科常绿乔木肉桂的干燥树皮。主产于广西、广东、海南等地。多于秋季剥取树皮，刮去栓皮，阴干备用。以不破碎、体重、外皮细、肉厚、断面色紫、油性大、嚼之渣少者为佳，肉桂除去树皮者则为桂心。

【药理】本品含挥发油，主要成分为桂皮醛，尚含有肉桂醇、肉桂醇醋酸酯、肉桂酸、香豆素等。主要药理作用有：增强心脏收缩力、扩张外周血管、增加冠脉及脑血流量、降低血压等；抗血小板聚集，抗凝血；促进胃肠运动，排除肠道气体，缓解胃肠痉挛；改善性功能，延缓衰老。此外，本品对消化系统多种溃疡有效。还有抗炎、抗菌、抗糖尿病、抗肿瘤、免疫调节、镇静、降温、解热、杀虫等作用。

【文摘】

《名医别录》 利肝肺气，心腹寒热冷疾，霍乱转筋，头痛腰痛出汗，止烦止唾，咳嗽鼻衄，堕胎，温中，坚筋骨，通血脉，理疏不足，宣导百药，无所畏。久服，神仙不老。

《药性本草》 主治九种心痛，杀三虫，主破血，通利血闭，治软，痹，不仁，胞衣不下，除咳逆，结气，拥痹，止腹内冷气，痛不可忍，主下痢，鼻息肉。杀草木毒。

《医说》 有人患赤眼肿痛，脾胃虚弱，吃饮食不得，诊其肝脉盛，脾脉弱，凉药以治肝则损脾，愈吃饮食不得，服暖药以益脾则肝愈盛而加病，何以治之，但于温平药中倍加肉桂，不得用茶调，恐损脾也，肉桂杀肝而益脾，故一治而两得之。

《日华子本草》 治一切风气，补五劳七伤，通九窍，利关节，益精明目，暖腰膝，破痃癖癥瘕，消瘀血，治风痹骨节挛缩，续筋骨，生肌肉。

《丹溪治法心要》 久患腰痛，必用官桂以开之方止，腹痛、胁痛亦可用。

《普济方》 肉桂，能散结积阴疮疡，须当少用之，一曰寒因热用，又为寒因覆盖其疮，以辛热以消浮冻之气，或躁烦者去之，阴证疮必须用之也。

《景岳全书·本草正》 桂性热，善于助阳而尤入血分，四肢有寒疾者非此不能达，桂枝气轻，故能走表，以其善调营卫，故能治伤寒，发邪汗疗伤风，止阴汗，肉桂味重，故能温补命门，坚筋骨，通血脉……且桂为木中之王，故善平肝木之阴邪，而不知善助肝胆之阳气，唯其味甘，故最补脾土，凡肝邪克土而无火者用此极妙，与参附地黄同用最降虚火，及治下焦元阳亏乏与当归、川芎同用，最治妇人产后血瘀儿枕腹痛，及小儿痘疹虚寒，作痒不起，虽善堕胎动血用须防止二证，若下焦虚寒，法当引火归元者，则此为要药，不可误执。

《医经小学·药性指掌》 官桂味辛热有毒，堕胎止汗补劳伤，用枝气薄能开表，用肉生温补肾良。

《本草经疏》 血崩血淋尿血，阴虚吐血咯血，鼻衄，齿衄，汗血，小便因热不利，大便因热燥结，肺热咳嗽，产后去血过多，及产后血虚发热，小产后血虚寒热……一切滞下纯血，由于心经伏热，肠风下血，脏毒便血，阳厥似阴，梦遗精滑，虚阳数举，脱阴目盲等三十余证，法并忌之。

《重订石室秘录》 肉桂以补命门之火，则肾气既温，相火有权，则心气下行，君火相得，自然上下同心，君臣合德矣。

《玉楸药解》 肉桂温暖条畅，大补血中温气。香甘入土，辛甘入木，辛香之气，善行滞结，是以最解肝脾之郁……凡经络堙瘀，脏腑症结，关节闭塞，心腹疼痛等症，无非温气微弱，血分寒冱之故，以至上下脱泄，九窍不守，紫黑成块，腐败不鲜者，皆此症也。女子月期、产后，种种诸病，总不出此。悉用肉桂，余药不能。

《本草求真》 凡病患寒逆，既宜温中，及因气血不和，欲其鼓舞，则不必用附子，唯以峻补血气之内，加以肉桂，以为佐使，如十全大补、人参养荣之类用此。

《得配本草》 肉桂畏生葱、石脂……通上下之阴结，升阳气以交中焦，开诸窍而出阴浊，从少阳纳气归肝，平肝邪，扶益脾土，一切虚寒致病，并宜治之。

得人参、甘草、麦门冬、大黄、黄芩调中益气；得柴胡、紫石英、干地黄疗吐逆；蘸雄鸡肝治遗水；入阳药即汗散，入血药即温行，入泄药即渗利，入气药即透表……痰嗽咽痛，血虚内燥，孕妇，产后血热，四者禁用。

《现代实用中药（增订本）》　性味：有特异芳香性，味辛烈，微带收敛性。效用：为健胃、矫味、矫臭、驱风药……发汗解热降冲剂，治逆上性头痛之要药。又治贫血腹痛及四肢冷感，并能利尿。主利肺气，心腹寒热、冷疾、霍乱、转筋、头痛、腰痛、出汗，止烦，坚筋骨，止咳嗽，通血脉。

【今用】近代著名医家张锡纯　肉桂味辛而甘，气香而窜，性大热纯阳。为其为树身近下之皮，故性能下达，暖丹田，壮元阳，补相火。其色紫赤，又善补助君火，温通血脉，治周身血脉因寒而痹，故治关节腰肢疼痛及疮家白疽。木得桂则枯，且又味辛属金，故善平肝木，治肝气横恣多怒。若肝有热者，可以龙胆、芍药诸药佐之。《神农本草经》谓其为诸药之先聘通使，盖因其香窜之气内而脏腑筋骨，外而经络腠理，倏忽之间莫不周遍，故诸药不能透达之处，有肉桂引之，则莫不透达也。（详见《医学衷中参西录》）

北京著名医家焦树德　肉桂味辛，甘，性热。有温补肾阳、温中逐寒、宣导血脉的作用。其性浑厚凝降，守而不走，偏暖下焦，能助肾中阳气（旧称"命门之火"），并能纳气归肾、引火归元。主要作用如下。①温补肾阳。肾阳不足则可发生男子阳痿、精冷、妇女久不生育等症。男子常配鹿茸、熟地、菟丝子，枸杞子等同用。女子常配合当归、熟地、白芍、川芎、香附等同用。肾阳虚也可导致小便不利，甚至发生水肿等，可用本品配合熟地、山药、牛膝、茯苓、丹皮、泽泻、附子、车前子同用。②温中逐寒。受寒冷之气而导致的心腹疼痛、腹胀、少腹冷痛、寒疝、痛经等，可用本品配合高良姜、香附、吴茱萸、小茴香、乌药、丁香、沉香等同用。脾肾阳虚影响到中焦会引起运化失调而产生虚寒性泄泻，大便清稀，甚至完谷不化等症，可以本品配合党参、白术、茯苓、炙甘草等同用。以本品配附子、党参、白术、茯苓、木香、补骨脂、吴茱萸、肉豆蔻、五味子、诃子、炒山药、灶心土（煎汤代水，用此汤煎药）等，随证加减，用于治疗慢性痢疾、慢性肠炎等病，表现为虚寒泄泻者，可取得一定效果，供参考试用。③宣导血脉。血在脉中流行，寒则凝涩，甚则趾（指）节腐烂脱落（脱骨疽，近代称闭塞性脉管炎）。可用肉桂温通血脉，常配熟地、麻黄（同捣）、白芥子、鹿角胶、附片、红花、干姜、细辛、桂枝尖等同用。如气血虚弱的人，痛疽溃烂后久不收口，也可以本品配合党参、黄芪、白术、茯苓、当归、白芍等同用。据近代研究，本品有中枢性和末梢性扩张血管作用，能增强血液循环。④引火归元。肾阳虚衰（旧称命门真火不足）而致虚阳上越，出现面赤、虚喘、汗出如油、足膝寒冷、脉虚无根、尺脉微弱等症，此为真寒假热的戴阳证，须速用好肉桂引火归元，纳气归肾，常配合熟地、山萸、五味子、人参、附子、煅龙骨、煅牡蛎等同用。如肾火上浮而出现上热（口干、喉痛、牙痛，不红不肿，夜间加重，痛连齿颊）、下寒（腰痛，腿足发凉，便溏，尺脉弱）之证，也可用本品引火归元，

常配合玄参、川续断、牛膝、熟地、知母、细辛、桑寄生等同用（这时肉桂用0.9～2.5g即可）。（详见《用药心得十讲》）

**北京著名妇科医家刘奉五** 肉桂辛、甘，大热，入肝、肾、脾经。温中补阳，散寒止痛。可治胃腹冷痛，肾虚喘咳，虚寒经闭，经行腹痛，且能温运胃肠之积气。因其具有温经行血、化瘀生新的功能，妇科常用于治疗下焦虚寒、痛经、经闭诸证。（详见《刘奉五妇科经验》）

**国医大师徐景藩** "桂"用于胃脘病。桂辛甘而温。桂枝通达表里，桂心温里暖胃，肉桂通阳化气。胃病中虚易兼内寒，气温骤冷，寒证尤著。用桂使胃得温而气畅血行，内寒自怯，腐熟水谷之功能得复。①脾胃气虚兼寒者，黄芪配入桂枝，为黄芪建中汤主药之二。建其中气，补脾温胃，并使补虚建中之性行而不滞。②内外俱寒，桂枝配紫苏梗、良姜，温中祛寒而定痛。③胃寒卒然疼痛如挛，喜温喜按，舌白，脉细，用肉桂甚效。煎剂必须后下，温服，也可吞服肉桂粉，也可用肉桂粉与烂米饭共捣匀，制成丸剂吞服（称"肉桂饭丸"），作用更为持久。④胃寒痛引脐周，或及于少腹者，可配用肉桂。（详见《徐景藩脾胃病治验辑要》）

**上海名医王正公** 桂枝与肉桂是同一植物，一是菌桂的细枝，一是菌桂的树皮，而且桂枝所含的药效，主要亦在皮部，中心的桂木作用很少。肉桂和桂枝无论性味与功效，都是有其共性的，其所不同的是肉桂味厚力强，桂枝皮薄力浅。那么，前人为什么视肉桂和桂枝有较大的区分呢？我认为，一方面是由于前人在长期实践中，认识到两者在药力上确有厚薄，治外感发热，肌表之病，桂枝能够胜任，碰到阳气虚衰，沉寒痼冷之疾，则非肉桂不为功；另一方面是由于认为植物的枝干象征人的四肢，枝干是横行的，枝类药物其性上升宣散，能宣通经络，上达肢臂。中医的类似说法很多，如头部之病用头，皮肤之病用皮。这些说法不一定是可靠的。（详见《长江医话》）

【师说】《神农本草经》所言牡桂者，今已归入"肉桂"范畴。也有医籍称牡桂即为今之肉桂，又谓之为"大桂"。本品味辛、甘，性大热。归脾、肾、心、肝经。具有补火助阳、散寒止痛、温经通脉之效，当今临床常用之治疗以下病证。

（1）阳虚证。本品辛、甘，大热。能补火助阳，益阳消阴。阳虚命门火衰，脾胃虚寒而纳少呕恶、腹痛、反胃噎膈，或寒袭肢节而作周身骨节疼痛，或寒袭下焦而水溢浮肿，或真阳不足致身疲气结、面黑、心悸不宁、四肢厥冷、夜尿频数、虚寒阳痿、滑精早泄、阳衰无子等症，均可用肉桂配熟地、山药、山萸肉、附子、鹿角胶、巴戟天等治之。

（2）寒凝作痛。本品性属热药，能驱散寒邪用治寒凝之痛。如胸痹寒凝之痛，寒积脑府作痛，胁肋、脐腹疼痛、寒疝疼痛，有气上冲心腹作痛，脑风头痛、偏头痛等，均可用肉桂配干姜、高良姜等温里散寒止痛。肉桂配附子、干姜、川椒等可治疗胸阳不振、寒邪内侵的胸痹心痛。肉桂配小茴香、沉香、乌药等温里散寒行气，可治疝瘕疼痛。对于风寒湿痹所致之痹痛，可用肉桂、独活、羌活、青风藤、海风藤、细辛、麻黄等治之。本品配鹿角胶、干姜、熟地、炙甘草、白芥子、麻黄等可治疗阳虚寒凝致气滞血瘀的阴疽等。

（3）寒凝血瘀。本品辛散温通、活血通脉，能促进血行而消除瘀滞，用治寒邪凝滞的瘀血证。如妇人产后瘀阻而恶露久不尽的腹痛不止，或寒凝血瘀之痛经、闭经、不孕症等，可用肉桂配当归、川芎等治之。妇人寒凝气滞血瘀所致的癥瘕积聚，也可用肉桂配莪术、三棱、桃仁、枳壳等治之。跌打损伤瘀肿冷痛，局灶色白紫暗者，用肉桂配当归、参三七、刘寄奴、苏木、地鳖虫、川芎、泽兰、蒲黄等治之有效。

（4）泄泻。本品能温中散寒止泻。濡泻、水泻久不止。可取肉桂配附子、干姜、炮姜、赤石脂等治之。小儿赤白痢下、腹痛、纳少者，可用肉桂配黄连、木香、山楂、石榴皮等治之。

（5）虚阳上浮。本品大热，入肝、肾。肾阳虚衰、虚阳上浮者，本品可引之归宅。虚阳上浮于面而致面赤、咽痛、心悸心慌、失眠、脉微弱者，常取肉桂配山萸肉、五味子、玄参、龟板等治之。

（6）阳虚尿闭。取肉桂配少量黄柏、知母、细辛等能温阳化气、补阴泻热，用治男子前列腺增生伴炎症致尿解不畅及妇女产后尿癃闭等。

此外，本品还可治疗口疮、喉痹、阳虚自汗、冻疮、神经性皮炎等。对久病体虚气血不足者，可在补益气血方中配入少许肉桂，能鼓舞气血生发运行。

### 附1 菌桂

《神农本草经》记载："菌桂，味辛，温。主百病，养精神，和颜色，为诸药先聘通使。久服轻身，不老，面生光华，媚好，常如童子。"被列为上品药。其性味辛，温。无毒。主治多种疾病，能益养精神，使面容愉悦而娇好。它是各种药物的向导和使者。长期服用能使身体轻巧而不易衰老，面容润泽，妩媚娇美，有似青少年人一样的青春面容。可见本品功效、主治与牡桂（肉桂）显然有别。《神农本草经》突出显示其有美容、抗衰老，使人有青春活力，并能健康长寿等功效。在历代本草及医家的论述中，以桂为名者甚多。有人认为菌桂或为肉桂；也有人认为牡桂为大桂，而菌桂为小桂；有人认为菌桂、牡桂同为一物，薄者即牡桂，卷者即菌桂；有人将桂枝称为牡桂，将菌桂称为肉桂；也有人否定其为一物。可见，菌桂究为何药，确有悬疑，故予存录有疑待考。

### 附2 桂枝

此药为樟科植物肉桂的嫩枝。主产于广东、广西、云南、福建等省。春、夏二季采取。本品具有特异香气，辛辣微甜，以幼嫩、色棕红、有香气者为佳。其主要性味、归经、功效为辛、甘，温，归肺、肾、心、脾经。具有发汗解表、温通经脉、温助阳气等功效，是医家常用的药物之一。

我常用其治疗以下病证。①风寒表证。本品能外散风寒、疏风解表，不论表实、表虚者，皆宜用之。若为表实证，可用麻黄汤（麻黄、桂枝、杏仁、甘草）加减；表虚证，用桂枝汤（桂枝、芍药、甘草、生姜、大枣）加减。可见此二方中皆用到桂枝。②寒凝痛证。本品辛散温通，具有温通经脉、散寒止痛之功效。对于妇女寒凝血滞而致的月经不调、经闭、痛经、产后腹痛等，可用本品与当归、川芎、吴茱萸、红花、桃仁等治之；脘腹冷痛，用桂枝配炒白芍、炙甘草、饴糖等治之；风寒湿痹致肩臂疼痛者，每与附子、羌活、防风、青风藤、络石藤等同用，以祛风散寒、通痹止痛。③诸阳虚证。本品性温，能助心、肾、脾之阳气，如治疗心阳虚之胸痹心痛，可用瓜蒌薤白桂枝汤、桂枝甘草汤等，以上方中皆用到桂枝；治疗脾阳虚之水湿内停所致的痰饮眩晕者，常与补脾、除湿、化气药同用，如常用的苓桂术甘汤方中即用到桂枝；治疗肾与膀胱阳虚寒凝、气化不力之小便不利、水肿等，即将桂枝与茯苓、猪苓、泽泻等同用，能发挥温阳化气、利水渗湿之功效。

此外，桂枝与肉桂、炙甘草、黄芪、柴胡等配用，可治疗原发性低血压症；用桂枝配入适证方药之中可治疗颈椎病、脑梗死、肺心病、房室传导阻滞、神经性头痛、产后身痛、坐骨神经痛、过敏性鼻炎、荨麻疹（风寒型）、黄褐斑等。

总之，桂枝与肉桂、菌桂三者属于同一科属植物，药用为其不同的部位。桂枝为桂树的嫩茎枝，其性气薄，善于上行而温散表寒，走四肢而温通血脉，具有解肌发汗、温阳止痛、化气行水等功效，常用于治疗外感风寒表证、痛证、水肿等。肉桂则为桂树的树皮，善补命门之火，壮元阳，引火归元，具有温肾补阳、散寒止痛、潜敛浮阳等效用，常用于治疗阳痿、滑精、宫寒不孕及虚寒性脘腹疼痛、泄泻、腰背酸痛、妇女痛经等病症。菌桂，据《神农本草经》论述，美容养颜、健身、延年益寿为其专长，也有引经助他药在身体某一部位发挥药效的作用。

【用法】牡桂（含菌桂）入煎内服：1～5g。宜后下，或焗服。若研末冲服，每次1～2g。本品辛温，可助热，伤阴，动血。凡温热病、阴虚火旺、血热妄行等病证，均当忌用。孕妇及血热月经过多者，皆应慎用，还有在十九畏中有畏赤石脂的记述。

（刘成全　整理）

# 松　脂

【药名】松脂（别名：松膏、松肪），在《神农本草经》后的本草文献中又名松香、松胶香、松胶、黄香、白松香等。

【经文】松脂，味苦，温。主痈，疽，恶疮，头疡，白秃，疥瘙风气。安五脏，除热。久服轻身，不老延年。

【文译】松脂，味苦，性温。主治痈疽、恶疮、头疮、白秃病、疥疮瘙痒、风热邪气。能安定五脏，祛除热邪。长期服用，能使人身体轻健，寿命延长而不易衰老。

【药源】松脂为松科植物的油树脂，主产于广东、广西等地。多于夏季采收，收集松树中渗出的油树脂，经蒸馏或提取除去挥发油后，冷却凝固后即入药用。

【药理】本品主要含树脂酸、脂肪酸、松脂酸酐等，具有解痉、镇咳祛痰和降压等药理作用。

【师说】松脂，药用为松科松属多种松树中渗出的油脂肪经蒸馏或提取除去挥发油后所余固体树脂，今称之为松香。其味苦、甘，性温。归肝、脾、肺经。本品当今临床主要应用如下。①解毒消肿。治疗痈疽、疔毒、恶疮、秃疮、无名肿毒、蛇虫咬伤。②祛风燥湿。治疗疥疮、疠风瘙痒、湿疹、手足癣、痔漏等证，有杀虫止痒之功效。③排脓生肌。治疗淋巴结溃烂、阴囊湿疹溃破、臁疮、痈疽恶疮的成脓期等，能促其祛毒、排脓、生肌。④治顽癣疠风。可用之治疗牛皮癣、麻风等病。⑤除湿治痹。本品苦温，能燥湿、除湿，可治痹证。如治疗风湿痹痛、历节诸风致关节疼痛、不可屈伸等，其效甚佳。多入酒、散剂服，或外用撒敷之。

此外，本品还可燥湿止带，治疗妇女带下绵多，色白；也用于治疗金刃初创致出血不止，可用枯矾、松香研末和匀掺于伤口治之。

【用法】本品入煎内服：3～5g。也可入丸、散，或浸酒服。外用：适量，入膏药，或研末敷患处。血虚者、内热实火者禁服，也不可久服。未经严格炮制不可服之。

（刘成全　整理）

# 槐实（槐角）

【药名】槐实，在《神农本草经》后的本草文献中又名槐角、槐连豆等。

【经文】槐实，味苦，寒。主五内邪气热。止涎唾，补绝伤，五痔，火疮，妇人乳瘕，子脏急痛。

【文译】槐实，味苦，性寒。主治热邪损伤五脏、五痔（即牡痔、血痔、肠痔、牝痔、脉痔等五种痔），并治火烧成疮疡、烧伤、女子乳瘕（指子宫结块）致子宫拘急疼痛的病症。能止涎唾，续补筋骨折伤。

【药源】本品为豆科落叶乔本植物槐的干燥果实，主产于河北、山东、江苏、辽宁等地。取原药材槐角，除去杂质及果柄，筛去灰屑，长角折断。用时捣碎。

【药理】本品含有芸香苷、槐实苷、槐黄酮苷、异黄酮、氨基酸、山奈素、双葡萄糖苷、脂肪油、半乳糖、甘露聚糖水及维生素 A、C 等成分。本品所含芸香苷类除降压、止血作用外，尚可抗抑大肠杆菌和痢疾杆菌、金黄色葡萄球菌；

黄酮类化合物，有降低胆固醇、提高耐缺氧能力、保肝作用。本品能扩张心脏的冠状动脉，防治动脉粥样硬化，对高血压、冠心病、脑血管硬化、脑血管意外（中风）等病，均有一定的预防和治疗作用。还能升高血糖，使白细胞减少，能收缩子宫。

【文摘】

《名医别录》 久服，明目益气，头不白，延年。治五痔疮瘘，以七月七日取之，捣汁铜器盛之，日煎令可，丸如鼠屎，纳窍中，日三易乃愈，又堕胎。

《药性本草》 治大热难产。

《本草拾遗》 杀虫去风。合房阴干煮饮，明目，除热泪，头脑心胸间热风烦闷，风眩欲倒，心头吐涩如醉，漾漾如舡车上者。

《本草衍义》 实本出夹中，若捣夹作煎者，当言夹也，夹中子，大如豆，坚而紫色者，实也……皆疏导风热。

《日华子本草》 治丈夫、女人阴疮湿痒。催生。吞七粒。

《寿世保元·本草药性歌括》 槐实味苦，阴疮湿痒，五痔肿疼，止涎极莽。

《本草纲目》 时珍曰，按太清草木方云，槐者虚星之精……服之，去百病，长生通神……常服槐实，年七十余发鬓皆黑，目看细字，亦其验也……有痔及下血者，尤宜服之……李杲：治口齿风，凉大肠，润肝燥……好古曰：槐实纯阴，肝经气分药也。治证与桃仁同。颂曰：……头头风，明目补脑……令人可夜读书，延年益气力，大良。

《玉楸药解》 槐角凉血清风，润肠消痔。槐实苦寒，清肝家风热，治痔瘘肿痛，阴痒湿痒，明目止泪，清心除烦，坠胎催生，乌须黑发，口齿热痛，头目晕眩。寒泄大肠，润燥开结。

《罗氏会约医镜·本草》 治心腹热痛，目赤热泪，止吐衄、肠风、崩漏、痔疮下血，赤痢。疗疳虫、阴疮、湿痒一切杨梅痈疽恶毒。坠胎而善催生。花功用与槐角同而清热尤效。

《本草求原》 槐角润肝养血。治疳、疔、血痢，崩血；其角中核子，补脑，杀虫。

《本经逢原》 槐者虚星之精，益肾清火，与黄柏同类异治。盖黄柏专滋肾经血燥，此则专滋肾家津枯。观《神农本草经》主治，皆脾胃有热，阴津不足之病，止涎唾，肾司闭藏之职也。下焦痔瘘肠风，风热便血，年久不止者，用此一味熬膏炼蜜收服。妇人乳痕，子脏急痛，皆肝家血热之患，用以清热滋燥，诸证自安。上皆指槐角而言。其角中核子，专主明目，久服须发不白，益肾功可知。唯胃虚食少及孕妇勿服。

《医方捷径》 槐角实，味酸咸寒，无毒，处处有之。除热气，主火烧，疮皮烂，漱风疳齿。

《现代实用中药（增订本）》 用于痔疾炎肿出血、高血压、脑充血、妇人子宫炎，并能催生。

【今用】**国医大师朱良春**  生槐角润肝燥以定风眩。槐角为槐树所结之实，苦酸咸寒，能凉大肠而止痔疮出血，泄湿热而愈淋带滞下。槐角之清利湿热，有别于龙胆、知母、黄柏之类的苦寒沉降，胃气弱者亦可施用。生槐角能入肝经血分，泄血务湿热是其所长；又能润肝燥、熄肝风。肝主藏血，主疏泄，其经脉环阴器、抵小腹，故便血、带下、热淋往往与之有关，而用长于清肝、泄肝之槐角治之，均可建功。故对此药除用其善泄下焦湿热之功外，不可遗其凉肝定风之功。凡肝经血热、风阳鼓动之眩晕，悉可选用。此味与川楝子相较，二者均能疏泄厥阴，但川楝子入肝经气分，槐实入肝经血分；肝气郁结不舒，川楝子宜之；肝郁血热风动，槐实宜之，临证不可不辨。（详见《朱良春全集·用药心悟卷》）

**江苏名中医朱秉宜**  槐角丸加减组成：槐角 15g、地榆 15g、当归 15g、黄芩 10g、防风 10g、赤芍 10g、丹皮 10g、枳壳 12g、大黄 5g。主治：内痔，肛裂出血，无血虚表现者。指征：便血色红，滴血或射血，粪便与血不混和者。禁忌：血色暗红，气血两亏者。（详见《方药心悟·名中医处方用药技巧》）

**江苏名中医李柏年**  槐米主治：肠风下血、肛裂疼痛、急慢性肠炎见大便下血或痔疮出血等；实热便秘。凡肛肠疾病中有出血症状者均可在辨证基础上加用该药止血。该药可内服、外用及煎水灌肠等。一般出血量较小、出血缓慢者适用。禁忌：出血量较大，出血速度较快时不宜使用该药。配伍：焦槐米 30g、地榆 30g，煎水服，治肠风下血；焦槐米 10g～15g，皂角刺 6～10g，治肛裂疼痛；焦槐米 15g～20g、黄连 3～5g、黄芪 15～20g，水煎，保留灌肠，治慢性结肠炎，用量视剂型及配伍情况决定。（详见《方药心悟·名中医处方用药技巧》）

【师说】槐实，即今谓之槐角。其性味苦，寒。无毒。入肝、大肠经。具有清热泻肝，凉血、止血等功效。我在临床上用治以下病证。

（1）各种血证。本品性味苦寒，具有止血功效，能治各种出血证，尤善治疗痔疮出血。当今临床用治以下病症。①毒血赤痢。以槐角配白芍、生地榆、白头翁、秦皮、仙鹤草、木香、黄连等治疗血热痢，也治溃疡性结肠炎以脓血便为主者。②淋癃尿血。用槐角配车前子或车前草、萹蓄、木通、积雪草、鬼针草治疗泌尿系炎症、结石、肿瘤及前列腺炎性增生等致小便灼热疼痛、尿解不畅、尿血鲜红、泄精夹血等。③对于吐血、咯血、呕血、唾血、鼻衄、舌衄、耳衄、齿衄等多种血证因热所致者，皆可用槐角配栀子、黄连、石膏、仙鹤草、丹皮、地骨皮、生地榆、茜草、白及、三七、麦冬等治之。④妇女崩漏、经量过多。可用槐角配丹参、香附、白头翁、仙鹤草、贯众等治之。

（2）痔疮肿痛。本品能清肠热，用治内外痔、瘘、脱肛、肛周脓肿灼痛或脱出，也治便秘伴便血等。我常以槐角与当归、地榆、防风、荆芥炭、黄柏、枳壳、桔梗等配伍，可止肛痔疼痛、出血、膨出等。

（3）皮外科病。槐角性寒，凉血解毒，可治皮外科红肿热痛、疮疖痈疽等。例如，发背、人中疔毒、烧烫伤、火疮等，皆可用槐角烧炭存性研末用麻油调敷，效佳。

（4）乳中结块。凡肝郁气滞致痰核积聚而成当今谓之乳腺小叶增生、乳腺纤维瘤之类的病证，可用槐角或槐树叶配漏芦、浙贝母、柴胡、郁金、王不留行、牡蛎、玄参、夏枯草、路路通、山慈菇、僵蚕、香附等治之，可使乳中结块渐散。

此外，本品能润肠通便，可治疗便秘；本品也能清泻肝火，用治头痛目赤肿痛等。

当今临床，对槐树的花蕾及花用之亦多。槐花，其性味清香，微苦、涩。入肝、大肠经。具有凉血止血、清肝泻火等功效，凡血热所致的各种出血证皆可用之。例如，因其能归大肠经，可治疗大肠火热出血，而对痔血、便血，以及崩漏、尿血最为适宜，可用槐花配生地榆、黄芩、黄柏、栀子等治之。槐花性味苦寒，善清肝火，也用于肝火上炎导致的目赤肿痛、头胀头痛、眩晕，以及血压升高显著者，可配菊花、夏枯草、钩藤、天麻、石楠叶等治之。本品还可治疗皮肤疮疡火毒、急性乳腺炎、银屑病、颈淋巴结核、高脂血症等。此外，每年春夏之交，民间亦有用花蕾、槐花炒作菜蔬食之，取其清肝止眩明目、清胃肠火毒等功效，可预防上述诸多病症的发生。

【用法】槐角生用，入煎内服：10～15g。亦可炒制或烧成炭用，能止血、止痢、下脓血等。外用：适量，可外敷或煎水熏洗。脾胃虚衰及阴虚有热而无实火热毒者应慎用。孕妇不宜服用。

（刘成全　整理）

# 枸 杞

【药名】《神农本草经》所载枸杞（别名：杞根、地骨、枸忌、地辅），在《神农本草经》后的本草文献中又名枸杞子、红耳坠等。

【经文】枸杞，味苦，寒。主五内邪气，热中，消渴，周痹。久服坚筋骨，轻身，不老。

【文译】枸杞，味苦，性寒。主治五脏邪气结聚、内热、消渴、周身走窜疼痛之周痹。长期服用，能使筋骨坚实，身体轻健，青春常驻而不易衰老。

【药源】本品为茄科植物枸杞或宁夏枸杞的成熟果实，主产于甘肃、宁夏、内蒙古。每年夏、秋果实成熟时采摘，除去果柄，置阴凉处晾至果皮起皱纹后，再暴晒至外皮干硬、果肉柔软即得。其中宁夏枸杞为道地药材，以粒大、肉厚、色红、质柔润、味甜者为佳。其叶和根皮（地骨皮）均可入药用。

【药理】枸杞子主要含甜菜碱、多糖、粗脂肪、粗蛋白、硫胺素、核黄素、烟酸、胡萝卜素、微量元素及氨基酸等成分。所含枸杞多糖具有调节免疫功能，促进免疫作用；提高血睾酮水平，起强壮作用；对造血有促进作用；还有降血糖、降血压、保肝、降脂及抗脂肪肝、抗肿瘤作用。还有抗衰老、抗疲劳；抗辐射等作用。

【文摘】

《本草经集注》 补益精气，强盛阴道。

《药性本草》 补益精诸不足，易颜色，变白，明目，安神。

《食疗本草》 枸杞，寒，无毒，叶及子并坚筋能老，除风，补益筋骨，能益人，去虚劳……叶和羊肉作羹，尤善益人。代茶法煮汁饮之，益阳事。能去眼中风痒赤膜，捣叶汁点之良……和面拌作饮，煮熟吞之，去肾气尤良，又益精气。

《景岳全书·本草正》 能补阴，阴中有阳，故能补气，所以滋阴而不致阳衰，助阳而能使阳旺……此物微助阳而无动性，故用之以助熟地最妙，其功则明耳目，壮神魂，添精固髓，健骨强筋，善补劳伤，尤止消渴，真阴虚而脐腹疼痛不止者，多用神效。

《救荒本草》 采叶炸熟，水淘净，油盐调食，作羹食亦可，子红熟时亦可食。若渴煮叶，作饮，以代茶饮之。

《本草纲目》 至于子则甘平而润，性滋而补，不能退热，止能补肾润肺，生精益气，此乃平补之药，所谓精不足者，补之以味也。

《罗氏会约医镜》 味重而纯，故能补阴；阴中有阳，故能补气……治嗌干消渴。

《玉楸药解》 苦寒之性，滋润肾肝，寒泻脾胃，土燥便坚者宜之。水寒土湿，肠滑便利者服之必生溏泄。本草谓其助阳，甚不然也。

《本经逢原》 质润味厚，峻补肝肾、冲督之精血，精得补益，水旺骨强，而肾虚火炎、热中消渴、血虚目昏、腰膝疼痛悉愈，而无寒暑之患矣。

《现代实用中药（增订本）》 为滋养强壮剂，治糖尿病、肺结核、虚弱消瘦者有效。

【今用】近代著名医家张锡纯 枸杞子味甘多液，性微凉。为滋补肝肾最良之药，故其性善明目，退虚热，壮筋骨，除腰疼，久服有益，此皆滋补肝肾之功也。乃因古有"隔家千里，勿食枸杞"之谚，遂疑其能助阳道，性或偏于温热。而愚则谓其性决不热，且确有退热之功效，此从细心体验而得，原非凭空拟议也。

地骨皮，即枸杞根上之皮也。其根下行直达黄泉，禀地之阴气最厚，是以性凉长于退热。为其力优于下行有收敛之力，是以治有汗骨蒸，能止吐血、衄血，更能下清肾热，通利二便，并治二便因热下血。且其收敛下行之力，能使上焦浮游之热因之肃清，而肺为热伤作嗽者，服之可愈。是以诸家本草，多调其能治嗽也，唯肺有风邪者忌用，以其性能敛之。（详见《医学衷中参西录》）

国医大师朱良春 枸杞子治肝病齿衄、阴虚胃痛。枸杞子甘平，滑润多脂，为滋肾养肝、益精生津之妙品。其止血作用，方书记载甚少，仅《本草述》提及"诸见血证，咳嗽血"，朱老认为此品具有止血之功，对慢性肝病所见牙齿出血尤为适合，每日用30g煎汤代茶，连服数日，齿衄常获控制，临床症状亦随之改善。不仅齿衄，举凡鼻出血、咯血、崩漏等症见精血内夺、肝不藏血者，在辨证论治方药中加用枸杞子，可以提高疗效。此外，因为本品善于滋肾补肝，润肺养胃，所以对胃阴不足或肝气横逆犯胃之胃痛，用之有益。对溃疡病及慢性萎缩性胃炎而见口干、苔少舌红、脉弦细者，均加重枸杞子之用量，恒收佳效。（详见《朱良春全集·用药心悟卷》）

**北京著名医家焦树德**　枸杞子味甘性平。有滋补肝肾、益精明目的作用。肝肾不足而致的腰膝无力、脐腹隐痛、阳痿不举、大便溏泄等症，可用本品配合熟地、山药、山萸肉、肉桂、附片、鹿角胶、菟丝子等（如右归丸）。肝肾不足，精血不能上注于目而致两目昏暗、视物模糊不清等，可以本品配地黄、山药、山萸肉、茯苓、泽泻、菊花等（如杞菊地黄丸）。本品还有生津止渴的作用，可配合天冬、麦冬、山药、玉竹、地黄、知母等，用于消渴病（消渴病包括糖尿病在内）。近些年来我常以枸杞子、五味子二味合用，代替山萸肉。（详见《用药心得十讲》）

**安徽名医龚士澄**　本药主要功效如下。①补水制火。枸杞子纯甘，性平不热，有补水制火之功，可缓阴从阳长，水充风息，故补阴壮水滋木息风，伍以熟地黄、桑椹子、沙苑子、杭菊花、怀牛膝、白芍、女贞子，可治疗肾阴不足之眩晕、耳鸣、腰膝酸软，以及脑鸣、头痛等症。②益精明目。枸杞子滋养肝肾，桑椹滋阴补血，肝开窍于目，目得血而能视，二味合用，治精血亏虚，不能上注于目，致两眼昏花、视物模糊之症甚善。伍以山萸肉、干地黄、怀山药、菟丝子、石斛、马蹄、决明子各等分，蜜水为丸，每服6g，每日2～3次，滋阴明目，功用实在杞菊地黄丸之上。（详见《临证方药运用心得》）

【师说】枸杞，药用其红果实、茎叶、根皮等，乃一药多用也。其茎叶性寒，其根（地骨皮）大寒，子（枸杞子）微寒。三者皆有不同力度的补肝肾、明目等功效。但因其性不同，药用也各有所长。当今医者临证用其子者较多，我亦喜用之。常用之与某些药物配伍治疗以下疾病。

（1）配杜仲、桑寄生、续断、怀牛膝，治疗肾虚腰痛。

（2）配杜仲、巴戟天、桑寄生、淫羊藿、菟丝子、芡实、益智仁，治疗遗精、滑精、尿频、遗尿。

（3）配巴戟天、补骨脂、蜂蜜、九香虫、阳起石、锁阳、苁蓉、韭菜子，治疗阳痿。

（4）配鹿角片（或胶）、淫羊藿、仙茅、锁阳，治疗性冷淡、阴冷。

（5）配菊花、天麻、熟地、天冬、石斛、山萸肉、磁石，治疗肝肾不足之头晕目眩、二目昏花、视力减退、耳鸣耳聋。

（6）配制首乌、女贞子、桑葚子、黄精、核桃仁、黑芝麻、黑大豆，治疗须发花白。

（7）配潼蒺藜、当归、白及、熟地、白芷、石楠叶、蔓荆子，治疗头晕空痛辨属虚证者。

（8）配生地、天花粉、葛根、地骨皮、黄连、鬼箭羽、荔枝核等，治疗Ⅰ型、Ⅱ型糖尿病。

（9）配浮小麦、桑叶、糯稻根、麻黄根、乌梅、五味子、仙鹤草、稽豆衣，治疗自汗、盗汗。

（10）配麦冬、知母、川贝母、南沙参、山药、百合、炙百部等，治疗肺结核阴虚劳嗽。

（11）配当归、生地、熟地，治疗肾虚、血虚、经行量少。

（12）配淫羊藿、鹿角胶、阿胶、山萸肉、仙鹤草、紫珠草、侧柏炭等，治疗经行量多、经期延长或漏下久不净。

（13）配菊花、天麻、夏枯草，再加六味地黄汤全方各药，治疗围绝经期综合征、妊娠高血压症、经前期紧张症等。

（14）配茯神、煅龙骨、煅牡蛎、珍珠母、栀子、贯叶连翘、枣仁、柏子仁，治疗心慌、心悸、失眠症等。

总之，头晕，二目昏花、耳鸣耳聋；腰酸肢软，记忆力差；经行量少，或量过多，久不净，舌质淡红。闭经、绝经，伴腰酸，头晕，目花，耳鸣；老年人夜间口干渴；舌色淡红，苔白，尺脉沉细弱等，皆为我运用枸杞子的指征。枸杞子药性平和，凡肝肾阴虚证，我必用枸杞子。

至于枸杞的根皮，乃地骨皮也。其味甘、微苦，性大寒。归入肺、肝、肾经。功能凉血、退虚热、清肺火。用治以下病症。①阴虚发热，骨蒸盗汗。本品为退虚热、疗骨蒸之佳品，常与知母、鳖甲、银柴胡、青蒿、玄参同用。②肺热失肃而致咳嗽气喘、皮肤灼热。本品可清泻肺热，除肺伏热。③血热吐衄等血症。配栀子、白茅根、小蓟、藕节、仙鹤草、墨旱莲等治之效佳。④阴虚内热消渴。本品泻热之中又兼生津止渴，常与麦冬、南沙参、天花粉、玄参、麦冬、生地等同用，以治下消（肾消），其中也包括Ⅰ型、Ⅱ型糖尿病及并发肾病者。此外，本品也可用治疟疾、高血压病、荨麻疹、皮肤瘙痒等病证，以及风湿热邪致关节红肿疼痛之痹证。

枸杞叶，又名地仙苗。据本草文献记载，枸杞叶能坚筋耐老，祛风，补益筋骨，提振精气神以祛除疲劳，清肝明目，对虚劳发热、目赤肿痛、翳障、夜盲患者最为适宜。本品药食兼优，可作菜蔬，但脾阳不足、泄泻滑脱，或有外邪实热者，则不宜食用或药用。

【用法】枸杞子，生用。入煎内服：6～12g。熬膏、浸酒或入丸、散剂则剂量适当放大。若作药膳，宜于久服。凡肾阳虚衰或水饮停聚、肝郁气滞、脾虚便溏泄泻、外感风热实火热毒致咳嗽、咯吐黄痰者，皆不宜用之。

（刘成全　整理）

# 橘　柚

【药名】橘柚（别名橘皮），在《神农本草经》后的本草文献中又名橘子、陈皮、黄橘皮，也含橘白、橘络、橘核、橘叶等。

【经文】橘柚，味辛，温。主胸中瘕热逆气，利水谷。久服去臭，下气，通神。

【文译】橘柚，味辛，性温。主治胸中热邪时聚时散并上逆。能开胃助食，有利于水谷消化，并能通利大小便。长期服用，能去除口臭，导气下行，并可使人像神灵一样通晓神明。

【药源】本品为芸香科植物橘及其栽培变种的干燥成熟果皮，主产于广东、福建、四川等地。以产广东新会者为佳，称新会皮、广陈皮。秋末冬初果实成熟时采收。切丝，生用。以外皮色深红、内面色白、肉厚、油润、质柔软、气浓、辛香陈久者佳，故称为陈皮。

【药理】本品含挥发油类如 α－侧柏烯、辛醛、β－月桂烯等，含黄酮类如橙皮苷、新橙皮苷、川陈皮素等。主要药理作用如下。①对消化系统的作用：陈皮挥发油能促进正常大鼠胃液的分泌，有助于消化。②祛痰、平喘：陈皮所含挥发油有刺激性祛痰作用。③对心血管系统的作用：鲜陈皮煎剂、醇提取物对蟾蜍血管有收缩作用。④抑制黑色素：陈皮乙醇提取物对人黑色素瘤细胞生成黑色素有抑制作用，其活性成分可能为柑橘类特有的聚甲氧基黄酮类化合物蜜橘黄素与红橘素。

【文摘】

《名医别录》　止呕咳，除膀胱留热，停水、五淋，利小便，主脾不能消谷，气冲胸中，吐逆霍乱，止泄，去寸白。

《药性本草》　治胸膈间气，开胃，主气痢，消痰涎，治上气咳嗽。

《本草拾遗》　去气，调中。

《日华子本草》　消痰止嗽，破癥瘕痃癖。

《医学启源 · 用药备旨》　去胸中塞邪，破滞气，益脾胃……加青皮钱半，去滞气，推陈致新。若补脾胃，不去白；若理胸中滞气，去白……少用同白术则益脾胃，其多及独用则损人……有甘草则补肺，无则泻肺。

《珍珠囊补遗药性赋》　陈皮……可升可降，阳中之阴也。其用有二：留白补胃和中；去白消痰泄气。

《景岳全书》　散气实痰滞，必用留白者微甘而性缓，去白者用辛而性速，泻脾胃痰浊、肺中滞气，消食开胃，利水通便、吞酸嗳腐、反胃嘈杂、呃逆胀满，堪除呕吐恶心皆效，通达上下，解酒除虫，表里俱宜，痈疽亦用，尤消妇女乳痈，并解鱼肉诸毒。

《医方十种汇编·药性摘录》　陈皮，宣肺气，燥脾湿……广产陈久者良。治火痰童便制，寒痰姜汁炙，治下焦盐水炒。

《医方集解》　陈皮，炒香尤能燥湿醒脾，使气行则痛止。

《长沙药解》　橘皮，长于降浊止呕，行滞消痰，而和平条达，不至破气而损正，行郁理气之佳药也。其诸主治，疗吹奶，调奶痈……下鱼骨鲠。

《罗氏会约医镜》　陈皮，统治百病，由于理气燥湿之功……核治疝气，叶散乳痈。

《得配本草》　痘疹灌浆时禁用。

【今用】**北京著名医家焦树德**　陈皮味辛苦，性温，是常用的理气药，并有燥湿化痰的作用。常用于以下几种情况。①消胀止呕：肺胃气滞而致的胸闷、上腹部胀满、恶心、呕吐、胸腹胀痛等症，可以本品配合枳壳、半夏、苏梗、苏子等治之。②祛痰止嗽：对于中焦湿痰上犯或外感风寒导致肺气不利而发生咳嗽、痰多、胸闷、不思食、舌苔白腻、脉滑等症，常以陈皮配合半夏、茯苓、苏子、杏仁、炒莱菔子、金沸草、前胡等治之。③理气开胃：对中焦气滞、食欲不振等症，可以本品配麦芽、谷芽、蔻衣、神曲、山楂等治之。有促进食欲的功能。④补疏本配在使用党参、黄芪、白术、山药、熟地、生地等药时，如配合一些陈皮同用，则有免除产生胸闷中满、食欲不振等不良反应的功用。

陈皮以存放的时间长、陈久者为好，所以叫陈皮。广东产的橘子皮较好，故又名广陈皮。橘皮刮去里面的白肉后，叫广橘红。化橘红、广橘红、陈皮均有化痰作用，但化橘红化痰效力最大，对痰多、痰稠、痰白黏者适用；广橘红偏于轻清入肺，适用于外感咳嗽痰多胸闷者。陈皮理气消胀开胃的作用大于橘红，橘红化痰的作用大于陈皮。橘络有化痰通络的作用，常用于咳嗽、胸胁闷痛，以及手指麻木等。橘核可散结止痛，常用于治疝气痛。橘叶能舒肝解郁，常用于胸胁闷痛、乳房发胀等。化橘红为化州柚皮，化痰之力优于广橘红。用量一般为3～9g。本品性味香燥，过用、久用可耗散正气，无气滞者勿用。（详见《用药心得十讲》）

**浙江名医马大正**　妇科领域使用陈皮大都与胃气上逆或呕吐有关。陈皮治疗经期、妊娠或产后呕吐由痰湿引起者，常与半夏、茯苓、苏梗配伍；属胃实热者，与黄连、大黄、连翘配伍；属胃虚热者，与竹茹、淡竹叶、枇杷叶配伍；属胃寒者，与吴茱萸汤配伍；属胃气虚寒者，用香砂六君子汤治疗。此外，陈皮还可以治疗气滞引起的胃脘疼痛，与荔枝核、砂仁、佛手柑配伍。（详见《妇科用药400品历验心得》）

**贵州名医石恩骏**　新鲜橘皮本有苦涩之味，贮存日久，涩味渐消，辛香之气始出，是为陈皮。今以陈皮入肺、脾二经，然古时用之治乳痈未结即散，已结即溃，极痛不可忍者，方用陈皮去白，面粉炒黄为末，掺入少许麝香，酒调下二钱（《圣惠方》橘香散）。今治急性乳腺炎，方用陈皮一两，甘草二钱，病重者倍用，水煎服，初起者大都可获良效。乳房乃肝经地面，乳腺炎乃肝经气血郁滞所致，陈皮疏其气血，推陈致新，故陈皮又入肝经也。《三因极一病证方论》温胆汤（半夏、竹茹、枳实各二两，橘皮三两，甘草一两，茯苓一两半）所治均属痰热。痰热者，五脏病理失常之产物，黏滞混浊污秽，深藏五脏经隧，皮里膜外，致气机血脉津液流而不畅，阻滞痞塞，为害种种难以尽述。今膏粱厚味者众，痰热病患尤众，温胆汤运用广矣，有谓该方随症加减得宜，可治百十种常见或疑难病症。补中益气汤之参芪白术得橘皮理气化痰，浊气降而清气升也，故可升阳举陷，以治脾胃气虚下陷之诸证。人参养荣汤、异功散、六君子汤之用橘皮，其理也当在此。余意凡补益之剂多宜稍加橘皮为佐，以利气机流行。（详见《神农本草经发微》）

【师说】橘柚，是指橘子。其果皮内层色白者，为橘白；果实的内层经络为橘络；外层黄红色的皮为橘皮。橘子的树叶则为橘叶。橘核即为橘子的种仁。一物多用，五者功效大同小异，但各有其专长。当今临床用之最多者还是橘皮。橘皮，新鲜者味辛辣，气较燥烈；存放日久者，气味缓和，行而不峻，温而不燥烈，其品质较优，故名之为陈皮。其以广东新会所产者为佳品，为道地药材，又称为广陈皮或谓新会皮。经考证，《神农本草经》所言"橘柚"，即指现今药用之橘皮。

陈皮：味辛、苦，性温。主归脾、肺经。能行气，止呕，燥湿，化痰。我用陈皮主治以下病证。

（1）胃气阻滞。凡胃脘胀满，纳差脘痞，苔薄白或苔白腻，脉细弦者，我必用陈皮配布渣叶、鸡矢藤、鸡内金、山楂、神曲等治之。

（2）脘腹胀痛。胃脘疼痛作胀，伴恶心、呕吐者，则用陈皮配半夏、苍术、姜竹茹、茯苓、砂仁、生姜、大枣等治之。

（3）湿痰咳嗽。脾胃虚弱致水湿内滞，上泛于肺则作痰湿咳嗽，吐清白痰涎者，用陈皮配杏仁、炙百部、法半夏、白术、茯苓、炒车前子、莱菔子、苏子、白芥子、炙甘草等治之。

（4）胸痹心痛。气滞、痰湿、瘀血阻滞心脉，导致心前区痞闷胀痛，可用陈皮配法半夏、炒薏苡仁、枳壳、薤白、炒瓜蒌皮等治之；气滞、痰瘀交阻心脉而作的胸痹心痛，若见心痛如针刺、舌见瘀斑紫气者，上药中再加丹参、桃仁、姜黄、参三七等治之。

（5）痰气梅核。痰气阻滞于咽喉而致气机不畅、咽中如物梗堵，咯痰不爽，吞吐不利，情志不舒，久则成梅核气者，常用陈皮、瓜蒌皮、郁金、厚朴、法半夏、射干、茯苓、苏梗等治之。

此外，本品还能入肝经，可疏肝理气。例如，陈皮配紫丹参、郁金、香附、川芎、姜黄、川楝子、延胡索等可治肝气郁结所致的胁肋胀痛等症。陈皮配青皮、香附、郁金、夏枯草、象贝母、牡蛎、玄参、山慈菇等可治疗浅表淋巴结肿大。陈皮配大腹皮、生姜皮、茯苓皮、桑白皮等可治疗头面四肢皆肿之皮水证。长期泡服陈皮还可消除口臭。

总之，陈皮作用温和，既能理气化痰，又能燥湿健脾，还有利尿消肿、健胃止呕、镇咳化痰等功效。脘腹胀满、恶心呕吐、咳嗽痰多、痰色白而黏、胸膈满闷、舌质胖大、舌苔白腻或白滑、脉滑或弦滑等，为我选用陈皮之指征。

橘柚的不同部位有不同的功用，简述如下。

（1）橘白。其性微温，取其白能入肺，用治肺热咳嗽、干咳少痰者。常用其与枇杷叶、桑白皮、黄芩等相配治疗肺热咳嗽，咯少量黄痰者。本品能调和脾胃而不伤正气，用量在 10g 左右。

（2）橘叶。即橘的树叶。味苦，性平，功能疏肝理气，散结消肿。主治乳胀、乳痛。入煎内服用 10 ～ 15g。

（3）橘络。乃橘瓢上的筋络。其味苦，性平。功能通络活血，化痰顺气。主治痰滞经络、咳嗽、胸胁作痛等症。用量 3 ～ 6g。

（4）橘核。此乃果实中的种子，以核作药用。一般用麸皮拌炒至黄色。其性温味苦。入肝经。具有理气、散结、止痛功效。多用之配海藻、昆布、乌药、荔枝核、川楝子、桂心、延胡索、枳实、青皮、厚朴、木香等治疗睾丸肿痛、疝气坠痛。橘核与杜仲、牛膝、桑寄生相配，治疗肾虚腰痛亦效。内服入煎用 10 ～ 15g。

（5）化橘红。即橘皮最外一层红皮。本品亦有化痰作用，但其化痰力较大，对痰多、色白而黏稠者最为适宜。入煎内服用 10 ～ 15g。

可见，橘之不同部位的药用功效也各有不同，临床可据证选其专长而用之。

陈皮、青皮：两者同为橘的果实，均能理气开胃。其中成熟果皮为陈皮，幼果果皮为青皮，因老嫩不同，功效各异。青皮入肝胆经，其性较猛，偏于疏肝破气、散结消积，多用于肝气郁结于胁肋而作胀痛、乳痛乳痈、癥瘕痞块、疝气疼痛。陈皮入肺、脾经，其性较缓，偏于理气健脾、燥湿化痰，多用于脾胃气滞之脘腹胀痛及咳嗽痰多等症。

【用法】陈皮多生用。入煎内服：10 ～ 30g。若误用、多用有耗气助热之弊。凡阴虚、舌红、少津，或内有实热者慎用。

（刘成全　整理）

# 柏实（柏子仁）

【药名】柏实，在《神农本草经》后的本草文献中又名柏子仁、柏仁、侧柏子等。

【经文】柏实，味甘，平。主惊悸，安五脏，益气，除风湿痹。久服令人润泽美色，耳目聪明，不饥不老，轻身延年。

【文译】柏实，味甘，性平。主治惊悸，能安养五脏，补益气力，消除风湿痹痛。长期服用，能使人面色润泽美好，听觉灵敏，视力清晰，耐饥，身体轻健，寿命长久而不易衰老。

【药源】本品为柏科植物侧柏的干燥成熟种仁，主产于山东、河南、河北等地。秋冬二季采收成熟种子，晒干，除去种皮入药。以表面黄白色顶端略尖、有深褐色小点、基部钝圆者为佳。

【药理】本品主要含柏木醇、谷甾醇和双萜类成分，尚含不饱和脂肪酸及少量挥发油、皂苷、维生素 A 和蛋白质等。柏子仁主要具有镇静催眠，改善睡眠，增强记忆力，恢复体力，促进神经节生长等作用。

【文摘】

《本草经集注》 牡蛎、桂、瓜子为使。恶菊花、羊蹄、渚石及面。

《名医别录》 疗恍惚，虚损吸吸，历节，腰中重痛，益血止汗。

《日华子本草》 治风，润皮肤。

《本草纲目》 养心气，润肾燥，安魂定魄，益智宁神……柏子仁性平而不寒不燥，味甘而补，辛而能润，其气清香，能透心肾，益脾胃。

《本草经疏》 柏子仁体性多油，肠滑作泻者勿服，膈间多痰者勿服，阳道数举、肾家有热、暑湿作泻，法咸忌之。

《景岳全书·本草正》 柏子仁，气味清香，性多润滑，虽滋阴养血之佳剂，若欲培补根本，乃非清品之所长。

《徐大椿医书全集·药性切用》 辛甘性平，其气芳香，入心脾而安神益智，润燥舒脾。多服反能致燥。炒研去油，油透勿用。

《罗氏会约医镜·本草》 益血止汗……利虚秘。

《玉楸药解·卷二》 柏子仁，健膝强腰、泽润舒筋……蒸晒舂簸取仁，炒研烧沥取油，光泽须发，涂抹癣疥，搽黄水疮湿最效。

《得配本草》 痰多，肺气上浮，大便滑泄，胃虚欲吐，四者禁用。

【今用】近代著名医家张锡纯 柏子仁味微甘，微辛，气香性平，多含油质。能补助心气，治心虚怔忡；能涵濡肝木，治肝气横恣胁疼；滋润肾水，治肾亏虚热上浮。虽含油质甚多，而性不湿腻，且气香味甘，实能有益脾胃。《神农本草经》谓其除风湿痹，胃之气化壮旺，由中四达而痹者自开也。其味甘而兼辛，又得秋金肃降之气，能入肺宁嗽定喘，导引肺气下行。……《神农本草经》谓柏实能安五脏，而实于肝脏尤宜也。曾治邻村毛姓少年，其肝素有伤损，左关脉独微弱，一日忽胁下作疼，俾单用柏子仁一两，煎汤服之立愈。观此，则柏子仁善于理肝可知矣。（详见《医学衷中参西录》）

北京著名医家焦树德 柏子仁主要作用为养心安神，润燥通便。能补心气养心血而安神。对思虑过度、心脾受损而出现心慌不安、惊悸失眠、夜间盗汗等症，常以本品配地黄、枣仁、当归、党参、茯苓、麦冬、五味子、远志等治之。柏子仁还有养血润肠的作用，对年老、久病、体衰、津血枯耗而致的大便秘结，可以本品配桃仁、杏仁、当归、麻仁、瓜蒌、松子仁等治之。合欢花治肝郁的失眠；夜交藤治阴阳不交的失眠；柏子仁治心虚的失眠。郁李仁偏治幽

门气结而致的便秘；柏子仁偏治血虚肠燥的便秘。（详见《用药心得十讲》）

**山西名老中医张子琳**　柏子仁补心安神，治疗心慌、悸动有良效，但便溏者不宜用，否则便溏更甚，心悸不安反有增无减。……尝治疗李某某，心慌，失眠，食少，便溏，前医用归脾汤三剂后，腹泻更甚，心悸不安。原方柏子仁用15g，现仍用原方，但减柏子仁至6g，服之则安。（详见《张子琳医疗经验选辑》）

**安徽名医龚士澄**　本药养心安神，润肠通便。柏子仁辛甘平润，气香能通心脾，能养心血而宁心安神，为治心血不足、君主失养所引起的怔忡要药。治疗夜多怪梦，屡受惊骇，致日间精神恍惚，怔忡不安，触事惊悸，或健忘、头昏，多因劳欲过度，心血亏损而致，用柏子仁、龙齿各15g，养心镇怯；熟地黄12g，当归、玄参、枸杞子各10g，补肝肾阴血以上奉于心；麦冬、茯神各9g，甘草6g，生津宁神清虚火。习惯性便秘，多因津液不充，血虚失濡而肠燥所致。服药欲其便通甚易，使其每日必解则难，而日日煎药实亦太烦。拟三仁糊：柏子仁180g，火麻仁、甜杏仁各90g，研粉过筛，装入瓶内，每次取10～15g，蜂蜜调服，每日2次，秘甚者每日3次。此寓通于补之法也。（详见《临证方药运用心得》）

【师说】柏实，即今药用之柏子仁，是柏科植物侧柏的成熟种仁。其味甘，性平。归入心、肾、大肠经。主要有养心安神、润肠通便之功效。我在临床上用之治疗以下病证。

（1）心悸怔忡。本品有养心安神之效。治疗心阴不足、血气亏虚、心神失养所致的心悸、怔忡，我常将柏子仁与人参、五味子、龙骨、山萸肉、牡蛎等同用。对心肾两虚而失交以致心悸不宁者，我多选用柏子仁与枸杞子、熟地、山萸肉、牡蛎、龟板、白芍、桑葚子、石菖蒲、五味子、莲心等相配调补心肾治之。

（2）失眠多梦。心阴不足，虚火扰乱心神，以致失眠多梦，久则易作头昏、头晕、健忘、记忆力减退，或伴遗精、滑精。我用柏子仁配枣仁、茯神、玄参、人参、五味子、远志、天冬、当归、麦冬、生地、芡实、莲心、莲须、远志等同用，治之效佳。以上方药也适用于阴亏血少之虚烦、睡眠不安、梦遗失精、健忘、舌红少苔、脉细而数等症。本品还有开窍提神之功，对癫狂病有镇心、醒神的功效，用本品配入适证方中可治癫狂失心者。

（3）便秘。本品多脂质润，且能入大肠经，确有润肠通便之功。对阴血亏虚、老年津亏、产后血亏及久病消渴津血不足致肠道失润而以便秘为主的糖尿病性肠病，我用柏子仁配杏仁、桃仁、松子仁、郁李仁、牛蒡子、生地、玄参、火麻仁、牛膝、枳壳、陈皮等治之。

（4）肾虚腰痛。本品能入肾经，有滋肾之功。我也常将之与杜仲、桑寄生、续断、熟地、龟板、枸杞子、怀牛膝等相配以治肾阴虚致腰背酸沉重痛、足膝酸软无力等症。

（5）斑秃脱发。脱发多由肾虚血亏所致，而本品能补血滋肾。所以，我在临床上常用本品配制首乌、当归、熟地、茯苓、侧柏叶、羌活、菟丝子、天麻、女贞子、黄精等治疗头发全脱，或斑秃及脂溢性脱发，或病后、产后精血亏虚之脱发。

（6）阴虚盗汗。本品能滋阴补血，对阴虚火浮致夜间寐中盗汗者，我用柏子仁配桑叶、稽豆衣、生地、白芍、麻黄根、浮小麦、乌梅、五味子等治之。

（7）痹证。柏子仁所治之痹症，主要是津血亏虚、肾阴不足而致骨节酸沉作痛、筋脉抽掣挛急、不能屈伸的痹痛。我常用柏子仁配鸡血藤、木瓜、伸筋草、生地、白芍、石斛、牛膝等治之。

此外，我还以柏子仁为主，治疗梦游症、男性更年期综合征、心绞痛、肾虚作喘、阴虚血燥致肌肤瘙痒等病症。我常以柏子仁配茯神、枣仁、生地、麦冬、当归、白芍等养血滋阴药为基本方，随症加减治之。我也用柏子仁与泽兰、卷柏、桃仁、川牛膝等相配治疗妇女血瘀经闭。

柏子仁与枣仁相较：两者皆有养心安神之功，治疗阴血不足、心神失养所致的心悸、怔忡、失眠、健忘等证时常相须为用；柏子仁质润多脂，能润肠通便，故用之治疗失眠兼便秘者，效佳。枣仁安神作用较强，且味酸，收敛止汗亦效，体虚汗证常用之。

【用法】本品炒后入煎内服：10～20g。血虚阴亏而致便秘者，可适当加大剂量使用。对便溏者，宜用柏子仁霜代替柏子仁。长期便溏及多痰者应慎用之。

（刘成全　整理）

# 茯　苓

【药名】茯苓（别名：茯菟），在《神农本草经》后的本草文献中又名云苓、白茯苓等。

【经文】茯苓，味甘，平。主胸胁逆气，忧恚，惊邪恐悸，心下结痛，寒热，烦满，咳逆，口焦舌干，利小便。久服安魂养神，不饥，延年。

【文译】茯苓，味甘，性平。主治胸肺气逆、心情忧愤郁闷或惊骇恐惧、胃脘气血结滞而疼痛、恶寒发热、烦闷、咳逆，能滋润口舌，而使口舌不焦燥，并能通利小便。若长期服用，能安养精神、使人耐饥，并能益寿延年。

【药源】本品为多孔菌科真菌茯苓的菌核，寄生于赤松或马尾松的树根上，也有野生或栽培的。主产于云南、安徽、湖北、贵州、四川等地，以云南产的"云苓"质较优。野生茯苓常在当年7月至次年3月采挖，人工种植者于7—9月采挖。挖出后经堆置发汗，晾干，再发汗，再晾干，反复3～4次，最后晾至全干，去皮切片入药。以体重坚实、外皮呈褐色、断面白色细腻、粘牙力强者为佳。

【药理】本品主要成分为β-茯苓聚糖，约占干重的93%，并含三萜类化合物如茯苓酸、乙酰茯苓酸、辛酸、月桂酸、棕榈酸、脂肪酸及层乳酸、松苓酸、去氢茯苓新酸。另外还含麦角甾醇、胆碱、腺嘌呤等。药理研究显示，茯苓煎剂或糖浆剂对正常人体有显著利尿作用；茯苓对肝脏损伤有保护作用，能显著降低谷丙转氨酶的活性，防止肝细胞坏死；茯苓煎剂有强心、镇静、降低血糖作用，对金黄色葡萄球菌、大肠杆菌、变形杆菌等有抑制作用，也能抗乙肝病毒。对多种肿瘤有抗抑作用，还有增强免疫和防脾脏增大作用。

【文摘】

《名医别录》　止消渴，好睡，大腹，淋沥，膈中痰火，水肿淋结。开胸腑，调脏气，伐肾邪，长阴，益气力，保神守中。

《本草经集注》　马蔺为之使。恶白蔹。畏牡蒙、地榆、雄黄、秦艽、龟甲。

《药性本草》　开胃、止呕逆，善安心神。主肺痿痰壅。治小儿惊痫，心腹胀满，妇人热淋……忌米醋。

《苏沈内翰良方校释·服茯苓说》　茯苓自是仙家上药，但其中有赤筋脉，若不能去，服久不利人眼，或使人眼小。当剥去皮，切为方寸块，银石器中清水煮，以酥软解散为度。入细布袋中，以冷水揉摆，如作葛粉状。澄取粉，而筋脉留布袋中，弃去不用。其粉以蜜和如湿香状，蒸过食之尤佳。

《本草衍义》　茯苓、茯神，行水之功多，益心脾不可阙也。

《医学启源》　除湿益燥，利腰脐间血，和中益气为主。治小便不通，溺黄或赤而不利，如小便利，或数服之，则损人目。如汗多人久服之，损元气，夭人寿。医言赤泻白补，上古无此说……阳，疗风眩、风虚。

《丹溪手镜》　甘平，开胃府止渴，伐肾水消痰，止小便多，分小便涩。

《珍珠囊补遗药性赋》　白茯苓，其用有六：利窍而除湿；益气而和中；小便多而能止；大便结而能通；心惊悸而能保；津液少而能生；白者入壬癸，赤者入丙丁。

《景岳全书·本草正》　能利窍去湿，利窍则开心益智，导浊生津，去湿则逐水，燥脾，补中，健胃，祛惊痫，厚肠脏，治痰之本，助药之降。以其味有微甘，故曰补阳，但补少利多，故多服最能损目，久弱极不相宜，若以人乳拌晒，乳粉既多补阴亦妙。

《药品化义》　白茯苓，味独甘淡，甘则能补，淡则能渗，甘淡属土，用补脾阴，土旺生金，兼益肺气……茯苓最为利水除湿要药，书曰健脾，即水去而脾自健之谓也。

《罗氏会约医镜·本草》　茯苓，假松脂之余气，得坤厚之精英，为脾家要药。益脾除湿，入肺泻热而下通膀胱以利水。

《成方切用》　茯神补心以生脾土……茯苓能通心气于肾。

《医门法律》　茯苓误渗而利窍，小便既利，即防阴津暗竭，不当更渗。

《血证论》　凡痰多者，俱加茯苓，呕者俱加半夏。

《长沙药解》　除汗下之烦躁，止水饮之燥渴，淋癃泄利之神品，崩漏遗带之妙药。气鼓与水胀皆灵，反胃与噎膈俱效，功标百病，效著千方。

【今用】**近代著名医家张锡纯**　茯苓……以其得松根有余之气，伏藏地中不外透生苗，故又善敛心气之越以安魂定魄，兼能泻心下之水饮以除惊悸，又为心经要药。且其伏藏之性，又能敛抑外越之水气转而下注，不使作汗透出，兼为止汗之要药也……茯苓若入煎剂，其切作块者，终日煎之不透，必须切薄片，或捣为末，方能煎透。（详见《医学衷中参西录》）

**上海著名医家章次公**　《神农本草经》言茯苓主胸胁逆气。忧患，惊邪恐悸。当予初读《神农本草经》，颇不之信，以为茯苓之功用淡渗利水而已，举凡《神农本草经》所言，茯苓何足以当之。年来凡治气从少腹上逆胸膈之奔豚症，始信茯苓之效，确如《神农本草经》所述。其一之病者为妇人，病起自情志不遂，气从少腹上冲胸，延医诊治，服四磨饮、越鞠丸而病不退，友人丐予往诊，本《内经》肝苦急、急食甘以缓之之法，如白芍、枣仁、麦冬、地黄、龙牡等，以其夜烦不寐，乃重用茯神，药后甚舒适，病者旋因其夫悔过自新，不似昔日之抑塞，再以汤药调之，故未几即愈。吾自有此验案后，因悟及仲景所谓奔豚气之病而已。嗣阅渡边熙《东洋和汉医学实验集》，亦以奔豚病属诸发作性神经官能疾患。近日又治一症，病者为中年男子，赋悼亡之痛，病发时气从少腹上冲，胸闷气窒，心烦不寐，前医进桂枝加桂汤，病如故，予以柔肝之法治之，以其不寐乃重用茯神。以此悟出古人治奔豚病，每用茯苓，并非用茯苓利水，不过取茯苓之滋养和缓而已。（详见《章次公医术经验集》）

**北京著名医家岳美中**　茯苓可治疗秃发。秃发的形成，多因水上泛巅顶，侵蚀发根，使发根腐而枯落，茯苓能上行渗水湿，并导饮下降，湿去则发生，虽不是直接生发，但亦合乎"先期所因，伏其所主"的治疗法则。张石顽说："茯苓得松之余气而成，甘淡而平能守五脏真气。其性先升后降。"《内经》言："饮入于胃，游溢精气，上输于脾，脾气散精，上归于肺，通调水道，下输膀胱。"则可知淡渗之味性，必先上升而后降，膀胱气化，则小便利。（详见《岳美中医话集）

**北京著名医家焦树德**　茯苓味甘淡，性平。主要功用有三：①利水除湿；②宁心安神；③益脾止泄。茯苓淡渗利湿，能利尿消水。凡五脏六腑身体各部出现水湿停留的证候，皆可用茯苓治疗。例如配党参、白术、半夏、猪苓、桑白皮、冬瓜皮等，可治脾虚湿停而全身浮肿；配党参、白术、枳实、橘皮、生姜，可治疗胃和胸部有停痰宿水而致满闷不食；配瓜蒌、川椒目、桑白皮、苏子、葶苈子、橘红、桂枝、猪苓、泽泻、白蒺藜等，可治胸胁部停水（悬饮）。茯苓味甘益脾，能助脾运化水湿而达到健脾的作用。例如配党参、白术、猪苓、泽泻、藿香、车前子、炒芡实、伏龙肝等，可治脾虚湿盛引起的水泻；配党参，白术、甘草可治脾虚气弱等证。用苓桂术甘汤（茯苓、桂枝、白术、甘草）加炒白芍、木香、吴萸、肉豆蔻等，治疗肠功能紊乱，能取得一些疗效。茯苓有宁心安神作用，可治失眠健忘。用于心脾两虚、心神不宁的失眠健忘之证，常配合当归，白术、柏子仁、远志、枣仁、朱砂等同用。（详见《用药心得十讲》）

**国医大师何任**　健脾和中、渗湿利水固是茯苓主要功能，但关键在于配合他药之适宜。如用其补脾则常与白术同用；治中阳虚时常与干姜配伍；用于固摄治下利，则常与苍术、薏苡仁同用；用于宁心安神，则常与朱砂拌、酸枣仁、灯心草、柏子仁合用，这些也是人所皆知的常用法。而治肿瘤，亦常用茯苓合猪苓，每剂用量都在 15～20g。这大概是因为茯苓和猪苓的水溶性葡聚糖都有提高免疫功能、抑制肿瘤生长的作用。医家历来都视茯苓为常用补药，四君子汤、六味地黄丸、十全大补汤等各类补方多用之。《本草正》说："茯苓补少利多，多服最能损目。久弱者极不相宜。"此虽为一家之言，但"补少利多"一语，足以说明茯苓所以列入利水渗湿药章内而不列入补药章内之原因。临床凡肾阴亏虚、遗精、滑精，以及妇女妊娠期及习惯性流产者，均以不用为宜。（详见《何任医学经验集》）

**贵州著名医家石恩骏**　茯苓极平和，虚实寒热诸证皆宜。水湿之滞，常渐致痰浊之结，若脾虚者，痰浊尤甚。茯苓亦为治痰要药，忧患惊邪恐悸，心下结痛咳逆，必因痰结而七情郁滞，肺气不宣，历来祛痰诸方，多有茯苓，余常用十味温胆汤治疗数十种痰结之证。内有宿饮而津液不升，常致口焦舌干，养阴无益，唯利小便反能生津止渴。茯苓可以健脾补中，脾胃健运则不饥不渴，参苓白术散、四君子汤等方常用于中虚胀满，食少便溏诸证。余常用较大量茯苓与山药为方，治疗虚性神经衰弱及一些心脏疾病所致心悸、虚怯之病证。（详见《石恩骏临床经验集》）

【师说】茯苓，其味甘、淡，性平。归脾、肾、心经。具有健脾、渗湿、利水、宁心安神等功效，是临床上常用的药物之一。其临床应用如下。

（1）祛湿利水。茯苓能利水，可引水湿痰饮下行从二便去，用治水肿、臌胀、痰饮内停等证。例如：①茯苓配泽泻、白术、猪苓、车前子等作为基本方治疗急慢性肾炎、肾功能减退症见水肿显著者；②茯苓配白术、泽泻、半枝莲、生薏苡仁、大腹皮、陈葫芦瓢、蝼蛄、陈皮等治疗肝硬化腹水；③茯苓皮等组成的五皮饮（陈皮、茯苓皮、生姜皮、桑白皮、大腹皮）用治特发性水肿；④茯苓加入八正散中治疗小便淋浊不畅；⑤若胸腔渗水积液，以茯苓、桑白皮配入葶苈大枣泻肺汤（葶苈子、大枣）中治之效显；⑥用大剂量茯苓配入苓桂术甘汤中治疗痰饮留于胃中致胃下垂；茯苓加入奔豚汤（甘草、川芎、当归、法半夏、黄芩、葛根、白芍、生姜、李根白皮）中治疗饮停胸间致少腹有气上攻，冲击胸、胃、腹而致疼痛等症；⑦痰饮入肺，用茯苓配法半夏、陈皮、苏子、莱菔子、射干、车前子等治之效佳。

（2）健脾助运。本品具有健脾补虚的功效，能治疗脾虚湿滞之食少便溏、体弱乏力等症。例如：①用参苓白术散（人参、白术、茯苓、扁豆、山药、莲子、砂仁、薏苡仁、炙甘草、桔梗）治疗脾虚泄泻，常用茯苓 30g 左右伍入其中；②茯苓配太子参、白术、砂仁、木香、陈皮、法半夏、麦芽、布渣叶、鸡矢藤、甘草治疗小儿脾虚致食欲不振、形瘦等。

（3）养心安神。本品具有导浊气、安神定惊之功。茯苓或用茯神皆可配伍炒枣仁、柏子仁、夜交藤、合欢花、萱草花、远志、珍珠母、刺五加、灵芝等治疗长期心脾不足、气血亏虚之失眠症，以及少儿、老人智力低下者。对于夜寐不安导致心悸心慌者，还可在上方中加入红景天、龙骨、牡蛎、茯神、柏子仁、炙甘草等治之。

我在临床上也用茯苓治疗梅尼埃病。症见湿痰夹肝风上旋而作的眩晕、耳鸣，伴呕恶、舌苔白厚腻、脉弦滑者。我常用大剂量茯苓配伍泽泻、法半夏、车前子、苍术、白术、天麻、羌活、葛根、磁石、石菖蒲、陈皮等治之，尤效。我也用茯苓配伍他药治疗脂溢性脱发。如用茯苓30g，生薏苡仁30g，配决明子、羌活、天麻、生侧柏叶、当归、泽泻、荷叶等作为基本方，再随症加减，一般经过2～3个月的调治，并配合煎服上方药后的药渣再熬水洗头每日洗一次，可祛脂止痒，能使头发长全。这两个病症皆是我用茯苓比较得心应手，且疗效显著的病症。

凡我用茯苓时，对此药的选择比较讲究，如健脾选用白茯苓；健脾祛湿用赤茯苓；利水消肿则用大剂量茯苓皮；需要安神则用茯神。

脾虚湿甚，脾胃不和，腹胀疼满，纳呆少食；肢肿按之凹陷不起；头晕目眩、耳鸣呕恶；水肿、腹水、胸水；心悸、失眠；咳痰稀白量多；舌质淡胖，苔白水滑，或白厚腻；脉细滑或弦滑等，皆为我选用茯苓的重要指征。

【用法】本品入煎内服：10～15g。特殊病症需用大剂量的，可用至30～60g。以生用切片或打碎入煎为宜。阴虚燥热火旺、气虚下陷、口疮久不愈、舌红无苔等，皆当忌用或慎用。虚寒精滑者，亦应忌用之。

（刘成全　整理）

# 榆　皮

【药名】榆皮（别名：零榆），在《神农本草经》后的本草文献中又名榆白皮、榆根白皮、榆树皮等。

【经文】榆皮，味甘，平。主大小便不通，利水道，除邪气。久服轻身，不饥。

其实尤良。

【文译】榆皮，味甘，性平。主治大小便不通，能通利水道，可祛除病邪。长期服用，可以使身体轻健，能耐饥饿。

榆树的果实治疗上述病症效果更好。

【药源】本品为榆科植物榆树的树皮、根皮，分布于东北、华北、西北、华东、中南、西南及西藏等地。春、秋季采收树皮、根皮的韧皮部分晒干入药。

【药理】本品主要含 $\beta$ - 谷甾醇、植物甾醇、豆甾醇等多种甾醇类及鞣质、树胶、脂肪油等。本品能够抑制前列腺增生并具有抗炎作用，其水提物具有良好的抗菌活性，对白色葡萄球菌，绿脓杆菌、伤寒杆菌有抑制作用。

【师说】榆皮，药用为榆科榆属榆树的根皮或树皮。可用榆树皮或榆根白皮入药。其味甘、平。性微寒。归肺、脾、膀胱经。具有利水消肿、通淋等功效。临床用治以下病证。①二便不通：以榆白皮配桂枝、滑石、甘草等可治疗大小便不通。②淋证：以榆白皮配当归、枳壳、荔枝核、大黄、瞿麦、萹蓄、蛇床子、地肤子、鬼针草、积雪草等可治疗气淋、寒淋，症见小腹胀满、尿解不畅、尿痛、手足厥冷。③尿血：以榆白皮配白茅根、琥珀、小蓟、藕节、冬葵子、滑石、石韦、瞿麦、生地等可治疗小便出血、尿道涩痛。④尿浊：以榆白皮配萆薢、射干、石菖蒲、猪苓、芡实、莲须等可治疗虚劳而尿白浊。⑤热毒、湿疮：本品微寒，有清热解毒、祛湿之功，用之配槐白皮、赤小豆、桑白皮、皂荚、朴硝等可治疗热毒、湿疮、小儿白秃；将之烧炭存性为末，可搽治紫癜、白癜风等病症。⑥阴道出血：本品配茜草、煅乌贼骨、陈棕炭、紫珠草等可治疗妇女刮宫、引产之后阴道出血久不止。

此外，本品久服能使人身体轻健，没有饥饿感，也可用治头疮、白疕等。本品还可治疗滑胎、产难等病证。总之，润滑通利，使邪气外达而祛除湿热毒邪为本品的主要功效。

【用法】本品入煎内服：9～15g。外用：适量，研末或捣敷用之。对脾胃虚寒者内服应慎用。

（刘成全　整理）

# 酸　枣

【药名】酸枣，在《神农本草经》后的本草文献中又名酸枣仁、枣仁、棘子、野枣、山枣等。

【经文】酸枣，味酸，平。主心腹寒热，邪结气聚，四肢酸疼，湿痹。久服安五脏，轻身，延年。

【文译】酸枣，味酸，性平。主治心腹有寒热邪气凝滞，气血不通，四肢酸痛及湿痹证。长期服用，能使五脏安和，身体轻健，寿命延长。

【药源】本品为鼠李科植物酸枣的干燥成熟种子。主产于河北、陕西、辽宁、河南、山西、山东、甘肃等地。秋末冬初时节采收成熟果实，除去果肉及核壳，收集种子，晒干入药。以粒大饱满、外皮紫红、不破壳、种仁色白、无核壳者为佳。

【药理】本品含酸枣仁皂苷、黄酮苷及多种氨基酸、维生素C、多糖及植物甾醇等。具有镇静催眠、抗惊厥、镇痛、降体温、降血压、改善心肌缺血、提高心肌耐氧能力、兴奋子宫等作用。也有抗氧化、减轻缺血性脑损伤、抗肿瘤等作用。也有增强免疫、抗炎、降脂等作用。

【文摘】

《名医别录》　主烦心不得眠，脐上下痛，血转久泄，虚汗烦渴，补中，益肝气，坚筋骨，助阴气，令人肥健。

《药性本草》　主筋骨风，炒末作汤服之。

《食疗本草·卷上》　酸枣主寒热结气，安五脏，疗不能眠。

《本草拾遗》　睡多生使，不得睡炒熟。

《珍珠囊补遗药性赋》　酸枣仁去怔忡之病……职掌虚烦，敛汗，必须酸枣。

《景岳全书》　味微甘，气平，其色赤，其肉味酸，故名酸枣仁，居中，故主收敛而入心，多眠者生用不眠者炒用，宁心志，止虚汗，解渴，去烦，安神、养血，益肝，补中，收敛魂魄。

《本草纲目》　酸枣实味酸性收，故主肝病，寒热结气，酸痹久泄，脐下满痛之证。其仁甘而润，故熟用疗胆虚不得眠、烦渴虚汗之证，生用疗胆热好眠，皆足厥阴、少阳药也。今人专以为心家药，殊昧此理。

《本草经疏》　酸枣仁专补肝胆，亦复醒脾。熟则芳香，香气入脾，故能归脾。能补胆气，故可温胆。母子之气相通，故亦主虚烦、烦心不得眠。其主心腹寒热，邪结气聚及四肢酸疼湿痹者，皆脾虚受邪之病，脾主四肢故也。胆为诸脏之首，十一脏皆取决于胆，五脏之精气皆禀于脾，故久服之，功能安五脏。

《药品化义》　枣仁，仁主补，皮益心血，其气炒香，化为微温，借香以透心气，得温以助心神。凡志苦伤血，用智损神，致心虚不足，精神失守，惊悸怔忡，恍惚多忘，虚汗烦渴，所当必用。

《重订石室秘录》　盖枣仁安心，是不寐之良药。生用使其日间不卧，熟用使其夜间不醒也。日夜既安，则怔忡自定。

《长沙药解》　枣仁酸收之性，敛摄神魂，善安眠睡，而收令太过，颇滞中气，脾胃不旺，饮食难消者，当与建中燥土，疏木达郁之品并用；不然则土木皆郁，腹胀吞酸之病作矣。其诸主治，收盗汗，止梦惊。生用泄胆热多眠，熟用补胆虚不寝。

《医学摘粹·本草类要》　宁心胆而除烦，敛神魂而就寐。

《罗氏会约医镜·本草》　补肝胆而醒脾土。治胆虚不眠，心虚自汗，解渴除烦，安神养血，补脾嗜食，并疗多眠。按肝胆二经，实而有热勿用，以其能收敛也。

《医方十种汇编·药性摘录》　酸枣仁甘酸而润，入肝胆兼入脾。生用则导虚热，故疗肝热好眠神昏倦怠。炒熟则收敛精液，故疗胆虚不眠，烦渴盗汗……唯滑泄者忌之。

《得配本草》　酸枣仁恶防己……补君火以生胃土，强筋骨以除酸痛，得人参、茯苓治盗汗；得生地、五味子敛自汗；配辰砂、乳香治胆虚不寐；配地黄、粳米治骨蒸不眠……临时炒用恐助火，配二冬用。肝旺烦躁，肝强不眠，心阴不足，致惊悸者，俱禁用。世医皆知枣仁止汗，能治不眠，岂知心火盛，汗溢不止，胆气热，虚烦不眠，阴虚痨瘵症，有汗出上焦，而终夜不寐者，用此治之，寤不安，而汗更不止。

**《本草再新》** 平肝理气，润肺养阴，温中利湿，敛气止汗，益志定呵，聪耳明目。

**【今用】山东著名老中医刘惠民** 酸枣仁，临证不论何疾，只要伴有心烦不眠之症，均可用之。刘老认为酸枣仁不仅是治疗失眠不寐之要药，且具有滋补强壮作用，久服能养心健脑，安五脏，强精神。因此，"酸枣仁用至五十粒即中毒"的说法不足为凭。治疗神经衰弱，酸枣仁为必用之品，其用量需根据体质强弱、病情轻重而酌定。一般成人一次剂量多在 30g 以上，甚至 75～90g，有用量五六倍于他人者。实践证明，只要配伍得宜，大多可应手取效，且无不良反应。（详见《名老中医医话》）

**北京著名医家焦树德** 酸枣仁能补养心肝之血而安神定志。最常用于肝胆血虚不能养心而致心烦不眠、多梦、易惊等症。一般偏于心脾不足、气血两虚者，常配黄芪、白术、当归、白芍等同用；偏于阴虚肝旺者，常配白芍、生石决明、生地、龙齿、茯苓、生牡蛎等同用。酸枣仁甘酸能敛虚汗，并能生津，对久病失血，或忧思劳伤心脾而出现疲乏、出汗、烦渴、心惊等症者，可配合生地、白芍、山萸肉、五味子、牡蛎等治之。酸枣仁治肝胆不足，虚烦神怯不得眠。酸枣仁生用甘酸而润，偏用于肝胆虚热之证。炒熟用则酸温而香，兼有醒脾作用，偏用于肝、胆、心、脾血虚少眠之证。……治失眠是用炒枣仁，最好是新炒的。新炒的比炒后久放的效果好，供参考。用量一般 3～9g。特殊需要时可用 15～30g。（详见《用药心得十讲》）

**北京著名妇科医家刘奉五** 酸枣仁功能养心宁神，又能敛汗。常用于治疗心气虚衰不眠，通过养心而扶脾以治心脾两虚，可用于崩漏，方如归脾汤。因养心气而又能舒郁结，故可用于妇人脏躁证。（详见《刘奉五妇科经验》）

**重庆著名医家马有度** 以往用酸枣仁治不寐，一向遵照惯例用炒制品，或入汤剂，或单用粉剂睡前吞服，均有效果。后来亲自到药房参加配方工作，才发现药房所配酸枣仁，皆是生品，因而悟出生酸枣仁亦能安眠。我素来夜寐欠安，于是自用生酸枣仁粉 6g 睡前吞服，果然奏效。（详见《长江医话》）

**安徽著名医家龚士澄** 生、熟枣仁功用相似，《本经逢原》称："酸枣仁，熟则收敛精（津）液，故疗胆虚不眠、烦渴虚汗之证；生则导虚热，故疗胆热好眠、神昏倦怠之证。"前贤多宗之，信以为然。熟枣仁，只宜微炒，炒焦则不能养心阴、益肝血。尝取生枣仁与熟枣仁分别自服比较，二者疗效并无差异。（详见《临证方药运用心得》）

**【师说】**《神农本草经》所载酸枣仁，其味甘、酸，性平。主入心、肝、胆经。具有养心益肝、安神、敛汗等功效。我临证应用酸枣仁功效如下。

（1）养心安神。本品入心、肝二经，能滋养心、肝之血，故为养心安神之要药。主治心肝阴血亏虚，心失所养、神不守舍之失眠、多梦、健忘、心悸、怔忡等症。可用本品配伍熟地、当归、白芍、制首乌、柏子仁、龙眼肉等治疗心肝血虚所致的上述病症。若治心肝有热的虚烦不眠，我常与滋阴泻热、除烦安神之品配伍，如用酸枣仁配知母、茯神、川芎、百合、甘草、黄连、莲心、灯心草、合欢花、合欢皮等。若心脾气血亏虚致心悸、失眠、体倦、头昏、健忘者，用酸枣仁配人参、黄芪、当归、刺五加、灵芝等治之；若心肾亏虚，阴血虚少之心悸、怔忡、虚烦不眠者，常用枣仁配麦冬、知母、茯神、生地、远志等治之。本品配夜交藤、合欢皮、黄连、肉桂、女贞子、墨旱莲、生地、茯神治疗神经衰弱以失眠为主症者效佳。

（2）收敛止汗。本品味甘、酸。能入心经。而汗为心液，酸枣仁能收敛止汗。所以，我常用之治疗自汗、盗汗。每用酸枣仁与益气固表、滋阴敛汗之黄芪、白术、五味子、生地、白芍、乌梅、山萸肉、仙鹤草、浮小麦、煅牡蛎等治疗自汗。若以酸枣仁与稽豆衣、玄参、生地、桑叶、白薇、乌梅、五味子、地骨皮等同用，能达止汗之目的，可用此方治疗阴虚盗汗之证。

（3）镇静止痛。现代药理研究发现，本品具有镇静、镇痛等作用，我治疗头痛、胁痛、胃痛、脐腹上下疼痛、腰痛、四肢关节疼痛等症皆在适证方中加用酸枣仁，确有明显的止痛效果，尤其对上述疼痛辨属虚证者，更有显著疗效。

此外，本品还有降脂、降压、补虚、抗肿瘤、抗缺氧等功效。而对神经衰弱、更年期综合征、不射精、梦遗、滑精等，也可在适证方中选用之。

总之，虚烦不眠，心悸心慌、怔忡、心神不宁，气虚自汗，阴虚盗汗，口干，以及各种虚证疼痛，尤其是胃脘、脐腹疼痛，舌质淡红或暗红，少苔，脉细弱或细数，均为我用酸枣仁之指征。

【用法】本品生用或炒用。水煎内服：9～15g。研末吞服，每次1.5～2g。上述诸病有外感兼夹者禁用。

酸枣仁是否需要分生用、炒用，对此，我的体会是，酸枣仁现炒现用效佳。若炒后日久再用，与生酸枣仁的功效无明显差异。所以，我不强求炒用，但用酸枣仁以打碎入煎为宜。

（刘成全　整理）

# 干　漆

【药名】干漆，在《神农本草经》后的本草文献中又名漆渣、漆脚、山漆、漆底等。

【经文】干漆，味辛，温。主绝伤。补中，续筋骨，填髓脑，安五脏。五缓六急，风寒湿痹。

生漆，去长虫。久服轻身，耐老。

【文译】干漆，味辛，性温。有毒。主治筋骨损伤或折断，能接续筋骨，补脑髓，使五脏安和。能治小儿行迟、语迟等五种迟缓病症，也治疗气、血、筋骨等六种极度虚损的病症。还治疗风寒湿痹。

生漆能驱除蛔虫。长期服用生漆，能使人身体轻健，寿命延长。

【药源】干漆为漆树科植物漆树的树脂经加工后的干燥品，是收集盛漆器具底部留下的漆渣，干燥而得。以块整、色黑、坚硬、漆臭重者为佳。

【药理】干漆有抗凝血酶原作用，能延长凝血时间，与川芎相配能治疗冠心病。生漆的化学成分主要是漆酚、漆酶、漆多糖和水分，主要有解痉、促凝血等药理作用。

【师说】干漆为漆树乳汁加工而成的干燥品。其性味辛，温，有毒。入肝、脾经。被视为虚实兼治之品，具有破瘀、杀虫、消积等功效。总结历代医家所论，用干漆可治以下病证。①虚损劳伤。本品配柏子仁、党参、白术、山萸肉、枣仁等用治五劳七伤，能补益虚损。②下痢不止。干漆配生地、白头翁、仙鹤草、黄连、木香、炙甘草、当归、白术、白芍等能治疗下痢久不止，以致形体羸瘦。③癥积。本品能温通入血，可化瘀血。配丹皮、桃仁、水蛭、鳖甲、制大黄等能消癥积，可治产后血晕和各种痛证。④杀虫。本品有毒，配黄连、槟榔、乌梅、陈皮等能杀虫消积，可治钩虫病、蛔虫病、水蛊等。

【用法】干漆，入煎内服：2.4～4.5g。孕妇及体虚无瘀者慎用。本品久服易使人过敏，会出现荨麻疹等过敏反应，用之当注意掌握剂量及疗程。

生漆，生用，内服：适量入丸、散剂中服，或熬干研末入丸药服。外用：适量涂抹。体虚无瘀滞者忌服。某些特异质的人，接触生漆可能会产生过敏性皮炎，用之当慎。

（刘成全　整理）

# 蔓荆实

【药名】蔓荆实，在《神农本草经》后的本草文献中又名蔓荆、万荆子、蔓青子等。

【经文】蔓荆实，味苦，微寒。主筋骨间寒热，湿痹，拘挛。明目，坚齿，利九窍，去白虫。久服轻身，耐老。小荆实亦等。

【文译】蔓荆实，味苦，性微寒。主治筋骨中的寒热病症、湿痹、肢体拘挛。服之能增强视力，坚固牙齿，通利九窍，驱除绦虫（姜片虫）。长期服用，能使身体轻健，延缓衰老。小荆实也具有同等的功效。

【药源】本品为马鞭草科植物单叶蔓荆或蔓荆的干燥成熟果实，主产于山东、江西、浙江、福建、广东、广西等地区。秋季果实成熟时采收，除去杂质，晒干备用。以粒大、饱满、具有灰白色粉霜、气味辛香者为佳。

【药理】本品主要成分为二萜类、黄酮类及苯丙素类、环烯醚萜类、甾体类、三萜类等。主要药理作用有：①镇痛抗炎。蔓荆子果实提取物具有血管松弛和镇痛作用；②抗肿瘤。蔓荆子果实中的木犀草素能够抑制人骨髓白血病细胞株（HL-60）的增殖并诱导其凋亡。蔓荆子挥发油灌胃和腹腔注射给药，对实验性哮喘有显著的保护作用，明显降低组胺对离体豚鼠气管平滑肌的收缩作用。蔓荆子还有抗氧化、抗突变、降血压等作用。

【文摘】

《名医别录》　主发秃落……去长虫，主风头痛，脑鸣，目泪出，益气，令人光泽脂致。

《药性本草》　治贼风，能长髭发。

《日华子本草》　利关节，治痫疾，赤眼。

《医学启源》　头痛……如不愈，各加引经药，太阳蔓荆。

《珍珠囊》　凉诸经血，止目睛内痛。

《寿世保元·本草药性歌括》　蔓荆子苦，头疼能治，拘挛湿痹，泪眼可除。

《本草纲目》　蔓荆气清味辛，体轻而浮，上行而散，故所主者，皆头面风虚之证。

《本草经疏》　蔓荆实察其功用，应是苦温辛散之性，而寒则甚少也。气清味薄，浮而升，阳也……头目痛不因风邪，而由于血虚有火者忌之。

《本草汇言》　痿痹拘挛不由风湿之邪，而由于阳虚血涸筋衰者勿用也；寒疝脚气不由阴湿外感，而由于肝脾羸败者亦勿用也。

《药品化义》　蔓荆子能疏风、凉血、利窍，凡太阳头痛，及偏头风、脑鸣、目泪、目昏，皆血热风淫所致，以此凉之，取其气薄主升，佐神效黄芪汤，疏消障翳，使目复光，为肝经胜药。

《罗氏会约医镜·本草》　蔓荆子气清体轻，所主者在风木之脏……按上诸证。因于血虚有火者，宜慎用之。

《医方十种汇编·药性摘录》　入膀胱兼理脾胃，治风邪内客巅顶……但气虚等症禁用。

《本经逢原》　瞳神散大者尤忌。

《得配本草》　蔓荆子恶乌头、石膏，搜肝风，祛寒湿……配马蔺治喉痹口噤，配蒺藜治皮痹不仁。去膜捣碎，酒蒸用，或酒拌炒用。

【今用】北京著名医家焦树德　蔓荆子性味辛凉，主用于散风清热、凉肝明目，治头痛。蔓荆子配荆芥、薄荷、菊花、牛蒡子等治疗感受风热所致的头痛、发热、目痛、面肿等症，具有辛凉散热的作用。本药能散上部风热，所以凡风热上犯而致的头痛、目赤、目昏均可用本品配合桑叶、菊花、草决明、青葙子、薄荷等进行治疗。蔓荆子最大的特点是能散头部风热而治头痛，尤其是发于头部两侧近太阳穴处的头痛。临床上常与荆芥、防风、菊花、白蒺藜等同用。单用蔓荆子泡酒饮服，也可以治疗慢性头痛。配养血祛风药，如当归、川芎、白芍、熟

地、羌活、防风等，也可用于治疗头风头痛……凡属于血虚而致的头痛、目痛，均忌用。（详见《用药心得十讲》）

**北京著名妇科专家刘奉五**　蔓荆子体轻而浮，上升而散，主治头面之风证。且入血分养血和肝，凉血散风又能明目；合白蒺藜治疗产后血虚头痛或偏头痛。蔓荆子虽苦，因其入肝能养血和血，能上升头面，故为治疗血虚头疼的常用引经药。（详见《刘奉五妇科经验》）

**浙江名医马大正**　蔓荆子生品善于发散风热，炒蔓荆子多用于清阳不升。历代本草未载蔓荆子有关妇科功效的论述，而相关临床经验则散见于其他著作。蔓荆子以清利头目见长，治疗风热或肝火引起的头痛、头晕，可与钩藤、刺蒺藜、菊花配伍；头痛严重者，与僵蚕、地龙、全蝎配伍。临床主要用于治疗以下妇科疾病：①经行头痛；②经后眉棱骨痛；③经后头晕；④妊娠头痛；⑤经期过长。（详见《妇科用药400品历验心得》）

【师说】《神农本草经》中的蔓荆实，即今之蔓荆子。其味苦、辛，性凉。主入肝、肺经。能疏风散热，清利头目，并能止痛。临床应用如下。

（1）疏风散热。本品配菊花、桑叶、蝉蜕、白蒺藜、薄荷等，可疏风散热，以治外感风热表证，症见发热、头昏作痛、周身灼热、目赤肿胀、畏风流泪等。

（2）祛风止痛。本品配羌活、独活、川芎、防风、青风藤、海风藤、姜黄、薏苡仁等，可祛风湿、通痹止痛，用治风湿痹证；蔓荆子配川芎、细辛、石楠叶、白芍、藁本、防风等，治疗正偏头痛效佳；用蔓荆子配石膏、细辛、蜂房、川芎、白芷等，亦可治疗风热或风寒牙痛；蔓荆子适量泡酒饮服，能治三叉神经痛，以及坐骨神经痛等。

（3）升清通窍。本品配辛夷、石菖蒲、柴胡、苍耳子、藁本、川芎、白芷、升麻等，可治疗鼻塞不通、喷嚏、流清涕、鼻不闻香臭等症。

（4）益气通耳。蔓荆子配党参、黄芪、刺五加、升麻、丹参、紫菀、葛根、石菖蒲、蝉蜕等，治疗气虚、清阳不升而致的耳鸣、耳聋，尤宜于老年人及久病体弱者因气虚而致的两耳鸣、耳聋。

（5）宣肺止咳喘。蔓荆子配麻黄、杏仁、石膏、黄芩、桔梗等，能治疗外感风寒而内有实热的咳嗽，甚则咳而作喘者；若用蔓荆子配橘红、鱼腥草、金荞麦、浙贝母、瓜蒌皮等，可治疗热邪蕴肺致咳嗽、作喘；蔓荆子配麻黄、杏仁、淫羊藿、补骨脂等，也能治疗上实下虚之喘证。

此外，有用蔓荆子研末，醋调外敷治疗早期急性乳腺炎的，疗效较佳。若用蔓荆子、青木香、冬桑叶、川芎、野菊花、生石膏、白芍、竹叶、草决明、钩藤、磁石、晚蚕沙各适量，制成药枕，长久用之，能显著改善高血压病患者的头昏、眩晕、二目昏花等症状。蔓荆子也有显著的明目作用，是治疗眼疾常用之品。

本品长于疏散风热，多用于风热表证及偏、正头痛。炒用则辛散作用缓和，用于目疾及耳窍失聪者。

【用法】本品生用。水煎内服：10～15g。亦可浸酒服，或入丸、散服。外用：适量，捣敷。血虚有火之头痛、目眩及胃气虚弱者慎用。

（刘成全　整理）

# 辛　夷

【药名】辛夷（别名：辛矧、侯桃、房木），在《神农本草经》后的医药文献中又有木笔花、望春花、紫玉兰、白玉兰、二月花等名称。

【经文】辛夷，味辛，温。主五脏、身体寒热，风头脑痛，面皯。久服下气，轻身，明目，增年耐老。

【文译】辛夷，味辛，性温。主治五脏疾病，身体恶寒发热，风邪侵犯头脑部位引起疼痛，面色如尘垢，或面色黎黑，泛发黑斑。长期服用，能使气机下行，使身体轻盈，能明目，抗衰老。

【药源】本品为木兰科植物望春花、玉兰，或武当玉兰的花蕾，主产于山东、四川、江西、湖北、云南、陕西南部、河南等地。一般在早春花蕾未放时采摘，剪去枝梗，干燥即可。以花蕾未开、身干完整、内瓣紧密、色绿、无枝梗、香气浓者为佳。

【药理】本品含挥发油，油中含柠檬醛、丁香油酚、生物碱桉叶素。根含木兰花碱。叶和果实都含芍药素苷。具有降血压、抗真菌、抗病毒、局部收敛、刺激和麻醉，以及抑菌、抗炎、镇痛等作用。对横纹肌有箭毒样作用，可抗过敏，对离体直肠痉挛性收缩有抑制作用，对子宫及肠道平滑肌有兴奋作用。

【文摘】

《名医别录》　温中解肌，利九窍，通鼻塞、涕出，治面肿引齿痛，眩冒，身几几如在车船之上者。生须发，去白虫。

《药性本草》　能治面生皯疱。面脂用，主光华。

《日华子本草》　通关脉，明目。治头痛、憎寒、体噤、瘙痒。

《本草纲目》　肺开窍于鼻，而阳明胃脉环鼻而上行，脑为元神之府，鼻为命门之窍；人之中气不足，清阳不升，则头为之倾，九窍为之不利。辛夷之辛温走气而入肺，能助胃中清阳上行通于天，所以能温中治头面目鼻之病。

《本草经疏》　辛夷，主五脏身体寒热、风头脑痛、面皯，解肌，通鼻塞涕出，面肿引齿痛者，皆二经受风邪所致，足阳明主肌肉，手太阴主皮毛，风邪之中人，必自皮毛肌肉，以达于五脏，而变为寒热；又鼻为肺之窍，头为诸阳之首，三阳之脉会于头面，风客阳分则为头痛、面皯、鼻塞、涕出、面肿引齿痛。辛温能解肌散表，芳香能上窜头目，逐阳分之风邪，则风证自愈矣。眩冒及身几几如在车船之上者，风主动摇之象故也，风邪散，中气温，则九窍通矣。大风之中人，则毛发脱落，风湿之浸淫，则肠胃生虫，散风行湿，则须发生而虫自去矣。

**《滇南本草》** 治脑漏鼻渊，祛风，新瓦焙为末。治面寒痛，胃气痛，热酒服。

**《本草新编》** 辛夷，通窍而上走于脑舍，（治）鼻塞鼻渊之症，无他用，存之以备用可耳。且辛散之物多用，则真气有伤，可暂用而不可久用也。

**《本经续疏》** 无五脏身体寒热，而风头脑痛者，是阳淫极上不得阴交而化风，非辛夷所可治也。五脏身体寒热而不风头脑痛者，是邪连中外，不随阳气而透达，亦非辛夷所可治也。惟风头脑痛之属五脏身体寒热者，乃可以辛夷治。

**《玉楸药解》** 泄肺降逆，利气破壅。

**《江西中药》** 外用能促进子宫收缩，具催生作用。

**【今用】国医大师朱良春** 朱老治疗慢性鼻窦炎（中医属鼻渊范畴）经验：辛夷、鹅不食草各12g，黄连6g，鱼脑石3g，冰片0.16g，共研极细末，贮瓶备用，用时每取少许嗅鼻，每日4次。又一用法，取纱布，剪成30小块，平分药末后，用线扎成30个药球，浸入60%酒精中3日即可用，用时将棉球手捏成长型塞入鼻孔内，早晚换药，左右交替轮塞5日大效，此法较嗅鼻疗法能缩短疗程，但因年龄和患者个性关系，不喜塞鼻者当以嗅鼻为宜。此法宜治湿热型之鼻渊，要坚持塞药1个月以上，才能根治。肺开窍于鼻，而阳明胃脉环鼻上行，脑为元神之府，鼻为命门之窍；人之中气不足，清阳不升，则九窍为之不利。辛夷辛温，轻清走气，祛风通窍，能升能降，能助胃中清阳上行通于巅。故利九窍，通鼻塞，《玉楸药解》谓其"能泄肺降逆，利气破壅"。（详见《朱良春鼻药疗法临床经验和用药特色——著名老中医药学家朱良春临床经验系列之十八》）

**北京著名医家焦树德** 辛夷气味辛温，有祛风通窍的作用，尤善于通鼻，以散风寒。故常用于通鼻窍，为治鼻病的要药。例如：治风寒感冒的鼻塞不通，可配合细辛、荆芥、防风、苍耳子同用；治鼻炎、鼻窦炎，可配合白芷、细辛、苍耳子、川芎、菊花、金银花同用。临床上遇鼻渊（鼻塞、流腥臭脓涕）、鼻鼽（鼻流清水涕）、鼻窒（鼻中生肉窒塞鼻孔）、鼻疮、鼻塞流涕等，都可随证配伍应用。苍耳子也能治鼻病，但偏于散头部风湿，兼治头风头痛；辛夷则偏于散上焦风寒，开宣肺窍。细辛也有辛通走窜的作用，可通全身之气，但偏于入心肾两经。辛夷则以通上焦之气为主，但配合桑枝、桂枝、松节、红花等也可通利关节。白芷也能芳香通窍，但主要散头面的风寒而治前头痛、鼻塞；辛夷则善于散上焦风寒，宣肺而通鼻窍。辛夷配鹅不食草、苍耳子、白芷、薄荷、梅片为细末，用少许搐鼻用，可治鼻塞不闻香臭、鼻炎、鼻窦炎等。辛夷内服用量一般为二三钱。阴虚火旺者忌用。（详见《用药心得十讲》）

**【师说】**辛夷，味辛，性温。归入肺经。具有发散风寒、辛温通鼻窍之功效。我在临床上用治以下病证。

（1）风寒表证。本品辛，温，能发散风寒，宣通肺窍，用治外感风寒，肺窍郁闭之恶寒发热、头痛鼻塞等。风寒表证可配防风、白芷、荆芥、桔梗、细辛、麻黄以发散风寒；风热表证见恶寒轻、发热重、鼻塞头痛者，可配金银花、黄芩、桑白皮、菊花、薄荷等疏散风热。本品重在宣通鼻窍，故风热感冒用之较少，多用于风寒感冒鼻塞流清涕显著者。我认为本品专主肺窍郁闭伴轻度风寒表证者。我治风寒引发的支气管哮喘，伴发晨起打喷嚏、鼻流清涕而作喘者，皆以麻黄、杏仁、炙地龙、苍耳子、射干、乌梅、五味子、徐长卿、石韦、白芷等配辛夷，效显。

（2）鼻渊头痛。本品辛温发散，芳香通窍，其性上达，尤善透鼻窍，为治鼻渊头痛、鼻塞流涕，或鼻出黄脓臭涕、伴头痛者之要药。偏风寒者，配白芷、苍耳子、细辛、藿香等治之；偏风热者，可与薄荷、金银花、连翘、桑白皮、天花粉、冬瓜子、野菊花、黄芩等药同用。若见鼻塞不畅、鼻窒、鼻衄等急慢性鼻炎、过敏性鼻炎等，辛夷也多常用。若肺胃郁热发为鼻疮者，可用辛夷配黄连、连翘、桑白皮、野菊花等治之。我亦用辛夷配白芷、升麻、藁本、防风、川芎、乌梅、生薏苡仁、细辛、木通、甘草等治鼻生息肉阻塞肺窍，鼻息不通、不闻香臭等。

（3）头昏脑痛。凡见脑梗死、脑动脉硬化、脑缺氧、脑癌、脑胶质瘤、老年痴呆、脑萎缩、脑卒中病程中出现头昏脑痛，精神恍惚，神志不敏等时，可用辛夷配当归、赤芍、桃仁、土茯苓、石菖蒲、玉竹、黄精、川芎、水蛭、丹参、瞿麦等治之。本方药可通脑窍，有醒神、消瘤、止痛等功效。我也用本品配川芎茶调散（川芎、荆芥、防风、细辛、白芷、薄荷、羌活、甘草）以治偏正头痛。

（4）面黯。近年我对男、女面生黄褐斑，常用辛夷配当归、白术、柴胡、香附、玫瑰花、玉竹、菟丝子、蝉蜕、僵蚕、白芷、藁本、桂枝、桃仁、红花、泽兰等治之，效佳。

此外，据近年药理研究，本品也能治过敏性皮炎、类风湿性关节炎、红斑狼疮等结缔组织病及慢性肾炎。总之，凡过敏反应及自身免疫反应性疾病皆可用辛夷、苍耳子配入适证方中治之。

【用法】本品入煎内服：10～15g。辛夷有毛，易刺激咽喉，入汤剂宜用纱布包煎。鼻病由阴虚火旺而致者应忌用。

（陶方泽　整理）

# 杜　仲

【药名】杜仲（别名：思仙），在《神农本草经》后的本草文献中又名思仲、拉丝皮、丝连皮等。

【经文】杜仲，味辛，平。主腰脊痛。补中，益精气，坚筋骨，强志，除阴下痒湿、小便余沥。久服轻身，耐老。

【文译】杜仲，味辛，性平。主治腰脊疼痛。能调补中焦脾胃，补益精气，坚壮筋骨，增强记忆力。能治阴部湿痒，小便点滴不尽。长期服用杜仲，能使人身体轻健，青春永驻。

【药源】本品为杜仲科植物杜仲的干燥树皮。主产于湖北、四川、贵州等地。每年4—6月剥取，除去粗皮，洗净，润透，切成方块或丝条，晒干入药。以皮厚、块大、去净粗皮、内表面暗紫色、断面丝多者为佳。

【药理】本品主要成分为木脂素类、苯丙素类、杜仲胶、多糖类、黄酮类、氨基酸、脂肪酸、维生素及微量元素等。主要药理作用如下：对心血管系统的影响，参与调节心血管功能。杜仲的降压作用与其中含有生物碱、桃叶珊瑚苷、绿原酸和糖类等物质有关。对免疫系统的影响，糖醛酸的酸性多糖类有抗人体免疫系统病毒的功能。调节免疫，杜仲能增强机体的非特异性免疫功能，对细胞免疫具有双向调节作用。促骨细胞增殖。杜仲还有抗肿瘤、镇痛、利尿、促进胆汁分泌、降血脂、增强肌肉等作用。

【文摘】

《名医别录》　甘，温，无毒……主脚中酸痛，不欲践地。

《本草经集注》　恶蛇皮、玄参。

《药性本草》　治肾冷暨腰痛，腰病人虚而身强直，风也。腰不利加而用之。

《日华子本草》　治肾劳，腰脊挛。入药炙用。

《医学启源·用药备旨》　杜仲，性温，味辛甘，气味俱薄，沉而降，阴也。其用壮筋骨，及足弱无力行。

《景岳全书》　阳中有阴，其功入肾，用姜汁或盐水润透，炒去丝。补中强志，壮肾添精，腰痛殊功，足疼立效。除阴囊寒湿，止小水梦遗。因其气温故暖子宫，因其性固故安胎气，内热盛者亦当缓用。

《珍珠囊补遗药性赋》　杜仲坚筋补损伤。

《本草纲目》　杜仲，古方只识滋肾，唯王好古言是肝经气分药，润肝燥，补肝虚，发昔人所未发也。盖肝主筋，肾主骨，肾充则骨强，肝充则筋健，屈伸利用，皆属于筋。杜仲色紫而润，味甘微辛，其气温平，甘温能补，微辛能润，故能入肝而补肾，子能令母实也。

《本草经疏》　肾虚火炽者不宜用。即用当与黄柏、知母同入。

《本草汇言》　方氏《直指云》：凡下焦之虚，非杜仲不补；下焦之湿，非杜仲不利；足胫之酸，非杜仲不去；腰膝之疼，非杜仲不除。然色紫而燥，质绵而韧，气温而补，补肝益肾，诚为要剂。如肝肾阳虚而有风湿病者，以盐酒浸炙，为效甚捷；如肝肾阴虚而无风湿病，乃因精乏髓枯，血燥液干而成痿痹，成伛偻，以俯仰屈伸不用者，又忌用之。

《徐大椿医书全集·药性切用》　厚杜仲，入肝肾而补虚、止痛，安胎续筋，为腰膝诸痛专药。盐水炒或酒炒用。

《罗氏会约医镜·本草》　疗小便余沥、胎漏、胎堕，皆气温性固之效。欲补肾，盐水炒。欲补筋骨，酒炒。欲祛湿痹，姜汁炒。按：杜仲性温而不助火，可以久服。

《玉楸药解》　去关节湿淫。

《药品化义》　牛膝主下部血分，杜仲主下部气分，相须而用。

《万病疗法大全》　凡肾虚肾寒脚弱之病，用之最宜，若气陷气弱之辈，断不可服，以其性最引气下行，而无上升坚固之意也。

《临床应用汉方处方解说》　杜仲强壮，镇痛，降压。

【今用】北京著名医家焦树德　孕妇如因肾虚而致胎动，可用杜仲补肾安胎，常配合桑寄生、续断、白术、熟地、白芍、苏梗、当归等同用。如因肾虚而胎漏，常用杜仲炭配合续断炭、当归、白芍、阿胶、艾炭等治疗。伤科中常把杜仲与续断同用，前人经验认为杜仲能促进筋骨离开的部分结合起来，续断能促使筋骨断折的部分接续起来，二药同用可互相促进其治疗作用。桑寄生、杜仲皆能治腰痛，但桑寄生祛风湿，益血脉，适用于肾经血虚、风湿乘袭所致的腰痛；杜仲温气，燥湿，适用于肾经气虚、寒湿交侵所致的腰痛。桑寄生与杜仲都有安胎的作用，但桑寄生益肝肾血脉，补筋骨而使胎牢固；杜仲补肝肾之气，肝肾气足而胎自安，二药常同用。杜仲性温而燥湿，入肾经气分，用熟地补肾时，佐用一些杜仲，可使熟地补而不滞。（详见《用药心得十讲》）

贵州著名医家石恩骏　治疗肾虚腰痛，必用杜仲。此外，多加黄芪、人参升提，疗效甚好。寒湿著于腰间，冷而重滞，转侧不利，腰痛逐渐加重，静卧亦不能稍减或反加重，阴寒天气疼痛往往加剧，寒性收引，湿性黏滞，阻滞经络，气血不畅也。《金匮要略》甘姜苓术汤、《局方》五积散、《丹溪心法》渗湿汤可以祛寒行湿，温经通络，然均加杜仲疗效最好……杜仲入肝经而必走血分也。杜仲性温而不助火气，也可用治湿热腰痛。二妙散可加杜仲、车前仁、苡仁、炒知母，利其湿热，又专主其腰痛也。人之记忆情志，皆在大脑之中，老年健忘痴呆者，脑髓渐空也，杜仲补肾而强志健脑，《杨氏家藏方》杜仲与巴戟、苁蓉等益肾药入肾经气血分……更加菖蒲、远志等除秽逐痰药，共为治疗老年性痴呆良方。（详见《神农本草经发微》）

安徽著名医家龚士澄　杜仲善补肝肾之气，肝肾气足则血不漏而胎自安。属气虚血无凭依之胎漏证，傅青主用助气补漏汤，党参（原方人参）15～30g，炒白芍10～15g，黄芩、生地（均用酒炒黑）各9g，续断6g，益母草、甘草各3g。临证运用，疗效尚佳。如服2剂，漏仍不止，每加用盐水炒杜仲12g，则收效较速。盖人参（党参亦同）能大补元气和脾肺之气，而不能补肝肾之气，故用杜仲为必须也。治疗习惯性流产，常用杜仲240g，以糯米30g煎汤，浸透杜仲，取出炒干去丝，续断80g，酒湿焙干，白术80g，米泔水炒，同研细煮糊为丸服用，则多能正常生育。（详见《临证方药运用心得》）

【师说】杜仲，是当今临床上用药频率较高的药物之一。其味甘，性温。归肝、肾经。具有补肝肾、强筋骨、安胎等功效。我在临床上用之治疗以下病症。

（1）肾虚腰痛。因于本品既能补益肝肾，又能强壮腰膝筋骨，故对肝肾亏虚所致的腰膝酸痛、下肢痿软无力者，我常用杜仲配胡桃仁、补骨脂、伸筋草、木瓜、怀牛膝等治疗；对风寒湿邪导致的肾虚腰腿疼痛、肢节肿胀、膝关节腔有积液者，可与祛风湿、补肝肾、强筋骨药同用，常选独活寄生汤（独活、桑寄生、杜仲、牛膝、细辛、秦艽、茯苓、桂心、防风、川芎、人参、甘草、当归、芍药、干地黄）再加减白芥子、生薏苡仁、泽泻等治之；对足部跟骨疼痛且行步疼痛加重者，常用当归、白芍、熟地、陈皮、补骨脂、杜仲、川续断、川牛膝、地鳖虫、乳香、没药、甘草等治之效优，此方也可用治腰部骨折、扭挫伤致腰痛久不去者。对风寒湿痹所致的腰突症等，我常用的自创经验方治之。方用杜仲、川续断、炙地龙、三棱、莪术、防风、羌活、独活、炙川乌、炙草乌、泽泻、车前子、菟丝子、桂枝、川牛膝等，可治疗腰突症、风湿性脊柱炎、脊柱退行性变引起的寒湿腰痛等。此类病症，由肝肾不足或筋骨损伤合并湿热，或寒湿、瘀血、痰浊等阻滞腰部者，皆可用本方治之。杜仲还可治疗中风后遗筋脉挛急、腰膝无力等症。

（2）阴虚阳亢。对于肝肾阴虚、阳热亢盛所致的高血压病，症见头晕、头昏胀痛、面红目赤、肢体浮肿、舌红苔黄、脉弦滑者，可用张锡纯的镇肝息风汤（怀牛膝、生赭石、生龙骨、生牡蛎、生龟板、白芍、玄参、天冬、川楝子、生麦芽、茵陈、甘草）加入杜仲、桑寄生、钩藤、菊花、夏枯草等治之，效显。

（3）胎动不安、滑胎、胎漏下血。本品能补肝肾，调冲任，摄血安胎。用杜仲配续断、菟丝子、桑寄生、山萸肉、茯苓、五味子等能补肾安胎。杜仲配桑寄生、当归、黄芪、川续断可治胎动不安；配续断、桑寄生、五倍子、仙鹤草、黄芪、当归、菟丝子、阿胶、山萸肉等治胎漏久不止；配菟丝子、阿胶、桑寄生组成加味寿胎丸，治疗习惯性流产、胎体发育不良等。也可用杜仲、党参、当归、白芍、山萸肉、黄精、熟地等为基本方，并随证加减治疗青春期无排卵型功能性子宫出血。

（4）阳痿、遗精、尿频。对于肾虚、肾之阳气不足所致的阳痿，可用杜仲配巴戟天、山萸肉、菟丝子、补骨脂、露蜂房、蜈蚣、阳起石、锁阳、韭菜子等治之；用杜仲配乌药、益智仁、姜黄、桑螵蛸、鸡内金、党参、黄芪、五味子、龟板、龙骨、牡蛎等可治疗肾阳不足致老人、小儿尿频、日夜遗尿；用杜仲配桑寄生、续断、芡实、莲须、五味子、金樱子、山药、山萸肉、煅龙骨等可治疗肾虚精关不固所致的遗精、滑精。

总之，眩晕、耳鸣耳聋、目花，腰酸疼痛，肢软无力，妇女胎孕病症，阳痿、遗尿、滑精、遗精，舌淡苔薄白，脉沉细弱或沉细弦，血压较高等，皆为我选用杜仲的指征。

本品与桑寄生相较：二者均有补肝肾、强筋骨、安胎等功效，但杜仲偏于治疗肾虚腰痛、胎动不安；而桑寄生对痹痛日久伤及肝肾、腰腿酸软无力者用之较好。

近年有研究报告，杜仲叶与杜仲有相似的药理成分及药理功效，故也有人用杜仲叶代替杜仲作为临床治疗用药。早在二十世纪七八十年代杜仲药源缺乏时期，我就用杜仲叶代替杜仲用治上述一些病症，疗效尚佳。

【用法】本品入煎内服：10～15g。在药酒、膏方中也可据证适当加量用之。血压过低者及阴虚火旺者不单独用杜仲。

对于杜仲的加工炮制应用，须知：杜仲有生用、炒用、盐水炒等不同炮制方法，但以盐杜仲用之最广。生杜仲用之者少；炒杜仲长于补肝肾，用治眩晕、头痛、目眩；盐制杜仲能增强补益肝肾功效，用于肾虚腰部冷痛及阳痿、遗精、尿频、胎元不固等。

（刘成全　整理）

# 桑上寄生

【药名】桑上寄生（别名：寄屑、寓木、宛童），在《神农本草经》后的本草文献中又名桑寄生等。

【经文】桑上寄生，味苦，平。主腰痛，小儿背强，痈肿。安胎，充肌肤，坚发齿，长须眉。

其实，明目，轻身，通神。

【文译】桑寄生，味苦，性平。主治腰痛，小儿背脊僵硬，痈肿。能安胎，充实肌肤，使头发、牙齿坚固，能促进胡须、头发、眉毛生长。

桑寄生的果实能够使人眼睛明亮，身体轻巧，神思敏捷。

【药源】有学者考证认为，我国唐代以前所用桑上寄生从其特征及分布来看，可能为现今的槲寄生，宋代起桑上寄生药材中出现了桑寄生，二者并存，沿用至今。但槲寄生仅南方少数省区使用，而桑寄生则全国各地皆用。我国药典将二者分别收载，但规定桑寄生为桑寄生科植物桑寄生的干燥带叶茎枝。主产于广东、广西、云南等地。冬季至次春采割，除去粗茎，切段，干燥，或蒸后干燥。入药以外皮棕褐色、条匀、叶多、附有桑树干皮者为佳。

【药理】本品含萹蓄苷等黄酮类化合物、槲皮素、槲皮苷等。药理作用主要包括：降压、抗心律失常、减慢心率、抗心肌梗死等作用。能抑制血小板聚集和抗血栓形成。本品对伤寒杆菌及葡萄球菌、脊髓灰质炎病毒和多种肠道病毒均有明显抑制作用，也有抗肝肿瘤作用。

【文摘】

《名医别录》　去女子崩中内伤不足，产后余疾，下乳汁，主金疮，去痹。

《药性本草》　主怀妊漏血不止，令胎牢固。

《本草衍义》　今医家非不用也，第以难得真桑上者。尝得真桑寄生，下咽必验如神。

《日华子本草》　助筋骨，益血脉。

《寿世保元》 桑上寄生。风湿腰痛，安胎止崩，疮疡亦用……顽麻，续筋坚骨。

《景岳全书》 主女子血弱崩中胎漏，固血安胎及产后血热诸疾，去风热湿痹，腰膝疼痛……凉小儿热毒痈疔疮癞。

《滇南本草》 寄生草，味苦、甘，性微温。生槐树者，主治大肠下血、肠风便血、痔漏。生桑树者，治筋骨疼痛、走筋络、风寒湿痹，效。生花椒树者，治脾胃寒冷、呕吐恶心翻胃。又有用者，解梅疮毒、妇人下元虚寒或崩漏。

《本草再新》 补气温中，治阴虚，壮阳道，利骨节，通经水，补血和血，安胎定痛。

《本经逢原》 桑寄生充肌肤。寄生得桑之余气而生，性专祛风逐湿，通调血脉。

《本草求真》 桑寄生号为补肾补血要剂。缘肾主骨，发主血，苦入肾，肾得补则筋骨有力，不致痿痹而酸痛矣。甘补血，血得补则发受其灌荫而不枯脱落矣。故凡内而腰痛、筋骨笃疾、胎堕，外而金疮、肌肤风湿，何一不借此以为主治乎。

《草木便方》 桑寄生苦除湿风，肠风下血崩漏功。固齿坚肾肋筋骨，安胎下乳疮疡宗。

【今用】近代著名医家张锡纯 桑寄生能治腰疼，坚齿发……是当为补肝肾之药，而谓其能补胸中大气何也？答曰：寄生根不着土，寄生树上，最善吸空中之气，以自滋生，故其所含之气化，实与胸中大气为同类。尝见有以补肝肾而多服久服，胸中恒觉满闷，无他，因其胸中大气不虚，故不受寄生之补也。（详见《医学衷中参西录》）

国医大师朱良春 对原发性高血压，无论最为多见的阴虚阳亢、肝风内动证，还是肝肾两亏、冲任失调证，恒以桑寄生 30g 为主药，前者常配合钩藤、赭石、夏枯草、牛膝、广地龙、豨莶草、野菊花、山楂、黄芩、臭梧桐、决明子等清降药物，后者常伍用淫羊藿、杜仲、何首乌、黄柏、生地黄、枸杞子等滋养之品，屡获良效。（详见《朱良春医集》）

天津著名医家阎伯五 桑寄生得桑树元精气而生，性味苦平，不寒不热，平补气血，具有桑叶解表清热之功，又备桑椹滋补肾水之能，故滋润肾水，又能清营血之热，兼有牢肝肾、祛风湿作用，可治腰痛背强、风湿痹痛、胎动胎漏、乳汁不下等症。对于肝肾不足兼有外感者，用此药既能解表通络，又能平补肝肾，滋而不腻，使表邪得解，肝肾得益，亦为补肝肾、长须眉、坚发齿、治小儿五迟证首选之药。配伍清热药，可治疗毒痛疮疡等外科疾患。（详见《津门医粹》）

安徽著名医家龚士澄 桑寄生能益营血，安胎元，祛风湿，健筋骨，一般用于血虚筋脉失养、关节不利所致的关节、腰腿诸痹痛。吾重视《药性本草》所言本药"主怀妊漏血不止，令胎牢固"之说，多用于治疗血虚胎失所养、漏下不止、血色不鲜、腰酸体乏及曾经流产等。治疗血虚肢麻，服黄芪桂枝五物汤不易显效时，即加入桑寄生 15～18g，不出 5 日，自能收效。以其性与桑枝相近，善于养血祛风，徐大椿所谓"其生不著土，资天气而不资地气，故能滋养血脉于空虚之地，而取效更神也。"另外，桑寄生还有降血压和利尿作用，对血管硬化性高血压、原发性高血压均有效。（详见《临证方药运用心得》）

【师说】《神农本草经》所言桑上寄生，即现今常用的桑寄生，药用其带叶茎、枝。本品味苦、甘，性平。具有祛风湿、补肝肾、强筋骨、安胎等功效。临床应用如下病证。

（1）祛风湿，补肝肾，强筋骨。凡痹证日久，必定伤及肝肾，本品对腰膝酸软、筋骨无力者用之尤宜。如独活寄生汤中就用桑寄生配独活、杜仲、牛膝、秦艽、当归、人参、细辛、防风等，我再选加鹿衔草、狗脊、海风藤、青风藤、络石藤、鸡血藤、木瓜、羌活、穿山龙等，治疗风寒湿邪所致的痹证及中风偏枯的半身不遂等。此方也是我习用的经验效方。

（2）安胎。我一向喜用张锡纯先生的寿胎丸（桑寄生、续断、阿胶、菟丝子），再加入砂仁、白术、人参、黄芪、当归、白芍、生地或熟地、补骨脂等，用于气、血、阴、阳亏虚所致的胎动不安，或湿阻气滞导致的胎动不安、胎漏下血、习惯性流产等病症。

（3）固遗、止带。我常将桑寄生配入缩泉丸（山药、乌药、益智仁）合桑螵蛸散（桑螵蛸、远志、石菖蒲、龙骨、人参、茯神、当归、龟板）中，能调补心肾、固涩止遗，用治阳气虚弱所致的小便频数及老人、小儿遗尿。对妇女白带量多清稀者，亦可在上方中再加芡实、莲须、白术、茯苓、赤石脂等治之。

近年来，我据桑寄生的现代药理研究成果，将之用于治疗先兆流产、习惯性流产、腰椎间盘突出症、风湿及类风湿性关节炎、慢性乙型肝炎、肾病蛋白尿伴高血压病、尿毒症等，常将之配入适证方中治疗此类病症。我也常用桑寄生配葛根、丹参、黄芪、生山楂、决明子、杜仲、怀牛膝、槐花等治疗高血压病；配生山楂、荷叶、决明子、泽泻等也用之降血脂，治疗高脂血症。

用治冠心病心绞痛。本品具有扩张冠脉、抗心律失常及抗心绞痛的作用。例如，我在临床上常用参松养心胶囊（人参、麦冬、山萸肉、丹参、炒枣仁、桑寄生、赤芍、地鳖虫、甘松、黄连、五味子、龙骨）益气养阴，活血通络，清心安神，用治冠心病心律失常以频发室性早搏属于气阴两虚，心脉瘀阻而致的心悸心慌、心神不安、气短乏力、动则加剧、心胸闷痛、失眠多梦、易汗出、神倦懒言等症。

用治产后乳汁不下。我喜用张锡纯先生的滋乳汤（黄芪、当归、知母、玄参、炮山甲、路路通、王不留行、桑寄生）再加丝瓜络，治少乳由气血亏虚或经脉瘀阻所致者。此方既可煎服，亦可用猪前蹄 2 只煮汤入煎上述诸药，其效更佳。

用治妊娠遍身虚肿。部分妇女平素体弱，气血亏虚，或原有肾病，当孕至中后期会出现遍身浮肿，我常用桑寄生配生黄芪、白术、当归、白芍、桑白皮、苏叶、苏梗、大腹皮、猪苓、木香、陈皮等治之，可利尿消肿，治子肿。

凡关节痹痛、冠心病、高血压病、急慢性肾病、孕妇胎动不安、乳汁不通等病症，为我选用桑寄生的指征。

【用法】本品切厚片生用，或酒炒用。入煎内服 10～20g。如遇重症可用 20～30g。一般无特殊禁忌。有报道平素有胃病患者，用桑寄生量大时会出现胃中不适、纳差、少食等，可在方中配入少许麦芽、陈皮等，能减少对胃黏膜的刺激。

（刘成全　整理）

# 女贞实（女贞子）

【药名】女贞实，在《神农本草经》后的医药文献中又有女贞子、冬青子、爆格蚤、鼠梓子、白蜡树子等称谓。

【经文】女贞实，味苦，平。主补中，安五脏，养精神，除百疾。久服肥健，轻身，不老。

【文译】女贞子，味苦，性平。主要功效为补养五脏，使五脏安和，精神得以充养。可以祛除多种疾病。长期服用可使人身体丰满健壮，也使人身体轻健而能延缓衰老。

【药源】本品为木樨科植物女贞的干燥成熟果实，主产于浙江、江苏、湖南等地。冬季果实成熟时采摘，除去枝叶晒干，或将果实略熏后，晒干；或略蒸或烫过后晒干入药。以粒大、饱满、色紫黑者为佳。

【药理】本品含有齐墩果酸、乙酰齐墩果酸、熊果酸、槲皮素、β-谷甾醇、甘露醇、葡萄糖等成分。药理作用：女贞子有增强特异性免疫功能，可对异常免疫功能双向调节；具有降血脂、降糖、抗动脉硬化作用；可降低高龄鼠大脑和肝脏中的丙二醛含量，有一定的抗衰老作用；还具有抗炎、抗癌、抗菌、抗过敏、保肝、利尿等作用。对化疗或放疗所致的血细胞减少有升高作用。

【文摘】

《本草纲目》　强阴，健腰膝，变白发、明目。

《本草备要》　益肝肾，安五脏，强腰膝，明耳目，乌须发，补风虚，除百病。

《本草蒙筌》　黑发黑须，强筋强力，多服补血去风。

《本草经疏》　凉血、益血。

《本草再新》　养阴益肾，补气舒肝。治腰腿疼，通经和血。

《本草正》　养阴气，平阴火，解烦热骨蒸，止虚汗，消渴，及淋浊，崩漏，便血，尿血，阴疮，痔漏疼痛。亦清肝火，可以明目止泪。

《广西中药志》　治老人大便虚秘。

【今用】**国医大师朱良春**　女贞子是一味长寿之果，天然绿色之品，对当今人们膳食结构失衡和环境污染引发的现代病，以及自身免疫紊乱导致的风湿病，女贞子的功效应被赋予新的内涵并扩大应用。女贞子可以应用于降压、减肥，朱老形容女贞子是清除体内垃圾、延缓衰老的延寿之品。在长期的实践中，朱老认为女贞子既能除骨蒸痨热，又能清络中之郁热，可用于关节红肿疼痛、皮肤烘热或隐现红斑；对体质虚弱者有明显的扶正功效，常与制首乌、油松节、鸡血藤同用，加入辨证方中，用于白细胞减少症；女贞子、生首乌，煎汤代茶饮服，是老年性便秘的保健方。（详见《朱良春用药经验集》）

**湖北妇科泰斗冯宗文**　女贞子可助孕、明目，其虽无止血之功，但与墨旱莲配合，可增强滋阴凉血之功，提高后者止血之功效。二至丸对细胞免疫和体液免疫均有促进作用，常用于免疫性不孕属肝肾阴虚有热者，如消抗助孕汤。女贞子与枸杞子均有滋补肝肾作用，但枸杞子能平补阴阳，凡肝肾不足、阴虚、阳虚均适用，亦能补血；女贞子专滋肝肾之阴，不能补阳，亦无补血作用。（详见《中医妇科用药十讲》）

**海南名中医杨增良**　女贞子尤益于肝肾亏虚、目昏不明、须发早白、腰膝酸软等。亦常用于高脂血症、动脉粥样硬化、糖尿病、慢性肝炎、白细胞减少症等。滋阴清热宜生用，补养肝肾宜熟用。脾胃虚寒及阳虚者忌用。常用食疗方如下。女贞子决明汤：女贞子 15g，黑芝麻 30g，黑桑葚 30g，决明子 15g，泽泻 10g，水煎服，可用于肝肾阴虚所致的头晕眼花、便秘、动脉硬化等症。胃癌食疗方：女贞子 15g，党参 15g，枸杞子 15g，白术 10g，菟丝子 10g，补骨脂 10g，石斛 10g，玉竹 10g，以上中药布包，粳米 50g，以常法煮粥，用于胃癌。（详见《杨氏中医保健手册》）

**山西名医吕景山**　女贞子凌冬青翠不凋，有贞守之操，故名女贞。可滋养肝肾，强健筋骨，乌须黑发，治肝肾不足之头晕、耳鸣、腰膝酸软、头发早白等症；又可治疗中心性视网膜炎、早期老年性白内障证属肝肾阴虚者。临床与何首乌伍用，治疗糖尿病之大便硬结、难下证属肝肾阴虚、津枯肠燥者，两药合用，取其质润多脂，用以润肠通便是也。若病情重者，亦可与当归 15g，生白芍 30g 合用，其效更彰。（详见《糖尿病中医诊治与调理》）

【师说】《神农本草经》所载女贞实，即今之女贞子也。其味甘、苦，性凉。具有滋养肝肾、养肝明目等功效，可用治以下病证。

（1）肝肾阴虚内热。本品味甘，性凉，甘补苦泄，能滋阴退虚热，可治阴虚内热或见骨蒸潮热、心烦等。女贞子配熟地、生地、枸杞子、墨旱莲、地骨皮、银柴胡、白薇、鳖甲、青蒿、知母、夏枯草等可滋阴退虚热。本品善于滋补肝肾之阴，且滋而不腻，可用于肝肾阴虚而致头晕目眩、耳聋耳鸣、须发早白、腰膝酸软等症。以本品单用泡酒，或入膏方中服用，或用女贞子配制首乌、楮实子、墨旱莲、天冬、石斛、桑椹子，可补肝肾，乌须发。

（2）目暗不明。本品能滋肝肾，清肝明目。用治肝肾亏虚所致的目暗昏花，视力减退。女贞子配墨旱莲、桑椹子、菟丝子、石斛、决明子、青葙子、密蒙花等可养肝明目；女贞子配黄芩、栀子、夏枯草、菊花、青葙子、决明子、桑白皮、赤芍、蒲公英等可治疗风热赤眼。

（3）肾虚腰痛。女贞子配墨旱莲、杜仲、续断、桑寄生、补骨脂、怀牛膝、狗脊、熟地、当归、白芍、木瓜等，可治疗肾虚腰膝筋骨酸痛、软弱无力。

（4）消渴。本品能滋肾阴，对久病消渴，必致肾水不足，以致口干舌燥、口渴欲饮、腰膝酸软无力、小便短黄淋涩疼痛，可用女贞子配生地、山药、天冬、龟板、当归、茯苓、知母、北沙参、天花粉、萆薢、牛膝、车前子、五味子、淡菜等治之。

（5）老年便秘。老年人便秘以气阴两虚为最，可用女贞子与他药配伍治之。如气虚者配白术 30g，党参 30g；血虚加当归 15g，制首乌 20g；阴虚加白芍 60g，甘草 15g；阳虚加菟丝子 30g，肉苁蓉 10g，治之效显。

（6）不孕症。妇女月经不调，因肝肾阴虚而致月经量少、阴道干涩分泌物少而不孕者，用女贞子配墨旱莲、山萸肉、生地、枸杞子、白芍、甘草等治之，本方亦治妇女未老先衰见口、眼、阴道干涩者。

此外，本品还可治疗慢性肝炎迁延不愈，肝功能时有反复，辨属肝肾阴虚者，用之能消除症状、改善肝功能，对伴有出血者尤宜。可用女贞子配墨旱莲、仙鹤草、垂盆草、地骨皮、栀子、楮实子、夏枯草、白芍、五味子等治之。本品也用治风寒湿邪致关节炎，可用大剂量女贞子配入适证方中。颜面色素沉着属于肝肾阴虚者，可用女贞子制成膏方，长期服用。本品还可降血脂。各种肿瘤患者经放、化疗后出现毒副反应、心律失常、口腔溃疡等皆可在适证方中配入女贞子治之。

总之，头晕头昏，视物昏花，耳鸣，疲乏无力，腰膝酸软，虚热口渴，放、化疗后致血中红、白细胞下降、肝肾功能异常，阴道分泌物少，性交时阴道干涩疼痛，舌红或暗红，苔薄，脉弦细数等，皆为我使用女贞子之指征。

【用法】本品入煎内服：10～15g。或入丸、散、膏方中服用。脾胃虚寒泄泻及肾阳虚者，皆不宜单用本品。女贞子以久服疗效较佳。临证宜用生品，或酒浸用。

（陶方泽　整理）

# 蕤 核

【药名】蕤核，在《神农本草经》后的本草文献中又名蕤仁、扁核子、马茄子、蕤子、单花等。

【经文】蕤核，味甘，温。主心腹邪结气。明目，目赤痛伤泪出。久服轻身，益气，不饥。

【文译】蕤核，味甘，性温。主治心腹邪气积聚。能增强视力，治疗眼睛红肿疼痛多泪。长期服用，能使人身体轻健、气力充沛、耐饥。而没有饥饿感。

【药源】蕤核为蔷薇科扁核木属的植物扁核木的核仁，分布于山西、内蒙古、陕西、甘肃、宁夏等地。秋季果实成熟后采收。除去果肉，晒干，用时打碎硬壳，取出种仁用。以淡棕色，颗粒饱满肥厚，表面纹理清楚为佳。

【药理】本品含脂肪、纤维素、山柰酚、熊果酸、黄酮、低聚糖类等，具有抗菌、抗炎、降压和镇静等药理作用。

【师说】蕤核即蕤仁。药用为蔷薇科植物蕤核或齿叶扁核木干燥成熟的果核中之种仁。其味甘，性温。入心、肝经，具有祛风、散热、养肝、明目、安神等功效。可治以下病证。

（1）眼科诸疾。①目赤肿痛：本品配竹叶、龙胆、栀子、泽泻、菊花、蒲公英、生地，能治疗目赤肿痛、热毒红肿暴赤等。②眼目昏暗：肝开窍于目，肝血不足，风热内受，上攻眼目，可致昏暗痒痛，干涩难开，畏光羞明，不能远视，迎风流泪，目视有黑点等。可用本品配墨旱莲、女贞子、桑叶、桑椹子、菊花、白蒺藜、决明子、石斛、蝉蜕等治之，效佳。③翳膜胬肉：蕤仁配菊花、夏枯草、木贼草、赤芍、僵蚕、桃仁、泽兰、栀子、乌梅、五味子等，可治疗翳膜遮睛、目生胬肉。可见本品为眼科之要药。

（2）心烦、失眠、多梦等。本品配枣仁、百合、知母、莲子心、黄柏、龟板、柏子仁、茯神、远志、五味子、乌梅、珍珠母等，既能养心，又补肝肾，对心血不足、肝肾阴虚、火扰心神者，能安定神志，治心烦、失眠、多梦等症。

总之，蕤仁这味药是以治疗眼科疾患为专长的药物，可治疗多种眼科病症。本品也具有安神定志功效，用治失眠症、抑郁症、神情不宁等。

【用法】本品入煎内服：4.5～9g。炒用可安神。外用：适量，本品去油加蜜共研匀成膏用之点眼或用本品煎水洗眼。目痛非关风热，而因于肝肾两虚致目疾者则不宜用。

（刘成全　整理）

# 藕实茎（藕）

【药名】藕实茎（别名：水芝丹），在《神农本草经》后的本草文献中又名藕、莲菜等。

【经文】藕实茎，味甘，平。主补中，养神，益气力，除百疾。久服轻身，耐老，不饥，延年。

【文释】藕实茎，味甘，性平。主要能调养中焦脾胃、安养精神、增强气力，能祛除多种疾病。长期服用，能使人身体轻便，减慢衰老，耐饥饿，使寿命延久。

【来源】本品为睡莲科植物莲的肥大根茎节部，主产于湖南、福建、江苏、浙江等地。秋、冬季采收，可药食同用。

【药理】藕节主要化学成分为鞣质、天门冬素、淀粉及维生素C等，具有缩短凝血时间等药理作用。

【文摘】

《名医别录》 寒，无毒。……主热渴，散血生肌。

《本草拾遗》 消食止泄，除烦，解酒毒，压食及病后热渴。

《日华子本草》 破产后血闷……捣敷金疮并伤折，止暴痛，蒸煮食大开胃。

《日用本草》 清热除烦，凡呕血、吐血、瘀血、败血，一切血证宜食之。

《滇南本草》 多服润肠，生津液。

《本草纲目》 治小便热淋……治冻脚裂折。

《本草汇言》 藕，凉血散血，清热解暑之药也。其所主，皆心脾血分之疾。……如血热血滞之病，悉潜消而默化矣。第生食过多，不免有动冷气，不无腹痛肠滑之虞耳。如煮熟食，能养脏腑，和脾胃。

《本草经疏》 入心、脾、胃三经。……藕，生者甘寒，能凉血止血，除热清胃，故主消散瘀血，吐血、口鼻出血、产后血闷、署金疮伤折及止热渴、霍乱、烦闷，解酒等功。熟者甘温，能健脾开胃，益血补心，故主补五脏，寒下焦，消食止泄，生肌及久服令人心欢止怒也。

【今用】**燕山大学高海波** 藕，性味甘、平，无毒，补中养神，益气力，除百病。花，性味苦、甘，温，无毒。养心益气，养颜轻身。荷叶：性味苦平，无毒，能止渴，治络胞破血、产躁、口干、心胸烦躁。藕节：性味平、涩，无毒。对脾胃有很好的补益作用，可止多种出血。（详见《神农本草经·精版》）

**上海著名中医药学者钱力兰** 凡治时气烦渴，生藕捣绞取汁，调入生蜜饱服，可治霍乱吐泻、上焦瘀热、热淋、尿血、尿路感染、急性胃肠炎。妇女产后忌食生冷，唯独不忌藕，若产后口燥腹痛，可饮藕汁；生藕可用于刀枪伤或跌打损伤。能滋补胃阴，脾胃虚弱者食之尤为适宜。（详见《百蔬治百病》）

**南京中医药大学陈如英** 藕能清热生津止渴，用于热病烦渴；清热解毒、凉血止血，用于各种出血证，血热鼻出血、咳血、便血、尿血、崩漏；解诸毒，尤宜蟹毒；健脾止泻，用于脾胃气虚、大便无力、头昏晕、目眩。可熟用。此外还可润色美肤，补肾养颜。（详见《蔬菜瓜果与美容保健》）

**湖南名中医刘炳凡** 配荷叶以消除湿阻清阳所致的眩晕。此药与苍术、骨碎补配伍，煎水洗头，用于肿瘤化疗后引起的头晕脱发。（详见《刘炳凡临证秘诀》）

【师说】藕实茎，后世研究《神农本草经》的学者中对其所指不一，有谓之为"莲子"的，有谓之"藕节"的，而当今张登本教授所著《全注全译〈神农本草经〉》中则明确指出，藕实茎即藕，亦称莲菜，即当今市售之藕，是睡莲科植物莲的根茎肥厚部分。

藕实茎，其味甘、寒，性平。无毒。入心、脾、胃经。具有清热生津、凉血散瘀、健脾止泻、解毒醒胃等功效。临床用之治疗热盛伤阴口渴，能健脾开胃，消食止泻，生肌长肉，而为菜蔬食品中的滋补品。本品能补益内在诸多脏腑，使人精神振作，气力倍加，能祛除诸多疾病。常服久用，使人没有饥饿感，还能使人身体轻便，减缓衰老，延年益寿。用鲜藕捣汁服，也能治疗咯血、呕血、便血、尿血等，还能散瘀止血。本品又能解蟹毒、酒毒。能醒胃，增食欲。

藕的全身各部位皆可入药，但用之也各有专长。例如：

（1）莲子。莲子主要成分除大量淀粉和棉子糖外，还含有 α-谷甾醇、蛋白质、脂肪、生物碱及丰富的钙、磷、铁和维生素等。莲子主要药理作用有镇静、强心、抗衰老、抗肿瘤等。其味甘、涩，性平。归入脾、肾、心经。能补脾肾，实中、下二焦，益心气。用治遗精、滑精、带下清稀、脾虚泄泻。也治心肾不交之虚烦、心悸、失眠等证。去其心打碎，煎服：15～20g。

（2）莲子心。其味苦，性寒。归心、肾二经。能清心安神，涩精，止血。主治热入心包，神昏谵语；心肾不交致失眠、梦遗；血热吐衄血证等。煎服：5～10g。

（3）莲须。其味甘、涩，性平。归心、肾经。固肾涩精为其专长，用治遗精、滑精；妇女带下，尿频等。煎服：5～10g。

（4）莲花。其味苦、甘，性温。无毒。能镇安心神，益精气。能养颜美容、减肥、轻身、益气力。煎服：10～15g。

（5）荷叶。其味苦、涩，性平。归入心、肝、脾经。具有祛暑、升清、利水湿的显著功效。如《审视瑶函》中古方清震汤（升麻、赤芍、甘草、荆芥、葛根、黄芩、荷叶、薄荷、苍术），主治头风，兼治发热恶寒、口渴等；荷叶也治各种出血，暑湿泄泻；也能用之减肥；可单以荷叶泡茶，久服有效。一般入煎服：10～15g，鲜品用量加倍。也可入丸、散剂服。

（6）莲房。其味苦、涩，性温。归入肝经。能止血化瘀，收涩敛疮。用治多种血证，也用治肛痔红肿、出血及皮肤湿疹等。煎服：10g 左右。

（7）藕节。其味甘、涩，性平。归肝、肺、胃经。功专收敛，化瘀，止血。能治多种血证。若本品大剂量用之可治鼻衄、咯血，以及妇女崩漏等。也可用治鼻息肉、乳腺小叶增生、膈肌痉挛等。煎服，用量：10～30g。

（8）荷梗。其味辛、甘，性微温。归入肺、脾、胃经。能行气化湿，清热解暑，利尿。主治暑湿致胸闷且头昏脑重、泄泻、痢疾、淋证、带下病等。煎服：10～15g。

总之，藕实茎全身皆是宝，各自都可入药用，可在临床上据证择其专长而用之。

【用法】本品生用。水煎内服：10～30g。脾胃虚寒者慎用。

（刘成全 整理）

# 大　枣

【药名】大枣，在《神农本草经》后的本草文献中又名红枣、刺枣等。

【经文】大枣，味甘，平。主心腹邪气，安中养脾，助十二经，平胃气，通九窍。补少气、少津液，身中不足，大惊，四肢重。和百药。久服轻身，长年。

叶，覆麻黄能令出汗。

【文译】大枣，味甘，性平。主治心腹内有邪气，能调养中焦脾胃，滋养十二经脉，使胃气和畅，能通利九窍。也能治疗气虚及阴津不足等体内多种虚证，消除惊恐证和四肢酸楚沉重。本品能调和各种药物。长期服用，能使身体轻健，延长寿命。

枣树叶与麻黄相配，能令人发汗。

【药源】本品为鼠李科植物枣的干燥成熟果实，主产于河北、河南、山东、陕西等地，其中以河南产者最为正宗。以色红，肉厚、饱满、核小、个大味甜者为佳。

【药理】本品主要成分为有机酸、三萜苷类、生物碱类、黄酮类、糖类、维生素类、氨基酸、挥发油、微量元素等成分。本品主要具有增强肌力、增加体重、增加胃肠黏液、纠正胃肠病损、保护肝脏等作用；并有抗变态反应、镇静、催眠、抗氧化及衰老、降血压、抗过敏、抑制癌细胞增殖、抗突变、镇痛、抗炎及镇咳祛痰等作用。

【文摘】

《名医别录》　补中益气，强力除烦闷，疗心下悬，肠澼，久服不饥。

《食疗本草》　主补津液，养脾气，强志……洗心腹邪气，和百药毒，通九窍，补不足气……生者食之过多，令人腹胀，蒸煮食之，补肠胃，肥中益气……小儿患秋痢，与虫枣食，良。

《日华子本草》　干枣润心肺，止嗽，补五脏，治虚劳损，除肠胃癖气。

《本草衍义》　今先青州，次晋州，此二等可晒曝入药，益脾胃为佳，余止可充食用。

《增广和剂局方药性总论》　主心腹邪气，安中养脾，助十二经，平胃气……补少气少津液……四肢重。

《汤液本草》　主养脾气，补津液，强志。三年陈者核中仁，主腹痛，除恶气卒疰忤，治心悬……中满者勿食甘，甘者令人中满，故大建中汤心下痞者，减饴、枣与甘草同例。

《随息居饮食谱·果食类第五》　鲜者甘凉，利肠胃，助湿热，多食患胀泻、热渴，最不益人，小儿尤忌。干者甘温，补脾养胃，滋营充液，润肺安神。食之耐饥，亦可浸酒……卧时口含一枚，可解闷香。以北产大而坚实肉厚者，补力最胜，名胶枣，亦曰黑大枣。色赤者名红枣，气香味较清醇，开胃养心，醒脾补血……南枣，功力远逊，仅供食品……多食皆能生虫、助热、损齿、生痰。

《本草分经·通行经络》　加入补剂与姜并行，能发脾胃升腾之气，风疾痰疾俱非所宜。

《徐大椿医书全集·药性切用》　佐以生姜，为调和营卫专药……佐以浮麦为止自汗盗汗专药。

《本草汇言》　甘润膏凝，善补阴阳、气血、津液、脉络、筋俞、骨髓，一切虚损，无不宜之。

《本草择要纲目》　属土而有火，味甘性缓……与葱同食，令人五脏不和；与鱼同食，令人腰腹痛。

《本草撮要》　诸疮久坏不愈，以枣膏煎洗，效。食枣闭气，食椒即解。

《本草思辨录》　太阴湿土贵乎湿润，湿润太过则宜白术，湿润不及则宜大枣，大枣肉厚含津不能挤泌而分，正有似乎湿土……胁下者，少阳厥阴往来之路，而肝血脾实统之，枣补脾而性腻亦能滞肝，故胁下至于痞硬亦忌之，但满不忌。

《罗氏会约医镜·本草》　后天生气，借此充溢，久服可以轻身也……按枣虽补脾，然味过甘，中满者、小儿疳病者、痰热者、齿痛者俱忌之。

《医方十种汇编·药性摘录》　补脾胃中气血，通脉利九窍，治肠澼。

《现代实用中药（增订本）》　又为镇咳药，治咳嗽声嗄，胸痛，并有缓下利尿作用。又解秦椒之中毒，及缓和诸药之刺激，与甘草相仿。

【今用】近代著名医家张锡纯　大枣味甘微辛，性温。其津液浓厚滑润，最能滋养血脉，润泽肌肉，强健脾胃，固肠止泻，调和百药能缓猛药健悍之性，使不伤脾胃。是以十枣汤、葶苈大枣汤诸方用之。若与生姜并用，为调和营卫之妙品，是以桂枝汤、柴胡汤诸方用之。《内经》谓其能安中者，因其味至甘能守中也。又谓其能通九窍者，因其津液滑润且微有辛味，故兼有通利之能也。谓其补少气少津液者，为其味甘能益气，其津液浓厚滑润，又能补人身津液之不足也。虽为寻常食品，用之得当能建奇功。（详见《医学衷中参西录》）

现代著名医家章次公　大枣与甘草，同为缓和药，凡缓和药多能缓解筋肉之结实拘挛，而由拘挛所起之疼痛，亦因缓解而消失。吉益氏以挛引强急为大枣之主治，良非虚语。十枣汤之治悬饮、支饮，其用枣之目的，为祛痰而设。盖非甘遂、芫花、大戟之监制药，正所以助甘遂、芫、戟之祛痰也，至葶苈大枣汤之用大枣，则与十枣汤同意。（详见《章次公医术经验集》）

北京著名医家焦树德　大枣性味甘温。能补脾和胃，增强脾胃功能。有止泻、生津补养强壮等作用，并能缓和药性，解毒，保护脾胃。例如十枣汤、葶苈大枣泻肺汤中，都使用大枣以缓和药性，解毒，保护脾胃。本品配甘草、小麦名甘麦大枣汤，可用于妇女脏躁（情绪抑郁不乐，悲伤欲哭等）。常配合香附、柴胡、生龙骨、生牡蛎、白芍、郁金、胆南星等随证加减应用。大枣的核，炒焦，

泡水代茶饮，能使人安睡。……用量一般三至十枚。胃胀满，有痰热者，不宜用。（详见《用药心得十讲》）

**国医大师何任**　大枣是食品，性温味甘，入药历史久长。治疗"妇人脏躁，喜悲伤欲哭，数欠伸"的甘麦大枣汤，是极有效果而少不良反应的名方，对于妇女情志方面不安宁、更年期综合征都有治疗效果。本方不但可治妇女脏躁，男子有患类似症状者，用之亦屡有显效。《沈氏女科辑要》以甘麦大枣汤加芍药、紫石英，亦多见效。大枣是治疗内科恶性肿瘤病，不可或缺的常用药之一，能改善肝功能。对癌肿病人，作为扶正药，在放疗、化疗前后入他药，不但能减少放、化疗的不良反应，且对保护气血、平宁神志都有良好效果。大枣既补脾胃、益气血，还缓中而不恋邪。（详见《何任临床经验辑要》）

**贵州名中医石恩骏**　大枣气平味甘，纯和凝重，左右上下咸宜，四达不悖而最善补脾肺。余常以四君子汤、补中益气汤加大枣为基础用药，合以清导行滞、理气疏肝、温阳建中、活血清热诸药，务使药力游溢脏腑、洒陈经络，寒热瘀积之邪气自去，胃气渐平而胃炎渐愈。脾土虚弱，中气下陷，中州大气旋转不利则清阳不升，九窍闭塞，余常以补中益气之法，治大便秘结、小便涩淋不畅，以及耳聋、鼻塞等，可证《神农本草经》所论大枣通利九窍之含义。小儿因外物惊骇，若脾胃素虚，遂成慢惊风，其形神疲惫，面色萎黄，四肢不温，抽搐无力，以大枣合甘温补土之法可渐愈；脏躁者，悲伤欲哭，精神恍惚不能自主，重者惊狂痉挛，大枣补益中气、坚志除烦，合以甘草、小麦则能养心宁神，甘润缓急。《神农本草经》谓"大惊"者，或深合"肝苦急，急食甘以缓之"之意。（详见《〈神农本草经〉发微》）

【师说】大枣，味甘，性温。归入脾、胃、心经。具有补气健脾、养血安神之功。我在临床上用大枣治疗以下病证。

（1）脾气虚弱。本品是含有较高营养成分的补脾益气药，用治脾气虚弱致机体营养不良而形体消瘦、倦怠乏力、纳少、腹胀、便溏者。可用大枣配党参、白术、茯苓、炙甘草等治之。也可再配山药、扁豆、芡实、陈皮等治小儿脾虚泄泻。

（2）失眠。本品可治一向体质虚弱，气血不足，久劳烦神不得眠者。此因脾虚气血不足，以致心脾两虚，心神失养而致失眠，多梦，易醒，伴心悸心慌等。

（3）脏躁。本品有安神之功。对心阴不足、心火亢浮所致的独自悲伤、哭笑无常的脏躁证，常用补心气养心安神的大枣配炙甘草、小麦、百合、合欢皮、贯叶连翘、莲子心、麦冬、萱草花、远志等治之，有效。本方也可用治小儿多动症，以及成人焦虑症、癔病性失音、自汗证等。

（4）血液病。我常用大枣配黄芪、虎杖、仙鹤草、骨碎补、补骨脂、炙甘草等治疗白细胞减少症，能提升血中白细胞数。若治疗过敏性紫癜或血小板减少性紫癜，我也常在辨证施治方中加用大枣，取其既能抗过敏，也能增加血小板数的作用。更能收补气、摄血之效。

（5）原发性低血压症。我用大枣配人参、黄芪、桂枝、肉桂、仙鹤草、红景天、炙甘草等治疗低血压症，症见头昏、久作全身疲倦、形寒怕冷等。

临证若治疗某些病症需要攻伐而用克削力强的药物，或某些药物有小毒，或某些药物苦寒太过，久服会损伤人体正气，或伤及脾胃功能者，往往在方中配大枣缓和药性，可不伤正气。例如，用治饮停胸胁之咳吐胸痛，一身悉肿，腹胀喘满，二便不利的十枣汤（芫花、甘遂、大戟、大枣）方中，即用10枚大枣调和诸药。因大戟、芫花、甘遂药力峻猛，易伤脾胃正气，故用顾护脾胃而使人体能耐受攻逐水饮的大枣调护之。此外，大枣也可解酒毒，用之煎水加少许蜂蜜饮之，能醒酒、增力。

近年，大枣的现代药理研究结果显示，大枣可用于治疗消化系统肠易激综合征，胃及十二指肠溃疡，胃肠功能紊乱所致的腹痛、腹泻，以及妊娠恶阻等病症。有报道枣树叶能用于外感表实证，可发汗解表。此外，大枣还能增强免疫功能，抗衰老，抗肿瘤等。

【用法】内服：6～50g，或3～30枚。水煎。大枣宜生用，应劈破入煎。若治疗血虚证，用量宜大。也可常食、生食。或入膏剂及丸剂中服用。

（刘成全　整理）


# 葡　萄

【药名】葡萄，在《神农本草经》后的本草文献中又名草龙珠、蒲陶、蒲桃等。

【经文】葡萄，味甘，平。主筋骨湿痹，益气倍力，强志，令人肥健，耐饥，忍风寒。久食轻身，不老延年。可作酒。

【文译】葡萄，味甘，性平。主治筋骨湿痹，能补益、增加气力，增强记忆力，能充实肌肉，使人耐饥，能防御风寒。长期服用，能使身体轻健，寿命延长以至长生不易衰老。葡萄也可以用来酿酒。

【药源】葡萄是源于葡萄科植物葡萄的果实，我国各地普遍栽培，以食用水果为主。果实鲜品为圆柱或椭圆形，干品皱缩，表面淡黄色或暗红色，顶端有残存茎、叶。葡萄富含糖，气微，味甜，微酸。产于我国西部陕、甘等省的葡萄作为优质品种。每年7—9月盛产，鲜用或风干用，亦可制酒用。

【药理】本品主要化学成分为鞣质、含葡萄糖、果糖、少量蔗糖、木糖等。还含苷类、萜类、黄酮类化合物、有机酸和氨基酸。具有抗氧化、清除自由基、抗动脉硬化和保护心血管、降低胃酸、抗癌等药理作用。

【师说】葡萄，药用为葡萄科植物葡萄的果实。其味甘、酸，性平。归入肺、脾、肾经，具有补气血、益肝血、强筋骨、利小便等功效，临床应用如下。①补中益气，强筋健骨。本品为滋补强壮药，具有温补气血、强筋健骨之功。用治五脏劳伤，筋骨不坚，气血不足之证，可用本品常服。②滋阴润肺。多用治阴虚咳嗽、潮热盗汗、心悸不宁等。③利水消肿。本品具有祛湿利小便之功，用治下肢浮肿、尿少等症。此外，本品还可治疗各种风湿痹痛，以及咽喉红肿疼痛、牙龈肿痛等。

总之，葡萄味甘多汁，既可药用以补气、强志，又可食用以生津止渴，是食疗佳品。也可以葡萄酿酒服用，治疗诸多痹证。

【用法】本品内服：适量食用。也可捣汁，或浸酒服之。凡糖尿病及久患便秘者不宜多食。脾胃虚寒者，也不宜多食之，多食可使血糖升高，也令人泄泻。

（刘成全　整理）

# 蓬　蘽

【药名】蓬蘽（别名：覆盆），在《神农本草经》后的本草文献中又名阴蘽、寒莓、陵蘽等。

【经文】蓬蘽，味酸，平。主安五脏，益精气，长阴令坚，强志，倍力，有子。久服轻身，不老。

【文释】蓬蘽，味酸，性平。主要能安养五脏，补益精气，壮阳而令阴茎坚挺易生育，能增强记忆力，倍增力气，增强生育能力。长期服用，能使身体轻健，长生耐老。

【药源】《神农本草经》载蓬蘽为蔷薇科植物落叶蔓生灌木灰白毛莓的果实。而始载于《名医别录》的覆盆子为蔷薇科植物华东覆盆子的成熟干燥果实。后世曾将《神农本草经》的蓬蘽与始载于《名医别录》的覆盆子认为是同一物。而我国药典也认为蓬蘽是覆盆子。覆盆子主产浙江、广东、江西、福建等地，夏、秋季果实成熟时采收。开水略烫，晒干备用。以果实表面黄绿色或淡棕色、顶端钝圆、基部中心凹入为佳。

【药理】覆盆子中主要成分为萜类、微量元素、氨基酸、挥发油、维生素 C、黄酮、鞣花酸、a-谷甾醇等。主要药理作用：抗诱变作用，对阳性诱变物具有很强的诱导抑制效应；能改善学习记忆功能、延缓衰老；增强免疫功能，有明显的促进淋巴细胞增殖作用。本品对葡萄球菌、霍乱弧菌有抑制作用。同时有雌激素作用。

【文摘】

《名医别录》　主益气轻身，令发不白。

《备急千金要方》　覆盆子味甘辛平，无毒，益气轻身，令发不白。

《唐本草》　益颜色，长发，耐寒湿。

《药性本草》　主男子肾精虚竭，女子食之有子。主阴痿，能令坚长。

《本草拾遗》　食之令人好颜色，榨汁涂发不白。

《日华子本草》 安五脏，益颜色，养精气，长发，强志。疗中风身热及惊。

《开宝本草》 补虚续绝，强阴建阳，悦泽肌肤，安和脏腑，温中益力，疗劳损风虚，补肝明目。

《本草图解》 起阳治痿，固精摄溺，强肾无燥热之偏，固精无凝涩之害。

《罗氏会约医镜》 起阳固精，补肾伤，缩小便，明目，舒筋，女人多孕……若小便不利者禁之。

《医方十种汇编》 温肾涩精，固脱起阴痿，止尿多，泽肌肤，和脏腑，女子服之多孕。

《本草正义》 覆盆，为滋养真阴之药，味带微酸，能收摄耗散之阴气而生精液……凡子皆坚实，多能补中，况有酸收之力，自能补五脏之阴而益精气。凡子皆重，多能益肾，而此又专入肾阴，能坚肾气，强志倍力有子，皆补益肾阴之效也。

【今用】北京著名医家焦树德 覆盆子味甘酸，性温。主要功用是补肝肾，固精，缩小便。常用于以下几种情况。①目昏。肝肾不足而致的两目昏花、视力减弱等症，可用本品配枸杞子、车前子、菟丝子、五味子、地黄、沉香、磁石、夜明砂等同用。②遗尿。肾司二便，肾虚不能摄固小便而致遗尿、小便余沥、小便频数等症，可用本品补肾、缩小便而止遗尿。常配合桑螵蛸、五味子、山萸肉、乌药、益智仁等同用，对治尿崩症有一定效果。③遗精。肾虚精关不固而致遗精、滑精、早泄等症，可用本品补肾固精，常配合生地、熟地、山萸、五味子、锁阳、金樱子等同用。小便不利、尿道涩痛及性机能亢奋者忌用本品。（详见《用药心得十讲》）

北京妇科名医刘奉五 覆盆子甘酸微温，入肾经。主治男子阳痿、女子阴精不足，也能固冲涩精。（详见《刘奉五妇科经验》）

安徽著名医家龚士澄 覆盆子甘酸微温，固肾补肾，涩精缩尿，与山萸肉性味归经相似。然其补力不及山萸肉而涩力则过之，山萸肉能止大汗，亦能涩精，但亦能疗尿频；覆盆长于止遗尿、小便过多，但不止汗。在山萸肉紧缺时，以覆盆子代其入六味地黄丸，二者功效实不相上下。如肾虚精关不固，易致遗精、滑精、早泄等症，我喜用天冬、生地黄、熟地黄、人参须（或党参）、覆盆子、金樱子（包）、山萸肉、五味子、锁阳、莲子心为方治之。方取天、地、人三才滋阴益元气；覆盆、金樱、五味三子及山萸肉固精关，补肝肾；而以锁阳益精兴阳，于阴中求阳，防其久延成痿；取莲子心清心热，降相火。其中覆盆子、山萸肉应为君药。煎汤、作丸均宜。（详见《临证方药运用心得》）

【师说】蓬藟，载于《神农本草经》者为蔷薇科植物灰白毛莓的果实，别名"覆盆"，为《神农本草经》上品草本植物药。蓬藟与载入《名医别录》的"覆盆子"虽同为蔷薇科植物，但《名医别录》所指是华东覆盆子的未成熟果实，二者外形很相似，但它们是不完全相同的药物。前者为灰白毛莓，后者为掌叶覆盆子，或谓插田泡等。二者的药物功效、主治也不尽相同。故当代研究《神农本草经》的陕西中医药大学张登本教授在其著《全注全译〈神农本草经〉》中即明确指出,《神农本草经》载"蓬蘽"虽"一名覆盆",但非后世及当今临床所用的覆盆子。对本草学专有研究的尚志钧教授则认为,蓬蘽是蔷薇科悬钩子属的一类植物,它在本草文献中还有其他名称,每个名称所联系的具体植物,在不同时代,不同地区称谓也不一样。他认为在《神农本草经》中所讲的蓬蘽,可能是蔷薇科悬钩子属植物的全株。由上可见,本草学专家对蓬蘽之源尚有歧见。我国首部药典规范蓬蘽品种为蔷薇科植物华东覆盆子的成熟干燥果实。因此,我特将此二药的性味、功效、主治等列述如下,以供同道参考选用之。

（1）《神农本草经》所载的蓬蘽。其味酸,性平。主入肺、肝、肾经。具有补肝肾、缩小便等功效。能滋补肾精,治阳痿、遗精,也治疗体虚乏力为主的慢性疲劳综合征;可使人增力气,并能治疗男性不育;还能抗衰老,适宜于中老年人肾精亏虚者服用。又因本品有清热解毒,活血等功效,当今临床用以治疗肝炎、咽喉肿痛、静脉炎,以及妇女经血不调的痛经等。临床上也可用于治疗急性荨麻疹、稻田皮炎、痈疮疖肿、蛇虫咬伤、跌打损伤等。本品还有消炎利胆作用,用治胆囊炎。本品入煎内服的常规用量为 3～9g。阴虚火旺者慎用。

（2）《名医别录》首载的覆盆子。其味甘、酸,性微温。入肝、肾经,功在补益肝肾,能固精、缩尿、明目。当今临床常用治肾虚致遗精、滑精、阳痿、不孕症等;补肾缩尿,治疗遗尿、尿频,常用之配伍益智仁、补骨脂、桑螵蛸、鸡内金、五味子等,效佳。覆盆子配枸杞子、菟丝子、五味子、车前子（五子衍宗丸）治疗肾虚、遗精、滑精、阳痿、早泄、小便后余沥不清、久不生育等病症。覆盆子还能滋补肝肾,养阴明目,用治肝肾不足、目暗不明者,常与枸杞子、菊花、桑椹子、菟丝子、石斛、青葙子等同用。覆盆子亦有养颜色、乌须黑发之功效。治疗妇女宫冷不孕,可用覆盆子配入仙灵脾、仙茅、巴戟天、菟丝子、吴茱萸、肉桂、鹿角胶等。对于妇女更年期综合征,我常用覆盆子与仙灵脾、菟丝子、女贞子、生地、紫草、桑寄生、钩藤、香附、生麦芽等配伍治之。

【用法】本品多为生用,入煎内服:10～15g。亦可酒浸、熬膏,或入丸、散剂中服用。本品助阳固涩,肾阴亏虚有火及小便短涩因有湿热为患者,皆当慎服。

（刘成全　整理）

# 鸡头实（芡实）

【药名】鸡头实（别名:雁喙实）,在《神农本草经》后的医药文献中又有卵菱、芡实、鸡头果、刺莲蓬实等称谓。

【经文】鸡头实,味甘,平。主湿痹,腰背膝痛。补中,除暴疾,益精气,强志,令耳目聪明。久服轻身,不饥,耐老,神仙。

【文译】鸡头实，味甘，涩，性平。主治风湿痹证，腰膝疼痛。补助内脏，消除突然爆发的凶险疾患。能添精益气，增强记忆力，使听力敏锐，眼睛明亮。长期服用可使身体轻巧，衰老减慢如神仙。

【药源】本品为睡莲科植物芡的干燥成熟种仁，主产于江苏、山东、安徽、湖南、湖北等地。每年9—10月间分批采收，取原物除去硬壳及杂质入药，以颗粒完整、饱满、断面色白、粉性足、光滑无碎末者为优。

【药理】本品含有大量淀粉、蛋白质、脂肪、碳水化合物、钙、磷、铁、硫胺素、烟酸、核黄素、抗坏血酸等。芡实乙醇、水、甲醇、正丁醇提取物均具有不同程度的抗氧化活性。芡实多糖对羟自由基和超氧阴离子有清除作用，且作用强度随多糖浓度增大而增加。芡实多糖对金黄色葡萄球菌、酿酒酵母、枯草杆菌和大肠杆菌均有抑制作用，还有滋补、益智、固涩、抗氧化、抗疲劳、降低血糖、延缓衰老等功效。

【文摘】

《日华子本草》　开胃助气。

《本草纲目》　止渴益肾，治小便不禁，遗精，白浊，带下。

《本草从新》　补脾固肾，助气涩精。治梦遗滑精，解暑热酒毒，疗带浊泄泻、小便不禁。

《本草新编》　其功全在补肾去湿。夫补肾之药，大多润泽者居多，润泽者则未免多湿矣。芡实补中去湿，性又不燥，故能去邪水而补真水，与诸补阴药同用，尤能助之以添精，不虑多投以增湿也。芡实不特益精，且能涩精补肾。与山药并用，各为末，日日米饭调服。

《本草经百种录》　鸡头实，甘淡，得土之正味，乃脾肾之药也。脾恶湿而肾恶燥，鸡头实淡渗甘香，则不伤于湿，质黏味涩，而又滑泽肥润，则不伤于燥，凡脾肾之药，往往相反，而此则相成，故尤足贵也。

《本草求真》　芡实如何补脾？以其味甘之故；芡实如何固肾？以其味涩之故。惟其味甘补脾，故能利湿，而泄泻腹痛可治；惟其味涩固肾，故能闭气，而使遗带小便不禁皆愈。功与山药相似，然山药之阴，本有过于芡实，而芡实之涩，更有甚于山药；且山药兼补肺阴，而芡实则止于脾肾而不及于肺。

【今用】民国中医大家丁甘仁　芡实甘平之味，入于脾、肾。补肾固精，而遗浊有赖；益脾养气，而泄泻无虞。益耳目聪明，愈腰膝酸痛。芡实无毒。禀水土之气以生，独于脾肾得力。小儿不宜多食，难消故也。（详见《孟河大家丁甘仁方药论著选》）

北京著名医家施今墨　芡实味甘、涩，性平。入脾、肾经。本品以甘补脾，以涩收敛，故为收敛性强壮药。它既能健脾除湿、收敛止泻，用于治疗脾虚不运、久泻不止，以及小儿泄泻之证，又能固肾涩精，用于治疗肾气不足、精关不固所起的遗精、早泄，以及肾虚所致的夜尿多、小便频数等症。还能收敛固涩、除湿止带，用于治疗湿热带下、脾虚带下之证。莲子古名藕实。味甘、涩，性平。入脾、肾、心经。本品禀芬芳之气，合禾谷之味，为补脾之要药。它既能补脾涩肠止泻，用于治疗脾虚泄泻、食欲不振等症，又能交通水火而媾通心肾，以养心安神、益肾固精，用于治疗心肾不交、心悸心烦、头昏失眠、以及肾虚下元不固所引起的遗精、尿频、崩漏、带下。芡实甘平，止泻，固肾益精，祛湿止带；莲子甘涩，健脾止泻，益肾固精，养心安神。二药伍用，相互促进，其功益彰，健脾止泻，补肾固精，涩精止带之功增强。（详见《施今墨对药临床经验集》）

**湖北名老中医梅全喜**　①乳糜血尿。以自拟芡实黄芪防己汤为基础方分型加减治疗乳糜血尿病人，总有效率100%。②慢性肠炎。生芡实300g，生鸡内金150g，面粉750g。上药研末，与面烙成焦饼。成人为10日量，每日分2次服食，10日为1疗程。效好。③遗精、滑精。芡实、沙苑蒺藜、莲须各20g，龙骨、牡蛎各10g，水煎服，每日1剂，有效。[详见《现代中药药理与临床应用手册（第3版）》]

**北京著名医家岳美中**　岳老创芡实合剂，组成：芡实30g，白术12g，茯苓12g，怀山药15g，菟丝子24g，金樱子24g，黄精24g，百合18g，枇杷叶9g，党参9g。功效：补肾健脾、益气利尿。主治：慢性肾炎脾肾两虚证，症见腰膝酸软、乏力、尿蛋白持续不消、舌淡红、苔薄白、脉沉弱或数。用法：水煎服，日1剂。方以白术、茯苓、党参益气健脾利水，芡实、菟丝子、山药温补脾肾；百合、黄精、金樱子入肺、脾、肾三经，补其不足；枇杷叶清热入肺、降肺气，通调水道，促进水肿消退。（详见《国家级名老中医用药特辑》）

**国家级名老中医毛德西**　山药、芡实药对功效：脾肾双补，固精止泻。主治：肾虚之遗精、滑精、遗尿等，脾虚之腹泻、白带等。用量：山药15～30g，芡实15～30g。体会：山药与芡实的组合，在处方中经常可以看到，两者均可补脾益肾，但其补益之力有所不同。黄宫绣《本草求真》云："芡实功与山药相似。然山药之补，本有过于芡实，而芡实之涩，更有胜于山药，且山药兼补肺阴，而芡实则止于脾肾，而不及于肺。"这是说山药补力大于芡实，而芡实收涩之力大于山药。若将两药合用，则脾肾双补，固精止泻，其效彰彰。另外，在治疗慢性肾炎蛋白尿时，余亦常用此对药，每味30g，以培补脾肾，既培补精气，又固涩精气，标本并治，几无不良反应。（详见《毛德西用药十讲》）

**山东名老中医李凤翔**　李老行医三字诀："芡实米，入肾脾，治带浊，效无比。"芡实功效：补脾止泻，固肾止带。……因产于水中，功专利湿健脾，止带固肾有卓效。是以易黄汤用之以止黄带，分清丸（配云茯苓，黄蜡蜜丸）用之以治浊。……余在临床中体会，易黄汤一方，不仅治黄带，而且治白带，效果亦好。但山药、芡实需重用至30g以上，效方显著。我曾屡用，亦不外乎健脾利湿而兼固涩之义。勿虑其微涩之性，便谓留邪，而反弃之。（详见《李凤翔70年行医三字诀》）

**【师说】**《神农本草经》中的鸡头实，即今睡莲科植物芡的成熟干燥种仁，入药称之为芡实。其味甘、涩，性平。主入脾、肾经。具有补脾肾、固精、止泻、止带、除湿等功效。我于临床常用之治疗以下病证。

（1）精气亏虚。本品能入肾经，能补精血，能增聪、耐思考、强心、充耳目，补肾壮腰膝，健身耐老。我常嘱患者用芡实、山药、白果、枸杞子、核桃仁、粳米煮粥食之。可强心健体、壮腰膝、益智聪耳、增强机体免疫力，使人不易衰老，健康长寿。

（2）遗精、滑精。本品甘、涩、收敛，能益肾固精，用治肾虚不固而致遗精、滑精。用芡实配莲子、莲须、煅龙骨、煅牡蛎、沙苑蒺藜、五味子等可治疗男子肾虚不固之遗精、滑精，亦治男女尿解白浊，伴腰酸耳鸣、疲乏无力、舌淡苔白、脉沉细弱等症。

（3）脾虚久泻。本品既能补气健脾，又能涩肠止泻，还兼除湿，用治脾虚湿盛，久泻不愈者。我常用之配党参、白术、苍术、茯苓、扁豆、泽泻、石菖蒲等健脾除湿，涩肠止泻，用治久泻久利者，也治肾气不摄所致的小便失禁、遗尿、遗精等症。

（4）黄、白带下。本品既可益肾气，补脾气，除湿浊，又能固涩止带，为治疗带下证之佳品。若治脾肾两虚或脾虚湿盛之带下，症见带下清稀色白伴腰酸沉重、冷痛者，可取之与补脾肾、祛湿浊药同伍，如配茯苓、白术、山药、莲须、煅乌贼骨、泽泻等药。若见妇女湿热下注导致湿热带下，症见带下色黄量多，有腥臭味，伴阴痒者，可用芡实配莲须、白头翁、黄柏、白毛夏枯草、贯众、椿根皮、白英、鱼腥草、车前子、六一散等治之。

（5）风湿痹痛。本品还可治疗风湿痹痛致足膝疼痛不能步履者。常用芡实配山药、莲子、茯苓、炒薏苡仁、海风藤、络石藤、青风藤、土茯苓、独活、羌活、牛膝等治之。

此外，用芡实配白果、山药、糯米煮粥服，可治疗慢性肾炎蛋白尿久不消者。也可用治乳糜尿、慢性前列腺炎等以尿频、尿急、尿浑浊、尿失禁为主症者。

芡实与金樱子相较：二者皆能涩肠止泻，固肾涩精，对肾虚遗精、滑精及脾虚久泻、久痢者，两药常相须为用。但芡实收涩之中兼具补虚，且能利湿，故脾虚湿盛之泄泻用之更佳；金樱子功专酸涩，无补益之功，肾虚滑泻者用之能涩而固之，效果较好。临证可据证区别选用之。

【用法】本品入煎内服：15～30g。或入丸、散服。亦可适量煮粥食。凡外感前后，疟、痢、疳、痔、气郁痞胀、溺赤浊、便秘、食不运化及新产之后，皆应忌用。

（刘成全　朱尔春　整理）

# 胡麻（黑芝麻）

【药名】胡麻（别名：巨胜），在《神农本草经》后的本草文献中又名脂麻、芝麻等。

【经文】胡麻，味甘，平。主伤中虚羸。补五内，益气力，长肌肉，填髓脑。久服轻身，不老。

叶，名青蘘。青蘘，味甘，寒。主五脏邪气，风寒湿痹。益气，补脑髓，坚筋骨。久服耳目聪明，不饥，不老增寿，巨胜苗也。

【文译】胡麻，味甘，性平。主治邪气入五脏，使中焦脾胃损伤、身体瘦弱。能安养五脏，补益气力，丰满肌肉，填补脑髓，长期服用，能使身体轻健，长生不老。

胡麻的叶子，叫青蘘。本品味甘，性寒。主治五脏风寒湿邪气，治疗风寒湿痹。能益气力，补充脑髓，使筋骨坚固。长期服用使人听力增强，视物清明，没有饥饿感，也使人不易衰老，能延年增寿的是巨胜苗。

【来源】本品系胡麻科植物脂麻的种子，主产于山西、甘肃、宁夏、内蒙古等省、区。秋季果实成熟时采收种子，晒干入药。

【药理】本品含脂肪油（油中含油酸、亚油酸等）、植物蛋白、氨基酸、木脂素、植物甾醇、糖类、卵磷脂及 10 余种微量元素、维生素 E 等。药理研究显示，黑芝麻有抗衰老作用，所含亚油酸可降低血中胆固醇含量，有防治动脉硬化作用；可降低血糖，并增加肝脏及肌肉中糖原含量；脂肪油能滑肠通便。黑芝麻素中的抑癌素有抗肿瘤作用，还有保护心血管、保肝、抗氧化、抗衰老、调节脂代谢、抗菌、抗炎、消肿止痛、保护肾功能等多种药理功效。

【文摘】

《名医别录》 坚筋骨，疗金疮，止痛，伤寒温疟，大吐血后虚热羸困，明耳目。

《食疗本草》 润五脏，主火灼……填骨髓，补虚气……胡麻油，主喑哑，涂之生毛发。

《食性本草》 疗妇人阴疮，初食利大小肠，久服即否，去陈留新。

《日华子本草》 补中益气，养五脏，治劳气、产后羸困，耐寒暑，止心惊。逐风湿气、游风、头风。

《寿世保元》 胡麻仁甘，疗肿恶疮，热补虚损，筋壮力强。一名巨胜，黑者佳。

《本草经疏》 胡麻，气味和平，不寒不热，益脾胃，补肝肾之佳谷也。金刃伤血，则瘀而作痛，甘平益血润燥，故疗金疮止痛也。

《本草分经·肝》 胡麻甘平，补肝肾，填精髓，润五脏，凉血益血，疗风解毒滑肠……麻油凉血，生肌，滑胎，疗疮。

《本草求真》 胡麻，本属润品，故书载能填精益髓。又属味甘，故书载能补血，暖脾，耐肌。凡因血枯而见二便艰涩，须发不乌，风湿内乘发为疮疥，并小儿痘疹变黑归肾，见有燥象者，宜以甘缓滑利之味以投。

《玉楸药解》 补益精液，润五脏，养血舒筋。疗语謇、步迟、皮燥发枯、髓涸肉减、乳少、经阻诸证。医一切疮疡，败毒消肿，生肌长肉。杀虫，生秃发。

《本草从新》 胡麻服之令人肠滑。精气不固者亦勿宜食。

【今用】现代著名医家章次公 本品滋养之力甚称道于民间，吾尝见老年人目花肢酸，日服生脂麻而收效者。（详见《章次公医术经验集》）

北京著名医家焦树德 黑芝麻味甘，性平。为滋补肝肾药。有补精、润燥、滑肠等作用。配枸杞子、菊花、熟地、山萸、白蒺藜等，可用于肝肾不足所致的头晕眼花；配何首乌、桑椹、旱莲草、女贞子、生地等，可用于肝肾不足的头发早白。本品含油脂多，有润燥通便的作用。配当归、桃仁、肉苁蓉，火麻仁等，可用于津枯血燥的便秘。何首乌乌须发兼能养血，黑芝麻乌须发兼能润便。用量一般为 9～12g。多用于丸剂中。便溏、口渴、火牙痛者不宜用。（详见《用药心得十讲》）

【师说】胡麻，即今之黑脂麻，又称之为黑芝麻。其味甘，性平。入肝、肾经。具有补益肝肾、润养五脏之功效。我在临床上常用之治疗以下病证。

（1）肝肾阴虚。本品有滋补肝肾之阴的功效，对阴虚阳亢出现的头晕、目花、耳鸣，以及阴虚阳亢致血压升高显著者，用之可降血压，我常用黑芝麻配入茯苓、墨旱莲、女贞子、龙骨、牡蛎、怀牛膝、槐花、桑叶、杭菊花、桑椹子治之。也用黑芝麻配入黄精、玉竹、制首乌、枸杞子等治疗脑髓空虚而致头晕、耳鸣、健忘，且记忆力明显减退者，取其有"滋填脑髓"之功效而益脑、补精髓、增智力。

（2）发秃花白。胡麻仁能补肝肾，生精气，补阴血。我常用之配制首乌、苍术、枸杞子、潼蒺藜、胡桃仁、桑叶等，常服、久服可治头发易脱，眉毛、须发花白，也能去头屑，润泽须发。

（3）肠燥便秘。本品能滋阴润燥，对气血不足、肠道失润而致大便燥结者，可用胡麻仁配柏子仁、杏仁、桃仁、火麻仁、郁李仁、白术、当归、白芍、怀牛膝、陈皮等治之，本方也可治疗小儿、老人便秘。

（4）筋骨软弱。由于本品能补益肝肾之阴，故对中老年人骨质疏松，筋脉失养而骨弱无力，不耐行走，筋脉抽掣、麻木者，可用胡麻仁配补骨脂、石斛、苁蓉、桑寄生、木瓜、鸡血藤、怀牛膝等治之，久服可长肌肉、生精血，使筋骨强健，身体轻巧便利。

胡麻叶，又名青蘘，为巨胜苗。其味甘，性寒。能治疗风湿痹痛，增强气力，尤宜于风湿兼脾、肝、肾不足者。妇女崩漏及吐血、便血致气血亏虚者，用之也能益气补血。本品也能补肝肾，生脑髓，坚筋骨，能使人耳目聪明；耐饥饿，抗衰老，能使人身体轻巧灵便，并可使人延年益寿。

胡麻花，能治疗头发、须眉脱落。若取其花阴干研末用麻油调敷，或酒浸，用治外伤红肿未溃，或治冻疮、坐板疮初起者。本品也能润肠通便。

芝麻秸，取之烧灰，配乌梅、僵蚕、白芷研末，用醋调敷，可治疗皮肤、面部黑痣；也能祛除皮肤早期生长的赘疣。

【用法】本品水煎内服：9～15g。或入丸、散剂用。外用：适量，研末调敷用。本品生用或炒用。脾胃虚衰、阳虚便秘、元气不固、久病泄泻者，不宜服用。

（刘成全　整理）

# 麻蕡

【药名】麻蕡（别名：麻勃），在《神农本草经》后的本草文献中又名麻蓝、青葛等。

【经文】麻蕡，味辛，平。主五劳七伤。利五脏，下血寒气。多食令见鬼，狂走。久服通神明，轻身。

麻子，味甘，平。主补中益气。久服肥健，不老，神仙。

【文译】麻蕡，味辛，性平。主治五劳七伤。能调养五脏，能解除血中的寒邪气。服用过量会使人产生幻觉，神志错乱而发狂奔跑。长期服用，能使人神智清明，身体轻健。

麻子，味甘，性平。主要能补中益气。长期服用，能使人肥健而不易衰老，寿命长久，如同神仙。

【药源】麻蕡为桑科植物大麻的雌花序幼嫩果穗，主要分布在东北、华北、华东、中南等地。夏季采收。鲜用或晒干入药。

【药理】本品化学成分主要为四氢大麻酚、大麻色烯、大麻萜酚、大麻环酚等。具有降低眼压、治疗青光眼、缓解支气管痉挛及保护大脑的作用。

【师说】麻蕡，为桑科植物大麻雌株的花或花序，也包括幼嫩果穗及成熟果实。其味辛，性平。具有祛风湿、活血化瘀、镇静安神、止咳平喘等功效。其应用如下。①祛风除湿。本品味辛，辛能行散，有祛风除湿之功，用治痛风、关节痹痛。常与青风藤、络石藤、海风藤、鸡血藤、银花藤、羌活、独活、秦艽、土茯苓、萆薢等药同用，能除痹止痛，降血尿酸。②活血化瘀。本品有活血祛瘀功效，对于瘀血所致的胞衣不下、乳汁不通、跌仆损伤等病症，可配桃仁、红花、赤芍、川芎、刘寄奴、苏木、川牛膝、路路通、王不留行等治之。③镇静安神。用治癫狂、抽搐、急慢惊风、失眠等病证，可将本品与钩藤、黄连、龙骨、牡蛎、天麻、蝉蜕、茯神、枣仁等配伍治之。④止咳平喘。咳嗽、咯白痰、气急作喘、不能平息者，用本品配杏仁、紫菀、炙百部、款冬花、法半夏、苏子等治之。⑤润肠通便。本品配麻子仁、肉苁蓉、杏仁、郁李仁、火麻仁、大黄、厚朴、枳实等能通燥结治疗便秘。⑥利水通淋。本品配入五皮饮（陈皮、大腹皮、生姜皮、桑白皮、茯苓皮）方中可利水消肿；本品配瞿麦、石韦、冬葵子、木通可治疗淋证；本品配泽兰、路路通、大腹皮、车前子、马鞭草、益母草等可治疗臌胀中之水臌。

此外，麻蕡的种仁及果实、果穗，味甘，性平。能补中益气、益肾补脑，久服使人肥健，不易健忘、衰老。

【用法】本品入煎内服：0.3 ～ 0.6g。外用：适量，捣敷。体虚及孕妇忌服。

（刘成全　整理）

# 冬葵子

【药名】冬葵子，在《神农本草经》后的本草文献中又名葵子、葵菜子等。

【经文】冬葵子，味甘，寒。主五脏六腑寒热，羸瘦，五癃。利小便。久服坚骨，长肌肉，轻身，延年。

【文译】冬葵子，味甘，性寒。主治脏腑内寒热邪气、身体瘦弱、五种淋证（包括热、石、血、劳、膏淋）。能通利小便。长期服用能使骨骼坚固，肌肉丰满，身体轻健，寿命长久。

【药源】本品为锦葵科植物冬葵的干燥成熟种子，全国各地均产。夏秋二季种子成熟时采收，除去杂质，生用或捣碎用。以籽粒饱满、干燥、无杂质者为佳。

【药理】本品含脂肪油、蛋白质、中性多糖、酸性多糖、肽聚糖及铁、锰、硼、锌等，具有调节免疫，增强网状内皮系统的吞噬功能，以及抗补体、降血糖和抑菌等药理作用。

【文摘】

《名医别录》　疗妇人乳难内闭。

《药性本草》　滑，平。治五淋，主奶肿，下乳汁。

《本草纲目》　通大便，消水气，滑胎，治痢……气味俱薄，淡滑为阳，故能利窍通乳，消肿滑胎也，其根叶与子，功用相同。

《寿世保元·本草》　冬葵子寒，滑胎易产，癃利小便，善通乳难。

《长沙药解·卷四》　味甘，微寒，性滑，入足太阳膀胱经，滑窍而开癃闭，利水而泄膀胱。……起即头眩。

《罗氏会约医镜·本草上》　气味俱淡薄，利水、通淋、催生、落胎，下乳汁，润大肠，消水肿。……为末敷之，为疮家要药。浸油，可涂汤火疮。按性寒野，无故服之，必有损真之害。

【今用】北京著名医家焦树德　冬葵子甘寒滑利，能利尿、滑肠、通乳。配车前子、猪苓、茯苓、瞿麦、萹蓄、滑石，可用于小便淋痛、尿少，尿频兼有大便燥结之症。配通草、王不留行、炙山甲等，可用于乳汁不通。配漏芦、瓜蒌、白芷、赤芍等，可用于乳痈初起。本品有滑利通窍的作用，配合金钱草、海金沙、牛膝、泽兰、泽泻等，用于泌尿系结石，有一定帮助。用量一般为 6～9g，特殊情况也可用到 15～30g。本品为滑利通达之品，故孕妇及无实邪者不宜用。（详见《用药心得十讲》）

**安徽著名医家龚士澄**　泌尿系统结石，属中医学沙石淋范围。考其病因，多由湿热蕴结下焦，使尿中杂质凝结而成。……冬葵子甘寒而滑，滑利下窍而尿易出，淋易通。冬葵子合茯苓，即仲景葵子茯苓散，治水气身重小便不利。我们用五苓散加以上方药，温而流通，寒不凝涩，利水排尿，溶石排石，用于治疗肾结石、输尿管结石和尿道结石。经验证明，输尿管结石患者用此方 3～5 剂，每能将沙石随小便排出。（详见《临证方药运用心得》）

【师说】冬葵子，药用为锦葵科植物冬葵的种子。其味甘，性寒。主入大肠、小肠、膀胱经。具有利水通淋、通下乳汁、滑肠通便等功效，我在临床上常用之治疗以下病证。

（1）淋证、水肿。取冬葵子配萹蓄、瞿麦、木通、黄柏、半边莲、滑石、车前子、地肤子等可治疗热淋，即当今临床常见的尿路感染、前列腺增生伴炎症、糖尿病性膀胱尿解不畅等。上方再加白茅根、蒲黄、小蓟、琥珀等可治血淋。若在热淋方药基础上加金钱草、石韦、滑石、海金沙、炙地龙、鸡内金、川牛膝可治石淋。取冬葵子配升陷汤（黄芪、知母、柴胡、升麻、桔梗）诸药，再加党参、白芍、白术可治劳淋，用于大病之后、产后小便不通者。冬葵子配芡实、莲须、射干、石菖蒲、山萸肉等可治膏淋。若诸淋得以通利，即因淋证而肿者可消矣。如著名的葵子茯苓散（冬葵子、茯苓），方中再加猪苓、车前子、泽泻等，有显著的利水消肿功效，可治肾炎水肿等病证。

（2）乳汁不下。取冬葵子配路路通、王不留行、合欢皮、丝瓜络、通草等可治产后乳胀致乳汁下之不畅者。乳汁不下伴明显乳房胀痛者，多由产妇既往有经前乳胀或有乳腺小叶增生、乳中结节、乳腺纤维瘤，以及平素性情急躁、嗜食辛辣肥甘所致，若伴气血不足者，方中可加黄芪、党参、当归等。

（3）实热便秘。冬葵子配郁李仁、牛蒡子、全瓜蒌、枳实等可治疗实热便秘。我还用之配入适证方中治疗糖尿病大便秘结，因于此药既可降糖又能通便。至于产后胞衣不下，以及当今多次刮宫、引产，或有残物滞留胞内者，亦可用冬葵子配益母草、红花、川牛膝、泽兰等治之，效佳。

至于《神农本草经》言其有"久服坚骨，长肌肉，轻身，延年"之功，可能言过其实，我也确少体验之。

此外，本品尚能治盗汗、咳嗽，但临证用之者少。

【用法】本品入煎内服：10～15g。亦可入丸、散剂服。冬葵子味寒、性滑，用之不当可能导致泄泻及孕妇滑胎，对脾虚便溏者及孕妇应慎用。

（刘成全　整理）

# 苋　实

【药名】苋实（别名：马苋），在《神农本草经》后的本草文献中又名莫实、苋子、苋菜子等。

【经文】苋实，味甘，寒。主青盲，明目。除邪，利大小便，去寒热。久服益气力，不饥，轻身。

【文译】苋实，味甘，性寒。主治视力减退的青光眼病，有明目的功效。能祛除邪气，通利大小便，能消除恶寒发热。长期服用可使人增长气力，没有饥饿感，也使人身体轻巧便捷。

【药源】本品为苋科植物苋菜的种子。秋季采收地上部分，晒干后搓揉，去除杂质入药。全国各地均有栽培，亦有用野生苋菜的种子入药。

【药理】本品含有亚油酸、棕榈酸、亚麻酸、木蜡酸、花生酸、油酸、硬脂酸、肉豆蔻酸等脂肪酸和 5 种甾醇化合物如菠甾醇、豆甾醇等，具有抗氧化、抗菌、抗癌、保护肝功能等作用。

【师说】苋有六种，即赤、白、人、紫、五色苋、马苋，其中只有人苋、白苋的果实可以入药用。《神农本草经》所载的苋实，又名苋菜子，为苋科苋属植物苋的种子。其味甘，性寒。归肝、大肠、膀胱经。具有清肝明目、通利二便等功效。临证可用之治疗下列病证。

（1）肝经风热上攻。二目赤痛、角膜云翳、遮睛不明及青盲赤烂等病症宜服之。可取苋菜子为末，每次用茶水送服 3～6g，日服 2～3 次。

（2）眼雾遮睛，甚至目中生白翳。可用苋菜子、青葙子、蝉蜕各 30g，共炖猪肝汤服食。

（3）二便难。可用苋实末 15～30g，分 2 次用凉开水送服，可使大小便顺畅。

（4）热毒疮疡。因本品有清热解毒之功，可用之内服或煎汤熏洗治疗热毒疮肿、漆疮瘙痒、蛇虫咬伤等，亦可用之治疗赤白痢疾。可单用本品研末，每服 9g，日服 3 次。亦可配入适证方中煎服。

此外，本品也可治疗伤风感冒咳嗽，也能杀灭肠道蛔虫，亦可治疗乳糜血尿。

苋的茎叶及苋根亦可入药用。

苋的茎叶，即苋菜。其味甘，性寒。无毒。入肝、脾、胃、大小肠经。能清热利窍。赤苋可用之煮粥或炒作菜蔬食用。或煎汤，或捣汁内服，能治疗赤白痢疾及二便不通。煎汤内服：5～10g，或捣汁服。

苋根，为苋科植物苋的根，别名地筋。其味甘，性寒。入肝、肾、大肠经。功效应用如下。①消肿止痛：可治阴囊肿痛、痔疮、牙痛等。②止血止带：可治红崩赤带及痔疮出血等。③活血止血：治疗跌仆损伤肿痛、出血、吐血等。煎汤内服：20～50g。外用：适量，鲜品捣敷，或烧灰存性，研末干撒外敷，或浸酒服。

【用法】本品入煎内服：5～10g。或研末服5g，或捣汁服。外用：适量，煎水熏洗患处，或鲜品捣敷。本品性寒，脾胃虚寒泄泻者慎用。

（潘成祥　整理）

# 白瓜子（冬瓜子）

【药名】白瓜子在《神农本草经》中有水芝之称，在其后的医药文献中又有冬瓜仁、瓜子等称谓。

【经文】白瓜子，味甘，性平。主令人悦泽，好颜色，益气，不饥，久服轻身，耐老。

【文译】白瓜子，味甘，性平。主要功效是润泽肌肤，使人面容光亮，悦目姣好，并有补益元气的功效，服后令人没有饥饿感。长期服用使人身体轻巧，延缓衰老。

【药源】经多位学者考证，白瓜子是葫芦科冬瓜属植物冬瓜的种子，因其色白，故名白瓜子，主产于浙江、江苏、河北、山东、山西、四川等地。夏、秋果实成熟时采收，取子，晒干入药，研粉生用，以颗粒饱满、色白者为佳。

【药理】本品含有丰富的亚油酸、油酸等多种不饱和脂肪酸，也含有人体所必需的氨基酸，并含有丰富的蛋白质和锌、镁、钾、磷、钠、铁、硒等微量元素。有抗肿瘤、抗氧化、滋补强体、抗炎、镇痛、降血糖等功效，也有免疫促进作用。

【文摘】

《名医别录》　寒，无毒。主烦满不乐。甘瓜子，主腹内结聚，破溃脓血，最为肠胃脾之内亏之要药。

《食疗本草》　主益气耐老，除心胸气满，消痰止烦。

《日华子本草》　去皮肤剥风黑䵟，润肌肤。

《本草述钩元》　冬瓜仁气味甘平，治心经蕴热……又疗肠痈，主腹内结聚，破溃脓血，凡肠胃内壅，最为要药。

《本草述》　主治心经蕴热，小水淋痛，并鼻面酒渣如麻豆，疼痛，黄水出。

《中国药用植物图鉴》　治产后手足浮肿，对糖尿病患者亦有效。

《临床应用汉方处方解说》　冬瓜子药效：消炎，利尿，排脓。用途：瘀血，痈肿，阑尾炎。

【今用】**辽宁省著名医家洪郁文**　冬瓜仁主治萎缩性胃炎，口干，无泛酸者。可用本品配黄芪30g，沙参20g，石斛20g，玉竹20g，天花粉15g，白芍15g，香橼 15g，甘草 15g，治之。用量为每剂 15～30g。治此证应忌食辛辣之物，以防化热伤阴，加重病情。脾虚便溏者不宜使用。（详见《方药传真》）

**安徽著名医家龚士澄** 白瓜子亦名冬瓜仁，其性味甘，寒。入肺、胃、大肠、小肠经。能清肺除痰，消痈排脓。本品上清肺之蕴热，下导肠之积垢，专治内痈。故治疗肺痈的《千金》苇茎汤、治疗肠痈的大黄牡丹皮汤皆用之。治疗痰热咳嗽亦有效验，我治肺痈成脓期有一简便方：冬瓜子 20g，清水 500mL，文火煎至 300mL 和入陈年芥菜卤汁 30mL，调匀，一日内分次服，可明显减轻症状，缩短疗程。凡邪毒不甚者非常适宜。我治肺痈，必用冬瓜仁，伍以金银花、连翘壳、甘草、桔梗、浙贝母、鱼腥草、黄芩、天花粉等为方，水煎，日服 2 剂，每次用冬瓜仁 15g，少则力轻效微。（详见《临证方药运用心得》）

**重庆市名老中医王辉武** 白瓜子，常用别名冬瓜子、瓜子、冬瓜仁等。味甘，性凉，归肺经。功能润肺、化痰、消痈、利水。主要用于治疗痰热咳嗽、肺痈、肠痈、淋病、水肿、脚气、痔疮、鼻面酒渣等病症。常用剂量为 3～12g。外用适量。……本品能令人肥悦，治白带，食鱼中毒，久服令人白净如玉。俗有"若要长生，肠中常清"，说的是大便通畅是健康长寿的前提。冬瓜仁健脾润肠，通便而有补益之功，故前人称冬瓜仁延年，也是有一定道理的。（详见《中医百家药论荟萃》）

【师说】白瓜子，经当今多数学者研究、考证，白瓜子即为冬瓜的种子，因其种仁色白，故《神农本草经》时代即谓之白瓜子。其味甘，性平、寒。入肺、肾、胃、大肠、小肠经。具有清热渗湿、清热排脓、美容、益气、耐饥、耐老等功效。当今药房很少备之。据历代本草文献记载，白瓜子临床应用如下。

（1）清热渗湿。白瓜子性寒，滑。能清下焦湿热，多用治水肿、淋浊。本品可治男子热淋、小便不利、肿胀、白浊。本品配萹蓄、石韦、六一散（滑石、甘草）、赤小豆、木通、车前草、瞿麦等治热淋、水肿。若治疗女子白带、浊带，可用冬瓜子配白术、芡实、莲须、金银花、粉草薢、白果、猪苓、苍术、黄柏、土茯苓、赤小豆等。

（2）清热排脓。本品上清肺热，下导肠之积垢。如《千金》苇茎汤（冬瓜子、薏苡仁、桃仁、苇茎）中即用冬瓜子配生薏苡仁、苇茎、桃仁，再加天花粉等治疗肺痈。冬瓜子配大黄、丹皮、桃仁、芒硝、红藤、败酱草等可治疗肠痈。本品也常用于痰热咳嗽，可与止咳祛痰药浙贝母、鱼腥草、金荞麦、牛蒡子、瓜蒌皮、枇杷叶、黄芩、桑白皮、炙百部等同用。

（3）清热生津。本品能清热生津，用于暑热伤津烦渴。可用冬瓜子配麦冬、黄连、天花粉、乌梅、五味子、石斛等治疗消渴病口干渴、小便多。

（4）悦泽美容。本品能去面黑䵟，能润肌肤，悦泽美容。我用冬瓜子配白芷、辛夷、藁本、僵蚕、白蒺藜、菟丝子、玫瑰花、玉竹等治疗皮肤暗褐斑，能令人悦泽好颜色。本品也可治疗酒渣鼻。

（5）强壮肌体。本品长期配合人参、当归、刺五加、灵芝、红景天、白术、山药等能提高人的精气神，使身体强健且增强免疫力，以达健身强体免疫之目的。

现今多用之治疗肺炎、肺脓疡、阑尾炎、泌尿系感染、肾炎水肿等。

【用法】本品入煎内服：10～15g。外用：适量，煎水熏洗或研末涂敷。一般无毒副作用。

（朱尔春　整理）

# 苦　菜

【药名】苦菜（别名：荼草、选），在《神农本草经》后的本草文献中又名苦苣菜、泽败、鹿酱、野苦菜等。

【经文】苦菜，味苦，寒。主五脏邪气，厌谷，胃痹。久服安心，益气，聪察，少卧，轻身，耐老。

【文译】苦菜，味苦，性寒。主治五脏邪气积聚，厌食，胃内闭塞不通。长期服用能使人心神安定，气力充沛，听力、视力增强，睡意减少，身体轻健，延缓衰老。

【药源】关于苦菜究属何物，从古即有争议。我国《中药大辞典》记载本品为菊科植物苦苣菜属植物苦苣菜的全草，夏季开花前采收，鲜用或晒干入药用，一年或二年生草本，生于田边、山野、路旁。苦菜在全国各地均有生长，主产于豫、川、闽、湘各省，当代药学专家均认同其为菊科植物苦苣菜为苦菜。

【药理】苦苣菜地上部分含一新二糖类化合物，还含苦苣菜苷A、B、C、D，葡萄糖中美菊素C，9-羟基葡萄糖中美菊素A，假还阳参苷A及毛连菜苷B、C，木犀草素-7-O-吡喃葡萄糖苷，金丝桃苷，蒙花苷，芹菜素，槲皮素，山柰酚等黄酮类化合物。具有抗菌、消炎、抗肿瘤、保肝、解毒等功效。还能提高应激和适应能力。

【师说】《神农本草经》所载苦菜，药用为菊科苦苣菜属植物苦苣菜的全草。本品我国大部分地区均产，茎圆中空而脆，折之有白浆溢出，开黄花，有如初绽之菊。我即忆起幼年时代家乡路边多生，名之苦苣菜也。而《神农本草经》则称之为苦菜，荒年时期也可取此菜用开水烫后去苦味充饥。

苦菜，其味苦，性寒。归入心、肝、胃、大肠、肾、经。具有清热解毒、凉血止血、清肝明目、消食和胃、清肺止咳等功效。相关文献记载其功用主治如下。

（1）清热解毒。治疗痢疾、急性黄疸肝炎、痈疽疔毒、丹毒、妇女乳结肿块疼痛、口舌生疮、蛇虫咬伤等。苦菜汁点疣可使之脱落或消散。

（2）凉血止血。本品有凉血止血、祛瘀止痛之功。可治血淋、痔疮出血、血痢、外伤出血等。

（3）清肝明目。治疗肝火上炎致头痛头晕、视物不清，也治慢性肝病及肝硬化等。

（4）解暑除烦。治疗夏季中暑、心胸烦热，有清心凉营、祛暑宽胸除烦之效。

（5）消食和胃。治疗小儿疳积、食积不化、大便泄泻等。

（6）清肺止咳。能治肺热咳嗽，主治急慢性支气管炎，以痰多黏稠者用之最效。

（7）清热止渴。本品味苦，性寒。能清热泻火，也有解渴护津之效，故可用之治疗糖尿病以口渴为著者。

附：①苦菜花。主治痢疾、黄疸、血淋、痔瘘、疔疮疖肿等。

②苦菜花子。味甘，性平。无毒。能补心安神，治疗失眠、惊悸；益肝、清肝治黄疸，用治各型肝炎之肝功能异常者。

【用法】本品入煎内服：20～30g。亦可取汁或研末服。外用：适量，捣汁涂或煎水熏洗。

（徐凯　整理）

# 龙　骨

【药名】龙骨，在《神农本草经》后的医药文献中又有生龙骨、五花龙骨、花龙骨、白龙骨等称谓。

【经文】龙骨，味甘，平。主心腹鬼疰，精物老魅，咳逆，泄痢脓血，女子漏下，癥瘕坚结，小儿热气，惊痫。

龙齿，主小儿、大人惊痫，癫疾，狂走，心下结气，不能喘息，诸痉。杀精物。久服轻身，通神明，延年。

【文译】龙骨，味甘，性平。主治心腹部疾病，鬼疰，以及妖精鬼魅所致病证。可治咳嗽气喘，腹泻，痢疾便脓血，妇女崩漏带下，癥瘕积聚，小儿热病、惊证、癫痫等。

龙齿，主治小儿、成人惊痫，癫病及发狂奔跑，胃脘部邪气积聚，使人不能喘息。治各种痉挛、抽搐，可以杀死妖精。长期服用能使身体轻健，神志通晓，并能使人寿命延长。

【药源】本品为古代哺乳动物如象类、犀牛类、三趾马等的骨骼化石。挖出后，除去泥土及杂质。五花龙骨质酥脆，出土后，露置空气中极易破碎，常用毛边纸粘贴。产自河南、河北、山西、陕西、山东、内蒙古、湖北、四川、云南、广西、青海等地。以干净、无杂质、吸湿力强者为佳，其中以五花龙骨为优。

【药理】本品主要成分为碳酸钙、磷酸钙，亦含铁、钾、钠、氯、硫酸根等，具有镇静、催眠、抗惊厥作用。实验表明，将20%龙骨混悬液20mL/kg给小鼠灌服，能显著增加戊巴比妥钠的催眠率，对回苏灵所致惊厥亦有对抗作用。20%龙骨混悬液 20mL/kg 给小鼠灌服，有缩短正常小鼠凝血时间的作用。

【文摘】

《名医别录》 疗心腹烦满，四肢痿枯，汗出，夜卧自惊，恚怒，伏气在心下不得喘息，肠痈内疽，阴蚀，止汗，缩小便，尿血，养精神，定魂魄，安五藏。白龙骨疗梦寐泄精，小便泄精。

《药性本草》 逐邪气，安心神，止冷痢及下脓血，女子崩中带下，止梦泄精，梦交，治尿血，虚而多梦纷纭加而用之。

《日华子本草》 健脾，涩肠胃，止泻痢、渴疾、怀孕漏胎、肠风下血、崩中带下、鼻洪、吐血，止汗。

《珍珠囊》 固大肠脱。

《注解伤寒论》 龙骨、牡蛎、铅丹，收敛神气而镇惊。

《本草纲目》 益肾镇惊，止阴疟，收湿气、脱肛，生肌敛疮。涩可去脱，故成氏云龙骨能收敛浮越之正气，固大肠而镇惊，又主带脉为病。

《本草经疏》 龙骨味涩而主收敛，凡泄痢肠澼及女子漏下崩中、溺血等症，皆血热积滞为患，法当通利疏泄，不可使用止涩之剂，恐积滞瘀血在内反能为害也。惟久病虚脱者，不在所忌。

《本草述》 龙骨可以疗阴阳乖离之病。如阴之不能守其阳，或为惊悸，为狂痫，为谵妄，为自汗盗汗。如阳之不能固其阴，或为久泄，为淋，为便数，为齿衄、溺血、便血，为赤白浊，为女子崩中带下，为脱肛。或阴不为阳守，阳亦不为阴固，为多梦泄精，为中风危笃，种种所患，如斯类者。

《本经逢原》 涩可以去脱，龙骨入肝敛魂，收敛浮越之气。其治咳逆，泄痢脓血，女子漏下，取涩以固上下气血也。其性虽涩，而能入肝破结。癥瘕坚结，皆肝经之血积也；小儿热气惊痫，亦肝经之病，为牛黄以协济之，其祛邪伐肝之力尤捷。其性收阳中之阴，专走足厥阴经，兼入手足少阴，治多梦纷纭、多寐泄精、衄血吐血、胎漏肠风，益肾镇心，为收敛精气要药。有客邪，则兼表药用之。又主带脉为病，故崩带不止、腹满、腰溶溶若坐水中，止涩药中加用之。止阴疟，收湿气，治休息痢，久痢脱肛，生肌敛疮皆用之。但收敛太过，非久痢虚脱者，切勿妄投；火盛失精者误用，多致溺赤涩痛，精愈不能收摄矣。

《本草经百种录》 龙骨最黏涩，能收敛正气，凡心神耗散，肠胃滑脱之疾，皆能已之。且敛正气而不敛邪气，所以仲景于伤寒之邪气未尽者亦用之。

《本草求真》 龙骨功与牡蛎同，但牡蛎咸涩入肾，有软坚化痰清热之功，此属甘涩入肝，有收敛止脱镇惊安魄之妙，如徐之才所谓涩可止脱，龙骨牡蛎之属。……舐之粘舌者佳。

《本草经读》 惊痫颠痉，皆肝气上逆，挟痰而归迸入心，龙骨能敛火安神，逐痰降逆，故为惊痫颠痉之圣药。痰，水也，随火而生，龙骨能引逆上之火、泛滥之水，而归其宅，若与牡蛎同用，为治痰之神品。今人只知其涩以止脱，何其浅也。

【今用】**近代著名医家张锡纯**　龙骨，味淡，微辛，性平，质最黏涩，具有翕收之力，故能收敛元气，镇安精神，固涩滑脱。凡心中怔忡、多汗淋漓、吐血衄血、二便下血、遗精白浊、大便滑泻、小便不禁、女子崩带，皆能治之。其性尤善利痰，治肺中痰饮咳嗽，咳逆上气。其味微辛，收敛之中仍有开通之力，故《神农本草经》谓其主泻利脓血，女子漏下，而又主癥瘕坚结也。……徐（大椿）氏议论极精微，所谓敛正气而不敛邪气，外感未尽亦可用之者，若仲景之柴胡加龙骨牡蛎汤、桂枝甘草龙骨牡蛎汤诸方是也。愚于伤寒、温病，热实脉虚，心中怔忡，精神骚扰者，恒龙骨与萸肉、生石膏并用。……龙骨既能入气海以固元气，更能入肝经以防其疏泄元气，且能入肝敛戢肝木，愚于忽然中风、肢体不遂之证，其脉甚弦硬者，知系肝火肝风内动，恒用龙骨同牡蛎加于所服药中以敛戢之，至脉象柔和，其病自愈。……愚用龙骨约皆生用，惟治女子血崩，或将流产，至极危时，恒用煅者，取其涩力稍胜，以收一时之功也。（详见《医学衷中参西录·药解篇》）

**北京著名医家焦树德**　龙骨味甘涩，性平。有生用、煅用的分别。生龙骨有平肝潜阳、镇静安神的作用，煅龙骨有固涩收敛的作用。阴虚阳亢所致的烦躁、失眠、头目眩晕等症可用生龙骨平肝潜阳，常配合生地、白芍、玄参、白蒺藜、黄芩、远志、生牡蛎等同用。由于受惊而心神不宁，或心虚而易惊、心悸、失眠、睡时易惊醒等症，可用生龙骨镇惊安神。常配合远志、茯神、琥珀、龙齿、当归、熟地、珍珠母等同用。可在辨证论治的基础上，选用于治疗失眠、头痛、烦躁等症的方剂中。煅龙骨收敛固涩的效果大于生龙骨。治疗多汗、遗精、崩漏、白带过多、遗尿、久痢等症。可配合麻黄根、浮小麦、生黄芪、白术（治自汗）、麦冬、五味子、生地、牡蛎（治盗汗）、金樱子、锁阳、黄柏、远志、莲子心（治遗精）、桑寄生、川续断炭、煅牡蛎、棕炭、阿胶（治崩漏）、樗根白皮、苍术、薏苡仁、茯苓（治白带）、桑螵蛸、覆盆子、益智仁、乌药、山萸肉（治遗尿）、赤石脂、木香、乌梅（治久痢）等同用。龙齿、龙骨作用大致相同，但龙齿安神镇惊的作用大于龙骨。龙骨固涩下焦精气的作用大于龙齿。牡蛎、龙骨虽均有平肝潜阳的作用，但牡蛎兼有软坚散结、降痰除癥的作用，龙骨兼有止痢、止血的作用。煅龙骨在外科收口生肌的外用药中也常用，有生肌长肉收口敛疮的作用。龙骨用量一般三至五钱，生龙骨有时可用到七钱至一两，煅龙骨则不宜用太大量。火盛而遗精者忌用，误用可致尿赤涩痛。（详见《用药心得十讲》）

【师说】龙骨，为古代象、马、犀、鹿、牛等的骨骼或象齿的化石。其味甘、涩，性平。归心、肝、肾经。具有镇惊安神、平肝潜阳、收敛固涩等功效。临床用治以下病证。

（1）心神不宁，失眠心悸。本品甘，平。沉降。能入心经，能收敛心气而具定心安神作用，用治各种原因所致的心神不宁、心悸、怔忡、失眠多梦等证。本品与朱砂、枣仁、柏子仁、琥珀、珍珠母、茯神、五味子、夜交藤等同用有显著疗效。若心阳虚而不寐者，可配桂枝、炙甘草、牡蛎、刺五加、灵芝等治之；龙骨配远志、石菖蒲、龟板同用，可治思虑过度致阴虚火旺之心悸、怔忡、失眠多梦等；龙骨配铁精（即铁屑）、茯苓、桂心、远志等，可治心脾两亏之惊悸不寐。

（2）惊痫癫狂。用龙骨配牛黄、琥珀、生地、钩藤、天麻、天竺黄、胆星、黄连、茯神、石菖蒲、牡蛎等能化痰镇惊，息风止痉，以治痫狂神乱之证。

（3）阳亢眩晕。本品能入肝经，有平肝潜阳之功。若配牡蛎、代赭石、白芍、牛膝、茵陈、龙胆、栀子等，可治疗阳热亢旺致头晕头痛、烦躁易怒等症；用龙骨配牡蛎、磁石、蝉蜕、白芍、玄参、生地、天冬、杜仲、桑寄生、怀牛膝等，可治疗阴虚阳亢之头晕目花、耳聋耳鸣等症。

（4）滑脱诸证。本品具收敛之能，煅用固涩力强，配牡蛎、芡实、莲须、沙苑子、山萸肉、五味子治肾虚遗精、滑精；配桑螵蛸、龟板、茯神、人参、刺五加、灵芝、益智仁、五味子、鸡内金、山药等治疗小便频数；配黄芪、山萸肉、海螵蛸、山药、茜草、鹿角胶、五倍子等同用治疗气虚不摄，致冲任不固之崩漏、赤白带下；配茯苓、五味子、黄芪、浮小麦、麻黄根可治疗心气不足，自汗频发；配玄参、知母、黄柏、酸枣仁、桑叶、稽豆衣、白薇治疗阴虚火旺致失眠、多梦、心悸、盗汗等。

（5）喘逆欲脱。龙骨配芡实、山药、山萸肉、牡蛎、人参、白芍等，可治疗阴阳两虚之咳喘虚脱、汗出、肢厥身凉、脉微而弱等症。

（6）泻痢脱肛。本品配赤石脂、木瓜、乌梅、诃子、黄连、木香、炮姜、黄柏等，可治疗久泻、休息痢等；配艾叶、鳖头骨、桔梗、炙黄芪、白术、党参、柴胡、升麻等，可治疗泻、痢日久致脱肛不收者。

（7）湿疹、疮疡。本品有收湿、敛疮生肌之效。龙骨配寒水石、五倍子、煅乌贼骨、冰片等可收敛生肌；配赤石脂、地肤子、苦参、白鲜皮、白毛夏枯草、海螵蛸等可治疗湿疹、疮疡久不敛合者。

（8）血证。龙骨还能治血证，如尿血、肠风下血、鼻衄、吐血等。龙骨配牡蛎、白茅根、仙鹤草、三七、白及等治疗顽固性出血，疗效显著。

此外，尚有中西药合用的龙牡壮骨颗粒（龙骨、牡蛎、五味子、黄芪、当归、龟甲、麦冬、白术、山药、茯苓、鸡内金、党参、大枣、甘草、乳酸钙、维生素 $D_2$、葡萄糖酸钙），可治疗佝偻病及营养不良性缺钙症、夜啼、发脱、齿迟、发育迟缓、久咳作喘、喘逆息促将脱、精神分裂症、消化性溃疡、小儿久泻、甲状腺功能亢进及化脓性中耳炎致流脓久不止等症。

生龙骨与煅龙骨相较：生龙骨味甘涩，性微寒，镇惊安神、平肝潜阳力胜，多用于失眠、惊痫、癫狂、眩晕等。煅龙骨味甘涩，性平，收涩固摄力强，多用于自汗、盗汗、遗精、滑精、赤白带下、崩漏、月经过多、久泻及体内外溃疡久不愈合、湿疹等病证。

龙骨与龙齿相比较：龙骨，为大型哺乳动物的骨骼化石；龙齿为其牙齿化石。两者性味、功效相似，但龙齿更善于镇惊安神，煅后略兼收敛之性，其平肝潜阳及镇惊安神、收敛固涩力量均不及龙骨。

　　龙骨，《神农本草经》中记载有主"咳逆"之功，但后世用此功效者少。直至清代，有医家陈修园重视此功效，他在《本草经读》中说："龙骨能敛火安神，逐痰降逆。"又说："痰，水也，随火而生，龙骨能引逆上之火、泛滥之水而归其宅；若与牡蛎同用，为治疗咳逆之神品。今人只知其涩以止脱，何其浅也。"近代医家张锡纯在"龙骨解"中也说龙骨"其性又善利痰，治肺中痰饮咳嗽，咳逆上气"。张氏自拟治痰饮方"龙蚝理痰汤"（半夏、龙骨、牡蛎、代赭石、朴硝、黑芝麻、柏子仁、白芍、陈皮、茯苓）方中就将龙骨、牡蛎作为主要药物，并云："此方所主之痰，乃虚而兼实之痰……能开痰亦能补虚，其药乃为对证，若此方之龙骨、牡蛎是也。"他治虚证喘逆上气也恒用生龙骨、生牡蛎两药，如既济汤（熟地、山药、山茱萸、生龙骨、生牡蛎、茯苓、白芍、附子）即用龙骨、牡蛎配熟地、萸肉、山药等；张氏治寒湿外感诸证瘥后不能自复，伴气逆、少气不足以息用来复汤（山茱萸、龙骨、牡蛎、白芍、人参、甘草），即用之配人参、萸肉等；治疗阴阳两虚，咳逆迫促，有欲脱之势的参赭镇气汤（人参、代赭石、芡实、山药、山茱萸、龙骨、牡蛎、白芍、苏子）即用龙骨、牡蛎配人参、赭石、萸肉等。可见陈修园、张锡纯两位大医家临证皆重视龙骨的运用。当今，治疗高血压病，用龙骨配牡蛎；肿块积聚，用龙骨、牡蛎配三棱、莪术；胃脘腹部疼痛吐酸，用龙骨配牡蛎、煅乌贼骨；妇科白带等病证，用龙骨配苍术、黄柏或配煅乌贼骨等，皆有效验。

　　【用法】本品入煎内服：15～30g。宜打碎先煎。外用：适量，研末撒敷。镇静安神、平肝潜阳多生用；消痰饮、固摄宜煅用。湿热积滞者应慎用。

　　　　　　　　　　　　　　　　　　　　　　　　　　（陶方泽　整理）

# 麝　香

　　【药名】麝香，在《神农本草经》后的医药文献中又有寸香、射香、元寸、当门子、香脐子等称谓。

　　【经文】麝香，味辛，温。主辟恶气，杀鬼精物，温疟，蛊毒，痫痉。去三虫。久服除邪，不梦寤魇寐。

　　【文译】麝香，味辛，性温。主要能祛除不正之邪气。能杀灭鬼怪毒邪，治疗温疟、蛊毒、癫痫抽风。能驱杀三虫（蛔虫、绦虫、蛲虫）。长期服用能祛除病邪，使人安然入睡，而不被噩梦惊醒。

　　【药源】本品由鹿科动物雄性麝腺囊中的分泌物干燥而成，取之研细入药，是一种高级香料。主产于我国东北、西北、云南、贵州、四川等地。以质软、有油性、当门子多、气香浓烈者为佳。

　　【药理】本品含麝香酮，还含有麝香醇、麝香吡啶、胆甾醇，以及多种氨基酸类多肽。具有明显的强心、升高血压作用，还有抗炎、抗菌、抗早孕、兴奋呼吸、免疫调节、抗溃疡、抗肿瘤、镇痛、有雄激素样作用等。

【文摘】

《名医别录》 疗中恶，心腹暴痛，胀急痞满，风毒，妇人难产，堕胎，去面䵟，目中肤翳……疗蛇毒。

《食疗本草》 作末服之，辟诸毒热，煞蛇毒，除惊怪恍惚。蛮人常食，似獐肉而腥气……食之不畏蛇毒故也。脐中有香，除百病，治一切恶气疰病。研，以水服之。

《药性本草》 味苦、辛，除心痛，小儿惊痫，客忤，镇心安神。以当门子一粒，细研，熟水灌下，止小便利。能蚀一切痈疮脓。

《妇人大全良方》 论曰：产难者何？胎侧有成形块为儿枕，子欲生时，枕破与败血裹其子，故难产。但服胜金散，逐其败血即自生。若逆生、横生，并皆治之。胜金散方：麝香一钱，研，以旧青布裹了，烧令赤，急以乳钵研细。为末，取秤锤烧红，以酒淬之，调下一大钱。

《日华子本草》 治蛇、蚕咬……辟蛊气，杀脏腑虫，治疟疾，吐风痰，疗一切虚损恶病。纳子宫，暖水脏，止冷带下。

《增广和剂局方》 主辟恶气，杀鬼精物……去浊，疗诸凶邪鬼气，中恶。

《雷公炮制药性解》 入十二经……通关窍，杀虫虱……忌大蒜。麝香为诸香之最，其气透入骨髓，故于经络无所不入。然辛香之剂，必能耗损真元，用之不当，反引邪入髓，莫可救药，诚宜谨之……凡使，多有伪者，不如不用。

《本草纲目》 通诸窍，开经络，透肌骨，解酒毒，消瓜果食积，治中风、中气、中恶，痰厥，积聚癥瘕……李杲曰：麝香入脾治内病。凡风病在骨髓者宜用之……若在肌肉用之，反引风入骨，如油入面之不能出也。朱震亨曰：五脏之风，不可用麝香以泻卫气，口鼻出血……不可用脑、麝轻扬飞窜之剂……凡血海虚而寒热盗汗者，宜补养之，不可用麝香之散……时珍曰：丹溪谓风病、血病必不可用，皆非通论……非不可用也，但不可过耳。

《景岳全书》 能开诸窍，通经络，透肌骨，解酒毒，吐风痰……用热水研服一粒，治小儿惊痫、客忤，镇心安神，疗鼻塞不闻香臭，目疾可去翳膜，除一切恶疮痔漏，肿痛脓水腐肉……斑疹，凡气滞为病者，俱宜用之，若鼠咬、虫咬成疮，但以麝香封之则愈。"

《本草经疏》 麝香，其香芳烈，为通关利窍之上药，凡邪气着人，淹伏不起，则关窍闭塞，辛香走窜，自内达外，则毫毛骨节俱开，邪从此而出……今人又用以治中风、中气、中恶、痰厥、猝仆，兼入膏药敷药，皆取其通窍开经络，透肌骨之功耳。

【今用】民国著名医家丁甘仁 麝香辛温之味，入于肝、肾经。开窍通经，穿筋透骨。治惊痫而理客忤，杀虫蛊而祛风痰。辟邪杀鬼，催生堕胎。蚀溃疮之脓，消瓜果之积。麝香无毒，忌大蒜，微研。当门子尤妙，不可近鼻，防虫入脑。走窜飞扬，内透骨髓，外散皮毛。东垣云：搜骨髓之风，风在肌肉者，误用之，反引风入骨。丹溪云：五脏之风，忌用麝香，以泻卫气。故证属虚者，概勿施用。必不得已，亦宜少用。劳怯人及孕妇不宜佩戴。（详见《孟河大家丁甘仁方药论著选》）

**山东名中医王丽** 麝香，性味归经：辛，温，归心、脾经。功效主治：开窍醒神，活血散结，止痛，催产。用于热病神昏、中风痰厥、中恶神昏、疮疡肿毒、癥瘕、经闭、心腹暴痛、跌仆损伤、风湿痹痛、胎死腹中、胞衣不下。用法用量：内服：0.03～0.1g，入丸散，不入煎剂，或舌下含服。外用：适量，调涂或放膏药上敷贴，又可吹喉、搐鼻、点眼，一般用于皮肉未破溃时。常用配伍如下。①麝香配肉桂：胎死腹中、胞衣不下，或寒凝血滞难产。②麝香配牛黄：热病神昏谵语、抽搐。③麝香配血竭：跌仆损伤疼痛。④麝香配蟾酥：痈疽疮疡。⑤麝香配白附子、胆南星：中风昏迷。⑥麝香配木香、桃仁：冠心病心绞痛属窍闭者。⑦麝香配三棱、莪术：肿瘤、经闭、痛经属血瘀者。⑧麝香配牛黄、珍珠：咽喉肿痛属热毒者。使用注意：本品走窜力强，故虚证慎用，妇女月经期及孕妇忌用。（详见《中药配伍手册》）

**湖南名中医柏正平** 麝香最早载于《神农本草经》一书。其性温，味辛，归心、肝经。其基本功效为开窍醒神，活血通经，消肿止痛。其应用如下：①用于闭证神昏。麝香辛温，气极香，走窜之性甚烈，有很强的开窍通闭、辟秽化浊作用，为醒神回苏之要药。可用于各种原因所致之闭证神昏。②用于疮疡肿毒、瘰疬痰核、咽喉肿痛。麝香辛香行散，有良好的活血散结、消肿止痛作用，用治上述诸症，内服、外用均有良效。③用于血瘀经闭、癥瘕、心腹暴痛、头痛、跌仆损伤、风寒湿痹。麝香辛香，开通走窜，可行血中之瘀滞，开经络之壅遏，而具活血通经、止痛之效。④用于难产、死胎、胞衣不下。本品活血通经，辛香走窜，力达胞宫。⑤用于治夏伤暑热、高热、头目昏眩、恶心呕吐、腹痛腹泻等暑热证候。常用行军散治之，有立竿见影之效。⑥外用麝香治疗鼻炎。治疗鼻炎嗅觉不灵、鼻流脓涕、有时干燥流鼻血、检查鼻腔黏膜糜烂。嘱其用棉花包裹麝香仁少许，卷成条状，塞于鼻腔内，三日后取出，鼻疾多能痊愈，能闻及香臭。外用适量。（详见《中药应用讲记》）

**浙江名中医杨雄志** 麝香，功能主治如下：①开窍醒神。用于闭证神昏。用于各种原因所致之闭证神昏，无论寒闭、热闭，用之皆效。用治温病热陷心包、高热神昏、中风痰厥、惊痫等，常配牛黄、水牛角、冰片等，如至宝丹。也可与散寒行气的苏合香、安息香、沉香等配伍用于寒闭，如苏合香丸。②消肿止痛。用于疮病肿毒、瘰疬、痰核、咽喉肿痛。内服、外用均有效。常与雄黄、乳香、没药同用。治咽喉肿痛，可与牛黄、蟾酥、珍珠等配伍。③活血通经。用于血瘀经闭、癥瘕积聚、心腹暴痛、跌仆损伤、风寒湿痹。本品具活血通经止痛之效。治血瘀经闭、癥瘕积聚，常与桃仁、红花配伍。如治寒凝血瘀，心腹暴痛，常配伍木香、桃仁等。麝香又为伤科要药，治跌仆肿痛、瘀血肿痛、骨折扭挫，不论内服、外用均有良效，常与乳香、苏木等配伍。用治风寒湿痹疼痛，可与独活、威灵仙、桑寄生等同用，如八厘散。④催产。用于难产、死胎、胞衣不下。常与肉桂配伍，治疗胎死腹中或胞衣不下，如香桂散。用法用量：多入丸、散用，每次 0.03 ～ 0.1g。外用适量。（详见《中医药基础》）

【师说】麝香为麝的成熟雄体香囊中的干燥分泌物，取出其仁，研细末即可入药。其味辛，性温。归入心、肝、脾经。具有开窍醒神、活血通经止痛等功效。可用治以下病证。

（1）闭证神昏。本品辛温，芳香走窜之性甚烈，有较强的开窍通闭作用，为醒神复苏之要药。无论寒闭、热闭皆可经配伍用之。若治疗热闭，应用麝香与清热解毒、清心开窍、清化痰热药配伍同用。如，著名的安宫牛黄丸中即为麝香与冰片、牛黄、黄连、栀子、郁金等寒性药物配伍，治疗热闭神昏甚者。现今常用的醒脑静中亦有麝香、郁金、冰片、栀子等配伍用治脑中风闭证。若用麝香配丁香、檀香、安息香、香附、苏合香油等温性药同用，可治疗寒闭证。

（2）血瘀证。本品辛香走窜，可行血中瘀滞，疏通经络，有活血通经止痛之效，适用于多种瘀血阻滞之证。用麝香配桃仁、红花、川芎、莪术、三棱、生山楂、鸡内金、川牛膝等，可治疗瘀血经闭；用麝香与水蛭、虻虫、地鳖虫等配伍，可治疗癥瘕结块；用麝香配甘松、桃仁、木香、枳壳、姜黄、川芎、薤白等，可治疗胸痹心痛；用麝香配乳香、没药、苏木、刘寄奴、地鳖虫、红花等，可治疗跌仆损伤所致的瘀血肿痛；用麝香配独活、威灵仙、红花、青风藤、海风藤、络石藤、制川乌、制草乌、全蝎等，可治疗顽固性关节痹痛。若治产后瘀滞胞宫所致的疼痛，可在生化汤（当归、川芎、桃仁、甘草、炮干姜）中加入麝香，止痛效著。

（3）诸毒。凡食物、药物、蛊毒瘴气、阴阳二毒等皆可用麝香解其毒。可用麝香配山慈菇、文蛤、千金子仁、红芽大戟、朱砂、雄黄、薄荷研末，糯米粥调服。若以本品 3g，用醋 30mL 分三次调服，可治中恶霍乱。

（4）散结消肿。本品辛香行散，能散结消肿。可治各种结聚、肿块，且去恶肉。如治疗痈疽发背及诸多恶疮，可用麝香配雄黄、矾石、升麻、甘草等，研末分次用猪油调敷患处。若治疗喉部肿痛，用麝香、冰片、黄连为末吹喉部，日数次，可消散咽喉肿痛。

此外，用本品能催产下胎。本品有止痛功效，故对血管神经痛、三叉神经痛、面神经麻痹、冠心病心绞痛，以及顽固性支气管哮喘、风湿及类风湿性关节炎、慢性前列腺增生伴炎症、恶性肿瘤、肝硬化及肝性脑病、多发性脓肿、淋巴结炎、寒性脓疡等病症，均可用麝香等治之。

麝香、牛黄相较：二药均为开窍醒神之要药，用治热病神昏及脑卒中痰迷心窍等，常相须为用。二者均能消肿疗疮，可治热毒疮疡。但麝香辛，温，芳香走窜力强，重在开窍，不但热闭常用，寒闭也可通过配伍而治之。牛黄性凉而苦，偏于清心豁痰定惊，故仅用于热闭，更合痰瘀热盛之昏迷及惊狂癫痫之证。

此外，麝香性善走窜，其活血化瘀、消肿止痛功效显著，故宜于痈肿热痛初起未溃者，也用于跌仆损伤疼痛，为伤科要药。牛黄长于清热解毒，故一切痈肿疮毒皆可用之，尤以热毒壅盛者最为适宜。因麝香价格昂贵且药源缺乏，若用于活血通络止痛，可以葱茎、生姜、石菖蒲、川芎、石楠叶、郁金等配伍代用之，也能收效。

【用法】本品不宜入煎内服，多入丸、散剂服，每次 0.03～0.1g。外用：适量，用治热毒疮痈初起未化脓溃破者，可消散热毒瘀肿。但近年来偶有报道，外用麝香膏剂贴敷可致皮肤过敏。遇到这种情况，我即用无极膏或京万红软膏外搽，2～3 日即愈。麝香能催生下胎，故孕妇禁忌内服、外用。本品忌见火。另外，用麝香期间应禁食大蒜。

（朱尔春　整理）

# 熊　脂

【药名】熊脂，在《神农本草经》中有熊油、熊白等称谓。

【经文】熊脂，味甘，微寒。主风痹，不仁，筋急，五脏腹中积聚，寒热，羸瘦，头疡，白秃，面皯，疱。久服强志，不饥，轻身。

【文译】熊脂，味甘，性微寒。可治疗风邪行痹，肌肤麻木不仁，筋脉挛急。还能治五脏、腹中寒热病邪和积聚不散。可改善人体消瘦疲乏状态，可治头部有疮疡、白秃疮、面部生黑斑及肿疖或疱疮如痤疮等。长期服用可使记忆力增强，使人没有饥饿感且身体轻巧。

【药源】熊脂源于熊科动物棕熊和黑熊的脂肪油。色白微黄，略似猪油，遇冷凝结成膏，热则融化成液状。气微香。目前熊属于国家保护动物，禁捕，已少用之，熊分布于我国东北、华北、西南及甘、青、滇、黔、川、藏、新等省区。

【药理】本品为熊的脂油，因熊为国家保护动物。查无熊脂现代药理研究资料可及。

【师说】熊脂，为熊科动物黑熊和棕熊的脂肪油，又名熊白。其味甘，性温。无毒。归入心、脾、大肠经。具有补虚损、强筋骨、润肌肤等功效。应用如下。

（1）祛风通络，强壮筋骨。本品甘能强身，温能通行经络，可用治风痹不仁、筋脉挛急、筋骨疼痛无力、腰脚不遂等症。

（2）补虚损，润肌肤。本品味甘、性润，能滋养肝脾而补虚，用之治疗虚损羸瘦、腹满、食少及面色、肌肤不华等症。

（3）杀虫止痒。本品可治头癣、白秃、鹅掌风、疥疮、湿脚气等病症。

（4）消积止呕。可治腹中肿胀、积聚、食后易作呕吐等。

（5）消痤祛斑。本品能滋润肌肤，可消面部暗黑斑及痤疮等。除皯疱，可用白芷、芜荑、木兰皮、细辛、藁本、白附子、川芎、防风等浸入酒中去渣外搽。

此外，熊脂可美容养发，用熊脂、蔓荆子末，等量和匀，醋调敷，可令头发乌黑亮泽。

【用法】本品内服：熬炼后用开水冲服，每次 6～9g。外用：适量，涂搽。

（朱尔春　整理）

# 白胶（鹿角胶）

【药名】白胶，在《神农本草经》中别称为鹿角胶，在其后的医药文献中又有鹿胶之称谓。

【经文】白胶，味甘，平。主伤中，劳绝，腰痛，羸瘦。补中益气，妇人血闭，无子。止痛，安胎。久服轻身，延年。

【文译】白胶，味甘，性平。主治中焦脾胃损伤，因操劳过度而造成的疲劳，腰痛，身体虚弱羸瘦。用之可以补益内脏精气，治疗女子的经闭、不孕。具有止痛、安胎等功效。长期服用能使人身体轻健，并能延年益寿。

【药源】本品为鹿科动物梅花鹿或马鹿已骨化的角或锯茸后翌年春季脱落的角基，分别习称"马鹿角""梅花鹿角""鹿角脱盘"，主产于吉林、辽宁、黑龙江、山东、北京、上海等地。多于春季拾取，除去泥沙，风干，再经水煎煮、浓缩制成固体胶块。本品以切面整齐、平滑、棕黄色、无腥气者为佳。

【药理】本品富含多种氨基酸与微量元素，主要含胶质、磷酸钙、碳酸钙等。可温肾益精，促进钙吸收，增强性功能，保健身体。

【文摘】

《名医别录》　疗吐血，下血，崩中不止，四肢酸疼，多汗，淋露，折跌伤损。

《外台秘要》　单服鹿角胶，主补虚，益髓长肌，悦颜色，令人肥健。

《珍珠囊》　鹿角煎胶补瘦羸，又安胎止痛……鹿角味苦辛，依法煎炼成胶及霜入药，用止泄精遗尿。

《本草纲目》　鹿角……炼霜熬膏，则专于滋补矣。

《景岳全书》　鹿角胶，大补虚羸，益血气，填精髓，壮筋骨，长肌肉，悦颜色，延年益寿，疗吐血、下血、尿精、尿血及妇人崩淋、赤白带浊、血虚无子，止痛安胎，亦治折跌损伤、疮疡肿毒，善助阴中之阳，最为补阴要药。

《医方十种汇编》　鹿胶味甘性缓，温补肾阴以通督任，同桂用除寒热惊痫，同龟胶治羸瘦腰痛。同地黄、当归治妇女血闭胎漏。唯平脏服之得宜，若纯阴无阳服此，反能泥膈，恐有腹胀饱满之弊。

《得配本草》　鹿角胶得火良……妇人虚如胎寒、腹痛，此为要药。得龙骨治盗汗遗精，得茯苓治小便频数……真阴虚，服之火炎水愈涸，痰热血证俱禁用。

《本经逢原》　鹿角熬胶则益阳补肾，强精活血，总不出通督脉补命门之用，但胶力稍缓，不能如茸之力峻耳。

【今用】民国医家丁甘仁 鹿角胶，治肾阳不足、腰膝赢弱、妇人崩带、经水色淡、一切虚损。为补阳添精之品。（详见《孟河大家丁甘仁方药论著选》）

国医大师邓铁涛 邓老常用"阿胶、鹿角胶"配对治疗硬皮病。硬皮病主要以皮肤组织增厚和硬化，最后发生萎缩为特点。根据硬皮病病理和临床表现，邓老认为，应当将其纳入中医学的虚损证，属于中医学"皮痿""痹证"的范畴。阿胶益肺养血以治皮，鹿角胶补肾益精，疗虚扶赢。明代李中梓说："人有三奇，精、气、神，生生之本也。精伤无以生气，气伤无以生神，精不足者，补之以味。鹿得天地之阳气最全，善通督脉。足于精者，故能多淫而寿……气血之属，味最纯厚，又得造化之元微，异类有情，竹破竹补之法也，疗虚扶赢也。"且两药皆为"血肉有情之品"，可补肺益肾，填阴塞隙，补虚益损。病在肌肤用阿胶还具有中医学"以形养形"之意。（详见《邓铁涛用药心得十讲》）

北京著名医家焦树德 鹿角胶味甘，性温。主要功用为：温补下元，补阴中之阳，通督脉之血，生精血，止血崩。功用与鹿茸大致相似，但补力缓慢，久服方效。多用于崩漏带下、虚性出血及阴疽（没有红肿热痛的肿块）。例如配阿胶、当归炭、蒲黄、乌贼骨等，用于虚寒性的崩漏、带下；配杜仲、肉苁蓉、淫羊藿等，可用于阳痿；配熟地、山萸、山药、茯苓等，可用于小儿发育不良等症；配人参、黄芪、当归、熟地等，可用于温补气血，滋养精血，强壮身体；配麻黄、熟地、白芥子等，可用于阴疽（如阳和汤）。鹿角活血消肿之力大于鹿角胶，鹿角胶滋补止血之力大于鹿角。龟板胶也为滋补药，但龟板胶偏于滋阴，鹿角胶补阴之中兼能补阳，二胶合用，阴阳俱补。（详见《用药心得十讲》）

全国名老中医毛德西 龟甲胶与鹿角胶，古称二仙胶或龟鹿二仙胶。龟甲胶滋阴补血，善于疗阴血亏虚之劳；鹿角胶补阳生精，善于疗阳气虚馁之劳。明代李中梓云："鹿得天地之阳气最全，善通督脉，足于精者，故能多淫而寿；龟得天地之阴气最具，善通任脉，足于气者，故能伏息而寿。"二味相合，一阴一阳，任督俱补，凡虚劳诸不足者，特别是肾虚、脑衰、发育迟缓、不能生育及癫痫等疾，均可选用。阴精不足者，多用龟甲胶；阳气不足者，多用鹿角胶。……我常用此药对，适当加入龙眼肉、黑芝麻、核桃仁、莲子、枸杞子、冰糖、牛奶、松子仁等，并加入适量水，制成膏滋剂，用治贫血、小儿发育不良、身体虚弱等，每获良效。（详见《毛德西用药十讲》）

北京名老中医马在山 鹿角胶主治：股骨头坏死的早、中、晚期，肾虚引起的各种腰腿疼痛。禁忌：血热者忌用。配伍：配骨碎补 15g，治肾阳虚引起的股骨头坏死；配人参 10g，骨碎补 15g，治阴阳两虚型股骨头坏死、腰膝酸软。用量：6～15g。体会：鹿角胶温补肾阳，滋益精血，且养血止血，在治疗股骨头坏死中具有促进新骨生成，加速骨修复的作用。（详见《方药传真》）

【师说】《神农本草经》中的白胶，入药是用鹿角熬制的胶块，即今之鹿角胶。其味甘、咸，性温。归肝、肾经。具有补肝肾、益精血、止血之功。我也喜用鹿角胶治疗以下病证。

（1）肝肾精血亏虚。鹿角胶乃味厚滋补之品，能补肝肾精血。可用治虚劳、腹痛、羸瘦、胎动不安诸疾。可单用鹿角胶或以其配熟地、枸杞子、菟丝子、肉苁蓉、杜仲、当归等。鹿角胶配菟丝子、阿胶、桑寄生、续断、人参、白术、茯苓、黄芩、熟地等治疗滑胎、胎漏、胎动不安等病症。

（2）虚劳、梦遗、滑精。本品既能补阴，又能益阳。对肾虚精关不固，出现虚劳、遗精、滑精者，我常用鹿角胶配菟丝子、芡实、莲须、山茱萸、五味子、煅龙骨、煅牡蛎、沙苑子、金樱子等治之。若梦多者，加茯神、黄柏、知母、柏子仁等。

（3）诸出血证。凡诸出血证，尤其反复多次发作咳血、吐血、便血、妇女崩漏下血等辨属寒证者，皆可用鹿角胶为主药治之。咳血者可配炒侧柏炭、诃子、白及、仙鹤草等；吐血者可配白及、参三七、地榆炭、赭石等；便血辨属热证者，配生地榆、槐花、大黄炭、白头翁等；妇女崩漏偏寒而下血者，配阿胶、茜草炭、煅乌贼骨、山茱萸等；尿血可配白茅根、小蓟、藕节、墨旱莲等。

此外，鹿角胶对阴疽内陷者，用之尤宜。本品也治疗跌仆损伤致出血较多者。

鹿角，为滋养强壮剂，对虚弱者、神经衰弱者及便下脓血者，皆有良好的补虚、安神、止血功效，能使血行良好，此药生用，为消炎退肿药。鹿骨，治风补虚，强筋理伤。鹿髓，主筋急挛痛，也主四肢不随和，可用温酒和服。鹿角霜，补力较弱，但有收敛作用，可治火不生土，脾胃虚寒，食少便溏、胃反呕逆及妇女崩漏、带下偏多，辨属脾肾虚寒者，用之取其温而不黏滞也。鹿肉，温中补阳，使人肥健有力。鹿筋，大补筋骨，兼壮宗筋，不畏寒冷。鹿血，起阴器，止腹痛，疗折伤。鹿精，又名鹿竣，能大补虚劳羸弱。总之，鹿之全身皆是宝，均可取之入药用。

鹿角胶、龟板胶相较：鹿角胶主要有滋肾、补血作用，其功效颇同于龟板胶。但龟板胶重在补阴，而鹿角胶偏于补阳。二者配伍同用有阴阳兼补之功。

【用法】本品入煎内服：5～15g，也可用开水或黄酒加热烊化兑服。或入丸、散、膏剂中服用。阴虚火旺及火热内盛之出血、咳嗽、疮疡、疟疾、痢疾等忌用。

（朱尔春　整理）

# 阿　胶

【药名】阿胶（别名：傅致胶），在《神农本草经》后的医药文献中又有阿井胶、陈阿胶、驴皮胶等称谓。

【经文】阿胶，味甘，平。主心腹内崩，劳极，洒洒如疟状，腰腹痛，四肢酸疼，女子下血，安胎。久服轻身，益气。

【文译】阿胶，味甘，性平。主治心腹脏器亏损所导致的内脏出血证，虚劳至极出现的如同疟疾发热、寒战的样子，腰腹疼痛，四肢发酸而疼。能治女子非月经期间的阴道出血，能使胎儿安和。长期服用使身体轻健，能增加气力。

【药源】本品为马科动物驴的皮漂洗去毛后熬制而成的固体凝胶。主产于山东、浙江、江苏等地，以山东东阿所产阿胶最为有名，以胶色棕褐或黑褐而表面光滑、光泽、质硬而脆、断面光亮、无腥气者为佳。

【药理】本品含有蛋白质、多肽、包括8种必需氨基酸在内的17种水解氨基酸、硫酸皮肤素、生物酸及钾、钠、钙、镁、铁、铝、锰、锌等多种元素。具有抗贫血、提高红细胞和血红蛋白含量、促进造血功能作用；能使末梢血中血小板数增多，促凝血，并对血管有扩张效果；具有提高机体免疫功能的作用。阿胶对严重的出血性休克、内毒素性休克有很好的治疗效果。阿胶具有防治进行性营养障碍的作用，还具有增加血清钙作用。阿胶能明显抗疲劳，使人耐缺氧、耐寒冷、健脑，延缓衰老。阿胶还能促进健康人淋巴细胞转化。

【文摘】

《名医别录》 微温，无毒。主丈夫小腹痛，虚劳羸瘦，阴气不足，脚酸不能久立，养肝气。

《药性论》 君。主坚筋骨，益气，止痢。薯蓣为之使。

《药性解》 味甘咸，性微温，无毒，入肺、肝、肾三经。主风淫木旺、肢节痿疼、火盛金衰、喘嗽痰血，补劳伤，疗崩带，滋肾安胎，益气止痢。明澈如水、质脆易断者真。山药为使，畏大黄。蛤粉炒成珠用。

《本草拾遗》 凡胶俱能疗风，止泄，补虚，驴皮胶主风为最。

《开宝本草》 味甘，平、微温，无毒。丈夫少腹痛，虚劳羸瘦，阴气不足，脚酸不能久立。养肝气。

《本草图经》 止泄痢，得黄连尤佳。

《药类法象》 主心腹痛，血崩，补虚安胎，坚筋骨，和血脉，益气，止痢。

《汤液本草》 气微温，味甘辛，无毒。甘辛平。味薄，气升，阳也。入手太阴经，足少阴经、厥阴经。

《本草发挥》 成聊摄云：阴不足者以甘补之，阿胶之甘以补血。洁古云：性平味淡，气味俱薄，浮而升，阳也。能补肺气不足。甘温，以补血不足。

《本草纲目》 阿胶大要只是补血与液，故能清肺益阴而治诸证。按陈自明云：补虚用牛皮胶，去风用驴皮胶。成无己云：阴不足者，补之以味，阿胶之甘，以补阴血。疗吐血衄血，血淋尿血，肠风下痢，女人血痛血枯、经水不调、无子、崩中带下、胎前产后诸疾，男女一切风病、骨节疼痛、水气浮肿、虚劳咳嗽喘急、肺痿唾脓血及痈疽肿毒。和血滋阴，除风润燥，化痰清肺，利小便，调大肠，圣药也。今方法或炒成珠，或以面炒，或以火炙，或以蛤粉炒，或以草灰炒，或酒化成膏，或水化膏，当各以本方。

《本草经疏》　阿胶，旧云煮牛皮作之。藏器与苏颂皆云是乌驴皮，其说为的。其功专在于水。按阿井在山东兖州府东阿县，乃济水之伏者所注，其水清而重，其色正绿，其性趋下而纯阴，与众水大别。《神农本草经》：味甘气平。《别录》：微温无毒。元素云：性平味淡。气味俱薄。可升可降，阳中阴也。入手太阴，足少阴、厥阴经。其主女子下血，腹内崩，劳极洒洒如疟状，腰腹痛，四肢酸疼，胎不安，及丈夫少腹痛，虚劳羸瘦，阴气不足，脚酸不能久立等证，皆由于精血虚，肝肾不足，法当补肝益血。《经》曰：精不中者，补之以味。味者，阴也。补精以阴，求其属也。此药得水气之阴，具补阴之味，俾入二经而得所养，故能疗如上诸证也。血虚则肝无以养，益阴补血，故能养肝气。入肺肾补不足，故又能益气，以肺主气，肾纳气也。气血两足，所以能轻身也。今世以之疗吐血、衄血、血淋、尿血、肠风下血、血痢、女子血气痛、血枯、崩中、带下、胎前产后诸疾，及虚劳咳嗽、肺痿、肺痈脓血杂出等证神效者，皆取其入肺入肾、益阴滋水、补血清热之功也。简误：其气味虽和平，然性黏腻，胃弱作呕吐者，勿服。脾虚食不消者，亦忌之。

《景岳全书》　味甘微辛，气平，微温。气味颇厚，阳中有阴。制用蛤粉炒珠，入肺肝肾三经。共气温，故能扶劳伤，益中气。其性降，故能化痰清肺，治肺痈肺痿，咳唾脓血，止嗽定喘。其性养血，故能止吐血、衄血、便血、尿血、肠风下痢及妇人崩中带浊、血淋、经脉不调。其味甘缓，故能安胎、固漏，养血，滋肾，实腠理，止虚汗，托补痈疽肿毒。

《本草备要》　平，补而润。甘平。清肺养肝，滋肾益气，肺主气，肾纳气。和血补阴，肝主血，血属阴。除风化痰，润燥定喘，利大小肠。治虚劳咳嗽、肺痿吐脓、吐血衄血、血淋血痔、肠风下痢、伤暑伏热成痢者必用之，妊娠血痢尤宜。腰酸骨痛、血痛血枯、经水不调、崩带胎动、妊娠下血，酒煎服。痈疽肿毒及一切风病泻者忌用。大抵补血与液，为肺、大肠要药。寇宗奭曰：驴皮煎胶，取其发散皮肤之外，用乌者，其属水以制热则生风之义，故又治风也。陈自明曰：补虚用牛皮肤，去风用驴皮胶。杨士瀛曰：小儿惊风后，瞳人不正者，以阿胶倍人参服最良。阿胶育神，人参益气也。按阿井乃济水伏流，其性趋下，用搅浊水则清，故治瘀浊及逆上之痰也。山药为使，畏大黄。

《本草新编》　味甘辛，气平、微温，降也，阳也，无毒。入太阴肺经及肝、肾二脏。止血止嗽，止崩止带，益气扶衰，治劳伤，利便闭，禁胎漏，定喘促，止泻痢，安胎养肝，坚骨滋肾，乃益肺之妙剂，生阴之灵药，多用固可奏功，而少用亦能取效。唯觅真者为佳。

《本草思辨录》　阿胶为补血圣药，不论何经，悉其所任。味厚为阴，阿胶之味最厚，用必以补，不宜补者勿用。白头翁汤加阿胶，则曰下利虚极。内补当归汤，则曰去血过多加阿胶。……而以燥湿各事责阿胶，则何异扪扣之见矣。

《药性赋》　味甘，平，性微温，无毒。降也，阳也。其用有四：保肺益金之气，止嗽蠲咳之脓，补虚安妊之胎，治痿强骨之力。

【今用】**民国医家卢朋著** 张隐庵曰：阿胶气味甘平，乃滋补心肺之药也。心合济水，其水清重，其性趋下，主清心主之热，血下交于阴。肺合皮毛，驴皮主导肺气之虚，而内入于肌。又驴为马属之畜也，必用乌驴，乃水火相济之义。崩，坠也，心腹内崩者，心包之血，不散经脉，下入于腹而崩坠也。阿胶益心主之血，故治心腹内崩。劳极，劳顿之极也。洒洒如疟状者，劳极气虚，皮毛洒洒如疟状之先寒也。阿胶益肺主之气，故治劳极洒洒如疟状。夫劳极则腰腹痛，洒洒如疟状则四肢酸疼，心腹内崩则女子下血也。心主血，肺主气，气血调和，则胎自安矣。叶天士曰：阿胶得济水沉伏，味咸色黑，息肝风养肾水。徐洄溪曰：阿井为济水之伏流，泉虽流而不上泛，尤为伏脉中之静而沉者。过此则其水皆上泛成川，且与他泉水乱而不纯矣。故阿井之水，较其旁诸水重十之一二不等，人之血脉，宜伏而不宜见，宜沉而不宜浮，以之成胶，真止血调经之上药也。黄元御曰：《金匮》胶艾汤，治妊娠胞阻，腹痛下血者，阿胶养血而清风燥也，推之猪苓、黄连阿胶诸方，用之者，皆以滋肝木之风燥也。阿胶，用乌驴皮、阿井水煎成，真者色带油绿，光明脆彻，历夏不柔，亦无臭气，但最难得。货者多伪杂皮造成，质浊气秽，不堪入药。（详见《卢朋著方药论著选》）

**山东名中医孙洽熙** 阿胶，味平，入足厥阴肝经，养阴荣木，补血滋肝，止胞胎之阻疼，收经脉之陷漏，最清厥阴之风燥，善调乙木之疏泄。阿胶性滋润凝滞，最败脾胃而滑大肠，故阳衰土湿，饮食不消、胀满溏滑之人，不宜用之。必不得已，当辅以姜、桂、二苓之类。（详见《孙洽熙临证精华》）

**贵州名医石恩骏** 所谓心腹内崩，实指内脏出血之证，其出血量甚多甚急，内科也常见此类证候。余治支气管扩张咯血及肺结核咯血，以威宁黄梨、阿胶、川贝母蒸之为膏状，服之有良效。余治溃疡病吐血，虽知其常为心胃之火盛，也必将阿胶烊化兑入三黄泻心汤或大黄白及甘草汤中，阴分得养则心肝之火平息，气血自然和调。至于脾胃虚寒所致大便下血及吐血、衄血、血色黯淡、四肢不温、面色萎黄、舌淡苔白、脉沉细无力者，黄土汤更为余常用之方。然如胃有出血而胃脘胀痛明显、舌苔黄腻、胃中湿热重者，阿胶不用为宜。若属气虚不摄血者，则将阿胶加入补中益气汤、归脾汤中，不仅有良好的止血效果，也能防止失血虚脱之发生。此法也常用于崩漏带下，以及皮下出血等证。故知阿胶不惟止血，也兼益正气也。

治妇科崩漏之证，最常用傅青主崩漏方：黄芪 30g，当归（酒洗）30g，桑叶 30g，生地黄 30g，三七（分次冲服）9g，更加阿胶 30g 烊化兑服。如为长期慢性子宫出血，此方稍减分量亦有良效。余治妇女妊娠，因闪挫者、腰腹疼痛下坠并下血欲流产者，常用胶艾汤（《金匮要略》），知其为女子下血安胎之良方。近有人群（主要为女性者），以阿胶为主药，加黑芝麻、核桃仁、冰糖、大枣、黄酒合而搅拌久蒸为膏状，每天服用，有养颜润燥、壮腰肾补气血之功效，用于月经稀发、大便虚秘、头昏心悸、头发早白、失眠疲乏等一般血气虚弱之证，服之一年半载有较好效果，亦能增加抵抗力，减少感冒等，可知阿胶久服轻身益气。然湿痰重者，内热盛者，显然不宜此方。

治劳倦内伤，肌热面赤，烦渴欲饮，脉洪大而虚，重按则微，产后血虚发热头痛或疮疡溃后久不愈合者，常以当归补血汤加阿胶服之，可以益气和营生血，诸证自除。（详见《石恩骏临床经验集》）

【师说】阿胶，为驴去毛之皮熬制成的固体胶。其味甘，性平。归肺、肝、肾经。能补血，止血，滋阴。可治疗以下病证。

（1）血虚证。本品味甘，性平。为血肉有情之品，历来皆以此为补血要品，可治诸多血虚证。单用黄酒炖服有效，也可与当归、熟地、白芍等同用，以治血虚病症。

（2）出血证。本品既可补血，又能止血，用于多种出血证。①血热吐血。可与生地、蛤粉、生地榆、蒲黄同用。②肺虚咯血。可与补气润肺药人参、五味子、天冬、白及、仙鹤草、诃子等同用。③肺虚燥咳咯血。凡肺肾阴虚，虚火上浮，肺失清肃，多见干咳少痰、痰中带血者，可与牛蒡子、川贝母、仙鹤草、茜草、杏仁同用。④阴虚劳嗽咯血。可配天冬、麦冬、川贝母、炙百部、仙鹤草、茜草、地榆炭、诃子、白及、三七等。⑤燥邪伤肺。秋季燥邪伤肺致干咳少痰，鼻干咽燥咯血、鼻衄者，阿胶与桑叶、石膏、麦冬、沙参、枇杷叶、桑白皮等同用。⑥大便出血。用阿胶配当归、白芍、槐花、仙鹤草、侧柏炭、紫珠草等治之。血热便血用阿胶配生地榆、槐花、椿根皮等。虚寒便血可用阿胶配白术、炮姜、煅乌贼骨、茜草炭等。⑦妇科血证。如月经过多、经期吐衄、崩漏、妊娠先兆流产及产后下血过多，宜与补血调经、止血安胎等品配伍，多与当归、生地或熟地、艾叶、仙鹤草、黄肉等同用。⑧尿血。阿胶配滑石、猪苓、小蓟、白茅根、藕节、墨旱莲等治尿血，亦治妊娠尿血。

（3）阴虚证。本品滋阴。治阴虚火旺，心烦不眠，常与清心安神之品配伍。如与黄连、黄芩、鸡子黄、玄参、莲心、淡菜、茯神、百合等配伍。对阴血亏虚，虚风内动，手足瘛疭、蠕动者，与龟板、天冬、麦冬、牡蛎、当归、白芍、天麻、鳖甲、知母等同用。

（4）便秘。阿胶尤能润通燥结，以治肠道津枯燥结而大便不通、腹胀疼痛。可用阿胶配枳壳、甘草、制首乌、当归、白芍、瓜蒌仁、郁李仁、火麻仁、陈皮等润肠通便。此对产后虚弱，大便秘结亦宜，也治老年虚弱之人大便秘结者。宜空腹服。

（5）男性不育。本品可治男性不育少精子症，可配枸杞子、菟丝子、女贞子、熟地、鹿角胶等，尤以少精子症更为适宜，用之可增加精子数量，并能提高精子活力。

此外，本品可治血小板减少症、白血病、再生障碍性贫血等出血及血虚症候。也治慢性疲劳综合征及肌肤慢性溃疡久不愈合者。

阿胶、蛤粉炒阿胶、蒲黄炒阿胶相较：阿胶擅长滋阴补血，用治血虚面色萎黄、眩晕、心悸、头昏、心烦失眠、虚风内动等。蛤粉炒阿胶既能降低阿胶滋腻之性，又可矫正阿胶腥气，善于益肺润燥，用于阴虚咳嗽、久咳干咳少痰或痰中带血者。蒲黄炒阿胶，则以宁络止血为主，用治阴虚咯血、崩漏、便血等出血证。

【用法】本品入煎内服：5～10g。烊化入药。或用蛤粉，或蒲黄炒成珠入药。凡内有积滞、脾胃虚弱、消化不良、有表证者，均不宜用之。

（陶方泽　整理）

# 石　蜜

【药名】石蜜在《神农本草经》中有石饴之称，在其后的医药文献中又有白蜜、蜜糖、岩蜜等称谓。

【经文】石蜜，味甘，平。主心腹邪气，诸惊、痫、痉。安五脏，诸不足。益气补中，止痛解毒。除众病，和百药。久服强志，轻身，不饥，不老。

【文译】石蜜，味甘，性平。主治心腹间邪气结聚引发的各种惊风、癫痫及抽风痉挛等病症。也可补益五脏的各种虚损不足。还可止痛，解毒，治疗多种疾病，调和诸药。长期服用能增强记忆力，使人身体轻巧，没有饥饿感，能延缓衰老。

【药源】石蜜源于蜂蜜科动物中华蜜蜂及意大利蜂所产的蜜糖。本品为半透明、带光泽、浓稠的液体。白色至淡黄色，或橘黄色至黄褐色，久置或遇冷渐有白色颗粒状结晶析出。以光亮、润泽、气芳香、味极甜、无异味、无杂质者为优。全国大部分地区均有分布。生于岩石上及野外的树枝树干上。

【药理】本品含有丰富的营养成分，如：果糖、葡萄糖等多种糖类，蛋白质、氨基酸、多种酶、维生素、游离脂肪酸、叶酸，以及铁、锰、铜、镍等微量元素。本品能减轻化疗药物的毒副作用，还有保肝、降糖、降脂、降血压、抗肿瘤等作用。

【师说】石蜜，即当今所食用的蜂蜜。药用为生于野外或岩石上的蜜蜂所产的蜜，故称之为石蜜或岩蜜。也用中华蜜蜂或意大利蜂所产的蜜糖。其味甘，性平。入肺、脾、大肠经。具有润肺、滑肠、补中解毒、增强抵抗力和美容等功效。临床应用如下。

（1）润肺止咳。蜂蜜为百花之精，味甘能补，体滑润泽。用之治疗体弱咳嗽不止，辨属肺燥，症见咳嗽、喘急、喉中不爽，甚则咳血者。

（2）润肠通便。本品生用能补中、润肠、通利大便，宜于老年人肠燥便结的习惯性便秘者。

（3）解毒疗疮。本品可治口疮、口糜。可将石蜜外涂疮上。本品还可治手足冻疮、痔疮久不愈合者。也治痘疹痒甚，抓破成疮，疮痂不易脱落者，用石蜜涂后其痂自落，且无疤痕，亦无臭秽之气。

此外，本品能缓急止痛，解诸药毒，并能调和诸药，且可治烧烫伤。实验研究证实，石蜜能促进创面愈合，且能润泽肌肤，有美容作用。

【用法】本品内服：开水冲服 10～20g。外用：适量，涂搽患处。

（朱尔春　整理）

# 蜂　子

【药名】蜂子，在《神农本草经》之后的医药文献中又有蜜蜂子、土蜂子、马蜂、蜚零等称谓。

【经文】蜂子，味甘，平。主风头，除蛊毒，补虚羸、伤中。久服令人光泽，好颜色，不老。

大黄蜂子，主心腹胀满痛，轻身益气。

土蜂子，主痈肿。

【文译】蜂子，味甘，性平。主治风邪袭击头部而剧痛，能祛除蛊毒，能修补虚损所致的消瘦或内脏损伤。长期服用使人容光焕发而滋润，面容艳丽而不觉衰老。

大黄蜂子，主治心腹部胀满疼痛。能使身体轻巧，气力增加。

土蜂子，主治疮痈肿痛。

【药源】蜂子源于土蜂科动物赤纹土蜂、环黄胡蜂等的幼虫。赤纹土蜂分布于东北及冀、晋、甘、鲁、赣、豫、粤等地；环黄胡蜂分布于四川。蜂子主产于东北、华北、华中等地，但以东北产量最大。

【药理】本品含水解蛋白质、脂肪、糖原、灰分，含有多种氨基酸。蜂子还含树脂、油脂、色素、鞣质、糖类、有机酸、脂肪酸、苷类及多种矿物质，以及多种维生素、酶类和激素。蜂子具有调节免疫、抗肿瘤、抗疲劳、促进人体生长、改善睡眠等作用。

【师说】蜂子，为蜜蜂科昆虫中华蜜蜂或意大利蜜蜂的未成熟幼虫。其味甘，性平。主入脾、胃经。具有祛风、解毒、杀虫等功效。临床用治以下病证。

（1）大风疠疾。用蜜蜂子配胡蜂子、白花蛇、乌梢蛇、全蝎、地龙、守宫、蜈蚣、丹参、雄黄、龙脑等研末，每服3g，温蜜调下，日服3～5次。用治麻风致眉毛脱落、皮肤溃烂成疮者。

（2）小儿疳积。本品可治小儿消化不良。症见饮食不香、腹胀大、形体消瘦、面色萎黄。用蜜蜂子焙炒，调入砂糖服之。每服3～5个，日服3次，进食时服之。

（3）面黑。本品能使面黑令白，耐老，用未成熟的幼虫酒浸敷面。

（4）头痛。本品配蝎子、雄黄、石楠叶、牛黄研细末服。用之治疗头痛、偏头痛等。

（5）脾胃虚弱。本品能治脾胃虚弱致神倦乏力、面色萎黄、心腹疼痛、少食、乳汁不足等。

此外，本品还可治疗三叉神经痛，也治丹毒及风痰走窜作痛，妇女带下量多等。本品也能杀灭钩、蛔、绦、蛲等寄生虫，并能治虫积腹痛，亦可治风疹瘙痒。

大黄蜂子，又称胡蜂，药用其干燥虫体。其味甘，辛。有小毒。主治心腹胀满疼痛、干呕。本品也可美容，治疗面部雀斑、痤疮等。

土蜂子，又名蜚零，为土蜂的干燥虫体。其味甘，性平。有毒。能解毒消肿，可治痈肿、妇人带下，也可通利大小便。

【用法】本品多经炒炙用。内服：研末服，每次 0.3 ～ 0.5g。外用：适量，炙后研末外搽。

大黄蜂子：炒黄研末适量入煎剂服用。

土蜂子：多炒黄研末入煎剂，冲服。

（朱尔春　整理）

# 蜜　蜡

【药名】蜜蜡，在《神农本草经》后的相关医籍中有蜂蜡、黄蜡、黄占、白蜂蜡等称谓。

【经文】蜜蜡，味甘，微温。主下痢脓血，补中，续绝伤。金疮，益气，不饥，耐老。

【文译】蜜蜡，味甘，性微温。主治下痢便下脓血。能够补益内脏。能续接损伤，也治疗金刃损伤所致疮痈，能补益气血，服后没有饥饿感，可延缓衰老。

【药源】蜜蜡，现今通用名为蜂蜡，为蜂蜜科蜜蜂属动物中华蜜蜂等分泌的蜡质，经人工精制而成的块状物。春、秋季，将取去蜂蜜的蜂巢入水锅中加热熔化除去上层泡沫杂质，剩热过滤、放冷，蜂蜡凝结成块，浮于水面取出，即为黄色蜜蜡。黄蜡再经热炼、脱色等加工过程，即成蜂蜡，产于山中的深谷处。

【药理】本品主要成分为酯类、游离脂肪、酸类、碳水化合物，水分、游离醇类和烃类。此外，还含微量的芳香物质、挥发油及色素、微量元素等。本品有促进机体细胞免疫的作用，还能抵制多种细菌和真菌。

【师说】蜜蜡，为蜜蜂科昆虫中华蜜蜂或意大利蜂分泌的蜡质，经精制而成的蜜蜡，又称之为白蜡。现今通称蜂蜡。其味甘、淡，性平。入脾、胃、大肠经，其功效主治如下。

（1）补中益气，涩肠止泻。本品能补中益气，用于久泻、久痢伤中而使之得以康复。可治急发心痛、下痢脓血、里急后重、腹痛或者久泻不止，导致脾胃虚弱者。

（2）解毒止痛，生肌敛疮。本品能拔毒、止痛、敛疮。可治痈疽发背，疮毒内攻，臁疮、金疮、冻疮、汤火伤等毒成未溃或久溃不敛者。用蜜蜡配阿胶、当归、黄连、黄柏、白头翁等治之更效。

（3）安胎止血。本品能止少腹疼痛，并能止血。用治妊娠胎动、出血。

（4）清肺止咳。本品能清肺、润燥，用治肺虚燥热、咳嗽气急、胸中烦闷、肌肤灼热等。

（5）收敛止滑。本品能收敛止滑，用治男子遗精、滑精，女子湿浊带下等。

【用法】本品内服：溶化和服，3～6g。或入丸剂服。外用：适量，溶化调敷。湿热痢初起者忌服。

（朱尔春　整理）

# 牡　蛎

【药名】牡蛎在《神农本草经》中有蛎蛤之称，在其后的医药文献中又有左顾牡蛎、蛎房、海蛎子皮、蚝壳等称谓。

【经文】牡蛎，味咸，平。主伤寒寒热，温疟洒洒，惊、恚、怒气。除拘缓，鼠瘘，女子带下赤白。久服强骨节，杀邪鬼，延年。

【文译】牡蛎，味咸，性平。主治因感受风寒引起的恶寒、发热，也治像疟疾一样发热、恶寒战栗。还治因惊恐、怨恨、愤怒而导致的气机郁结之证，能舒缓拘急使之和缓。可以治疗淋巴结肿大伴炎症，以及妇女带下赤白混杂。长期服用能使筋骨强壮。可以镇惊安神、驱除邪恶毒气，久服使人延年益寿。

【药源】本品为牡蛎科牡蛎属近江牡蛎、长江牡蛎及大连海湾牡蛎的贝壳。我国沿海皆有产。一年四季皆可采集、晒干。以体大整齐、个体均匀、里层光洁色白、干燥、干净、无杂质者为佳。

【药理】本品主要含有碳酸钙、磷酸钙，硫酸钙、还含有少量氧化铁及铝、镁、硅等多种微量元素，其软体部分含有多种氨基酸、维生素、蛋白质、脂肪等。具有镇静、消炎、抗溃疡、局部麻醉等作用，还有增强免疫力的作用。也具有降血脂、抗凝血、抗血栓、抗白细胞下降等作用。

【文摘】

《名医别录》　除留热在关节荣卫，虚热去来不定，烦满；止汗，心痛气结，止渴，除老血，涩大小肠，止大小便，疗泄精，喉痹，咳嗽，心胁下痞热。

《药性本草》　主治女子崩中。止盗汗，除风热，止痛。治温疟。又和杜仲服止盗汗。病人虚而多热，加用地黄、小草。

《海药本草》　主男子遗精，虚劳乏损，补肾正气，止盗汗，去烦热，治伤寒热痰，能补养安神，治孩子惊痫。

《本草经疏》　牡蛎味咸平，气微寒，无毒，入足少阴、厥阴、少阳经。其主伤寒寒热、温疟洒洒、惊恚怒气、留热在关节去来不定、烦满、气结心痛、心胁下痞热等证，皆肝胆二经为病。二经冬受寒邪，则为伤寒寒热；夏伤于暑，则为温疟洒洒；邪伏不出，则热在关节去来不定；二经邪郁不散，则心胁下痞；热邪炽甚，则惊恚怒气，烦满气结心痛。此药味咸气寒，入二经而除寒热邪气，则营卫通，拘缓和，而诸证无不瘳矣。少阴有热，则女子为带下赤白，男子为泄精，解少阴之热，而能敛涩精气，故主之也。

《本草纲目》 化痰软坚，清热除湿，止心脾气痛，痢下，赤白浊，消疝瘕积块，瘿瘤结核。

《本经逢原》 其拘缓鼠瘘、带下赤白，总由痰积内滞，端不出软坚散结之治耳。

《本草思辨录》 治惊恚而又止遗泄者，以阳既戢阴即固也。

《本草拾遗》 捣为粉，粉身，主大人小儿盗汗；和麻黄根、蛇床子、干姜为粉，去阴汗。

《珍珠囊补遗药性赋》 软痞积。又治带下，温疟，疮肿。为软坚收涩之剂。

《现代实用中药》 为制酸剂，有和胃镇痛作用，治胃酸过多、身体虚弱、盗汗及心悸动惕、肉瞤等。……对于怀孕妇及小儿钙质缺乏与肺结核等有效。

【今用】近代著名医家张锡纯 牡蛎味咸而涩，性微凉，能软坚化痰，善消瘰疬，止呃逆，固精气，治女子崩带。《神农本草经》谓其主温疟者，因温疟但在足少阳，故不与太阳相并为寒，但与阳明相并为热，牡蛎之生，背西向东，为足少阳对宫之药，有自然感应之理，故能入其经而祛其外来之邪。主惊恚怒气者，因惊则由于胆，怒则由于肝，牡蛎咸寒属水，以水滋木，则肝胆自得其养。且其性善收敛，有保合之力，则胆得其助而惊恐自除，其质类金石有镇安之力，则肝得其平而恚怒自息矣。至于筋原属肝，肝不病而筋之或拘或缓者自愈，故《神农本草经》又谓其除拘缓也。牡蛎所消之瘰疬，即《神农本草经》所谓鼠瘘。《神农本草经》载之，尽人皆能知之，而其所以能消鼠瘘者，非因其咸能软坚也。盖牡蛎之原质，为碳酸钙化合而成，其中含有沃度（亦名海碘），沃度者善消瘤赘瘰疬之药也。方书谓牡蛎左顾者佳，然左顾右顾辨之颇难，因此物乃海中水气结成，亿万相连，或覆或仰，积聚如山，古人谓之蚝山（蚝即牡蛎）。覆而生者，其背凸，仍覆置之，视其头向左回者为左顾，仰而生者其背凹，仍仰置之，其头亦向左回者为左顾，若不先辨其覆与仰，何以辨其左顾右顾乎？然以愚意测之，若瘰疬在左边者用左顾者佳，若瘰疬在右边者，左顾者亦未必胜于右顾者也。牡蛎若作丸散，亦可煅用，因煅之则其质稍软，与脾胃相宜也。然宜存性，不可过煅，若入汤剂仍以不煅为佳。（详见《医学衷中参西录》）

著名经方家黄煌 惊悸为胸腹动悸、惊恐不安、惊狂神乱，多伴有失寐多梦、自汗盗汗、头昏眩晕等，与龙骨所治者同，故临床多配龙骨。牡蛎所治的口渴与白术、茯苓所治的口渴不同。后者的口渴多伴有小便不利的水肿，且舌体多胖，而牡蛎所治为因烦惊神乱而渴，舌体多瘦，且舌面干燥或干腻苔，宜与栝楼根合用。另外，栝楼根、人参也主渴，其程度要比牡蛎证的口渴严重得多，且栝楼口渴或生疮，人参口渴而羸瘦短气。胸胁痞硬有两种情况，一指胸胁部按之硬满，局部肌肉紧张，甚至有轻度压痛，或自觉胸胁部或胸腹部有跳动感，或有明显的心脏搏动感，多由精神紧张、失眠、惊恐所致；另一种情况指胸胁部的硬块，如肝、脾大等，也可延伸为颈部的甲状腺肿大、腋下、腹部、腹股沟等部位的淋巴结肿大。临床可见，瘦人多肌肉坚紧，牡蛎主治瘦人的胸胁痞硬较多。牡蛎与龙骨作用相似，临床常同用治疗胸腹动悸、自汗盗汗、惊恐不安、失眠、头昏眩晕、男子失精、女子带下等症。所不同点在于：龙骨多用于脐下动悸，而牡蛎则多用于胸胁硬满而动悸。（详见《张仲景 50 味药证》）

**贵州名中医石恩骏**　牡蛎与龙骨相须为用，其敛阴潜阳、安神止惊、止汗涩精之功，大略与龙骨相同。然牡蛎性凉，化痰软坚，去寒热者，又非龙骨所能也。《伤寒论》牡蛎泽泻散治重病愈后，下焦气化失常，湿热壅滞，水气不行留停为肿，其肿多在腰半以下，本方决逐利水，其力猛峻，虽大病体弱，然水肿壅滞者亦常宜之，牡蛎咸走肾家，同诸渗利药下行水道，小便通利而水肿自消。若本方去蜀漆、葶苈、商陆、海藻等峻药，加桂枝、茯苓通阳化气；厚朴、陈皮苦温除胀满，则峻利之剂变为温化之缓方，适用久病阳虚而肿势不急者，亦是古人良法可取也。小柴胡汤治少阳伤寒，胁下痞硬，乃痰浊阻滞少阳之络，自觉胀硬有形，去大枣甘腻壅气，加牡蛎以软坚化痰也。柴胡桂枝干姜汤，治少阳伤寒，汗下后胸胁满结烦惊，小便不利，肠中邪实谵语，表里俱病，虚实互见。本方和解与镇固并用，攻邪与扶正兼施，牡蛎散胁满、下水气而镇惊也。《金匮要略》栝蒌牡蛎散治口渴难瘥，栝楼根清肺热生津止渴，牡蛎引热下行，务使热不上炎消烁津液，津生热降，渴证自解也。白术散治脾虚寒湿中阻，影响胎气，心腹时痛、呕吐清涎、不欲饮食，或胎动不安，牡蛎与蜀椒相伍，可以镇逆固脱，又与白术、川芎同用，健脾温血养胎也。牡蛎与二陈汤、桃红四物汤为伍，用治痰湿壅滞、血瘀气滞之子宫肌瘤与不孕症；与夏枯草、桃仁、大贝、青皮、连翘、海藻、昆布等为伍，用治肝气郁滞、痰瘀阻于脉络之乳腺增生；与全蝎、鹿角霜、炙远志、葎草花、石菖蒲、附子、橘络等为方，治疗淋巴结核、骨关节结核、脊椎结核，此类病虽为结核感染，然慢性消耗，阴损及阳，已系阳虚寒凝为流注、痰核、鹤膝风类。若与木瓜、香附、玄参、茴香、荔枝核、阿胶、紫菀等为伍，又可治睾丸结核肿痛如疝者；与醋炙鳖甲、连翘、大贝、半夏、丹皮、赤芍、银花藤等为伍，治疗痰热瘀滞经络，痹阻关节，红肿疼痛结节之痛风性关节炎。知牡蛎消痰而散结，软坚而化瘀也。（详见《神农本草经发微》）

【师说】牡蛎，为牡蛎科动物。药用乃海生或近江动物牡蛎的贝壳。味咸，性微寒。归肝、肾经。具平肝潜阳、镇静安神、软坚散结、收敛固涩等作用。是我临证常用的动物类药之一。其应用如下。

（1）平肝潜阳。本品咸、寒，沉降。入肝、肾经。能养阴清热息风，用于水不涵木、阴虚阳亢而出现的头晕目眩、烦躁不安、耳鸣、耳聋等症。我喜用张锡纯先生的镇肝息风汤，其中即以牡蛎与龟板、龙骨、白芍、玄参、麦冬、牛膝、代赭石、川楝子、生麦芽、茵陈、甘草等配用，治疗当今临床常见的高血压病、内耳眩晕病、脑中风先兆期以眩晕为主症者。

（2）镇惊安神。牡蛎能镇惊息风、清热养阴安神，用于治疗热极生风惊搐、躁动。常用牡蛎与栀子、黄连、钩藤、菊花、天麻、水牛角、龙骨、代赭石相配，能镇惊息风。本品与生地、玄参、白芍、龟板相配能滋阴潜阳，治疗虚风内动。若与酸枣仁、麦冬、莲子心、连翘、远志、茯神同用，能治疗因脏腑气血阴阳失调，阴虚火扰心神而致的心神不宁、惊悸、怔忡、失眠多梦或心烦不寐等症。

（3）软坚散结。本品性味咸、寒，有清热软坚散结之效。主要用于痰火郁结所致的痰核（包括脂肪瘤）、瘰疬（包括浅表淋巴结肿大）、瘿瘤（包括甲状腺结节、肿大、弥漫性肿胀等）及体内外肿瘤、肌瘤等。如著名的消瘰丸（浙贝母、玄参、牡蛎），即用到牡蛎并作首选药物。若用于气滞血瘀所致的癥瘕积聚，如子宫肌瘤等，我即以本品配当归、川芎、水蛭、地鳖虫、穿山甲、三棱、夏枯草、浙贝母、玄参、皂角刺等治之。

（4）收敛固涩。本品煅用有明显收敛固涩作用。我常用之与煅龙骨同用，配入适证方中用治自汗、盗汗、滑精、遗精、遗尿、尿频及妇女崩漏、带下等滑脱不固之病症。如牡蛎散（煅牡蛎、黄芪、麻黄根、浮小麦）治自汗；金锁固精丸（煅牡蛎、煅龙骨、沙苑子、芡实、莲子、莲须）治遗精、滑精；用之配伍鹿角霜、煅乌贼骨、芡实等能固经、止带。我最喜用张锡纯先生的清带汤（山药、生龙骨、生牡蛎、海螵蛸、茜草）加减，治疗妇女带下赤白；用固冲汤（黄芪、白术、煅龙骨、煅牡蛎、山茱萸、白芍、海螵蛸、茜草、棕边炭、五倍子）加阿胶、藕节，热加生地，寒加附子，治疗女子血崩；用安冲汤（黄芪、白术、生龙骨、生牡蛎、海螵蛸、生地、白芍、茜草、续断）治疗妇女血崩，或长期不止，或不时漏下者。

（5）制酸止痛。牡蛎用煅者可以制酸止痛，对于消化性溃疡及反流性胃、食管炎等，呕吐酸水较多，胃脘及食道烧灼、嘈杂、疼痛久不止并伴有黑便者，我用煅牡蛎配乌贼骨、浙贝母、白及、参三七、煅螺蛳壳、九香虫、延胡索、蒲公英、冬凌草、生地榆、炙甘草等，共研极细末，内服，可收制酸、止痛、止便血之效。近年来，我在上述验方基础上加用蒲黄炭、血竭、儿茶、血余炭等用治慢性溃疡性结肠炎，对经肠镜检查确诊肠道糜烂、溃破伴左下腹痛、便脓血次频者，确有显著疗效。

（6）止渴治消。我在临床上用牡蛎配生地、石斛、知母、玄参、天花粉、山药、玉竹、乌梅、五味子、黄连等治疗消渴病（包括糖尿病、甲亢）病程中出现以热、渴为主症者，也取得了满意的疗效。

头目眩晕，烦躁不宁，心悸怔忡，失眠多梦，自汗、盗汗，口渴难耐，胃痛吐酸、吐血、便血，遗精、滑精，多尿、遗尿，赤白带下、崩漏、经多，体表瘰病，体内癥瘕积聚，胁肋硬满胀痛，肝脾肿大，舌质红，苔薄白，脉细弦，测血压、血糖较高等，皆为我临证使用牡蛎的重要指征。

牡蛎与龙骨相较：二者功效相近，均有镇静安神、平肝潜阳、收敛固涩等功效。但因性味不同，功用有异。牡蛎以潜镇安神、软坚散结为著；龙骨则以重镇安神、固涩为长，用治肝阳上亢，血压较高者为优。因二者均具潜降、镇安心神、摄敛固涩等功效，故临床常将此二药合用。

【用法】本品入煎内服：15～30g。宜打碎先煎。或入丸、散剂服。外用：适量，研末干撒或调敷。本品除收敛固涩、止汗、制酸煅用外，余皆生用。本品多服、久服，易引起便秘和消化不良，脾胃虚弱者、湿热、实热征象显著者，均应忌用。孕妇也应慎用。

（朱尔春　整理）

# 龟　甲

【药名】龟甲在《神农本草经》中有神屋之称，在其后的医药文献中又有败龟板、元武板、龟版、坎版等称谓。

【经文】龟甲，味咸，平。主漏下赤白。破癥瘕，疟症，五痔，阴蚀，湿痹，四肢重弱，小儿囟不合。久服轻身，不饥。

【文译】龟甲，味咸，性平。主治女子经血漏下不止及赤白带下等妇科病症，能消散女子腹中瘀血癥瘕，治疗休作有时的久疟不愈，各种痔疮，肝经湿热下注而致女子阴部瘙痒、溃烂，能祛除风湿致关节痹痛，四肢沉重无力，小儿囟门久不闭合等证。长期服用能使人身体轻巧，并能消除饥饿感。

【药源】本品为龟科动物海龟或陆地龟的背甲及腹甲，主产于江苏、上海、浙江、安徽、湖北、广西等地。乌龟全年均可捕捉，杀后剥取甲壳，以块大、完整、洁净无腐肉者为佳。

【药理】本品主要含有包括人体必需的 8 种氨基酸在内的 18 种氨基酸、无机物类，微量元素铯的含量较高，其次是锌、铜。龟甲还含有动物胶、角质、蛋白质、维生素、脂肪等。所含的氨基酸，有增强免疫功能的作用。能有效地降低甲状腺功能亢进型大鼠的甲状腺功能。能促进肾上腺皮质恢复生长，皮质球状带增厚，束状带单位面积细胞数虽减少，但胞体增大，胞浆丰满，肾上腺重量增加。能降低甲状腺功能亢进型阴虚模型血浆黏度，加速血液流动，痛阈也明显延长。能明显兴奋子宫，抗衰老，降低甲状腺功能亢进型阴虚大鼠整体耗氧量，减慢心率，升高血糖，降低血浆皮质醇含量。降低血清中铜元素的含量。另有研究表明龟甲滋阴作用的主要有效部位为龟下甲（用表甲）可能为醇提醚溶部位，其中还有十六烷酸胆甾醇酯及胆甾醇。

【文摘】

**《名医别录》** 主头疮难燥，女子阴疮，及惊恚气，心腹痛，不可久立，骨中寒热，伤寒劳复，或肌体寒热欲死，以作汤良，益气资智，亦使人能食。

**《药性本草》** 烧灰，治脱肛。

**《日华子本草》** 主五藏邪气，杀百虫毒，消百药毒，续人筋骨。……版治血麻痹。

**《日用本草》** 治腰膝酸软，不能久立。

**《本草纲目》** 治腰脚酸痛，补心肾，益大肠，止久痢久泄，主难产，消痈肿。烧灰，敷臁疮……龟甲以补心，补肾，补血，皆以养阴也。

**《本草衍义补遗》** 其补阴之功力猛，而兼去瘀血、续筋骨，治劳倦……治阴血不足，止血，治四肢无力。……方家故用之补心，然甚有验。

**《本草蒙荃》** 专补阴衰……善滋肾损。

**《景岳全书》** 龟板膏功用亦同龟板，而性味浓厚，尤属纯阴，能退孤阳。阴虚劳热，阴火上炎，吐血衄血，肺热咳喘，消渴烦扰，热汗惊悸，谵妄狂躁之要药，然禀阴寒，善消阳气，凡阳虚假热及脾胃命门虚寒等证皆切忌之，毋混用也，若误用久之，则必致败脾妨食之患。

**《药品化义》** 龟底甲纯阴，气味厚浊，为浊中浊品，专入肾脏。主治咽痛口燥，气喘咳嗽，或劳热骨蒸，四肢发热，产妇阴脱发燥，病系肾水虚，致相火无依，此非气柔贞静者，不能息其炎上之火。又取其汁润滋阴，味咸养脉，主治朝凉夜热、盗汗遗精、神疲力怯、腰痛腿酸、瘫痪拘挛、手足虚弱、久疟血枯……病由真脏衰，致元阴不生，非此味浊纯阴者，不能补其不足之阴。

**《罗氏会约医镜》** 恶矾，酒浸炙黄……治久咳，痰疟，至阴能除虚热，无虑阴火之亢烈也……然性寒，善消阳气，若阳虚假热，及脾胃命门虚寒者忌之。

**《医林纂要》** 治骨蒸劳热，吐血衄血，肠风痔血，阴虚血弱之证。

**《得配本草》** 通血脉，疗蒸热，治腰脚血结，及疟邪成癖。

**《玉楸药解》** 龟板咸寒，泄火，败脾，伤胃。久服胃冷肠滑，无有不死。朱丹溪以下庸工作补阴之方，用龟板、地黄、知母、黄柏，治内伤虚劳之证，铲灭阳根，脱泄生气，俗子狂夫，广以龟鹿诸药，祸流千载，毒遍九州，可痛恨也。烧研，治诸痈肿疡甚灵。

**《女科经纶》** 单养贤曰：产后见此三证（交骨不开、产门不闭、子宫不收），总服生化汤，如交骨不开，加龟板一枚……交骨不开者，阴气虚也，龟为至阴，板则交错相解，故用之。

**【今用】北京著名医家施今墨** 龟板与鳖甲相配，鳖甲味咸，性平，入肝、脾、肾经，能滋肝肾之阴而潜纳浮阳，治肝肾不足、潮热盗汗，或阴虚阳亢，以及热性病、阴虚风动、手足抽搐等症，又能软坚散结，破瘀通经，治久疟、疟母、胸胁作痛，以及月经不通、肝脾肿大、癥瘕积聚等症；龟板味咸、甘，性平。入肾、心、肝经。能滋肾阴而潜浮阳，治肝肾不足、骨蒸劳热、潮热盗汗，或热病伤阴、阴虚风动诸症，又能益肾阴而健筋骨，治腰脚痿软、筋骨不健、小儿囟门不合等症。鳖甲滋阴潜阳，养阴清热，散结消痞；龟板滋阴潜阳，益肾健骨。鳖甲为鳖的背甲，龟板是乌龟的腹甲。鳖甲退热力胜，龟板滋阴力强。鳖甲走肝益肾以除热，龟板通心入肾以滋阴。二药伍用，相互促进，阴阳相合，任、督之脉并举，滋阴清热退烧，育阴息风止痉力彰。（详见《施今墨对药临床经验集》）

**北京著名医家焦树德** 龟板味咸、微甘，性凉。为滋阴潜阳药，以滋阴为主。例如，阴虚而致的骨蒸劳热、盗汗、肺痨咳嗽、咳血等症，可用龟板滋阴养血以清虚热，滋补肝肾以壮根本。常配合熟地、生地、知母、黄柏、猪脊髓、天冬、麦冬、玄参、沙参等同用。温热病高热经久不退，阴液耗伤而致阴虚液燥，虚风内动，症见手足轻微抽动、舌干无津、下午低热、夜间烦躁、脉细而弦数等，可用龟板配麦冬、白芍、阿胶、钩藤、鳖甲、生牡蛎等滋阴养液、潜阳息风。常用的方剂如三甲复脉汤，大、小定风珠等（《温病条辨》方）。肝肾阴虚，肝阳上浮而出现头晕、目眩、耳鸣、烦躁易怒、烘热、偏头痛等症者，可用本品滋阴潜阳而收降肝热，常配合白芍、生地、生牡蛎、生石决明、菊花、黄芩及六味地黄丸等同用。肝主筋、肾主骨，对肝肾不足所致的筋骨痿弱、腰酸腿软、不能行走、驼背鸡胸、小儿囟门不合等，可用本品补肾强骨、滋肝荣筋，常配合虎骨、牛膝、山药、山萸肉、补骨脂、胡桃肉、杜仲、续断、地黄等同用。本品还有滋阴凉血的作用，可用于因阴虚火旺而血热妄行所致的月经过多、崩漏不止、咳血、衄血等症，常配生地、玄参、阿胶、黄芩、白芍、黄柏、白茅根、侧柏炭、棕炭等同用。本品咸能软坚，并能通任脉，和血络，故有消散癥瘕癖块的作用，对于因血虚气滞、邪气郁于经隧血络而腹中积有癥瘕癖块者，可配合鳖甲、赤芍、生牡蛎、红花、桃仁、山楂核、郁金、柴胡、香附、三棱等同用。近些年来常以此法治疗肝脾肿大。（详见《用药心得十讲》）

**陕西名老中医姚树锦** 龟板主治：甲状腺功能亢进，糖尿病，失眠，肿瘤包块，肝脾肿大，小儿疳积。指征：检查有包块，癌肿，囊肿，增生；阴虚骨蒸内热，虚性兴奋的失眠。禁忌：阳气虚衰，脾虚易动时不宜使用。误用后不易吸收，会形成腹泻。配伍：龟板15g，配鳖甲15g，秦艽10g，银柴胡10g，青蒿10g，白薇10g，地骨皮10g，治五心烦热、骨蒸盗汗；龟板15g，配太子参15g，麦冬10g，五味子10g，治甲状腺功能亢进；龟板15g，配远志10g，石菖蒲10g，龙骨15g，治不寐；龟板6g，配鳖甲6g，穿山甲3g，白芍6g，茯苓6g，当归6g，清半夏4g，天竺黄4g，鸡内金4g，治小儿疳积。用量：6～15g。体会：余善治疑难病症，常用龟板，可谓得心应手，特别是良性肿瘤、乳腺增生、各种肿瘤用之皆效。（详见《方药传真》）

**黑龙江名中医卢芳** 龟板主治：脑卒中或脑卒中先兆，结核咯血、低热等，痿证，健忘，不寐及老年性痴呆症等，肝脾肿大。禁忌：无阴虚和积聚者不宜使用。配伍：配银柴胡，治痨热（结核发热、自主神经功能紊乱发热）；配白芍，治肝脾肿大；配虎骨（豹骨），治痿证；配川芎，治脑萎缩、老年性痴呆等。用量：15～50g。体会：使用龟板的关键是重煎。本人用龟板治疗老年性痴呆、脑萎缩、痨热，都是文火单煎，每次先煎4小时，滤出清液，再加水煎4小时，两次煎液合并，用于煎煮方中其他药物。（详见《方药传真》）

【师说】龟甲，即乌龟的背、腹甲，现今统一称为龟板。其味甘、咸，性寒。归肝、肾、心经。具有滋阴潜阳、补肾健骨、固经止血、养心补血等功效。我于临床用治以下病证。

（1）肾虚骨弱。本品功善滋补肝肾，能强筋壮骨。对于肝肾亏虚，气血不足，筋骨失养，以致腰膝痿弱、步履无力，或小儿行迟、囟门迟合者，我常用龟板配熟地、紫河车、白芍、牛膝、锁阳、黄柏、陈皮、黄精、补骨脂等治之。

（2）阴虚阳亢、风动、内热。本品甘寒，质重，又入肝、肾二经。既能补肝肾之阴，又能镇潜浮阳。①阴虚阳亢：常见头晕目眩，面红目赤，急躁易怒，舌红，脉弦。我常用龟板与龙骨、赭石、天冬、玄参、白芍、牛膝等同用。②阴虚风动：本品能滋阴潜阳息风，以治虚风内动，可用龟板配鳖甲、牡蛎、生地、白芍、天麻、珍珠母等同用，能熄内风。③阴虚潮热：本品具有补水制火之功，久病肝肾阴虚，可致骨蒸潮热、盗汗、遗精等，我常用龟板配生地、知母、玄参、黄柏、丹皮、地骨皮、白芍、白薇、稽豆衣、桑叶、银柴胡、青蒿、莲子心、莲须、芡实、五味子等治之。

（3）心血不足、心失所养。本品味甘入心，既滋阴，又补心，以治心血不足，心失所养。症见惊悸、失眠、健忘等。可用龟板配石菖蒲、黄连、莲子心、龙骨、茯神、人参、刺五加、酸枣仁、柏子仁、远志、黄精、玉竹等治之，效佳。

（4）妇科病证。妇科常见崩漏、带下、癥瘕积聚等病证。凡此，皆可用龟板配伍他药治之。①崩漏，月经量多：因肾阴不足、虚火内生，以致冲任不固，而见崩漏、经多者，我常用龟板配白芍、黄芩、生地榆、丹皮、生地、鳖甲等治之。②带下量多：因阴虚内热，带脉不固，以致带下量多，或有赤白带下，或有黏稠黄带等，我常用龟板配芡实、莲须、茜草、煅乌贼骨、椿根皮、贯众、白英、白头翁、墨旱莲、女贞子、仙鹤草等治之。③癥瘕：凡见妇女因血热血瘀而致胞宫癥瘕结块者，我常用龟板配鳖甲、玄参、浙贝母、夏枯草、香附、莪术、地鳖虫、枳壳等缓消之，可收软坚散结消癥之效。

此外，龟板还可治疟疾、肛门痔疾、小儿解颅等病证。

龟板熬制成胶，其功效与龟板功效相同，但龟板胶滋补之力强于龟板。龟板胶对于肾阴不足所致的阳痿、崩漏、经多等证尤效于龟板。

【用法】本品入煎内服：10～20g。入汤剂宜打碎先煎。或入丸、散剂服，或熬膏服用。外用：适量，烧灰存性，研末掺或麻油调敷。龟板经砂炒醋淬后，能使有效成分煎出量提高，也能去腥味，服之口感好。对脾胃虚寒、内有湿滞，以及孕妇忌服。

（朱尔春　整理）

# 桑螵蛸

【药名】桑螵蛸在《神农本草经》中别称为蚀胧，在其后的医药文献中又有螳螂子、刀郎子、螳螂蛋、桑蛸等称谓。

【经文】桑螵蛸，味咸，平。主伤中，疝瘕，阴痿。益精，生子，女子血闭，腰痛。通五淋，利小便水道……生桑枝上、采蒸之。

【文译】桑螵蛸，味咸，性平。主治内脏受损，疝瘕，阳痿不举。能壮精益气而增强生育能力。治疗女子闭经，腰痛。能使气淋、血淋、劳淋、热淋、石淋这五种淋证消除，具有通利小便的功效。

【药源】本品为螳螂科昆虫大刀螂、小刀螂、巨斧螳螂的干燥卵鞘。大刀螂产于广西、云南、湖北、湖南等省。小刀螂产于浙江、江苏、安徽等省。巨斧螳螂产于河北、山东、河南、山西。深秋至次春从桑树枝上收集，除去杂质，蒸至虫卵死后将其干燥。用时剪碎。以个大、体轻、质松韧、色黄者为佳。

【药理】本品含蛋白质、氨基酸、磷脂类、脂肪、粗蛋白、粗纤维、胡萝卜素样色素、柠檬酸钙结晶、糖蛋白及脂蛋白。此外，桑螵蛸还含有铁、铜、钙、锌、锰、碘、钴、铬等20多种微量元素。可以抗疲劳、抗利尿及敛汗、镇静作用。能促进消化液分泌；有降低血糖、血脂；有抑制癌症等作用。

【文摘】

《名医别录》　疗男子虚损，五脏气微，梦寐失精遗溺。久服益气养神。

《本草经集注》　得龙骨治泄精。畏旋覆花。

《药性本草》　主男子肾衰漏精，精自出，患虚冷者能止之。止小便利，火炮令熟，空心食之。虚而小便利，加而用之。

《千金翼方》　妇人遗尿，桑螵蛸酒炒为末，姜汤服二钱。按：产书用本方治妇人转胞，小便不通，产乳书用本方治妊娠遗尿。

《太平圣惠方》　小便不通，桑螵蛸炙黄三十枚，黄芩二两，水煎二分服。

《罗氏会约医镜》　桑树生者良。如他树生者，以桑皮佐之。桑皮能行水达肾经。……治腰痛崩漏。……畏旋覆花……治腹痛崩漏。

《本经逢原》　桑螵蛸，肝肾命门药也。功专收涩；故男子虚损，肾虚阳痿，梦中失精，遗溺白浊方多用之。《神农本草经》又言通五淋，利小便水道，盖取以泄下焦虚滞也。……若阴虚多火人误用，反助虚阳，多致溲赤茎痛，强中失精，不可不知。

《玉楸药解》　治带浊淋漓，耳痛，喉痹，瘰疬，骨鲠。

《中医非物质文化遗产临床经典读本》　桑螵蛸，味咸、甘，气平，无毒。主女人血闭腰痛，治男子虚损肾衰，益精强阴，补中除疝，止精泄而愈白浊，通淋闭以利小便，又禁小便自遗。此物最佳，苦难得真者。二三月间，自于桑树间寻之，见有花斑纹子在树条上者，采之，用微火焙干，存之。若非桑树上者，无效。

【今用】**民国医家丁甘仁** 桑螵蛸味咸，平。入肾经。起阳事而痿弱何忧，益精气而多男可冀。主伤中而五淋亦治，散癥瘕而血闭兼通。桑螵蛸无毒，即螳螂之子，必以桑树上者为佳也。一生九十九子，用一枚即伤百命。仁人君子闻之且当惨然，况忍食乎？畏旋覆花，蒸透再焙。（详见《孟河大家丁甘仁方药论著选》）

**北京著名老中医冉雪峰** 桑螵蛸为昆虫类螳螂所产之卵子，其生殖甚繁，一产九十九子，仓内未见育养卵素之食料。意者寄生木上，即借木之津气以为营养孵化之本耶，果尔，是以动物性而兼植物性，既具动物之脂液，又得植物之生气，亦虫类药之特具异秉者。卵产自肾，肾之生理健全，斯肾之产生丰富。准以近代脏器疗法，桑螵蛸应为填精补肾，启发肾中生机，种子安胎之良药。古称螽斯衍庆，仅得之诗人比拟，而桑螵蛸则真事实衍庆矣。其味咸，咸则入肾；兼甘，甘则入脾。咸而合之甘，润渗而又缓和，先天化育，后天培养，两两咸具，适以助成其生机隆郁之功。总上以观，可知桑螵蛸既含动物先天之精气脂液，又得植物后天之培泽清气，此项可宝贵成分，当如何爱护，用之务得其全。既曰无毒毋宁不制……桑能续伤，尤为可笑。甚矣，著作之难，而释古人书者之亦不易也，如是夫。（详见《冉雪峰本草讲义》）

**北京著名医家焦树德** 桑螵蛸味甘咸，性平。主要功效为补肾、固精、缩小便。对肾虚精关不固所致的遗精、早泄，可配龙骨、莲须、山药、地黄、金樱子等同用。本品最常用于治疗肾虚收摄无权所致的遗尿或小便频数（尿道不疼的），可与益智仁、乌药、山萸肉、山药、龙骨、党参等同用。我常以本品配熟地、山萸、山药、五味子、益智仁、覆盆子、炒内金、川续断等随症加减，用于治疗遗尿症，每收满意效果。……益智仁、覆盆子、台乌药、桑螵蛸均有缩小便的作用。但益智仁补脾肾，涩精，缩小便，兼摄涎唾；覆盆子补肝肾，固精气，性味酸涩而缩小便；台乌药温膀胱肾冷气，顺膀胱肾逆气而治小便频数；桑螵蛸固肾而缩小便。海螵蛸通经、活血、止心痛、制胃酸；桑螵蛸补肾、固精、治遗精、缩小便。用量一般为一钱半至三钱。阴虚火旺、膀胱有热者忌用，急性泌尿系感染所致的尿频数（多属湿热证）不宜用。（详见《用药心得十讲》）

**全国名老中医毛德西** 黄芪 10g，升麻 6g，桑螵蛸 10g（遗尿方）此方为常用验方，主治小儿遗尿。功效为益气补肾，升阳止溺。其中黄芪大补元气，为固本之药；升麻为升阳之品，不使气陷；桑螵蛸固涩收摄，为止溺之用。三味配伍，共奏益气、补肾、升阳、固涩、止溺之效。若配制成糖浆剂，更宜小儿服用。（详见《毛德西用药十讲》）

**成都名老中医张廷模** 桑螵蛸治疗以下病证。①遗精滑精、遗尿、尿频。本品甘涩入肾，能补肾、固精、缩尿。为治疗肾虚遗精滑精、尿频、白浊之良药，而以缩尿见长。治小儿遗尿，妊、产后小便数或不禁，可单用本品，或配伍收敛固湿的龙骨、覆盆子等；治肾虚遗精、滑精，常与收敛固涩之品同用，如《世医得效方》桑螵蛸丸，以之配伍龙骨、五味子、附子等。②肾虚阳痿。本品有补肾助阳功效。治肾虚阳痿，常与补肾助阳之品鹿茸、肉苁蓉、附子等同用。（详见《临床中药学》）

【师说】桑螵蛸，即寄生于桑树枝上的螳螂子，采收后蒸干切碎入药用之。其味甘、涩，性平。归肝、肾、膀胱经。具有补肾助阳、缩尿、固精等功效。我在临床上也常用之治疗以下病证。

（1）阳痿。本品有补肾助阳起痿功效，但药力不强，若用治阳痿者，可将本品与人参、鹿茸、巴戟天、仙茅、仙灵脾、菟丝子等同用治之。对于病久常药服之乏效者，可于方中再加入蜂房、阳起石、熟地、肉苁蓉、韭菜子、急性子、蜈蚣等，效力显著。

（2）遗精、滑精。因本品有补肾固精之功，可用治男子房事不节以致肾虚精关不固而作遗精、滑精、尿有白浊者。本品配党参、白术、芡实、莲须、煅龙骨、煅牡蛎、沙苑子、山茱萸、金樱子、远志、菟丝子、补骨脂等同用，可治疗梦遗、滑精频作，且在性交时早泄者。

（3）尿频、遗尿。本品味甘、涩，涩中兼补，尤以缩尿见长，可治疗肾虚遗尿、尿频。对于小儿先天不足，多尿、遗尿者，以及老人肾虚不摄，夜尿频数者，我常用桑螵蛸配入党参、黄芪、当归、麻黄、覆盆子、金樱子、益智仁、鸡内金、鬼针草、鬼箭羽、积雪草、乌药、山药、茯苓、煅龙骨、龟板、五味子等治之。对于老年男性肾虚致前列腺增生而尿频急且影响睡眠者，上列方药中再加入王不留行、皂角刺、土贝母、瞿麦、柿蒂等，可使前列腺腺体缩小，尿路通畅，能使一次性尿量增多，从而减少尿次，不至影响睡眠。我体会，此方确可治尿频、尿急，甚至遗尿、尿失禁，或妇人产后遗尿、尿频等症。

（4）淋证。本品不仅能治疗尿频，亦可治肾气不足而致尿解淋涩不畅的膏淋。凡"五淋"诸证皆可将本品伍入适证方中治之。例如：乳糜尿，尿有乳糜凝块堵塞尿路，致尿解不畅者，可用桑螵蛸配粉草薢、石菖蒲、射干、川牛膝等治之；尿路炎症显著者，再加黄柏、半边莲、滑石、车前草、木通等治之；尿路结石致尿解不畅者，可用本品与金钱草、石韦、海金沙、冬葵子、鸡内金、滑石、川牛膝等同用，即可消石而通利小便。由此可见，桑螵蛸有通淋利尿和固涩止遗双向调节功效。

此外，本品具收敛固涩功效，还可用本品配浮小麦、五味子、乌梅、麻黄根等用治自汗、盗汗。本品配芙蓉花，共研极细末，香油调敷，可治疗带状疱疹。本品亦可治疗女子癥瘕、血闭、腹痛等，也可治疗妇女带下清稀、糖尿病尿频及小便清长，且用之也能降血糖。我也用之治疗咳嗽变异性哮喘、肾虚腰腿酸痛、肾病综合征、内痔出血、咽喉骨鲠等。

桑螵蛸、覆盆子、益智仁相较：三药功效相近，均为补肾固摄之品，皆能治疗肾虚遗尿、尿频、遗精、阳痿等证。覆盆子其助阳能力不如桑螵蛸，故用之治疗上述诸证之轻证，但覆盆子可治疗肝肾不足之眩晕、视物不明。桑螵蛸助阳之力较覆盆子为著，偏于补肾壮阳，多用于肾阳不足、精关不固致阳痿、遗精、滑精、尿频、遗尿等。益智仁有温脾肾、摄涎、止泻之功，用治脾肾虚寒致多涎、吐泻等症。临证应据各自专长而选用之。

【用法】本品入煎内服：10～15g。其能助阳固涩，凡阴虚阳亢、以及湿热下注膀胱致小便频数者忌用。

（朱尔春　整理）

# 丹砂（朱砂）

【药名】丹砂在《神农本草经》之后的相关医籍中又有辰砂、朱砂、赤丹、汞砂等别名。

【经文】丹砂，味甘，微寒。主身体五脏百病，养精神，安魂魄，益气明目，杀精魅邪恶鬼。久服通神明，不老。能化为汞。

【文译】丹砂，味甘，性微寒。主治身体内五脏多种疾病，能补养精神，使魂魄安定。能补益精气，使眼睛视物明亮，能杀死妖邪坏鬼。长时间服用能使神志清明，长寿不老，能化为水银。

【药源】本品为硫化物类矿物辰砂族辰砂，主含硫化汞（化学品名称：HgS）。呈大红色，有金刚光泽及金属光泽，属三方晶系。主产于湖南、湖北、四川、广西、云南、贵州等地。以色鲜红、有光泽、质脆体重、无杂质为佳。

【药理】本品主要成分为硫化汞。此外，含铅、钡、镁、铁、锌等多种微量元素及雄黄、磷灰石、沥青质等物质。有报告：本品具有镇静、催眠、抗惊厥作用并能抗心律失常。朱砂亦有解毒防腐作用，外用对皮肤细菌和肠寄生虫有抑制和杀灭作用。本品久用或过量使用，会引起肝、肾损害，也能对中枢神经系统有直接损害作用。

【文摘】

《名医别录》　通血脉，止烦满、消渴，益精神，悦泽人面，除中恶腹痛，毒气疥瘘诸疮。

《药性本草》　有大毒……镇心，主抽风。

《日华子本草》　凉，微毒。润心肺，治疮疥痂息肉，服并涂用。

《珍珠囊补遗药性赋》　丹砂一名朱砂，味甘，微寒，无毒，唯辰州者最强，故谓之辰砂……辟鬼邪，安魂魄，明目镇心通血脉。

《本草纲目》　丹砂同远志、龙骨之类则养心气；同当归、丹参之类则养心血；同枸杞、地黄之类则养肾；同厚朴、川椒之类则养脾；同南星、川乌之类则祛风。可以明目，可以安胎，可以解毒，可以发汗，随佐使而见功，无所往而不可。

《温病条辨》 丹砂（辰砂）色赤，补心而通心火，内含汞而补心体，为坐镇之用。

《温热经纬》 朱砂具光明之体，赤色通心，重能镇怯，寒能胜热，甘以生津，抑阴火之浮游，以养上焦之元气，为安神之第一品。

《医方十种汇编》 朱砂清心热，镇惊安神定魄，同滑石、甘草则清暑……慎勿经火炼，毒如砒霜。

《现代实用中药》 为镇静镇痉药，凡患眼球充血（因血行障碍而逆上），夜寐恶梦恐怖等有效，并作驱梅剂。

《科学注解本草概要》 为镇痉、镇静药……功能镇心，安神，益气，明目，定惊痫。

【今用】北京著名中医学家秦伯未 丹砂用于惊风，癫痫。该品重镇，有镇惊安神之功。用治高热神昏、惊厥，常与牛黄、麝香等开窍、息风药物同用，如安宫牛黄丸；治小儿急惊风，多与牛黄、全蝎、钩藤等配伍，如牛黄散；用治癫痫卒昏抽搐，每与磁石同用，如磁朱丸。（详见《秦伯未实用中医学》）

国医大师任继学 丹砂用于疮疡肿毒，咽喉肿痛，口舌生疮。该品性寒，有较强的清热解毒作用，内服、外用均效。治疗疮疡肿毒，多与雄黄、大戟、山慈菇等配伍，如紫金锭；治疗咽喉肿痛、口舌生疮，多与冰片、硼砂等配伍，如冰硼散。（详见《任继学用药心得十讲》）

浙江中医药大学教授周幸来 当细研朱砂时，应禁止使用铝匙、铝碗，避免引起"汞铝齐"中毒。朱砂在临床使用过程中，有"四宜四不宜"。即：剂量宜小不宜大，常用量在1g以下；宜暂用不宜久服，久服令人痴呆；宜入丸、散剂，不宜入煎剂，若入煎剂宜研细末拌其他药用，如朱茯神；宜生用不宜火煅，否则见火后，能析出水银（汞），更易致中毒。一般水飞用。（详见《中药应用禁忌速查》）

安徽著名医家张显臣 丹砂用于心神不宁、心悸、失眠。朱砂甘寒质重，专入心经，寒能清热；重能镇怯。所以朱砂既可重镇安神，又能清心安神，最适心火亢盛之心神不宁、烦躁不眠，每与黄连、莲子心等合用，以增强清心安神作用。亦可用治其他原因之心神不宁。若心血虚者，可与当归、生地黄等配伍，如朱砂安神丸；阴血虚者，又常与酸枣仁、柏子仁、当归等养心安神药配伍；惊恐或心气虚心神不宁者，将该品纳入猪心中炖服即可。（详见《名老中臣张显臣60年中药应用经验》）

四川名中医熊寥笙 项某，男，50岁。患失眠症已八日。入夜精神特别兴奋，稍睡即醒，心烦口干，舌红无苔，六脉数。病属心火亢盛之候，法宜清火安神，拟朱砂安神丸加味。方用黄连6g，生地18g，当归6g，甘草3g，朱砂末（分3次兑）3g，合欢花12g。3剂，水煎，分3次服，每日1剂。药后入夜能安睡4小时，口不干，心烦止。继以酸枣仁汤化裁连服3剂以善后。诊治心得：本案为心火亢盛失眠症。方用黄连为君以直折心火，生地、当归以滋阴养血，朱砂、合欢花以抑制精神之兴奋。《内经》云："阳入于阴则寐，阴出于阳则寤。"心火亢盛，犹之呆木临空，晴空万里，夜气何由来临，必也日落西，夜气乃至，本方清火安神，制其兴奋，引阳入阴，神志得安，自无失眠之患矣。(详见《熊寥笙中医难症诊治心得录》)

【师说】《神农本草经》所载丹砂，即今之朱砂，又名辰砂（古之湖南辰州，今之湖南沅陵产者最优）。其味甘，性微寒。有毒。主入心经。具有镇惊安神、清热解毒等功效。临床应用如下。

（1）镇心安神。本品甘，寒。质重沉降，专入心经。能清心降火，镇安心神，历来作为安神定志之要药。尤宜于心火亢盛、内扰神明而致心神不宁、烦躁失眠者。可与黄连、栀子、莲子心、生甘草、灯心草等同用。若兼阴血亏虚，虚烦失眠、多梦、心悸、怔忡者，可用本品配当归、生地、麦冬、百合等同用。若因心气不足，则可配白参、刺五加、灵芝、茯神、甘草等同用。若伴心悸、怔忡、心神不宁者，则用朱砂配酸枣仁、柏子仁、五味子、生地、珍珠母、龙骨、牡蛎、炙甘草等同用。若兼有痰热者，上药中加胆南星、竹沥半夏、远志、竹茹、石菖蒲、郁金、明矾等化痰开窍药，可治痰迷心窍致不寐、惊悸、神情不定、坐卧不宁者。如著名的安宫牛黄丸（牛黄、水牛角浓缩粉、麝香、珍珠、朱砂、雄黄、黄连、黄芩、栀子、郁金、冰片）即为镇心安神、清热养血的中成药，用治心火亢盛，阴血不足，症见心神烦乱致失眠、多梦、惊悸、怔忡等症。

（2）镇惊安神。本品有清心、镇惊安神之效。可用治热病热入心包，或痰热内闭所致的高热狂躁、神昏谵语、人事不知、惊厥抽搐、牙关紧闭等。可配清热泻火、解毒开窍、息风止痉药。如用朱砂配栀子、石膏、黄连、全蝎、钩藤、牛黄等，用治癫痫、抽搐，也可再配磁石、珍珠母增强镇惊安神之功。若痰迷心窍之癫狂、喜怒无常者，又须用朱砂配化痰开窍药郁金、石菖蒲、制南星、竹沥半夏、竹茹等同用。如定痫丸（明天麻、川贝母、半夏、茯苓、茯神、胆南星、石菖蒲、全蝎、僵蚕、真琥珀、陈皮、远志、丹参、麦冬、辰砂）中即用朱砂配涤痰息风药法半夏、川贝母、胆南星、石菖蒲、天麻、全蝎、僵蚕、炙远志、琥珀等配伍，治疗痰热惊痫、癫狂等证。

（3）解毒疗疮。本品性寒。不论内服、外用均有清热解毒功效。可用治痄腮、丹毒、新生儿胎毒、火毒疮痈等。如紫金锭（山慈菇、红芽大戟、千金子霜、五倍子、麝香、朱砂、雄黄）、冰硼散（冰片、煅硼砂、朱砂、玄明粉）等方中皆有用朱砂，能化痰辟秽、清热解毒、消肿止痛，对咽喉肿痛、口舌生疮、牙龈肿痛等病症治之有效。

此外，本品也能治心律失常、病毒性心肌炎、小儿夜啼等病症。

【用法】丹砂，内服只宜丸、散剂或研末冲服，每次内服 0.1 ~ 0.5g。外用：适量，该品有毒，不宜大量久服，以免汞中毒。本品忌火煅，火煅会析出水银，有剧毒。有肝、肾病患者应慎用。

总之，本品在古今皆有广泛应用，其虽有毒性，但确有药用价值。因其含汞，若长期超量服用或服法不当均可能致汞中毒。其急性中毒主要表现为腹痛、恶心、呕吐、腹泻，严重者会出现脓血便、少尿、无尿、尿毒症昏迷、死亡等。慢性中毒会出现黏膜损伤、胃肠炎、精神损伤、肝肾功能损害等。有鉴于此，临床应用必须严控剂量，中病即止。服药期间避免高脂饮食和饮酒，也不宜与西药中茶碱、含溴、碘等药物同服。应当做到合理用药，确保用药安全。

（袁洪军　整理）

# 云　母

【药名】云母，在《神农本草经》中别称为云珠、云华、云英、云液、云砂、磷石等。在其后相关医籍中又有云母石、云粉石、千层玻等别名。

【经文】云母，味甘，平。主身皮死肌，中风，寒热，如在车船上。除邪气，安五脏，益子精，明目。久服轻身，延年。

【文译】云母，味甘，性平。主治皮肤肌肉失去知觉如同死肌一样，伤于风邪而发冷发热，其身如坐在车船上一样而作眩晕不能站稳。本品能祛除风邪，能使五脏功能强健，并能补肾益精，还能使眼睛明亮。长期服用能使身体轻便灵巧，寿命延长。

【药源】云母源于硅酸盐类矿物云母族的白云母。呈叶片状结合体，板状或块状，可剥成薄片。无色透明，或微带绿色或浅黄色。味淡。产于内蒙古、陕、新、苏、冀、晋等省区。

【药理】本品主要含三氧化二铝、二氧化硅、氧化钾、水等成分。此外，还含有钠、镁、铁、锂等，并含有微量的氟、钛、钡、锰、铬等元素。云母三种不同剂量的单体颗粒制剂，均能不同程度升高实验性萎缩性胃炎（CAG）的大鼠胃腺主壁细胞数，提示其具有保护胃黏膜、促进腺体的再生、增加胃黏膜血流，从而改善胃黏膜的炎症反应和控制腺体萎缩的作用。本品能保护胃黏膜，能促进黏膜修复、愈合，是新型胃肠黏膜保护剂，能有效治疗胃肠急慢性炎症及溃疡、糜烂和溃疡性结肠炎等。

【师说】云母，又称为云母石，为硅酸盐类矿石云母的柱状晶体。其味甘，性平。主入肺、脾、膀胱经。具有益肺、平喘、镇惊、止血、敛疮等功效。据文献记载，本品可治以下病证。

（1）风疹遍身。皮肤风疹瘙痒且久治难愈者，可用煅云母粉，清水调服治之，有效。

（2）恶疮肿毒。用云母粉和生羊髓涂之，可治疗痈疽疮毒、火疮败坏而难愈者。

（3）止血敛疮。用治金创出血，可用其粉末撒敷创伤出血处。

（4）赤白久痢。用温开水调服煅云母粉，可治积年久不愈的慢性休息痢，治之有效。

（5）汗症。用温开水送服云母粉，每次 10g，数次即可治愈自汗、盗汗。

（6）咳喘。本品入肺经。能温肺化痰，止咳平喘。可与麻黄、射干、苏子、莱菔子、白芥子、法半夏、陈皮、车前子等配伍服之，治疗久咳多痰而气喘者。

本品能补益脏腑，使人轻身耐老，润泽肌肤、面色，并能增力，益精明目，壮健筋骨，增强脑力，使人免疫少病。可用本品配茯苓、钟乳石、柏子仁、人参、续断、肉桂、菊花、生地为末，炼蜜为丸，久服有效。

总之，本品当今临床可用治消化道疾病，如溃疡性结肠炎、萎缩性胃炎等。还可治疗体表、体腔溃疡等，具有敛疮、止血等功效。

【用法】本品入煎内服：9～15g。或入丸、散服。外用：适量，研末撒敷或调敷。阴虚火旺者慎用。

（于一江　整理）


# 玉　泉

【药名】《神农本草经》所载玉泉，别名玉札。

【经文】玉泉，味甘，平。主五脏百病，柔筋强骨，安魂魄，长肌肉，益气。久服耐寒暑，不饥渴，不老神仙。人临死服五斤，死三年色不变。

【文译】玉泉，味甘，性平。主治五脏各种疾病，能使筋脉柔韧，骨骼强健，神志安和，肌肉丰满，增加气力。长期服用，能够使人耐受寒冷、暑热，没有饥渴感，长生不老以至成仙似的。若人在临死前服五斤，死后三年肉身色泽不变。

【药源】玉泉，历来有二种，一是指产玉之山石上流溢的含玉质的泉水；另指为软玉石经加工时产生的软玉粉的混悬液。本品主产于陕西蓝田的山谷中，为矿物软玉的碎粒。凡入药唯取其生玉，纯白无瑕者佳。

【药理】历代医家少见有使用玉泉疗疾者。

本品是否真有书中描述的抗衰老（抗氧化）、防腐功能尚待验证。

【师说】《神农本草经》所载玉泉，历来有二种指认，一是指产玉之山石上流溢的含玉质的泉水；二是指软玉石经加工时产生的软玉粉的混悬液。究其药理功效言，我认为上述二种皆可言之为玉泉。本品主产于陕西蓝田的山谷中。为矿物软玉的碎粒。凡入药唯取其生玉，纯白无瑕者佳，若夹它色者，性劣质差而燥者，不可用也。其性味甘，平。无毒。入心、肺、胃经。据《神农本草经》所言"主五脏百病，柔筋强骨，安魂魄，长肌肉，益气"等论述，显然是主五脏虚损之疾。后世经多年实践，其补虚主要体现在补肺、心，能润心、肺，止烦躁。其质寒，又可用之宁心安神，虚实皆宜。还可明目，滋毛发，助声喉。本品治胃主要能除胃中热，止渴。能滋阴润燥，治消渴。

也有报道用本品治疗以下病证。

（1）治小儿夜啼。取白玉 8g，寒水石 15g，为末，水调涂心下治之。

（2）润肤祛斑。本品能润泽肌肤，用本品配密陀僧、附子、珊瑚各 6g，共为末，用牛奶合和夜卧涂面，日间洗净，日久用之可消面斑。

（3）泻火明目。用本品研细水飞，滴眼，能去目翳。

（4）清热生津。以本品配粟谷（小米），水煮汁分次服。能镇安心神，也治虚劳烦渴，主治消渴、喘息气短者。

【用法】本品入煎内服：6～10g。亦可入丸、散服。外用：适量，调敷或煎水熏洗用。

（刘成全　整理）

# 石钟乳

【药名】《神农本草经》所载石钟乳，在其后的本草文献中又名钟乳石、滴乳石、鹅管石、乳石等。

【经文】石钟乳，味甘，温。主咳逆上气。明目，益精。安五脏，通百节，利九窍，下乳汁。

【文译】石钟乳，味甘，性温。主治咳嗽气喘。具有明目、补益精气、充实五脏、通利全身关节窍道等功效，并能下乳。

【药源】石钟乳为源于石灰岩溶洞之钟乳石滴下之液态药品，呈白色或浅灰色半透明液汁，味甘甜。分布于晋、陕、甘、鄂、桂、川、黔之省。主产于桂、鄂、川等地。

【药理】本品主要成分为碳酸钙。还含有微量元素铁、铜、钾、锌、锰、镉、镁、磷、钴、镍、铅、银、铬等。但现今对其治疗各种病症的有效成分及其药用原理还缺乏足够的研究。

【师说】石钟乳，药用为碳酸盐类矿物钟乳石的矿石。一名为钟乳石，也叫鹅管石等。其性温，味甘。归入肺、肾经。具有温肾、壮阳、下乳等功效。临床应用如下。

（1）补肾壮阳。石钟乳味甘，性温，能入肾经。具有补肾壮阳之功，常用于治疗腰酸腰痛、阳痿、消渴等。亦治房劳所伤致肾气、肾阳不足，腰膝酸软无力。也治房劳过度，肾气耗伤，精液亏虚，以致口干口渴。若用本品补肾壮阳，使阳生阴长，津液得复而消渴即愈。本品配菟丝子、石斛、玉竹、吴茱萸、枸杞子、紫石英、巴戟天、阳起石、肉苁蓉等，适用于阴阳两虚致消渴久病者。

（2）温肺平喘。本品性味甘温，又入肺经。能温肺化痰，止咳平喘。我用之所治疗的肺虚咳嗽，多系阳气不足，肺气虚弱，或痰饮内停，致肺气肃降失职所致者。若见咳逆气喘，多系肺肾两虚，咳而气逆气短，纳气不能而作喘者。石钟乳能温补肺肾，纳气归原而使喘咳平息，可用石钟乳配黄蜡制丸服用。

（3）通下乳汁。石钟乳能辛散温通，入胃而益气通乳。对各种原因所致的乳汁不下之症，可用石钟乳配黄芪、当归、玄参、漏芦、知母、穿山甲、路路通、王不留行等治之。

（4）益精明目。本品甘温，有益肝补肾之功。若肝肾亏虚，精血不能补肝，目失濡养，则目暗昏花、视物模糊，可用石钟乳配黑枸杞子、菊花、夏枯草、楮实子、石斛、密蒙花、决明子、桑叶、桑椹子等治之，有效。

（5）益气温脾。本品有益气温脾之功，用治脾胃虚寒所致的形寒怕冷，形体消瘦及泄泻等证。石钟乳能增进饮食，生化气血，使形体壮实。本品甘温入脾经，能益气温脾，补肾固脱。脾肾阳虚久作腹泻，可用本品配白术、茯苓、炮姜、补骨脂、肉豆蔻、山药、芡实、扁豆、赤石脂、禹余粮等治之。

总之，治疗虚劳咳喘、寒性咳嗽、阳痿、腰脊酸痛、乳汁不下等病症，为石钟乳之所长，也延为当今临床所常用。

尚须说明，孔公孽即石钟乳的中间部分；殷孽为钟乳石的根部。因凝结的位置、色泽、形状不同，因而名称各异，效用大同小异。

【用法】本品入煎内服：10～15g。或入丸、散剂服。阴虚火旺、肺热咳喘者忌用。

（潘成祥　整理）

# 矾　石

【药名】矾石在《神农本草经》中有羽涅之称，在其后的相关医籍中又有涅石、羽泽、明矾、白矾等别名。

【经文】矾石，味酸，寒。主寒热，泄痢，白沃，阴蚀，恶疮，目痛。坚骨齿，炼饵服之，轻身，不老，增年。

【文译】矾石，味酸，性寒。主治身有发寒热，泄泻，痢疾，带下或遗精，阴器部位浸淫腐烂，恶疮，眼睛痛。能使骨齿坚硬。服用烧炼的矾石，可使身体轻巧而不易衰老，延长寿命。

【药源】矾石源于明矾石族矿物明矾石加工的结晶。呈不规则结晶形块状，无色或白色，透明或半透明，有玻璃样光泽，或带珍珠光泽。质地硬而脆，易粉碎。味微甘而极涩。分布于甘、冀、皖、闽、晋、浙等省。主产于浙江、安徽。多产于火山岩中。

【药理】本品主要化学成分为十二水合硫酸铝钾。具有抗菌、抗阴道滴虫、止血、以及抗癌、利胆、凝固蛋白等作用。本品低浓度有收敛、消炎作用，高浓度则能引起机体组织腐烂。

【师说】矾石，又称为涅石，即当今的白矾、明矾也。为矿物明矾石经加工提炼而成的结晶。其味苦、酸、涩，性寒。有小毒。入肺、脾、胃经。具有清热解毒、敛疮、燥湿祛痰、收敛止血、杀虫止痒等功效。临床应用如下。

（1）解毒敛疮。本品味酸涩而性寒，具有清热解毒，敛疮等功效，可治多种类型的肿毒。如痈疽、发背、瘰疬、痔疮、恶疮，也治蛇、虫、禽、兽所伤。可用白矾配黄丹、胡粉、龙骨、当归、诃子、黄连等为末服之。若用之治疗恶疮、痈疽、疔毒等，用矾石配雄黄、白砒、乳香等外治。若治疗蛇虫咬伤，用矾石配甘草等分为末服。亦可用白矾、甘草水纱布蘸敷眼疮或擦眉心治目赤风肿疼痛。

（2）杀虫止痒。白矾，性燥，有燥湿之功。可治湿毒热邪，并因酸涩收敛能化瘀腐，可治疗多种湿邪为患的病证。若用枯矾、硫黄、胡粉、黄连、蛇床子等研末，用猪油调成糊状，外治一切疥癣、黄水疮等。

（3）祛痰开窍。本品有祛痰开窍之功，能涌吐痰涎、饮澼，可治风痰，用治脑卒中。若用本品配半夏、天南星等分，生用研末服，能催吐，也治因忧郁而成的痴狂。痰涎阻塞包络心窍者，以白矾配郁金为丸服，可使痰去窍开而能清心醒神，治痰涎凝聚，黏滞窍隧，顽固久不去。

（4）清肺化痰。白矾有清肺化痰之功。用本品配熟地、玄参、知母、浙贝母、诃子共制丸服，能止喘嗽、化痰涎、利胸膈、定烦渴。

（5）收敛止血。本品能酸收止血。可治齿衄、肺结核咯血。可用白矾、儿茶研末服。若用治尿血，如治膀胱肿瘤出血、尿石症出血、肾病出血等，可配入适证方中。

（6）止泄痢。本品味酸，性寒。能清热收敛，主治寒热泄痢为其殊功，用治休息痢、水泻不止、霍乱吐泻等。用白矾、黄丹，或枯矾、硫黄等，可治下痢脓血、心腹疼痛不止，也治老人久泻不已。

总之，《神农本草经》所载矾石具有治泄痢、白沃、恶疮、目痛、坚筋骨等功效，经后世临床实践验证，并不断发掘，扩展了矾石的应用范围，并得广泛应用。

【用法】本品一般不入煎剂服。内服：0.3～0.5g。多入丸、散剂。外用：适量，研末撒或调敷。本品有小毒，无论内服、外用，均应掌握剂量及疗程，以防中毒。

（袁洪军　整理）

# 消　石

【药名】《神农本草经》所载消石，在其后的本草文献中又名芒硝、硝石、盆硝、地霜等。

【经文】消石，味苦，寒。主五脏积热，胃胀闭。涤去蓄结饮食，推陈致新，除邪气。炼之如膏，久服轻身。

【文译】消石，味苦，性寒。主治五脏郁积发热，胃胀满闷不通，能清除积聚在胃肠中未能消化的饮食，促进新陈代谢，除故纳新，还能祛除各种病邪。用之炼制成膏状，长期服用能使人身体轻健。

【药源】消石源于硫酸盐类芒硝族化合物芒硝，经过加工精制成的结晶体或人工制品。分布于河北、河南等地，主产于鲁、苏、湘、鄂、黔、青、藏。味较咸、苦，而有清凉感。以无色、透明、无杂质、具条状结晶者为佳。

【药理】本品为含硫酸钠类硝石族矿物硫酸钠经加工精制而成的结晶体或人工制品。当今所用消石主要含硫酸钠。至今对其治疗各种病症的有效成分及其药理效用还缺乏足够的研究。但当今用于泻下，对胃肠运动有促进作用。

【师说】消石，其味苦、微咸，性寒。有小毒。归心、脾、肺、肝经。其功效、主治据本草文献记载如下。

（1）破坚散结。本品可用治黄疸、热结便秘、结石等。其所治黄疸，多为因湿热、寒湿或温热兼疫毒等致以目黄、身黄、小便黄为主症的黄疸，用消石可治阳黄和阴黄及女劳黑疸等。若本品与皂矾同用，可治内伤黄疸，并能涤除宿食积滞，推陈致新，除邪气。消石，也可治疗胆结石、肾结石，为治结石之良药，本品也可治钩虫病。

（2）利尿通淋。本品可治诸淋证由湿热蕴积下焦，以致膀胱气化无权所致者。其味苦，性寒。能泻热、祛湿，利尿通淋，故可治气、血、膏、劳、石、热六淋病证。

（3）解毒消肿。本品可治风热喉痹及疮痈肿毒等。实热火毒或湿热蕴滞肌肤致气血积聚而成疮痈肿毒，在未成脓之时用本品能清热解毒，消肿散结。消石恰合其治，为临证外用之药，可将消石研末外敷治之。本品也治风热喉痹，其因局部气血壅滞痹阻而成，消石能消散风热，疏郁泻火，入气消滞，入血散瘀，故可消散咽喉气血、郁火，可用消石化水含漱，亦可配入适证方中服之。

（4）清热泻火。本品可用治目赤、牙龈肿痛、风火牙痛等由火热上攻致成者，使热去，肿消，痛止。本品能苦寒泄降，清热退火通便。

此外，本品还可治暑天伤冷、腹痛吐泻、心腹疼痛等病症。

消石与朴硝相较：两者皆为同类矿物硝石（芒硝）经加工炼制而成的结晶。均有破坚散结、利水泻下等作用，但二者同中有异。朴消，又名皮硝，为芒硝的粗制品，属水，味咸，性寒，其性走下，不能上升，阳中之阴也，故能荡涤肠胃积滞，折伏三焦邪火。消石，又为芒硝的精制品，属火，其性上升，水中之火也，故能破积散坚，治热病，升散三焦、脏腑的火热之邪。

【用法】本品内服：1～3g。多入丸、散剂中服。外用：适量，研末点眼、吹喉，或水化含漱。体弱者及孕妇忌服。

（潘成祥　整理）

# 朴　消

【药名】《神农本草经》所载朴消，在其后的本草文献中又名海柬、皮硝、毛消等。

【经文】朴消，味苦，寒。主百病，除寒热邪气，逐六府积聚，结固留癖。能化七十二种石。炼饵服之，轻身神仙。

【文译】朴消，味苦，性寒。主治多种疾病，能祛除体内的寒热邪气，驱逐六腑中的积聚，以及顽固难消的积聚痞块。能驱散各类肿块、结石。烧炼后的朴硝，服之可使人身轻健如神仙。

【药源】朴硝源于硫酸盐类矿物芒硝族芒硝的人工制品。芒硝的粗制品分布于内蒙古、冀、津、晋、陕、青、新、鲁、苏、川、黔、滇等地。多产于海边碱土地区及矿泉盐场附近较潮湿地带或山洞中。呈小块片粒状、色白或灰黄色，略透明，易结块、潮解。质脆，易碎裂。味苦、性咸。

【药理】朴消在大气中容易失水，故表面常呈白粉状而称为玄明粉（元明粉）。过去有朴硝、芒硝、玄明粉之分，认为朴硝杂质较多，芒硝质较纯，玄明粉质最纯，现均为精制品，故不再区分。

朴硝主要为含水硫酸钠。此外，常挟杂物如氯化钠、硫酸钙、硫酸镁、钾、无机元素等。其中硫酸钠很难被小肠吸收，会使肠内存留大量水分。此外，盐类对肠黏膜也有化学刺激作用，但并不至于损害肠黏膜，尚有促进胃肠蠕动的泻下作用。

【师说】朴消，为矿物芒硝（天然硫酸钠）经加工而得的粗制结晶。其主要成分与芒硝相同，为含水硫酸钠。天然所产的芒硝用热水溶解，经过滤、冷却析出结晶，则称为朴消。其味辛、苦、咸，性寒。归入胃、大肠经。临床应用如下。

（1）软坚泻下。朴硝味咸、苦。既能软坚润燥，又可泻下通腑，可治阳明腑实、热结便秘。如仲景《伤寒论》中的大承气汤内即用之与大黄、枳实、厚朴配伍，以治实热便秘。张锡纯先生的硝菔通结汤，则用之配莱菔同煮，用治大便燥结久不通，兼身体羸弱者。由此可见，朴硝既可治实热便秘，也可治无热体弱便秘。

（2）解毒消肿。朴硝性寒清热，味咸软坚，具有清热解毒、散结消肿之功，可治疗多种热毒蕴结之证。①咽痛。治喉痹，咽喉疮肿单用朴硝溶水含汁咽之。②目疾。治目赤肿痛，风眼赤烂，用之化水洗眼。③疮肿。治疗疮疡焮热肿痛，可用大黄、白及、朴硝为末，温水调敷。

（3）清热散肿消痔。本品可治热结大便秘涩不通。可以朴硝、大黄、杏仁、葶苈子为丸，用黄芪煎汁送服，以通为度。本品也可治痔疮，将朴硝、五倍子等分研细末，用水煮散剂服，可清热散肿消痔疮，防出血。

总之，朴硝的主要功效为泻热润燥、清热消肿、软坚散结。古医籍《本草蒙筌》谓朴硝"诸石药毒能化，六腑积聚堪驱。润燥粪推陈致新，消痈肿排脓散毒。却天行疫痢，破留血闭藏。伤寒发狂，停痰作痞。凡百实热，悉可泻除。又善堕胎"。凡此论述较为全面地阐述了朴硝的药理功效。当今临床多用之主治实热积滞、腹痛便秘、停痰积聚、目赤肿痛、喉痹、痈肿等病症。

【用法】本品入煎冲服：8～15g。或入丸、散剂。外用：适量，可研末吹喉、口含漱、点眼等。本品对脾胃虚寒者及孕妇忌服。

（潘成祥　整理）

# 滑　石

【药名】《神农本草经》所载的滑石，在其后的本草文献中又有滑石粉、西滑石、飞滑石等称谓。

【经文】滑石，味甘，寒。主身热，泄澼，女子乳难，癃闭。利小便，荡胃中积聚，寒热，益精气。久服轻身，耐饥，长年。

【文译】滑石，味甘，性寒。主治身体发热，腹泻如水样便，难产，小便不通。荡涤胃内积聚及寒热病邪，能补益精气。长期服用，使人身体轻健、耐受饥饿、寿命长久。

【药源】本品为硅酸盐类矿物滑石族滑石，主要为含水硅酸镁。主产于山东、江西、山西、辽宁等地。全年可采。采挖后，除去泥沙和杂石，洗净，砸成碎块，研粉用，或水飞晒干用。以整洁、色青白、质滑、无杂质者为佳。

【药理】本品含水合硅酸镁、氧化铝、氧化镍等。主要有吸附和收敛作用，内服能保护发炎的胃肠黏膜，镇吐，止泻，抗病原微生物，抑制伤寒杆菌、副伤寒杆菌，还能阻止毒物在胃肠道中的吸收。

【文摘】

《名医别录》　通九窍六腑津液。去留结，止渴，令人利中。

《药性本草》　能疗五淋，主难产，除烦热心躁，偏主石淋。

《日华子本草》　治乳痈，利津液。

《医学启源·药类法象》　滑石，气寒味甘，治前阴窍涩不利，性沉重，能泄气，上令下行，故曰滑则利窍，不与淡渗诸药同。白者佳，捣细用，色红者服之令人淋。

《珍珠囊补遗药性赋·玉石部》　能益精除热。

《本草衍义补遗》　燥湿，分水道，实大肠，化食毒，行积滞，逐凝血，解燥渴，补脾胃，降心火之要药。

《景岳全书·本草正》　能清三焦表里之火，利六腑之涩结，分水道，逐凝血……疗黄疸、水肿、脚气，吐血衄血，金疮出血，诸湿烂疮肿痛，通乳亦佳，堕胎亦捷。

《丹溪手镜》 甘寒，主伤寒身热虚烦，通六腑九窍津液。同阿胶分渗入大肠滑窍。

《增广和剂局方》 石韦为之使，恶曾青。

《汤液本草》 滑石，滑能利窍，以通水道，为至燥之剂。

《医学纲目·消瘅门》 滑石治渴，本为窍不利而用之。以燥能亡津液也，天令湿气太过者当用之，若无湿用之是犯禁也。

《医经小学·药性指掌》 滑石利窍能泄气，利水通津入太阳，大肠与胃有积聚，推荡重令化气强。

《本草通玄》 利窍除热，清三焦，凉六腑，化暑气。

《本草经疏》 滑石，滑以利诸窍，通壅滞，下垢腻。甘以和胃气，寒以散积热，甘寒滑利，以合其用，是为祛暑散热，利水除湿，消积滞，利下窍之要药……病人因阴精不足，内热以致小水短少赤涩或不利，烦渴身热由于阴虚火炽水涸者，皆禁用。脾胃俱虚者，虽作泄勿服。

《温病条辨》 欲行三焦开邪出路，则加滑石。

《罗氏会约医镜》 无故多服，滑精败脾，戒之！

《本草再新》 清火化痰，利湿消暑，通经活血，止泻痢呕吐，消水肿火毒。

《药品化义》 滑石体滑主利窍，味淡主渗热，能荡涤六腑而无克伐之弊……如天令湿淫太过，小便癃闭，入益元散佐以朱砂，利小肠最捷。要以口作渴小便不利两症并见，为热在上焦肺胃气分，以此利水下行，烦渴自止……渴而小便自利者，是内津液少也；小便不利而口不渴者，是热在下焦血分也，均不宜用。且体滑，胎前亦忌之。

《女科经纶》 滑石通草利小便以清郁滞，名安荣散。方内有滑石乃重剂，恐致堕胎，若临月极妙，如在七八月前去此味，加石斛、山栀尤稳。

【今用】近代著名医家张锡纯 因热小便不利者，滑石最为要药。若寒温外感诸证，上焦燥热，下焦滑泻无度，最为危险之候，可用滑石与生山药各两许，煎汤服之，则上能清热，下能止泻，莫不随手奏效。又，外感大热已退而阴亏脉数不能自复者，可于大滋真阴药中少加滑石，则外感余热不至为滋补之药逗留，仍可从小便泻出，则其病必易愈。若与甘草为末服之，善治受暑及热痢；若与赭石为末服之，善治因热吐血衄血；若其人蕴有湿热，周身漫肿，心腹膨胀，小便不利者，可用滑石与土狗研为散服之，小便通利，肿胀自消；至内伤阴虚作热，宜用六味地黄汤以滋阴者，亦可加滑石以代苓、泽，则退热较速。盖滑石虽为石类，而其质甚软，无论汤剂丸散，皆与脾胃相宜，故可加于六味汤中以代苓、泽。其渗湿之力，原可如苓、泽行熟地之滞泥，而其性凉于苓、泽，故又善佐滋阴之品以退热也。（详见《医学衷中参西录》）

北京著名医家焦树德 滑石甘淡性寒。功能利水祛湿，通淋滑窍（滑利尿道），清暑止渴。常用于治疗热淋、血淋、砂淋等所致的尿道疼痛、小便不利等，可与猪苓、泽泻、车前子、瞿麦、海金沙、冬葵子、萹蓄等同用。滑石淡可渗湿、寒能清热，适用于暑热病（身热烦渴、小便不利、自汗、脉濡滑等）与湿温病（身热不很高但多日难退、身重嗜卧、神情淡漠、食欲不振、舌苔白厚而腻、脉滑缓）。治暑热病常与甘草（如六一散）、扁豆、扁豆花、竹叶、荷叶、绿豆衣等同用。治湿温病常与薏苡仁、通草、佩兰、白豆蔻、大豆卷等同用。治疗中暑呕吐、泻利等症，可与藿香、佩兰、竹茹、半夏曲、茯苓等同用。滑石粉外用有滑润皮肤、清热祛湿的作用。可用于痱子、湿疹、脚趾湿痒等病。可以单用，也可以与石膏、枯矾、薄荷等同用。用量一般为 9 ～ 30g。脾胃虚寒、滑精、小便多者忌用。（详见《用药心得十讲》）

**辽宁著名中医刘绍勋** 刘老在临床中经常运用滑石治疗外感疾病。认为它能解肌发汗，发汗而不伤气阴，这一特点胜过羌活等药。治疗外感，如果滑石与生石膏伍用，相得益彰，疗效更为突出。滑石所以能够"上开腠理而发表"，主要是其滑利柔润，能利窍淡渗。凡是外邪，首先侵袭皮毛腠理，促使肌腠郁闭，肺气被遏不宣，继而出现外感症状。而滑石的滑润之特性，轻抚皮毛，柔润肌肤，使肌腠疏密得当，肺气得以宣畅，俾令体内沁沁汗出，进而驱邪外散。（详见《名老中医医话》）

【师说】滑石，为矿物药。是硅酸盐类矿物滑石族滑石，主含含水硅酸盐。其味甘、淡，性寒。归膀胱、肺、胃经。具有清热解暑、利尿通淋、收湿敛疮等功效。临床用之治疗下列病证。

（1）暑湿、湿温。本品味甘淡而性寒，既能清利水湿，又能清热解暑，是治疗暑湿、湿温常用之药。若见暑热烦渴，小便短赤，舌苔黄腻者，用滑石配甘草、薏苡仁、猪苓、竹叶、竹茹、车前子等同用；若湿温初起及暑温夹湿，症见头痛作胀如裹、恶寒、发热、身重、胸闷、脉细数而濡、舌苔黄腻者，用滑石配黄芩、杏仁、薏苡仁、白蔻仁、厚朴、法半夏、竹茹等治之；用百合、滑石相配治疗或有寒热、神情恍惚、喜悲欲哭、坐立不安等百合病；用滑石配茵陈、郁金、栀子、大黄等治疗黄疸型肝炎及胆、胰炎症或消化系肿瘤证属湿热者等。

（2）淋证。本品性寒滑利，能清热利窍，故用之能清膀胱湿热，而又能通利水道，为治淋证的常用药，尤宜于热淋及石淋者。若热淋小便不利、尿短涩、尿灼痛，甚或尿癃闭者，用滑石配木通、车前子、瞿麦、萹蓄、猪苓、地肤子、知母、黄柏、牛膝等治之；治疗石淋可配海金沙、石韦、冬葵子、海浮石、鸡内金、金钱草等治之，能利尿通淋化石。古方二石散即以滑石、石韦共研末服之，治疗小儿石淋、热淋。还可再配萆薢、泽泻、地肤子、木通、莲须、射干、枳壳、石菖蒲用治膏淋等。也可用滑石配血余炭、炒蒲黄、冬葵子、生地黄、琥珀、白茅根等，治疗小便不利有血尿及治妇女产后尿解不畅者。

（3）泄泻。本品能利水道，分清浊，实大肠，且能解暑热，故尤宜于夏季暑湿当令之时的暑热泄泻，可用滑石配甘草、车前子、茯苓、猪苓、生薏苡仁、藿香、佩兰等治之；也可用滑石配白头翁、秦皮、生地榆、槐花等治疗湿热导致的痢疾便下脓血者。本品也能吸附胃肠内有化学物品及毒物，能保护胃肠黏膜；滑石还可配椿根皮、乌贼骨、茜草、白头翁、贯众等治疗妇女赤白带下。

（4）湿疹、痱子。本品外用能清热收湿，敛疮止痒。对皮肤科常见的湿疹、疮疖及夏季多发的痱子等可单用，或与枯矾、黄柏、薄荷、甘草、荷叶等研为细末，撒于患处，以治湿疮、湿疹、痱子等皮肤病。

（5）乳汁不下。本品配石钟乳、白石脂、通草、桔梗等治疗妇人因热结乳房致乳络不通而乳汁不下，或无乳、少乳者。

（6）湿热痹痛。本品性寒、滑。用之既可清热毒，又可祛除湿热郁滞。对湿热为患的热痹、痛风致关节红肿热痛，或血尿酸增高显著者，用之配苍术、黄柏、萆薢、土茯苓、玉米须、虎杖、秦艽、金银花、生薏苡仁、泽泻、车前草、赤芍、川牛膝等，可清热消肿止痛，降血尿酸。亦可单用滑石 40～50g，纱布包裹泡茶服，可遏高尿酸血症，能预防痛风急性发作。

此外，本品还可配当归、牛膝、木通、冬葵子、川芎等治疗难产或产后胞衣不下。也用治流感，以及带状疱疹、下肢丹毒等。

【用法】本品内服：10～30g。包煎。外用：适量，脾虚气弱、滑精、热病伤津及孕妇皆应忌用。

（刘成全　整理）

# 空　青

【药名】《神农本草经》所载空青，在其后的本草文献中又名空油羽、杨梅青等。

【经文】空青，味甘，寒。主青盲，耳聋。明目，利九窍，通血脉，养精神。久服轻身，延年不老。能化铜、铁、铅、锡作金。

【文译】空青，味甘，性寒。主治眼睛外观形态正常但视物不清及耳聋。能增强视力，通利九窍，调畅血脉，涵养精神。长期服用能使人身体轻健，延缓衰老。能把铜、铁、铅、锡化作合金。

【药源】空青是天然的碱式碳酸铜矿类矿物蓝铜矿的矿石。其状若杨梅，又名杨梅青。呈均匀或不均匀蓝色或浅蓝色，多数中空。药用颗粒状或贝壳状入药。产于吉、辽、内蒙古、青、鄂、湘、粤、川、藏等地。

【药理】本品主要含碱式碳酸铜，并含有铅、锌、钙、镁、钛、铁、铝等元素。本品自古稀少，现代药理研究尚属空白。

【师说】空青，为碳酸盐类矿物蓝铜矿的矿石。选择呈球形或中空的蓝色集合体入药。其味甘、酸，性寒。有小毒。归肝经。具有明目去翳、祛风和络之功效。据本草文献记载，用之可治以下病证。

（1）眼疾。本品色青入肝，性寒清热，尤善清肝热而能明目。可用空青配胡黄连、曾青、炉甘石、槐芽等药共研细末，入龙脑研末兑入，可点眼中，用治雀目、内外障眼、风毒青盲、赤眼眶痛、眼中生翳遮睛、痘翳等。

（2）耳聋。耳聋多由肝火入耳、入脑所致。用本品配磁石、白芍、枸杞子、女贞子、石菖蒲各适量，水煎服，能治耳聋，可使耳聪。

（3）肢体麻痛。空青有通活血脉经络之功，可用之治疗肢体麻木不仁、疼痛，或用于脑卒中致手足麻木不仁、口㖞僻、头风脑部昏痛等，可用空青、冰片研末吹鼻孔中，或温开水调服，也可单用空青研成粉剂吹入口、咽中。

（4）破积、通乳。本品能治癥瘕积聚、瘿瘤瘰疬、乳汁不通等病症。

总之，本品以治眼疾为优，又兼下乳汁，利关节，破坚积，通血脉，聪耳能治耳聋等，但因本品为稀有矿物药，难以寻觅，故现今已为缺用之品。

【用法】本品研末内服：0.3～0.9g。外用：适量，研细水飞点眼。孕妇忌用。

（徐凯　整理）

# 曾　青

【药名】曾青，在《神农本草经》后的相关医籍中又有朴青、层青、赤龙翘、青龙血、黄云英等别名。

【经文】曾青，味酸，小寒。主目痛，止泪，出风痹，利关节，通九窍，破癥坚、积聚。久服轻身，不老。能化金铜。

【文译】曾青，味酸，性小寒。主治目痛多泪，也能驱逐风痹等证，能使关节通利，也可使多种窍道通利，能破除体内坚硬癥块和积聚，使之消散。长期服用，能使身体轻健，长寿不易衰老。能化生成含铜合金。

【药源】曾青源于碳酸盐类矿物孔雀石族兰铜矿具层壳结构的结核状集合体。呈扁平块状，深蓝色，表面间有绿色薄层。不透明，具土状光泽，质地硬、不易碎。主产于内蒙古、吉、辽、青、藏、川、鄂、湘、粤等地。

【药理】本品为碳酸盐类孔雀石族蓝铜矿的矿石成层状，单斜晶系。主要成分为硫酸铜。药材打成碎末入药。可以用作催吐剂，亦可用作杀菌剂。也用于治疗眼结膜炎症。

【师说】曾青，为碳酸盐类孔雀石族蓝铜矿的矿石层状物。其主要成分为碱式硫酸铜。其味酸，性小寒。归入肝经。具有清热明目、平肝祛风之功效。据本草文献记载，本品能治以下病证。

（1）目疾。本品色青、味酸，可入肝经。性寒，质重，能清肝明目。主治目赤肿痛，止流泪过多。用治一切风热毒邪上攻致目赤或烂、畏光、羞明、目涩、眵泪多、目中灼痒或疼痛，可用曾青配蔓荆子、防风为末少许搐鼻。本品也治斑、疮热毒入目不消退者。

（2）惊痫。本品质重能入肝经，有清肝、镇肝、清心之功，可治癫痫、惊风，也可清心安神。

（3）风痹。本品能祛风湿，治风痹。能活血利关节，以治骨节风湿热痹红肿热痛。

此外，本品还能通利九窍，攻破癥坚积聚。然当今临床对本品少有用之，研究此药者亦少。

【用法】本品入煎内服：0.5～3g。或入丸、散服。外用：适量，研末点眼或调敷关节痹痛处。

（袁洪军　整理）

# 禹余粮

【药名】禹余粮，在《神农本草经》后的相关医籍中又有禹粮石、太乙禹余粮、禹哀、白余粮、天师食等别名。

【经文】禹余粮，味甘，寒。主咳逆，寒热，烦满，下赤白，血闭，癥瘕，大热。炼饵服之不饥，轻身，延年。

【文译】禹余粮，味甘，性寒。主治咳嗽、气逆、作喘，恶寒发热，烦闷，下痢赤白，闭经，腹内癥瘕积块及高热病。将其炼成膏剂服用，使人耐饥，身体轻健，寿命长久。

【药源】本品为氢氧化物类矿物三氧化二铁的矿石，主产于河南、江苏、浙江、四川等省。全年皆可采挖。以整齐不碎、赭褐色、断面显层纹无杂石者为佳。

【药理】本品主要成分为碱式氧化铁及碱式含水氧化铁并夹有泥土及有机质等。又常含丰富的磷酸盐及铝、镁、钾、钠、等元素。①在胃肠中能收敛管壁黏膜，制止黏液分泌。②100%禹余粮的生品、煅品、煅（淬）品水煎液均能抑制肠蠕动。③100%禹余粮的生品、煅品、煅（淬）品能调节凝血时间及出血时间。生品对两者均有明显缩短作用，而煅品、煅（淬）品则出现延长作用。④抑制肿瘤生长作用，动物实验表明，禹余粮有明显的抑制肿瘤生长作用，并能提高机体总状况和促进非特异性抗肿瘤功能。所含的多种元素如铁、锰、硒、锌等可能是其具有抗肿瘤作用的有效成分，现代常用于慢性肠炎、慢性菌痢、功能性子宫出血、痔疮出血等。

【文摘】

《注解伤寒论》　重可去怯，余粮之重以镇固。

《本草纲目》　禹余粮，手、足阳明血分重剂也。其性涩，故主下焦前后诸病。李知先诗曰，下焦有病人难会，须用余粮赤石脂。《抱朴子》云，禹余粮丸日再服，三日后令人多气力。

**《本草汇言》** 禹余粮，养肺金，固大肠之药也。凡属水土不和，清浊混乱诸疾，用之奏效。

**《长沙药解》** 禹余粮止小便之痛涩，收大肠之滑泄。《伤寒》禹余粮丸，治汗家重发汗，恍惚心乱，小便已阴痛者，以发汗太多，阳亡神败，湿动木郁，水道不利，便后滞气梗涩，尿孔作痛，禹余粮甘寒收涩，秘精敛神，心火归根，坎阳续复，则乙木发达，滞开而痛止矣。赤石脂禹余粮汤用之治大肠滑脱，利在下焦者，以其收湿而敛肠也。

**《本草求真》** 禹余粮功与石脂相同，而禹余粮之质，重于石脂，石脂之温，过于余粮，不可不辨。

**【今用】河南著名医家邱保国** 本品甘涩质重，收敛下降，为固涩下焦常用之药。涩肠止泻，收湿止血固肠胃；甘温益气生肌调中敛疮治溃疡；收敛止血治崩中带下。临床上多用于虚寒性久泻、久痢，常和党参、补骨脂、炒白术、干姜、赤石脂同用；也常用于崩漏下血，与黄芪、熟地黄、艾叶炭、侧柏叶、三七等同用；治带下不止，可与乌贼骨、煅牡蛎、苦参、黄柏等同用。（详见《简明中药临床实用手册》）

**贵州名医李飞雁** 本品味甘涩收敛，主入大肠，既能涩肠止泻、质重味涩，又能收敛止血止带。临床应用于以下病证。①久泻，久痢。常与赤石脂相须为用，如赤石脂禹余粮汤。②崩漏，便血。用于崩漏，常与海螵蛸、赤石脂、龙骨等同用；用于气虚失摄之便血，可配伍人参、白术、炮姜等。③带下。用治肾虚不固之带下清稀，常与海螵蛸、煅牡蛎、炒山药等同用。本品正确使用量：9～15g，用法：煎服，或入丸散；外用调敷患处。使用注意：孕妇慎用；暴病实邪不宜使用。（详见《中药与方剂》）

**陕西名中医朱胤龙** ①禹余粮与赤石脂配伍，涩肠止泻，用于泻痢日久、滑泄不禁。②禹余粮与补骨脂配伍，温阳益气，涩肠止泻，用于脾虚引起的泄泻及老人虚泄。③禹余粮与伏龙肝配伍，收敛止血，用于崩漏带下。④禹余粮与干姜配伍，收敛止带，用于妇女带下不止。（详见《实用临床中药学》）

**北京著名医家傅延龄** 素体虚弱，或久病体弱，或久泻伤正，以致脾胃虚寒，中阳不健，运化无权，清气下陷，水谷糟粕混杂而下，而成滑泄不禁之证。如《景岳全书》所说："脾胃受伤，则水反为湿，谷反为滞，精华之气不能输化，乃致合污下降……脾强者，滞去即愈。脾虚者，因虚易泻，因泻愈虚。盖关门不固，则气随泻去，气去则阳衰，阳衰则寒从中生，固不必外受风寒而谓之寒也。"此外，如脾虚及肾，或年老多病，肾阳虚衰，命火不足，不能助脾胃以腐熟水谷，则水谷不化而为滑泄。治当温补脾肾之阳，涩肠固脱止泻。方用甘酸温涩之赤石脂，甘温补中，酸涩收敛；禹余粮甘涩而质重，固摄下焦而胜湿，二者皆为煅用，更增强其温中之力；龙骨收敛固涩；荜茇温中散寒；诃子、肉豆蔻温中行气、涩肠止泻；炮干姜、炮附子温补脾肾之阳，增其固摄之用。（详见《张仲景方方族》）

【师说】禹余粮，又名禹粮石，属矿物类药。它的主要成分是氢氧化物类三氧化二铁（$2FeO_3 \cdot 3H_2O$）的矿石，并含有磷酸盐。其味甘、涩，性平。入脾、胃、大肠经。具有涩肠、止泻、止血、止带等功效。临床用之治疗以下病证。

（1）泄痢滑脱。泻痢日久，元气受损，脾肾阳虚，关门不利，痢下无度，滑脱不禁，固摄无权，下利稀薄带有白冻，腹痛喜温，纳少，脘腹胀满，形寒怕冷，四肢不温，腰膝酸软，或肾中阳气不足，命门火衰，阴寒极盛，令人洞泄寒中，由脾及肾，中阳不足，纳运不健，五更晨泻，形寒怕冷，舌淡苔白，脉沉细而弱者，治宜温运脾肾，固涩止泻，可用禹余粮配赤石脂、补骨脂、煅乌贼骨、五倍子、白术、吴茱萸、肉豆蔻、五味子、制附子、炮姜、木香、苍术、炒白术、炙甘草、大枣等治之。

（2）崩漏下血。若先天不足或房事不节，损伤肾阳，命门火衰，封藏不固，冲任失摄，则作崩漏，血出淡红，伴头晕、腰酸肢冷等，可用禹余粮配五味子、乌梅炭、山萸肉、煅乌贼骨、茜草炭、石榴皮、紫石英等治之。

（3）肾虚带下。肾阳不足，命门火衰，下焦虚寒，小腹冷痛，带脉失约而致带下绵多、色白、质稀、清冷，若带下日久不止，伴形寒怕冷、腰酸如折、舌淡苔白、脉沉迟尺弱，治当健脾温肾，固涩止带，可用本品配赤石脂、芡实、白术、莲须、煅乌贼骨、鹿角霜等治之。

（4）便血脱肛。若泻痢日久，元气大伤，气虚不固而下陷，肛门脱出，气虚失摄而大便出血者，可用本品配黄芪、党参、阿胶、地榆炭、仙鹤草、炒槐花、五倍子、诃子、炙甘草、大枣、桔梗等治之。

此外，本品还能治疗气虚难产，可用重坠药与补气药配伍并治。还可治疗咳嗽作喘、恶寒发热、烦闷、经闭、癥瘕等。但本品当今多用于治疗慢性肠炎、菌痢日久、功能性子宫出血、痔疮出血等。

禹余粮与赤石脂相较：二者皆能涩肠止泻，固崩止血。然赤石脂能甘温益气，敛疮生肌调中，对体虚不敛、无以封固之久泻、崩漏、带下、遗滑、疮疡久不收敛者，用之较宜。禹余粮则功擅收涩，为固涩下焦之要品，而少调中益气之能。

【用法】本品入煎内服：15～20g。入丸、散服：3～5g。外用：适量，研末调敷用。本品质重下坠，功擅收敛，故热证、暴泻、血燥者忌服，孕妇慎服。

（袁洪军　整理）

# 太一余粮

【药名】太一余粮（别名：太乙禹余粮、禹粮石，一名石脑）。

【经文】太一余粮，味甘，平。主咳逆上气，癥瘕，血闭，漏下。除邪气。久服耐寒暑，不饥，轻身，飞行千里神仙。

【文译】太一余粮，味甘，性平。主治咳嗽气逆作喘，胸闷，癥瘕，闭经，经血淋漓不净。能消除邪气。长期服用能使人增加抗寒耐热的能力，使人没有饥饿感，身体轻巧灵便，如同飞行千里的神仙。

【药源】本品为氢氧化物类矿物褐铁矿。为禹余粮之精品。

【药理】同禹余粮。本品中含铁质，而铁元素是合成血细胞的重要物质，故太一余粮有补铁生血之效。

【师说】太一余粮，即禹余粮之精品。是氢氧化物类矿石褐铁矿的矿石。李时珍《本草纲目》中记述其与禹余粮分辨标准是"生于地泽者为禹余粮，生于山谷者，为太一余粮"。其性味甘、涩，平。归入肝、胃、大肠经。临证用治咳嗽则大便失禁，亦治泻痢不止、便血；用治妇女赤白带下、产后烦躁、五劳七伤、干血痨、血闭、癥瘕、崩中漏下；治大风疠疾，眉发秃落、遍身顽痹，灭瘢痕等。服之能耐寒暑、不易饥饿、身体轻健便捷。

禹余粮与太一余粮为一物也，在《本草纲目》中虽分两药，然其性味功效主治大体相同，历代多同等使用。诚如李时珍所言："禹余粮、太一余粮，石中黄水，性味功用皆同，但入药有精细之等尔。"此二药可互参应用。

【用法】入煎内服：10～20g，或入丸、散剂中服用。实证、热证、暴泻、血燥忌服，孕妇也当慎用。

（于一江　整理）

# 白石英

【药名】白石英。选其色白者，故名之为白石英。

【经文】白石英，味甘，微温。主消渴，阴痿不足，咳逆，胸膈间久寒。益气，除风湿痹。久服轻身，长年。

【文译】白石英，味甘，性微温。主治消渴病，阴茎疲软不能勃起。可治咳逆上气，胸膈间长期有寒气。能补气，能消除风湿痹痛。长时间服用能使人身体轻健，延年益寿。

【药源】白石英源于氧化物类矿物白英族石英。分布于苏、鄂、粤、闽、陕等地。为六方棱形状或颗粒状集合体，白色或淡灰白色，半透明或不透明，具脂肪光泽。气微，味淡。体重质坚。采得后挑选纯白的石英入药。因色白、明洁而名之。

【药理】本品主要为氧化硅类矿物（二氧化硅）白英的纯白矿石。近年研究发现，人体吸收的硅，不仅对心脏疾患和癌症有特殊的疗效。而且硅还能维持血管壁的弹性，以免使血管硬化。

【师说】白石英，其主要成分为二氧化硅。采得后挑选其中纯白色者入药。其味甘，性微温。入肺、肾、心经。具有温肺肾、安心神、利小便之功。临床应用如下。

（1）温补肾阳。本品甘温，能补肾脏之阳气衰微，用治阳痿及肾虚耳聋，还可益精保神，令人健壮，凡治此证宜煅用。

（2）温肺止喘。本品能温肺祛寒，治疗形寒饮冷，肺气冲逆而发作咳喘，甚则伴哮鸣，且形寒怕冷者，白石英宜煅用，煎汤饮服。亦治肺痿。

（3）祛寒湿。人身阳气不足，风寒之邪入侵筋骨、关节，日久而成风寒湿痹。本品能温里祛寒湿，可治风寒湿痹。

（4）镇心安神。白石英质重，且能入心经，故可镇心安神，治疗心神不安、惊悸怔忡、善忘。用白石英配黄芪、干地黄、白茯苓、人参、天冬、地骨皮，共研细末，炼蜜为丸，可治劳损伤心引发心悸不安、心烦、夜寐多梦者。

（5）利小便。本品能温肾助阳，化气行水消肿。治疗肾阳不足、开阖失司，以致小便不利、水肿腹满者，取白石英配肉苁蓉、石斛、茯苓、泽泻、陈皮等同用；若治疗小便白浊，可配肉苁蓉、泽泻、粉草薢、芡实、莲须、石菖蒲、韭菜子、粳米，共研为散剂服之。

此外，本品还可用治寒湿壅阻肝胆而致黄疸阴黄，消渴由阳虚气津不能上承而口渴等。

白石英与紫石英相较：二者均能镇心定悸，温肺下气。然白石英偏于温肺下气；紫石英偏于镇心定悸。又白石英能温肾助阳，利尿消肿；紫石英能养血暖宫，用治宫寒痛经、不孕等。

【用法】本品入煎内服：15～20g。或入丸、散剂服。阴虚火旺及实热致消渴等不宜服；久服易致大气下陷，故不宜多服、久服。

（周兴武　整理）

# 紫石英

【药名】紫石英，在《神农本草经》后的医药文献中又有萤石、氟石等称谓。

【经文】紫石英，味甘，温。主心腹咳逆（一作呕逆）邪气，补不足，女子风寒在子宫，绝孕十年无子。久服温中，轻身，延年。

【文译】紫石英，味甘，性温。主治胸腹有邪气所致的咳嗽气喘、呕逆，补身体虚损不足，治疗妇女宫寒不孕。长期服用可温肺暖宫，使身体轻巧，延年益寿。

【药源】本品为卤化物类矿物萤石的矿石。采得后，拣选紫色的入药。去净外附的沙砾及黏土作药用。

【药理】本品主含氟化钙，并夹有镉、铬、铜、锰、锌等元素。药理作用：兴奋中枢神经，促进卵巢分泌功能。因其主含氟化钙，人体摄入过多时，会对牙齿、骨骼、神经系统、心、肾、甲状腺有损害作用，故不宜久用。

【文摘】

《名医别录》　疗上气，心腹痛，寒热邪气，结气，补心气不足，定惊悸，安魂魄，镇下焦，止消渴，除胃中久寒，散痈肿。

《本草经集注》　长石为使。畏扁青、附子。不欲鮀甲、黄连、麦句姜。

《药性论》　女子服之有子，主养肺气，治惊痫，蚀脓，虚而惊悸不安者，加而用之。

《本草纲目》　上能镇心，重以去怯也；下能益肝，湿以去枯也。

《本草再新》　安心安神，养血去湿。

《本草便读》　温营血而润养，可通奇脉，镇冲气之上升。

《本草经疏》　妇人绝孕由于阴虚火旺不能接受精气者忌用。

《得配本草》　血热者忌用。

【今用】**国医大师朱良春**　紫石英多用于宫寒不孕症，以其配合仙灵脾、鹿角霜等，随证治之，有较佳效果。冲脉为血海，起于胞中，夹脐上行，至胸中而散，若寒客胞中，则冲气因之上逆。逆于胃，则脘痛嗳气；逆于肺，则喘逆迫促。冲脉隶属于阳明，若胃气虚馁，冲气更易上干。朱师经验，胃痛之因冲气上干者，多见于血虚夹寒之病人，其见证为面色萎黄或少华，脘嘈心悸，胃痛阵作，嗳气频仍，亦有见脐下动悸者，舌淡苔薄，脉弦细。若从肝气犯胃论治，往往乏效，盖理气之品，多易伤津耗液故也。常用六君子汤，以山药易白术，加当归、紫石英、川楝子、小茴香、沉香，每应手获效。又，紫石英善降冲纳气，故为治疗喘逆之要药。对肺肾两虚，咳喘乏力，或喘而易汗之虚喘，应梦散（人参、胡桃肉）不失为良方，朱师用此方，恒伍入紫石英，较原方疗效为优。（详见《朱良春用药经验集》）

**国医大师尤昭玲**　紫石英重可镇怯，有镇惊定风之效，温可祛寒，除血海积冷之病，故为女科要药，临床常配伍使用。紫石英合紫河车，常用于阴阳交亏之闭经、不孕、滑胎、产后虚羸；紫石英合白石英，气血并调，镇静安神，镇冲气，暖下元而助孕；紫石英合鹿角霜，用于宫寒不孕；紫石英合当归，大补冲脉，调理月经之本以利种子；紫石英合小茴香，对肾虚宫寒可标本兼治；紫石英合巴戟天、肉桂、延胡索，用于胞宫虚寒之痛经证；紫石英合磁石，用于经行不寐、心悸怔忡、梦交、更年期阴虚阳亢、燥热难耐者。（详见《中药应用讲记》）

**山东名中医丁书文**　紫石英除了镇心外，还有补心气的作用，这味药定惊止悸安神的作用是通过补心气实现的。心气不足，失于收敛固涩，神无所舍，容易逃逸于外，补心气之不足，使心神内守，则心悸之证可除。在临床实际应用中，不只心悸、怔忡之证可用紫石英，凡有善惊易恐、心气虚失眠等症状者均可应用紫石英。过去认为，紫石英入煎剂时一般需要先煎，现在紫石英已经经过粉碎，颗粒很小，无须先煎。入丸散后患者服用时有吞砂石样感觉，因此以入煎剂为主。（详见《丁书文学术经验辑要》）

**吉林名老中医陈玉峰**　紫石英重坠，为手少阴、足厥阴血分药，久服能令人有子，是治疗妇女不孕的要药。肾藏精，为先天之本。肾虚，精血不足，冲任脉虚，胞脉失养而致不孕者尤为多见。临证多用紫石英配伍菟丝子、女贞子、覆盆子、何首乌治疗不孕症。如气血虚者加当归、熟地黄、白芍、黄芪、党参；肾虚者加杜仲、紫河车；血寒者加炮姜、小茴香、附子；血瘀者加桃仁、红花、丹参；肝郁者加香附、木香、枳壳；痰湿者加苍术、神曲、半夏、茯苓、陈皮。（详见《中药应用讲记》）

【师说】紫石英，为矿物药萤石。其味甘、性温。归心、肺、肾经。具有温肾助阳、镇心安神、温肺平喘等功效。临床应用如下。

（1）重镇安神。本品能镇定惊悸及心魂而能镇心安神。可用紫石英配当归、远志、枣仁、川贝母、茯神、茯苓、柏子仁、黄连等治疗多种心神不宁的病症。如怔忡、惊悸、魂魄不宁或心虚不寐、精神烦乱等病症。若用紫石英配党参、苦参、黄芪、刺五加、灵芝等可治疗心悸、心慌等，效佳。

（2）暖宫调经。本品能温肾暖宫，可治胞宫虚寒不孕，也治下焦虚寒致月经不调。可用之配人参、鹿角胶、龙骨、桂枝、杜仲、桑寄生、当归、炮姜、肉苁蓉、菟丝子等治疗崩漏、月经不调，以及月经时多时少、或前或后，伴小腹疼痛者。也可用紫石英配艾叶、香附、当归、续断、吴茱萸、肉桂、鹿角片、菟丝子、仙灵脾等治疗宫寒不孕者。

（3）温肺下气。风寒袭肺，肺气不得宣降，致肺气上逆而喘咳气急、胸肺胀闷、痰多色白稀薄者，可用紫石英配法半夏、茯苓、苏子、莱菔子、白前、干姜、细辛、炙甘草等温肺降气方药治之。

（4）温肾助阳。凡因肾气、肾阳虚弱，阳痿不举，无晨勃，或性欲淡漠，伴形寒怕冷，腰膝酸冷，手足不温等，用紫石英配黄芪、当归、肉苁蓉、巴戟天、细辛、仙茅、仙灵脾、蜂房、蜈蚣等治之。

（5）息风止痉。本品能镇静息风止痉。可用紫石英配牡蛎、石膏、龙骨、全蝎等治疗惊痫抽搐、高热惊厥等症。

总之，紫石英以镇心安神、温肾祛寒为主要功效。心烦不眠、心悸怔忡、惊悸抽搐、肺寒咳喘、血海虚寒不孕、痛经、月经不调如先后不定期、经量或多或少；男子阳痿不育，舌质淡、苔白，脉沉细尺弱等，皆为我用紫石英的指征。

紫石英与白石英相较：二者均为重镇安神药。紫石英功能镇心定惊，又能温肺下气，并有养血暖宫等作用，用以治疗心悸怔忡、心烦失眠、肺寒喘咳、子宫虚寒不孕等。白石英功能温肺下气助阳、安神、利尿，用治肺寒喘嗽、阳痿不育、惊悸、善忘、小便不利等证。

【用法】本品入煎内服：15～20g，先打碎入煎。或入丸、散剂中服。凡阴虚火旺，肺热气喘者忌用。

（陶方泽　整理）

# 五色石脂（含：青、赤、黄、白、黑石脂）

【药名】《神农本草经》中所载五色石脂，为硅酸盐类矿物多水高岭石。其因颜色不同而有青、赤、黄、白、黑五种石脂。一般呈白色，即白石脂；若杂有氧化亚铁，则呈赤红色，为赤石脂；含有少量氢氧化铁，呈黄色，即为黄石脂；含有锰、镁、钡等元素，则可出现其他颜色。其中赤石脂在《神农本草经》后的本草文献中又名赤符、红高岭、赤石土、红土等称谓。

【经文】青石、赤石、黄石、白石、黑石脂等，味甘，平。主黄疸，泻痢，肠澼脓血，阴蚀，下血赤白，邪气痈肿，疽，痔，恶疮，头疡，疥瘙。久服补髓益气，肥健不饥，轻身延年。五石脂，各随五色补五脏。

【文译】青石、赤石、黄石、白石、黑石脂这五种彩色石脂，味甘，性平。主治黄疸、泄泻、痢疾及便下脓血，女子阴中生疮、带下赤白，各类病邪所致肿毒痈疽、痔疮，疮疡久不收口，头部溃烂，疥疮瘙痒等。长期服用能填补骨髓、增加气力，使肌肉壮硕，耐饥，身体轻健，延缓衰老，寿命长久。五种石脂根据颜色不同而有相应的五行归属，能补益所对应五行归属的脏腑。

【药源】五色石脂有青、赤、黄、白、黑五种类别，总称为五色石脂。药用以赤色石脂为最多用，白石脂少用，其他如青、黄、黑三种一般多不入药用。赤石脂源于硅酸盐类矿物多水高岭石族多水高岭石和氧化物类褐铁矿共同组成的细分散多矿物结合体。分布于辽、内蒙古、闽、苏、皖等省，主产于闽、豫、鲁、苏四省。其石呈淡红、紫红、红白相间花纹状。吸水力强、味淡，其性偏温，当今用之较多。

【药理】本品均为硅酸盐类矿物，为固涩收敛药，具有吸附作用。内服能吸收消化道内的毒物，可减少异物刺激，可吸附炎性渗出物，缓解炎症。对胃肠出血有止血作用，可保护胃肠溃疡面。可以补充久泻、久痢、阿米巴痢疾等引起的人体微量元素损失，进而能增强人体体质。此外，在抗病毒、杀菌、修复炎性溃疡面方面有显著效用。

【师说】五色石脂，是指青、赤、黄、白、黑五种石脂。皆为高岭石，主要成分为水化碳酸铝，其为滑腻如脂的块状体，吸水性强，用舌舔之能黏舌，以其色泽分为以上五种。我国从晋代以后已不全用，而以赤、白二石脂尚用，但今又以赤石脂在临床上用之较多。

总体而言，石脂其性味甘，平。共具固涩、收敛功效。主要用治滑脱不禁的病证，临证多用于止泻、止血等，但不同石脂的功效、主治略有不同。以最常用的赤石脂为例讲述之。

赤石脂：为硅酸盐类矿物多水高岭石族多水高岭石，主要成分为含水硅酸铝。本品有泥土气，味淡。其以色红、光滑细腻、易碎、黏性强者为佳。其味涩，性温。归大肠、胃经。具有止泻、止血、止带、敛疮生肌等功效。临证用之治疗以下病证。

（1）久泻、久痢。本品性涩，入于胃肠，长于涩肠止泻，为治久泻、久痢之要药，用于治疗泻痢日久、滑脱不禁及便血、脱肛等症。本品与白术、苍术、茯苓、煅乌贼骨、石榴皮、禹余粮、干姜、炮姜、仙鹤草、侧柏叶、粳米等同用，主治虚寒泻、痢，便下脓血不止，能收温中健脾、涩肠止血之效。若与地榆、槐花、煅龙骨、诃子、五倍子、乌梅等配伍，可治肠道湿热所致便血、痔疮出血等。

（2）崩漏下血。本品能收敛止血，临证常用之治疗妇女久患月经量多、期长，或崩漏滴沥久不净。可用之配白术、黄芪、煅龙骨、煅牡蛎、山萸肉、海螵蛸、茜草、陈棕炭、五倍子等，治疗妇女崩漏，或月经过多。

（3）赤白带下。本品温、涩，可收敛止带，用治虚寒性带下清稀。可用本品配鹿角霜、芡实、海螵蛸、茜草、白芍、干姜、侧柏叶、山药、龙骨、牡蛎等治疗妇女此类赤白带下。

（4）疮疡久溃。本品外用有收涩敛疮生肌功效，用治疮疡久溃不敛。以本品配龙骨、乳香、没药、血竭、白及、参三七等共研极细末撒于疮口，能收敛生肌。

（5）遗精、遗尿。本品收敛固摄力强，对于下焦虚寒，或体弱肾气不固而经常出现遗精、滑精、早泄或遗尿等，可用本品配干姜、芡实、莲须、牡蛎、桑螵蛸、金樱子、五味子、益智仁、党参、茯苓、龟板、乌药等治之。

本品外用亦能治疗湿疮流水、烧烫伤、跌仆损伤出血等。以本品配五倍子、松香等研末撒布伤口，可治外伤出血；用本品配寒水石、大黄等分为末，麻油调涂，可治疗水火烫伤。有报道用本品配代赭石、杏仁、蝉蜕、僵蚕、天麻等治疗小儿惊痫，有效。本品久服有美容悦颜功效。

青石脂：味酸，性平。无毒。主治黄疸，泻痢肠澼，女子带下，疽痔，恶疮。能明目。久服补骨髓，益气，不易饥，延年益寿。

黄石脂：味苦，性平。无毒。主养脾气，安五脏，调中。用治泻痢肠澼，下脓血。杀白虫，除黄疸、痈疽。久服轻身延年。

白石脂：味甘、酸，性平。其性收敛，能涩肠止泻，止带下，止血。

黑石脂：味咸，性平。无毒。能养肾气，强阴。主治阴蚀疮，止肠澼泻痢，疗口疮咽痛。久服益气，不饥，延年益寿。本品还有画眉着色作用。

总之，五色石脂性偏温，无毒。主要用治泻痢、血崩、带下、吐血、衄血，并能涩精止遗，用治遗精、滑精、遗尿，也能治淋沥，安心镇五脏，除烦，疗惊悸，排脓，治疮疖、痔瘘，养脾气，壮筋骨，补虚损。久服能悦面色，使肌肤纹理细腻，能缀唇者为上品也。

【用法】五色石脂，水煎内服：各自可用 10～20g。外用：适量，研细末撒患处，或调敷之。不宜与肉桂同用。

（徐凯　整理）

《神农本草经》 卷三

中品药

# 干 姜

【药名】干姜，在《神农本草经》后的医药文献中又有白姜、均姜、干生姜等称谓。

【经文】干姜，味辛，温。主胸满，咳逆上气，温中，止血，出汗。逐风湿痹，肠澼下痢。生者尤良。久服去臭气，通神明。

【文译】干姜，味辛，性温。主治胸闷，咳嗽，呼吸困难。能温煦中焦脾胃，止血，发汗。能祛除风湿痹证，治泄泻痢疾及便下脓血。鲜生姜效果更好。长期服用能祛臭气，使人神明通晓。

【药源】本品为姜科植物姜的干燥根茎。冬季采挖，除去须根及泥沙，晒干或低温干燥。趁鲜切片晒干或低温干燥者称为"干姜片"，以个大、质坚实、香气浓者为佳，无杂质者为优。

【药理】本品含有挥发油、姜酚、姜烯酚、姜酮、姜二酮、β-谷甾醇、棕榈酸、胡萝卜苷、环丁二酸酐以及少量多糖、氨基酸、黄酮类等。药理研究其具有解热、镇痛、抗炎、抑菌、改善心血管功能、保护胃黏膜、抗溃疡以及保肝利胆等作用。此外还具有抗氧化、止呕、抗晕动病、抗缺氧、抗肿瘤、增强免疫等药理活性。

【文摘】

《名医别录》 治寒冷腹痛，中恶、霍乱、胀满，风邪诸毒，皮肤间结气，止唾血。

《药性论》 治腰肾中疼冷，冷气，破血，去风，通四肢关节，开五脏六腑，去风毒冷痹，夜多小便。治嗽，主温中，霍乱不止，腹痛，消胀满冷痢，治血闭。病人虚而冷，宜加用之。

《唐本草》 治风，下气，止血，宣诸络脉，微汗。

《日华子本草》 消痰下气，治转筋吐泻，腹藏冷，反胃干呕，瘀血，扑损，止鼻洪，解冷热毒，开胃，消宿食。

《医学启源》《主治秘要》云：通心气，助阳，去脏腑沉寒，发诸经之寒气，治感寒腹痛。

《长沙药解》 燥湿温中，行郁降浊，下冲逆，平咳嗽，提脱陷，止滑泄。

《本草纲目》 干姜，能引血药入血分，气药入气分。又能去恶养新，有阳生阴长之意，故血虚者用之。凡人吐血、衄血、下血，有阴无阳者，亦宜用之，乃热因热用，从治之法也。

《药品化义》 干姜干久，体质收束，气则走泄，味则含蓄，比生姜辛热过之，所以止而不行，专散里寒。如腹痛身凉作泻，完谷不化，配以甘草，取辛甘合化为阳之义。入五积散，助散标寒，治小腹冷痛；入理中汤定寒霍乱，止大便溏泻；助附子以通经寒，大有回阳之力；君参术以温中气，更有反本之功。生姜主散，干姜主守，一物大相迥别……炮姜，退虚热。

**《景岳全书·本草正》** 下元虚冷，而为腹疼泻痢，专宜温补者，当以干姜炒黄用之。若产后虚热，虚火盛而唾血、痢血者，炒焦用之。若炒至黑炭，已失姜性矣。其亦用以止血者，用其黑涩之性已耳。若阴盛格阳、火不归元及阳虚不能摄血而为吐血、衄血、下血者，但宜炒熟留性用之，最为止血之要药。

**《本草崇原》** 《神农本经》只有生姜、干姜，而无炮姜，后人以干姜炮黑，谓之炮姜。《金匮要略》治肺痿用甘草干姜汤，其干姜亦炮。是炮姜之用，仲祖其先之矣。姜味本辛，炮过是辛味稍减，主治产后血虚身热，及里寒吐血、衄血、便血之证。若炮制太过，本质不存，谓之姜炭，其味微苦不辛，其质轻浮不实，又不及炮姜之功能矣。即用炮姜，亦必须三衢开化之母姜，始为有力。

**《本草求真》** 干姜，大热无毒，守而不走，凡胃中虚冷，元阳欲绝，合以附子同投，则能回阳立效，故书有附子无姜不热之句，仲景四逆、白通、姜附汤皆用之。且同五味则能通肺气而治寒嗽，同白术则能燥湿而补脾，同归芍则能入气而生血。

**《得配本草》** 干姜，辛，热，入手少阴、足太阴经气分。生则逐寒邪而发散，熟则除胃冷而守中，开脏腑，通肢节，逐沉寒，散结气，治停痰宿食，呕吐泻痢，霍乱转筋，寒湿诸痛，痞满癥积，阴寒诸毒，扑损瘀血。得北味，摄膀胱之气。配良姜，温脾以祛疟。佐人参，助阳以复阴。合附子，回肾中之阳。

**《医学入门》** 炮姜，温脾胃，治里寒水泄，下痢肠澼，久疟，霍乱；心腹冷痛胀满，止鼻衄，唾血，血痢，崩漏。

**《本草经疏》** 炮姜，辛可散邪理结，温可除寒通气，故主胸满咳逆上气，温中出汗，逐风湿痹，下痢因于寒冷，止腹痛。其言止血者，盖血虚则发热，热则血妄行，干姜炒黑，能引诸补血药入阴分，血得补则阴生而热退，血不妄行矣。治肠澼，亦其义也。

**【今用】江西著名中医万友生** 干姜，辛，大热，入脾、胃经兼心、肺经。功效：除寒散结，回肠通脉，燥脾止泻，消痰止嗽。干姜大辛大热，阳中之阳，其用有四：通心助阳，一也；去脏腑沉寒痼冷，二也；发散诸经之寒气，三也；治感寒腹痛，四也。干姜生辛炮苦，生用则逐寒邪而发表，炮用则除胃冷而守中，多用则耗散元气，须以生甘草缓之。干姜入肺中，利肺气；入肾中，燥下湿；入肝经，引血药生血；同补阴药亦能引血药入气分生血，故血虚发热、产后大热者用之。血脱色白，面夭不泽，脉濡者，此大寒也，宜此辛温以生血，大热以温经。止血须炒黑用，见黑则止也。服干姜以治中者必上僭，宜大枣辅之。引以黑附，能回脉绝无阳。（详见《药选》）

**国医大师吕景山** 干姜，味辛，性热。入心、肺、脾、胃经。本品辛开温通，既能通心助阳，又能温散里寒，用于治疗阳气衰微、阴寒内盛所致的四肢厥冷、脉微欲绝等厥逆亡阳之证；也能温中逐寒，用于治疗脾胃虚寒所致的脘腹冷

痛呕吐、泄泻等症；还能温肺散寒，燥湿化痰，用于治疗肺寒咳嗽痰白清稀，或带白沫等症。（详见《施今墨对药》）

**山西中医药大学中西医结合临床学院医院赵杰**　干姜是温暖脾胃中焦的主药，干姜的应用指征，主见脘腹冷痛、不喜食冷，脉象主见右关脉沉紧弦。关脉沉主胃肠功能减弱，弦紧主寒。寸脉沉而弱，合干姜、桂枝汤并用。若关脉沉弦挟有弱象，干姜加党参。尺脉沉，干姜、附子并用。若中焦有浊气，胃气上逆，舌苔白腻，关脉弦滑，加半夏。若关沉弦挟有滑实象，舌苔黄腻，常加熟大黄；若关脉弱而滑，还兼有舌乳头突出则用干姜黄芩黄连人参汤。（选自2018年《中国中医药现代远程教育》杂志）

【师说】干姜，为姜科植物姜的干燥根茎。其味辛，性热。归脾、胃、肾、心、肺经。具有温中散寒、回阳通脉、温肺化饮等功效。临证可用治以下病证。

（1）脾胃虚寒。本品辛温燥烈，主入脾胃而善于温中散寒，健脾温胃，为温暖中焦之要药。无论外感风寒的表实寒证，抑或阳气不足、寒从内生的虚寒证，均可致中寒腹痛。本品可单用，亦可配良姜、半夏、党参、白术等同用。对胃寒呕吐、脘腹冷痛、食欲不振、纳少、泄泻等病症，皆可用之。

（2）亡阳证。本品辛、热，能入心、肾经，有回阳通脉的功效。用治心肾阳气虚弱，阴寒内盛的亡阳厥冷、脉微欲绝者，取干姜与附子、桂枝或肉桂、细辛、吴茱萸、炙甘草等同用。亦可治里寒外热，干呕咽痛的少阴证，可用麻黄、附子、细辛、玄参、桂枝、射干、甘草等治之。

（3）寒饮咳喘。本品入肺经，上能温肺散寒化饮，中能入脾而温化水湿以杜生痰之源，下能温肾回阳救逆。治疗寒饮咳喘、咳吐稀白痰涎者，常与细辛、炙麻黄、苏子、白术、茯苓、法半夏等配伍。炙甘草、干姜、附子、桂枝等同用可温阳通脉救逆。

（4）寒痢泄泻。本品能温脾化湿，祛寒止腹痛。脾阳温振，则可泻止痢收本品还能涩肠止泻止痢、温经止血。治寒泻、久痢、便血，可用干姜炮黑成炮姜配附子、白术、茯苓、地榆炭、艾叶炭、阿胶、仙鹤草等。

（5）痛证。本品味辛性温，能祛风散寒止痛。寒凝筋脉、关节而成的痛痹，可用干姜配吴茱萸、细辛、蜀椒、白芍、炙甘草、附子、秦艽、青风藤、龙须藤、桂枝、茯苓、羌活、当归、独活、大枣等治疗。寒凝心脉之心胸痹痛，可以干姜、人参、白术、甘松、丹参、桂枝、炙甘草、乌头、附子、赤石脂等治之。肾脏寒湿阻滞致腰痛、小腹疼痛等，可用干姜配炙甘草、茯苓、苍术、白术、狗脊、杜仲、牛膝等治之。本品亦可温脾安蛔，用治蛔厥，而治疗蛔厥的代表方乌梅丸（乌梅、细辛、肉桂、人参、附子、川椒、生姜、黄连、黄柏、当归）中即用干姜。

（6）阴水。本品能温阳健脾，行气利水，用治阴水。以腹以下肿甚，胸腹胀满，四肢不温者，可用干姜配附子、白术、茯苓、厚朴、泽泻等温阳化水消肿。

（7）寒积冷秘。脾肾阳气衰微，寒自内生，脾运无力，发为冷秘，症见大便艰涩、排便困难、腹中冷痛、四肢不温者，可用干姜配附子、大黄、肉苁蓉、锁阳、枳实等温暖脾肾之阳，驱寒积使寒去而大便得通。

生姜、干姜、炮姜、姜炭相较。生姜发散风寒力优，温中散寒力弱，其性走而不守，常用于治疗外感风寒轻证及胃寒呕吐、妊娠呕吐等。干姜具有温中散寒，回阳通脉，温肺化饮等功效，其性能走能守，用治中焦虚寒证、亡阳证、寒饮喘咳等。炮姜辛温味咸而带有苦味，其辛燥之性较生品弱，温里之力不如干姜，但作用缓和、持久，善于温中止痛止泻，温经止血，多用于脾胃虚寒之腹痛呕泻、虚寒性出血、妇女漏下出血等。干姜炒炭后其辛味减失而长于温经止血，其温经作用弱于炮姜，但固涩止泻作用强于炮姜，用于多种虚寒性出血证。

干姜与肉桂相较，两者不同点在于：干姜治中焦虚寒，脘腹冷痛、呕吐、泄泻等，偏入脾经气分，温阳救逆，兼通心阳，可治阳虚寒凝证，肉桂偏入肾经，入血分，能交通心肾，用于肾阳不足、命门火衰之证。

【用法】内服：3～10g，水煎。外用：适量，外敷或煎水泡脚等。本品辛温燥烈，故阴虚内热、血热妄行者忌用。

（陶方泽 整理）

# 菜耳实（苍耳子）

【药名】菜耳实（别名：地葵、胡菜），在《神农本草经》后的本草文献中又名苍耳子、羊负来、道人头、胡寝子等。

【经文】菜耳实，味甘，温。主风头寒痛，风湿周痹，四肢拘挛痛，恶肉死肌。久服益气，耳目聪明，强志，轻身。

【文译】菜耳实，味甘，性温。主治风寒头痛及风湿引起的周身痹痛、四肢沉重麻木、拘挛疼痛。能去赘肉、疤痕及坏死肌肉。长期服用能补益气力，使人耳聪目明，可以增强记忆力，使身体轻便，并能延年益寿。

【药源】本品为菊科植物苍耳的干燥成熟带有总苞的果实，在我国广泛分布，每年8—9月间果实成熟时摘下晒干入药。本品以粒大、饱满、色棕黄者为佳。

【药理】本品含有多种挥发油类、甾醇类，如苍耳子苷、豆甾醇、ß-谷甾醇、菜油甾醇等；脂肪油类，如亚油酸、油酸、棕榈酸、硬脂酸等；有机酸类，如延胡索酸、琥珀酸及多种氨基酸等。也含蛋白质、维生素C等。具有抗炎镇痛、抗病原微生物等作用，对红色发癣菌也有抑制作用；能抑制免疫功能，降低血糖，抗突变，抗氧化，还有清除自由基等作用。

【文摘】

《本草拾遗》 浸酒去风，补益。

《日华子本草》 治一切风气，填髓，暖腰脚。治瘰疬、疥癣及瘙痒。

《珍珠囊补遗药性赋·草部》 主挛痹，湿风寒。

《景岳全书·本草正》 治头风寒痛，风湿周痹，四肢拘挛，去风明目，养血，暖腰膝及瘰疬疮疥，亦治鼻渊。

《本草汇言》 菓耳实，通巅顶，去风湿之药也。甘能益血，苦能燥湿，温能通畅，故上中下一身风湿众病不可缺也。

《本草备要》 善发汗，散风湿，上通脑顶，下行足膝，外达皮肤。治头痛，目暗，齿痛，鼻渊，去刺。

《医方十种汇编·药性摘录》 祛肝风，除脾湿，活血通气。治巅顶风痛，四肢拘挛，通身周痹，骨节痛肿，腰重膝屈，并疥癣、痔虫、湿䘌、恶肉死肌，疗肿痔漏。

《现代实用中药·增订本》 效用：为发汗、利尿、排毒药，有镇痉镇痛作用，用于肌肉神经麻痹、梅毒、麻风、关节痛、疟疾、水肿等症。

【今用】国医大师朱良春 苍耳子功效有三。一曰通督升阳，以解项背挛急。此症多系禀赋不足，风寒湿之邪袭于背俞，筋脉痹阻而致。若缠绵不解，病邪深入经隧骨骱，每每胶着难愈。朱老治此症，常以苍耳子与葛根相伍，邪在筋脉则更配当归、威灵仙、蚕沙之类，邪已深入骨骱则更佐熟地黄、鹿衔草、淫羊藿、乌梢蛇、露蜂房之类；疗效历历可稽。朱老云"《得配本草》称苍耳子能'走督脉'，项背挛急乃督脉主病，用之既有引经作用，又有祛邪之功"。且《神农本草经》言其主"恶肉死肌"，盖风湿去而气血流畅，瘀去新生。二曰祛风解毒，配一枝黄花治流感发热，外邪袭表，肺卫首当其冲，鼻塞、咳嗽、寒热纷至沓来。苍耳子能抗病毒，一枝黄花凉而能散，能疏风、清热、解毒，凡风热流感，朱老常用此二味相伍，随症佐药，以驱风解毒，透窍发汗，患者服后，往往头痛、咽痒、鼻塞、咳嗽缓解，身热顿挫，且药价低廉，值得推广。三曰一味苍耳子疗湿胜濡泄。用风药治泻，古法早有先例，盖风能胜湿，清气上行，浊邪下趋，脾胃功能恢复，泄泻自瘥。夏秋之季，湿邪浸淫，濡泄多见，一味苍耳即胜其任，若加入辨证论治方药中，奏效更佳。（详见《朱良春用药经验集》）

国医大师周仲瑛 苍耳的茎叶（苍耳草）与其果实作用相似，且毒性较小，药性和缓，无升散过度、伤气耗血之虑，大剂量（15～20g）运用亦较安全；并对其主治、功用进一步发挥，用于治疗类风湿关节炎、风湿性心脏病、心衰、荨麻疹、过敏性哮喘等疾病，或径直选用，或在辨证的基础上参入本品，往往收效显著。（详见《周仲瑛临床经验精粹》）

北京中医外科名家凌云鹏 苍耳为常见中草药，其应用范围颇广。民间常以茎叶烧汤洗浴治全身瘙痒及风疹有效。曾遇一妇女，因用天花粉引产，出现全身过敏性皮疹，常服马来酸氯苯那敏，历时一月不愈，询方于余，即以本品加野丝瓜藤予之，煎汤洗浴两次而愈，说明本品治疗药物疹亦有很好效果。苍耳子能治头痛，曾治一偏头痛患者，月必数发，深以为苦，乃用苍耳子9g、枸骨叶18g煎服，半小时后即止，连服3剂，历半年后始再发，仍以原方煎服即效，以后即以此二味治疗头痛症大多获显效。盖苍耳子为宣通敌风之品，能上达巅顶，疏通脑户之风寒，枸骨叶为滋阴养血之品，两者相合，寓有潜阳息风之效，可得祛邪固正之功，故不论病之久暂，多能获得缓解。（详见《临诊一得录》）

**江西省名中医熊廷诏** 苍耳，一名菜耳，果实叫苍耳子，茎叶名苍耳草，均于秋季果实成熟时采收。入肺经。功能发汗通窍，散风除湿。用于鼻窍不通，浊涕下流之头痛、鼻渊，以及皮肤痒疹，同时还可治疗麻风、梅毒。（详见《豫章医萃——名老中医临床经验精选》）

【师说】菜耳实，即今所名苍耳子也。其味辛、苦，性温。有小毒。主归肺经。具有发散风寒、通鼻窍、祛风湿、止痛等功效。诸多本草文献记载此药能治风寒感冒、过敏性哮喘、过敏性鼻炎、鼻窦炎、腮腺炎、面神经炎、乳腺炎、风湿痹痛、红斑狼疮、耳鸣、二目昏暗、头风头痛、齿痛、疹癣奇痒、疔疮恶毒、麻风、疟疾、血吸虫病、淋证、痢疾、泄泻等，但我在临床上多用苍耳子治疗以下病证。

（1）风寒感冒。本品辛温宣散，能外祛风寒，疏风解表。我常用本品与荆芥、防风、苏叶、羌活、白芷、藁本等同用，治疗外感风寒引起的恶寒发热、鼻塞不畅、喷嚏、流清涕、头昏疼痛等风寒感冒。

（2）鼻渊头痛。本品能宣肺利窍，可治鼻塞，能止前额及鼻窍胀痛，最治鼻渊头痛，不闻香臭，时流浊涕，尤治鼻渊由外感风寒引起者。常与辛夷、细辛、藿香、羌活、川芎、鹅不食草、石菖蒲、白芷、藁本等药同用；若由风热引发鼻塞流黄浊涕者，常用本品与菊花、鱼腥草、石楠叶、黄芩、桑白皮、薄荷等配用。过敏性鼻炎多由外感风寒或风热引发，亦有闻及特殊气味、接触特殊物品、食品等诱发者，症见鼻塞，喷嚏或流清涕，鼻咽、眼睑作痒久治难愈者，我常用苍耳子配辛夷、石菖蒲、乌梅、五味子、徐长卿、益母草、桔梗、荆芥、白术、黄芪、防风、白蒺藜、蝉蜕、僵蚕、薄荷等治之，效佳。但此病在急性症状缓解后，应再从肺、脾、肾调补，并稍佐抗敏中药续治，巩固疗效，以防再发。

（3）风湿痹痛。本品能祛风湿，通络止痛，用于周身关节痹痛，四肢拘挛作痛等。本品与青风藤、海风藤、络石藤、鸡血藤、龙须藤、羌活、独活、秦艽、威灵仙、木瓜等同用，可缓解周身筋骨疼痛。

（4）疹癣瘙痒。本品既可祛风除湿，又可止痒。我在临床上常用苍耳子配蛇床子、地肤子、白蒺藜、白花蛇舌草、白鲜皮、白毛夏枯草、夜交藤等祛风邪、解湿毒、止瘙痒，治疗湿疹、皮肤顽癣、肛门瘙痒、妇女阴痒等，内服、外洗皆宜。

据现代药理研究，苍耳子能对抗肾上腺素的升血糖作用，可能与其有显著降低肝糖原水平有关，且因其含羟基苍耳子苷，能降低四氧嘧啶引起的血糖升高，故而我用苍耳子降血糖，体会其对于治疗 2 型糖尿病有一定疗效，临证可继续观察其降糖效果。

【用法】内服：3～9g。水煎或入丸、散服。外用：适量，治某些皮肤疾患，可用 20～30g 煎液熏洗患处。本品大剂量或长期服用，对肝、肾功能有一定的损害，故肝、肾功能受损者应禁用。凡过敏体质或对本品有过敏史者，应忌用。年老体弱者及儿童也应慎用。

苍耳子具有一定的毒性，主要是因其含苍耳子毒蛋白等物质，可引起恶心呕吐，对肝、肾功能也有一定的损害。因此，用之必须炒制去刺，以减少毒性。

（周兴武　整理）

# 葛　根

【药名】葛根，在《神农本草经》后的本草文献中又名鸡齐根、葛条、粉葛、甘葛、野葛、葛藤、葛麻等。

【经文】葛根，味甘，平。主消渴，身大热，呕吐，诸痹。起阴气，解诸毒。葛谷，主下痢十岁已上。一名鸡齐根。

【文译】葛根，味甘，性平。主治消渴，身发高热，呕吐，各种痹证。能使阴器勃起，能解多种毒物。

葛谷，为野葛、甘葛藤上所生的种子，可治慢性泄痢病症历十年以上者。葛谷又叫鸡齐根。

【药源】本品为豆科植物野葛或甘葛藤干燥的根。主产于湖南、浙江、河南、广东、四川等省。秋、冬季节采挖。以块大、质坚实、色白、粉性足、纤维少者为佳。葛根应趁鲜切成厚片或小块，干燥后入药。

【药理】本品含大豆苷、葛根素、葛根苷 A、葛根苷 B、葛根苷 C，皂草精醇、槐二醇、鞣质、乙酰胆碱、胡萝卜苷等药物成分。对心血管系统的作用有：降低血压，减缓心率，降低心肌耗氧量；扩张冠状动脉，改善心肌代谢；抑制动脉硬化；改善微循环。葛根素可使四氧嘧啶性高血糖大鼠的血糖明显下降；大剂量的葛根素能明显降低血清胆固醇。还有抗氧化、解酒等功能。本品还能抑制血小板聚集、并有明显解热作用。

【文摘】

《名医别录》 疗伤寒中风头痛，解肌发表出汗，开腠理疗金疮，止胁风痛……生根汁，疗消渴，伤寒壮热。

《食疗本草》 蒸之食，消酒毒。其粉亦甚妙。

《本草拾遗》 生者，堕胎，蒸食，消酒毒，可断谷不饥。

《药性本草》 治天行上气，呕逆，开胃下食，主解酒毒，上烦渴。熬屑治金疮，治时疾解热。

《日华子本草》 治胸膈烦热发狂，止血痢，通小肠，排脓破血，敷蛇虫啮，署毒箭伤。

《开宝本草》 敷小儿热疮，捣汁饮，治小儿热痞。

《珍珠囊补遗药性赋》 葛根（制野葛、巴豆、百药毒）……可升可降，阳中之阴也。其用有四：发伤寒之表邪，止胃虚之消渴，解中酒之奇毒，治往来之温疟。

**《丹溪手镜》** 主伤寒中风头痛，开腠理，发汗解肌，治太阳项强，疗合病自利。

**《本草纲目》** 散郁火……张元素：太阳初病，未入阳明，头痛者，不可便服葛根发之，若服之是引贼破家也，若头颅痛者可服之……本草十剂云：轻可去实，麻黄、葛根之属。盖麻黄乃太阳经药，兼入肺经，肺主皮毛；葛根乃阳明经药，兼入脾经，脾主肌肉。所以二味药皆轻扬发散，而所入迥然不同也。

**《本草汇言》** 葛根，清风寒，净表邪，解肌热，止烦渴，泻胃火之药也……而葛根之发散，亦入太阳，亦散寒又不同矣，非若麻、桂、苏、防辛香温燥，发散而又有损中气之误也；非若藁本、羌活，发散而又有耗营血之虞也……如伤风伤寒，温病热病，寒邪已去，标阳已炽，邪热伏于肌腠之间，非表非里，又非半表半里，口燥烦渴，仍头痛发热者，必用葛根之甘寒，清肌退热可也，否则舍葛根而用辛温，不唯疏表过甚，而元气虚，必致多汗亡阳矣。然而葛根之性专在解肌，解肌而热自退，渴自止，汗自收。

**《科学注解本草概要》** 为解热、缓和药，功能止渴、消热，解中酒。

**《临床应用汉方处方解说》** 发汗、解热、缓解，用途：感冒，项背僵硬，口渴。

【今用】**现代著名医家章次公** 然就经验言之，痧疹之不能透布者，葛根能治之；暑湿泄泻，外见身热者，葛根能疗之。则透发升提两说，有时亦有意义可言，大抵透发升提，为古人从经验归纳，然后拟定之名词，吾人断不可胶柱鼓瑟，谓升提是由下至上，谓透发是由内出外也。根据仲景方，项背强几几者，均用葛根。《肘后方》背腰疼痛者，饮生葛根汁，其痛乃止；项背强与腰脊疼痛，均为末梢神经疾患，葛根于此种疾病，以经验证之，可知其独擅胜场也。前人视葛根能升提清气，故治泄泻，实则葛根所以止泻，在其所含淀粉之作用，与升提无关。《汤本求真》论本品曰：本药含有多量淀粉，故有缓和包摄作用，于表则缓解筋骨挛急，于里则制肠之蠕动亢盛，乃缓和包摄肠黏膜，故能发挥止泻作用……夫温病与伤寒，其证象之异，在伤寒恶寒，温病不恶寒耳；治疗所异者，伤寒用药宜辛温，温病用药宜辛凉耳……葛根除主治项背强急外，其作用为清热解肌，止渴除烦，用之治身发热，不恶寒，或自身微汗出而喘渴之症，无不效如桴鼓。（详见《章次公医术经验集》）

**江苏著名老中医孟景春** （葛根）用于治疗慢性泄泻。凡大便泄泻，日行2～3次，更见口渴者，多在辨证处方中重用葛根20～30g，必须用煨葛根。因其味甘辛、性平，煨后性转温，而慢性泄泻者大多偏阳虚，故宜煨用……用于解肌肉的痉挛，是受张仲景项背强直用葛根汤的启示，现在移用于颈椎增生与面肌痉挛，以葛根为主药，可取得良好的效果……用于治疗冠心病，是根据葛根的药理实验，葛根的提取物黄酮苷（葛根苷、葛根黄苷、大豆黄酮苷、大豆黄酮等）

能扩张脑血管及心血管、降低血糖、血压等，从而可以改善心、脑间的血液循环，用于治疗心脑血管的病变。（详见《孟景春用药一得集》）

**陕西名中医刘茂甫** 葛根被《神农本草经》列为中品，其味甘，性平，入脾、胃经，为解肌退热、透发麻疹、生津止渴、升阳止泻的常用药。唐以前多用于解肌、调胃、止泻、止痢，宋代以后又常取其升阳止泻及透疹退热之功，以治脾虚泄泻和疹出不畅之症。近代又常用治高血压、头痛、冠心病。刘教授用其治颈椎病。他认为该药既能解肌，又能透疹，说明其有表里双解之作用，颈椎病虽非外邪侵犯于表，但多有项背强痛之筋脉不通之证，故可取其生津液、润筋脉之效用。刘老还指出，此非表证，用此药药量宜大，方可全效，故一般用量多为30g，远大于正常量（6～12g）。现代药理研究证实，葛根提取物总黄酮及葛根素有增加冠状动脉、脑血流量的作用，对解除项背强痛效果颇好，对头痛、头晕、耳鸣及肢麻的症状也有改善作用。（详见《刘茂甫中医世家经验辑要》）

**江西省名中医杨觉愚** 先生认为，前贤有云葛根竭胃汁，亦有曰只用此以断太阳入阳明之路者。先祖不囿于上说，对葛根颇喜运用。常说："葛根根长入土深，得造物之精化，禀土气最纯。"同气相求，经归脾胃，能生脾胃津液，善解肌肉之邪，诚脾经要药。其发散而无损中气耗营血之弊，生津有升阳气醒脾胃之妙。诚如李杲所说："其气轻浮，鼓舞胃气上行，生津液，又解肌热，治脾胃虚弱泄泻圣药也。"举凡寒束太阳经枢，阳明风热头痛、泄泻、痢疾、烦热、消渴多用；麻疹出疹期，又为透发出疹必用之药，临床用途甚广。（详见《杏林医选·江西名老中医经验选编》）

【师说】葛根，是当今医者习用的药物之一。药用野葛根或甘葛藤的干燥根。其味辛、甘，性凉。归肺、脾、胃经。具有解肌退热、透疹、生津止渴、升阳止泻等功效。我在临床上常用葛根治疗以下病证。

（1）外感表证。本品能发汗解表、解肌退热，用治外感表证。如用柴葛解肌汤（柴胡、干葛、甘草、黄芩、羌活、白芷、白芍、石膏、桔梗）治疗感冒风热证，症见恶寒轻，发热重，头痛身楚，口鼻干燥。若配麻黄能发汗散寒解肌以治风寒表证。若配桂枝能治外感风寒，症见发热恶寒，项背拘急不利等症。

（2）麻疹。葛根能解肌退热，用于透发麻疹。多用于麻疹初期疹出不透之际。常与升麻相伍为用；若麻疹已现，伴发高热，咳嗽作喘，应慎防并发肺炎，可配牛蒡子、荆芥、前胡、炙百部、紫菀、杏仁、黄芩、石膏、甘草等治之。

（3）热病口渴及消渴病。葛根能生津止渴，用治热病口渴，以及消渴病。若治热病口渴，将葛根配入白虎加人参汤（石膏、知母、甘草、粳米、人参）方中治之；若治消渴病上消口渴明显，我常用张锡纯先生的玉液汤（山药、黄芪、天花粉、知母、葛根、五味子、鸡内金）加减治疗。若以葛根配丹参，能活血化瘀降糖，可用治消渴病病久有瘀血证者。

（4）泻痢。本品能升发清阳，鼓舞脾胃清气上升而能止泻、止痢。与党参、白术、茯苓、木香、车前子、扁豆、山药等同用，能补气健脾止泻；配黄芩、黄连、白头翁、秦皮等可治疗热痢里急后重者。

此外，我也常用葛根配黄芪、天麻、丹参、荷叶治疗气虚眩晕；配天麻、制首乌、潼蒺藜、丹参治疗肝风上旋，脑脉瘀阻之眩晕；配玉竹、黄精、川芎、决明子（浙江魏长春氏方）治疗健忘、眩晕、老年脑病；配黄芪、丹参、黄连、芦根、麦冬、天花粉、玉竹治疗消渴、干燥综合征；配天花粉、羌活、老鹳草、木瓜、川芎治疗颈椎病项背强几几；配羌活、独活、苍术、威灵仙、鸡血藤治疗风寒湿痹疼痛；配石斛、枸杞子、肉苁蓉、巴戟天、丹参、蜂房、韭菜子、急性子等治疗阳痿；配茵陈、大黄、栀子、赤芍、车前子等，治疗肝病黄疸；配黄芪、瓜蒌、郁金、丹参、赤芍、川芎等治疗胸痹心痛；配苦参、白鲜皮、地肤子、蛇床子、白毛夏枯草等治疗皮肤瘙痒症。

当今临床，我还结合现代药理研究，根据葛根含有异黄酮类、葛根素、葛根苷类、三萜类等主要成分，将之用于治疗高血压病、冠心病、血管神经性头痛、脑卒中口眼歪斜、三叉神经痛、颈源性眩晕、脑动脉硬化、脑梗死、脑卒中、耳源性眩晕、耳鸣耳聋、脑萎缩、老年痴呆、病毒性心肌炎、心律失常、心动过缓、内脏下垂，以及神经性皮炎、湿疹性皮炎以瘙痒为著者。还将之用于治疗痛风急性发作期、血小板增多症、儿童抽动症等。

总之，我在临床上用葛根治病广泛。凡外感发热、周身疼痛、前额后项痛甚；眩晕、耳鸣耳聋、胸痹心痛、口干舌燥、渴饮、湿热泻痢、皮肤瘙痒；脉沉细、濡细或弦紧；舌苔白或腻或微黄分布不匀，或舌质淡胖，边有齿印，舌红少津；脑血流图、心电图、血流变、血脂、脑 CT 等理化检查有相应的病理改变等，皆为我选用葛根的重要指征。

于此，我还提及以下几点。①葛根、葛花为同一植物不同的药用部位，但二者的功效有别。葛花能解酒毒，调理脾胃。主要用于饮酒过度致酒精中毒，头昏头痛，口干烦渴，呕吐，胸膈饱胀等症。常与枳椇子、神曲、石菖蒲、竹茹、法半夏、青皮、陈皮、砂仁、蔻仁、乌梅、黄连等配伍，也可单用葛花 10～15g 煎服。②生葛根、煨葛根的应用及功效也有区别。生葛根长于解肌退热、透疹、生津止渴，用于治疗外感兼有颈项强痛、外感风热、疹出不畅、消渴等病症。煨葛根发散力弱，止泻效强，主要用治脾虚泄泻、湿热痢疾等。③葛根气清，其性善升。凡病势降多升少者宜用之，对大气下陷者尤宜用之。医者应掌握其利弊、专长而选用之。

【用法】内服：10～20g。水煎。治疗心脑血管病可用至 20～25g。解肌退热、透疹、生津宜生用；升阳止泻宜煨用。凡呃逆、呕吐频繁者，不宜多用。对阳热亢盛、肝阳鸱张致眩晕、面烘、气粗、脉弦滑硬、血压较高者均应慎用或不用，以防阳盛升越引发血溢、暴厥之变。若脑出血量多、多汗、胃寒、阴虚火旺、痰火上炎，皆不宜用之。

（周兴武　整理）

# 栝楼根（天花粉）

【药名】栝楼根（别名：地楼），在《神农本草经》后的本草文献中又名天花粉、瓜蒌根、蒌根、天瓜粉等。

【经文】栝楼根，味苦，寒。主消渴，身热，烦满大热。补虚安中，续绝伤。

【文译】栝楼根，味甘，性寒。主治消渴，身体发热，烦闷，或有高热。能补虚损以调养内脏，也能治疗骨折和筋伤，使筋骨接续。

【药源】本品为葫芦科植物栝蒌属多年生宿根草质藤本植物栝蒌或日本栝楼的干燥块根。产于我国南北各地，以河南、山东、江苏产者为优。秋冬季采挖，鲜用，或切成段、块、片等，晒干备用。以色白、或淡黄断面、质坚实、粉性足者为佳。

【药理】本品含天花粉蛋白、天花粉多糖、氨基酸等。天花粉蛋白可用于终止早期或中期妊娠。还可用于治疗多种肿瘤，如绒毛膜癌、腺癌和肝细胞癌及其他消化道肿瘤。天花粉蛋白还有免疫刺激和免疫抑制两种作用。体外实验证明，天花粉蛋白可抑制艾滋病病毒（HIV）在感染的免疫细胞内的复制繁衍，减少免疫细胞中受病毒感染的活细胞数，能抑制 HIV 的 DNA 复制和蛋白质合成。也有抑制乙型脑炎、麻疹、乙肝、单纯疱疹等多种病毒。天花粉水提物的非渗透部位能降低血糖活性。天花粉煎剂对溶血性链球菌、肺炎双球菌、白喉杆菌有一定的抑制作用。

【文摘】

《名医别录》　除肠胃中痼热，八疸身面黄，唇干，口燥，短气。通月水，止小便利。

《日华子本草》　通小肠，排脓，消肿毒，生肌长肉，消扑损瘀血。治热狂时疾，乳痈，发背，痔瘘疮疖。

《珍珠囊补遗药性赋》　栝楼根……沉也，阴也。其用有二：止渴退烦热，补虚通月经。

《本草纲目》　栝楼根，味甘微苦酸，酸能生津，故能止渴润枯，微苦降火，甘不伤胃，昔人只言其苦寒，似未深察。

《景岳全书·本草正》　有升有降，阴中有阳，最凉心肺，善解热渴，大降膈上热痰，消乳痈肿毒、痔瘘疮疖，排脓生肌长肉，除跌扑瘀血，通月水，除狂热，去黄疸，润枯燥，善解酒毒，亦通小肠，治肝火疝痛。

《本草汇言》　天花粉，退五脏郁热，如心火盛而舌干口燥，肺火盛而咽肿喉痹，脾火盛而口舌齿肿，痰火盛而咳嗽不宁。若肝火之胁胀走注，肾火之骨蒸烦热，或痈疽已溃未破，而热毒不散，或五疸身目俱黄，而小水若淋若涩，是皆火热郁结所致，唯此剂能开郁结，降痰火，并能治之。又其性甘寒，善能治渴，从补药而治虚渴，从气药而治郁渴，从血药而治烦渴，乃治渴之要药也。

《罗氏会约医镜·本草上》　治膈上热痰、时疾热狂，止消渴、黄疸、口燥，疗肿毒、乳痈，排脓生肉。按：天花粉气味清寒，可以治渴，但宜于有余之阳证；若汗下后亡阳作渴，阴虚火动，津液不升作渴，病证在表作渴，及脾胃虚寒泄泻者，并宜深戒。"

《长沙药解》　天花粉……入手太阴肺经。清肺生津，止渴润燥。舒痉病之挛急，解渴家之淋癃。

【今用】**近代著名医家张锡纯**　天花粉，栝蒌根也，色白而亮者佳，味苦微酸，性凉而润，清火生津，为止渴要药。为其能生津止渴，故能润肺，化肺中燥痰，宁肺止嗽，治肺病结核。又善通行经络，解一切疮家热毒，疗痈初起者，与连翘、山甲并用即消；疮疡已溃者，与黄耆、甘草（皆须用生者）并用，更能生肌排脓，即溃烂至深旁串他处，不能敷药者，亦可自内生长肌肉，徐徐将脓排出。大凡藤蔓之根，皆能通行经络，而花粉又性凉解毒，是以有种种功效也。（详见《医学衷中参西录》）

**国医大师朱良春**　天花粉，即瓜蒌之根，故古书中也有径作"瓜蒌根"者，其性寒，味甘苦。一般药书皆将其列入清热泻火药中。李时珍《本草纲目》则说它"味甘，微苦酸""酸能生津，故能止渴润枯，微苦降火，甘不伤胃"。因其性寒，对脾胃虚弱者需慎用。证之临床，天花粉确以生津止渴见长，热病伤津，责之肺胃，而花粉入肺胃经，清热生津，两擅其长，宜乎其效。杂病中也有以口渴为主诉者，或嗜食肥甘厚味、或烟酒过量、或肝郁化火，伤及肺胃之津者，吾常以天花粉配玄参、麦门冬、生甘草，或作汤剂，或作药茶代饮料，取效甚捷。诚如前人所说："瓜蒌根纯阴，解烦渴，行津液，心中枯涸者，非此不能除。"天花粉还能化热痰，《本经逢原》说它"降膈上热痰"，燥热伤肺，痰黏稠、不易咳出，口渴，面赤，舌红，脉细数者，可用天花粉配瓜蒌仁皮、光杏仁、川贝母、桑白皮、生甘草、鱼腥草（需用 20～30g）、枇杷叶。天花粉又为清暑解毒妙品，用于痱子（夏季皮炎）、疮疖（暑疖）湿疹，兼见口渴、心烦、尿短赤者，内服常与金银花、连翘、淡竹叶、滑石、生甘草、蒲公英、绿豆衣配伍。外用可单用天花粉或配半量滑石粉、少许冰片，研极细末作皮肤撒布剂。糖尿病亦常重用天花粉（30g），可以缓解三多（饮水多、饮食多、小便多）的症状，张锡纯《医学衷中参西录》有玉液汤（黄芪、山药、天花粉、知母、葛根、五味子、鸡内金），可资参考。天花粉治疮痈亦有卓效，《大明本草》说天花粉"消肿毒、乳痈、发背、痔漏疮疖，排脓生肌长肉，消仆损瘀血"，著名的仙方活命饮（金银花、防风、白芷、当归、天花粉、陈皮、赤芍药、甘草、浙贝母、山甲珠、皂角刺、乳香、没药）即含天花粉，该方有"是疮不是疮，仙方活命汤"之誉，而且不限于皮肤疮疡，对内痈（如肠痈即急性阑尾炎）及深部脓肿也极有效，清代张秉成《成方便读》在该方方解中还专门提到天花粉在其中的作用，他指出："痈肿之处，必有伏阳"，花粉既有清热泻火之用，又有消瘀排脓之长，故十分合拍。饶有兴味的是，前人在著作中提到天花粉"碍胎"，是由天花粉有排脓、消瘀、下乳、疗仆伤肿痛、产后吹乳（乳痈初起）的作用推导而来，还是直接的经验？难以究诘。现代药理研究证实：天花粉蛋白质能致流产及抗早孕。妇科临床也有用天花粉作人工流产者：从天花粉中提取的一种有较强抗原性的植物蛋白制成的注射剂，用后引起胎盘滋养叶细胞急性凝固性坏死，导致胎盘功能丧失，并在羊膜、绒毛膜板及胎膜形成化学性炎症，刺激子宫壁产生激烈宫缩，促死胚胎排出。但内服天花粉尚未发现这样的作用，值得进一步研究。此外，由于本品善于消痈、散瘀，取 12g 配黛蛤散 3g，加于辨治方中，治萎缩性胃炎伴肠上皮化生者，连服 1～2 个月，多能逆转消失。（详见《朱良春用药经验集》）

**北京著名医家焦树德**　天花粉味甘、性寒，功能清热、生津、解毒、排脓。内科、外科均常使用。主要用于以下情况。①热病伤津：温热病邪热炽盛，耗伤津液而致唇干、口渴、舌红少津、心烦等症，可以本品配合麦冬、石斛、玉竹、生地黄、玄参等治之。②消渴：口渴引饮，饮不解渴，喝水几倍于正常人，排尿多，易饿多食，人渐消瘦等，病名曰消渴。天花粉味甘酸生津，能止渴除烦，治消渴常与生地黄、山萸肉、山药、麦冬、五味子、牡丹皮、知母、生石膏等同用。根据前人经验，我常以本方治疗糖尿病、尿崩症、甲亢等表现为以口渴为主的疾病，注意辨证加减。③痈肿疮毒：本品有清热解毒、排脓消肿的作用，常用于乳痈（配瓜蒌、白芷、贝母、芦根、蒲公英等）、痈肿（配连翘、金银花、赤芍、当归尾、炙穿山甲、皂角刺等）、疔疮（配连翘、忍冬藤、甘草、紫花地丁、赤芍）等。（详见《用药心得十讲》）

**国医大师王琦**　天花粉清热燥湿排脓毒。天花粉，甘、微苦，微寒。归脾、胃经，素为"清热生津，止渴"之品。常用于治疗热病口渴、消渴多饮、肺热躁烦、疮疡肿毒等症。方如栝楼牡蛎汤、栝楼桂枝汤、玉液汤等。而王教授用天花粉于男科即因认为其有"清热燥湿、消肿排脓"之功。王教授常说，唐代以前已用天花粉以清热燥湿。王剑宾《国药诠证》有云："栝楼根性苦寒，苦能燥湿，寒能清热，《神农本草经》主治消渴，以湿阻而渴，故燥湿可以通阻而止渴，湿化为热则身热，未尽之湿留滞胸中则烦满。故清其已化之热、燥其未化之湿，可以除湿热而祛烦满。"充分说明天花粉可清理湿郁化热之证。此论也充分验证了金元时期李东垣，所论："栝楼根燥湿可以除烦，通阻可以止咳，惟须用之于湿已化热之候，如未化热而用之，则必寒滞而气闷也"的正确性。而当今王琦教授认为，在男科病中，诸多疾患乃湿浊瘀阻化热为病，必须施以清热燥湿，化浊祛瘀，方为治本之法，而天花粉则为首选药物之一。天花粉消肿排脓之效，早为历代医家所认识，如《妇人大全良方》仙方活命饮、《证治准绳》天花刮毒散，以及《外科正宗》如意金黄散等，均以天花粉消肿排脓。现代药理研究证实，天花粉所含有效成分具有广谱抗病毒、消炎作用，同时能调节自身免疫，所以王教授认为，在男科临床中用于前列腺炎、前列腺增生、不育症等精液、前列腺液中有脓细胞者，有化"湿毒瘀浊"之效。天花粉清而寓燥，燥而寓清，可燥其湿，化其热，无须虑伤其津，临床多与姜黄、蒲公英、茯苓、泽泻等药配伍，治疗精液、尿液中带有脓细胞的前列腺疾患及不育等病证。常用量 9 ～ 15g。[详见《北京中医药大学学报》(中医临床版) 2003，10 (3)：42]

【师说】《神农本草经》所载的栝楼根，即今之天花粉也。始自唐宋时期才将栝楼根加水捣磨过滤后澄粉入药而改名为天花粉。本品味甘、微苦，性寒。主归肺、胃二经。具清热生津、清肺润燥化痰、清热解毒活血、消肿排脓等功效。我在临床上用本品治疗以下病证。

(1) 气分实热证。本品能清温病气分实热证，虽药力薄，但能生津止渴。凡温病气分热盛伤津而作口渴者，常用天花粉配石膏、知母、石斛、麦冬、芦根等治之；能明显清泻胃热，亦可用治表热入里致阳明胃热口渴者。本品用治消渴证上消为著者，配南沙参、北沙参、芦根、麦冬、玄参、桔梗等能取得显著疗效。对当今临床多见糖尿病的中消为主者，用天花粉配黄芪、山药、葛根、生地、黄连、黄芩、黄精、玉竹、知母、山萸肉等治之，有显著解渴、消食、降糖之效。

(2) 肺热干咳。本品既能清肺热，又能润燥止咳，尤宜于燥热伤肺而作干咳或见痰少而黏，甚至痰中带血丝等肺热干咳者。可用沙参麦冬汤 (沙参、玉竹、甘草、桑叶、麦冬、扁豆、天花粉) 加减治之。如遇咯痰黏稠、痰中夹血者，加瓜蒌皮、梨皮、桑白皮、川贝母、仙鹤草、茜草等。

(3) 热毒疮痈。本品既能清解热毒，又能活血消肿排脓。既可内服，也可外敷，治疗痈肿疮疖。我用如意金黄散 (天花粉、黄柏、大黄、姜黄、白芷、厚朴、陈皮、甘草、苍术、天南星) 治疗脓成而未溃者。若脓成难溃的，可与黄芪、当归、穿山甲、皂角刺等益气、补血、活血、托毒透脓等药配治，本品也可用治肺病脓疡、支气管扩张症见咳喘、咯多量黄脓痰者。

本品还可用治跌仆损伤肿痛，可配桃仁、红花、刘寄奴、地鳖虫、参三七、苏木、合欢皮等活血散瘀，消肿止痛，续接筋骨等，也可用之补五脏虚损。近年有报道天花粉注射液可抗早孕、中止妊娠、抗肿瘤、抗艾滋病毒等。

此外，瓜蒌的成熟果实也可入药。若用整个干燥瓜蒌果实者，名曰全瓜蒌；如仅用果壳者，则为瓜蒌皮；单用种子名为瓜蒌仁。全瓜蒌、瓜蒌皮、瓜蒌仁各自功效、主治如下。

全瓜蒌：具有润肺化痰、开胸散结等功效，用治急慢性支气管炎的痰热咳喘、支气管扩张症及支气管哮喘、渗出性胸膜炎、肺脓疡、阑尾炎、乳腺炎、乳腺纤维瘤、胆经郁热上窜致鼻窦炎等。汉代医家张仲景在《金匮要略》中载有瓜蒌薤白半夏汤 (瓜蒌、薤白、半夏、白酒)，能通阳散结、祛痰宽胸，用治胸痹痰浊较甚，胸痛彻背，不得安卧者；也有枳实薤白桂枝汤 (枳实、厚朴、桂枝、薤白、瓜蒌实)，能祛痰下气、通阳散结，治疗胸阳不振、气结在胸之胸痹心痛证；还有瓜蒌薤白白酒汤 (瓜蒌、薤白、白酒)，能通阳散结、行气祛痰，用治胸阳不振、痰气互结证。此三方中皆以全瓜蒌配薤白为基础，再配他药用治胸阳不振、痰阻气滞之胸痹。但瓜蒌薤白白酒汤适用于胸痹而痰浊气滞较轻者；瓜蒌薤白半夏汤适用于胸痹痰浊较甚者；枳实薤白桂枝汤去白酒，增桂枝、厚朴、枳实，显见用治胸阳不振、气结较甚的胸满、胁肋作痛的胸痹证。我体会用此三方随症加减皆可用治冠心病心绞痛、非化脓性肋软骨炎、肋间神经痛、慢性支气管炎等病症。

瓜蒌皮：用治肺气壅遏、痰热咳嗽之证。我常用之与浙贝母、桔梗、杏仁、紫菀等配伍治疗咳嗽痰多者，也可用瓜蒌皮与土贝母、紫花地丁、金银花、连翘、王不留行、蒲公英等相配治疗急性乳腺炎。

瓜蒌仁：能润燥涤痰、滑肠通便，多用于治疗大便秘结，而寒饮及脾虚作泻者忌用。全瓜蒌在十八反中反乌头。

【用法】内服：10～15g。水煎。脾胃虚寒、大便溏薄者慎用，孕妇忌服。

（周兴武　整理）

# 苦　参

【药名】苦参（别名：水槐、苦藏），在《神农本草经》后的相关医籍中又有牛参、苦骨、地槐等名称，归属《神农本草经》中品药。

【经文】苦参，味苦，寒。主心腹结气，癥瘕，积聚，黄疸，溺有余沥。逐水，除痈肿。补中，明目，止泪。

【文译】苦参，味苦，性寒。主治心腹间有邪气郁结，能消癥瘕，散积聚，退黄疸，还能治疗小便淋漓不尽。也能逐除水湿，消除疮痈肿毒。能补益中焦脾胃，并能使眼睛视物明亮，还用治眼睛流泪不止等病症。

【药源】本品药用为豆科植物苦参的根。本品气微，味极苦。其以条匀、断面色黄白者为佳。春、秋二季采挖，洗净、晒干入药，生用。我国各地均产，但主产于河南、河北、山西等省。

【药理】本品含苦参碱、槐定碱、槐果碱、白金雀花碱等多种生物碱，但主要为苦参碱、氧化苦参碱等。还含有黄酮类化合物苦参醇、苦参丁醇等。本品也含有氨基酸类、挥发油类、糖类、内脂类等。经现代药理研究，苦参能抗肿瘤，其提取物可抑制肿瘤细胞增殖，诱导肿瘤细胞分化和凋亡，也抗肿瘤细胞黏附与浸润和转移。苦参素能改善慢性乙型肝炎症状，促进肝功能恢复，对乙型肝炎具有一定的抑制作用。氧化苦参碱能保护急性心肌缺血，能明显抗快速型心律失常，从而减慢心率。苦参碱、氧化苦参碱及槐果碱有抗炎解热降温、祛痰止咳平喘、升高白细胞的作用，还有抗溃疡、抗滴虫等作用。本品并有镇静安神、降血压、镇痛等作用，苦参碱也具有多巴胺样作用，此外，还有抗过敏作用。

【文摘】

《名医别录》　无毒，养肝胆气，安五脏，定志益精，利九窍，除伏热肠澼。止渴，醒酒，小便黄赤，疗恶疮下部䘌，平胃气，令人嗜食。

《日华子本草》 杀疳虫，炒带烟出为末，饭饮下，治肠风下血并热痢。

《本草备要》 补阴益精，养肝胆，安五脏，利九窍，生津止渴，明目止泪。治湿病血痢，肠风尿赤，黄疸酒毒，又能祛风逐水，杀虫。治大肠，疥癞。然大苦大寒，肾脏虚而无热者勿服。

《本草从新》 大苦、大寒，燥湿、胜热。治梦遗滑精。

《滇南本草》 凉血，解热毒，疗癞，脓窠疮毒。疗皮肤瘙痒，血风癣疮，顽皮白屑，肠风下血，便血。消风，消肿毒，痰毒。

《药性本草》 治热毒风，皮肌烦燥生疮，赤癞眉脱，主除大热。

《本草求真》 苦参味苦至极……止属除湿导热之品……用此杀虫除风，逐水去疸，扫疥治癞，开窍通道，清痫解疲，或云有益。若谓于肾有补，纵书立有是说，亦不过从湿除热祛之后而言，岂真补阴益肾之谓哉。

《本草经百种录》 苦入心，寒除火，故苦参专治心经之火，与黄连功用相近，但黄连似去心脏之火为最多，苦参似去心腑小肠之火为多。则以黄连之气味清，而苦参之气味浊也。

《本草纲目》 苦参、黄柏之苦寒，皆能补肾，盖取其苦燥湿，寒除热也。热生风，湿生虫，故又能治风杀虫，唯肾水弱而相火胜者用之相宜，若火衰精冷、真元不足，及年高之人不可用也。

《本草汇言》 前人谓苦参补肾补阴，其论甚谬。盖此药味苦气腥，阴燥之物，秽恶难服，唯肾气实而湿火胜者宜之。

《长沙药解》 平瘰疬，调痔漏。

《百药效用奇观》 癥瘕积聚，有因湿热而致者，有因虫而致者，有因寒癖宿滞、饮食不消而致者，有因血瘀而致者，本品苦寒走血，性降通利，故主之。

《东医宝鉴》 苦参，味至苦，入口即吐，胃弱者慎用。糯米泔浸一宿，蒸三时久，晒干。少入汤药，多作丸服。治疮酒浸。治肠风，炒至烟起，为末用。

【今用】民国医家何廉臣 苦参，味苦而劣，性寒而降。除疥杀虫，消痕逐水，止渴醒酒，明目固齿，坚肾阴而梦遗精滑皆治，清血热而赤痢肠红并效。（详见《实验药物学）

国医大师朱良春 朱老用苦参，主要在以下几个方面。①痢疾、肠伤寒。苦参对痢疾有卓效。急性菌痢，症见痢下赤白，发热腹痛，里急后重者，皆由湿热壅滞所致。苦参兼燥湿、清热之长，故单用亦有效。朱老常用苦参 6g，研末冲服，日服 3 次。连用 3～5 天，不仅症状消失快，大便镜检恢复正常也快。加木香粉（按苦参和木香 3∶1 的比例配制），其效亦佳。对肠伤寒带菌者，再加黄连、木香，可使伤寒沙门菌转阴。②心律失常。朱老指出，心律失常属中医惊悸、怔忡范畴。以往多用炙甘草汤主之，有的有效，有的不效。研究发现，苦参对多种快速型心律失常有效。它有降低心肌收缩力、减慢心搏、延缓房性传导以及降低自律性等作用。朱老献验方：苦参 20g，生地 20g，黄连 5g，丹参 15g，功劳叶 15g，玉竹 12g，生牡蛎 30g，炒枣仁 30g，麦冬 10g，炙甘草 8g。实践证明，该方治疗心律失常确有较好的效果。③治疗湿疹。朱老认为，苦参为治疗皮肤病要药，对湿疹的功效尤为显著，故常以苦参配白鲜皮、徐长卿、紫草、丹皮、黄柏、蝉蜕、赤芍、土茯苓、甘草治疗急性或亚急性湿疹。痒甚加夜交藤；渗出液多加苍术、白术、薏苡仁；食海鲜、鱼虾而发者，加苏叶、芦根。④外阴湿痒。苦参有杀虫之功，对多种皮肤真菌有抑制作用。朱老用苦参配黄柏、紫草、白芷、蛇床子、威灵仙、白矾、花椒、防风、生艾叶、雄黄作浸洗剂，对外阴湿痒有明显疗效。⑤梦遗。湿热相火上扰心君则心君不宁，下扰精室则精关难固，选用苦参配黄柏、远志、茯苓、车前子、萆薢、白术、泽泻、生薏苡仁、生甘草治之有效。⑥乳糜尿。症见小便混浊，白如米汤，而溲时无痛感。与中医"膏淋"近似，多由脾肾不足，湿热下流所致。朱老以苦参为主药配芡实、金樱子、石菖蒲、萆薢、益智仁、山药、熟地、山萸肉等治之，确有显效。⑦失眠。苦参可清火除烦，宁心安神，对肝郁化火或心火偏亢而致的失眠者，最为合拍，用苦参15～20g，黄连5g，茯苓15g，甘草5g治之，多获佳效。

此外，苦参尚可用于泌尿系统感染、小便淋沥涩痛、妇女赤白带下、高尿酸血症及痛风性关节炎等疾病。

苦参用量，除心律不齐需用大剂量（15～20g）外，其他疾病以6～9g为宜。外用不限。凡处方有苦参的汤剂，均宜在餐后半小时服药，空腹服之易引起呕吐。（详见《朱良春全集·用药心悟卷》）

**国医大师张学文** 用苦参治疗心脏期前收缩及心肌病导致的心律失常，是基于苦参的抗心律失常作用。用苦参10～12g，配补气养阴之西洋参或太子参10g，麦冬15g，玄参10g，活血之丹参15g，生山楂10g，再配炒枣仁10g，桂枝6g，炙甘草10g，组成四参安心汤，专治病毒性心肌炎导致的心动悸不安，胸闷，头晕，心慌，自汗，面、肢轻度浮肿，舌红少苔，脉虚大而数或结代。胸闷甚加全瓜蒌；气短、汗出加炙黄芪、五味子；身微热加白薇，或地骨皮；胸痛加赤芍、桃仁、三七；轻度浮肿加茯苓、益母草。实践证明，此方效果优于生脉散或炙甘草汤。治疗急性黄疸型肝炎，是利用苦参清热泻火，利湿燥湿的作用。治疗湿热阳黄，既降泄湿热，又可使湿热从小便去而退黄。常用苦参10g，配入茵陈蒿汤中，或再加虎杖、蚤休、郁金、赤芍、白芍、丹参等，临床应用效果满意。对于其他病症，如小儿肺炎、慢性肾炎、阴道炎、宫颈炎、失眠、痔疮、白细胞减少症等，均可用苦参治疗。（详见《名老中医用药心得》）

**北京著名医家焦树德** 苦参有清热、燥湿、杀虫的作用，常用于皮肤病。如皮肤湿疹，取苦参凉血泻火，清热燥湿之功，配连翘、赤芍、防风、白鲜皮、红花、黄柏、蝉蜕等同用。若用治顽固的荨麻疹，常配白鲜皮、赤芍、红花、桑枝、防风、连翘、皂刺、山甲、蝉蜕、蛇蜕等药同用。用于痔疮疼痛，或肛门、阴部生疮，常配槐花、苦楝皮、皮硝等同用，煎水外洗。

对由于湿热郁滞而产生的痢疾、黄疸、黄带、白带等，可用苦参配黄柏、木香、茯苓、车前子、白芍、茵陈、薏仁米、龙胆等治之。用苦参配菊花可以明目止泪；配麦冬解渴生津；配茵陈、车前子可治湿热黄疸；配槐花治大便下血及热痢；少佐麻黄可退遍身痒疹；配玄参凉血滋阴，清热降火，用治咽喉肿痛。苦参对阴道滴虫有杀灭作用。苦参煎服用量一般在 6～10g，治皮肤病有时用 15～30g。苦参也有良好的利尿作用。肝肾虚寒者忌用。前人对苦参久服或多次大剂量服用，有伤肾，使人腰重、腰痛说法，可资参考。（详见《用药心得十讲》）

**贵州著名医家石恩骏**　对于心血瘀滞、痰饮内停、热毒内侵引起的多种心脏疾病，症见胸闷气短，心动惊悸，疼痛牵引，怔忡不宁者，可用《千金翼方》五参丸治之。五参丸用苦参45g，沙参30g，人参30g，丹参9g，玄参15g。本方据证加炙甘草、石斛治心肌炎亦效。对前列腺增生伴炎症用自拟桃仁橘核汤（桃仁、制大黄、炒小茴、桂枝、乌药、青皮各10g，吴茱萸5g，橘核、王不留行各30g）再加苦参12g治之，常有良效。对于因痰湿、瘀血、相火合为癥块的子宫肌瘤，可用芩连四物汤加苦参、鳖甲活血化瘀，软坚散结，清湿热与相火。家传祛风解毒汤（紫花地丁、地肤子、赤小豆、土茯苓各15g，苦参、甘草各12g，蝉蜕、僵蚕、连翘各10g）清热解毒药与利湿解毒药同用，透解脏腑气血久郁之风热湿毒，用于治疗多种与过敏有关的疾病，如过敏性紫癜、荨麻疹、急性肾炎、支气管哮喘、过敏性结肠炎等，可见苦参有抗敏之特殊功效。（详见《石恩骏〈神农本草经〉发微》）

**江苏著名妇科医家姚寓晨**　苦参可治疗湿热带下，黄白气腥、质稠，或阴痒且坠者。姚老用苦参配赤石脂、炒黄柏，治赤白带下；配土茯苓、椿根皮、知母、黄柏、白花蛇舌草、鸡冠花等治黄白带下；配白鲜皮、地肤子、紫草治阴痒。凡肝胃虚寒、便溏、脾肾亏虚之带下皆不可用。姚老指出，该药能清热燥湿，祛风杀虫，对治疗妇科炎症有特效。用量在 10～15g 左右为宜。外用可用至 30g。（详见《方药心悟——名中医处方用药技巧》）

【师说】苦参者，苦以味名，参以功名，故合谓之"苦参"。其味苦，性寒。归入心、肝、胆、胃、小肠、大肠、膀胱经。具有清热燥湿、泻火解毒、杀虫、利尿等功效。因其性味苦寒，为中药中四大苦寒药（还有黄连、黄柏、龙胆）之一，正因其具有特别苦寒之性味，故其清热解毒燥湿之力甚著。在临床上广泛用治多种湿热病症，无论内服、外洗均有显著的疗效。现经初步归纳，苦参可治下列病证。①急性传染病：可治急性黄疸型肝炎；②呼吸系统：治疗急性扁桃体炎、支气管哮喘；③消化系统：能治牙龈炎、胆囊炎、胰腺炎、反流性胃及食管病、急性滴虫及霉菌性肠炎、消化系统肿瘤、肠道蛔虫病、急性溃疡性结肠炎、血吸虫病肝腹水、痔漏出血等；④心血管系统：治疗快速型心律失常、病毒性心肌炎；⑤泌尿系统：可治急性肾盂肾炎、前列腺增生伴炎症、肾炎、膀胱炎、乳糜尿、梦遗、滑精、淋症；⑥血液系统：白细胞减少症；⑦神经系统：治疗顽固性失眠、癫痫；⑧抗菌消炎：治疗急性眼结膜炎、鼻炎、中耳炎、伤寒、副伤寒、痢疾等；⑨妇科病症：可治妇女滴虫性阴道炎、宫颈糜烂等多种妇科炎症，以及妊娠期心悸、子烦、胎动腹痛等；⑩皮肤病：擅治过敏性皮疹、湿疹、痈肿疮疖、丹毒、痤疮、疥疮、烫火伤、白癜风、神经性皮炎等，可见苦参在当今临床上有着广泛的用途。我在临床上主要运用苦参治疗以下病证。

（1）泻痢。本品苦寒之性较强，既能清热燥湿，又能利尿，可使湿热之邪外出，故对湿热病证有效。如治湿热蕴结肠道而作泄泻、下痢便脓血，伴腹痛者，可单用，更可配木香、黄连、枳壳、白头翁、生地榆等同用。亦可治痔漏出血、肠风下血等。

（2）黄疸。本品能清利湿热黄疸，可单用或配茵陈、栀子、大黄、龙胆、金钱草、田基黄、垂盆草、溪黄草等。临床多用于急慢性肝、胆、胰腺病症的病程中出现的黄疸。

（3）带下阴痒。对湿热下注胞宫而致带下绵多，色黄，有腥气者，可用苦参配蛇床子、地肤子、椿根皮、六一散等治之，有效。

（4）疥癣湿疹。本品可治疥疮、癣证、湿毒疹等，我常用苦参配白鲜皮、当归、赤芍、地肤子、土茯苓、石菖蒲、蛇床子、白毛夏枯草等治之，效佳。上方亦可用治滴虫性阴道炎，内服、外洗均效。

（5）疮痈肿痛。本品能清热解毒。皮肤疮痈肿痛，可用苦参配黄连、大黄、金银花、连翘、生甘草等同治之。

（6）牙龈肿痛。本品能清热解毒，可治胃火升腾而致的牙龈肿痛、口腔疮疡肿痛。常用苦参配黄连、黄芩、升麻、冬凌草、石膏、牛膝、金银花、生甘草等治之。

（7）咽喉肿痛。本品苦寒泻火解毒，配石膏、金银花、升麻、冬凌草、射干、牛蒡子、姜黄、牛膝等可治咽喉肿痛。对心胃火毒上攻致咽部肿痛、口舌生疮疼痛甚者，用苦参配黄连、石膏、竹叶、牛蒡子、射干、升麻、生甘草等治之有效。

此外，我在临床上还用苦参治疗心律失常（心率速、频发早搏、房颤）、顽固性失眠、痰热蕴肺哮喘、急性溃疡性结肠炎、丹毒、前列腺增生伴炎症，以及皮肤瘙痒、湿疹、荨麻疹等病症。近年我在临床上也用本品经适症配伍用诊多种肿瘤疾患，尤其用于肝、胆、胰、肠道、前列腺、膀胱、肾，以及妇科生殖系某些肿瘤，辨属湿热毒盛证者。

总之，凡是辨由湿热及心肝郁火所致的病症，我常用本品治之。湿热内滞所致的心腹疼痛、泻痢、黄疸、尿色黄、尿有余沥、带下色黄腥臭，以及肌肤湿热所致的痈肿疮疖、皮肤瘙痒等，口干口苦，舌质偏红，苔黄而腻，脉弦滑数；心肝二经有火导致心烦失眠、癫痫狂证；相火偏旺夹有湿热甚所致的头晕头痛、目赤、遗精、滑精、尿癃闭；舌质边尖红，苔黄或腻，脉弦滑数或濡数等，皆为我选用苦参的重要指征。

【用法】生用，内服，常规用量为 10 ～ 15g。水煎。外用：适量，可煎液保留灌肠，或煎水熏洗，每次可用至 30g。凡辨属虚寒证者忌用。本品苦寒易于败胃伤阳、伤阴津，不宜过用、久用。一般不与藜芦配伍同用。

我在临床上对苦参的使用，内服一般用 10～15g。心肝火旺引起的顽固性失眠者，用量在 20～30 左右。极少数病例用 30～60g。主要用治心律失常、哮喘，以及皮肤科病症用于外治。本品味苦性寒，凡脾胃虚寒、胃气虚弱者，不宜使用。用之可致苦寒败胃，导致胃痛、纳减、呕恶、腹胀、便泻等。

（顾润环　整理）

# 茈胡（柴胡）

【药名】茈胡（别名：地薰），在《神农本草经》后的本草文献中又名山菜、柴草等。

【经文】茈胡，味苦，主心腹、肠胃中结气，饮食积聚，寒热邪气。推陈致新。久服轻身，明目，益精。

【文译】柴胡，味苦。主治心腹、胃肠内气机郁结滞而不散，饮食积滞不化。用之也能治疗寒热邪气所致的恶寒发热，能使人体内推陈出新。长期服用使人身体轻巧，眼睛明亮，也能补益精气。

【药源】本品为伞形科植物北柴胡或狭叶柴胡干燥的根，按性状不同，前者习称"北柴胡"，后者称"南柴胡"。北柴胡主产于河北、河南、辽宁、湖北、陕西等省；南柴胡主产于湖北、四川、安徽等省。春、秋二季采挖。除去茎叶及泥沙，干燥后切段入药。以条粗长、须根少者为佳，且认为北柴胡优于南柴胡。

【药理】本品含 α－菠菜甾醇、春福寿草醇及柴胡皂苷 a、柴胡皂苷 c、柴胡皂苷 d，另含挥发油等。狭叶柴胡根含柴胡皂苷 a、柴胡皂苷 c、柴胡皂苷 d 及挥发油、柴胡醇、春福寿草醇、α－菠菜甾醇等。柴胡具有镇静、安定、镇痛、解热、镇咳等广泛的中枢抑制作用。柴胡及其有效成分柴胡皂苷有抗炎作用，其抗炎作用与促进肾上腺皮质系统功能等有关。柴胡皂苷还有降低血浆胆固醇作用。柴胡有较好的抗脂肪肝、抗肝损伤、利胆、降低转氨酶、兴奋肠平滑肌、抑制胃酸分泌、抗溃疡、抑制胰蛋白酶等作用。柴胡煎剂对结核杆菌有抑制作用。此外，柴胡还有抗感冒病毒、增加蛋白质生物合成、抗肿瘤、抗辐射及增强免疫功能等作用。

【文摘】

《名医别录》　除伤寒心下烦热，诸痰热结实，胸中邪逆，五脏间游气，大肠停积水胀，及湿痹拘挛，亦可作浴汤。

《药性本草》　治热劳骨节烦疼，热气肩背疼痛，劳乏羸瘦。下气消食，宣畅气血，主时疾内外热不解，单煮服之良。

《日华子本草》　补五劳七伤，除烦止惊，益气力，消痰止嗽，润心肺，添精补髓，天行温疾，热狂乏绝，胸胁气满，健忘。

《本草衍义》《神农本草经》并无一字治劳，今人治劳方中鲜有不用者。呜呼！凡此误世甚多。尝原病劳，有一种真脏虚损，复受邪热，邪因虚而致劳，故曰劳者牢也。当须斟酌用之。如经验方中治劳热，青蒿煎丸，用柴胡正合宜耳，服之无不效。热去即须急已，若或无热，得此愈甚；虽至死，人亦不怨，目击甚多。《日华子》又谓补五劳七伤。《药性论》亦谓治劳乏羸瘦。若此等病，苟无实热，医者执而用之。不死何待！注释本草，一字亦不可忽，盖万世之后，所误无穷耳。苟有明哲之士，自可处治，中下之学，不肯考究，枉致沦没，可不仅哉！可不戒哉！如张仲景治寒热往来如疟状用柴胡汤，正合其宜。

《医学启源·用药备旨》　柴胡除虚劳烦热，解散肌热，去早晨潮热，此少阳、厥阴引经药也。妇人产前产后必用之药也，善除本经头痛，非他药所能止，治心下痞，胸膈中痛……胆病非柴胡梢不能除……柴胡泻三焦火……柴胡泻肝火。

《滇南本草》　柴胡阴中阳也。入肝、胆二经，伤寒发汗解表要药。退六经邪热往来，痹痿；除肝家邪热劳热，行肝经逆结之气，止左胁肝气疼痛。治妇人血热烧经，能调月经。伤寒症发汗用柴胡，至四日后方可用，若用在先，阳症引入阴经，当忌用。发汗嫩蕊，治虚热调经用根。

《景岳全书·本草正》　邪实者可用，真虚者当酌其宜，虽引清气上升，然升中有散，中虚者不可散虚，热者不可寒，岂容误哉，兼之性滑，善通大便，凡溏泄脾薄者，当慎用之，热结不通者，用佐当归、黄芩正所宜也。愚谓柴胡之性善泄善散，所以大能走汗，大能泄气，断非滋补之物，凡病阴虚水亏而孤阳劳热者，不可再损营气，盖未有用散而不泄营气者，未有动汗而不伤营血者，营即阴也，阴既虚矣，尚堪再损其阴否？然则用柴胡以治虚劳之热者，果亦何所取义耶？

《长沙药解》　柴胡入少阳之经，清相火之烦蒸，疏木气之结塞，奏效最捷，无论内外感伤，凡有少阳经病，俱宜用之。缘少阳之性，逆行则壅迫而暴烈，顺行则松阳而和平，柴胡清泄而疏通之……痔漏之证，因手少阳之陷，瘰疬之证，因足少阳之逆，并宜柴胡。

《重订石室秘录·筋脉治法》　用柴胡一味，入于补血药中，盖血亏则筋病，用补血药以治筋，宜矣，何以又用柴胡舒散之？不知筋乃肝之余，肝气不顺，筋乃缩急，甚而伛偻。今用柴胡，舒其肝脉之郁，郁气既除，而又济之以大剂补血之品，则筋得其养而宽，筋宽则诸症悉愈矣。

《临床应用汉方处方解说》　药效：解热，镇痛，强壮。用途：肝炎，胸胁苦满，疟疾，黄疸。

【今用】近代著名医家张锡纯　柴胡，味微苦，性平。禀少阳生发之气，为足少阳主药，而兼治足厥阴。肝气不舒畅者，此能舒之；胆火甚炽盛者，此能散之；至外感在少阳者，又能助其枢转以透膈升出之。故《神农本草经》谓其主寒热，寒热者少阳外感之邪也。又谓其主心腹肠胃中结气，饮食积聚，诚以五行之理，木能疏土，为柴胡善达少阳之木气，则少阳之气自能疏通胃土之郁，而其结气饮食积聚自消化也。《神农本草经》言柴胡主寒热、山茱萸亦主寒热。柴胡所主之寒热，为少阳外感之邪，若伤寒疟疾是也，故宜用柴胡和解之，山萸肉所主之寒热，为厥阴内伤之寒热，若肝脏虚极忽寒忽热，汗出欲脱是也，故宜用山萸肉补敛之。二证之寒热虽同，而其病因判若天渊，临证者当细审之，用药慎勿误投也。柴胡非发汗之药，而多用之亦能出汗。小柴胡汤多用之至八两，按今时分量计之，且三分之（古方一煎三服，故可三分）一剂可得八钱。小柴胡汤中如此多用柴胡者，欲借柴胡之力升提少阳之邪以透膈上出也。然多用之又恐其旁行发汗，则上升之力不专，小柴胡汤之去渣重煎，所以减其发汗之力也。……用柴胡以治少阳外感之邪，不必其寒热往来也，但知其人纯系外感，而有恶心欲吐之现象，是即病在少阳，欲借少阳枢转之机透膈上达也。治以小柴胡可随手奏效，此病机欲上者因而越之也。又有其人不见寒热往来，亦并不喜呕，惟频频多吐黏涎，斯亦可断为少阳病，而予以小柴胡汤。盖少阳之去路为太阴湿土，因包脾之脂膜原与板油相近，而板油亦脂膜，又有同类相招之义，此少阳欲传太阴，而太阴湿土之气经少阳之火铄炼，遂凝为黏涎频频吐出，投以小柴胡汤，可断其入太阴之路，俾由少阳而解矣。又，柴胡为疟疾之主药，而小心过甚者，谓其人若或阴虚燥热，可以青蒿代之。不知疟邪伏于胁下两板油中，乃足少阳经之大都会，柴胡能入其中，升提疟邪透膈上出，而青蒿无斯力也。若遇阴虚者，或热入于血分者，不妨多用滋阴凉血之药佐之；若遇燥热者，或热盛于气分者，不妨多用润燥清火之药佐之。是以愚治疟疾有重用生地、熟地治愈者，有重用生石膏、知母治愈者，其气分虚者，又有重用参、芪治愈者，然方中无不用柴胡也。（详见《医学衷中参西录》）

**现代著名医家章次公** 根据《备急千金方》用柴胡方六十五，《千金翼方》三十五，《外台秘要》五十四，《普济本事方》十一，用考证方法，研究其功用，再益之以个人经验，所得结论，其用有三：一祛瘀，二解热，三泄下。

（1）柴胡有祛瘀之效，何以言之？在昔仲景用小柴胡汤治热入血室，与桃核承气汤相对待，桃核承气之治热入血室，以祛瘀为鹄的，则小柴胡汤之治热入血室，非祛瘀而何？小柴胡汤之药品，非柴胡能祛瘀而何？不特此也，《备急千金要方》治癥瘕之方用柴胡，治月经不通之方用柴胡，夫能治癥瘕、能治月经不通，又非祛瘀而何哉？此药不但疏导淋巴、水液壅滞，并能疏导血液潴凝，故《神农本草经》谓其具推陈致新之效。自今世束古籍于高阁，而柴胡祛瘀之功，亦湮没不彰矣。

逍遥散，近世妇科之套方也，方中柴胡甚重要，以为柴胡疏肝解郁。夫曰肝郁，其原因多起于情志不舒，其症状至多，多兼神经性，如肝气痛（即胃神经痛，或肋间神经痛）、气郁血滞之经闭（即月经困难等），然柴胡于神经系病，直接无功效可言，所以可用柴胡者，以柴胡能疏导血液，故间接地治之也。时医用逍遥散，而不知柴胡之用，盖为宋元以后之玄言空论，痼蔽久矣。

（2）柴胡有退热作用，何以言之？昔张元素谓柴胡散肌热，后世以柴葛解肌，仲景以柴胡治寒热往来，近代以柴胡治疟，是柴胡之具有退热作用，知之者众。考日本荒木忠郎，谓柴胡于汉药解热地位，颇为重要，其用于治疟方面，尤为广泛，在台湾疟疾及黑水热患者，有特殊伟效。又，对于疟疾治疗，可为金鸡纳霜之代用药。且服用柴胡，并无何等副作用及使用上之禁忌（见《皇汉医学》）。柴胡既可代金鸡纳霜，则其解热之效，已昭然若揭矣。至柴胡之退热药理，吾尝用推论之法研究之。考西医籍论退热剂之条件有二：①放散体温；②减低体温。金鸡纳霜治疟即属第二种。若以柴胡之治疟言之，则柴胡之退热，当是减低体温。此为次公对照之词，或者大致不谬耳。

沈存中谓柴胡能去骨热，张元素谓柴胡去虚痨，他如罗谦甫之黄芪鳖甲散、秦艽鳖甲散，《直指方》之秦先扶羸汤，均用柴胡治骨蒸痨热。考骨蒸痨热，即西医所谓肺痨病，其说由于肺结核菌产生之毒素，输入血中，刺激体温中枢而生者也。夫骨蒸痨热，既因结核菌为祟，则欲退骨蒸之痨热，势非扑灭结核菌不可。柴胡仅能减低体温，何以能退骨蒸痨热？意者柴胡有疏导血液瘀凝之效，则血液中蕴藏之结核菌毒素，以能疏导而排泄之欤！故用柴胡退骨蒸痨热，必配苦参、青蒿等杀菌清血热之品，始有效也。

（3）至于柴胡之泻下作用，吾非根据日本近藤氏之研究而始知之也，宗人太炎先生，亦尝诏予论及此矣。先生之乡人，有病经闭者，有老医传一方，令单煎柴胡半斤，分数次服，病人以一服二服，经犹不行，遂并其剩余者顿服之，乃泻血几殆，幸参汤得免……患肾囊水肿，下肢亦肿，日服逐水之剂，如硝、黄等，渐次退减，吾乃暂停上药，令服柴胡二两，凡二日，服之亦泻，但不如硝、黄所泻之多而已。

徐衡之先生治湿温症，遇在表症未罢，而大便闭者，恒用柴胡，盖认定柴胡为通散表里之妙药也。吾于湿温症将愈未愈之顷，身热缠绵不退，大便燥结，亦用柴胡，人以为吾用柴胡退热，不知吾用柴胡为泻药也。小儿伤食停滞，入夜发热，吾亦用柴胡，人以为用柴胡退热，不知吾用柴胡所以消导也。读者准吾以上所说，柴胡之作用，不外三端，则近代谓柴胡能激动肝阳，非阴虚之人所宜服，柴胡性升窜散，非江南之人所宜服，种种邪说，不啻如痴人说梦矣。（详见《章次公学术经验集》）

**现代著名妇科医家刘奉五**　柴胡一味，五擅其长。柴胡，性味苦平，入肝胆二经，功能和解退热，舒肝解郁，升举阳气。临床应用较为广泛。但是有的人惧其"升散"之弊，弃而不用，或过于慎重，想用又不敢用。关键在于如何掌握好适应证和用量。由于其味辛性平，能够升发疏散，枢转少阳之机，祛邪外出，故能和解退热。由于它能升发阳气，条达气机，故能舒肝解郁，疏气调经，且有间接益气之效，和表透达，流通经络气血，和调津液，无汗能发，有汗能敛。由于它能升发疏调，不但升阳益胃，助运举中且能升散中焦湿阻，化湿而为津液，故能止带。柴胡本为气分药，入气分能疏气解郁，以气治血，即通过调气而治血分病。因其又入足厥阴肝经，肝为血脏，故又能入血分，行血中之气。配伍不同，不但能祛散血中之寒，又能推动血中之郁热，使之透达外解。关于柴胡的用量：若用于祛邪解热，9～12g 即可。若用于解郁升阳，3～5g 而已，旨在取其药性，引药入经。若用量过大，未必适当。（详见《中医当代妇科八大家》）

**国医大师张琪** 透邪法是我临床治疗发热最常用的基本方法，透邪的关键是柴胡的使用。世人多有"柴胡性燥劫阴"之说，因此在治疗热病时常避之不用。而我治疗发热时，使用次数最多者莫如柴胡。而柴胡具有疏解肝胆、畅利三焦的作用，为利枢机之剂。因此柴胡虽疏解邪气，能开气分之结，但不能清气分之热，故伍黄芩协之以清热，热甚者加用生石膏。我用以柴胡为主药的小柴胡汤加减化裁治疗发热，凡临床表现发热恶寒，苔白脉浮数，恶心欲吐者，皆可用之，不必局限于往来寒热者。常重用柴胡，剂量一般皆在 20g 以上，通过大量病例观察，不仅未见劫阴助热之弊，且屡用屡效，足见柴胡为退热之良药。（详见《中国百年百名中医临床家丛书·张琪》）

**上海著名肺科专家邵长荣** 柴胡味苦辛微寒，有解表退热、疏肝解郁、升举阳气的作用。可用于止咳、平喘、化痰、散结。①治肝止咳：咳嗽之症虽然病因各异，兼症不一，但揆其要，无不由于气机违和，气血津液代谢受扰，痰浊停滞而发。为治之道，贵在求通，通调气机，以疏通肝气为先。柴胡为疏肝要药，我治久咳必用，还常与前胡配合，取柴胡疏肝止咳，散发外邪，前胡下气化痰，一升一降，相辅相成。疏肝祛风常用柴胡、前胡配荆芥、防风、赤芍、白芍、川芎、羌活、独活、蚤休、半边莲、枳壳、枳实，用以治疗咳嗽兼有风邪之症。平肝化痰，用柴胡、前胡配平地木、野菊花、夏枯草、瓜蒌皮、白蒺藜、射干；治疗木火刑金，烁津为痰，上逆犯肺而发为咳者，如伴有胸胁疼痛再加延胡索、川楝子、徐长卿。②通腑逐瘀：气郁痰壅伴有腑热烦闷而致咳嗽引发喘息，用柴胡、前胡合茵陈、全瓜蒌、大黄、白芍、款冬花、桑白皮、蝉蜕等，使腑气畅通，肺肠热清，肺气清降则咳喘自平。③软坚散结：治痰治瘀以治气为先，气顺痰易清，气行血也活。治疗痰结、痰核一类病症，兼有胶痰顽痰则用柴胡、前胡配海蛤壳、海浮石、海藻、莪术、郁金，以达到痰瘀消散的目的。（详见《邵长荣肺科经验集》）

**上海著名中医伤科专家石筱山** 柴胡是用治伤科内伤疾患的一味有效良药。石氏认为：头、胸腔之内伤，不论其新伤宿损，或虚实之证，总与肝经相系。柴胡味苦性微寒而质轻，为厥、少两经的引经药，有升清阳、降浊阴之功，在脏则主血，在经则主气，有振举清气、宣畅气血、推陈致新作用。

伤科内伤疾患无论是卒然受伤，还是损伤日久，都包括气血、脏腑、经络的损伤，伤气主要表现在以疼痛为主要症状，伴有闷胀、呕恶。患者往往诉痛但指不出一个局限明确的范围，如通常所说的"闪气""岔气"，这些都是来势较急、体内气机受阻、不通则痛的反映。在治疗上往往首选柴胡、香附、延胡索等理气止痛药以疏肝解郁、宣通气道。我用柴胡但并不独用，根据临床表现辨证灵活运用，如头部内伤，瘀血凝滞，出现恶心、呕吐等清阳、浊阴升降失调症状，则加细辛、薄荷、姜半夏、姜竹茹；又如胸胁内伤，局部掣痛，呼吸咳嗽转侧牵掣，则加郁金、青皮、川楝子、当归、红花等。根据气血理论，在伤气的同时，往往兼有伤血，故而在理气时不忘活血以增强疗效。（详见《中华名中医治病囊秘·石筱山／石仰山卷》）

【师说】柴胡一药，有南、北之分，一般认为北柴胡入药为佳。其味苦、辛，性微寒。主入肝、胆经。其功效广泛，主治病症尤多。我在临证时，以其病症及发病机理热、郁、滞、瘀、胀、痛、陷为主线，分而治疗诸多病证。

（1）多种发热。本品辛散、苦泄，微寒能退热，善于祛邪解表退热，也可疏散少阳半表半里之邪，用治如下。①外感表证发热：无论风寒、风热表证，皆可用之，风寒表证，症见恶寒发热，头身作痛，可用柴胡配防风、苏叶、荆芥、薄荷、生姜等治之；寒邪入里化热，恶寒轻发热重者，用柴胡配葛根、羌活、前胡、黄芩、石膏等；但热不寒，高热不退者，用柴胡、黄芩、青蒿、石膏、鸭跖草、马鞭草、薄荷等治之；②伤寒邪在少阳：症见往来寒热，胸胁苦满，口苦咽干，目眩，选小柴胡汤（柴胡、人参、甘草、半夏、黄芩、生姜、大枣）治之；半表半里之发热，用柴胡、黄芩、法半夏、太子参等治之；③疟疾发热：其特点为寒战、高热交作，具有明显规律性，高热可达 39 ～ 40℃。我早年在夏秋季治疗疟疾尤多，皆以柴胡配常山、草果、青蒿、青皮、半夏、甘草等治之；④经期、产后外感发热：妇女经期或新产之后恶露不尽，又感受外邪，邪热与瘀血互结，致寒热往来无定时，入夜尤著，并可伴语言错乱，神志异常，我用柴胡配栀子、黄芩、石膏、生地、地骨皮、当归、白芍、丹参、桃仁、红花等治之，效佳；⑤肺系急性感染：扁桃体炎、支气管扩张症继发感染等以发热、咽喉肿痛、胸痛、咳吐黄脓痰或痰中夹血为主症者，我用柴胡配黄芩、金银花、冬凌草、连翘、冬瓜子、芦根、鱼腥草、生薏苡仁、仙鹤草、甘草等治之；⑥结核性胸膜炎急性发作：症见高热、咳嗽、胸痛等，胸透胸腔或有积液者，可用柴胡配炙百部、黄芩、青蒿、丹参、葶苈子、白芥子、车前子、大枣等治之；⑦急性胰腺炎：症见发热甚、恶寒轻，上腹部疼痛，便结腑实者，我以大柴胡汤（柴胡、黄芩、芍药、半夏、枳实、大黄、生姜、大枣）加金银花、连翘、白花蛇舌草、青蒿、石膏等治之；⑧小儿外感发热：我用清代医家杨栗山的升降散（蝉蜕、僵蚕、姜黄、大黄）再加柴胡、青蒿等治之，效佳；⑨不明原因发热：用柴胡配玉竹、黄芩、白芍、青皮等治疗一时诊断不明，尚不明确病因的发热，以及小儿、老人骨蒸潮热等；⑩咳喘：用柴胡配乌梅、川贝母、南沙参、麦冬、款冬、功劳叶等治疗虚劳久咳、痰少。

（2）肝郁失疏。本品能辛行苦泄，性善条达肝气，能疏肝解郁。用柴胡配青皮、川楝子、姜黄、金钱草、郁金等可治疗肝失疏泄、气机郁阻所致的胸胁、少腹胀痛，以及肝炎、肝硬化、胆囊炎伴胆石症等病程中发作的胸胁胀痛。还可用柴胡配当归、泽兰、青皮、川楝子、延胡索等治疗妇女月经不调、痛经等；用柴胡配香附、白芍、白芥子、川芎、路路通、益母草、王不留行、丝瓜络等治疗乳胀、乳癖、乳癖等病症。

我在临床上尤喜用柴胡治疗由气机郁滞所致的病症。例如：①用柴胡、当归、白芍、白术、茯苓、青皮、陈皮、郁金、丹参等配伍治急慢性肝炎；②柴胡配郁金、蒲公英、枳壳、赤芍、川楝子、延胡索治疗急性胆囊炎，若在此方中再加金钱草、海金沙、鸡内金、威灵仙、虎杖等可治疗结石性胆囊炎；③柴胡配郁金、虎杖、生薏苡仁、生山楂、射干、荷叶、青皮、泽泻、决明子等，治疗脂肪肝以肝区胀痛、脘腹痞满作胀、便下溏垢为主症者；本方亦可治疗肝硬化者；④以柴胡配香附、白芍、白芥子、夏枯草、浙贝母、土贝母、路路通、生麦芽、穿破石等治疗乳腺结节、增生、囊肿而致乳房胀痛者；⑤柴胡配白术、当归、白芍、茯苓、大腹皮、木香、枳壳等，治疗肝胆术后胃肠功能紊乱致胁肋胀痛、腹胀、嗳气、纳少、呕哕者；⑥柴胡配乌梅、诃子、煨肉豆蔻、白术、炒白芍、防风、羌活、泽泻等治疗由肝郁引起的肝脾不调腹泻、痛泻等；⑦柴胡配白花蛇舌草、生黄芪、丹参、党参、白术、灵芝、猪苓、升麻、紫草、水牛角、叶下珠、溪黄草、土茯苓、虎杖等治疗乙型肝炎病毒携带，部分病例能使阳性转阴；⑧柴胡配白芍、佛手、枳壳、砂仁、五味子、柏子仁、茯神、酸枣仁、夜交藤、合欢花、龙骨、牡蛎、珍珠母等治疗肝郁致失眠症。对顽固性失眠者，再加延胡索、徐长卿，效佳；⑨用柴胡为主的柴胡加龙骨牡蛎汤（柴胡、龙骨、牡蛎、人参、生姜、桂枝、茯苓、黄芩、半夏、铅丹、大黄、大枣）合甘麦大枣汤（甘草、大枣、小麦），再加八月札、香附、郁金等，可治疗男女更年期综合征、抑郁症等。

（3）食积便秘。脾胃气机失畅，常见老人、小儿食积腹胀、便秘等，我用柴胡配枳壳、莱菔子、鸡屎藤、布渣叶、生大黄、制大黄、鸡内金、焦三仙、陈皮等消食积、通大便。

（4）气滞血瘀。肝郁病久导致血瘀，致冠心病心绞痛，见心前区胀痛或刺痛，心律失常，口唇及舌质紫暗，瘀斑瘀点较多，脉细涩者，我在临床上常用柴胡、当归、生地、桃仁、红花、枳壳、赤芍、甘草、桂枝、川芎等治疗。

（5）淋证。我常用柴胡配五味子、金银花、蚤休、青蒿、白花蛇舌草、积雪草、六一散、萆薢、黄柏、萹蓄等治疗急慢性尿路感染致发热，腰酸，尿痛，尿解不畅等。

（6）痛证。用柴胡配川芎、蔓荆子、茺蔚子、白芷、白蒺藜、石楠叶、菊花、延胡索、姜黄、全蝎、僵蚕、甘草、赤芍、白芍等治疗偏头痛。

（7）耳聋耳鸣。用柴胡配龙胆、栀子、黄芩、蝉蜕、葛根、磁石等治疗肝胆郁热上冲少阳耳窍所致的耳鸣、耳聋。

（8）自汗、盗汗。柴胡配黄芪、党参、升麻、麻黄根、仙鹤草、浮小麦、五味子、煅牡蛎等治疗自汗；柴胡配胡黄连、糯稻根、浮小麦、稽豆衣、桑叶、酸枣仁、西洋参、青蒿、鳖甲、地骨皮、秦艽等治疗阴虚内热盗汗。

（9）湿疹。柴胡配龙胆、白鲜皮、苦参、蛇床子、地肤子、白毛夏枯草等可治疗阴囊、肛门湿疹作痒、妇女阴痒等。

（10）外伤肿痛。柴胡配三七、红花、桃仁、刘寄奴、苏木、姜黄等，治疗跌打损伤致瘀肿胀痛等。

（11）中气虚陷。柴胡配升麻、桔梗、生黄芪、党参、白术等治疗因中气不足、脾胃气机下陷所致的诸多内脏下垂、脱肛、疝坠，以及血压偏低等。

总之，热、郁、瘀、滞、胀、痛、虚、陷等重要病因病机所致的肝胆、胸胁苦满而胀痛或刺痛，脘腹作胀、食后嗳气、纳呆、泛恶，胸痹心痛，性躁、情志不舒、闷闷不乐，往来寒热；外感发热、自汗、盗汗、气虚气陷致内脏下垂；妇女月经不调，经前乳胀。舌质暗淡，苔白或微黄腻，脉细弦。查肝功能损害，B超示胆囊壁毛糙，或有结石、息肉及肝、脾肿大或肝囊肿等皆为我使用柴胡的重要指征。

柴胡与银柴胡相较：柴胡多用于治疗外感发热、气虚发热等热证；而银柴胡多用于虚热如劳热骨蒸、小儿疳积发热等，临证应当区别选用之。

【用法】内服：3～9g。水煎。解表退热宜生用，且用量宜稍大，一般可用10～20g；疏肝解郁宜醋炙；升阳可生用或酒炙，其用量均宜稍轻，用5～8g即可。治疗疟疾，柴胡宜用鳖血炒炙用。须加注意：柴胡性升发散，对呕吐、呃逆者应忌用；阴虚阳亢、肝风内动、肝火上炎致高血压病、脑中风及出血病症，气机上逆者，无肝郁气滞证者皆应忌用。前人有"柴胡劫肝阴"之说，我确无此临证体验。

（周兴武　整理）

# 芎劳（川芎）

【药名】芎劳，在《神农本草经》后的本草文献中又名川芎、胡芎、贯芎、抚芎、台芎等。

【经文】芎劳，味辛，温。主中风入脑头痛，寒痹筋挛，缓急，金疮，妇人血闭无子。

【文译】芎劳，味辛，性温。主治中风进入脑部而引发的头痛。也治寒痹造成的筋脉拘挛，能舒缓挛急症状。还可治疗金刃创伤及妇女闭经、不孕。

【药源】本品为伞形科植物川芎的干燥根茎，主产于四川、贵州、云南，以四川产者质优。5月采挖，除去泥沙，晒后烘干，再去须根。可切片生用或酒炙。以根茎肥大、丰满沉重、外黄褐色、内有黄白菊花心者为佳。

【药理】本品含生物碱（如川芎嗪），挥发油（主要为藁本内脂、香烩烯等），酚类物质（如阿魏酸），内脂素以及维生素A、叶酸、蔗糖、甾醇、脂肪油等。川芎嗪能抑制血管收缩也能扩张冠状动脉，增加冠状动脉血流量，改善心肌的血氧供应，并降低心肌的耗氧量；川芎嗪也可扩张脑血管，降低血管阻力，能显著增加脑及肢体血流量，改善微循环，降低血小板表面活性，抑制血小板凝集，预防血栓的形成；所含阿魏酸的中性成分，小剂量可促进、大剂量可抑制子宫平滑肌。水煎剂对动物中枢神经系统有镇静作用，并有明显而持久的降压作用；可加速骨折局部血肿的吸收，促进骨痂形成；有抗维生素 E 缺乏作用；能抑制多种杆菌；有抗组织胺和利胆作用。并有镇痛、镇静、解痉、抗抑郁、平喘等作用。

【文摘】

《名医别录》 除脑中冷动，面上游风去来，目泪出，多涕唾，忽忽如醉，诸寒冷气，心腹坚痛，中恶卒急肿痛，胁风痛，温中内寒。

《日华子本草》 一切风，一切气，一切劳损，一切血。补五劳，壮筋骨，调众脉，破癥结宿血，养新血，吐血鼻血溺血，脑痈发背，瘰疬瘿赘，痔瘘疮疥，长肉排脓，消瘀血。

《本草衍义》 今出川中，大块，其里色白，不油色，嚼之微辛甘者，佳。他种不入药，只可为末，煎汤沐浴。此药今人所用最多，头面风不可缺也，然须以他药佐之。

《医学启源·用药备旨》 川芎补血，治血虚头痛之圣药。妊娠胎动，加当归，二味各二钱，水二盏，煎至一盏，服之神效……《主治秘要》云：川芎气厚味薄，浮而升，阳也。其用有四：少阳引经一也，诸头痛二也，助清阳之气三也；去湿气在头四也。

《珍珠囊补遗药性赋》 川芎祛风湿，补血清头……主筋挛……明目，疮家止痛……白芷为之使……其用有二：上行头角，助元阳之气而止痛；下行血海，养新生之血以调经。

《景岳全书·本草正》 川芎，气中之血药也，反藜芦，畏硝石、滑石、黄连者，以其沉寒而制其升散之性也，芎归俱属血药，而芎之散动尤甚于归，故能散风寒治头痛，破瘀蓄，通血脉、解结气，逐疼痛，排脓消肿，逐血通经。同细辛煎服治金疮作痛，同陈艾煎服，验胎孕有无（三四月后服此微动者胎也）。以其气升，故兼理崩漏眩晕；以其甘少，故散则有余，补则不足。唯风寒之头痛极宜用之，若三阳火壅于上而痛者得升反甚，今人不明升降而但知川芎治头痛，谬亦甚矣，多服久服，令人走散真气。

《本草纲目》 燥湿、止泻痢，行气开郁……杲曰：头痛必用川芎，如不愈加各引经药，太阳羌活，阳明白芷，少阳柴胡，太阴苍术，厥阴吴茱萸，少阴细辛是也。震亨曰：郁在中焦，须抚芎开提其气以升之，气升则郁自降。故抚芎总解诸郁，直达三焦，为通阴阳气血之使……左传言麦曲鞠芎御湿，治河鱼腹疾。予治湿泻每加二味，其应如响也。血痢已通而痛不止者，乃阴亏气郁，药中加芎为佐，气行血调，其病立止……虞搏曰：骨蒸多汗及气弱之人不可久服……五味入胃，各归其本脏，久服则增气偏胜，必有偏绝。

《本草汇言》 川芎除胁痛，养胎前，益产后……同归芍可以生血脉而贯通营阴。若产科、眼科、疮肿科，此为要药。

《经证证药录》　川芎善达肝郁，而升脾陷，故止疼痛而收脱泄，凡本经主病，足经不能统治者，如顶背肩胁，佐以通经之药，无不奏效，故为肝气郁陷之圣药。

《百药效用奇观》　血瘀生风而致半身不遂者，川芎质虽坚实，而性最疏通，味辛性温，行气活血通瘀，尤善上升头顶，行脑络之瘀，血行风自灭也。芎劳能引脏腑之精气上达脑部，自能排挤重浊之气下降，而脑部之充血亦可因之下降，半身不遂可除。

【今用】**近代著名医家张锡纯**　芎劳味辛，微苦，微甘，气香窜，性温。温窜相并，其力上升、下降、外达、内透无所不至。故诸家本草，多谓其能走泄真气，然无论何药，皆有益有弊，亦视用之何如耳。其特长在能引人身清轻之气上至于脑，治脑为风袭头疼，脑为浮热上冲头疼，脑部充血头疼。其温窜之力，又能通活气血，治周身拘挛，女子月闭无子。虽系走窜之品，为其味微甘且含有津液，用之佐使得宜，亦能生血……芎劳能引脏腑之轻气上达脑部，自能排挤重浊之气下降，而脑部之充血亦即可因之下降，犹无论何气，在轻气中自下沉也，此其所以治脑部充血头疼也……四物汤中用芎劳，所以行地黄之滞也。所以治清阳下陷时作寒热也。若其人阴虚火升，头上时汗出者，芎劳即不宜用。（详见《医学衷中参西录》）

**现代著名医家章次公**　本品虽非专主血证，然确为理血之要药。本品多量有麻醉性，故肠胃神经痛等，亦可以此治之。用其少量，则有兴奋作用，古人谓川芎芳香行气，所谓行气，盖即兴奋之意。刘曜曦转述东人之说，谓大量川芎有麻醉大脑之作用，按沈括《梦溪笔谈》，曾载有久服川芎暴亡一事，暴亡之原因，殆不外乎麻醉过甚，可与刘说相印证。（详见《章次公学术经验集》）

**北京著名医家焦树德**　川芎味辛性温。辛温走窜，为血中气药，上行头目，下行血海，一往直前，走而不守。功能行气活血、搜风、开郁等……川芎加入补血剂中，能行血滞，并能行血中湿气。例如四物汤（熟地黄、白芍、当归、川芎）中即利用川芎的行血散湿气以防止熟地黄、白芍黏腻滞碍，而促使补血药物能更好地发挥补血作用。但用量要随症增减。川芎是产于四川省的芎劳，因其性味辛温走窜，走而不守，性味燥烈，所以前人不主张单用或单味久服，认为久服会对人有损，因而《本草从新》中说"（川芎）单服久服，令人暴亡"。因此我们也应注意互相配伍应用。白芷偏于治阳明经（前头部）风湿头痛，川芎偏于治少阳经（头两侧部）血郁气滞头痛。据现代研究报道，本品动物试验有降低血压的作用；小量可使受孕动物的子宫收缩增强，但大量反使子宫收缩受抑制。（详见《用药心得十讲》）

【师说】《神农本草经》所载之芎劳，即今习用的川芎。因以产于四川者质佳而名川芎。其味辛，性温。归肝、心包经。具有行气活血、祛风止痛之功。我在临床上常用之治疗以下病证。

（1）血瘀气滞疼痛。因本品辛散温通，既能活血，又能行气，为血中之气药，故能广泛运用于血瘀气滞所致的胸、胁、脘、腹疼痛等。例如：①川芎配丹参、生白芍、葛根、老鹳草、木瓜、羌活等活血解痉，治疗项背强直而肩颈疼痛，或椎—基底动脉供血不足引起的头昏痛；②川芎配丹参、赤芍、郁金、红花、桃仁、香附、姜黄、五灵脂等治疗血瘀胸痹心痛；③川芎配荆芥、细辛、防风、白芷、藁本等治疗外感风寒头痛、身痛；④川芎配钩藤、全蝎、蜈蚣、天麻、茶叶、白芍、甘草、荆芥、防风等治疗头痛、偏头痛、三叉神经痛；⑤川芎配菊花、桑叶、石膏治疗风热头痛；⑥川芎配枳壳、法半夏、白芍、川楝子、延胡索治疗肝胃气滞作痛及肝、胆、胰发病作痛。总之，川芎为治疗因瘀血气滞引起的多种疼痛之要药。

（2）脑病。川芎配紫河车、丹参、桃仁、玉竹、黄精等治疗脑萎缩；川芎配当归、赤芍、白芍、葛根、白蒺藜、蔓荆子、天麻、半夏、白术、石菖蒲等治疗老年人眩晕、目花、健忘等；川芎配知母、牛膝等治疗高血压、脑动脉硬化、脑供血不足；川芎配夏枯草、天麻治疗肝阳上亢、头晕头痛、耳鸣等；川芎配枣仁、茯神、知母治疗虚烦不眠；川芎配桂枝、当归、羌活、天麻、秦艽、桑枝、防风、路路通、鸡血藤、威灵仙等治疗中风中经络偏枯等症。

（3）月经不调。川芎配黄芪、当归、白芍、熟地治气血亏虚致月经不调；川芎配当归、乌药、香附、益母草等治疗妇女痛经及胞宫寒凝气滞腹痛；用川芎配小茴香、肉桂、白芍治疗月经不调及小腹疼痛由肝郁气滞血瘀所致者。

（4）痹证风湿痛。川芎配防风、羌活、独活、附子治疗周身关节痹痛；川芎配杜仲、桑寄生、续断、独活、桂枝、秦艽治疗腰背疼痛；川芎配白芷、防风治疗面神经麻痹；川芎配桑枝、豨莶草治疗痹证作痛；川芎配板蓝根、桂枝、杏仁、炙甘草、冬凌草、黄连、灯心、百合、珍珠母等治疗风湿热毒引发的心肌炎。

（5）痈肿疼痛。川芎配桃仁、红花、赤芍、合欢皮、姜黄等治疗外科痈疡肿痛等；川芎配鸡血藤、桃仁、红花、白芷、丹参、三七、地鳖虫等治疗外伤科软组织损伤致肿痛；川芎配生山楂、五味子研粉，用陈醋外敷治疗骨质增生。

（6）乳中结块。川芎配丹参、赤芍、枳壳、土贝母、山慈菇、王不留行、凌霄花、漏芦治疗乳腺增生病。

可见川芎在临床上的运用集中于以下两个方面：一是祛风止痛；二是活血行气化瘀止痛。经现代药理研究，川芎有补血作用，可用于再生障碍性贫血及白细胞或血小板减少症的治疗。此外，还可用于治疗下肢结节性疾病、新生儿硬皮症、腰肌扭挫伤、肋间神经痛、骨质增生引起的膝、足跟、腰椎、颈椎等疼痛，以及慢性乳腺病、重症肝炎、功能性子宫出血、妇女血闭癥瘕、不孕症、慢性肾炎、脑血管性头痛、外伤性头痛等。

我临证应用川芎的主要依据有：痛证伴有血瘀证；头痛肢冷，呈阵发性或游走性疼痛或痛有定处；病在上属经络不通或风痰上扰；胸前区闷痛，心电图检查有 ST 段及 T 波改变；胃脘隐痛、胀痛或刺痛；胸胁脘腹疼痛明显而由血瘀气滞引起，或时痛时止；局部有肿块，疼痛久治不愈；舌质暗红，舌有瘀斑，舌下静脉曲张；脉沉弦或细涩，或结代，或弦紧或浮紧；血检血液呈高黏、高凝状态；脑血流图检查有低平波；脑 CT 检查脑动脉硬化、腔梗或脑萎缩；抗"O"、血沉高。

【用法】内服：10～15g。水煎。特殊需要时可用至 30g。一般多以生用，或用酒炙用。本品辛燥，凡阴虚火旺多汗、热盛及无瘀出血证、月经过多及出血性疾患等均应慎用。上盛下虚、气弱者及孕妇均应忌用。

（周兴武　整理）

# 当　归

【药名】当归（别名：干归），在《神农本草经》后的本草文献中又名秦归、西当归、岷当归、土当归等。

【经文】当归，味甘，温。主咳逆上气，温疟，寒热洗洗在皮肤中。妇人漏下，绝子，诸恶疮疡，金疮。煮饮之。

【文译】当归，味甘，性温。主治咳嗽气逆作喘、温疟引起的发冷发热，以及皮肤内外发热怕冷，且有皮肤战栗状。也治妇女漏下、不孕症及长期不愈的恶疮、金刃创伤。均可煎煮服用治之。

【药源】本品为伞形科植物当归的根，主产于甘肃省东南部的岷县（秦州），产量多，质量好。其次，产于陕西、四川、云南、湖北等省。秋末采挖，除尽芦头、须根，待水分稍行蒸发后按大小粗细分别捆成小把。用微火缓缓薰干或用硫黄烟薰，防蛀防霉切片生用，或经酒拌、酒炒用。以头圆尾多、色紫、气香、肥润为佳。

【药理】本品中含 β–蒎烯、α–蒎烯、莰烯等中性油成分。含对–甲基苯甲醇、5–甲氧基 –2,3– 二甲苯酚等酸性油成分以及有机酸、糖类、维生素、氨基酸等。当归挥发油能对抗肾上腺素–垂体后叶素或组织胺对子宫的兴奋作用，使子宫收缩加强。当归有显著扩张冠脉作用，增加冠脉血流量。当归对心肌缺血亦有明显保护作用。阿魏酸钠有明显的抗血栓作用，能显著促进血红蛋白及红细胞的生成。总之，药理研究表明，当归对呼吸、循环、血液、免疫、神经系统均有作用，其作用包括抗动脉粥样硬化、抑制肺纤维化、促进造血、增强免疫功能、中枢抑制、镇痛、抗惊厥、神经修复、抗衰老、抗肿瘤等。

【文摘】

《名医别录》　温中止痛，除客血内塞，中风痉，汗不出，湿痹，中恶客气，虚冷，补五藏，生肌肉。

《药性本草》　止呕逆，虚劳寒热，破宿血，主女子崩中，下肠胃冷，补诸不足，止痢腹痛。单煮饮汁，治温疟，主女人沥血腰痛，疗齿痛不可忍。患人虚冷加而用之。

《珍珠囊补遗药性赋》 当归（畏菖蒲、海藻，恶热麸）……可升可降，阳也。其用有四：头，止血而上行；身，养血而中守；梢，破血而下流；全，活血而不走。

《医学启源》 其用有三：心经药一也；和血二也；治诸病夜甚三也……血病须去芦头用……当归酒浸，助发散之用也。

《汤液本草》 当归入手少阴，以其心主血也；入足太阴，以其脾裹血也；入足厥阴，以其肝藏血也。头能破血，身能养血，尾能行血，用者不分，不如不使。若全用，在参、芪皆能补血……唯酒蒸当归，又治头痛，以其诸头痛皆属木，故以血药主之。

《景岳全书》 专能补血，其气轻而辛，故又能行血，补中有动，行中有补，诚血中之气药，亦血中之圣药也。头止血上行，身养血中守，尾破血下流，全活血不走，大约佐之以补则补，故能养营养血，补气生精，安五脏，强形体，益神志，凡有形虚损之病，无所不宜。佐之以攻则通，故能祛痛、通便、利筋骨，治拘挛瘫痪、燥、涩等证。营虚而表不解者，佐以柴葛麻桂等剂，大能散表卫热；而表不敛者，佐以六黄之类又能固表。唯其气辛而动，故欲其静者当避之，性滑善行，大便不固者当避之。凡阴中火盛者，当归能动血，亦非所宜。阴中阳虚者，当归能养血，乃不可少。若血滞而为痢者，正所当用，其要在动滑两字。若妇人经期血滞，临产催生及产后儿枕作痛，俱当以此为君；小儿痘疹惊痫，凡属营虚者，必不可少。

《本草纲目》 治一切风，一切血，补一切劳，破恶血，养新血，及癥癖，肠胃冷……治头痛，心腹诸痛，润肠胃筋骨皮肤，治痈疽，排脓止痛，和血补血。

《罗氏会约医镜》 当归辛温，血虚有寒者，宜多用；血有热者，宜少用。凡阴虚火动，大便不固者，忌之。入吐血、衄血剂中，须用醋炒，以其辛能动血也。

《徐大椿医书全集·药性切用》 极善滑肠，泄泻忌用。如不得已，土炒可以益脾，糯粉炒可以厚胃，用者详之。”

《百药效用奇观》 当归血家要药，为什么能主咳逆上气？咳逆上气有新病、久病之分。一般说来，新病在气，久病入络伤血……故新病邪实在气，亦可配用当归，使气血相依，相得益彰。久病在血，血不和则气逆，用当归和血、调血，即能顺气、治气……肺燥亦令人咳，当归……能润肺金之燥，故《神农本草经》谓其主咳逆上气。

【今用】近代著名医家张锡纯 当归……唯虚劳多汗，大便滑泻者，皆禁用。当归之性虽温，而血虚有热者，亦可用之，因其能生血即能滋阴，能滋阴即能退热也……至于女子产后受风发搐，尤宜重用当归……是以愚治此等证，恒用当归一两，少加散风之品以佐之，即能随手奏效。（详见《医学衷中参西录》）

现代著名医家章次公 当归自宋元以后，以为补血妙药，然考之补血药之定则，当归未必具此功效。盖当归之用，全在和血，如循环障碍，当归能和之。当归之治子宫病，则中外无异辞，尤以痛经为当归专长。夫月经至期不至，或至而排泄困难，或子宫壁为欲排除子宫腔内蓄积之血液，而进行收缩，以致腹痛者，当归均能治之。若子宫发生炎症而起疼痛，则当归非其治也。（详见《章次公学术经验集》）

**北京著名医家焦树德**　当归味辛甘、微苦，性温，是治疗血分病最常用的药。能使血各归其所，故名"当归"。它的主要功能如下。①补血。本品配黄芪（黄芪30g、当归6～9g）名当归补血汤，常用于失血后而血虚、气血不足、产后流血过多等症；配熟地黄、白芍、川芎，名四物汤，是最常用的补血药方，此方随证加减，可用于各种血虚证。近些年来，也常用此方随症加减，治疗各种贫血。②活血。当归还有活血通络、散瘀消肿的作用，与红花、赤芍、三七、桃仁、乳香、没药等配伍，可用于跌打损伤、瘀血肿痛；配连翘、金银花、赤芍、红花、皂角刺、炙穿山甲等，可用于痈疮初起、肿胀疼痛；与桂枝、羌活、独活、威灵仙、片姜黄、红花、薏苡仁、续断、附子等配合，可用于风寒湿痹、臂腿腰足疼痛；与川芎、红花、半夏、防风、黄芪、桂枝、白芍、熟地黄、炙穿山甲等配合，可用于肌肤麻木不仁等症。③润肠通便。年老、久病、产后失血或津液不足者，因血虚肠燥而大便秘结，可用当归养血润肠而通便，常与麻仁、生地黄、熟地黄、桃仁、肉苁蓉、郁李仁、瓜蒌仁、大黄等同用。④调月经。当归与熟地黄、赤芍、川芎、红花、桃仁、茜草、香附等同用，可用于气血凝滞而致的经闭；与白芍、香附、延胡索、炒川楝子等同用，可用于经行腹痛；与生地黄、白芍、白术、艾炭、阿胶珠、棕榈炭等同用，可用于月经过多、崩漏等症。总之，当归能调理冲、任、带三脉，善能补血、和血，故为妇科调理经血最常用之药。前人把它称之为"妇科专药"，无论胎前、产后各病，都常随证加减采用。白芍补血偏于养阴，其性静而主守；当归补血偏于温阳其性动而主走。血虚生热者宜用白芍，血虚有寒者宜用当归。当归配黄芪、党参，可生气补血；配大黄、牛膝，可破下部瘀血；配川芎、苏木、红花、桔梗，可活上部瘀血；配桂枝、桑枝、路路通、丝瓜络，可通达四肢，活血通络。当归头和当归尾偏于活血、破血；当归身偏于补血、养血；全当归既可补血又可活血；当归须偏于活血通络。酒当归（酒洗或酒炒）偏于行血活血，土炒当归可用于血虚而又兼大便溏软者，当归炭用于止血。用量一般为3～9g，急重病有时用到15g。大肠滑泄和火旺者，均不宜选用本品。（详见《用药心得十讲》）

【师说】当归，有浓郁香气，其味甘、辛、微苦，性温。主归心、肝二经。具有补血、活血、调经、止痛、润肠等功效。当今临床上被医家们广泛应用。我亦多用之治疗以下病证。

内儿科病证。

（1）配独活、桂枝、白芍、秦艽、防风、姜黄、鸡血藤治疗风寒湿痹。

（2）配木香、牛蒡子治疗血虚肠燥便秘。

（3）配黄芪、川芎、牛膝治疗气血亏虚头痛。

（4）配熟地、陈皮、半夏、茯苓、甘草、白芍、旋覆花治疗慢性气管炎咳喘发作。

（5）配赤芍、水蛭、丹参治疗慢性肝炎、肝硬化。

（6）配黄芪、党参、桂枝、白芍、赤芍、细辛、水蛭、桃仁、红花、川芎治疗脑卒中半身不遂。

（7）配桃仁、红花、白头翁、秦艽、黄连、木香治疗血痢腹痛。

（8）配熟地、黄芪、党参、大枣治血虚体弱。

（9）配赤芍、川芎、白术、茯苓、泽泻、益母草、冬瓜皮、白花蛇舌草治疗慢性肾炎水肿。

（10）配桃仁、红花、川芎、赤芍、生地、川牛膝、柴胡、桂枝、枳壳、甘草治疗冠心病心绞痛。

（11）配地黄、麦冬、山药、阿胶、枸杞子、人参、甘草治疗肝肾虚损，阴精不足之虚喘、骨蒸潮热。

（12）配车前子、炙麻黄、桑螵蛸等治疗小儿遗尿。

妇科病证。

（1）配川芎、白芍、丹皮、香附、桃仁、红花、熟地等治疗月经不调及不孕症。

（2）配丹参、白芍、艾叶、炮姜、香附、延胡索等治疗经行腹痛、宫冷不孕。

（3）配桃仁、红花、川牛膝等治疗经闭不通。

（4）配水牛角、仙鹤草等治疗血热崩漏。

（5）配白芍、丹参治疗血虚有瘀崩漏。

（6）配黄芪、白芍、菟丝子、生地、荆芥穗治疗胎漏、小产、滑胎。

（7）配白芍、丹参、槐花、天麻、杜仲、桑寄生治疗妇女妊娠高血压综合征。

（8）配肉苁蓉、何首乌治疗产后血虚便秘。

（9）配川芎、红花、益母草、枳壳、川牛膝、马齿苋、失笑散治疗人工流产术后宫内残留物不尽及恶露不绝。

（10）配赤芍、白芍、熟地、山药、山萸肉、丹皮、茯苓等治疗阴血不足、月经不调、不孕症。

外伤科病证。

（1）配白芍、炙乳香、炙没药、川芎、红花、苏木、白芷、胆南星、三七、骨碎补、生地治疗跌打损伤。

（2）配黄芪、党参、制首乌、熟地、川牛膝治疗骨折后期气血两虚、四肢无力等。

（3）配山甲、柴胡、红花、天花粉、甘草、桃仁、酒大黄治疗外伤胸胁疼痛。

（4）配苦参、玄参、赤芍、丹参、川芎、怀牛膝、金银花治疗脉管炎。

（5）配黄芪、党参、升麻、熟地、茯苓、龙眼肉、白芍、柴胡、甘草治疗疮疡久不愈合。

皮肤科病证。

（1）配黄芪、桂枝、干姜、蝉蜕、白术、大枣、防风、陈皮治疗荨麻疹气血两虚证。

（2）配黄芪、干姜、白术、大枣、附子、肉桂治疗红斑狼疮辨属脾肾阳虚证。

（3）配黄芪、肉桂、人参、茯苓、白术、甘草、熟地、白芍、川芎治疗硬皮病。

（4）配黄芪、川芎、地龙、红花、桃仁、赤芍、附子、肉桂治疗雷诺病。

我必用当归之指征有如下几点：腹痛；大便艰行；咳嗽咯痰难出；面色萎黄，呈贫血貌，血红蛋白较低，血虚体弱；头晕头昏；恶疮，金刃创伤；痈疽疮疡；月经病的期、量、色、质改变；妊娠出血较多；月经后期，产后血虚；血虚血瘀，崩漏淋漓有瘀块；肢体冷而麻木，皮色暗者；疮疡久不收口，疮疡漫肿平塌者；头晕，失眠，心悸；腰痠无力；有明确的外伤史；舌淡；舌有瘀点，苔白；脉沉细或细涩等。

生当归、酒当归、当归炭的选用：生者质润，长于补血、调经、润肠通便，多用于血虚便秘、血虚体亏、痈疽疮疡等；酒当归功善活血、补血、调经，多用于血虚经闭、痛经、月经不调、风湿痹痛等。当归炭以止血和血为主，多用于崩中漏下、月经过多、血虚出血等。

当归也有分归头、归尾、归身部位入药，三部皆用的为全当归。前人有谓全当归补养气血、活血，归头补气，归身补血，归尾活血通络消瘀。

【用法】内服：10～15g。水煎，如用润通大便可用至20g。当归无明显毒性，不良反应也少。但肥人痰湿盛者、大便溏者、肝硬化腹水者、阴血虚有热者、中焦湿热内盛者、中盛胀满者、有外感表证者、肝火偏旺者，皆不宜使用当归。

（周兴武　整理）

# 麻　黄

【药名】麻黄（别名：龙沙），在《神农本草经》后的本草文献中又名卑相、卑盐等。

【经文】麻黄，味苦，温。主中风，伤寒，头痛，瘟疟。发表出汗，去邪热气，止咳逆上气，除寒热，破癥坚积聚。

【文译】麻黄，味苦，性温。主治感冒风寒之邪引起的头痛，能治疗温热疟疾。可以发汗解表，祛除引起恶寒发热的邪气，还能宣肺止咳平喘，祛除恶寒发热表证，攻克体内癥瘕积聚等肿块。

【药源】本品为麻黄科植物草麻黄、中麻黄或木贼麻黄的草质茎，主产于河北、山西、内蒙古、甘肃等地。秋季采割绿色的草质茎，晒干，除去木质茎、残根及杂质，切段，入药用。以干燥、茎粗、淡绿色、内心充实、味苦涩者为佳。

【药理】本品主要成分为麻黄碱，并含少量伪麻黄碱、挥发油、黄酮类化合物、麻黄多糖等。麻黄挥发油有发汗作用，麻黄碱能使处于高温环境中的人汗腺分泌增多增快。麻黄挥发油乳剂有解热作用。麻黄碱和伪麻黄碱均有缓解支气管平滑肌痉挛的作用。伪麻黄碱有明显的利尿作用。麻黄碱能兴奋心脏，收缩血管，升高血压，对中枢神经系统有明显的兴奋作用，可引起兴奋、失眠、不安。挥发油对流感病毒有抑制作用，其甲醇提取物有抗炎作用，其煎剂有抗病原微生物作用。

【文摘】

《名医别录》 主五脏邪气缓急，风胁痛，字乳余疾。止好唾，通腠理，解肌，泄邪恶气，消赤黑斑毒。

《药性本草》 治身上毒风顽痹，皮肉不仁。

《医说》 太阳属膀胱，非发汗则不愈。必用麻黄者，以麻黄生于中牟，雪积五尺，有麻黄处雪则不聚，盖此药能通内阳气却外寒也。

《日华子本草》 通九窍，调血脉，御山岚瘴气。

《药品化义》 若小儿疹子，当解散热邪，以此同杏仁发表清肺，大有功效。

《长沙药解》 入肺家而行气分，开毛孔而达皮部。善泄卫郁，专发寒邪，治风湿之身痛，疗寒湿之脚肿。风水可驱，溢饮能散。消咳逆肺胀，解惊悸心忡。

《本草正义》 麻黄轻清上浮，专疏肺郁，宣泄气机，是为治感第一要药，虽曰解表，实为开肺；虽曰散寒，实为泄邪，风寒固得之而外散，即温热亦无不赖之以宣通……又凡寒邪郁肺，而鼻塞音哑；热邪窒肺，而为浊涕鼻渊；水饮渍肺，而为面喘促；火气灼肺，而为气热息粗，以及燥火内燔，新凉外束，干咳嗌燥等证，无不恃以为疏达肺金，保全清肃之要务，较之杏、贝苦降，桑皮、杷叶等之遏抑闭塞者，功罪大是不侔……而缪氏《经疏》更为过甚之词，竟有味大辛，气大热之说……不知麻黄发汗，必热服温覆，乃始得汗，不加温覆，并不作汗，此则治验以来，凿凿可据者。

《金匮要略讲义》 麻黄得术，虽发汗而不致过汗，术得麻黄，能并行表里之湿，最为适合病情，故能取微似汗而解。

【今用】近代著名医家张锡纯 麻黄，味微苦，性温。为发汗之主药。于全身之脏腑经络，莫不透达，而又以逐发太阳风寒为其主治之大纲。故《神农本草经》谓其主中风伤寒头痛诸证，又谓其主咳逆上气者，以其善搜肺风兼能泻肺定喘也。谓其破癥瘕积聚者，以其能透出皮肤毛孔之外，又能深入积痰凝血之中，而消坚化瘀之药可偕之以奏效也。且其性善利小便，不但走太阳之经，兼能入太阳之府，更能由太阳而及于少阴（是以伤寒少阴病用之），并能治疮疽白硬，阴毒结而不消……发汗之药，其中空者多兼能利小便，麻黄、柴胡之类是也。伤寒太阳经病，恒兼入太阳之腑（膀胱），致留连多日不解，麻黄治在经之邪，而在腑之邪亦兼能治之。盖在经之邪由汗而解，而在腑之邪亦可由小便而解，彼后世用他药以代麻黄者，于此义盖未之审也……古方中有麻黄，皆先将麻黄煮数沸吹去浮沫，然后纳他药，盖以其所浮之沫发性过烈，去之所以使其性归和平也。麻黄带节发汗之力稍弱，去节则发汗之力较强，今时用者大抵皆不去节，至其根则纯系止汗之品，本是一物，而其根茎之性若是迥殊，非经细心实验，何以知之？（详见《医学衷中参西录》）

**现代著名医家章次公**　近世畏麻黄不啻猛虎，而尤以上海为甚，问其理由，莫不以麻黄发汗之力太悍，不慎将出不止而死。此等谬说，吾人欲剪辟，姑引吉益东洞麻黄辨误以纠正之，其言曰：吾闻之麻黄能发汗，多服之则洒洒汗出不止，是以不敢用焉。此是何言也？譬怯者之于妖怪，足不尝踏其境，而言某地真出妖怪也。为则尝试麻黄之效，可用之证而用之，汗则出焉，虽当夏月，而无洒洒不止之患。仲景氏育言服麻黄后覆取微似汗，宜哉，学者勿以耳食而饱矣。麻黄本身发汗之力，诚亦平常，如得佐药，而其功乃著。如恶寒无汗发热之证，恶寒多佐以桂枝，发热甚佐以葛根，又恶风寒关节痛颇甚可以配附子，若与石膏同用则灵妙更不可名状。近世医工一见表寒行将化热，喘渴并见，虽知必用麻黄解表，而顾忌其辛温，于是连翘、桑菊、大豆卷、冬瓜子，摇笔即来，所谓辛凉清解，或凉解表邪者，轻者尚效，重者必传阳明无疑。吾以为若以麻黄、石膏并进，麻黄解其郁热，石膏平其烦渴，麻黄之辛温，得石膏之甘寒调剂之，更何不可用之有？

麻黄又可以应用于肺气肿。肺气肿者，非原发病，多由慢性气管支炎续发，咯出之痰为白沫，多气泡，呼吸困难，往往不能平卧，国医浑称为痰喘，或痰饮，或咳逆。

麻黄有强心作用，故用之有效。周身浮肿所起之呼吸困难，国医名曰喘肿，盖浮肿时胸腔积有水分，压迫肺脏，致发生呼吸图难。此时用麻黄亦有效，因麻黄具有利尿作用，小溲通畅而浮肿减退，肺部无所压迫，则呼吸困难自除矣。例如受孕至末期，孕妇恒多呼吸困难症状，此亦因腹部膨胀，子宫腔上升，肺部受其上升之压迫，而发生呼吸困难，一俟分娩，呼吸即平，其理一致也。（详见《章次公医术经验集》）

**国医大师周仲瑛**　古今治哮方中，麻黄的使用频率约为 58.6%，为哮喘用药之首，因麻黄既善于宣通肺气，又长于降逆平喘，故为宣肺平喘的首选药物。因其辛温，功用主治在宣肺平喘，发散表邪，故适用于寒实肺闭之证，如《药品正义》记载："元气虚及劳力感寒或表虚者，断不可用。"常用于治哮的麻黄类方中，寒哮有射干麻黄汤、小青龙汤；热哮有定喘汤、越婢加半夏汤；寒包热哮有小青龙加石膏汤、厚朴麻黄汤；痰哮有麻杏二三汤（三拗，二陈加诃子、茶叶）、华盖散（三拗、桑白皮、橘红、赤茯苓）等，表明麻黄治哮总以实证为宜。麻黄的配伍应用，如能根据辨证要求，分别配药，又可较广泛地应用于多种证型，从寒实证扩展到热证，以至虚实夹杂之证，显示中医药治病的特色和优势。兹举要如下。①麻黄配石膏：辛凉宣泄，外解在表之风寒，内清肺经之郁热，适用于表寒里热之"寒包火"证。②麻黄配黄芩：清宣肺热，既可宣通肺气，又能清热化痰，适用于痰热郁肺，肺失宣降之证。③麻黄配葶苈子：泻肺祛饮，宣泄肺气，适用于痰饮壅实，水气停滞所致之喘满痰涌。④麻黄配大黄：宣上导下，适用于肺胃热盛，痰热互结，腑气不通，肺气上逆之喘咳。⑤麻黄配细辛、干姜：温肺化饮，适用于外寒内饮，风寒束表，水饮内停，上迫于肺，肺失宣降之证。⑥麻黄配五味子：散敛结合，既可宣肺平喘，又能敛肺降气，适用于肺虚气逆，肺失宣降之证。⑦麻黄配熟地黄：滋肾平喘，适用于肺实痰壅，肾阴耗损，肺气上逆、肾虚不纳之证。⑧麻黄配黄芪：宣肺平喘，益气固表，一散一固，适用于寒痰阻肺，肺气虚弱，肺失宣降之证。必须指出，治哮未必尽用麻黄，如纯虚无实，或虚多实少，经投麻黄而少效者，不可再予。因其性辛温，虽升中有降，但以升散为主，而肺为娇脏，喜润恶燥，如久用或应用不当，可有耗气伤阴之弊。临床特别要注意掌握其禁忌证：①头额汗出清冷，心悸喘促，气息短促微弱，有喘脱征象者；②痰少而黏，不易咳出，咽干，手足心热，舌红，苔少或光剥，脉细数等真阴亏损者；③平素肝阳上亢者。（详见《中医医案医话》）

**上海著名医家姜春华** 江南过去某些医师倡言"南方不比北方，夏月不可用麻黄"，于是夏天哮喘发作当用麻黄而不用。又有些人说"仲景明训"曰"有汗用桂枝，无汗用麻黄"，认为凡汗出者均忌用麻黄，于是哮喘发作时汗出者又不用麻黄。临床上很多患者在哮喘大发时常大汗出，如果喘平下来则汗亦少出。当以平喘为主，不平喘则汗不得止，为了有汗避开麻黄，则喘不得止，汗亦不得止。前人有鉴及此者，如王旭高麻杏石甘汤注："喘病肺气内闭者，往往反自汗出""用麻黄是开达肺气，不是发汗之谓""且病喘者虽服麻黄而不作汗。麻黄乃治喘之要药，寒则佐桂枝以温之，热则加石膏以清之，正不必执有汗无汗也。"诚有识之见。可以推论，凡对某病证，有良好作用的药物，不必因有某种不良反应而避开不用，也不必受非主要症状的牵制而不敢用。当然用量应斟酌，中病即止。（详见《百家名医临证经验》）

**北京著名医家刘渡舟** 麻黄治喘，寒热咸宜，与干姜、细辛、五味子相配则治寒喘；与石膏、桑白皮配伍则治热喘；与杏仁、薏苡仁相配则治湿喘。除心、肾之虚喘必须禁用外，余则无往而不利也。（详见《刘渡舟临证验案精选》）

**北京著名医家谢海洲** 麻黄传统的应用经验为发汗、利尿、平喘。杨树千老大夫在其所编《中药学简编》中突出了"起阴疽"的作用，这是来源于阳和汤中用麻黄的作用。我经多年应用，效果确切，尤以痈疽初起为好。中医外科用此多取其轻扬之性，能使肌肉间郁积之邪毒透泄于皮肤之外。宣散肿毒，通调血脉。水煎外洗，可用于脂溢性皮炎、斑秃等。北京过去协定处方中有"折毒剑"

一方，药仅三味，即麻黄、紫花地丁、一枝蒿，民间医治疮毒疙瘩，多外用，亦可内服。陈苏生老中医经验方"二麻四仁汤"由麻黄、麻黄根、桃仁、杏仁、白果仁、郁李仁组成，治疗过敏性哮喘，我多次试用，疗效确切。麻黄治遗尿，取其通阳化气，因遗尿为膀胱气化不利，用麻黄可恢复膀胱气化功能，使开阖有度，则遗尿自止。麻黄配蝉蜕治荨麻疹效亦好……麻黄与前胡并用治小儿泻痢，称为宣肺止泻。麻黄宣通肺气，调整大肠气机，急开支河，分利肠中水湿，利小便则实大肠。前胡宣肺降气，肺气得宣则肠中之气顺，里急得缓，便意得除，泻痢自止。麻黄与前胡用量比为1∶2……麻黄配黄芪、桑螵蛸、益智仁可治疗遗尿（5～14岁），麻黄用量为2.5～10g，取其通阳化气，气化恢复，配合益气温肾、固脬缩中之品，使开阖有度，遗尿自止。（详见《谢海洲临床经验要》）

**上海著名医家陈苏生**　麻黄全草都有药用价值。地上茎部的绿色茎柱，名曰麻黄，亦名青麻黄；地下根部的紫色根节曰麻黄根。实验证实，麻黄的茎根两部，具有相反的生理作用。麻黄能升高血压，麻黄根则可使血压下降。麻黄具有发汗作用，而麻黄根则止汗甚捷；麻黄有兴奋避倦之能，麻黄根则有镇静摄纳之效。在传统处方中，麻黄与麻黄根从来就是区别分开，从无麻黄与麻黄根并列使用之先例。（详见《上海地区名老中医临床特色经验集1》）

【师说】麻黄，乃辛温解表药中的第一味药。其味辛、微苦，性温。归入肺与膀胱经。具有发汗解表、宣肺止咳平喘、利尿消肿等功效。我于临床用麻黄治疗以下病证。

（1）风寒表证。本品辛温发散，能祛散外袭肌表的风寒邪气而解风寒无汗、恶寒发热、头痛、身疼等表实证，可与苏叶、白芷、桂枝、杏仁等配伍治之。我用麻黄治四时外感表证时，冬季可配细辛、桂枝、荆芥、防风；春、夏、秋季则配金银花、连翘、桑叶、菊花、薄荷、豆豉、葛根等辛凉解表药。实践体会，感冒病证多由风寒、风热、风温合病，以细菌、病毒合并感染为多，故单用西药抗菌药或抗病毒药难以奏效。我常用麻黄配辛凉解表药金银花、连翘、蝉蜕、青蒿、姜黄、大黄、豆豉、薄荷、贯仲等治之，效果明显，一般用2～3剂即愈。

（2）咳喘证。本品宣散、苦降，可开宣肺气，使肺气肃降，故能平喘止咳，为治肺气壅遏之咳喘的要药。麻黄配杏仁、白前、干姜、细辛等，可治疗肺寒咳喘；与杏仁、石膏、甘草、黄芩同用，可治疗肺热咳喘。因麻黄祛痰力弱，故治疗肺寒咳喘可配入法半夏、苏子、射干、莱菔子、炙百部、葶苈子（剂量小于麻黄）等；治疗热喘可配入浙贝母、金荞麦、炙桑白皮、牛蒡子、射干、葶苈子（剂量大于麻黄）等。麻黄配熟地、当归、磁石、五味子、菟丝子、炙甘草等，可治疗肺肾亏虚而作虚喘；配乌梅、五味子、蝉蜕、益母草、徐长卿等可治疗过敏性哮喘。

（3）水肿。麻黄能利尿消肿，尤宜风邪表证伴水肿者，如急性肾炎早期用之，既发汗，又利水消肿。我常用麻黄配葶苈子、桑白皮、白术、车前子、蝉蜕、苏叶、薄荷治疗风水水肿；配泽泻、桂枝、生姜皮、防己等治疗阳虚水肿。

（4）风寒痹痛。凡风寒湿痹关节疼痛明显者，用麻黄配桂枝、苍术、炒薏苡仁、羌活、炙川乌、炙草乌、独活、青风藤、海风藤等治之，效佳。亦可用阳和汤（熟地、鹿角胶、麻黄、白芥子、姜炭、肉桂、炙甘草）治疗雷诺病，以及风寒湿邪久入脘腹而致顽固、反复发作之疼痛；麻黄配入适证方中也可治坐骨神经痛、腰部外伤肿痛、风湿性脊柱炎、痛风等。

（5）阴疽漫肿。对此症，可用阳和汤治之，其中有麻黄。该方善治阴疽，亦治冻疮。

（6）祛风止痒通鼻窍。本品与桂枝、杏仁、荆芥、防风、辛夷、苍耳子、徐长卿、白芷、大枣、炙甘草等同用可祛风止痒、通鼻窍，用治过敏性荨麻疹、过敏性鼻炎、皮肤湿疹等。

（7）老人、小儿遗尿。中医认为麻黄治老人、小儿遗尿与麻黄具宣肺功能有关。我常以麻黄配黄芪、五味子、益智仁、覆盆子、乌药、金樱子、桑螵蛸、鸡内金等治之，效佳。

此外，本品还能治硬皮病，病在上半身配黄芪、桂枝、姜黄；病在下半身加桑枝、川牛膝；若见周身漫肿加桃仁、红花、泽兰、泽泻、炮山甲。麻黄也能解除平滑肌痉挛以治寒凝腹痛及妇女痛经。麻黄还能治疗小儿腹痛、腹泻；病态窦房结传导阻滞、闭塞性脉管炎、重症肌无力、多发性神经炎、疟疾、体内癥瘕积聚等。麻黄也可治疗寒凝、气滞、血瘀、痰湿阻滞等引发的疼痛等诸多病症。我也用麻黄配连翘、赤小豆、茵陈、栀子等治疗黄疸，用之能宣散透发、利湿退黄。

支气管哮喘，肺部听诊有哮鸣音、过敏试验阳性、胸闷气急、咳嗽气逆；痹证以关节疼痛游走性红肿作痛，发热，抗"O"阳性；类风湿试验阳性、血沉增快；阴疽漫肿，不红不发热，血象不高；心功能不全、心动过缓，心率在 50 次/分以下者；急性肾炎水肿，上半身显著者；脑卒中中经络，血压不高者；舌苔白或白腻，脉细弦紧或脉浮紧、脉迟等，皆为我临证用麻黄的重要指征。

【用法】内服：2～9g。水煎。麻黄生用发汗解表，凡风寒表证、痹证、水肿、阴疽等可用之；水炙、蜜炙用于止咳平喘者，一般宜先煎；麻黄碾绒适宜于老人、小儿体弱外感咳喘者。麻黄用量过大、或配伍不当，会出现烦躁、兴奋、失眠、心慌心悸、汗出过多，甚至引发震颤、血压升高等，须当注意，毋使过之。本品发汗宣肺力强，凡表虚自汗、阴虚盗汗及肺肾亏虚作喘者均当慎用。

总之，麻黄用药禁忌如下。①额汗溱溱，其心动应衣，息微气弱等见脱证预兆者。②表虚动则汗出，脉虚弱者；血热妄行，各种血证者；大出血后虽发热无汗者；虚喘，动则气喘者；心动过速者。③自汗、盗汗者。④心悸，心动过速，心率在 110 次/分以上，血压增高者；阴虚阳亢者；夏日暑热汗多者。⑤老人、小儿体质虚弱者。⑥发热咽痛者。

（周兴武　整理）

# 通　草

【药名】通草（别名：附支），在《神农本草经》后的本草文献中又名白通草、大通草、方通草等。

【经文】通草，味辛，平。主去恶虫，除脾胃寒热，通利九窍、血脉、关节，令人不忘。

【文译】通草，味辛，性平。主要功效是能驱除人体内寄生虫，消除脾胃内的寒热之邪，能通利九窍，使血脉舒通、关节通利，还能提高记忆力。

【药源】本品为五加科植物通脱木的干燥茎髓，主产于贵州、云南、四川、台湾、广西等地。秋季割取茎，裁成段，趁鲜时取出茎髓，理直，晒干，切片，生用。以条粗壮、色洁白、有弹性、空心有隔膜者为佳。

【药理】本品含肌醇、多聚戊糖、葡萄糖、半乳糖醛酸及谷氨酸等15种氨基酸，尚含钙、镁、铁等21种微量元素。通草多糖具有一定调节免疫和抗氧化的作用。本品有利尿作用，并能明显增加尿钾排出量，促进乳汁分泌。此外，本品还有抗肿瘤、抗菌、降压、解热镇痛、收缩血管、抑制泄泻、缩瞳等作用。

【文摘】

《食疗本草》　主利肠胃，令人能食。下三焦，除恶气……除寒热不通之气，消鼠瘘、金疮、蹉折。

《医学发明》　通草甘淡，能助西方秋气下降。利小便，专泻气滞也。小便气化若热，绝津液之源于肺经。源绝，则寒水断流。故膀胱受湿热，津液癃闭约缩，小便不通，宜以此治之。

《日华子本草》　明目，退热，催生，下胞，下乳。

《本草图经》　利小便，兼解诸药毒。

《丹溪手镜》　辛甘，通阴窍，涩而不行；消水肿，闭而不去，闭涩用之，故名通草。

《增广和剂局方》　主去恶虫，除脾胃寒热，通利九窍、血脉、关节，令人不忘，疗脾疸、耳聋，散痈肿。

《珍珠囊补遗药性赋》　降也，阳中之阴也。其用有二：阴窍涩而不利，水肿闭而不行。涩闭两俱立验，因有通草之名。

《本草纲目》　通草，色白而气寒，味淡而体轻，故入太阴肺经，引热下降而利小便；入阳明胃经，通气上达而下乳汁；其气寒，降也，其味淡，升也。

《长沙药解》　通草疏利壅塞，开通隧道，善下乳汁而通月水，故能治经络结涩，性尤长于泄水。

《本草分经》　入肺胃引热下行而又能通气上达通窍利肺。

《本草述钩元》　凡胸中烦热，口燥舌干，咽干大渴引饮，小便淋沥闭塞，胫酸脚热，并宜通草主之。

　　《本草备要》　治目昏耳聋，鼻塞失音。

　　《本草正义》　通草……无气无味，以淡用事，故能通行经络，清热利水，性与木通相似，但无其苦，则泄降之力缓而无峻厉之弊，虽能通利，不甚伤阴，湿热之不甚者宜之。若热甚闭结之症，必不能及木通之捷效。东垣谓利阴窍，治五淋，除水肿癃，亦唯轻症乃能有功耳。又谓泻肺利小便，与灯草同功，盖皆色白而气味轻清，所以亦能上行。

　　《科学注解本草概要》　为消炎性利尿药，功能泻肺，明目，下乳，清湿热。

　　《东医宝鉴》　疗脾疸常欲眠煮服之……出声音可煎服之……通利九窍血脉，且通诸经脉壅不通之气，煎汤饮之。

　　【今用】北京著名医家焦树德　通草味甘、淡，性微寒。功能利小便，下乳汁，泻肺热，舒胃气。本品质轻柔。味淡能渗湿利尿，性寒能清热降火。配防己、茯苓、猪苓、大腹皮等，治水肿小便不利。配川木通、瞿麦、连翘、淡竹叶等，治热淋小便不利；配杏仁、紫蔻仁、薏苡仁、滑石、厚朴、半夏、竹叶等，治湿热内蕴而身重疼痛、舌苔白厚、口不渴、胸闷不饥、午后身热、小便不利等症；配杏仁、黄芩、薏苡仁、桑叶、豆卷等，治疗表证兼湿而致的肺热咳嗽、烦渴、小便不利等症；配穿山甲、川芎、甘草、猪蹄等煎汤饮服，能通乳汁而治乳少。川木通与通草不同点是：川木通降心火引热下行而利水，其性降中兼通（通血脉、通大便、通利关节）；通草泻肺热助气下降而利水，其性降中兼升（使胃气上达而下乳汁）。灯心草清心热，引热气下行而利水；通草降肺气，渗湿清热而利水。王不留行、川木通主要是行血脉、通瘀滞而下乳汁；通草则主要是使胃气上达而下乳汁，用量一般为 3～9g，但在有的下乳方中可用 15～18g 或 30g。孕妇忌用本品。（详见《用药心得十讲》）

　　【师说】据考证，《神农本草经》所言通草，实为木通科植物木通、三叶木通或白木通的干燥藤茎。明代以后皆用木通名之。而在古代本草文献中所称"通草"实为五加科植物通脱木的干燥茎髓。因此，在张登本教授所编著的《全注全译〈神农本草经〉》中谓"通草，实为木通之别名。"又断言，《神农本草经》中的"通草，乃今之木通"也，而当今所用之通草乃通脱木也。古之通草（木通），其味苦，性寒。归心、胃、小肠、膀胱经。具有利尿通淋、活血通脉、通经下乳等功效。我在临床上对之应用如下。

　　（1）利尿消肿。通草可用于以下病证。①小便不通：因通草色白性寒，味淡体轻，能入手太阴肺经，可引湿热下趋而利小便，故可用通草配猪苓、桑白皮、车前子等治疗小便不通。②淋沥涩痛：通草有淡渗利湿之能，故下焦湿热所致的小便涩滞、无力排尿、淋沥、频数、急迫、涩痛等，用之皆能顺畅通淋。淋沥涩痛，可用通草配冬葵子、滑石、石韦、川牛膝、积雪草等治之；血淋、石淋：因于通草能治五淋，用通草配瞿麦、蒲黄、滑石、金钱草、海金沙、石韦、白茅根、小蓟等治之；③水肿：通草有利水之功，能通利小便，使泛溢于周身之水气从小便排出，故可治水肿。我也用通草、猪苓、地龙、车前子等治疗脾肾虚弱所致的周身浮肿。

（2）主治湿温。对于湿温证症见恶寒发热，身痛，关节沉重疼痛，湿在肌肤不为汗解者，可用通草配滑石、茵陈、生薏苡仁、大豆黄卷、茯苓、苍术、藿香、荷叶、竹叶、桔梗等治之。吴鞠通在其《温病条辨》中用于治疗湿温病的方子中有十多个皆用到通草。湿郁热伏之身热体痛、汗多、尿解不畅等，吴氏常用通草配薏苡仁、滑石、赤茯苓、竹叶、白蔻仁等治之；对湿温初起热重于湿之证，用三仁汤（杏仁、滑石、通草、蔻仁、竹叶、厚朴、薏苡仁、半夏）治之。

（3）利湿退黄。通草清热而利湿，能使泛溢肌表的黄疸借通利小便而泄。通草配茵陈、连翘、栀子、大黄、溪黄草、垂盆草、田基黄、地肤子等可治疗湿热所致的黄疸。

（4）通经下乳。因通草能入阳明胃经，通气上达而下乳汁，故对于产后乳汁不畅或不下，可用通草配白芍、白术、麦冬、柴胡、远志、熟地、甘草等治之。我则喜用张锡纯先生的滋乳汤（黄芪、当归、知母、玄参、穿山甲、路路通、王不留行）加通草、丝瓜络等治之，亦可用猪蹄煨汤加入此方药煎汤服之。

此外，本品还可用治鼻塞、气息不通、不闻香臭，能消散息肉，上症可用本品配辛夷、白芷、苍耳子、杏仁、藿香等治之。也有用本品治健忘，以及关节痹痛以湿热之邪为著者。本品能化湿浊以治呕哕、口舌生疮，还可催生，治疗产后胞衣不下。本品还能"杀三虫"，但对此虫类病症，当今临床已不多用本品了。

【用法】内服：10g。水煎。遗精、滑精、体弱、津伤口渴患者及孕妇均应慎用。

须加注意，木通品种较多，临证常用的为木通科植物木通、关木通，含马兜铃酸，毒性较大，大剂量久用可致肾功能严重损害，一般不宜多用、久用，而用通脱木（亦谓"通草"）代之。通草（木通）果实名为预知子，又名八月札，可疏肝理气，活血止痛，散瘀利尿，用治肝气不舒、肝胃气郁致胁痛、胃脘胀痛、痛经、经闭、痰核痞块、小便不利等，也可用之治疗消化道癌性疼痛、腹胀等。

（周兴武　整理）

# 芍　药

【药名】芍药，在《神农本草经》后的本草文献中又名白芍药、金芍药、木芍药、草芍药、红芍药、毛果赤芍。

【经文】芍药，味苦，平。主邪气腹痛，除血痹，破坚积，寒热，疝瘕。止痛，利小便，益气。

【文译】芍药，味苦，性平。主治邪气郁结引起的腹中疼痛，消除血液痹阻，破除体内肿块积聚，治疗身体恶寒发热，消除疝气、癥瘕，具有止痛、通利小便、补益元气等功效。

【药源】白芍为毛茛科植物芍药的根，主产于浙江、安徽、四川等地。夏秋季采挖，去净泥土和支根，去皮，沸水浸或略煮至受热均匀，晒干。用时润透切片。以根粗长匀直、皮色光洁、质坚实、粉性大者为佳。

赤芍为毛茛科植物赤芍或川赤芍的干燥根。全国大部分地区均产，以四川、陕西、青海、西藏等地多产。春、秋二季采挖，除去根茎、须根及泥沙，晒干，切片。生用，或炒用。以根条粗长、外皮易脱落、皱纹粗而深、断面色白、粉性大者为佳。

【药理】白芍含有芍药苷、牡丹酚、芍药花苷，还含芍药内酯、苯甲酸等。此外还含挥发油、脂肪油、树脂、糖、淀粉、黏液质、蛋白质和三萜类成分。白芍对免疫系统有明显的促进作用，对中枢神经系统有镇静作用，对消化系统有解痉作用，对心血管系统有扩张冠状动脉作用，能降血压，并能抑制血栓形成、抗血小板聚集。此外，还有抗炎、抗应激、抗病原、抗菌、降温、利尿、抗肿瘤、保肝等作用。

赤芍含单萜及单萜苷类及氧化等药苷、芍药花苷、芍药苷元、没食子酰芍药苷等，也含环烯醚萜类、三萜类、甾醇及其苷类、鞣质、黄酮类、氨基酸、蛋白质等。本品对血液系统产生抗血栓作用，对心血管系统有抗动脉粥样硬化作用，也能扩张冠状动脉、增加冠脉的血流量，对肿瘤细胞有抑制作用，对肝脏具有消退黄疸、抗肝纤维化、促进肝细胞再生等作用。赤芍还有抗炎、抗过敏反应、清除活性氧自由基等作用。

【文摘】

《名医别录》 通顺血脉，缓中，散恶血，逐贼血，去水气，利膀胱、大小肠，消痈肿，（治）时行寒热，中恶腹痛，腰痛。

《药性本草》 治肺邪气，腹中疔痛，血气积聚，通宣脏腑拥气，治邪痛败血，主时疾骨热，强五脏，补肾气，治心腹坚胀，妇人血闭不通，消瘀血，能蚀脓。

《日华子本草》 治风补痨，主女人一切病，并产前后诸疾，通月水，退热除烦，益气，治天行热疾，瘟瘴惊狂，妇人血晕及肠风泻血，痔瘘发背，疮疥，头痛，明目，目赤，胬肉。

《丹溪手镜》 味苦酸，专入太阴经，除湿益津液，缓中通五脏，止腹痛，利膀胱，赤者泻，白者补。

《医学启源·用药备旨》《主治秘要》云：（白芍药）性寒味酸，气厚味薄，升而微降，阳中阴也。其用有六：安脾经一也；治腹痛二也；收胃气三也；止泻利四也；和血脉五也；固腠理六也。又云：酸苦，阴中之阳，白补赤散，泻肝补脾胃，酒浸引经，止中部腹痛。去皮用。

《珍珠囊补遗药性赋·草部》 芍药苦平，赤者破血通经，而白者可安胎止痛。

《本草纲目》　白芍药益脾，能于土中泻木；赤芍药散邪，能行血中之滞。《日华子》言赤补气，白治血，欠审矣。产后肝血已虚，不可更泻，故禁之。酸寒之药多矣，何独避芍药耶？

《景岳全书·本草正》　芍药有小毒，白者味甘补性多，赤者味苦泻性多，生者更凉，酒炒微平，其性沉阴，故入血分，补血热之虚，泻肝火之实，固腠理，止热泻，消痈肿，利小便，除眼疼，退虚热，缓三消诸证，于因热而致者为宜，若脾气寒而痞满难化者忌用。止血虚之腹痛，敛血虚之发热，白者安胎热不守，赤者能通经破血。此物乃补药中之稍寒者，非若极苦大寒之比……若产后血热而阴气散失者，正当用之不必疑也。

《本草求真》　赤芍与白芍主治略同，但白则有敛阴益营之力，赤则止有散邪行血之意；白则能于土中泻木，赤则能于血中活滞。故凡腹痛坚积，血瘕疝痹，经闭目赤，因于积热而成者，用此则能凉血逐瘀，与白芍主补无泻，大相远耳。

【今用】**现代著名医家章次公**　后世以仲景于伤寒下之后脉促胸满，桂枝汤去芍药主之，为芍药酸寒收敛之铁证。愚以为此后人断章取义，不善读书之过。要知芍药之主治，在痛而不在满，脉促胸满，非芍药所主，故去之。设腹满时痛者，则芍药在所必用。如太阳病，医反下之，因而腹满而时痛者，桂枝加芍药汤主之，是其证也（此节摘取邹澍之说）……或曰：芍药既非酸敛，则芍药之"泻肝""柔肝""泄肝""敛肝"将全无根据，何以妇人肝病用之多效？夫古籍之所谓肝病，大都类乎今日西医之所谓神经系疾患，妇人性多悒郁，神经受病，神经性疼痛必多，芍药能和缓止痛，故肝病用之多效……司马相如列传有"芍药之和"，此"和"字颇能尽芍药所长；东洞翁以芍药主结实拘挛，此亦和之效也。结实拘挛在宋元以后为肝急，芍药酸敛平肝，故能治之。实则结实拘挛是组织神经之紧张收缩，芍药能和之，当是具有和组织神经之作用。痢疾（赤痢）芍药有殊效，其作用之理尚不知，或亦定痛作用，不然，则疏泄脓液，与外科用芍药，同一原理。（详见《章次公论外感病》）

**北京著名肝病医家汪承柏**　急、慢性肝炎长期高胆红素血症治疗难度很大，患者预后不良。加速黄疸消退是临床医师面临的一个重要课题……这类患者病程长、血瘀重、里热盛。……瘀热胶结为其基本病因病机，血瘀血热为其基本证型，当以凉血活血为治则。创用"凉血活血重用赤芍"的治法方药……其主方为：赤芍 80～100g，葛根 30g，丹参 30g，茜草 30g，牡丹皮 15g，生地黄 15g。服法：每日 1 剂煎服，儿童酌情减量。主治：用于急性肝炎病程超过 1 个月及慢性肝炎、肝硬化之重度黄疸。临床见症：口咽干燥，小便深黄而自利，便干，皮肤瘙痒，抓后有出血点，鼻衄，齿衄，肝掌，蜘蛛痣，舌质紫暗，舌下静脉增粗，肝脾大等。方中赤芍（重用）酸苦寒，《药品化义》中有赤芍"专泄肝火，盖肝藏血，因此清热凉血"，《本草纲目》中述及"赤芍药散邪，能行血中之滞"。葛根、茜草、丹参、牡丹皮、生地黄均为凉血活血之品，善治血分热。现代医学研究证明上述诸药有利胆退黄、改善肝脏及全身微循环作用。本方不仅临床退黄效果显著，而且大量病例治疗前后肝活检证明，其有明显的改善或恢复肝功能的作用。（详见《中华名医特技集成》）

**上海著名医家邵长荣** 赤芍味苦性微寒，功能凉血清热，活血化瘀，为肝家血分要药，专泻肝火，通利散邪。可治肺中邪气，行血中之滞。对肝气郁结、肝火有余的咳喘痰嗽患者，邵长荣常用此药配白芍，抑木安金；因白芍益脾理气，和中泻木，与白芍同用，气血同治，泻肝补脾，则肺自宁。对肺急胀逆喘咳之症常可辨证加减。①温阳平喘：以赤芍、白芍配桂枝、熟附块、细辛、射干、麻黄。②清肺散瘀：用赤芍、白芍配桑白皮、连翘、玄参、川芎、桃仁。③疏肝止咳：用赤芍、白芍配柴胡、前胡、白蒺藜、川楝子、矮地茶。如伴有胸膈烦闷不畅，食欲不振者，则加用藿香、茵陈宣畅中气，疏肝悦脾。④活血化瘀：治疗矽肺、石棉肺等肺部职业病，用赤芍、白芍配桑寄生、丹参、广郁金、莪术、地骷髅、鹅管石、夏枯草、海蛤壳、昆布。气病则血病，血液的运行有赖于气机的推动，若气机不利则气滞血凝，津液失于输布，也可见咳嗽阵作。因此对久咳、气郁血瘀、久病入络的患者，邵长荣强调要气血同治，气行则血行，以赤芍与白芍合用理气活血。药理发现，赤芍与白芍同用可降低肺动脉高压，对慢性肺系疾病可收到很好的临床效果。（详见《邵长荣肺科经验集》）

**山东著名医家王新陆** 赤芍除了大家熟悉的功效诸如清热凉血、散瘀止痛外，还有很好的利水作用……取其趋下走内的利水功效，用于治疗水肿，收效颇佳。赤芍配附子，以制附子燥热之性。此用法实出自于《伤寒论》，余将其发扬光大。附子辛、甘，大热，有毒，归肾、脾经，有回阳救逆、补火助阳、散寒止痛之功，临床可用于亡阳证、阳虚证、寒痹证等，附子有神经兴奋作用，用于各种神经肌肉病变效果尤佳。《本草正义》说："附子，本是辛温大热，其性善走，故为通十二经纯阳之要药，外则达皮毛而除表寒，里则达下元而温痼冷，彻内彻外，凡三焦经络，诸脏诸腑，果有真寒，无不可治。"可见附子其功之大，但附子其性过于燥烈，赤芍苦、微寒，清热凉血，散瘀止痛，其苦寒煎坚阴之性可制附子之燥，二药配伍使用可减毒增效。（详见《王新陆文集》）

**浙江著名医家俞尚德** 芍药甘草汤治腹痛如神，治胆病宜选生甘草与赤芍。盖肝胆属木，郁则化火，发病较急，《丹溪心法》云："火急甚重者，必缓之以生甘草。"此谓甘草缓急迫也。赤芍治血涩作痛，《名医别录》言其"通顺血脉，缓中"，《药品化义》言其"泻肝火"。通过以上治案，古人经验可资信服。而白芍则适用于"肝胆气浮，恣肆横逆"之证，以其酸摄，非胆病通剂所宜。（详见《浙江名中医临床经验选辑（第一辑）》）

【师说】芍药，在《神农本草经》问世之时并无赤芍、白芍之分，而统称为芍药。直至梁代陶弘景时期才将芍药分为白芍、赤芍两种。经过历代医家的临证运用，对此二者，先贤多认为其功效大同小异，也有各用其专长者。直到现代，才确认白芍与赤芍在功效上虽有相同之处，但二者在功效、主治上是有明显差别的。例如，当今中医药院校教材中已将白芍归入补虚药中的补血药，而赤芍则归入清热凉血药中的清热凉血药。由此可见，当今对二药的运用已有不同。现分而述之。

白芍

其性味苦、酸、甘，微寒。主归肝、脾二经。具有养血敛阴、柔肝止痛、平抑肝阳之功。可用之治疗以下各科病证。

1. 内科病证。

（1）配菊花、桑叶、石决明、钩藤、蜈蚣、水牛角等，能治疗高血压致肝阳头痛、眩晕胀重。

（2）配柴胡、川楝子、延胡索治疗肝气郁结之胁肋疼痛及郁证。

（3）配白术、防风、陈皮治疗肝郁脾虚所致的腹痛、腹泻，以及肠痉挛腹痛等。

（4）配枳壳、甘草、郁金、乌梅、延胡索治疗肝气犯胃而致的脘腹疼痛。

（5）配白术、甘草、桂枝缓急止痛。

（6）配柏子仁、炙远志、炙甘草治疗心悸怔忡。

（7）配甘草、川芎、白芷、羌活、鸡血藤、蜈蚣治疗偏头痛、三叉神经痛、带状疱疹后遗剧痛、坐骨神经痛等。

（8）配全蝎、甘草、天麻、蜈蚣治疗小儿眨眼症。

（9）配天麻、石决明、钩藤、川芎、延胡索等治疗肝风上旋而作胀痛；配甘草、川芎、牛膝、柴胡、僵蚕治疗三叉神经痛。

（10）配稽豆衣、白蒺藜治疗眩晕、耳鸣属肝阳上亢者。

（11）配当归、黄连、黄芩、木香治急慢性痢疾或结肠炎。

（12）配葛根、延胡索治疗多种痛症。

（13）配黄芪、桂枝、龙骨、牡蛎、五味子、浮小麦等治疗自汗。

（14）配生地、稽豆衣、柏子仁、桑叶、枣仁治疗盗汗。

（15）配郁金、佛手、姜黄治疗肝气走窜致胸胁腹痛等。

（16）配夏枯草治疗甲状腺功能亢进。

（17）配甘草、木瓜、生薏苡仁、鸡血藤治疗手足挛急，下肢腓肠肌痉挛。

（18）配防己、防风、独活、羌活、海风藤、乌梢蛇等治疗关节痹痛。

（19）配乌药、百合、厚朴治疗胃及十二指肠球部溃疡引起的胃脘胀痛。

（20）配六味地黄汤（生地、丹皮、山萸肉、山药、茯苓、泽泻）治疗阴虚水肿。

（21）大剂量白芍（50g以上）配麦冬、玄参、龟板、龙骨、牡蛎能治疗帕金森病。

（22）配当归、川芎、生地、熟地、麦冬、五味子等治疗贫血。

药理研究表明，白芍有镇静、镇痛、松解平滑肌作用，故能治疗诸多痛证，且可较大剂量用之。

2. 妇科病证。

（1）配当归、川芎、益母草治疗痛经。

（2）配路路通、娑罗子、栀子治疗两乳胀痛。

（3）配桑白皮、白芍、栀子治疗肝火夹血上逆之倒经。

（4）配当归、熟地、川芎、山药治疗血虚肾亏之月经不调、痛经、不孕等症。

（5）配钩藤、珍珠母、石决明等治疗子痫、先兆子痫。

（6）配当归、川芎、生地、熟地、白薇、地骨皮、丹皮等治疗产后及经行发热。

（7）配艾叶、阿胶、荆芥炭、杜仲炭治疗妇女崩漏、月经过多。

3. 皮肤、骨伤科病证。

（1）配桂枝、防风、黄芪、蝉蜕、徐长卿、益母草、乌梅、五味子治疗荨麻疹。

（2）配木瓜、威灵仙治疗骨质增生。

凡情绪急躁易怒；易激动、亢奋，肝阳上亢；脘腹疼痛喜按；痢疾里急后重；月经来潮量少腹痛；脘胁痛，嗳呃；四肢挛痛；爪甲少华；无瘀血征象；辨属营卫不和之证；妇女激素水平低下，影响排卵；腹痛；舌红少津，苔薄，脉弦，或细弦等，皆为我临证选用白芍的指征。

赤芍

其味苦、辛，性微寒。归肝经。功能清热凉血，活血化瘀，清泻肝火等。可用之治疗以下各科病证。

1. 内科病证。

（1）配黄柏、紫花地丁、车前子治疗慢性尿路感染。

（2）配丹参、黄芪治疗冠心病心绞痛。

（3）配红花、当归、桃仁、红花、穿山甲、三棱、莪术治疗腹部肿块。

（4）配黄芪、桂枝、鸡血藤、当归、制没药、细辛、青风藤、生甘草治疗坐骨神经痛、雷诺病、下肢静脉炎，以及风湿热痛、痛风等病证。

（5）配桂枝、当归、木通、延胡索、香附、青皮、佛手治疗肝郁胁痛。

（6）配丹皮、生地、茵陈、白花蛇舌草、甘草治疗肝、胆、胰急性炎症，胆囊慢性炎症及胆结石，肝、胆、胰肿瘤等。

此外，本品也可治疗中老年人前列腺增生伴炎症，瘀血阻滞的肝炎、肝硬化。对有黄疸的肝病效佳。

2. 妇科病证。

（1）配当归、五灵脂、丹参、延胡索治疗经行腹痛、产后腹痛、急慢性盆腔炎伴小腹疼痛。

（2）配香附治疗月经过多；配红花、归尾、牛膝、三棱、莪术治疗经闭腹痛。

（3）配桃仁、丹参、三棱、莪术治疗陈旧性宫外孕。

（4）配当归、川芎、熟地、桃仁、红花、益母草、川牛膝治疗闭经。

（5）配三棱、莪术、昆布、海藻、地鳖虫、桂枝、茯苓治疗子宫肌瘤。

3. 皮外、伤科病证。

（1）配连翘、栀子治疗皮肤疖肿、蜂窝组织炎。

（2）配泽兰、黄柏、川牛膝治疗下肢丹毒。

（3）配丹参、紫草、水牛角治疗过敏性紫癜、红斑狼疮。

（4）配当归、川芎、桃仁、红花、丹参可治疗外科肿毒、疮疖、肿块。

（5）配五味消毒饮（金银花、野菊花、蒲公英、紫花地丁、紫背天葵）诸药治疗疮疡阳证；若加当归、牛膝、玄参等治疗脉管炎。

总之，凡见目赤肿痛、痈疽疮疡、跌打损伤等均可在各自适证方中加用赤芍等治之。

赤芍、白芍相较：赤芍多为野生芍药，白芍多为人工栽培。赤芍多偏泻、散，以凉血活血、散瘀止痛为主，适用于血热妄行之血证，血瘀所致的月经不调、痛经、经闭，胸胁脘腹及跌打损伤等证，以及胸腹腔癥瘕包块、肌瘤、囊肿等病证。白芍功偏补、收，以养血敛阴、缓急止痛为主，兼能平抑肝阳，适用于血虚肝旺所致的眩晕、耳鸣，阴血亏虚所致的月经不调、闭经、崩漏下血，肝胃不和、肝脾不调所致的胸胁、乳房、腹部胀急疼痛等，也用于肝血不足、筋脉失养所致的四肢挛急、麻木不仁及营卫不和之证。当然，我也有赤芍、白芍同用之时，如既需补血，又需凉血、行血、化瘀的病症则合并用之。

【用法】白芍，入煎内服：10～15g。水煎。大剂量可用至30g以上。白芍生用平肝敛阴；麸炒用、酒炒用可调经。凡见阳虚之体、脾胃虚寒、痰湿内盛、实寒证等应慎用或不用。苔黄厚腻，胸腹痞满胀闷，腹中冷痛，中焦湿热明显，阳虚寒湿凝滞，有瘀血征象致四肢肌肉痉挛，感冒初起寒湿之邪明显者，皆为我不用白芍的依据。十八反中本品反藜芦。

赤芍，内服：10～20g。水煎。特殊疾病如痛症等可用至30g左右。身目俱黄，脘腹胀满，发热，口苦，口渴欲饮，纳呆厌油，便秘，尿黄，苔黄腻，脉弦滑数，黄疸明显，肝功能异常，湿热证显著者，血虚证及疮疡溃破后有脓而无瘀血征象者，以及寒证者，皆不宜用赤芍。本品也不宜与藜芦相配。

（周兴武　整理）

# 蠡 实

【药名】蠡实，在《神农本草经》后的本草文献中又名马蔺子、紫蓝草、兰花草、马莲等，其花、叶别名据草、三坚、豕首。

【经文】蠡实，味甘，平。主皮肤寒热，胃中热气，风寒湿痹。坚筋骨，令人嗜食。久服轻身。

花、叶去白虫。

【文译】蠡实，味甘，性平。主治外表皮肤的恶寒发热，胃有热邪之气，能消除风湿痹痛，具有强壮筋骨、助消化并增加食欲的功效。长期服用能使身体轻巧。

其花、叶可杀钩虫、蛔虫、绦虫等。

【药源】本品为鸢尾科鸢尾属植物马蔺的种子，为扁平或不规则的多面体，红棕色或黑棕色。饮片有炒制或净制。本品分布于我国各地，主产于豫、晋、陕、甘、贵等地。

【药理】本品含马蔺子甲素、马蔺子乙素、马蔺子丙素、β－谷甾醇、白桦脂醇及植物蜡。种仁油含脂肪酸、亚油酸、月桂酸等化学成分，本品具有避孕作用。

【师说】蠡实，又叫马蔺子、马莲子等。其叶、花皆可入药。蠡实，味甘，性平。当今认为其味苦、微甘，性微寒。归入肾、肝、脾、肺、胃、大肠经，具有清热利湿、凉血止血等功效，临床可用之治疗以下病证。

（1）疮疖肿毒。本品味苦，偏寒。具有清热解毒功效，能消解疮疖肿毒。用治痈疽初期红肿热痛及喉痹肿痛灼热，难以喘息者。还可治疗蕈毒、蛇虫咬伤、骨结核、淋巴结核等。可单用本品内服，或配金银花、蚤休、升麻、半枝莲、生甘草等治疗一切热毒疖肿，亦可研末调敷疮疡肿毒等患处。

（2）血热出血。本品性凉，能凉血止血。对由实热火毒引发的妇女血气烦热、产后血晕、崩中带下、鼻衄、吐血、肠风便血等，可用蠡实配干姜、黄连、仙鹤草、白茅根、白头翁、藕节、大蓟、小蓟、生地榆、槐花等治之。

（3）湿热水泻、黄疸。本品有清热利湿之功。对于湿热水泻，可用本品配干姜、茯苓、炒车前子、苍术、木香、黄连等治之，本品亦可与茵陈、栀子、大黄、虎杖等相配，治疗各种类型急慢性肝炎出现黄疸者。

（4）风湿痹痛。本品能坚筋骨，祛风湿，活血通络。对于风湿痹痛、骨节畸形、痛风性关节炎、类风湿性关节炎及风湿性脊柱炎等，可用蠡实配入青风藤、络石藤、海风藤、苍耳子根、威灵仙、制川乌、制草乌、生甘草、羌活、独活、透骨草、伸筋草等煎服治之。

此外，本品还有助消化、增强食欲的功效。

马蔺叶，味酸、性寒凉。入肝、肺二经。能清热解毒，用治喉痹、痈疽、通淋、杀绦虫。

马蔺花，味咸、酸、微苦，性凉。入心、肾二经。能清热解毒，主治喉痹、痈疽，还能止血利尿，治吐血、尿血、衄血、小便不通、淋痛等，也能杀绦虫，并能行气止疝痛。

【用法】马蔺子，内服：10～15g。水煎。

马蔺叶，内服：10～15g。水煎。或捣汁服。

马蔺花，内服：10～15g。水煎。或入散剂服。外用：适量，捣敷患处。

（周兴武　整理）

# 瞿 麦

【药名】瞿麦（别名：巨句麦），在《神农本草经》后的本草文献中又名野麦、山瞿麦、竹节草等。

【经文】瞿麦，味苦，寒。主关格，诸癃结，小便不通。出刺，决痈肿，明目去翳，破胎堕子，闭血。

【文译】瞿麦，味苦，性寒。主治关格，癃闭结聚造成的小便不通。可使肉中之刺拔出，消除痈肿，具有去除翳膜使眼睛明亮的功效，还可破胎使之堕下，也能治疗妇女闭经。

【药源】本品为石竹科多年生草本植物瞿麦带花全草或石竹的干燥地上部分。全国大部分地区有产，主产于河北、河南、辽宁、江苏等地。夏、秋二季花果期采割，除去杂质，晒干，切段生用，以色黄绿、穗及叶多者为佳。

【药理】本品含花色苷、水杨酸甲酯、丁香油酚、维生素A样物质、皂苷、糖类。煎剂有利尿作用，其穗作用较茎强。本品还有兴奋肠管、抑制心脏、降低血压、影响肾血容积作用，对杆菌和葡萄球菌均有抑制作用。

【文摘】

《本草备要》 降心火，利小肠，逐膀胱邪热，为治淋要药。

《名医别录》 养肾气，逐膀胱邪逆，止霍乱，长毛发。

《日华子本草》 穗：主月经不通，破血块排脓。叶：主痔瘘并泻血，作汤粥食，又治小儿蛔虫，及丹石药发，并眼目肿痛及肿毒。捣敷。治浸淫疮并妇人阴疮。

《寿世保元·本草药性歌括》 瞿麦辛寒，专治淋病，且能堕胎，通经立应。

《景岳全书·本草正》 能通小便，降阴火，除五淋，利血脉，兼凉药亦消眼目肿痛，兼血药则能通经破血下胎，凡下焦湿热疼痛，诸疮皆可用之。

《本草正义》 瞿麦，其性阴寒，泄降利水，除导湿退热外，无他用……然必实有实热壅滞者为宜……石顽亦谓妊娠产后小便不利及脾虚水肿者禁用。

《长沙药解》 瞿麦渗利疏通，善行血梗而达木郁，木达而疏泄之令畅，故长于利水。其他主治，清血淋，通经闭，决痈脓，落胎妊，破血块，消骨鲠，出行刺，拔箭镞，皆其疏决开岩之力也。

《本草分经·小肠》 瞿麦苦寒而性善下，降心火利小肠，逐膀胱邪热，破血利窍决痈，明目通经治淋。

《罗氏会约医镜·本草》 凡下焦湿热疼痛者皆可用之。

《现代实用中药·（增订本）》 为利尿剂，治水肿及淋病，适用于血淋、尿痛、尿热涩痛等，对于血淋有特效。又为通经药及阵缩催进剂，多量用于妊妇，有致流产之弊。"

【今用】**民国医家何廉臣**　瞿麦味苦微辛，性寒而降。通心经，利小肠，决痈肿，拔肉刺，破胎断子，明目生翳，专主五淋，亦通经闭。瞿麦入心、肾、小肠、膀胱四经，为利水、破血、通淋之药。轻用一钱至钱半，重用二钱至三钱。配花粉、赤苓、山药、淡附片，治小便不利；合栀、炙草、灯心、鲜葱白，治下焦热结；配生锦纹、车前子、焦栀子、六一散、萹蓄、灯心，善治热淋；合牛膝、冬葵子、飞滑石、真琥珀、鲜茅根、小蓟，专治热淋。瞿麦能降心火，利尿窍，善逐膀胱结热，为治淋必须用药。但性猛利，善下逐，凡肾气虚、小肠无大热、胎前产后、一切虚人患小便不利及水肿蛊胀、脾虚者，均忌。（详见《实验药物录》）

**北京著名医家施今墨**　瞿麦味苦，性寒。入心、小肠、膀胱、肾经。本品苦寒沉降，既能清心、小肠之火，利小便而导热下行，又能破血通经，治疗热淋之小便淋沥涩痛、尿血、尿少、尿闭，水肿、经闭、痈肿、目赤翳障、浸淫疮毒。瞿麦破血通经以治经闭不通；利小肠而导热下行以治茎中疼痛。瞿麦以治湿热淋浊、小便不利、热淋涩痛为专长，用治急性肾炎、尿路感染诸症。（详见《施今墨对药临床经验集》）

**北京著名医家焦树德**　瞿麦味苦性寒。功能为清心热，利小肠、膀胱湿热。主要用于热淋、血淋、砂淋、尿血、小便不利等。常与泽泻、滑石、川木通、萹蓄、猪苓、茯苓等同用。本品的特点是能入血分、清血热，故治血淋、尿血时常用。一般多与炒栀子、黄柏炭、海金沙、白茅根、灯心炭等同用。并有活血祛瘀的作用，配合当归、川芎、红花、桃仁、牛膝等，可用于治疗经闭、月经有紫黑块等。瞿麦的穗部利尿作用比茎部效果好，故用于利尿时常选用瞿麦穗。（详见《用药心得十讲》）

**山东著名医家宋永刚**　瞿麦能治关格：小便不通为关，呕吐不止者名格，二者并见的病证名曰关格，属于癃闭的严重阶段。癃结亦指小便不通畅。因瞿麦能够利尿通淋，故主治关格、癃结、小便不通……因本品苦寒，能够清热燥湿，故可主治湿热蕴积所致的痈肿、妇人外阴糜烂、皮肤湿疮。用治卵巢及甲状腺囊肿、盆腔积液……本品能明目退翳。本品还有较强的活血化瘀作用，治疗瘀血内阻之月经不调、痛经等，可与当归、桃仁、川芎等同用。（详见《神农本草经·讲谈》）

**河北保定名医李春堂**　应用单味中药瞿麦治疗多种囊肿取得很好的疗效。认为此病多由气滞、血瘀、痰结而成，常应用活血化瘀、化痰散结、理气行滞、利水药物进行辨证治疗。瞿麦尤有清热利水、破血通化作用，可用治疗多种囊肿。他应用瞿麦每日 50g，加水 1000mL，水开后文火煎 20 分钟后取汁当茶饮。根据李老的经验，尤其治疗卵巢及甲状腺囊肿效果更佳。（详见《名老中医学术经验传承——名老中医用药心得（第 4 辑）》）

**湖南名医周德生**　据《名医别录》载，瞿麦"养肾气、逐膀胱邪逆"。方中由瞿麦伍入小麦、大枣、甘草、天花粉以治脾虚所致遗尿症。湿气甚者去大枣，可加海螵蛸、薏苡仁、芡实；水气甚者可加茯苓、远志。（详见《常用中药配伍与名方精要》）

【师说】瞿麦，药用有石竹科植物瞿麦和石竹的地上全草两种，皆可入药用之。其味苦，性寒。归入心、小肠、膀胱经，具有通淋利尿、活血通经等功效。我在临床上用治以下病证。

（1）淋沥癃痛。本品苦寒泄降，能清利小肠、膀胱湿热而泻心火，疏导湿热下行。此药为我治疗淋证常用药物，尤宜于热淋。症见尿频、尿急、尿灼痛、尿解不畅、淋沥而下者，常取瞿麦与萹蓄、车前子、木通、鬼针草、积雪草等同用；若见下焦热结，小便淋沥灼痛有血者，上药中再加大蓟、小蓟、白茅根、琥珀、栀子、滑石、灯心草、甘草等；若见石淋，症见尿痛、排解不畅、肾腑疼痛积水者，可用瞿麦配金钱草、石韦、六一散、白芍、威灵仙、鸡内金、冬葵子、海金沙、川牛膝同用；若见前列腺增生伴炎症，症见尿频急、尿痛、尿短涩分叉、解之不畅、尿等待、尿流中断者，用瞿麦配石韦、积雪草、鬼针草、鬼箭羽、王不留行、蝼蛄、川牛膝等同用。消渴尿涩不畅及糖尿病并发肾衰水肿、小儿尿解不畅等，可用瞿麦配五爪龙、天花粉、猪苓、茯苓、山药、附子等治之。

（2）经闭不调。本品能活血通经，适用于血热瘀阻致经闭或月经不调，经中有瘀块，伴排经不畅、小腹刺痛者，可用瞿麦配桃仁、红花、泽兰、益母草、赤芍、川芎、丹参、失笑散、延胡索等治之，本品亦治妇人阴肿疼痛。

（3）目翳遮睛。《神农本草经》言其能"明目去翳"，且能祛风热、泻肝火，可治目赤肿痛、目生翳障、胬肉。我常用瞿麦配夏枯草、菊花、栀子、黄芩、蝉蜕、木贼草、密蒙花、决明子等治之。

（4）水肿臌胀。瞿麦有通利水道之功，用之能使水去肿消，以治水肿。以瞿麦穗配泽泻、滑石、虎杖、防己、猪苓、车前子等，治疗头面足胫浮肿，小便不利；以瞿麦穗配车前子、滑石、白茅根、甘遂、苦参、大腹皮、半边莲、马鞭草等治疗鼓胀、水蛊腹胀满急、小便不畅、尿短少而黄赤者。亦用瞿麦、萹蓄配益母草、滑石、车前子、败酱草、泽泻治疗盆腔炎湿热壅聚下焦而成盆腔积液等。

尚有报道用瞿麦能抗炎消肿，治疗热毒疮肿；也能祛除皮肤湿癣、出皮肉中之刺，并能破胎堕子。

瞿麦、萹蓄相较：两者皆为清热利水通淋药，治疗诸淋证常相须为用。但萹蓄长于清利下焦湿热，除治淋证外，还可用治湿热泻痢、湿疹、湿疮、阴痒，还能杀虫等。瞿麦则长于破血通经，故可用于妇女经闭、痛经、月经不调、癥瘕积聚等。瞿麦穗利水消肿功效优于瞿麦全草及萹蓄。

【用法】内服：9～15g。水煎。外用：适量，煎水外洗患处。脾胃虚弱、气阴不足者，应中病即止。孕妇忌用。

（周兴武　整理）

# 玄 参

【药名】玄参（别名：重台），在《神农本草经》后的本草文献中又名玄参、玄台、逐马、黑参等。

【经文】玄参，味苦，性微寒。主腹中寒热，积聚，女子产乳余疾。补肾气，令人目明。

【文译】玄参，味苦，性微寒。主治腹内寒热邪气积聚不散，妇女产后诸多疾病。还能补益肾气，使人眼睛视物清明。

【药源】本品为玄参科植物玄参的干燥根，产于我国长江流域及陕西、福建等地。冬季茎叶枯萎时采挖。除去根茎、幼芽、须根及泥沙，晒或烘至半干，堆放 3～6 日，反复数次至干燥。生用。以条粗壮、质坚实、断面色黑者为佳。

【药理】本品含哈巴苷、哈巴苷元、桃叶珊瑚苷、6- 对甲基梓醇、浙玄参苷甲、乙等环烯醚萜类化合物及生物碱、植物甾醇、油酸、硬脂酸、葡萄糖、天冬酰胺、微量挥发油等。本品水浸剂、醇浸剂和煎剂均有降血压作用。其醇浸膏水溶液能增加小鼠心肌营养血流量，并可对抗垂体后叶素所致的冠脉收缩。本品对金黄色葡萄球菌、白喉杆菌、伤寒杆菌、乙型溶血性链球菌、绿脓杆菌、福氏痢疾杆菌、大肠杆菌、须发癣菌、絮状表皮癣菌、羊毛状小芽孢菌和星形奴卡氏菌均有抑制作用。此外，本品还有降血糖、镇静、抗惊厥作用。

【文摘】

《名医别录》 主暴中风，伤寒身热，支满狂邪，忽忽不知人，温疟洒洒，血瘕下寒血，除胸中气，下水，止烦渴，散颈下核、痈肿、心腹痛、坚症，定五脏。

《日华子本草》 治头风热毒游风，补虚劳损，心惊烦躁，劣乏骨蒸，传尸邪气，止健忘，消肿毒。

《医学启源·药类法象》 玄参气寒味苦，治心中懊侬，烦而不能眠，心神颠倒欲绝，血滞，小便不利。

《丹溪治法心要·诸目疾》 阴火炎者，必用玄参。

《本草纲目》 滋阴降火，解斑毒，利咽喉，通小便血滞……肾水受伤，真阴失守，孤阳无根，发为火病，法宜壮水以制火，故玄参与地黄同功。

《景岳全书·本草正》 能退无根浮游之火，散周身痰结热痛，逐颈项咽喉痹毒、瘰疬、结核……解温疟寒热往来，治伤寒热斑支痛，亦疗女人产乳余疾或肠中血瘕热症，并疗劳伤痰嗽热烦，补肾滋阴明目解。

《药品化义》 戴人谓肾本寒，虚则热。如纵欲耗精，真阴亏损，致虚火上炎，以玄参滋阴抑火。凡头疼、热毒、耳鸣、咽痛、喉风、瘰疬、伤寒阳毒、心下懊侬，皆无根浮游之火为患，此有清上澈下之功。凡治肾虚，大有分别，肾之经虚则寒而湿，宜温补之；肾之脏虚则热而燥，宜凉补之；独此凉润滋肾，功胜知、柏，特为肾脏君药。

**《罗氏会约医镜·本草》**　玄参味苦甘微咸，气寒，入肾经，尤走肺脏。恶黄芪、干姜、大枣、山茱萸、反藜芦，忌铜……苦能清火，甘能滋阴，咸能补肾。益精明目，退骨蒸，除痰嗽，清手心足心之热，此属无根浮游之火，唯玄参清除甚捷。解烦渴，利咽喉肿痛，治阳毒发斑，化瘰疬，妇人产后余疾。按，性寒滑，脾虚呕逆泄泻者禁之。

**【今用】近代著名医家张锡纯**　玄参，色黑，味甘微苦，性凉多液。原为清补肾经之药，中心空而色白（此其本色，药房多以黑豆皮水染之，则不见其白矣），故又能入肺以清肺家燥热，解毒消火，最宜于肺病结核、肺热咳嗽。《神农本草经》谓其治产乳余疾，因其性凉而不寒，又善滋阴，且兼有补性（凡名参者皆有补性），故产后血虚生热及产后寒温诸证，热入阳明者，用之最宜……《神农本草经》又谓，玄参能明目，诚以肝开窍于目，玄参能益水以滋肝木，故能明目，且目之所以能视者，在瞳子中神水充足，神水固肾之精华外现者也。以玄参与柏实、枸杞并用，以治肝肾虚而生热视物不了了者，恒有捷效也。又外感大热已，其人真阴亏损、舌干无津、胃液消耗、口苦懒食者，愚恒用玄参两许，加潞党参二三钱，连服数剂自愈。（详见《医学衷中参西录》）

**上海著名医家张赞臣**　玄参既能清热泻火，又能育阴降火，实证可用，阴虚火旺者尤为要药。但兼能滑肠，故脾虚便溏殊不适宜。且苦寒润降之品，切忌用之过早，尤以痰热之证，更须注意，以免反使痰热凝而不化，而致缠绵难愈。（详见《张赞臣临床经验选编》）

**北京著名医家焦树德**　本品不但能滋阴降火，而且有凉血解毒的作用……由于痰热郁结而颈部发生瘰疬者（颈部淋巴结肿大），可用本品软坚散结，常配合贝母、生牡蛎同用，名曰消瘰丸……生地黄与玄参都能滋阴，但生地黄甘寒补阴，偏于凉血清热，适用于血热之火；玄参咸寒滋阴，偏于滋阴降火，适用于阴虚上浮之火。苦参苦寒，泻火燥湿，善治外部皮肤湿热疥癞；玄参咸寒，降火养阴，善治内部肾阴不足、骨蒸痨热。麦冬养阴，偏于润肺；玄参养阴，偏于滋肾。（详见《用药心得十讲》）

**安徽著名医家龚士澄**　玄参能壮水，可制浮游无根之火攻于咽而嘶哑，投玄参后，火得水济，肺润咳减，发音自可缓缓恢复。我们体会：玄参起肾水上潮，只可熄上浮之火，不似熟地黄之甘温补水而源泉汩汩。故我们治痨瘵声嘶，玄参必伍以熟地黄，相辅相生，益显其力。玄参若伍以马勃，对风温、风热外感所致的咽喉红肿疼痛、声嘎，也颇有疗效……玄参亦为清肺痨骨蒸的主药之一……盖肺痨病人，开始多因阴精亏损，继则阴火旺。玄参养阴生津，可清炎上之火，即清骨蒸之热。然我们以玄参治痨，多与百部同用，一清蒸热，一制痨虫（结核杆菌），合则滋阴宁嗽，病因病症两宣。（详见《临证用药经验》）

**【师说】**《神农本草经》所载之玄参，亦即今之玄参。其味苦、甘、咸，性微寒。归心、胃、肾、肺经。能清热凉血，泻火解毒，滋阴降火。我常用之治疗以下病证。

（1）温病热入营血。本品咸，寒。能入血分，能清热凉血；苦寒入肺胃，又能泻火解毒。故能治温热病热入营血及气血两燔之证。用治热入营血，热伤营阴，身热夜甚，舌绛，脉数者，可用玄参配生地、胡黄连、连翘、丹皮、丹参等药同用。若热毒内陷，气血两燔，神昏谵语，热毒发斑者，上述方药中再加石膏、竹叶、甘草、莲心、知母、水牛角、紫草等治之。

（2）阴虚津伤，骨蒸劳嗽。本品甘寒质润，能滋润胃、肺、肾之阴液，尤擅于降虚火，对诸脏腑阴液不足，如肾阴不足，骨蒸潮热者，可用玄参配生地、知母；肺阴不足或肺肾阴虚劳嗽夜甚，咳血者，可配百合、麦冬、南沙参、北沙参、炙百部、川贝母、桑叶、仙鹤草等同用；若胃热津伤，口渴多饮者，则与生地、石斛、玉竹、天花粉、麦冬、沙参、芦根等同用；大便秘结者，加火麻仁、肉苁蓉、郁李仁、瓜蒌仁等。

（3）疮疡肿痛。本品能泻火解毒，消肿止痛，故能治热毒疮痈肿痛，可将玄参配金银花、紫花地丁、蒲公英、蚤休、连翘、野菊花等同用；热毒疮肿、乳腺炎及咽喉肿痛者，前方中再加黄芩、射干、牛蒡子、升麻、僵蚕、板蓝根、桔梗等；若属虚火为患者，则加麦冬、生地、天花粉、生甘草等。玄参配金银花、当归、生甘草等能清解热毒，消肿止痛，亦可治脱骨疽、发背等。

（4）瘰疬痰核。对阴虚火旺、痰火郁结所致的瘰疬痰核等证，我用玄参配浙贝母、牡蛎、夏枯草、山慈菇、全瓜蒌、土贝母、皂刺、穿破石等配伍治之。

（5）高血压。对于原发性高血压病，可用玄参配夏枯草、钩藤、地龙、赤芍、生地、山萸肉、龙胆、益母草、枣仁、杜仲、牛膝等治之。

此外，本品尚能治疗目赤肿痛、畏光、目生云翳胬肉，以及慢性前列腺增生、乳腺小叶增生及纤维瘤。玄参、牛膝相配可治小儿高热、乳糜尿、突发性耳聋。糖尿病以渴为甚者，可用玄参配苍术、生地等治之。甲状腺功能亢进，我用生地配牡蛎、夏枯草等治之。还可用玄参配丹皮、石膏治疗牙痛；配麦冬、连翘、竹叶治舌体灼痛。若用喉白斑、扁平苔癣等，可用玄参配百合、牛蒡子、丹皮、赤芍、冬凌草、青蒿、杠板归、天花粉、南沙参、白芍等治之。对妇女产后虚、瘀、热、渴、大便难等症，我常用玄参配丹参、天花粉、石斛、牛蒡子、桑椹子、石膏、人参、甘草治之。

现代药理研究发现，本品也能治心肌缺血，并有抗动脉粥样硬化、抗心肌肥大、抗脑缺血、抗血小板聚结、抗炎、保肝、调节免疫、抗细菌、保护神经元、催眠、抗高尿酸血症等功效，临证亦可适证选用之。

【用法】内服：10～15g。水煎。脾胃虚寒、食少便溏者不宜服用，本品反藜芦。

（周兴武　整理）

# 秦　艽

【药名】秦艽，在《神农本草经》后的本草文献中又名秦胶、秦纠、秦瓜、大艽、左秦艽等。

【经文】秦艽，味苦，平。主寒热邪气，寒湿风痹，肢节痛，下水，利小便。

【文译】秦艽，味苦，性平。主治体内引起恶寒发热的邪气；能治疗寒湿风痹、四肢关节疼痛。具有下水气、利小便的功效。

【药源】本品为龙胆科植物秦艽、麻花秦艽、粗茎秦艽，或小秦艽的干燥根。前三种按性状不同分别习称"秦艽""麻花艽"和"小秦艽"，主产于陕西、甘肃、内蒙古、四川等地。春、秋二季采挖，除去泥沙；秦艽及麻花艽晒软，堆置"发汗"至表面呈红黄色或灰黄色时，摊开晒干，或不经"发汗"直接晒干；小秦艽趁鲜时挫去黑皮，晒干。切片，生用。以根条粗大、质坚实、肉厚、色棕黄、气味浓厚者为佳。

【药理】本品含秦艽碱甲、乙、丙，龙胆苦苷，当药苦苷，褐煤酸，褐煤酸甲酯，栎瘿酸，$\alpha$-香树脂醇，$\beta$-谷甾醇等。秦艽具有镇静、镇痛、解热、抗炎作用，能抑制反射性肠液的分泌，能明显降低胸腺指数，有抗组胺作用，对病毒、细菌、真菌皆有一定的抑制作用。秦艽碱甲能降低血压、升高血糖。龙胆苦苷能抑制 $CCl_4$ 所致的转氨酶升高，具有抗肝炎作用。秦艽还有抗氧化、升血糖、利尿、降压、健胃和抗微生物等作用。

【文摘】

《名医别录》　疗风，无问久新，通身挛急。

《药性本草》　利大小便，瘥五种黄病，解酒毒，去头风……畏牛乳。

《日华子本草》　主骨蒸，治疳及时气。

《医学启源·药类法象》　治口噤，肠风泻血……养血荣筋，中风手足不遂者用之……阴中微阳，去手足阳明经下牙痛，口疮毒，及除本经风湿。去芦净用。

《明医指掌·药性歌》　秦艽性平，除湿荣筋，肢节风痛，下血骨蒸。

《本草纲目》　治胃热，虚劳发热……秦艽，手足不遂，黄疸，烦渴之病须之，取其去阳明之湿热也。阳明有湿，则身体酸疼烦热，有热则日晡潮热骨蒸。

《景岳全书·本草正》　解温疫热毒，骨蒸发热，潮热烦渴及妇人胎热，小儿疳热瘦弱。

《成方便读·秦艽白术丸》　秦艽入阳明，润燥宣风，能行能散。

《本草分经·肝》　去肠胃湿热，疏肝胆气，治一切湿胜风淫之症。

《时病论·活血祛风法》　秦艽为风药中之润品，散药中之补品，且能活血荣筋。

《本草从新》　大便滑者忌用。

《本经逢原》 秦艽，入手足阳明，以其去湿也；兼入肝胆，以其治风也。故手足不遂，黄瘅酒毒，及妇人带疾须之。

《本草正义》 外通经隧，内导二便，是其真宰，而通络之功，又在理湿之上。要之皆是从湿阻热结一面着想，而气虚血弱之症，皆非其治，仍与防风、羌、独等味异曲同工耳。

【今用】**北京著名医家焦树德** 秦艽味苦、辛，性平，主要功能祛风利湿，退骨蒸劳热。常用于以下情况。①风寒湿痹、周身及关节疼痛：风寒湿三种邪气侵入机体，合而为病，影响气血正常运行，气血痹阻，而致全身肌肉或关节疼痛，或筋肉拘挛疼痛，或兼发热、关节肿胀等。秦艽有祛风利湿、退热、缓解拘挛的作用。常配合独活、桑寄生、威灵仙、当归、红花、防己、牛膝、薏苡仁等同用。寒重者可加制附片、桂枝；湿重者可加苍术、白术；风盛者可加防风、羌活；筋脉拘挛重者可加木瓜、白芍、伸筋草、炙穿山甲等。②阴虚劳热：由于阴虚而引起的骨蒸劳热（下午潮热、两颧发红、肌肉消瘦、盗汗、晚间口干渴、舌红、脉细数），本品可退虚热，常配合银柴胡、地骨皮、白薇、青蒿等同用。③退黄疸：本品兼有通便利水、退黄疸的作用，前人有用本药治"黄疸、酒疸""去遍身黄如金"的记载。对湿邪郁蒸而致发黄者，可配茵陈、黄柏、车前子、栀子、茯苓等同用……此外，本品兼能入大肠经，有通便、治下牙肿痛、口眼歪斜等作用，可随证选用。银柴胡治虚劳，偏用于寒热交作者；秦艽治虚劳，偏用于潮热骨蒸者。独活与秦艽都能治身体下部风湿疼痛，但独活用于风湿寒痛，秦艽用于风湿热痛。（详见《用药心得十讲》）

**贵州著名医家陈慈煦** 类中风偏瘫或肝阳上亢的病人，有时肌肉抽动跳痛，甚则颈部及头项掣痛，此乃血虚生风，养血药中佐秦艽、地龙极佳。[详见《浙江中医杂志》，2007，42（11）：681]

**国医大师王琦** 秦艽，味苦、辛，性平，归肺、胃、肝、胆经。临床以其祛风利湿、舒筋活络、清热除蒸为长，多用治痹证、虚热证、黄疸等，如常用之身痛逐瘀汤、秦艽鳖甲散、《太平圣惠方》之秦艽散。然其又为活血祛湿、利小便佳品……功擅走窜搜络利窍，入治表之剂，则引伏热外透；合逐痹之剂则祛风利湿、舒筋活络疗痹痛；配利湿之品，则导邪从下窍泄。况其味辛气平降肺，肺气行则水道通，水道通则小便自利。前列腺疾患多为湿热滞阻下焦，秦艽功擅活血法湿，利小便，投之多效。常用量15g以上。[详见《北京中医药大学学报》，2004，27（1）：57]

【师说】秦艽，其味辛、苦，性微寒。归胃、肝、胆经。具有祛风湿、通络止痛、退虚热、清湿热等功效。我于临床也喜用秦艽治疗以下病证。

（1）湿热外感。秦艽能主寒热邪气，时邪外袭，侵入肌腠，则发寒热之症。此药能外散表邪，故可治疗风寒、风湿热邪外袭之邪气。如风寒为患，多与荆芥、防风、羌活、川芎、藿香等配伍；风热为患，则与金银花、栀子、豆豉、葛根、薄荷等配伍；湿热外袭而感冒者，用藿香、香薷、羌活、葛根、茵陈、生薏苡仁、草豆蔻、滑石等配伍。

（2）寒湿痹阻。本品能祛风除湿，通经络，利关节，止痹痛。风寒湿邪入侵筋骨而为痹证，则肢节痹阻疼痛，我常用本品配海风藤、青风藤、络石藤、海桐皮、天麻、当归、白术、苍术、川芎、木瓜、鸡血藤等治之。

（3）中风中经络。本品能活血通经络。用治中风中经络，症见口眼歪斜、半身不遂者，可用本品配羌活、天麻、升麻、葛根、防风、豨莶草、老鹳草、细辛、川芎、炙地龙、制胆星、石菖蒲等治之。

（4）虚热骨蒸。本品微寒不燥，润而不腻，能治虚热骨蒸。可用本品配银柴胡、知母、青蒿、鳖甲、地骨皮等治疗肺结核病潮热及小儿长期低热，食减，形瘦者。

（5）黄疸。凡湿热蕴积胆、肝、胰等脏腑导致黄疸者，用本品配茵陈、栀子、木贼草、田基黄、垂盆草、叶下珠、虎杖、猪苓、滑石等治疗阳黄；配旋覆花、苍术、茵陈、炒薏苡仁、白术、干姜、附子、茯苓、车前子治疗阴黄。本品能利湿退黄，降酶，用治多种类型肝、胆、胰的病症。

（6）热毒疮肿。本品能清热祛湿解毒，用治疮痈肿毒、痔疮、痔漏出血、皮肤瘙痒、瘾疹、妇女阴中肿痒疼痛、带下色黄量多等。

此外，本品能除热安胎，治疗因热而致的胎动不安；还治小便不通；能除烦止渴；也有降低血压、升高血糖、镇静、止痛、抗病毒、解热抗炎、抗过敏等效用。本品还可治疗风湿热毒入血为患的红斑狼疮。对该病，我常用本品配青蒿、地骨皮、丹皮、鳖甲、水牛角、紫草等治之。

【用法】内服：15～30g。水煎。临证用之一般无不良反应。若无湿热证者，不宜选用。久病体质虚寒、尿多、便溏者忌服。

（周兴武　整理）

# 百　合

【药名】百合，在《神农本草经》后的本草文献中又名白百合、蒜脑薯等。

【经文】百合，味甘，平。主邪气，腹胀，心痛，利大、小便，补中益气。

【文译】百合，味甘，性平。主治邪气阻滞导致的脘腹胀满、心腹疼痛，能通利大小便，补益中焦脾胃之气。

【药源】本品为百合科植物百合或细叶百合的肉质鳞叶，全国各地均产，以湖南、浙江产者为多。秋季采挖，洗净，剥取鳞叶，置沸水中略烫，干燥入药。以鳞片均匀、肉厚、色白者为佳。

【药理】本品含酚酸甘油酯、丙酸酯衍生物、酚酸糖苷、酚酸甘油酯苷、甾体糖苷、甾体生物碱以及脑磷脂、卵磷脂等多种磷脂成分。还含有微量秋水仙碱、微量元素、淀粉、蛋白质、糖、脂肪等成分。水提液对实验动物有止咳、祛痰作用；可对抗组织胺引起的蟾蜍哮喘。水提液有强壮、镇静、抗过敏作用。还有抗癌，尤其对乳腺癌有抑制效果，也能抑制痛风发作。水煎醇沉液有耐缺氧作用；还可防止环磷酰胺所致白细胞减少症。

【文摘】

《名医别录》 除浮肿颅胀、痞满、寒热，通身疼痛，及乳难、喉痹。止涕泪。

《药性本草》 除心下急、满、痛，治脚气、热咳。

《日华子本草》 安心，定胆，益志，养五脏。治癫邪啼泣、狂叫、惊悸，杀蛊毒气，胁乳痈、发背及诸疮肿，并治产后血狂晕。

《景岳全书》 能补益气血，润肺除嗽，定魄安心，逐惊止悸，缓时痰咳逆，解乳痈喉痹，兼治痈疽，亦解蛊毒，润大小便，消气逆浮肿。仲景用之以治百合证者，盖欲借其平缓不峻，以收失散之缓功耳，虚劳之嗽用之颇宜。

《本草述》 百合之功，在益气而兼之利气，在养正而更能去邪，故李氏谓其为渗利和中之美药也。如伤寒百合病，《要略》言其行住坐卧，皆不能定，如有神灵，此可想见其邪正相干，乱于胸中之故，而此味用之以为主治者，其义可思也。

《长沙药解》 百合凉金润燥，泻热消郁，清肃气分之上品。其诸主治，收涕泪，止悲伤，开喉痹，通肺痈，清肺热，疗吐血，利小便，滑大肠，调耳聋耳痛，理胁痈乳痈发背诸疮。水渍一宿，白沫出，去其水，更以泉水煎汤用。

《罗氏会约医镜·本草》 润肺宁心，治虚劳久嗽，定惊悸，止涕泪，疗肺痿，利二便，除百合病。按，百合气平功缓，难图速效，若中寒者勿用。

《医方十种汇编·药性摘录》 百合清心肺热，敛气安神。凡余热未清，坐卧不安，咳嗽不已，涕泪不收，胸浮气胀，状有鬼神皆治。即仲景用此治百合病之义。但初嗽不宜用。花白者入药。

《科学注解本草概要·植物部》 为滋养及祛痰药，并有镇静及利尿作用，功能润肺止咳，定惊益志，除胀满。

【今用】北京著名医家施今墨 百合味甘，性微寒。入心、肺经。本品气味稍缓，甘中有收，既能清心肺之余热而敛气养心、安神定魄，用于治疗热性病后余热未尽所引起的神思恍惚、烦躁失眠、莫名所苦的"百合病"，又能润肺止咳，用于肺燥咳嗽，或肺虚久咳，或阴虚久咳、痰中带血等症。若与知母相配，百合宁心安神、润肺止咳，知母清热泻火、滋阴润燥；百合甘寒清润而不腻，知母苦寒降火而不燥；百合偏于补，知母偏于泻，二药相伍，一润一清，一补一泻，共奏润肺清热、宁心安神之效。主治：①阴虚与温热病后余热未清，以致头昏、心烦不安、失眠等症；②情志不遂，以致精神恍惚，不能自制等症。（详见《施今墨对药临床经验集》）

北京著名医家焦树德 百合味甘性平，常用为润肺止咳和清心安神药。配生地黄、麦冬、沙参、贝母、梨皮等，可用于阴虚肺燥的咳嗽；配沙参、五味子、马兜铃、诃子、麦冬等，可用于久咳不愈、肺阴虚而肺气浮散之证（久咳不止，已无实邪，咽干少痰，气短微喘）；配麦冬、莲子、远志、黄连、阿胶、玄参等，可用于热病后余热不清的神志恍惚和阴虚的心烦、失眠……百合甘敛润肺，偏于治肺阴之虚燥……百合甘敛润肺而治嗽，并可宁心。另外，百合还有益气调中的作用……外感咳嗽时不宜使用本品。（详见《用药心得十讲》）

**北京著名医家步玉如**　在临床治疗胃脘痛的处方中，百合汤确是对气郁化火或热痛者效果较为突出的一首方剂。一般治气痛的处方中，多用辛温香燥之行气药，这对于单纯气滞者较适用。但是对气郁日久而化火者，则不宜继续香燥行气，而当配凉润之品，百合汤即符合此义。一般热痛而火势甚者，治疗可苦寒直折；但如遇热不盛，或用苦寒药后热势已减，则不可过用苦寒，此时当以性微寒之百合配辛温行气之乌药，使其热得清，气得行，则疼痛可止……百合有治心腹疼痛之功，其关键在于百合入手太阴肺经，能降肺气。肺为诸气之总司，肺气得降则诸气皆调。且百合甘润微寒，兼清热；乌药辛温行气止痛。《本草从新》谓其能"疏胸腹邪逆之气，一切病之属气者皆可治"。两药相配，一凉一温，柔中有刚，润而不滞，故对胃脘部的气痛、热痛均宜。（详见《名医谈用方体会和诀窍》）

**贵州名医石恩骏**　仲景论治百合病有百合地黄汤、百合知母汤、滑石代赭石汤、百合鸡子汤、百合洗方、百合滑石散方。所治皆心肺阴津气阴不足，百脉俱受累，虚火郁热为病。习用仲景诸方，则用百合清肺养阴润肺。治疗咳嗽痰中带血，以百合、款冬花蜜丸服之；对支气管扩张咯鲜血，用百合、白及、蛤粉、百部蜜丸，或径予新鲜百合捣汁和水饮之；若心胸肺内有热，咳嗽咽痛，咯血，恶寒，以百合固金汤为方，加减治之，其也是从《神农本草经》所论，仲景所用方中来。（详见《〈神农本草经〉发微》）

【师说】百合，为百合科植物百合的鳞茎。其味甘、苦，性微寒。入肺、心二经。具有润肺止咳、清心除烦、安神等功效。我于临证常用之治疗以下病证。

（1）肺虚燥咳，劳嗽咯血。本品味甘能补，善于养阴润肺，兼能止咳祛痰，用治肺阴亏虚，干咳少痰，或痰中带血。我常嘱患者用鲜百合捣汁服，亦可用之配生地、紫菀、麦冬、炙百部、川贝、阿胶、款冬、南沙参、仙鹤草、藕节、炙桑白皮、枇杷叶、黛蛤散、白及等治疗肺燥干咳少痰、咯血、咳喘等。

（2）虚烦惊悸，失眠多梦。本品性寒而凉，且入心经，能清心补虚，除烦安神定志，用之治疗热病余热未清，心阴受损而致虚烦惊悸、失眠多梦，或心神不宁而精神恍惚、坐卧不安。对心肌炎后遗症、更年期精神恍惚者，可用百合配生地、知母、玉竹、甘草、小麦、大枣、竹叶、远志、枣仁、柏子仁、太子参、麦冬、莲心、茯神、夜交藤、贯叶连翘、合欢花、合欢皮、萱草花等治之，效佳。

（3）胃热气郁，胃脘灼痛。胃热灼痛、隐痛或胀痛，口干咽燥，大便干结，常见于慢性胃炎、萎缩性胃炎、胃食道返流性炎症、胃及十二指肠球部溃疡、口糜口疮、便秘等，可用百合配麦冬、白芍、石斛、山药、蒲公英、冬凌草、藤梨根、太子参、乌药等治之。近年我在临床上在前贤四合汤的基础上加徐长卿、荔枝核，称之为五合汤（乌药、百合；香附、良姜；丹参、檀香、砂仁；蒲黄、五灵脂；徐长卿、荔枝核），用治因寒热、温凉、阴阳失调及气滞、血瘀等导致的顽固而久不止的胃痛，亦用治胃癌胃痛等，其效显著。

（4）阴虚便溏。临床见慢性腹泻及脾虚气阴不足所致的大便干溏不一、舌红少津者，可用百合配山药、党参、白术、扁豆、陈皮等健脾养阴方药治之。若阴虚津亏便秘者，可加牛蒡子、瓜蒌仁、郁李仁、火麻仁等。

此外，亦有医家用百合清热泄降，医治疮疡，用治乳痈、发背、肺痈、天疱疮、湿疮等，亦治小儿鼻衄。因于本品含有秋水仙碱，也可用治高尿酸血症、痛风，以及类风湿性关节炎、系统性红斑狼疮等。本品并有抗癌作用，用治胃癌、乳腺癌等。本品也有降糖作用，可用治疗糖尿病。本品还有抗过敏作用，用治咳嗽变异性哮喘，有报道用百合煎水熏洗治疗手掌角化症。

总之，口干舌燥，咽干，唇红颧红，五心烦热，心烦不宁等阴虚症状表现为心、肺、肾阴亏虚；胃排空障碍，胃中灼热疼痛，或为隐痛、胀痛；舌红少津，或有裂纹，苔少或花剥，脉细弦或细数等，皆为我必用百合的指征。

百合、玉竹相较：两者皆为甘、寒之品，均能清肺养阴，常相须为用。百合尚有清心安神功效，可用治虚烦失眠、惊悸、怔忡等症；而玉竹擅滋胃阴、润胃燥，生津止渴，常用于热病伤阴、津亏液少、烦热口渴等症。

【用法】内服：10～30g。水煎。多为生用，蜜炙用可增其润肺功效。百合也是食疗常用佳品，可煮粥服用，或与莲子、银耳、山药煎煮食之。若单独食疗可用50g左右。凡大便稀溏，失眠，久咳痰中带血，神志恍惚，阳气虚弱，寒自内生，形寒畏风怕冷，风寒咳嗽，寒痰征象明显，口淡不渴，面黄苔白，胃脘冷痛，脘腹作胀，湿阻中焦，心胃阳气虚弱，舌质淡胖，边有齿印，舌苔白腻而厚，脉沉迟或濡细弱者，我皆不用百合。

（周兴武　整理）


# 知　母

【药名】知母（别名：蚔母、连母、野蓼、地参、水参、水浚、货母、蝭母等）。在《神农本草经》后的本草文献中又名毛知母、光知母等。

【经文】知母，味苦，寒。主消渴，热中。除邪气，肢体浮肿，下水。补不足，益气。

【文译】知母，味苦，性寒。主治消渴病、体内发热，能驱除邪热之气，能治疗肢体浮肿，使体内水气下泄，增补身体虚损不足，补益气血。

【药源】本品为百合科植物知母的干燥根茎，主产于河北、山西及山东等地。春、秋二季采挖，除去须根及泥沙，晒干，习称"毛知母"。或除去外皮，晒干。

切片入药，生用，或盐水炙用。以条肥大、质坚硬、断面色黄白者为佳。

【药理】本品根茎含多种知母皂苷、知母多糖。此外，尚含芒果苷、异芒果苷、胆碱、烟酰胺、鞣酸、烟酸及多种金属元素、黏液质、还原糖等。知母浸膏动物实验有防止和治疗大肠杆菌所致高热的作用。体外实验表明，知母煎剂对痢疾杆菌、伤寒杆菌、副伤寒杆菌、霍乱弧菌、大肠杆菌、变形杆菌、白喉杆菌、葡萄球菌、肺炎双球菌、β-溶血性链球菌、白色念珠菌及某些致病性皮肤癣菌等有不同程度的抑制作用；其所含知母聚糖 A、知母聚糖 B、知母聚糖 C、知母聚糖 D 有降血糖作用，知母聚糖 B 的活性最强。知母皂苷有抗肿瘤作用。

【文摘】

《名医别录》　疗伤寒久疟烦热，胁下邪气，膈中恶，及风汗内疸。多服令人泄。

《药性本草》　心烦躁闷，骨热劳往来，产后褥劳，憎寒虚烦……治诸热劳，患人口干者加用之。

《日华子本草》　热劳传尸疰病，通小肠，消痰止嗽，润心肺，安心，止惊悸。

《珍珠囊补遗药性赋·主治指掌》　知母沉也，阴中之阴也。其用有四：泻无根之肾火；疗有汗之骨蒸；止虚劳之阳胜；滋化源之阴生。

《丹溪治法心要·咳嗽第十八》　知母止嗽清肺，滋阴降火，夜嗽宜用……五更嗽多者，此胃中有食积，至此时流入肺经，以知母、地骨皮降肺火……上半日嗽多者，有胃火，知母、石膏。

《雷公炮制药性解》　知母泻无根之肾火，疗有汗之骨蒸。止虚劳之阳胜，溢化源之阴生。勿犯铁器，犯之损肾……为生水之剂，水盛则火熄，所谓壮水之主，以制阳光也，口渴干咳，眼花目眩，便赤腰痛，褥劳烦躁不眠，此皆阳盛阴衰之证，服之皆愈。若肺家寒嗽及肾气虚脱无火者，禁用。

《本草纲目》　安胎，止子烦，辟射工、溪毒……肾苦燥，宜食辛以润之。肺苦逆，宜食苦以泻之。知母之辛苦寒凉，下则润肾燥而滋阴，上则清肺金而泻火，乃二经气分药也。黄柏则是肾经血分药，故二药必相须而行。

《景岳全书·本草正》　知母在上则能清肺止渴，却头痛，润心肺，解虚烦喘嗽，吐血、衄血……在中则能退胃火，平消瘅；在下则能利小水，润大便，去膀胱肝肾湿热，腰脚肿痛，并治劳瘵内热，退阴火，解热淋崩浊。古书言知母佐黄柏滋阴降火，有金水相生义，盖谓黄柏能制膀胱命门阴中之火，知母能消肺金制肾水化源之火，去火可以保阴，是即所谓滋阴也，故洁古、东垣皆以为滋阴降火之要药，继自丹溪而后，则皆用以为补阴，诚大谬矣。夫知母以沉寒之性，本无生气，用以清火则可，用以补阴则何补之有？

【今用】近代著名医家张锡纯　知母：味苦，性寒，液浓而滑。其色在黄、白之间，故能入胃以清外感之热……为其寒而多液，故能壮水以制火，治骨蒸劳热、目病翳肉遮掩白睛。为其液寒而滑，有流通之性，故能消疮疡热毒肿痛。

《神农本草经》谓主消渴者，以其滋阴壮水而渴自止也；谓其主肢体浮肿者，以其寒滑能通利水道而肿自消也；谓其益气者，以其能除食气之壮火而气自得其益也。知母原不甚寒，亦不甚苦，尝以之与黄芪等分并用，即分毫不觉凉热……寒苦皆非甚大，而又多液是以能滋阴也……是以愚治热实脉数之证，必用知母，若用黄芪补气之方，恐有热不受者，亦恒辅以知母，唯有液滑能通大便，其人大便不实者忌之。（详见《医学衷中参西录》）

**现代著名医家章次公** 世以知母为滋阴药，盖起于洁古，喻嘉言、陈修园之徒皆从其说，谓苦寒能培生气。然滋阴之义颇有出入，就急性热病言之，有清热以存阴者，有益阴以退热者，前后二者之治法往往统称为滋阴。仲景之知母、石膏属于前者，叶派之生地、麦冬属于后者，故知母为热清而后阴存之滋阴药，非后世益阴以望热退之滋阴药也。（详见《章次公医术经验集》）

**北京著名医家施今墨** 百合味甘，性微寒。入心、肺经。本品气味稍缓，甘中有收，既能清心肺之余热而敛气养心、安神定魄，用于治疗热性病后余热未尽所引起的神思恍惚、烦躁失眠、莫名所苦的"百合病"，又能润肺止咳，用于肺燥咳嗽，或肺虚久咳，或阴虚久咳、痰中带血等症。若与知母相配，百合宁心安神、润肺止咳，知母清热泻火、滋阴润燥；百合甘寒清润而不腻，知母苦寒降火而不燥；百合偏于补，知母偏于泻，二药相伍，一润一清，一补一泻，共奏润肺清热、宁心安神之效。主治：①阴虚与温热病后余热未清，以致头昏、心烦不安、失眠等症；②情志不遂，以致精神恍惚，不能自制等症。（详见《施今墨对药临床经验集》）

**国医大师朱良春** 朱老用百合30g，配知母10g，清虚热，养心神，主治阴虚内热之心烦、不寐、惊悸、口渴，或夜热等。（详见《朱良春全集·用药心悟卷》）

**上海著名中医胡建华** 知母不仅能清热，还有非常好的镇静作用，这是我从前人的经验和自己的临床中得出的认识。试举张仲景的方剂为例：酸枣仁汤用酸枣仁合知母治疗虚烦不得眠，取其滋阴养心安神；白虎汤用石膏合知母治疗发热、汗出、烦渴引饮，取其清胃泻火除烦；百合知母汤治疗百合病"如有神灵"，用其养阴清热镇静；桂枝芍药知母汤在祛风化湿通络药中配以知母治疗"诸肢节疼痛"，用其加强镇痛作用等。我在临床上治疗精神分裂症、狂躁不宁、毁物伤人、头痛不寐，常用甘麦大枣汤加生铁落、石菖蒲、远志、生天南星等，并重用知母、大黄以养心开窍，清火宁神，可获一定的疗效。治疗关节炎肢节疼痛、得温痛减、口干咽燥，常用桂枝、川芎、赤芍、白芍、知母、生地黄等寒温并投，确有较好效果。此外，在治疗神经官能症、三叉神经痛等病时，见失眠、恐惧、头痛、烦躁之症，均可结合辨证施治，采用知母治之。（详见《长江医话》）

**北京著名医家焦树德** 知母可润肾燥。肾恶燥，燥则开合不利而水湿蓄郁不行，本品能润肾燥故对湿热郁阻而肢体浮肿之证有良效。知母性寒滑、下行，用于治热，有热去阴生之效。若用之太过，可致脾胃受伤，真阴暗损。因此药并非

滋阴补益之品，用之于祛邪则可，用之于扶正则不可也。（详见《中国名老中医药专家学术经验集第 2 卷》）

【师说】知母，其味苦、甘，性寒。主归肺、胃、肾经。能清热泻火，专清气分实热及肺胃实热，亦能滋阴润肺止渴。我在临床上常用知母治疗以下病证。

（1）气分热邪亢盛。症见高热不退、汗出、心烦、口渴、脉洪大有力等。治疗此证，知母是我常用之药。

（2）肺热咳嗽。本品既能清肺热，又能滋阴除燥热。凡肺热不论虚热、燥热引起咳嗽者，皆可用之。

（3）胃热津伤。不论虚热还是实热，伤胃津而见发热、头痛、咽痛、牙龈肿痛、口干渴、肠燥便秘等，皆可用知母治之。

（4）肾阴不足，虚火亢旺。本品能滋肾阴，泻相火，退虚热。对阴虚内热，症见骨蒸潮热、虚烦夜热、盗汗、遗精、早泄等，皆宜用之。

现代药理研究发现，知母具有抗菌、消炎解热、利胆、抗肝炎、促进消化、保护心肌、抑制血小板聚积、抗肿瘤、调节免疫及内分泌功能等作用。当今临床用治：关节风湿、类风湿及慢性前列腺炎、精子活力低下等。还可治疗心脏早搏、冠心病、急性肾炎、慢性肾盂肾炎、泌尿系感染、前列腺增生、血精、糖尿病、系统性红斑狼疮、尿崩症、真性红细胞增多症、精液不液化症、女性抗精子抗体阳性致不孕症、男性不育症、骨质疏松症、更年期综合征、女童性早熟、鼻咽癌放疗副反应、震颤麻痹综合征、坐骨神经痛、眼内出血、银屑病、膝关节炎等病症。凡上列诸病的病程中只要出现：①发热，气分实热或阴虚内热，舌红少津，脉细数；②腰膝酸软、遗精；③潮热、盗汗；④咽痛咽干；⑤高热烦渴；⑥干咳无痰或痰少而黏稠等，皆宜用之。

我很重视知母的临证配伍运用，为便于记忆，特列以下诸条供临证应用参考。①配石膏、石斛、竹叶：治疗温热病阳明气分实热，症见热、渴、汗出、脉洪大者。②配黄芩：清泻肺火，滋阴液，用治肺实热证之发热、咳嗽、咯吐黄痰或黏痰者。③配黄连：清热泻火，燥润相济，对心火亢旺所致的心烦、失眠多梦、心慌、心悸等适宜用之。还可治疗胃火炽盛、火盛伤阴的消渴病、甲亢的消谷善饥及心动过速等。④配黄柏、鳖甲、白薇、青蒿：能滋阴退虚热，泻火解毒，用治阴虚发热、骨蒸潮热、盗汗等症；阴虚火旺，扰动精室所致的梦遗、滑精；妇人阴痒，小便不利；男子强中，女子性欲亢进；糖尿病血糖居高不降，前阴瘙痒；经行次频，冲任火旺。⑤配地骨皮：清热降火，用于热病烦渴、肺热咳喘、阴虚潮热、骨蒸盗汗等。⑥配百合：补虚清热，用于阴伤或热病后期余热未尽之心烦不安及肺燥阴伤之咳嗽少痰，或咯血。⑦配川贝母：滋阴润燥化痰止咳，用于阴虚燥热或肺热之咳嗽、痰壅喘急及肺痨咳嗽等。⑧配天花粉、葛根、麦冬、山药、五味子、生地：能滋阴润燥，生津止渴，用于津伤口渴引起的消渴病。⑨配酸枣仁：能补养心肝，安定神志，清虚热，用于心肝血虚之心悸、失眠、头晕烦躁，或妊娠子烦、胎动不安、心烦难以安卧。⑩配生首乌、火麻仁：润肠通便，用于肠燥便秘。⑪配黄柏，再加六味地黄丸：治肾虚阴亏的腰背酸痛、腰膝肿痛。⑫配当归、生地、熟地、杜仲、丹参、牛膝、延胡索、地鳖虫、伸筋草：治疗腰腿痛。⑬配熟地、细辛、白术、牛膝、杜仲、炒薏苡仁、伸筋草、黄芪：治疗膝关节肿痛及鹤膝风等病，凡关节疼痛伴肿胀者均可用此药组治之。⑭配白术、防己：治疗湿热致肢体疼痛、重滞、肿胀等。⑮配黄精：治疗因长期使用皮质激素而致阳热亢盛者。⑯配生地、黄芪：能燮理寒热阴阳，治疗妇女更年期往来寒热之证甚效。⑰配鳖甲、地骨皮、常山、竹叶、石膏：治疗壮热烦渴不能饮食之疟疾病，宜在病症发作期服用。⑱配地肤子、瞿麦、猪苓、黄芩、冬葵子、白茅根、木通：主治下焦热结致小便赤涩不利、尿频量少、阴茎刺痛或有血尿者。

【用法】内服：6～12g。水煎。外感热病、高热烦渴、阴虚消渴、热病津伤者宜生用。骨蒸潮热、五心烦热、盗汗、遗精、腰膝酸软宜盐水炙用，盖盐水炒知母取其咸能入肾，可增补肾之效。本品性寒质润，有滑肠作用，故脾虚便溏者不宜用之。凡关节疼痛呈游走性而不红肿者，不宜使用。外感风寒表证发作期及表证未解的发热不宜用之。

（周兴武　整理）

# 贝　母

【药名】贝母（别名：空草），在《神农本草经》后的本草文献中又名勤母、苦菜、苦花、药实等。

【经文】贝母，味辛，平。主伤寒，烦热，淋沥邪气，疝瘕，喉痹，乳难，金疮风痉。

【文译】贝母，味辛，性平。主治感受寒邪，内热烦闷，邪气致小便淋漓不尽，疝瘕，喉痹，妇人难产，金刃所伤而导致的破伤风。

【药源】贝母按品种的不同，可分为川贝母、浙贝母和土贝母三大类。根据当代药学家，尚志均教授考证：《神农本草经》所指贝母应是葫芦科植物土贝母，为我国汉代以前药用贝母的主流产品。其后的《名医别录》最早收载百合科贝母为象贝母。而明代《本草汇言》才收载了川贝母。川贝母为百合科植物川贝母、暗紫贝母、甘肃贝母或梭砂贝母的鳞茎。此三者按不同性状习称"松贝""青贝""炉贝"等，主产于四川、云南、甘肃等地的川贝母，夏、秋二季采挖，除去须根、粗皮，晒干，生用。以粒小均匀、色洁、粉性足者为佳。浙贝母为百合科植物浙贝母的茎。原产于浙江象山，现主产于浙江鄞县。此外，江苏、安徽、湖南、江西等地亦产。初夏植株枯萎时采挖，洗净，擦去外皮，拌以煅过的贝壳粉，吸去浆汁，切厚片或打成碎块。以鳞叶肥厚、表面及断面色白、粉性足者为佳。土贝母是葫芦科多年生攀缘植物假贝母的块茎，主产于河北、陕西、山西等地。秋冬采挖，洗净、晒干入药。

【药理】川贝母含多种生物碱，如含青贝碱、松贝碱甲和松贝碱乙，还含川贝碱和西贝素；暗紫贝母还含松贝宁及蔗糖；甘肃贝母含有岷贝碱甲、岷贝碱乙；梭砂贝母含有白炉贝碱、炉贝碱。贝母总生物碱及部分非生物碱，均有镇咳作用。川贝流浸膏、川贝母碱均有不同程度的祛痰作用。此外，西贝母碱还有解痉作用，川贝碱、西贝碱也有降压作用，贝母碱能增加子宫张力，贝母总碱有抗溃疡作用。

浙贝母含浙贝母碱、去氢浙贝母碱、浙贝宁、浙贝酮、贝母醇、浙贝宁苷等。浙贝母碱在低浓度下对支气管平滑肌有明显扩张作用。浙贝母碱及去氢浙贝母碱有明显镇咳作用，还有中枢抑制作用，能镇静、镇痛。此外，大剂量浙贝母可使血压中等程度降低，呼吸抑制，小量可使血压微升。

土贝母的鳞茎含三萜皂苷、土贝母糖苷Ⅰ、土贝母糖苷Ⅱ、土贝母糖苷Ⅲ、土贝母糖苷Ⅳ、土贝母糖苷Ⅴ，还含麦芽醇、麦芽糖、蔗糖等。经现代药理研究本品有抗肿瘤作用、抗病毒作用、溶血作用、杀精子作用，还可作为治疗乳腺炎、毒蛇咬伤的解毒剂。

总之，三种贝母经药理研究证明：贝母确有镇咳、祛痰、平喘之功效。其镇静、耐缺氧作用对于哮喘病人有利，其消炎、抗菌作用能协同治疗呼吸道感染。

【文摘】

《名医别录》　疗腹中结实，心下满，洗洗恶风寒，目眩项直，咳嗽上气，止烦热渴，出汗，安五脏，利骨髓。

《药性本草》　主胸胁逆气，时疾黄疸。研末点目，去肤翳。以七枚作末酒服，治产难及胞衣不出。与连翘同服，主项下瘤瘿疾。

《日华子本草》　消痰，润心肺。末和砂糖丸含，止嗽。烧灰油调，敷人畜恶疮，敛疮口。

《本草别说》　贝母治心中气不快多愁郁者殊有功……能散心胸郁结之气。

《珍珠囊补遗药性赋·草部》　专治腿膝人面疮及诸痈毒。

《景岳全书》　善解肝脏郁愁，亦散心中逆气……降胸中因热结胸及乳痈流痰结核……并止消渴烦热……半夏、贝母俱治痰，但半夏兼治脾肺，贝母独善清金。半夏用其辛，贝母用其苦；半夏用其温，贝母用其凉；半夏性速，贝母性缓；半夏散寒，贝母清热，性味阴阳大有不同。俗有代用者，其谬孰甚。

《本草汇言》　贝母，开郁、下气、化痰之药也。润肺消痰，止咳定喘，由虚劳火结之证，贝母专司首剂。故配知母可以清气滋阴；配芩连可清痰降火；配芪参可以行补不聚；配归芍可以调气和营；又配连翘可解郁毒，治项下瘿核；配二陈代半夏用，可以补肺消痰，和中降火者也。以上修用必以川者为妙。若解痈毒，破癥结，消实痰，敷恶疮，又以土者为佳。然川者味淡性优，土者味苦性劣，二者以分别用。

《长沙药解》　贝母苦寒之性，泻热凉金，降浊消痰，其力非小，然轻清而不败胃气，甚可嘉焉。其诸主治疗喉痹，治乳痛，消瘿瘤，去胬肉，点翳障，敷疮痛，止吐衄，驱痰涎，润心肺，解燥渴，清烦热，下乳汁，除咳嗽，利水道。

《本草分经》 川贝母辛甘微寒，泻心火，散肺郁，入肺经气分，润心肺，化燥痰。象贝母味苦去风痰，土贝母大苦，外科治痰毒。

【今用】**现代著名医家章次公** 川、象贝母，略有分别。近世以川贝母治劳怯干呛，以象贝母治风寒咳逆。别有土贝母，偏于破结，凡瘰疬恶疮，多以土贝母为治。临证处方，准此为则。近代有以贝母杂于祛风清热药中治痉厥者，其意以痉厥为痰迷心窍，贝母能祛痰，故治之也。实则痉厥为神经系病，痰非痉厥之原因，仅为痉厥之副证，得效之故，在旧说所谓祛风清热药，不在祛痰之贝母也。（详见《章次公学术经验集》）

**北京著名医家焦树德** 贝母一般分川贝母与浙贝母两种。川贝母味苦、甘，性平，主要功能润肺化痰，开郁宁心。因能润肺化痰，故常用于阴虚劳热所致的咳嗽，可配合百合、沙参、麦冬、玄参、蜜紫菀、石斛、蜜枇杷叶等同用。肺痈溃后，脓已吐尽，尚有咳嗽、吐痰、气短、午后烦热、口燥咽干者，可配合桔梗、当归、生黄芪、甘草、麦冬、天花粉等同用。因其有开散心经气郁的作用，故也可用于心胸气机郁结而致的胸闷、胸痛、心悸、少眠、善忘、郁郁不乐等症，常配合远志、茯苓、香附、红花、郁金、石菖蒲、瓜蒌、枳壳等同用。我有时用川贝母配珍珠母、生赭石、远志、茯苓治疗心悸有效。川贝母还有引药入心的作用。浙贝母味辛、苦，性微寒。功能与川贝母差不多，但辛散、清热之力大于川贝母，故适用于外感咳嗽，常配合桑叶、菊花、苦杏仁、桔梗、前胡、牛蒡子等同用。对于痰火郁结（气有余便生火）而致颈部起瘰疬、肿大疼痛，或单侧、或双侧，或单个、或成串者，可用本品散郁清热、消痰散结，常配合生牡蛎、玄参（消瘰丸）、夏枯草、白芍、香附、海藻等同用。疮疡肿毒等初起，局部硬结肿痛者，可以本品散结开郁以助疮毒消散，常配金银花、连翘、赤芍、红花、炙穿山甲、地龙、天花粉、陈皮等同用。土贝母可供散结解毒用，多用于外科，不可与川贝母、浙贝母相混。半夏性温燥，主用于脾经湿痰；贝母性凉润，主用于肺经。用量一般为3～9g。川贝母可研为细粉，随汤药冲服，每次0.9～1.5g。据现代研究报道，川贝碱能增强离体子宫的收缩，抑制离体肠管的蠕动。大量川贝碱能使中枢神经系统麻痹，呼吸运动抑制，并使周围血管扩张，血压降低，心搏变慢；浙贝碱有较明显的镇咳作用。有湿、停食、脾胃虚寒者，均忌用。（详见《用药心得十讲》）

**国医大师朱良春** 浙贝母苦寒，归肺、心经，有清热化痰、散结消痈之效，常用于风热、痰热、咳嗽、瘰疬、瘿瘤、乳痈疮毒、肺痈。我在临床上常用浙贝母与牡蛎、玉蝴蝶、白芷等配伍治疗有关疾病，均应手收效……浙贝母配牡蛎治增生、肿瘤性疾病……浙贝母配玉蝴蝶治疗溃疡性疾病……牡蛎咸、微寒，归肝、胆、肾经，常用于治疗痰核、瘰疬、瘿瘤、癥瘕、积聚等疾病，与浙贝母同用，具有协同作用，可增强其疗效……浙贝母配玉蝴蝶治疗溃疡性疾病……玉蝴蝶苦、甘凉，归肺、肝、胃经，能清肺利咽，疏肝和胃，现代研究，玉蝴蝶对离体胃壁黏膜有基因毒性和细胞增殖活性作用，与浙贝母合用，具有清热解毒、活血化瘀、生肌利湿等作用……浙贝母配香白芷治痤疮……白芷辛温，归肺、胃、大肠经，具有辛散温通的作用，对疮疡初起，红肿、热痛，可收散结消肿之功，与浙贝母配伍，具有协同作用，共起佳效。（详见《朱良春用药经验集》）

【师说】贝母，在《神农本草经》中所载贝母，有言其浙贝母的，有称其川贝母的。在此，再次强调，现代药学专家尚志钧等考证认为，《神农本草经》中的贝母应是葫芦科植物土贝母，指出该品种为我国汉以前药用贝母的主流产品。而《名医别录》收载入药品种为浙贝母。尚氏认为其中也应包括土贝母在内。真可谓"一贝含三母也"。川贝母药用出现于明代《本草汇言》之中。我国第一部药典《中华人民共和国药典》将贝母分为川贝母和浙贝母，另外也含有土贝母，并规定浙贝母为百合科植物浙贝母的干燥鳞茎，川贝母为百合科植物川贝母、暗紫贝母、梭砂贝母等的干燥鳞茎。土贝母为葫芦科植物土贝母的干燥块茎。现将三种贝母分述于下。

（1）川贝母。主产于四川、云南等地。其味苦、甘，性微寒。归肺、心二经。能清肺润燥，化痰止咳，散结消肿。本品性寒能清化痰热，又因味甘性润，能润化燥痰，并能止咳。尤宜于内伤久咳、阴伤肺燥、痰少咽干或痰中带血等症。宜与养阴润肺之品如沙参、麦冬、百合、炙百部、瓜蒌皮等同用。川贝配紫菀、鱼腥草、生薏苡仁、桔梗、甘草治疗肺痈咯吐脓痰者，效也佳。其治痈肿、乳痈、瘰疬等与浙贝母效同。

此外，有人用川贝母治小儿消化不良、鹅口疮。本品对慢性胃炎、胆汁反流性胃炎、胃及十二指肠溃疡等亦效。川贝配百部研粉，以生姜汁调敷，治疗赤白癜风；川贝研粉与黑芝麻油调敷，治乳头皲裂等。

（2）浙贝母。主产于浙江象山等地。其味苦，性寒。归肺、心经。临床用治以下病证。①风热、痰热咳嗽。浙贝母寒性较著，开泄力大，清火作用较强，尤擅清化热痰，泄降肺气，对风热咳嗽及痰热蕴肺之咳嗽最宜。外感风热，肺热痰盛者，可用浙贝母配桑叶、桑白皮、牛蒡子、瓜蒌皮、知母治之。肺痈吐脓血痰者，常以浙贝母配鱼腥草、金荞麦、芦根、桃仁、仙鹤草等治之。②乳痈疮毒。浙贝母配连翘、蒲公英、紫花地丁、野菊花等可治乳痈疮毒，内服、外用均可。亦治喉痹咽痛、声带小结等。浙贝母研末外敷可治疗冻疮，也治睾丸炎发作之睾丸肿痛。③瘰疬瘿瘤。本品清热散结功效较优。痰火、瘰疬、结块，可用浙贝母配玄参、牡蛎、昆布、海藻等治之。如此配伍，亦可治甲状腺结节、囊肿。

此外，浙贝母还可配海螵蛸、珍珠粉、生甘草等治疗慢性胃炎、消化性溃疡。浙贝母配苦参、当归、王不留行能利水通淋，可治疗前列腺增生致尿解不畅、淋涩茎痛，甚至尿潴留。浙贝母配全瓜蒌、桂枝，可治疗肋软骨炎；浙贝母配全瓜蒌、胆南星、吴茱萸、大黄外用研末敷足心，可治疗腮腺炎等；浙贝母治疗精液不液化也有良效。浙贝母也可用治肝癌、肺癌、肝硬化腹水伴黄疸肝炎、妇女子宫肌瘤等。

（3）土贝母。主产于河南、云南等地，又名大贝母。其味苦，性凉。主入心、肝二经。具有解毒化瘀、散结消肿功效。用治瘰疬结核、痰积成块、乳癌、淋巴结核、蛇虫毒伤。土贝母能消散赘疣；能排脓消肿，治疗乳痈、疮疡肿毒、恶疮；能止血收口、生肌，治疗刀刃创伤等。

不同贝母异同点如下。

浙贝母、川贝母：两者功效基本相同，均能清热化痰，散结消肿。然浙贝母苦寒，长于清肺化痰，宜治风热犯肺或痰热蕴肺之咳吐痰黄；川贝母性偏甘寒，长于润肺止咳，宜治肺热燥咳、虚劳咳嗽，咯吐黏痰，吐之不爽者。至于清热散结功效，则以浙贝母为优。

浙贝母、土贝母：两者在解毒散结功效方面有相同之处，但浙贝母更长于化痰止咳，而土贝母则专于解毒散结，它不具有化痰、止咳功效。土贝母味苦，性微寒，长于解毒，散结消肿，主要用治急性乳腺炎、乳腺小叶增生、乳腺癌、甲状腺肿大、瘰疬痰核、疮疡肿毒等。浙贝母主要用于风热、痰热咳嗽，其清热解毒、消肿散结之功不及土贝母。

【用法】川贝母，内服：水煎，3～10g。研末服，1～2g。因其反乌头，故不能与乌头、天雄及附子同用。

浙贝母，内服：5～10g。水煎。外用：适量，研末，用麻油、醋或蛋清调涂患处。浙贝母也不与乌头同用。

土贝母，内服：10～20g。水煎。或入丸、散剂中服。外用：适量，研末外敷。反乌头。凡关节红肿疼痛，周身无结节、肿块者禁用。

（周兴武　整理）

# 白茝（白芷）

【药名】白茝（别名：芳香），在《神农本草经》后的医药文献中又有苻蓠、泽芬、䇂、香白芷等称谓。

【经文】白茝，味辛，温。主女人漏下赤白，血闭，阴肿，寒热，风头，侵目泪出。长肌，肤润泽，可作面脂。

【文译】白芷，味辛，性温。主治妇女崩漏、带下色红或色白，血脉闭塞，阴部肿胀。能祛寒、清热，去头部风邪入目致迎风流泪。用之可使肌肤生长，并滋润有光泽，可以用来做美容的面膜。

【药源】本品为伞形科植物兴安白芷、川白芷、杭白芷或云南牛防风的根。主产于浙、川、冀、豫等省。秋播种植的，在次年7—9月间采挖。若春播种植的，在当年10月间采挖。择晴天，先割去地上部分，再挖出根部，除净残茎、须根及泥土（不用水洗），晒干或微火烘干。置干燥不通风处保存，防虫蛀或霉烂。以条粗壮、体重、粉性足、香气浓郁者为佳。

【药理】本品主要含有含异欧前胡素、欧前胡素、佛手柑内酯、珊瑚菜素、氧化前胡素等成分。药理作用主要包括抗炎、解热镇痛、解痉、调节血压、抗菌、抗过敏、抗癌、抗辐射等，此外，还具有美容功效。

【文摘】

《名医别录》 疗风邪久渴（久渴或疑作久泻），呕吐，两胁满，风痛头眩，目痒。

《药性论》 治心腹血刺痛，除风邪，主女人血崩及呕逆，明目，止泪出，疗妇人沥血、腰腹痛；能蚀脓。

《日华子本草》 治目赤胬肉，及补胎漏滑落，破宿血，补新血，乳痈、发背、瘰疬、肠风、痔瘘，排脓，疮痍、疥癣，止痛生肌，去面䵟疵瘢。

《珍珠囊补遗药性赋·草部》 白芷能除血崩，专攻头痛，亦用排脓……专治蛇咬，研末掺咬处，或捣汁浸伤处并效。

《本草纲目》 白芷，色白味辛，行手阳明；性温气厚，行足阳明；芳香上达，入手太阴肺经。如头、目、眉、齿诸病，三经之风热也；如漏、带、痈疽诸病，三经之湿热也；风热者辛以散之，湿热者温以除之。为阳明主药，故又能治血病、胎病。而排脓生肌止痛，治鼻渊、鼻衄、齿痛、眉棱骨痛，大肠风秘，小便出血，妇人血风眩晕，翻胃吐食。解砒毒，蛇伤，刀箭金疮。

《滇南本草》 祛皮肤游走之风，止胃冷腹痛寒痛，周身寒湿疼痛。

《本草经疏》 白芷，味辛气温无毒，其香气烈，亦芳草也。入手足阳明、足太阴，走气分，亦走血分，升多于降，阳也。性善祛风，能蚀脓，故主妇人漏下赤白。辛以散之，温以和之，香气入脾，故主血闭阴肿、寒热、头风侵目泪出。辛香散结而入血止痛，故长肌肤。芬芳而辛，故能润泽。辛香温散，故疗风邪久泻，风能胜湿也。香入脾，所以止呕吐。疗两胁风痛、头眩目痒，祛风之效也。

《本草汇言》 白芷，上行头目，下抵肠胃，中达肢体，遍通肌肤以至毛窍，而利泄邪气。如头风头痛，目眩目昏；如四肢麻痛，脚弱痿痹；如疮溃糜烂，排脓长肉；如两目作障，痛痒赤涩；如女人血闭，阴肿漏带；如小儿痘疮，行浆作痒，白芷皆能治之。第性味辛散，如头痛、麻痹、眼目、漏带、痈疡诸症，不因于风湿寒邪，而因于阴虚气弱及阴虚火炽者，俱禁用之。

《本草经百种录》 凡驱风之药，未有不枯耗精液者。白芷极香，能驱风燥湿，其质又极滑润，能和利血脉，而不枯耗，用之则有利无害者也。盖古人用药，既知药性之所长，又度药性之所短，而后相人之气血，病之标本，参合研求，以定取舍，故能有显效而无隐害，此学者之所殚心也。

《本草求真》 白芷，气温力厚，通窍行表，为足阳明经祛风散湿主药。故能治阳明一切头面诸疾，如头目昏痛、眉棱骨痛，暨牙龈骨痛、面黑瘢疵者是也。且其风热乘肺，上烁于脑，渗为渊涕；移于大肠，变为血崩血闭，肠风痔瘘痈疽；风与湿热，发于皮肤，变为疮疡燥痒；皆能温散解托，而使腠理之风悉去，留结之痈肿潜消，诚祛风上达，散湿火要剂也。

《本草正义》　白芷，气味辛温，芳香特甚，最能燥湿。

【今用】北京著名医家焦树德　白芷，味辛，性温，有散风、除湿、通窍、排脓、止痛五大功能。①散风：白芷辛温发故，能治疗风寒感冒，尤其是头痛重的，更为有效。还能治风疹瘙痒，时起时落。②除湿：白芷气味芳香燥烈，燥可胜湿，有除湿作用。可用于寒湿下注所致的白带，常配合苍术、炒薏苡仁、茯苓、樗白皮、白鸡冠花等同用。对脾虚湿盛所致的久泻，也有治疗作用，可与肉豆蔻、诃子、茯苓、芡实等同用。③通窍：白芷辛香走窜，有芳香开窍的作用。常用于通鼻窍，治疗鼻塞不通、鼻流腥臭脓涕（鼻渊）等，常与细辛、苍耳子、辛夷、薄荷等配合应用。临床上常用这些药随证加减治疗各种急、慢性鼻窦炎、鼻炎等，每收良效。④排脓：白芷还有消毒排脓、生肌长肉、去腐生新的功能。可配用丹皮、冬瓜仁、败酱草、红藤、生大黄等，治疗肠痈（包括急性阑尾炎）。配赤芍、红花、公英，紫花地丁、野菊花、金银花等，治疗痈肿疮疡。例如消疮饮（旧名仙方活命饮，组成为金银花、防风、赤芍、贝母、山甲、花粉、甘草、乳香、白芷、没药、皂刺、归尾、陈皮）中，就有白芷，是外科常用的著名方剂。⑤止痛：白芷善治各种头痛，尤其是对前头痛或眉棱骨处疼痛，有显著效果。除能治头痛外，还可用来治牙痛，胃痛、疮疡痛。但要注意辨证论治，随证加减药物，配合使用。白芷与细辛都能止牙痛，但细辛偏治齿髓疼痛，或夜间牙痛，白芷偏治齿龈连面颊部肿痛的牙痛。近些年来，有人使用白芷治疗溃疡病的胃痛，除白芷的止痛作用外，它的生肌长肉、去腐生新的作用，是否对该病也有一定的影响，尚待进一步研究观察。常用量为一至三钱。血虚有热或阴虚火旺者忌用，痈疽已溃者也宜少用，以免耗伤气血。（详见《用药心得十讲》）

【师说】《神农本草经》所言白茝，即今之白芷也。白芷，其味辛，性温。归肺、胃、大肠经。具有解表散寒、祛风止痛、通鼻窍、燥湿止带、消肿排脓等功效。我在临床常用之治疗以下病证。

（1）风寒表证。本品辛散温通疏解，能祛风散寒解表，而宜于外感风寒、头身疼痛、鼻塞流清涕等症。可将之与荆芥、防风、川芎、羌活、苏叶等配用，以治外感风寒表证。

（2）鼻渊鼻塞。本品以通鼻窍止痛为专长。能祛风，散寒、燥湿、祛痰浊，可宣肺气，升阳明清气，通鼻窍浊气而止头痛。我常将之与杏仁、辛夷、藁本、苍耳子、川芎、生苡仁、桔梗相配作为基本方治疗鼻渊、鼻塞。凡遇风寒引起者，方中加麻黄、桂枝、细辛、车前子、羌活等；风热所致者，加鱼腥草、黄芩、石菖蒲、石韦、桑枝、薄荷、浙贝母等；肺肾阳气虚弱者，加黄芪、茯苓、益智仁、桑螵蛸、党参、泽泻等；过敏性鼻炎，可在前基本方的药中加入益母草、徐长卿、蝉蜕，或乌梅、五味子等。

（3）诸多痛证。本品辛散温通，善于止痛。①头痛。白芷配葛根、藁本、川芎、荆芥、防风等治疗风寒头痛，表邪未解，以头顶疼痛为著者。白芷配升麻、羌活，治疗阳明头痛，以前额痛甚者。白芷配僵蚕、细辛、石膏、薄荷等祛风止痛，用治风热上攻，眉棱骨痛者。白芷配苍术、薄荷、川芎、炒薏苡仁治疗风湿头痛。白芷配川芎、蔓荆子、茺蔚子、石楠叶、炙川草乌、僵蚕、甘草等治疗偏头痛。白芷配菊花、夏枯草、天麻、茺蔚子、延胡索、龙骨、牡蛎等治高血压头痛。②牙痛。白芷配细辛、姜黄、蜂房、甘草治疗风寒之邪引起的牙痛。白芷配石膏、黄芩、升麻、延胡索可治阳明热甚牙龈肿痛。③胃脘痛。白芷配陈皮、生姜、延胡索、干姜、甘松、薤白、乌药等治疗胃寒气滞作痛。白芷配浙贝母、厚朴、佩兰、法半夏、草果治疗湿浊中阻胃痛。④痹证疼痛。白芷配秦艽、苍术、炒薏苡仁、黄柏、牛膝治疗风湿热证关节痛。白芷配青风藤、制川乌、制草乌、海风藤、络石藤、龙须藤、姜黄等治疗风寒湿滞之痛痹。白芷配透骨草、当归、黄芪、黄柏、独活、松节、白芥子、木瓜、威灵仙、羌活等治疗鹤膝风。

（4）妇女带下。本品辛温香燥，能除湿止带，对寒湿下注致白带过多者，用白芷配苍术、鹿角霜、白术、煅乌骨等治之；湿热下注引起黄带且腥臭者，用白芷配黄柏、椿根皮、蜀羊泉、鱼腥草、车前子治之。白芷配血余炭、茜草、薏苡仁清热燥湿止带，用治赤白带下；白芷配茯苓、白术、苍术、山药、芡实、莲须等治疗脾虚及带脉不固之带下。白芷配蛇床子、地肤子、白毛夏枯草、艾叶、川椒、苦参、白鲜皮等煎煮药液熏洗外阴，可治阴痒。

（5）消肿排脓。本品辛散，可散结消肿止痛。对疮疡初起，红肿热痛者，可用白芷配金银花、连翘、山甲、当归、浙贝母、天花粉、防风、甘草等治之。若脓成难溃者，再加黄芪、党参、白术、当归等托毒排脓。

此外，对于妇女崩漏证，用白芷可以止血治崩漏。白芷也可治鼻衄、尿血等。还可治疗寒湿引起的支气管炎。足跟痛用白芷配川芎等治之效佳。白芷也可治关节腔积液、带状疱疹、偏瘫、面神经麻痹、慢性肠炎、非化脓性肋骨炎、卵巢囊肿、霉菌性阴道炎、白癜风等病。白芷还可祛风止痒，用治皮肤风湿瘙痒症。白芷配僵蚕、藁本、菟丝子能美容养颜，治疗黄褐斑等。我用白芷配制首乌、熟地、丹参、紫草、白蒺藜、补骨脂、柴胡、郁金、当归、菟丝子等治疗白癜风也有良效。

综上，风寒、风湿、风热引起头痛，胃脘疼痛久治不愈，中焦胃肠寒痛，纳差、恶心反胃、胃动力差，眉棱骨痛，鼻渊，风湿痹痛，牙龈肿痛，妇女带下、崩漏，肿毒疮疡初起或脓成难溃，苔薄白或白腻，脉细弦或沉细无力等，均为我选用白芷之指征。

白芷与细辛相较：细辛散寒力强，可治表里痼冷，且能温肺化饮，治疗阳虚外寒、寒痰停饮、气逆咳喘，还可开窍醒神，治疗神昏窍闭。白芷则善治眉棱骨痛、风冷牙痛，还可燥湿止带，消肿排脓，为寒湿带下、风冷瘙痒、痈肿疮毒必用之药。

白芷与羌活相较：二者均为治疗头痛效药，但白芷所治头痛以阳明经前额部为著者；羌活所治头痛以膀胱经后枕部疼痛为著者。

【用法】内服：10～15g。水煎。或入丸、散服。外用：适量，煎水熏洗，或研末调敷。本品辛香温燥，阴虚血热者忌服。临证若见胃阴不足，舌红少苔及阴虚火旺的出血证，以及内热偏盛者，均不宜用之。痈疽已溃流脓通畅者，亦当慎用。

（陶方泽 整理）

# 淫羊藿

【药名】淫羊藿（别名：刚前），在《神农本草经》后的本草中又名仙灵脾、三枝九叶草、牛角花、放杖草、兴阳草等。

【经文】淫羊藿，味辛，寒。主阴痿绝伤，茎中痛。利小便，益气力，强志。

【文译】淫羊藿，味辛，性寒。主治男子阳痿、阴精衰竭、阴茎疼痛，能使小便通利，补益气力，增强记忆力。

【药源】本品为小檗科植物淫羊藿和箭叶淫羊藿或柔毛淫羊藿的全草。主产于陕西、辽宁、山西、湖北、四川等地。夏秋茎叶茂盛时采收，割取地上部分，晒干，切碎。以色黄绿，无枝梗，叶整齐不破碎者为佳。生用或以羊脂油炙用。

【药理】淫羊藿类植物的化学成分主要是黄酮类化合物，含淫羊藿苷、淫羊藿次苷、新苷等。还含有木脂素、生物碱和挥发油等。淫羊藿能增强下丘脑－垂体－性腺轴及肾上腺皮质轴、胸腺轴等内分泌系统的分泌功能，也含有多糖、生物碱、维生素、甾醇、微量元素如锰、锌等。淫羊藿提取液能影响"阳痿"模型小鼠DNA合成，并促进蛋白质的合成，调节细胞代谢，明显增加动物体重及耐冻时间；淫羊藿醇浸出液能显著增加离体兔心冠脉流量；淫羊藿煎剂及水煎乙醇浸出液给兔、猫、大鼠静注，均有降压作用。还能抗衰老、抗肿瘤、抗炎、抗菌、抗过敏及降血糖等作用。

【文摘】

《名医别录》 坚筋骨，消瘰疬赤痈，下部有疮，洗出虫，丈夫久服，令人有子。

《日华子本草》 丈夫绝阳无子，女人绝阴无子，老人昏耄，中年健忘，一切冷风劳气，筋骨挛急，四肢不仁，补腰膝，强心力。

《珍珠囊补遗药性赋·总赋·寒性》 淫羊藿疗风寒之痹，且补阴虚而助阳。

《景岳全书·本草正》 主阳虚阳痿……化小水，益精气，强志意……暖下部一切冷风劳气……补腰膝，壮真阴……凡男子阳衰，女子阴衰，艰于子嗣者，皆宜服之。服此之法或单用浸酒或兼佐丸散，无不可者，制法，每择净一斤，以羊脂四两同炒油尽用之。

《本草述》 所谓益气力，强志，并治冷气劳气，筋骨挛急等证，皆其助元气之故。至若茎中痛，小便不利，皆肝肾气虚所致，此味入肾而助之阳，即是补肾气，而肝肾固同一治也。老人昏耄，中年健忘，皆元阳衰败而不能上升者也。以是思功，功可知矣。须知此味以降为升，其升由于能降也。

**《本草正义》** 淫羊藿洗下部之疮，则辛燥能除湿热，亦犹蛇床子洗疮杀虫耳……但《日华子》又谓治老人昏耄，中年健忘，则未免誉之太过。而景岳且谓男子阳衰，女子阴衰之艰于子嗣者，皆宜服之，则偏信温补，其弊滋多，更非中正之道矣。石顽谓一味仙灵脾酒，为偏风不遂要药，按：不遂之病有二因，一为气血俱虚，不能荣养经络，或风寒湿热痹着之病，古人之所谓痹症是也，其来也缓；一为气血上冲，扰乱脑神经而忽失其运动之病，今之所谓中风，西医之所谓脑经病是也，其病也暴。仙灵脾酒，止可治风寒湿痹之不遂，并不能治气血两虚之不遂，而血冲脑经之不遂，更万万不可误用。

**《罗氏会约医镜·本草》** 淫羊藿辛香甘温，大补命门……凡男子阳衰，女子阴亏，难于嗣者，皆宜服之。但虑久服，相火易动，耗散阴精，反致无子，又宜深知。

**《百药效用奇观》** 淫羊藿入命门，兼入肝肾，味辛润肾，开腠理，致津液，通气也。甘温益阳，以助气化，故利小便。本品入肝，味辛行散开郁，助肝疏泄，则小便通利……辛甘发散为阳，善祛风寒湿邪，故主之。有因血瘀生风者，本品亦能通行经络，温通气血，消化凝结，故亦主之。"

【今用】

**北京著名医家焦树德** 淫羊藿味辛、甘，性温。是常用的补肾阳药，兼有强筋骨、祛风湿的作用。本品峻补肾阳，兴奋性功能而治疗阳痿。常配合熟地黄、仙茅、肉苁蓉、枸杞子、巴戟天、沙苑子、山萸肉、锁阳、阳起石、羊睾丸等同用，作丸剂服。也可用本品浸酒（浓度为10%）饮用。淫羊藿性味辛温祛风寒，补肝肾而壮筋骨。因风寒湿所致的四肢肌肤酸痛、麻木不仁，或关节疼痛、腿软无力，可配合威灵仙、苍耳子、肉桂、附子、川芎、独活、续断等同用，水煎服；或为细末，温酒送服一钱。每日2次。我曾以本品配合熟地黄、山萸肉、山药、茯苓、附子、肉桂、巴戟天、肉苁蓉、牛膝、续断、杜仲等，治疗脊髓痨、脊髓炎等所致的下肢截瘫，或两腿无力、二便失控等症，有一定效果。供参考。枸杞子补肾益精，偏用于肾精虚者；淫羊藿补肾助阳，偏用于肾阳虚者。仙茅补肾阳并能助脾胃运化，增进食欲；淫羊藿补肾阳并能祛风湿、强筋骨，治四肢风冷不仁……性欲亢奋者忌用。据现代研究报道，本品有促进精液分泌的作用。（详见《用药心得十讲》）

**国医大师朱良春** 仙灵脾亦名淫羊藿。味辛、甘，性温，入肝、肾二经，功擅补肾壮阳，祛风除湿。凡肾阳亏虚所致之阳事不举、小便淋漓、经脉挛急、风湿痹痛、老人昏耄、中年健忘诸症，用之恒有佳效。我擅用此品，常谓："仙灵脾温而不燥，为燮理阴阳之佳品。"用大剂仙灵脾（20～30g）配合熟地黄、仙茅、鹿衔草，起顽痹之大症，取其温肾阳、逐风湿之功；用仙灵脾配合丹参、合欢皮、炙甘草，治阳虚之心悸、怔忡，取心阳根于肾阳之意；用仙灵脾配合高良姜、荔枝核，治多年之胃寒痛，取益火生土之意。用仙灵脾配合紫石英治妇女宫寒痛经、闭经、不孕，配合黄荆子、五味子、茯苓治水寒射肺之咳喘，配合吴茱萸、川芎治寒厥头痛，均能应手收效。（详见《朱良春用药经验集》）

【师说】淫羊藿，又名仙灵脾。《神农本草经》谓其味辛，性寒。而后世认为本品味辛、甘，性温。例如，《本草经疏》有言："淫羊藿，其气温而无毒，《神农本草经》言寒者，误也。"李时珍也说："淫羊藿味甘气香，性温不寒，能益精气。"因此，当今皆把淫羊藿归入补阳类药中，明确指出其味辛、甘，性温。主归肾、肝经。具有补肾壮阳、强筋骨、祛风湿等功效。我在临床上常用之治疗以下病证。

（1）肾阳虚衰。因于此药味辛、甘，性温且燥热，长于补肾壮阳起痿。主治以下病证。①阳痿。肾阳虚衰致男子阳痿不用，可单用本品浸酒服。若兼肾阴亏虚、精气不足、精衰阳痿、虚寒无子者，本品宜与巴戟天、枸杞子、熟地等药同用，使阴阳相助，方能生化无穷。②不孕。若女子宫寒久不孕，本品可与肉桂、附子、小茴香、吴茱萸、艾叶、香附、仙茅、当归、白术、菟丝子等药相配，补肾温阳，暖宫散寒，助孕。③遗尿、遗精。肾阳虚衰可致尿频、遗尿，用淫羊藿配鹿角片、紫河车、金樱子、麻黄、桑螵蛸、乌药、山药、五味子、党参、龙骨、巴戟天、龟板、山萸肉等配伍治之，可固脬缩尿，止遗尿。淫羊藿配肉苁蓉、巴戟天、芡实、莲须治疗遗精、早泄。若用之配当归、川芎、菟丝子、枸杞子、阿胶、地黄、黄芪等可治疗席汉综合征。

（2）风湿痹痛。本品味辛能散，性温祛寒，具有祛除风寒湿邪之功效。用本品配羌活、海桐皮、附子、独活、青风藤等可治疗风寒湿痹。本品既能祛除风寒湿邪，又能温补肾阳，强筋壮骨。若久病伤肝肾，致筋骨不健，或素体肾阳不足者，可用本品与巴戟天、仙茅、杜仲、桑寄生、补骨脂、菟丝子、怀牛膝等相配，补肝肾，强筋骨，祛风湿，尤宜于筋骨不壮又患风湿痹痛者。

（3）高血压病。本品常与仙茅、巴戟天、菟丝子、杜仲、桑寄生、怀牛膝、龟板、生地、知母、黄柏等相配，治疗高血压病，尤宜于妇女更年期高血压病及经闭等。还适用于辨属肾之阴阳两虚的高血压病患者。

（4）咳喘。淫羊藿具有一定的祛痰止咳功效，将之与浙贝母、款冬、紫菀、杏仁、苏子、炙百部等相配，能化痰止咳平喘，治疗咳嗽有痰、痰涎稀白量多者。因于本品能补肾壮阳，故对老人、小儿肾阳不足而致的咳嗽、咯吐清稀痰涎、喘息不得平卧的慢性支气管炎及小儿喘息性支气管炎，用之能温肾纳气，化痰止咳平喘。

（5）中风偏枯。古今医籍皆谓其为治"偏风不遂之要药"。若用本品配天麻、牛膝、五加皮、当归等可治疗中风偏枯，手足不遂，可在二仙汤（仙茅、仙灵脾、当归、巴戟天、黄柏、知母）方中随症加减。我也常在补阳还五汤（黄芪、归尾、赤芍、地龙、川芎、桃仁、红花）中加入淫羊藿，与黄芪同为主药，且二药用量偏大些，可补气温通，益精气，振痿弱，治偏枯，疗效较单用原方为优。

此外，淫羊藿能温通气血，可治疗瘰疬，亦可用治乳腺小叶增生，也有对抗雌激素之效。中成药仙灵骨葆胶囊（淫羊藿、续断、补骨脂、地黄、丹参、知母），可用治骨质增生、骨折、骨关节炎等。淫羊藿配枸杞子可治疗 2 型糖尿病、外阴白斑、排卵期出血、水肿、臌胀、皮肤血管性水肿等病症。

淫羊藿生、炙相较：生者长于祛风湿，用于风湿痹痛、中风后遗症、小儿麻痹症等；炙者用于治疗阳痿、遗精、早泄，也可治疗慢性前列腺炎辨属阳虚证者，症见尿解不畅、尿次频、尿量少、茎中痛、尿色清、伴形寒怕冷、手足不温、舌淡、苔白、脉细弱等，还可用于强筋壮骨、益气安神抗疲劳。

【用法】内服：20 ～ 30g。水煎。也可单用淫羊藿入酒浸泡适量饮服。还可入丸、散、膏方中用。阴虚火旺者不宜服用。

（周兴武　整理）

# 黄　芩

【药名】黄芩（别名：腐肠），在《神农本草经》后的本草文献中又名山茶根、土金茶根等。

【经文】黄芩，味苦，平。主诸热，黄疸，肠澼，泄痢。逐水，下血闭，恶疮，疽蚀，火疡。

【文译】黄芩，味苦，性平。主治各种发热，黄疸病，痢疾，泄泻。能祛除水湿，可治疗女子经闭、恶疮、疽疮溃烂、被火烧伤形成的疮疡等。

【药源】本品为唇形科植物黄芩的干燥根。主产于河北、山西、内蒙古、河南、陕西等地。春、秋两季采挖，除去须根及泥沙，晒干后撞去粗皮，蒸透或开水润透切片，晒干。生用、酒炙或炒炭用。以条长、质坚实、色黄者为佳。

【药理】本品含黄酮及黄芩苷元、黄芩苷、汉黄芩素、汉黄芩苷、黄芩新素、苯乙酮、棕榈酸、油酸、脯氨酸、苯甲酸、黄芩酶、β－谷甾醇等。黄芩煎剂在体外对痢疾杆菌、白喉杆菌、绿脓杆菌、伤寒杆菌、副伤寒杆菌、变形杆菌、金黄色葡萄球菌、溶血性链球菌、肺炎双球菌、脑膜炎球菌、霍乱弧菌等有不同程度的抑制作用；黄芩苷、黄芩苷元对豚鼠离体气管过敏性收缩及整体动物过敏性气喘均有缓解作用，并与麻黄碱有协同作用。本品还有解热、降压、镇静、保肝、利胆、抑制肠管蠕动、降血脂、抗氧化、调节 cAMP（环腺苷酸）水平、抗肿瘤、清除氧自由基等作用；黄芩水提物对前列腺素生物合成有抑制作用。

【文摘】

《名医别录》　疗痰热，胃中热，小腹绞痛，消谷，利小肠，女子血闭，淋露下血，小儿腹痛。

《药性本草》　治热毒，骨蒸，寒热往来，肠胃不利，破壅气，治五淋，令人宣畅，去关节烦闷，解热渴，治热腹疞痛，心腹坚胀。

《珍珠囊补遗药性赋》 黄芩,恶葱实,畏丹砂、牡丹、藜芦……可升可降,阴也。其用有四:中枯而飘者,泻肺火,消痰利气;细实而坚者,泻大肠火,养阴退阳;中枯而飘者,除风湿留热于肌表;细实而坚者,滋化源退热于膀胱。

《景岳全书》 欲其上者酒炒,欲其下者生用。枯者清上焦之火,清痰利气,定喘嗽,止失血,退往来寒热、风热湿热、头痛,解瘟疫,清咽,疗肺痿、肺痈、乳痈、发背,尤祛肌表之热,故治斑疹、鼠瘘、疮疡、赤眼;实者凉下焦之热,能除赤痢、热蓄膀胱五淋涩痛、大肠闭结,便血,漏血,胎因火盛不安,酌佐砂仁、白术,腹因火滞为痛,可加黄连、厚朴。

《医经小学》 黄芩味苦枯飘者,泻肺除风热在肌,条者大肠除热用,膀胱得助化源宜。

《本草纲目》 治风热湿热头疼,奔豚热痛,火咳,肺痿喉腥,诸失血……盖黄芩……苦入心,寒胜热,泻心火,治脾之湿热,一则金不受刑,一则胃火不流入肺,即所以救肺也。肺虚不宜者,苦寒伤脾胃,损其母也……得猪胆汁除肝胆热……得芍药治下痢,得桑皮泻肺火,得白术安胎。

《万氏妇人科》 妊娠在于清热养血,条实黄芩安胎圣药,清热故也,置水中取沉者为佳,俗人不知,以为害而不敢用。又谓温经之药,可养胎气,误人多矣。

《雷公炮制药性解》 解毒收口,去翳明目,调经安胎……山茱萸、龙骨为使。

《长沙药解》 清相火而断下利,泄甲木而止上呕,除少阳之痞热,退厥阴之郁蒸……小柴胡汤腹中痛者,去黄芩加芍药,心下悸,小便不利者,去黄芩加茯苓。凡脉迟腹痛,心下悸,小便少者忌之……泄相火而清风木,肝胆郁热之证,非此不能除也。

《本草汇言》 上焦之火,栀子可降,然舍黄芩不能上清头目……所以方脉科以之清肌退热,疮疡科以之解毒生肌,光明科以之散热明目,妇女科以之安胎理经,此盖诸科半表半里之首剂也。

《药品化义》 盖枯芩体轻主浮,专泻肺胃上焦之火,主治胸中逆气,膈上热痰,咳嗽喘气,目赤齿痛,吐衄失血,发斑发黄,痘疹疮毒,以其大能凉膈也。其条芩体重主降,专泻大肠下焦之火,主治大便闭结,小便淋浊,小腹急胀,肠红痢疾,血热崩中,胎漏下血,挟热腹痛,谵语狂言,以其能清大肠也。

《温热经纬》 仲景用黄芩有三耦焉,气分热结者与柴胡为耦,血分热结者与芍药为耦,湿热阻中者与黄连为耦。

【今用】近代著名医家张锡纯 黄芩,味苦性凉。中空,最善清肺经气分之热,由脾而下通三焦,达于膀胱以利小便。又善入脾胃清热,由胃而下及于肠,以治肠澼下利脓血。又善入肝胆清热,治少阳寒热往来(大小柴胡汤皆用之)。兼能调气,无论何脏腑,其气郁而作热者,皆能宣通之。又善清躯壳之热,凡热之伏藏于经络散漫于腠理者,皆能消除之。治肺病、肝胆病、躯壳病,宜用枯芩

（即中空之芩）；治肠胃病宜用条芩（即嫩时中不空者亦名子芩）。究之，皆为黄芩，其功用原无甚差池也。（详见《医学衷中参西录》）

**北京著名医家祝谌予**  初秋采摘黄芩叶适量，晒干留用。每用一撮沏茶代水频服，可治口疮。黄芩入肺、胆、胃、大肠经，性苦寒，含黄芩苷，对动物过敏性浮肿及炎症有治疗作用，故于口疮有效。（详见《祝谌予》）

**安徽著名医家龚士澄**  本品苦寒伐生气。脾胃虚寒者忌用。本品有枯黄芩、条黄芩之分。枯黄芩状似腐木，外表呈黄棕色，中空而黑，用治上焦病症；条黄芩里外坚实，色黄微绿，宜用于下焦病证。……黄芩、桑白皮均泻肺火，降痰热，疗风温咳热相宜。然黄芩善清肃肺气，以其苦寒，极易化燥，风温又最虑伤津，单用未为尽妥，桑白皮甘寒，多含汁液，二味同用，苦甘合化则不伤阴津，更增强治疗肺热咳喘之实力，每用之应手。（详见《临证方药运用心得》）

**广东著名医家单志群**  古代医家称黄芩为安胎圣药，有言过其实之嫌。黄芩味苦气寒，对于血热胎动者宜之。清张正时云："用黄芩安胎，唯形瘦血热，营行过度，胎常上逆者相宜；若形盛气衰，胎常下坠者，非人参举之不安；形盛气实，胎常不运者，非香砂耗之不安；血虚火旺，腹常痛者，非芍药养之不安；体肥痰盛，呕逆不止，非陈皮行之不安，此治母气之偏也。"张氏把黄芩与其他诸药做比较，说明用药要有针对性。王孟英运用黄芩安胎，也多用于实热之证。若血虚有火，以竹茹、桑叶、丝瓜络为主，他认为："此三物皆养血清热而息内风，肝虚而胎系不牢者，胜于四物阿胶也。"（详见《黄河医话》）

**上海著名医家邵长荣**  黄芩味苦性寒，能清三焦实热，尤善泻上焦肺火，是肺科疾病的要药，其用法概括如下。①清肺化痰治疗肺热咳嗽。如肺气闭塞不通，常用黄芩配伍麻黄、桔梗、前胡、桑叶等；肺热挟痰，肺部感染者则配野荞麦根、江剪刀草、板蓝根，若咳痰黄脓再加鱼腥草、鹿衔草、夏枯草；肺热内壅兼腑气不通的咳嗽，常配全瓜蒌、枳壳、枳实、莱菔子通腑清肺，兼有小便不利加车前草、焦栀子清上利下；阴虚燥热者常配玄参、天麦冬、五味子、南沙参。②清肺抗痨治疗肺结核。用黄芩配伍百部、丹参，是我多年的经验方，有清肺行瘀杀虫之效，治疗肺结核伴有胸痛、盗汗、潮热等症见效明显，对于对抗痨药有耐药者效果显著，如加用功劳叶、穿心莲针剂穴位注射，可提高疗效。③清热止血治疗咯血症。黄芩功能清热，有止血作用，常配伍茜草根、生蒲黄、牡丹皮、仙鹤草、白茅根、侧柏叶，用于久咳痰血或咯血之证。如支气管扩张咯血伴有黄痰、腥臭痰者，再加鹿衔草、连翘、鱼腥草、山海螺。（详见《邵长荣肺科经验集》）

**【师说】**黄芩，其味苦，性寒。归入肝、胃、胆、大肠、膀胱经。具有清热燥湿、泻火解毒、凉血止血等功效。我在临床上常用黄芩治疗以下病证。

（1）肺病咳喘：黄芩苦寒，能入肺经。常用于肺热壅盛，清肃失司，咳嗽痰黄等症。可配杏仁、知母、桑白皮、浙贝母、瓜蒌皮、梨皮、金荞麦、桔梗、鱼腥草、陈皮等治疗肺热咳嗽有黄脓痰者；配葶苈子、石菖蒲等治疗肺心病痰热显著者；配白果、苏子、苦参、炙麻黄治疗支气管哮喘；配炙百部、白及、仙鹤草、生地榆、地骨皮治疗肺结核病见咳痰咯血者。

（2）少阳证。本品可清半表半里之热，治疗伤寒邪入少阳致往来寒热。黄芩配柴胡、连翘、竹叶、栀子可治疗气分热盛，高热不退者。

（3）胃癌胃痛。黄芩配干姜，治寒热错杂之胃癌胃痛；配厚朴，可治湿热中阻之胃痛、胃痞；配佛手，可治肝胃郁热之胃脘痛。

（4）血热血证。本品既能清热凉血，又能止血。黄芩配生地、丹参、侧柏叶、白及治咯血；配生地榆治胃热致吐血；黄芩配地榆、槐花、白头翁等治疗便血；配大蓟、小蓟治血淋、尿血，本品大剂量单用可止妇女崩漏下血及血热经行量多、期长者。

（5）湿热泻痢。本品能清热燥湿。对肠道湿热、暑湿蕴滞肠道而致的泄泻、痢疾，常配白芍、葛根、黄连、木香、白头翁、秦艽、椿根皮治之。

（6）肝胆湿热。湿热郁滞肝、胆，易致黄疸、胆道结石。可用黄芩配滑石、茯苓、栀子、茵陈、大黄、枳壳、郁金等治疗黄疸、胆囊、肝胆管结石、胁痛等症；配茵陈、猪苓、垂盆草、溪黄草、田基黄、金钱草、蒲公英、连翘等治疗急慢性肝炎致肝功能异常者；配茵陈、生麦芽、葛根、葛花、枳椇子、丹参、女贞子、赤芍、白术等治疗酒精性肝炎。

（7）湿热淋证。本品可与利尿通淋药木通、竹叶、扁蓄、瞿麦、积雪草、车前子、制大黄、滑石等配伍治疗热淋等证。

（8）胎孕诸症。本品有清热安胎之效，用治妊娠热盛，热伤胎气，胎动不安者。可用黄芩配杜仲、苎麻根、当归、白芍、沙参、生地、山药、地骨皮、白术等清热养血安胎，治疗胎动不安；配苏梗、麦芽、竹茹治疗妊娠恶阻致呕吐等病症；配白芍、炙甘草、白术、川芎、当归治疗妊娠腹痛。

（9）风热痒疹。取黄芩配荆芥、防风、蝉蜕、白鲜皮、地肤子、白毛夏枯草等治疗风热痒疹、湿疹、荨麻疹等；配紫花地丁、野菊花等治疗热毒内盛之疮疡肿毒、浸淫疮等。

（10）眼科病症。黄芩配鱼腥草治疗眼科病毒性角膜炎；配半枝莲、柴胡治疗色素膜炎；配土茯苓、山豆根治疗肝内痰郁所致眼眶内假瘤；配柴胡、谷精草、木贼草、决明子等治疗急性视神经炎；配茺蔚子、蔓荆子、菊花，石楠叶等治疗赤眼头痛。

（11）糖尿病。黄芩配黄连、生地、知母、麦冬治疗上消以口渴多饮为主症的糖尿病；配黄芪、葛根、水蛭、黄连、毛冬青、山药、赤芍、川芎、鬼箭羽等治疗糖尿病并发微循环障碍。

（12）郁证。黄芩配柴胡、郁金、白芍、香附、合欢花、萱草花治疗神经衰弱、失眠、癔症、更年期症候群由肝郁化火所致者。

（13）鼻渊。黄芩配白芷、菊花、夏枯草、鱼腥草、冬瓜子、浙贝母等治疗鼻渊鼻流黄脓涕者。

（14）眩晕头痛。黄芩配玳瑁、夏枯草、水牛角、延胡索、石楠叶、玄参等治疗肝阳升越致头痛、眩晕、血压升高等。

（15）骨伤感染。黄芩配大黄、黄连、黄柏等治疗骨伤感染、骨髓炎初起、创伤感染性化脓等。

特殊病症如过敏性咳嗽，我常用黄芩30g，配地骨皮、乌梅、五味子、石韦、徐长卿、益母草、黛蛤散等治之，其效尤佳。

若生用黄芩泻火力强，用于热病、湿热黄疸、泄泻、痢疾、外科肿毒等；酒制黄芩升散并入血分，治疗肺热咳嗽及上焦热盛；炒黄芩用于胎动不安；黄芩炭能凉血止血，多用于血热所致的吐血、咯血、衄血、便血、尿血及妇女崩漏、月经过多、色鲜红者。临证可据症选用炮制后的黄芩。

总之，呼吸道感染，里热较甚，面烘发热，痰黄尿赤，出血鲜红，鼻流浊涕，眼结膜充血，胃脘灼痛，胁肋灼痛，大便溏臭，肛门灼热；胃镜检查见胃黏膜、十二指肠黏膜充血、水肿、糜烂、溃疡，幽门螺杆菌阳性；B超示胆囊炎、胆石症；大便隐血阳性；肝功能异常，并见酶值、黄疸指数升高明显；头痛，目胀，血压高，口干、口渴，血糖升高；创面感染化脓，各种感染见红肿热痛等症；诊见舌质红，苔黄或黄腻，脉弦数或滑数等，皆为我用黄芩的重要指征。

【用法】内服：10～15g。水煎。或入丸、散服。外用：适量，煎水洗或研末撒。凡寒凝血瘀、脾胃虚寒、脾肾两虚致泄痢，痛喜温按、血压过低者，以及舌淡苔白、脉弱者应当禁用。

（周兴武　整理）

# 石龙芮

【药名】石龙芮（别名：鲁果能、地椹），在《神农本草经》后的本草文献中又名水堇、水毛茛、野芹菜、小水杨梅、天豆、石能。

【经文】石龙芮，味苦，平。主风寒湿痹，心腹邪气。利关节，止烦满。久服轻身，明目，不老。

【文译】石龙芮，味苦，性平。主治风寒湿痹证，祛除心腹间邪气。具有舒通关节，消除胸中烦闷胀满等功效。长期服用能使人身体轻巧、目光明亮，且能延缓衰老。

【药源】本品源于毛茛科植物石龙芮的全草，生于平原湿地或水沟边或山石间。为一年生或二年生草本。分布于全国各地，药用部位为全草，洗净晒干或鲜用。

【药理】本品含豆甾-4-烯-3、6-二酮、豆甾醇、原儿茶醛和原儿茶酸、白头翁素、毛茛苷等。对铜绿假单胞菌、金黄色葡萄球菌、大肠埃希菌等有抑杀作用。

【师说】石龙芮，为毛茛科毛茛属二年生草本植物石龙芮的全草。其味苦、辛，性寒。有毒。归肝经。临床应用如下。

（1）解毒消肿。用治痈疽疔毒、毒蛇咬伤，可用鲜草捣烂绞汁，涂患处，也用治瘰疬、臁疮。可单用本品熬膏涂敷患处。

（2）截疟。用治疟疾，可以本品鲜草捣烂，于发作前6小时敷大椎穴治之。

（3）祛湿疗痹。本品能治风湿痹痛，既可内服，又可煎水熏洗患处。可配羌活、独活、青风藤、络石藤、石楠叶、八角枫根、鲜莲子、甘草等同煎内服，或熏洗患处。

（4）补虚损。本品可补肝肾，益神明，明目，增脑力。用本品配山药、覆盆子、干地黄、五味子、石楠、秦艽、五加皮、狗脊、人参、黄芪、防风、山茱萸、白术、杜仲、肉桂、麦冬、巴戟天、远志、石斛、菟丝子、天冬、蛇床子、萆薢、茯苓、干姜、肉苁蓉、天雄共研末配制成蜜丸，治疗五脏虚损、五劳七伤、虚损不足、冷热不调、饮食无味。久服能轻身明目、耐老。

此外，本品可止痛、消肿散结，用治肝炎肝脾肿大。临床上也常用之治疗疮疽疔肿、毒蛇咬伤、风湿性关节炎、疟疾等。

【用法】本品有毒，多不入煎内服。可炒研入散剂服，用量为1～1.5g。外治可捣敷或煎水熏洗患处。也有文献论述《神农本草经》之石龙芮，或与后世所用石龙芮不同，而为另一品种，或专指其子、叶而言。当进而探索、鉴别之。

（周兴武　整理）

# 茅　根

【药名】茅根（别名：兰根、茹根），在《神农本草经》后的医籍中又有白茅根、地节根、茅草根、丝毛草根等名称。

【经文】茅根，味甘，寒。主劳伤虚羸，补中益气。除瘀血，血闭，寒热。利小便。

其苗，主下水。

【文译】白茅根，味甘，性寒。主治身体劳伤虚损，具有补中益气的功效。能活血化瘀，治疗经闭，恶寒发热之症。通利小便。

它的苗，主要功效是祛除水湿。

【药源】本品为禾本科多年生草本植物白茅的干燥根、茎，全国各地均产。春、秋二季采挖，除去地上部分及泥土，洗净，干燥，除去须根及膜质叶鞘，切段入药。以条粗、色白者为佳。

【药理】本品含白茅萜酮醇、白茅酚A、白茅酚B，还含大量蔗糖、葡萄糖、钾盐，少量草酸、柠檬酸等。根茎中含薏苡素。主要药理作用有：止血，利尿，抗菌，抗肝炎，镇痛与抗炎等。

【文摘】

**《日华子本草》** 主妇人月经不匀，通血脉淋沥。

**《滇南本草》** 止吐血、衄血，治血淋，利小便，止妇人崩漏下血。

**《本草纲目》** 白茅根，甘能除伏热，利小便，故能止吐衄诸血、伤寒哕逆、肺热喘急、消渴、黄疸、水肿，解酒毒。

**《景岳全书》** 味甘凉，性纯美，能补中益气，此良药也。善理血病，凡吐血衄血，瘀血血闭，及妇人经水不调，崩中漏下。且通五淋，除客热，止烦渴，坚筋骨，疗肺热哕逆喘急，解酒毒及黄疸水肿，久服大是益人。若治痈疽疖毒，及诸毒诸疮诸血，或用根捣敷，或用此煮汁调敷毒药等，或以酒煮服，无不可也。茅有数种，处处有之，惟白者为胜。春生芽，布地如针，故曰茅针，可以生啖，甚益小儿，功用亦同。

**《本经逢原》** 白茅根，《神农本草经》主治劳伤虚羸者，以甘寒能滋虚热，而无伤犯胃气之虞也。含补中益气，胃热去而中气复，是指客邪入伤中州，渐成虚羸而言，非劳伤本病所宜。

**《罗氏会约医镜·本草上》** 除内热，性入血分，下达州都，引热下行。治吐衄诸血、扑损瘀血、血闭寒热、淋沥崩中、伤寒呃逆；解喘急烦渴、黄疸水肿；疗疽毒疖毒。用根捣敷，或酒煮服，俱效。按：血有因于虚者，非所宜也。

**《吴鞠通医案》** 白茅根，拙拟二鲜饮（藕茅根）与三鲜饮（藕茅根加小蓟根），用以治吐衄。此方又用以治水肿，而其功效又不止此也。愚治伤寒温病，于大便通后，阳明之盛热已消，恒俾浓煮鲜茅根汤，渴则饮之，其人病愈必速，且愈后即能饮食，更无反复之患。盖寒温愈后，其人不能饮食与屡次复病者，大抵因余热未尽，与胃中津液未复也。白茅根甘凉之性，既能清外感余热，又能滋胃中津液。至内有郁热，外转觉凉者，其性又善宣通郁热使达于外也。

**《医方十种汇编·药性摘录》** 白茅根清胃火，消瘀血，利水道。凡吐血、衄血、血瘀、血淋、血闭并哕逆、喘急、烦渴、黄疸、水肿等症，因火因热而成者皆宜用此，且能解酒毒，溃痈疽，外敷疖毒诸疮。入药水煎或酒煮。

**《现代实用中药·增订本》** 效用：为缓和营养利尿剂，用于淋疾、肾脏病、妊娠浮肿等。

**《科学注解本草概要·植物部》** 茅根为利尿药，功能通血闭，下五淋，除肠胃客热。

【今用】**近代著名医家张锡纯** 白茅根：味甘，性凉，中空有节，最善透发脏腑郁热，托痘疹之毒外出；又善利小便淋涩作疼、因热小便短少、腹胀身肿；又能入肺清热以宁嗽定喘；为其味甘，且鲜者嚼之多液，故能入胃滋阴以生津止渴，并治肺胃有热、咳血、吐血、衄血、小便下血，然必用鲜者其效方著。春前秋后剖用之味甘，至生苗盛茂时，味即不甘，用之亦有效验，远胜干者。茅针：即茅芽，初发犹未出土，形如巨针者，其性与茅根同，而稍有破血之力。凡疮溃脓未破者，将茅针煮服其疮即破，用一针破一孔，两针破两孔。一人年近五旬，受温疹之毒传染，痧疹遍身，表里壮热，心中烦躁不安，证实脉虚，六部不起，屡服清解之药无效，其清解之药稍重，大便即溏。俾用鲜茅根六两，煮汤一大碗顿服之，病愈强半，又服一次痊愈。一西医得温病，头疼壮热，心中烦躁，自服西药退热之品，服后热见退，旋又反复。其脉似有力，惟在浮分、中分，俾用鲜茅根四两、滑石一两，煎三四沸，取汤服之，周身得微汗，一剂而诸病皆愈。一妇人年近四旬，因阴虚发热，渐觉小便不利，积成水肿，服一切通利小便之药皆无效。其脉数近六至，重按似有力，问其心中常觉烦躁，知其阴虚作热，又兼有实热，以致小便不利而成水肿也。俾用鲜茅根半斤，煎汤两大碗，以之当茶徐徐温饮之，使药力昼夜相继，连服五日，热退便利，肿遂尽消。（详见《医学衷中参西录》）

**北京著名医家施今墨** 白茅根味甘，性寒。中空有节，入肺、胃经。本品善清肺胃之热，而生津止渴，以治热性病之烦渴，以及肺热咳嗽、胃热呕哕等症；又能凉血止血，以治血热妄行、吐血、尿血等症。另外，本品还有利尿之功，故可导热下行，可治水肿、热淋、黄疸等症。（详见《施今墨对药》）

**北京著名医家焦树德** 白茅根简称茅根，味甘，性寒。主要有凉血止血、清热利水的作用。本品味甘而不腻胃，性寒而不伤胃，利水而不伤阴津，是常用的清热止血药。对衄血、咳血、吐血、尿血等各种出血性疾病，常配合小蓟、藕节、芦根、黄柏炭、丹皮炭、生地等同用。本品治尿血的效果尤好，也是其特点之一。本品有清热利水的作用，对湿热淋（泌尿系感染）、水肿等病，可配合车前子、木通、萹蓄、瞿麦、猪苓、茯苓、黄柏等同用。我常在应证汤药中加入茅根炭一两，黄柏炭四钱，小蓟五钱，用于尿中红细胞满视野或数十个，久久不愈者，每收理想效果。久病致虚而兼腰痛者，可酌加川续断或川续断炭。（详见《用药心得十讲》）

**福建著名医家林上卿** 白茅根能下血消瘀，一般药书仅记其有清热生津、凉血利尿的功能，而《神农本草经》还载其有"除瘀血"、"血闭"的作用。余临床验证确有此效。（详见《名老中医用药心得》）

【师说】茅根，为禾本科植物白茅的根茎。其味甘，性寒。主归肺、胃、膀胱经。具有凉血止血、清热利尿等功效。我在临床上用之治疗以下病证。

（1）血热出血证。本品性寒，能入血分，可清血分之热而凉血止血，凡吐血、衄血、咳血、便血、崩漏下血、月经量多久不净者皆可治之。我用白茅根治疗鼻出血，其效尤佳。总之，本品对多脏器因热盛而出血的病症均可治之。

（2）热淋、血淋。本品能清热利尿通淋，可治热淋、血淋及水肿等以小便不利、尿频急、尿灼痛等为主症者。对急慢性肾炎水肿、肾盂肾炎（热淋）、尿路结石（石淋）、乳糜尿（膏淋）等，尿中可见肉眼血尿，尿常规检查尿中红细胞、白细胞、隐血增多者，均可用白茅根配瞿麦、石韦、萹蓄、丹皮、藕节、小蓟、仙鹤草、生地榆等治之。

（3）黄疸。凡临证所见黄疸，多与湿热内蕴肝、胆、胰等有关。白茅根能清热利湿退黄，用治急慢性肝炎、胆囊炎、胰腺炎，以及肝、胆、胰肿瘤病程中出现的黄疸。常用之配茵陈、栀子、大黄、秦艽、虎杖、猪苓、茯苓、生薏苡仁、田基黄、溪黄草、鸡骨草、车前草等。

（4）呃逆、呕吐。本品入胃经，能清热止呃。我常用白茅根与芦根、枇杷叶、苏梗、黄连、吴茱萸、竹叶、竹茹等同用，治疗急性胃炎、胆囊炎发作所致的呃逆、呕吐等病症。

（5）咳嗽。白茅根能清肺热。凡风热、温热之邪入肺，使肺失清肃而致咳嗽，咳痰色黄，或痰中带血，并伴咳喘者，以及急性支气管炎、肺炎、支气管扩张等咳吐黄脓痰或痰中夹血者，可用之配芦根、竹叶、竹茹、黄芩、桑白皮、枇杷叶、地骨皮、石韦、冬凌草等皆可用之清肺止咳，宁络止血以治之。

近年来，我在临床上用白茅根治热病津伤口渴及糖尿病以上、中二焦热蕴伤津口渴较甚者效优。我也用治紫癜性苔藓样皮炎，取白茅根 50g，金银花 15g，连翘 15g，槐花、紫草、仙鹤草、生地、地骨皮各 15g，生姜 10g，大枣 15g，该方还可治疗辨属血热证的血小板减少性紫癜等。本品也可用治病毒性肝炎、流行性出血热、钩端螺旋体病等。

总之，热证出血、肺热咳喘、胃热呃逆、小便不利、淋癃、水肿、舌红苔黄、脉数为我使用白茅根的指征。

【用法】内服：15～30g。水煎。鲜品加倍，可捣汁服。白茅根生用为多；止血可炒炭用。若大剂量使用偶见头晕、恶心、大便溏泻次频等不良反应。凡脾胃虚寒，尿多，不渴而辨属寒证则不宜应用。对肝病、心力衰竭引起的水肿，或因脾气虚弱不能统血所致的血证等均应忌用。

（于一江　整理）

# 紫　菀

【药名】紫菀，在《神农本草经》之后的本草文献中又名小辫儿、夹板菜、驴耳朵菜、青菀、紫菀茸等。

【经文】紫菀，味苦，温。主咳逆上气，胸中寒热，结气。去蛊毒，痿躄，安五脏。

【文译】紫菀，味苦，性温。主治咳嗽气逆、胸中有寒热邪气郁结不散。能祛除蛊毒，治疗下肢受风寒后痿躄行动不便。能安和五脏。

【药源】本品为菊科植物紫菀的根及根茎，主产于东北、华北、西北及河南、安徽等地。春、秋二季采挖，除去有节的根茎，编成辫状晒干，切厚片生用，或蜜炙用。以根长、色紫红、质柔韧去净茎苗者为佳。

【药理】本品含紫菀皂苷 A～G、紫菀苷、紫菀酮、紫菀五肽、紫菀氯环五肽、丁基-D-核酮糖苷、槲皮素、无羁萜、表无羁萜醇、挥发油等。紫菀水煎剂及苯、甲醇提取物均有显著的祛痰作用。目前，初步认为紫菀祛痰的有效成分为丁基 –D– 核酮糖苷；根与根茎的提取物中分离出的结晶之一有止咳作用。体外试验证明，紫菀对大肠杆菌、痢疾杆菌、伤寒杆菌、副伤寒杆菌、绿脓杆菌有一定抑制作用；所含的表无羁萜醇对小鼠艾氏腹水癌有抗癌作用；槲皮素有利尿作用。

【文摘】

《名医别录》　疗咳唾脓血，止喘悸，五劳体虚，补不足，小儿惊痫。

《药性本草》　补虚下气。治胸肋逆气，劳气虚热。

《景岳全书》　唯肺实气壅或火邪刑金而致咳唾脓血者，乃可用之；若以劳伤肺肾水亏金燥而咳喘失血者，则非所宜。观陶氏《别录》谓其补不足治五劳体虚，亦言之过也。

《医经小学》　紫菀苦辛除咳逆，热寒胸结气皆消，疗唾脓血止喘悸，婴稚惊痫亦可调。

《本草经疏》　紫菀，观其能开喉痹，取恶涎，则辛散之功烈矣，而其性温，肺病咳逆喘嗽，皆阴虚肺热证也，不宜专用及多用。即用亦须与天门冬、百部、麦冬、桑皮苦寒之药参用，则无害。

《本草通玄》　紫菀，辛而不燥，润而不寒，补而不滞。然非独用、多用不能速效、小便不通及溺血者服一两立效。

《本草正》　劳伤肺肾、水亏金燥而咳喘失血者非所宜。

《医方十种汇编》　泻肺血热，治虚痨咳嗽、惊悸、吐衄诸症，又能通调水道以治尿涩便血。唯肺虚干咳禁用。

《药品化义》　紫菀，味甘而带苦，性凉而体润，恰合肺部血分。主治肺焦叶举，久嗽痰中带血，及肺痿，痰喘，消渴，使肺窍有清凉沛泽之功……用入肝经，凡劳热不足，肝之表病也；蓄热结气，肝之里病也；吐血衄血，肝之逆上也；便血溺血，肝之妄下也；无不奏效。因其体润，善能滋肾，盖肾主二便，以此润大便燥结，利小便短赤，开发阴阳，宣通壅滞，大有神功。同生地、麦冬入心，宁神养血，同丹皮、赤芍入胃，清热凉血。其桑皮为肺中气药，紫菀为肺中血药，宜分别用。

《本草正义》　紫菀，柔润有余，虽曰苦辛而温，非燥烈可比，专能开泄肺郁，定咳降逆，宣通室滞，兼疏肺家气血。凡风寒外束，肺气壅塞，咳呛不爽，喘促哮吼，及气火燔灼，郁为肺痈，咳吐脓血，痰臭腥秽诸证，无不治之。而寒饮蟠踞，浊涎胶固，喉中如水鸡声者，尤为相宜。唯其温而不热，润而不燥，所以寒热皆宜，无所避忌……总之，肺金室塞，无论为寒为火，皆有非此不开之势。

《百药效用奇观》　紫菀味辛体润，温而不燥，此滋肾一也……肺之与肾，金水相生，水天一气，肺肾之阴液互相滋养，紫菀味辛而润，专长开泄肺郁，宣通室滞安肺，肺安则敷布津液，助肾藏精，此滋肾二也。

【今用】**北京著名医家焦树德**　紫菀味苦、辛，性微温。本品功能化痰降气，清肺泻热，通调水道的作用，是常用的治咳药……本品还对"血痰"有较好疗效。前人认为本品能"泄上炎之火，散结滞之气"，可资参考。据现代研究报道，本品对实验动物有祛痰作用，并有一定的抑菌作用，对流感病毒有抑制作用。本品苦能降气达下，辛可益肺，能使气化下达于膀胱而利小便。因肺经有邪，肺气壅滞，气不能下达于膀胱而小便不利、尿少短赤者，可配合茯苓、通草等同用。紫菀用蜜炙后，可增强其润肺止咳的作用。肺劳咳嗽、痰中带血者，或肺燥、咽痒、干咳者，均须用蜜炙紫菀。款冬花偏于温肺，多用于寒性痰饮所致的咳嗽；紫菀偏于开散肺气郁滞，多用于风热郁肺的咳嗽。本品辛而不燥，润而不寒，补而不滞，故无论内伤、外感所致的咳嗽，常随症加减选用……用于治阴虚咳嗽时，须与滋阴药同用。（详见《用药心得十讲》）

**国医大师朱良春**　紫菀为祛痰止咳药……而其利尿通便之特殊作用，方书所载不多见。最早用紫菀利尿，见于唐代孙思邈《千金要方》治妇人卒不得小便，紫菀末，井华水服三指撮。"其后，宋代《太平圣惠方》以紫菀配黄连、甘草治小儿尿血、水道中涩痛，用意均颇奇特。用紫菀通大便，则始于宋人史载之，据云蔡京病大便秘结，太医治之不得通，史当时初至京城，无医名，闻之，则上门施伎，却为守门者所阻，待其后诊过蔡京之脉，即云："请求二十钱。"蔡惊问："何为？"史云用来买药，即用紫菀研末送服，须臾大便即通，史于是名满开封。紫菀所以能通利二便，是因其体润而微辛微苦，观其药材，须根皆可编成辫状，故紫菀又有"女辫"之别名，其性润可知。润则能通，辛则能行，苦可泻火，故用于二便之滞塞有效。且肺为水之上源，肺气为痰火所壅，则治节不行，不能通调水道，于是小便不利；肺与大肠相表里，肺气不利，大肠失于传导，则大便亦不得通。由斯观之，紫菀所治之二便不利，必有肺气不宣之见症，非一切二便不利皆可治之也。推之，凡清金润肺、消痰降气药，皆具有通利二便之功用，如瓜蒌、苏子、马兜铃、杏仁、桑白皮皆然。此说颇能开人悟境，记之以供同道参考。（详见《朱良春用药经验集》）

【师说】紫菀，其味苦、辛、甘，性微温。主归肺经。具有化痰止咳等功效。我在临床上用其治疗以下病证。

（1）咳喘多痰。本品味苦、辛，温而不燥，长于化痰浊而止咳，对咳嗽无论外感、内伤及病程长短、寒热虚实者，皆可用之。尤宜于肺气壅遏，咳嗽痰多，咯痰不爽者。若见风寒犯肺，咳嗽咽痒，咯痰不爽，常将紫菀与祛风散寒、宣肺化痰药如荆芥、桔梗、白前、款冬、法半夏、苏子、浙贝母、百部、金沸草等配伍治之。肺气虚弱，寒咳喘急而无燥热者，紫菀配党参、黄芪、干姜、乌梅等同用；如阴虚劳嗽，痰中带血，常用紫菀配炙桑白皮、茜草根、炙枇杷叶、麦冬、知母、南沙参、阿胶、仙鹤草、五味子、川贝母、甘草等治之。若见咯痰不爽者，常用紫菀、远志、桔梗同伍，可祛痰浊。

（2）喘咳便秘。因肺与大肠相表里，肺气调畅，则腑气亦通，对咳嗽气喘而兼便秘者，我常用紫菀配杏仁、桃仁、枳实、郁李仁、瓜蒌仁等治之。若肺气上逆而不降所致喘咳，且合并便秘者尤宜用之。

（3）肺热、肺虚痿躄。紫菀主入肺经，肺朝百脉以行气血，用之则五脏得以滋养而安。若肺热叶焦，或湿热上蒸于肺皆可发为痿躄；也有因元气亏虚，周身经脉空疏而致气血瘀滞，发为痿躄的。因于紫菀入肺，五脏、皮毛、筋骨亦皆由肺滋养，诚如《神农本草经》言："紫菀能去蛊毒痿躄、安五脏。"所以当今临证所见周围神经类疾病多见痿躄、肢体活动不遂、上下肢肌肉萎缩，以及中风半身不遂等，皆可用补阳还五汤加入紫菀、石斛、升麻、附子等，有加速津液运行十二经脉之功，治疗痿躄，效显。

（4）小便不通。肺为水之上源，紫菀能宣发肃降行水，且能开肺宣肃，故能下气行水，用之可治男女及幼童、老人小便卒然不通。如泌尿系结石阻隔，或见老人前列腺增生伴炎症而致尿路卒然不通并伴尿血者，可用大剂量（30g/次）紫菀煎服，效著。亦可用紫菀配黄芪、白术、升麻、肉桂、车前子、川牛膝等治疗尿潴留。

此外，紫菀还可用治肺痈、胸痹心痛、肺病肿瘤等病证。

【用法】内服：10～15g。水煎。外感新咳宜生用，肺虚久咳宜蜜炙用。本品辛散苦温而助热，对肺蕴实热的咳嗽则不宜用之。

（周兴武　整理）

# 紫　草

【药名】《神农本草经》所载紫草（别名：紫丹、紫芙），在其后的医药书籍中又名地血、山紫草、红石根等。

【经文】紫草，味苦，寒。主心腹邪气，五疸。补中益气，利九窍，通水道。

【文译】紫草，味苦，性寒。主治心腹间邪气郁结，五种黄疸（黄疸、谷疸、酒疸、女劳疸、黑疸）。能调补中焦脾胃、增补气力，能使人体多个窍道通畅，能疏通水道。

【药源】本品为紫草科植物新疆紫草或内蒙古紫草的干燥根，主产于我国新疆、内蒙古、河南、湖北、陕西、山东、辽宁、贵州等地。春秋两季采挖后除去泥沙，干燥，切片入药。以条粗长、色紫、质硬而脆、木部较小、皮厚者为佳。

【药理】本品含紫草素、紫草烷、乙酰紫草素、去氧紫草素、异丁酰紫草素、二甲基戊烯酰紫草素、β–二甲基丙烯酰紫草素等。二甲基戊烯酰紫草素、β–二甲基丙烯酰紫草素对金黄色葡萄球菌、大肠杆菌、枯草杆菌等具有抑制作用；紫草素对大肠杆菌、伤寒杆菌、痢疾杆菌、绿脓杆菌及金黄色葡萄球菌均有明显抑制作用。紫草乙醚、水、乙醇提取物均有一定的抗炎作用。新疆紫草根煎剂对心脏有明显的兴奋作用。新疆紫草中提取的紫草素及石油醚部分有抗肿瘤作用。

此外，紫草还有抗生育、解热、降糖及保肝降酶等作用。

【文摘】

《名医别录》 疗腹肿胀满痛，以合膏，疗小儿疮及面皶。

《药性本草》 治恶疮、瘑癣。

《本草图经》 治伤寒时疾，发疮疹不出者，以此作药，使其发出。

《医说》 紫草虽是疮家圣药，然性寒利大肠，若大便结者可用。

《雷公炮制药性论》 味苦，性寒，无毒，入心、小肠二经。主心腹邪气，胀满作痛，痈肿诸毒，除五疸，利九窍，通水道，小儿血热痘疮，尤为要剂，取嫩茸，去髭用。

《本草纲目》 紫草，其功长于凉血活血，利大小肠。故痘疹欲出未出，血热毒盛，大便闭涩者宜用之，已出而紫黑便闭者亦可用。若已出而红活，及白陷大便利者，切宜忌之。

《本草经疏》 紫草苦寒而能通利九窍，痘疮家气虚脾胃弱，泄泻不思食，小便清利者，俱禁用。

《本草崇原》 时法每以紫草配为凉剂，解痘毒，率多寒中变证。唯士宗先用桂枝汤化太阳之气，气化则毒不留，又有桂枝汤加银花、紫草等法。

《得配本草》 苦，寒。入手足厥阴经血分。主血中郁热，去心腹邪气，利二便，解黄疸，消肿胀，托痘疹，化紫斑，利九窍，通脉络，达皮毛。

《神农本草经百种录》 主心腹邪气，去心腹热邪。五疸，湿热在血中。补中益气，荣家之热清，则中焦和利。利九窍，诸窍不为邪热所闭。通水道，心气通于小肠。紫草色紫而走心，心主血，又其性寒，故能治血家之热。

《本草正义》 紫草，气味苦寒，而色紫入血，故清理血分之热。古以治脏腑之热结，后人则专治痘疡，而兼疗瘑疹，皆凉血清热之正旨。杨仁斋以治痈疡之便闭，则凡外疡家血分实热者，皆可用之。且一切血热妄行之实火病，及血痢、血痔、溲血、淋血之气壮邪实者，皆在应用之例。而今人仅以为痘家专药，治血热病者，治外疡者，皆不知有此，疏矣。

《百药效用奇观》 紫则入血，性寒，则清理血分之热，滑则通利，使湿热从小便出，则黄疸自除。

【今用】**北京著名医家谢海洲** 紫草凉血退斑、消风湿结节。以前因牡丹皮缺货，有人以地骨皮、桑白皮、生地黄或栀子代替，均取得一定疗效。谢老以紫草代之，取犀角地黄汤之意，不仅协助生地黄凉血滋阴，且能助水牛角（犀角缺货以水牛角代之）凉血解毒，故可代牡丹皮发挥疗效。在此方中，赤芍、牡丹皮相须为用，赤芍偏于活血，清血中虚热，牡丹皮凉血清热，今以紫草代之，具二者作用之总和。

血小板减少出现的紫癜与类风湿病出现的结节，用紫草 10 ～ 15g，效果均较显著。原因是紫草可代牡丹皮且与赤芍相须为用，具有清血热解毒滞、凉血消肿、散结的作用。其常用于外证痈肿疮毒盛且便秘者，用于内科亦同一理也。

　　谢老习惯用软紫草，软紫草皮部紫质软而疏松，成条状的鳞片常十几层重重相叠，容易剥离，质优，俗称新疆紫草。

　　谢老认为，紫草作为活血化瘀药，具养血之意，内服可强心（活血）、促进外周循环，从而解热、降压。《本草纲目》记载的活血凉血或即此意也。（详见《中医杂志》）

　　**北京著名医家焦树德**　对于麻疹或斑疹，因血热毒盛而出现身热口渴、斑疹欲出不出或虽出而不爽利、大便干涩者，可用紫草凉血、活血、解毒、透疹，常与薄荷、牛蒡子、蝉蜕、桔梗、连翘等同用。若斑疹、麻疹虽出而色紫黑、大便秘结者，也可用紫草凉血活血通便，常与赤芍、牡丹皮、大青叶、蝉蜕、连翘等同用。紫草与甘草同用（紫草 3 ～ 6g，甘草 1.5 ～ 3g，水煎服，每日 1 次，连服 3—7 日），有预防麻疹的作用。有报道，在接触麻疹患者后 5 日内服此药，预防率可达 90% 以上。（详见《用药心得十讲》）

　　**江苏中医院著名肝病专家邹良材**　"清化瘀毒，常用紫草土茯苓"。邹老常谓：乙型肝炎多系湿热蕴结日久，瘀毒留恋，血分不清所致。治疗应在辨证施治基础上选加土茯苓、紫草、虎杖、败酱草、大黄、黄柏、板蓝根等清热除湿、化瘀解毒之品 2 ～ 4 味，其中土茯苓、紫草两味，老师最为习用。土茯苓甘淡气平，历代医家多谓之能除湿消水、分清泄浊，解杨梅疮毒。邹老取其除湿解毒之力，用以清除乙型肝炎湿热瘀毒，收到良好效果。紫草入厥阴血分，凉血活血，清热解毒，前贤认为，"血热则毒闭，得紫草凉之，则血行而毒出"（汪昂《本草备要》）。两药相伍，清热除湿，化瘀解毒，相得益彰。药量二者均以 15g 左右为宜。（详见《中医辨治经验集萃——当代太湖地区医林聚英》）

　　**福建名老中医卢泰坤**　用"紫草败酱汤"（紫草 30g，败酱草 15g，赤芍 15g，蚤休 15g，萹蓄 15g，乌药 10g，菟丝子 15g，穿山甲 6g，皂刺 10g，黄芪 30g，莪术 10g，乳香 10g，没药 10g）治疗慢性前列腺炎疗效显著。他认为紫草凉血活血，"禀天地阴寒清和之气，味苦，气寒，无毒。入足少阴、厥阴，为凉血之圣药""紫草，通水道"。萹蓄入膀胱经而使湿热从小便解。《本草纲目》云："萹蓄，利小便。"败酱草苦寒清热，辛散行滞，《本草纲目》云"败酱草，善排脓破血，故仲景治痈及古方妇人科皆用之。"方中以紫草配伍萹蓄，有清热、通淋、化湿之功效；紫草配伍蚤休、败酱草能清热解毒、凉血消肿散结；紫草配伍赤芍凉血活血、消痈解毒；穿山甲、皂刺通行经络，溃坚散痈；莪术、乳香、没药、乌药行气通络、活血化瘀、消肿止痛。气行则营卫畅通，营卫畅通则邪无滞留，瘀去肿消而痛止。（详见《中国中医药报》）

　　**山东名中医张志发**　张教授治疗紫癜性肾炎善用紫草配伍蝉蜕。现代中药药理研究显示，紫草有抗炎作用，紫草素能降低毛细血管通透性，抑制局部水肿，对炎症急性渗出期的血管通透性增高、渗出、水肿及增殖期炎症均有拮抗作用；实验表明蝉蜕对非特异性免疫具有抑制作用，对Ⅳ型变态反应及机体细胞免疫功能也有明显抑制作用。从现代药理研究看出，两药具有抗炎、抗过敏的作用，并具有增强单核细胞、巨噬细胞吞噬异物的能力。两者相得益彰，每用效良。张教授根据多年的临证经验，并结合现代药理，以自拟紫蝉抗敏汤为基础方加减治疗紫癜性肾炎取得了较好的效果。方药组成：紫草 12g、蝉蜕 10g、水牛角粉 10g、生地炭 15g、牡丹皮 10g、赤芍 15g、白芍 15g、三七粉 6g、茜草根 12g、白茅根 30g、大黄炭 6g、甘草 10g、大枣 10g。该方的君药即为紫草、蝉蜕这一药对，该药对可搜血中之风，使凉血止血功效倍增，又能清热，使各种瘀斑均消退。（详见《中国社区医师》）

【师说】紫草，味苦、辛，性寒。归入心、肝二经。具有清热凉血、活血、解毒透疹等功效。我早年在临床上用之较少，总以为其性味甚为苦、寒，若用治诸症也可能易于伤胃，又因其味苦也难入口久服，故多避用。其后，在遇到某些病症非用不可时，又不得不用而见其疗效不错，再询患者口感并非极苦难咽，也未见显伤胃腑者，从此，我也渐加用之。这也是我对紫草的一个认识和运用过程。

其实，紫草在临床上还是具有广泛用途的，内、皮外、妇、儿、眼、耳、鼻等科，皆有应用，且疗效显著。

（1）内科。①我用紫草配黄连、冬凌草、藤梨根、白头翁、生甘草、白及等治疗慢性胃炎。也将之用于长期饮酒、进食辛辣或平素肝火犯胃而致的胃脘痛、胃内黏膜糜烂、胃溃疡出血等病症，且对幽门螺杆菌阳性者亦可配土荆芥、冬凌草等能抑杀之，有显效。②紫草配生地、连翘、积雪草、白花蛇舌草、白茅根、地肤子、滑石、车前草等用治急性肾小球肾炎、肾盂肾炎、膀胱炎等尿路急性炎症者，确实显效。③用紫草配茵陈、栀子、黄芩、鸡骨草、升麻、山豆根、虎杖作为基本方，有瘀血加丹参、生山楂、赤芍；气虚加黄芪、太子参；阴虚加生地、女贞子，可治疗急慢性乙型肝炎或现黄疸者。④将紫草配入八正散（车前子、瞿麦、萹蓄、滑石、栀子、大黄、木通、甘草）中，再加昆布、海藻、皂刺、土贝母等用治前列腺炎性增生而致小便不利。也可在上方中再加金钱草、石韦、冬葵子、海金沙、连翘、车前子、川牛膝等治疗尿路结石伴血尿，能凉血止血，祛除瘀滞。⑤紫草配白术、瓜蒌仁、郁李仁、火麻仁等可治疗老年人便秘。

（2）皮外科。①紫草配桃红四物汤（桃仁、红花、生地、当归、川芎、白芍），再加玉竹、菟丝子、白芷、辛夷、玫瑰花等，可治疗面部黄褐斑。②紫草配四物清疹汤（当归、川芎、生地、赤芍、白鲜皮、苦参、地肤子、蛇床子），再加白毛夏枯草、白花蛇舌草、桉树叶、鱼腥草等，可治疗面部多发痤疮。③将紫草配入过敏煎（银柴胡、乌梅、五味子、防风、生甘草）中，再加蝉蜕、当归、生地、丹皮、白茅根、益母草、甘草等，可治疗过敏性紫癜，也治红斑狼疮、玫瑰糠疹等。④将紫草配入桃红四物汤、黄芪桂枝五物汤（黄芪、桂枝、芍药、大枣、生姜）、四妙勇安汤（金银花、玄参、当归、甘草）等方中，可治疗皮肤血管痉挛引起的网状青紫斑。⑤紫草打粉醋调外敷，可治疗急性腮腺炎、结节性红斑等。⑥将紫草配入四妙勇安汤中，可治疗神经性皮炎。⑦紫草配板蓝根、马齿苋、土茯苓、生薏苡仁、白芷煎水外洗，治疗多发性扁平疣。⑧紫草配黄连、漏芦、黄柏、龙胆、赤芍、丹皮、柴胡、桃仁、红花、紫花地丁、紫丹参等，可治疗带状疱疹、顽固性风疹、湿疹。⑨紫草浸泡麻油中7日左右，取麻油外搽，可治疗烫火伤。亦可用紫草粉外敷治疗软组织损伤，并治疗皮肤疮疡久不收敛，也能治疗跌打损伤伴肌肤溃破生疮，用之能消肿止痛生肌。⑩用紫草配生石膏、竹叶、金银花、连翘、升麻、甘草等，可治疗口腔溃疡、唇口风。

（3）妇科。①紫草配墨旱莲、仙鹤草、藕节、蒲黄炭、参三七、茜草、煅乌骨，可治疗妇女功能性子宫出血、月经过多等。②将紫草浸入麻油中浸泡7日后取药油外涂患处，可治疗妇女宫颈炎、宫颈糜烂等。③将紫草配入人参、刺五加、莪术、乌药、补骨脂等，可治疗宫颈癌。④将紫草配入适证方中，可治疗妇女人乳头状瘤病毒（HPV）感染。如用紫草、白花蛇舌草、苦参、金银花、野菊花等口服或煎水外洗阴道、宫颈等患处。

（4）儿科。用紫草配金银花、牛蒡子、赤芍、银柴胡、蝉蜕、升麻、葛根等，可治疗小儿麻疹。若现高热、麻疹疹出不透、咽红肿痛，或伴发哮喘者，多并发肺炎，可用紫草与麻杏石甘汤（麻黄、杏仁、石膏、甘草）相配治之。将紫草浸入麻油中7日，取紫草油外搽可治小儿尿布性皮炎。

（5）眼科。紫草配赤芍、青葙子、紫珠草、玄参、栀子、密蒙花、谷精草、决明子、连翘等能明目退翳，可治视网膜静脉炎。

（6）耳科。用紫草加黄芩、连翘、杠板归、柴胡、四叶参、鱼腥草等浸入麻油泡一周，取药油滴耳，可治疗化脓性中耳炎。

（7）鼻科。紫草配苍耳子、白芷、鱼腥草、板蓝根、桔梗等，可治疗急慢性鼻炎。

此外，紫草配入适证方中还可治疗银屑病、静脉炎、肺癌咯血、顽固性体内外溃疡、水肿及血液病体内外出血等疾病。

经现代药理研究，本品具有较好的抗菌、抗病毒、抗炎、抗过敏、保肝降酶、降血糖、抗肿瘤、抗生育、抗甲状腺功能亢进等多种功效，故紫草的应用相当广泛。凡诸证见舌质红、苔薄黄、脉弦细数及血分有热者皆可用之。本品既可入煎服，也可外敷、外涂用。

【用法】内服：小儿5～10g，成人10～20g。水煎。外用：适量，熬膏或用麻油浸泡涂搽。本品性寒而滑利，有轻泻作用，脾虚便溏者忌服。凡外伤有脓性分泌物者，不宜再用。

（徐凯　周兴武　整理）

# 茜　根

【药名】茜根，在《神农本草经》之后的本草文献中又名茜草根、茹藘、活血丹、血见愁、茜草等。

【经文】茜根，味苦，寒。主寒湿风痹，黄疸，补中。

【文译】茜根，味苦，性寒。主治风寒湿痹之证以及黄疸病，并具有补益内脏的功效。

【药源】本品为茜草科植物茜草的干燥根及根茎，主产于安徽、江苏、山东、河南、陕西等地。春、秋二季采挖，除去茎苗、泥土及细须根，洗净，晒干。以条粗长、外皮色红棕、断面色黄红者为佳。

【药理】本品主要含水溶性成分环己肽系列物，脂溶性的蒽醌、还原萘醌及其糖苷类等，还富含多糖类、萜类、微量元素及 β - 谷甾醇、茜根素、茜草及钙离子等。茜根有明显的促进血液凝固作用，表现为复钙时间、凝血活酶生成、凝血酶生成均有促进作用；茜根的粗提取物具有升高白细胞作用，其煎剂有明显的镇咳和祛痰作用，水提取液对金黄色葡萄球菌、肺炎双球菌、流感杆菌和部分皮肤真菌有一定抑制作用。对白血病、黑色素瘤、结肠癌、肺癌等均有抑制作用。茜草双脂有保护心脏的作用。另对碳酸钙结石的形成也有抑制作用。

【文摘】

《名医别录》 止血，内崩下血，膀胱不足，踒跌……主痹及热中，伤跌折。

《日华子本草》 止鼻洪，带下，产后血晕，乳结，月经不止，肠风痔瘘，排脓；治疮疖，泄精，尿血，扑损瘀血。

《医学启源》 阴中微阳，去诸死血。

《景岳全书》 血中要药，其味苦故能行滞血，其性凉故能止动血……凡诸血热血瘀，并建奇功。若女人经血不通，以一两酒煎服之，一日即通，甚效。若气虚不摄血及脾寒者勿用。

《本草纲目》 通经脉，治骨节风痛。活血行血。

《本草经疏》 茜根，行血凉血之要药。主痹及疸。疸有五，此其为治，盖指蓄血发黄而不专于湿热者也。痹者血病，行血软坚，则痹自愈……病人虽见血证，若加泄泻、饮食不进者勿服。

《本草汇言》 茜草治血，能行能止。余尝用酒制则行，醋炒则止。活血气，疏经络，治血郁血痹诸症最妙，无损血气也。配归、芍用，大能有益妇人……精虚血少者，脾虚胃弱者，阴虚火旺勿服。

《徐大椿医书全集》 酸咸气平，入厥阴而行血、止血。无瘀勿用。

《罗氏会约医镜》 治劳伤吐衄时来，虚热崩漏不止。

《本草新编》 茜草，但止行血，而不补血，宜同补气之药以行血，不宜同补血之药以散气。至于各书言其能补虚热，且治劳伤，徒虚语耳。行血而反能止血者，引血之归经耳。但既引入各经，即当以补阴之药继之。则血出而不再沸，否则血证未有不再发者也。

《本草崇原》 蘆茹，当作茹蘆，即茜草也。《神农本草经》下品中有茼茹，李时珍引《素问》乌鲗蘆茹方，注解云，《素问》蔺茹，当作茹蘆，而蔺与蘆，音同字异也。愚谓乌鲗骨方，当是茜草之茹藘，非下品之蔄茹也。恐后人疑而未决，故表正之。

**《现代实用中药》**　有强壮作用，适用于小儿及孕妇软骨病。

**【今用】北京著名医家焦树德**　茜草又名红茜草，味苦、微酸，性微寒。生用能行血活血，消瘀通经；炒炭用可以止血。常用于以下情况。①月经闭止：妇女月经不通，可用本品30g，黄酒煎服，有行血通经作用。《内经》有四乌贼骨一芦茹（即茜草）丸方，用乌贼骨125g、茜草30g，为细末，用麻雀卵和为丸，每次3～6g，每日2次，用鲍鱼汤送下，治女子血枯、月经衰少不来。②跌打损伤、血瘀肿痛。可用本品配红花、赤芍、苏木、乳香、没药、骨碎补等同用。③吐血，咳血。由血热或血瘀而致的吐血、咳血、衄血等失血症，可将本品炒炭用，既能止血，又不致产生瘀血。常配合生地黄、阿胶、三七、藕节、白及等同用。据现代研究报道，茜草炭有缩短家兔出血、凝血时间的作用。④妇女崩漏。对子宫出血（突然大量出血叫崩，时常小量出血叫漏），可配合桑寄生、川续断炭、炒白术、阿胶珠、棕榈炭、艾叶炭、当归、益母草、菟丝子、赤石脂等同用。另外，本品有治"风痹、黄疸"的作用，可与羌活、独活、防风、威灵仙、穿山龙等配合，用于关节炎的关节疼痛。配茵陈、栀子、黄柏、车前子、泽泻等，用于治黄疸型传染性肝炎的黄疸和胆道不畅通而致的黄疸等。紫草、茜草均能行血活血，但紫草偏用于透发斑疹，兼通二便；茜草偏用于通经活血，兼治崩漏、便血，炒炭后止血作用优于紫草。茜草用量一般为6～9g，特殊情况可用至30g。血虚、血少者不宜用。（详见《用药心得十讲》）

**国医大师朱良春**　茜草苦寒，入肝经，药用其根部。此药既能行血，又能止血，故有"血见愁"之别名。前人经验，多谓炒炭止血，生用行血。朱老指出：茜草生用亦有显著止血的作用，不必炒炭，唯止血当用小剂量（常用6g左右）；行血则须大剂量（20～30g）耳。茜草止血，范围较广，无论吐血、衄血、尿血、便血、皮下出血、月经量多、子宫出血，凡因血热妄行引起，量多色鲜，舌红脉数者，皆可投以茜草，而收迅捷止血之效。常配伍生地黄、大黄、白芍、炒牡丹皮、炒栀子、侧柏叶。茜草本可行血，配合大黄等应用，尤有止血而不留瘀之妙。晚清张锡纯善用茜草，其妇科方中有清带汤（生山药、生龙骨、生牡蛎、海螵蛸、茜草，治妇女赤白带下，所谓赤带，即子宫的少量出血）和固冲汤（黄芪、白术、龙骨、牡蛎、山茱萸、白芍、海螵蛸、棕榈炭、五倍子、茜草，治妇女血崩、子宫出血）。茜草行血，其效最著者为治妇女血滞经闭，单用此味30g，黄酒与水各半煎服，每日1剂，分2次服，一般数剂即可收通经之效。月经困难，经水中夹有血块，腹疼痛者，也可使用。亦可配伍当归、川芎（佛手散）、桃仁、赤芍药、益母草、泽兰、香附、延胡索、青木香、茯苓、威灵仙、丹参，用于血瘀气滞之痛经。另有胁痛一症，胁肋属肝，有气分、血分之别，初病在经在气，久则入络入血，仲景《金匮要略·五藏风寒积聚病脉证并治》称为"肝着"。以"其人常欲蹈其胸上"为其特征，主以旋覆花汤。此方三味药，旋覆花、青葱之外，尚有新绛，新绛即绯帛，为纺织品，而染之成绯者，即茜草之根汁，故茜草又名"倩染""绯草"。对于此方证，历来注家多有疑义。《医宗金鉴》以为方证不符，丹波元简、陆渊雷等亦谓方证不合。但叶天士治肝着，常用此方，谓"肝着之病乃由经脉，继及络脉，久病在络，气血皆窒"，并指出"此际不可用辛香刚燥……新绛一方，乃络方耳"，药用新绛配旋覆花、桃仁、柏子仁、当归须、泽兰之类，可证《医宗金鉴》之说不确。而新绛一药，自清以后即废用，茜草入络行血，瘀去则络脉宣通，故可取效于久病胁痛者。朱老认为"新绛"之作用，乃在茜草，不妨选用茜草可也。茜草尚可利水，用于水肿、黄疸等疾，《备急千金要方》治风水，即有"活其血气"之说，仲景《金匮要略·水气病脉证并治》曾论及"血不利则为水"，可惜历来注家多泥于字面，在妇女经水问题上做文章。朱老认为：仲景之精神乃在于阐发瘀血导致水肿，故临证对于水肿之仅用通行利水剂无效者，常改从血瘀治疗，选用茜草合合益母草、鬼箭羽、丹参、泽兰、牛膝、车前、猪苓、茯苓皮、桂枝等，每收捷效。茜草、益母草、泽兰辈，既能活血，又能利水。故用于血瘀水肿证，非常合拍。（详见《朱良春用药经验集》）

【师说】茜根，药用为茜草的根及根茎，现今通用名为茜草根或茜草。本品味苦，性寒。主归肝经。具有凉血、化瘀、止血、通经、祛痹痛、退黄疸等功效。我在临床上用治以下病证。

（1）各种血证。本品性味苦寒，专入肝经血分，既能凉血，又能化瘀，还有止血功效，适用于血热或瘀血所致的血证，对于血热夹瘀出血者尤宜。例如：①茜根配大蓟、小蓟、生地、丹皮、焦栀子、炒槐米等，治疗肺结核、支气管扩张症、肺炎急性发作、肺部肿瘤咯血者；②茜根配茵陈、炒栀子、赤芍、生甘草、白茅根、地骨皮、小蓟等，治疗慢性肝炎、肝硬化、肝癌病程中出血而以鼻、齿衄血为主者；③茜根配地榆炭、蒲黄炭、制大黄炭、黄连、竹茹、白及等，治疗慢性胃炎、消化性溃疡病程中出现的呕吐、便血等；④茜根配大蓟、小蓟、生地、丹皮、炒栀子、藕节炭、萹蓄等，治疗肾炎、膀胱炎、尿路结石、肿瘤病程中尿中有红细胞、隐血者；⑤茜根配艾叶炭、熟地、阿胶、丹皮炭、蒲黄炭、地榆炭、紫珠草、白芍、仙灵脾等，治疗妇女崩漏、子宫肌瘤出血等，亦可用茜根配夏枯草、鳖甲、参三七等治之；⑥茜根配紫草、蝉蜕、玄参、连翘等，治疗过敏性紫癜；配阿胶、丹皮、地骨皮、藕节、槐花、仙鹤草等治疗血小板减少引起的出血证；配黄芪、益母草、白茅根、小蓟、藕节、紫珠草等可治疗尿血、血淋等。

（2）瘀血疼痛。本品能通经络，行瘀滞，利关节，用治风湿痹痛、跌打损伤、经闭腹痛等。例如：①用于妇科，可治疗瘀血经闭，用茜根配香附、益母草、桃仁、红花、当归、丹参、鸡血藤、刘寄奴、川牛膝、川芎、失笑散等活血之品治瘀血性痛经、月经久不净者；②茜根配参三七、乳香、没药、地鳖虫等，治疗跌打损伤所致的瘀血肿痛；③治疗久病痹证及风湿热盛所致的痹证，可配海桐皮、秦艽、独活、海风藤、银花藤等祛风通络，清利湿热，活血止痛；因茜根性寒，若用之治疗风寒湿痹，应选配附子、桂枝、青风藤、络石藤、鸡血藤、制川乌、制草乌等；④茜根配蜈蚣、白芍、甘草、蜂房、延胡索等，治疗肝硬化腹水有门脉血栓形成所致的胁痛、癌性疼痛，以及瘀血所致的胃脘痛等。如著名的四合汤（乌药、百合、香附、高良姜、檀香、砂仁、丹参、失笑散）中加茜根可助止胃痛之功。

（3）黄疸。《神农本草经》中已明确提出茜根可用治黄疸。对于湿热黄疸者，可用茜根配茵陈、栀子、赤芍、大黄、虎杖等治之；阴黄，可配茵陈、白术、附子、干姜等治之；对瘀热发黄，可加桃仁、红花、丹参等，确有显著退黄效果。

（4）白细胞减少症。经临证观察，茜根有明显抗辐射、升高白细胞作用，可用治原发性白细胞减少症及放、化疗引起的白细胞减少，尤其对白细胞减少症，能明显升高外周血中白细胞计数。

（5）通淋利水。茜根常与小蓟、瞿麦、木通等配伍治疗热淋、血淋；常与白茅根、车前子等配伍治疗肾炎水肿。

此外，茜根配陈皮有明显的止咳化痰作用，用治慢性支气管炎效佳，还可用茜根治疗慢性腹泻、腮腺炎、肝炎、冠心病心绞痛等。茜根还有抗肿瘤、抗菌、抗炎、抗病毒等作用。

我在临床上，凡见出血性疾病必用茜根，慢性肾病尿常规中有红细胞及隐血者也用茜根。妇女阴道出血，见血色深红或鲜红，并夹有瘀块、质稠者，以及舌质紫暗或淡暗有瘀斑紫气者，亦为我使用茜根的指征。

我也体会到，茜根为活血止血药，但它活血而不加重出血，止血而不凝血留瘀。凡出血性疾病可与参三七等活血化瘀止血药联用。若用于止血可配仙鹤草、煅乌贼骨等；若出血量多要慎用，即使用之也应少量，同时要配伍收敛止血药。本品具有止血、化瘀双向治疗作用，我在临床上运用数十年尚未发现有不良反应。配之得当，常获佳效。

【用法】内服：15～30g。水煎。茜根用于凉血者生用，或酒炒用。止血者可炒用。有报道用本品单煎内服，部分患者会恶心和轻度血压升高，用时可作适当配伍兼顾之。

（周兴武　整理）

# 败　酱

【药名】败酱在《神农本草经》中有鹿肠之称，在《神农本草经》后的医药文献中又有败酱草、泽败、野苦菜等称谓。

【经文】败酱，味苦，平。主暴热，火疮赤气。疗疥，疽，痔，马鞍热气。

【文译】败酱，味苦、辛，性平微寒。主治突然发作的高热，被火烧灼感染火热毒气所致的脓疮，疮边并有红晕。本品还能治疗疥疮所致的肌肤瘙痒，以及痈疽、痔疮等，还可治骑马过久而致的马鞍热疮。

【药源】本品为败酱科多年生植物黄花败酱、白花败酱的干燥全草，主产于四川、河北、河南及东北等省。每年夏、秋季采收洗净、晒干后入药，以干燥、根长、叶多、完整、色绿、无杂质者为佳。

【药理】黄花败酱及白花败酱均含有丰富的化学成分，所含皂苷类多为齐墩果酸苷、熊果酸苷等。还含有黄酮及其苷类，如槲皮素、山奈酚、芦丁、金丝桃苷、异槲皮苷等。也含香豆素、木脂素类、东莨菪内酯、紫丁香树脂醇、落叶松脂醇等。还含有萜类、挥发油、环烯醚萜及其苷等。齐墩果酸或常春藤皂苷元为抑菌的有效成分，可以抗抑多种杆菌、球菌，并具有抗病毒作用，如抑制艾滋病病毒。败酱草浸膏和酊剂具有镇静、镇痛作用。败酱草能增强肌体免疫功能，并能直接杀伤肿瘤细胞，可以抗肿瘤。此外，败酱草还有保肝利胆、改善肝功能等作用。随着理化研究的不断深入，发现黄、白二种败酱草的理化成分尚有区别。因此，在临床应用上也渐有差别。如白花败酱含有较多的黄酮类成分，有着较强的抗氧化作用。二者在抗菌、镇静方面也有差异。

【文摘】

《名医别录》　咸，微寒，无毒。除痈肿，浮肿，结热，风痹不足，产后疾痛。

《药性本草》　治毒风顽痹，主破多年瘀血，能化脓为水，及产后诸病。止腹痛余疹，烦渴。

《日华子本草》　治赤眼，障膜，胬肉，聤耳，血气心腹痛，破癥结，产前后诸疾，催生、落胞、血晕，排脓，补瘘，鼻洪吐血，赤白带下，疮痍疥癣，丹毒。

《本草纲目》　败酱，善排脓破血，故仲景治痈，及古方妇人科皆用之，乃易得之物，而后人不知用，盖未遇识者耳。

《徐大椿医书全集》　败酱……性味苦寒，泻热解毒，破血排脓，为外科专药。取根、苗用。

《长沙药解》　败酱苦寒通利，善破瘀血而消痈肿，排脓秽而化癥瘕。其诸主治止心痛，疗腹痛，住吐衄，破癥瘕，催生产，落胎孕，收带下，平疥癣，除翳膜，去胬肉。

《本经逢原》　败酱乃手阳明厥阴药。善除暴热火疮。皆取苦寒散毒之用。其治疽痔马鞍热气，以其性专下泄也。《金匮》薏苡附子败酱散，治肠痈固结未溃，故取薏苡下达，败酱苦降，附子开结，而为热因热用之向导，深得《神农本草经》之旨。若脓成热毒势胀，不可用也。而妇人下部疽蚀方中，亦恒用之。近世医师罕有识者。

《本草正义》　此草有陈腐气，故以败酱得名。能清热泄结，利水消肿，破痈排脓。唯宜于实热之体。

《得配本草》 苦平，入足厥阴经，兼入足阳明经。破血排脓，去蛊痔，除痛肿。配米仁、附子，下腹痛；入四物，治恶露不止。

《现代实用中药》 治肠炎下痢。

《临床应用汉方处方解说》 药效：消炎，排脓，解毒，驱瘀血。用途：肠痈（阑尾炎），皮肤病。

【今用】**北京著名医家焦树德** 败酱草，味辛、苦，性微寒。有活血化瘀、消肿、排脓的作用。对肠痈（阑尾炎）可配合连翘、生大黄、丹皮、冬瓜子、赤芍、元明粉等药同用。对瘀血而致的腹痛、腹胀、腹部有硬块等症，可用本品配当归、赤芍、红花、元胡、木香、五灵脂、桃仁、三棱等同用。我曾用本品配合生薏苡仁、金银花、连翘、制附片、乌药、白芍、当归、五灵脂、桃仁等，治疗阑尾溃破后形成脓肿时日较长者……败酱草长于治肠痈，用量三至五钱，特殊重症也可用到一两。寒证腹痛者忌用。（详见《用药心得十讲》）

**国医大师朱良春** 朱老用败酱草、红藤、薏苡仁各30g，用治肠痈、肝痈、肺痈、急性胰腺炎、急慢性盆腔炎等属湿热瘀滞所致者。取败酱草清热解毒、活血散瘀；薏苡仁清利湿热；红藤解毒散结，活血通经，且三药均有消痈散结作用。（详见《朱良春医集·用药心悟卷》）

**国医大师张琪** 败酱草辛苦微寒，既可清热解毒、消痈排脓，又能活血化瘀，对血滞胸腹有效。现代药理研究显示，本品有降肝酶、促进肝细胞再生、防止肝细胞坏死之作用。故常用于治疗肝炎、肝硬化之辨证方中，用量为30～50g。我又习用薏苡附子败酱散加味治疗急慢性前列腺炎。药用附子、薏苡仁、败酱草、蒲公英、金银花、竹叶、瞿麦、生甘草，随症加减，方中败酱草用量为50g。（详见《张琪临床经验辑要》）

**上海著名医家沈仲理** 败酱草善治经行腹痛，如属热因痛经，多因肝郁气滞，郁而化火化热，以致火郁血热，阻于冲任二脉而作痛。实证者，多见经前或经期少腹胀痛，伴有乳房胀痛或乳头痛，苔薄、脉沉弦。治以和血疏肝，理气止痛。采用逍遥散合金铃子散加败酱草。虚证者，多见经行腹痛绵绵，或经后腹痛不止，舌质暗红，脉弦细带数，治以养血疏肝，清热止痛。采用红酱金灵四物汤。药用四物汤加红藤、败酱草、川楝子、五灵脂、乳香、没药等10味。上述二方之止痛要点在于败酱草。李时珍曾说："败酱草治血气心腹痛……古方妇人科皆用之，乃易得之物，而后人不知用，盖未遇识者耳。"再配以红藤之清热消肿，五灵脂之散瘀止痛，用于治疗热因痛经有明显的疗效。（详见《名医用药经验荟萃》）

**北京著名经方家冯世纶** 败酱草善清热解毒，排脓破瘀，集解毒、排脓、生肌于一身，初可解而中可排，末可化瘀而生肌，为解毒疗疮之要药。临床常与附子为伍，以药测证，则知薏苡附子败酱散治阳明太阴合病者，故后世医家亦用其治疗疮痈肿毒及妇人产后腹痛、恶露。我的恩师胡（希恕）老亦活用于治疗皮炎、痂癞、肿疡流黄水等，亦验。（详见《胡希恕经方用药心得十讲》）

**安徽著名医家龚士澄**　败酱草，本药辛、苦，微寒。入胃、大肠、肝经。清热解毒，消痈排脓，活血行瘀。《本草从新》云其："解毒排脓，治痈肿，破凝血，疗产后诸病。"

通治肺痈、肠痈。肺痈已成，苇茎汤用桃仁，肠痈初期，大黄牡丹皮汤亦用桃仁，两方同为破瘀行滞而设；肠痈内脓已成，薏苡附子败酱散用薏苡仁为君药，肺痈化脓，苇茎汤亦用薏苡仁，两方同为清湿热消痈肿而设。可见病位之高下虽殊，而痈脓则一，病既同，则药力所达之作用自然亦同。故我们治疗肺痈溃脓，每次常以败酱草 10 ～ 15g 入方中，以排脓消痈，颇见功效。

行滞止痛。本品辛散行血，对血滞所致的胸腹、腰胁疼痛，痛不移处者，我们惯用败酱草 10g 以上，加进四逆散中，其痛即可缓解。对产后恶露停滞，腹痛如锥刺者，用败酱草、炒白芍、全当归各 10g，甘草 8g，以行瘀和血缓急，可较快缓解剧痛。

消炎。败酱草用于阑尾炎、肺脓疡、肝炎、肠炎、痢疾，及急性化脓性扁桃体炎、肺炎、胰腺炎、宫颈炎，均有疗效。败酱草有促进肝细胞再生、改善肝功能的作用，对金黄色葡萄球菌、福氏痢疾杆菌、伤寒杆菌、绿脓杆菌、大肠杆菌等，均有抑制作用。（详见《临证方药运用心得》）

**上海李寿山**　李教授常用自拟经验方三草通淋汤治疗淋证。药用凤眼草、败酱草、金钱草、白茅根、萹蓄、冬葵子、生地，并随症加减。方中败酱草用量为 30 ～ 50g。（详见《古今名医临证金鉴·淋证癃闭卷》）

【师说】败酱草，其味苦、辛，性微寒。归入胃、大肠、肝经。具有清热解毒、活血止痛等功效。多年来，我在临床上多用本地常见的黄花败酱治疗多种病症。败酱草乃清热解毒良药，可治多种由湿热毒邪为患的内、外、妇、皮肤等科疾病。

（1）肺系疾病。如急性扁桃体炎、急性肺炎、肺脓疡、支气管扩张咯吐多量黄脓痰、肺心病并发感染者，可用鱼桔汤加味，药用鱼腥草、桔梗、败酱草、薏苡仁、冬瓜子、浙贝母、四叶参、杠板归、生甘草等药组成基本方随症加减治之。

（2）消化系疾病。如慢性胃炎、反流性胃及食管炎，伴幽门螺杆菌阳性。胃镜检查：胃黏膜水肿、糜烂，甚至溃疡、渗血。症见胃脘部反复疼痛，痞胀，呕吐酸苦水较多，舌红苔黄或黄腻者，多由胃中湿热蕴滞所致。我常用败酱草配生地榆、白头翁、蒲公英、藤梨根、生薏苡仁、姜黄、延胡索等药治之；对急性胆囊炎以上腹饱胀、右胁肋胀痛连及后背、恶心、呕吐、口苦者，用四逆散加味，常用柴胡、枳实、赤芍、生甘草、虎杖、蒲公英、败酱草、姜黄、郁金、青皮、生大黄等治之，效显；对急慢性胰腺炎甚至胰腺化脓，以上腹痞满、饱胀较剧、发热、大便干结为主症者，我多在大柴胡汤（柴胡、枳实、黄芩、半夏、大黄、白芍、大枣、生姜）中加入败酱草 30g 治之，效显；我对急慢性结肠炎、直肠炎，症见腹痛下利便脓血、里急后重者，常用白头翁汤（白头翁、黄连、黄柏、秦皮）合薏苡附子败酱散（薏苡仁、附子、败酱草）加减治之。我也以此方治疗急慢性菌痢、急性肠炎、黄疸型肝炎等病症，皆有效验。

（3）肾系疾病。临床所遇急性膀胱炎、急性前列腺炎，症见小便淋沥、灼热刺痛者，我常用清热利湿、解毒化瘀通淋法治之，习用八正散（车前子、瞿麦、萹蓄、滑石、栀子、甘草、木通、大黄）加减。方中重用败酱草30g，再配瞿麦、萹蓄、木通、积雪草、鬼针草、地肤子、川牛膝等加减治之，此方也可用治急性尿路感染。我的经验方"前列舒"常用于治疗前列腺增生伴炎症。其方药组成为：知母、黄柏、鬼针草、鬼箭羽、瞿麦、萹蓄、皂角刺、土茯苓、桃仁、土贝母、王不留行、败酱草、川牛膝，临床用本方随症加减治疗前列腺急慢性炎症，获效尤著。

（4）妇科疾病。如盆腔炎、附件炎、宫颈炎、输卵管炎或输卵管不通等，症见两少腹及小腹部疼痛、重滞胀急，或有寒热，白带量多黄稠，夹血秽臭、舌质红，苔黄者，多为湿热瘀毒下趋所致。我重用败酱草，将之加入大黄牡丹汤（大黄、芒硝、桃仁、丹皮、冬瓜仁）方中再加红藤、赤芍、乌药、元胡、川楝子治之，能控制上述病症。继发性不孕，多由刮宫、引产、上环感染等引起，因于湿热内滞、气郁血瘀者，我常用少腹逐瘀汤（小茴香、干姜、延胡索、没药、当归、川芎、肉桂、赤芍、蒲黄、五灵脂）加四妙散（苍术、黄柏、牛膝、薏苡仁）再加败酱草治之。一般经过2个月左右的连续治疗，即可控制炎症，协助受孕。

（5）男性不育。对于男性因于精液不液化而致不育者，我常在辨证施治方中加用生山楂、败酱草、丹参、赤芍、草薢、蒲公英、夏枯草、生麦芽、荷叶等，有助于精液及时液化，使女方易于受孕。

（6）关节病症。我也常用败酱草治疗风湿性关节炎、成人斯蒂尔病关节急性炎症、痛风性关节炎、血尿酸增高显著者。风湿热毒瘀滞关节，症见骨节红肿发热、痛不可触者，可用败酱草、银花藤、威灵仙、玉米须、草薢、络石藤、青风藤、土茯苓、秦艽、虎杖等加减治之，效显，长期服用本方亦可降低血尿酸。

（7）白塞病。我也曾取其清热解毒、消肿止痛之功，以败酱草与金银花、生地榆、槐花、升麻、黄连、知母、黄柏、生甘草等药相配，治疗数例以口腔溃疡、外阴溃烂、眼结膜炎及皮肤损害为临床主要表现的白塞病，送经月余治疗而愈。

（8）神经衰弱症。我据败酱草具有镇静之药理功效及降低神经系统兴奋性之作用，用治数例失眠历久的患者。症见多梦，头痛头晕，目糊，头胀，心烦，口干口苦，性情急躁，舌质红，苔黄或黄厚腻，脉弦滑，辨属心肝火旺、湿热痰浊内扰证者，我在黄连温胆汤（黄连、竹茹、枳实、半夏、陈皮、甘草、生姜、茯苓）中加入败酱草20～30g治之，终使此类患者由失眠转入安寐。

此外，我在临床上也以败酱草为主治疗皮肤瘙痒、带状疱疹、扁平疣、丹毒、腮腺炎、流感、肺结核、目赤肿痛、肾积水、肾绞痛、肛门肿痛、痔疾出血、扁平疣、下肢静脉炎等病症，皆有效验。

【用法】生用，内服：10～15g。水煎。鲜者剂量加倍。外用：适量鲜品捣敷患处。凡无实热、瘀血者忌服。有报道称，大剂量运用本品有暂时白细胞减少和头晕、恶心等症，停药即可渐得缓解。

（朱尔春　整理）

# 白　鲜

【药名】白鲜，即白鲜皮，在《神农本草经》后的相关医籍中又有八股牛皮、兆鲜皮、白羊藓、臭根皮等名称。

【经文】白鲜，味苦，寒。主头风，黄疸，咳逆，淋沥，女子阴中肿痛，湿痹死肌，不可屈伸，起止行步。

【文译】白鲜皮，味苦，性寒。主治风邪入侵头部致头痛，也治身体皮肤发黄、目黄、尿黄之黄疸，咳嗽，小便不利，淋沥而痛，女子阴部内外肿胀疼痛。还可治疗湿痹所致肌肉坏死或失去知觉而导致肌体不能屈伸运动，举止动作不利，不能自行起坐行步等。

【药源】本品为芸香科多年生草本植物白鲜的根皮。春、秋二季采挖其根剥取根皮，洗净，晒干入药，生用。本品有羊膻气，味微苦。以条大、皮厚、色灰白者为佳。主产于辽宁、河北、山东等地，以辽宁产者为优。

【药理】本品含白鲜碱、茵芋碱、前茵芋碱、崖椒碱、胡芦巴碱、柠檬苦素、黄柏桐、梣酮、皂苷、挥发油、脂肪酸、粗多糖、β-谷甾醇等化学成分。白鲜皮的药理作用主要是对多种癣菌有抑制作用，还对大肠杆菌、金黄色葡萄球菌、绿脓杆菌等有抑制作用。白鲜皮对细胞免疫和体液免疫均有抑制作用，其多糖类物质能提高网状内皮系统的吞噬功能。所含白鲜碱还能增强子宫平滑肌的收缩力。挥发油有体外抗癌活性。茵芋碱能使肌肉麻痹，能改善迟发型变态反应性肝损伤。白鲜所含粗多糖有升高白细胞，以及保肝作用。此外，本品还有抗生育、收缩血管、降血压、增强心肌张力、抗炎解热等作用。

【文摘】

《名医别录》　疗四肢不安，时行腹中大热，饮水、欲走、大呼，小儿惊痫，妇人产后余痛。

《药性本草》　治一切热毒风，恶风，风疮，疥癣赤烂，眉发脱落，皮肌急，壮热恶寒；主解热黄、酒黄、急黄、谷黄、劳黄等。

《日华子本草》　通关节，利九窍及血脉，并一切风痹筋骨弱乏，通小肠水气，天行时疾，头痛眼疼。

《本草经疏》　白鲜皮，苦能泻热，寒能除热，故主头风有火证。性寒而燥，能除湿热，故主五疸。咳逆者，实火上冲也，得寒而散，则咳逆止矣。淋沥及女子阴中肿痛，亦皆下部湿热，乘虚客肾与膀胱所致也。湿痹死肌不可屈伸、起止、步行者，地之湿气，感则害人皮肉筋脉也，脾主四肢，恶湿而喜燥，今为湿邪所干，故四肢不安也。时行腹中大热，因而饮水、大呼、欲走者，邪热盛也。小儿惊痫，亦热则生风之候也。散湿除热，蔑不济矣。妇人产后余痛，应是血虚而热，非所宜也。

【今用】**近代医家何廉臣** 白鲜皮入胃、脾、肝三经，为湿热兼风、活血舒筋之药。轻用一钱至钱半，重用二钱至三钱。配茵陈、栀子、川柏，治湿热阳黄；合蚱蝉、牛黄、钩藤治痰热风痫，皆取其善祛风湿热痰之功也。世医只施之于疮科，殆执李氏《本草徵要》化湿热毒疮之一言欤。但下部虚寒之人，虽有湿症，勿用。（详见《实验药物学》）

**国医大师邓铁涛** 白鲜皮苦寒，入脾、胃经。不但具有清热燥湿杀虫之功，而且具有散风祛邪作用，苦寒而不伤阴，大量使用安全可靠。邓老常用之配地肤子，认为地肤子味苦、甘，性寒，入膀胱经，功能清热止痒，走表外散肌肤之风而止痒，入里内清湿热而利尿，适用于皮肤湿疹瘙痒。此二药相伍，为邓老治疗皮肤瘙痒症而设。而瘙痒一症以风邪为首，故治疗时当以疏风为主要治法。临证时，可单用此二药煎汤服用，亦可加入其他方药对症处理。若再配合药渣煎汤外洗，效果更佳。（详见《邓铁涛用药心得十讲》）

【师说】白鲜皮，其味苦、微辛，性寒。归肝、胆、脾、肺、胃、大肠经。具有清热燥湿、解毒、祛风等功效。我临床用之治疗下列病证。

（1）黄疸。白鲜皮与大黄、茵陈、栀子、秦艽同用治疗急性黄疸肝炎。我用白鲜皮配穿破石、蜂房、天龙、茵陈、连翘、山豆根、石见穿、栀子、射干、大黄等治疗肝、胆、胰腺肿瘤所致的顽固性黄疸，能使黄疸消退快而疗效显著。

（2）皮肤疮疹、瘙痒。白鲜皮能抗抑多种真菌、病毒、细菌等。所以，我常用白鲜皮治疗异位性皮炎、肛门湿疹、滴虫性阴道炎、扁平疣、生殖器疱疹、疥疮、梅毒、痤疮等。我也用白鲜皮配苦参、土茯苓、生百部、白毛夏枯草、蛇床子、地肤子等，煎水熏洗肛门、阴囊，治疗湿疹瘙痒，其效尤佳。

（3）咳嗽变异性哮喘。我在临床上也常用白鲜皮配杏仁、炙百部、黛蛤散、石韦、蝉蜕、乌梅、五味子、南沙参、仙鹤草、徐长卿、益母草治疗咳嗽变异性哮喘，症见干咳夜甚，甚则作喘，咽喉作痒等。对顽固性久咳者，上述方药中再加川芎、南沙参、当归、地肤子，其效更佳。

（4）妇女盆腔炎症。若将白鲜皮配入红藤、败酱草、川芎、赤芍、泽兰、泽泻、生薏苡仁、延胡索、地肤子、白花蛇舌草等，治疗妇女盆腔急慢性炎症，以及妇女赤白带下、阴痒、阴肿等病症，效佳。

此外，白鲜皮配入适证方中可治多种疾病，如荨麻疹、银屑病、过敏性咳嗽及哮喘等，可提高疗效。我还用白鲜皮配附子治疗肝癌、湿热淋证、痹证、疮痈肿痛等。我也用白鲜皮配生地、赤芍等治疗过敏性紫癜。白鲜的皮、藤可用治骨质增生。

【用法】本品生用。内服：10～30g。水煎。外用：适量，煎液熏洗患处。辨属虚寒证者，忌内服。

（顾润环 整理）

# 酸 浆

【药名】《神农本草经》所载酸浆（别名：醋浆），在《神农本草经》后的医籍中又名酢浆、灯笼草、挂金灯等称谓。

【经文】酸浆，味酸，平。主热烦满，定志，益气，利水道。产难，吞其实立产。

【文译】酸浆，味酸，性平。主治身体发热、胸中烦闷，能安定神志，益气力，通利水道。难产者，服用酸浆的果实后很快就能分娩。

【药源】酸浆源于茄科酸浆属植物酢浆及挂金灯的全草。为多年生草本。茎柔弱。花黄色。朔果。花期5—8月，果期6—9月。具酸气，味咸而酸涩。分布于全国大部分地区，主产于华南、西南、华北、东北、西北等省。

【药理】酸浆的全草、根及其果实，均含有甾体类、生物碱类、甾醇类、脂类、无机盐、色素类、氨基酸类、糖类等，具有抗氧化、降压、利尿、抗菌、镇痛、消炎、强心、催产、降脂、抗癌等效用。

【师说】酸浆，药用为茄科植物酸浆的根。其性味苦，寒。归肺、脾经。具有清热、镇咳、利尿等功效，其应用如下。

（1）清热利水。寒能胜热，苦能燥湿，本品能清热利水消肿，退黄疸，止带下，用治急发诸淋症见淋沥不止、小便赤涩不畅，也治疮痈等。酸浆新鲜全草绞汁和酒温服，对妇女赤白带下治之效著。本品能治热痢、湿热疫毒、天疱湿疮。若治黄疸可用本品配茵陈、白茅根、栀子、大黄、田基黄、溪黄草等。

（2）解毒消肿。本品味苦，性寒，能清热解毒而治痈疡肿痛。如咽喉肿溃、杨梅疮等。也治金疮肿痛。可用之煎水含漱或煎液熏洗患处。中耳炎可用鲜草绞汁滴耳治之。

（3）清泻肺热。本品与黄芩、炙百部、桑白皮、枇杷叶等相配，治疗风热、痰热咳嗽，能清肺化痰止咳，用治急性支气管炎。

（4）催生堕胎。本品滑利通下，能催生堕胎。可用酸浆配马蔺子、榆白皮、柴胡、黄芩、栝楼根、木香等共研末为丸，治疗妇女产程不顺、难产等。

此外，本品能专除小儿发热、小儿小便不通。也可治疗因热而致胸闷气短，还可治疗疟疾、疝气等。尚有报道，本品能凉血止血，可治疗妇女月经过多、产后大出血等。

【用法】内服：10g，鲜品可用20～30g。水煎。外用：适量，可用之捣碎外敷，或鲜品绞汁滴耳治疗耳道发炎。本品能收缩子宫平滑肌，故孕妇忌用。

（徐凯　整理）

# 紫 参

【药名】紫参（别名：牡蒙），在《神农本草经》后的本草文献中又名童肠、五鸟花等。

【经文】紫参，味苦，辛，寒。主心腹积聚，寒热邪气。通九窍，利大小便。

【文译】紫参，味苦、辛，性寒。主治心腹邪气积聚导致恶寒发热。能通利九窍，使大小便通畅。

【药源】紫参源于蓼科植物的拳参的根状茎。其根状茎肥厚、弯曲、外皮紫棕色、气微、味苦、涩。以粗大坚硬、断面浅红棕色者为佳，我国东北、河北、江、浙等地均产，主产于华北、西北、鲁、苏、鄂等地。

【药理】本品含有没食子酸、γ-谷甾醇、阿魏酸及各种微量元素，有收敛、抗病毒、抗消化系统溃疡、抗心律失常、镇痛、抗菌、抗突变、抗肿瘤等功效。

【师说】紫参，为蓼科植物拳参的干燥根茎。其味苦、辛，性寒。无毒。归入肝、胃、肺、大小肠、膀胱经。其应用如下。

（1）清热解毒。本品味苦性寒，能清热解毒泻火，用治痈肿疮毒、乳腺炎、痤疮、淋巴结炎、肺脓疡等。

（2）消瘀散结。紫参能行血、活血化瘀，能治疗癥积肿块及妇女经闭不通，也可用治淋巴结核、瘿瘤、癌肿，尤对肺、鼻腔、食道、肝、胆部位的癌肿效著。本品也能开郁理气止痛，对妇女瘀血经闭、痛经治之效佳。

（3）凉血止血。本品性寒，能凉血止血，用治唾血、衄血、胃肠出血、吐血、便下脓血等。

（4）利湿退黄。紫参能清利湿热，对肠道湿热致泻痢，腹痛，及肝、胆、胰病证出现湿热黄疸，以及妇女赤白带下等症，皆可治之。本品也能通利小便治淋证。

（5）止咳平喘。本品入肺经，具有止咳、化痰、平喘等功效，可治疗急性肺炎、气管炎因痰热而致的咳喘。

此外，用本品鲜药捣烂外敷，能治颜面神经麻痹。

紫参历来品种较多而有歧见。但经考证，最后定为蓼科植物拳参，因此，当今临床皆用拳参入药。

【用法】内服：10～30g。水煎。或入丸、散剂中服。外用：适量，捣敷。因本品能活血化瘀破结，故孕妇及体质虚弱者慎用。

（徐凯　整理）

# 藁　本

【药名】藁本（别名：鬼卿、地新等），在《神农本草经》后的本草文献中又名野芹菜、山香菜等。

【经文】藁本，味辛，温。主妇人疝瘕，阴中寒、肿痛，腹中急。除风头痛，长肌肤，悦颜色。

【文译】藁本，味辛，性温。主治妇人疝瘕，阴部寒凝肿痛，腹部挛急。能消除伤风头痛，使肌肤坚实，面色靓丽。

【药源】本品为伞形科植物藁本或辽藁本的干燥根茎和根。藁本主产于陕西、甘肃、河南、四川、湖北、湖南等省，辽藁本主产于辽宁、吉林、河北等省。秋季茎叶枯萎或次春出苗时采挖，除去泥沙，晒干或烘干。切片，生用，以个大体粗、质坚、香气浓郁者为佳。

【药理】本品含挥发油，其中主要成分是 3- 丁基苯肽，蛇床肽内脂。辽藁本根含挥发油，另含生物碱、棕榈酸等成分。藁本挥发油有镇静、镇痛、解热及抗炎作用，并能抑制肠和子宫平滑肌，还能明显减慢耗氧速度，延长小鼠存活时间，增加组织耐缺氧能力，对抗由垂体后叶素所致的大鼠心肌缺血。醇提取物有降压作用，对常见致病性皮肤癣菌有抗菌作用。藁本内酯、苯酞及其衍生物能使实验动物气管平滑肌松弛，有较明显的平喘作用。

【文摘】

《名医别录》　辟雾露，润泽，疗风邪軃曳金创，可作沐药面脂。

《药性本草》　治一百六十种恶风鬼疰，注入腰痛冷，能化小便，通血，去头风鼾疱。

《日华子本草》　治皮肤疵皯，酒齄粉刺，痫疾。

《医学启源》　治头痛，胸痛，齿痛。

《珍珠囊补遗药性赋》　藁本除风，主妇人阴痛之用。

《本草纲目》　治痈疽，排脓内塞。

《本草蒙筌》　味辛、苦，气温。气厚味薄，升也，阳也，无毒。气力状雄，风湿通用。止头痛巅顶上，散寒邪巨阳经。得白芷作面脂，同木香辟雾露。

《本经逢原》　今人只知藁本为治颠顶头脑之药，而《神农本草经》治妇人疝瘕，腹中急，阴中寒等证，皆大阳经寒湿为病，亦属客邪内犯之候，故用藁本去风除湿，则中外之疾皆瘳，岂特除风头痛而已哉。

《本草正义》　藁本味辛气温，上行升散，专主太阳太阴之寒风寒湿，而能疏达厥阴郁滞，功用与细辛、川芎、羌活近似。

【今用】民国医家何廉臣　（藁本）味辛而苦，性温而雄。外治督脉为病，腰脊冷痛；上治大寒犯脑，痛连齿颊；下治妇人疝瘕、阴肿、寒疼。（详见《实验

药物学》)

**北京著名医家焦树德** 藁本也有辛温发散的作用，主要用于治疗风寒感冒引起的头顶疼痛。头巅顶处为督脉所过之处，藁本散督脉经风寒，善治头顶痛；羌活散太阳经风寒，善治后头痛；白芷散阳明经风寒，善治前头痛；川芎搜少阳经风邪，解少阳经血郁，善治两侧头痛。藁本能直走头顶部，故又为治头顶部疾病的引经药。又因督脉经与肾经相连，故本品也能治风寒侵入腰部而致的腰脊冷痛。（详见《用药心得十讲》）

【师说】藁本，其味辛，性温。主归肺经。具有解表散寒、祛风除湿、止痛等功效。我在临床上用治以下病证。

（1）风寒表证。本品能发散风寒，辛温解表，用治外感风寒表证。可用藁本配羌活、川芎、白芷、苍术、细辛、甘草、葱白等治疗风寒感冒，症见头痛身楚、体痛、无汗、脉浮紧等。

（2）头面诸痛。本品辛香走窜能达头面，直至巅顶，可治疗头痛、脑痛、齿痛等。例如：①藁本配半夏、杏仁、羌活、川芎、防风、茯苓、甘草、白芷、麻黄、陈皮、姜黄等治疗头风、头痛；②藁本配当归、川芎、细辛、白芷、荜茇、蜂房等治疗风冷齿痛；③藁本配羌活、天麻、川芎、蔓荆子、石楠叶、细辛、白芷、防风、延胡索等治疗外感风寒引发的脑风疼痛；④藁本配白芷、车前子、白芍、石决明、天麻、防风、菊花、细辛等治疗积年风毒、眼赤痛、多热泪；⑤藁本配辛夷、细辛、防风、白芷、升麻、桔梗、苍耳子、藿香等治疗风寒所致的鼻塞、鼻痒、多喷嚏、流清涕等症。

（3）风寒湿痹。凡风寒湿邪由表侵入筋骨以致颈痛项强、腰背重痛、一身尽痛而难以转侧者，可用藁本配羌活、独活、防风、甘草、青风藤、海风藤、葛根、野木瓜、老鹳草、蔓荆子等治之。

（4）中寒泄泻。藁本能治胃风泄泻、脾虚湿泻及孕妇泄泻。可用藁本配羌活、葛根、防风、柴胡、白芷、苍术、炙甘草、大枣等升清降浊以止泻。也用藁本配苍术、川芎、羌活、威灵仙、炒白芍、炙甘草等治疗胃寒致脘腹疼痛作泻。

（5）疱疹瘙痒。藁本能治风邪湿毒痈疖等。痈疽疮毒、湿疹、疥疮、风疹、牛皮癣等，可用藁本配白鲜皮、苦参、地肤子、白毛夏枯草、野菊花等治之。

（6）口疮、口臭。用藁本配黄连、升麻、连翘、石菖蒲、佩兰、冬凌草、陈皮、蒲公英、钩藤、青蒿、薄荷、杠板归、四叶参等，可治疗口䶅、口臭、口舌生疮。

（7）妇科病证。藁本能祛风散寒，行气解郁，调畅肝经气血。妇女瘕瘕、阴户肿痛、腹中寒痛，可用藁本配白芷、川芎、当归、炮姜、细辛、延胡索、乌药、莪术、三棱、桃仁、姜黄等治之；妇女宫颈糜烂、阴道炎等可用藁本配白花蛇舌草、生薏苡仁、生地榆、土茯苓、白英等治之。

（8）面部䵟斑。诸多古医药书籍中皆记述藁本能"润泽""去䵟疱""皮肤疵䵟、粉刺"等。可见藁本能悦颜增色，润肤消斑，具有美容功效。我在临床上多年来一直用藁本配当归、川芎、赤芍、僵蚕、蝉蜕、白蒺藜、辛夷、白芷、菟丝子、玫瑰花、玉竹等治疗面额部䵟斑。亦用藁本配苦参、当归、川芎、白鲜皮、白毛夏枯草、益母草、栀子、豆豉、野菊花、四叶参、杠板归、连翘、桉树叶、生薏苡仁、枇杷叶、桑白皮等治疗面部痤疮。

　　总之，外感风寒、风湿之邪致头痛、身痛、齿痛；湿困脾胃致脘腹胀痛、呕恶下利；厥阴气滞癥瘕、寒疝腹痛；白带、淋浊；寒凝气滞血瘀致痛经、不孕；面部黄褐斑、湿热壅滞致痤疮；舌质暗淡、淡紫、苔白或薄黄；脉浮紧或弦滑、涩滞等，为我选用藁本之指征。

　　藁本与羌活相较：二者均为治疗头痛常用药。藁本所治头痛以厥阴经头痛（巅顶头痛）为主者；而羌活所治头痛以膀胱经头痛（后枕部）为主。

　　【用法】内服：10～15g。水煎。只要辨证准确，用之未见不良反应。本品辛温香燥，气血虚弱之头身疼痛及阴血亏虚、肝阳上亢、火热内盛之头痛，脾胃虚弱，肾虚淋浊、带下，阴虚血燥等痛症皆忌用。

（徐凯　整理）

# 狗　脊

　　【药名】狗脊（别名：百枝），在《神农本草经》后的医药文献中又名狗青、苟脊、金毛狗脊、金狗脊等。

　　【经文】狗脊，味苦，平。主腰背强，机关缓急，周痹寒湿，膝痛。颇利老人。

　　【文译】狗脊，味苦，性平。主治腰背僵硬疼痛，能使脊柱关节拘急得以缓解，治疗寒湿引起的周身疼痛、膝部疼痛，对年纪大的人非常有利。

　　【药源】本品为蚌壳蕨科植物金毛狗脊的干燥根茎。产于云南、广西、浙江、福建等地。秋、冬二季采挖，除去泥沙，干燥；或去硬根、叶柄及金黄色绒毛，切厚片，干燥，为"生狗脊片"；蒸后，晒至六七成干，切厚片，干燥，为"熟狗脊片"。原药或生狗脊片砂烫用。以肥大、质坚实无空心、外表略有金黄色绒毛者为佳。

　　【药理】本品主要化学成分为蕨素、金粉蕨素、金粉蕨素 -2'-O- 葡萄糖苷、金粉蕨素 -2'-O- 阿洛糖苷、欧蕨伊鲁苷、原儿茶酸、5- 甲糠醛、β - 谷甾醇、胡萝卜素等。具有防治骨质疏松、抑制血小板聚集、止血、镇痛、抑菌、抗炎、抗风湿、保肝、抗氧化、抗癌等作用。

　　【文摘】

　　《名医别录》　味甘，微温，无毒。疗失溺不节，男子脚弱腰痛，风邪，淋露，少气，目暗，坚脊，利俯仰，女子伤中，关节重。

　　《药性本草》　味苦，辛，微热。能治男子女人毒风软脚，邪气湿痹，肾气虚弱，补益男子，续筋骨。

《本草纲目》 强肝肾，健胃，治风虚。

《本草经疏》 狗脊禀地中冲阳之气，而兼感乎天之阳气，故其味苦，其气平。《别录》云甘，微温无毒，兼火化也。苦能燥湿，甘能益血，温能养气，是补而能走之药也。入足少阴。肾主骨，骨者肾之余地。肾虚则腰背强，机关有缓急之患矣。周痹寒淡膝痛者，肾气不足而为风寒湿之邪所中也，兹得补则邪散痹除而膝亦利矣。老人肾气衰乏，肝血亦虚，则筋骨不健，补肾入骨，故利老人也。失溺不节，肾气虚脱故。《经》曰：腰者肾之府，动摇不能，肾将惫矣。此腰痛亦指肾虚而为湿邪所乘者言也。气血不足，则风邪乘虚客之也，淋露者，肾气与带脉冲任俱虚所致也。少气者，阳虚也。目得血而能视，水旺则瞳子精明。肝肾俱虚故目暗。女子伤中，关节重者，血虚有湿也。除湿益肾，则诸病自瘳。坚脊，俯仰利矣。

《本草蒙筌》 味苦、甘，气平，微温。无毒。根采类金毛狗脊，故假为名；恶败酱，使萆薢。治腰背强疼，关机缓急。理脚膝软弱，筋骨损伤。女子伤中欠调，老人失溺不节。周痹寒湿，并可医痊。

《玉楸药解》 泄湿去寒，起痿止痛，泄肾肝湿气，通关利窍，强筋壮骨，治腰痛膝疼，足肿腿弱，遗精带浊。

《本草正义》 能温养肝肾，通调百脉，强腰膝，坚脊骨，利关节，而驱痹着，起痿废；又能固摄冲带，坚强督任，疗治女子经带淋露，功效甚宏，诚虚弱衰老恒用之品；且温中而不燥，走而不泄，尤为有利无弊，颇有温和中正气象。

【今用】北京著名医家焦树德 狗脊味苦、甘，性温，功能为补肝肾、强腰膝，兼能除风湿。素日肝肾虚弱，气血不足，兼受风寒湿邪所侵而发为腰脊疼痛、腿软乏力等症，可以本品配川牛膝、海风藤、木瓜、续断、秦艽、独活等治之。狗脊为性质平和的补肝肾药，除上述症状外，因肝肾不足而引起的月经过多（配当归炭、白芍、艾叶炭、生地黄、黄芩等）、白带过多（配白术、白蔹、苍术、茯苓、白鸡冠花等）、尿频（配菟丝子、五味子、桑螵蛸等）等，均可随症加减使用。对老年人腰脊酸痛、腿软脚弱等症，更为适用。近些年来对于脊椎关节炎、脊髓病、脊椎压缩性骨折后遗症等病，我常在补肝肾、通血脉、祛风寒的基础上加用本药 12～25g（例如曾用于治胸椎压缩性骨折取得满意效果的主方：生熟地黄、山药、山萸肉、骨碎补、补骨脂、南红花、续断、杜仲、制附片、淫羊藿、金狗脊、牛膝、肉桂，随症加减），似有一定帮助，供参考。狗脊毛炒炭有止血作用，主要用于外伤止血。（详见《用药心得十讲》）

【师说】狗脊，其味苦、甘，性温。入肝、肾经。具有祛风湿、补肝肾、壮腰膝、止经带等功效。我常用之治疗以下病证。

（1）腰膝酸软下肢无力。本品具有补肝肾、强腰膝之功，以治肝肾虚损之腰膝酸软、下肢乏力等症。我常将之与补益肝肾之品如杜仲、牛膝、熟地黄、鹿角胶等同用可壮腰膝，尤对中老年人腰膝酸痛为宜。

（2）风湿痹痛。本品苦温能温散风寒湿邪，尤对肝肾不足兼有风寒湿邪之腰痛脊强、不能俯仰者最为适宜。常与补肝肾、强腰膝、祛风湿药同伍，如狗脊配杜仲、续断、海风藤、秦艽、青风藤、鸡血藤、木瓜、五加皮、菟丝子、萆薢、独活等治疗周身骨节疼痛。

（3）遗尿、遗精。本品有温补固涩作用，可治肾虚不固之尿频、遗尿。狗脊配益智仁、补骨脂、杜仲、鸡内金、桑螵蛸、乌药、五味子等益肾缩尿；狗脊配金樱子、芡实、莲须、远志、茯神、当归能固精止遗，兼能强精壮骨。

（4）白带过多。若冲任虚寒，带脉失约致带下过多、质清稀者，宜狗脊与温肾止带药同用。如与鹿角胶、鹿角霜、白蔹、艾叶、煅乌贼骨、煅龙骨、煅牡蛎、芡实等同用。

（5）绝经后骨质疏松症。用狗脊配续断、熟地、阿胶、黄芪、鹿角胶、白芍、香附、红花、地鳖虫等治绝经后骨质疏松症，效佳。

此外，本品对腰肌劳损、强直性脊柱炎、腰椎间盘突出症、腰肌纤维炎等病症均有治疗作用。狗脊的绒毛有止血作用，用之外敷可治烫伤、体表溃疡出血、金创出血等。

肝肾虚损日久致腰脊痛、脊柱痛；老年人周身骨节疼痛；腰膝酸软无力；舌质暗红少津、苔薄白；脉沉细尺弱等，皆为我使用狗脊的指征。

狗脊与骨碎补相较：两者均有补肝肾、强筋骨功能，但狗脊长于祛风湿、强筋骨，故临床多用于风湿痹痛、腰痛脊强、足膝软弱等病证；而骨碎补长于活血续筋、补肾强骨，临床多用于跌打损伤、筋骨扭挫伤致瘀滞肿痛等。

【用法】内服：10～15g。水煎。外用：狗脊绒毛适量，可用于外伤止血。本品温补肝肾、祛风湿，对肾虚有热、小便不利、短涩黄赤者慎服。

（徐凯　整理）

# 萆　薢

【药名】萆薢，在《神农本草经》后的本草文献中又名竹木、赤节、白菝葜、金刚、山田薯等。

【经文】萆薢，味苦，平。主腰脊痛，强骨节，风寒湿周痹，恶创不瘳，热气。

【文译】萆薢，味苦，性平。主治腰背痛，周身骨头关节僵硬、腰膝屈伸不利，风寒湿邪导致周身疼痛，恶疮迁延久久不愈，以及热邪所致的病症。

【药源】本品为薯蓣科植物绵萆薢、福州薯蓣或粉背薯蓣的干燥根茎。前二者称为"绵萆薢"，主产于浙江、福建；后一种称为"粉萆薢"，主产浙江、安徽、江西、湖南。秋、冬二季采挖，除去须根，洗净，切片，晒干，生用，以片大而薄、切面黄白色者为佳。

【药理】本品含薯蓣皂苷等多种甾体皂苷，总皂苷水解后生成薯蓣皂苷元等。此外，还含鞣质、淀粉、蛋白质等。具有抗炎镇痛、抗肿瘤、抗骨质疏松、抗心肌缺血、抗真菌、降尿酸、调脂、预防动脉粥样硬化等作用。

【文摘】

《名医别录》 味甘，无毒。主治伤中恚怒，阴痿失溺，关节老血，老人五缓。

《药性本草》 治冷风顽痹，腰脚不遂，手足惊掣，主男子臂腰痛久冷，是肾间有膀胱宿水。

《日华子本草》 治瘫缓软风，头旋，痫疾，补水藏，坚筋骨，益精，明目，中风失音。

《本草纲目》 治白浊茎中痛，痔瘘坏疮。

《本草经疏》 萆薢得火土之气，而兼禀乎天之阳气，故味苦甘平无毒。阳中之阴，降也。入足阳明、少阴、厥阴。为祛风除湿、补益下元之要药，故主腰背痛强，骨节风寒湿周痹。恶疮不瘳，热气伤中，恚怒，阴痿失溺，关节老血，老人五缓，正以苦能燥湿，甘入脾而益血，故悉主之。甄权：又主冷风弔痹，腰脚瘫缓不遂，手足惊掣，男子腰痛久冷，肾间有湿，膀胱宿水。日华子：主头旋痫疾，补水脏，坚筋骨，益精明目，中风失音。海藏：主肝虚。李氏：治白浊，茎中痛，痔漏坏疮。已上诸证无非阳明湿热流入下焦，客于肝肾所致。此药祛阳明之湿热以固下焦，故能去浊分清，而疗下元虚冷湿邪为病也。

《本草蒙筌》 味苦、甘，气平。无毒。凡用拯疴，忌食牛肉。畏葵根牡蛎，及柴胡大黄。为使宜薏苡仁，治痹尽风寒湿。腰背冷痛止，筋骨掣痛除。补水脏益精，缩小便明目。逐关节久结老血，扫肌肤延生恶疮。仍主恚怒伤中，尤疗老人五缓。

《药性解》 萆薢，味苦甘，性平，无毒，入脾、肾、膀胱三经。主风寒湿痹、腰背痛、中风不遂、遍身顽麻、膀胱宿水、阴痿失溺，利水道，益精明目。薏苡为使，畏大黄、柴胡、牡蛎，忌牛肉。

《景岳全书》 味微甘而淡，气温。能温肾去湿，理阴痿阴寒，失尿白浊，茎中作痛，及四肢瘫痪不随，周身风湿恶疮。性味纯缓，用宜大剂。

《本草备要》 通，祛风湿，补下焦。

《本经逢原》 萆薢苦平，胃与肝家药也。入肝搜风，《神农本草经》主腰脊痛强骨节。入肝祛风，入胃祛湿，故《神农本草经》主寒湿周痹恶疮热气等病。昔人称其摄精之功，或称逐水之效，何两说相悬耶？不知胃气健旺则湿浊去，而肾无邪湿之扰，肾脏自能收摄也。杨氏萆薢分清饮专主浊病，正得此意。又主阴痿失尿，老人五缓者，总取行阳之力，以利关节、助健运也。若阴虚精滑，及元气下陷，不能摄精，小便频数，大便引急者误用，病必转剧，以其温散不利于阴也。菝葜与萆薢相类，《别录》主腰背寒痛风痹，皆取去湿热、利水、坚筋骨之义。

**《本草崇原》**　凡草木之根薢，坚硬而骨胜者，主肾。有刺而藤蔓者，走经脉。萆薢骨胜藤蔓，故主治腰脊痛强，骨节风寒而主肾。又治湿痹、周痹而主经脉。苦能清热，故治恶疮不瘳之热气。

**《本草思辨录》**　风寒湿之在腰背骨节而痛强者，阴不化也，以萆薢达之而阴化。风寒湿之为阴痿、为失溺、为老人五缓者，阳不伸也，以萆薢导之而阳伸。后世以萆薢为分清浊之剂，亦由阴化阳伸而后清升浊降。即止小便数、除茎中痛，均不出是义耳。化阴非能益阴，伸阳非能助阳。盖萆薢者，所以驱风寒湿也。

**《医学衷中参西录》**　味淡，性温。为其味淡而温，故能直趋膀胱温补下焦气化，治小儿夜睡遗尿，或大人小便频数致大便干燥。其温补之性，兼能涩精秘气，患淋证者禁用。

**【今用】近代著名医家张锡纯**　萆薢为治失溺要药。萆薢味淡，性温。为其味淡而温，故能直趋膀胱温补下焦气化，治小儿夜睡遗尿，或大人小便频数致大便干燥。其温补之性，兼能涩精秘气，患淋证者禁用，醒脾升陷汤后曾详论之。

萆薢为治失溺要药，不可用之治淋。《名医别录》谓萆薢治阴痿、失溺、老人五缓。盖失溺之证实因膀胱之括约筋少约束之力，此系筋缓之病，实为五缓之一，萆薢善治五缓，所以治之。拙拟醒脾升陷汤中，曾重用萆薢以治小便频数不禁，屡次奏效，是萆薢为治失溺之要药可知矣。乃萆薢厘清饮竟用之以治膏淋，何其悖谬若是？愚在籍时，邻村有病淋者，医者投以萆薢厘清饮，两剂，其人小便滴沥不通，再服各种利小便药，皆无效。后延愚延医，已至十日，精神昏聩，毫无知觉，脉数近十至，按之即无，因谓家人曰："据此脉论，即小便通下，亦恐不救。"其家人恳求甚切，遂投以大滋真阴之剂，以利水之药佐之。灌下移时，小便即通，床褥皆湿。再诊其脉，微细欲无，愚急辞归。后闻其人当日即亡。近又在津治一淋证，服药十剂已愈，隔两个月病又反复，时值愚回籍，遂延他医治疗，方中亦重用萆薢。服两剂，小便亦滴沥不通，服利小便药亦无效。遂屡用西法引溺管兼服利小便之药，治近一旬，小便少通滴沥，每小便一次，必须两小时。继又服滋阴利水之药十剂始痊愈。（详见《医学衷中参西录》）

**江苏名老中医孟景春**　治疗痛风：痛风一症，现代医学认为系体内嘌呤代谢紊乱引起的疾病，症见关节红肿疼痛，尤以脚趾关节或踝关节部多见，其痛夜晚好发，痛势甚剧，古人形容痛如虎啮。饮酒和嗜食肥腻食物后易发作。确诊痛风，以血清尿酸为主要根据……治之者常用萆薢 30～60g，土茯苓 30～60g（多者用至 90g），威灵仙 30g，山慈菇 20g。以此四药为基本方，若疼痛明显者可加徐长卿 12g；急性发作时，关节红肿热痛、屈伸不利者可加半枝莲 15g，虎杖 20g。若见湿热重者，可加川柏、苍术、川牛膝、薏苡仁等。

前人对萆薢的功效论曰："萆薢善走下焦，利湿去浊，故为治小便浑浊的要药"。又说："萆薢治湿最长，治风次之，治寒者尤次之。"临床用萆薢时应注意之。

用量：凡用以清利下焦湿热时 10 ～ 15g，用于治疗痛风可用 30 ～ 50g。

禁忌：萆薢专长清利湿邪，利湿者有一定伤阴之弊。阴虚者慎用。（详见《孟景春用药一得集》）

**国医大师朱良春** 萆薢能祛风湿，因此善治风湿顽痹、腰膝疼痛。一般而论，萆薢所治之痹症，当系风湿或湿热为患者，寒湿痹痛不堪用。续断丸以萆薢与附子同用，当可用于风湿偏寒之证。若舍附子等温热药，则寒湿痹痛不可妄投。

萆薢又可用治痿证，刘河间《素问病机气宜保命集》"金刚丸"，用萆薢、杜仲、肉苁蓉、菟丝子各等分，为细末，酒煮猪腰子，同捣为丸，梧桐子大，每服 50 ～ 70 丸，以治骨痿。骨痿的治疗大法，当补肾益精，何以要用萆薢？以其兼夹湿热之故。盖肾之阴阳不足，骨弱而髓减，则筋脉空虚，湿热得以乘隙而入，徒知补虚，不知祛邪，焉能收效？所以《日华子本草》称其能"坚筋骨"，非益肝肾强筋壮骨之谓，乃泻去正自安之意耳。

萆薢分清饮所治之尿浊，以小便浑浊、色白如浆中夹脂块或夹血、舌苔黄腻、脉濡数为主症。朱老用此方，萆薢恒用至 30g，往往奏效较速。此症缠绵时日，每见尿浊时作时止，或朝轻暮重，小腹气坠，面色少华，神疲乏力，一派脾虚清气不升之象，斯时论治，当以益中气、升清阳为主，如补中益气汤，但每有用此汤难以应手者，则因证多兼夹之故，必须权衡主次，适当兼顾，始能中的。兼夹湿浊，可用此汤加萆薢、车前子、生煅牡蛎；若热象明显，再加黄柏；兼见湿热伤阴之象，可再纳入生地黄；兼夹瘀热，可用此汤加牡丹皮、小蓟；若伴见肾虚腰痛，则宜用此汤加杜仲、菟丝子、芡实。务期与病症相应。

朱老经验：萆薢不仅可用于尿浊，尚可用于泌尿系感染，其证候以湿热邪毒客于膀胱，以致小便频数而痛、尿色黄赤、口中黏腻不爽、舌苔根部微腻为特点，用萆薢宜伍入石韦、萹草、滑石、通草等，有较好效果。

妇女病带下病因不一，审其系阳明湿热下注，以致带脉失固者，用萆薢去浊分清，甚是合拍。所以朱老治此类带下病证喜遣此药。其配伍规律，即以萆薢、薏苡仁、车前子利湿；当归、白芍、牡丹皮养血凉营；牡蛎、海螵蛸收敛固带。随症佐药，可以奏功。

朱老对风湿痹痛及痛风亦常用萆薢，尤其是下肢重着，筋脉掣痛，伴口苦溲黄者，取萆薢与薏苡仁相伍，配合黄柏、威灵仙、牛膝、地龙、当归、徐长卿等，每每应手。此法亦适用于坐骨神经痛属风湿者，可供临床验证。（详见《朱良春用药经验集》）

**北京中医药大学董建华** 因湿聚热蒸，蕴于经络而拘急痹痛者，为湿热伤筋之痹。常见全身痹痛难以转侧，肢体拘挛重着，或遍身顽麻，或见皮下结节，皮肤瘙痒，尿黄苔腻或黄腻，脉濡。舌苔对本证诊断尤为重要。此类痹证，用药切忌重浊沉凝，宜选轻清宣化、流动渗利之品，使经气宣通，湿热分消。根据多年临床经验，董师认为祛湿毒、利关节以萆薢、晚蚕沙为妙。常用处方：萆薢 10g，晚蚕沙 10g，桑枝 20g，薏苡仁 20g，滑石 10g，黄柏 10g，苍术 10g，防己 10g，牛膝 10g，木瓜 10g。方以萆薢、晚蚕沙祛湿毒，利筋骨；薏苡仁、滑石淡渗利湿；黄柏、防己清热降湿；苍术、木瓜健脾燥湿；桑枝、牛膝舒筋活络。

曾治某患者，痹痛 2 年余，手指不能伸开，双肩沉重不举，下肢拘急肿痛，步履艰难，皮肤瘙痒，终未见效。遂投上方加白鲜皮 10g，地肤子 10g 加减服用 50 余剂，痒除痛止，色斑消退，血沉降至 16mm/h，活动已如常人。（详见《中国社区医师》）

【师说】萆薢的主要品种有绵萆薢和粉萆薢两种，临证粉萆薢用之较多。其味微辛、微苦，性平，具有利湿浊、祛风湿等功效。我用之治疗以下病证。

（1）风湿痹痛。本品能祛风湿，舒筋活络，善治腰膝痹痛、肢体屈伸不利。偏于寒湿者，可与附子、老鹳草、防己、制川乌、制草乌、牛膝等同用。属于湿热者，则配忍冬藤、黄柏、秦艽、生薏苡仁、防己等清热化湿通络止痛。腰膝酸痛明显者，配杜仲、独活、续断、补骨脂、当归、乳香、没药、川芎等。我也常于著名的史国公药酒（玉竹、炙鳖甲、白术、牛膝、桑寄生、蚕沙、川芎、防风、木瓜、当归、红花、甘草、羌活、独活、续断、鹿角胶、红曲）方中加用萆薢、土茯苓、龙须藤、青风藤等治疗腰膝疼痛，效著。若用治痛风，可用萆薢配秦艽、当归、赤芍、丹皮、海桐皮、土茯苓、玉米须、防己、薏苡仁、苍术、黄柏、川牛膝、车前草、蚕沙、姜黄、金钱草等清湿热，消红肿，止剧痛，降低血尿酸，此方也用治风湿性坐骨神经痛、脊柱炎等。

（2）痿证。萆薢可治痿证，多用治骨痿。可用粉萆薢配补骨脂、续断、木瓜、杜仲、牛膝、菟丝子、肉苁蓉等治疗肝肾不足兼夹湿热之痿证，以及血钾过低出现周期性麻痹症。我在临床上用萆薢配入龙胆泻肝汤（龙胆、栀子、黄芩、柴胡、生地黄、车前子、泽泻、木通、甘草、当归）、四妙丸（苍术、黄柏、薏苡仁、牛膝）等方药之中治疗湿热壅滞筋脉而致阳痿，以通寓补之中，筋脉畅通而能振阳治痿。

（3）淋浊。萆薢分清饮中用萆薢治尿浊以小便混浊、色白如浆、中夹脂块或夹血、舌苔黄腻为主症者。可用萆薢 30g～50g，再配石韦、萹草、射干、滑石、通草、石菖蒲等可治乳糜尿；可用萆薢配石韦、萹蓄、石菖蒲、木通、生地榆、车前草、猪苓、黄柏等以治急性尿路感染，症见尿频急、尿短黄、尿涩痛者，也治前列腺增生伴炎症。用粉萆薢配槐花、土茯苓、白鲜皮、地肤子、升麻、生甘草等治疗妇科生殖系统及男女泌尿系性病感染。本品也能治疗肛门、阴囊湿疹，可除湿止痒消疹。

（4）带下。若湿热下注胞宫，带脉失固而致带下量多色黄腥臭、阴痒者，常用萆薢配薏苡仁、车前子、莲须、土茯苓、白头翁、贯众、墓回头、蜀羊泉等治之。

总之，下肢痿软，痹症关节疼痛，腰脊痛，肢体麻木无力，尿浊如米泔水，前列腺增生、乳糜尿，血尿酸升高，舌质淡红或暗红，苔白腻或黄腻等，皆为我使用萆薢之指征。

【用法】内服：15～30g。水煎。外用：适量，煎水外洗。本品利湿效用较强，用之毋使过剂，以防伤阴，肾阴亏虚火旺而致遗精、滑精者当慎用之。

（徐凯　整理）

# 白兔藿

【药名】白兔藿（别名：白葛），在《神农本草经》后的相关医籍中又名白葛谷。

【经文】白兔藿，味苦，平。主蛇虺、蜂、虿、猘狗、菜、肉、蛊毒，鬼疰。

【文译】白兔藿，味苦，性寒。主治各种毒蛇、毒虫、疯狗咬伤，以及菜、肉等食物中毒，蛊毒和鬼疰病。

【药源】白兔藿源于萝藦科植物牛皮消的块根。本品为蔓性半灌木。含乳汁，根肥厚、叶对生。根部质坚硬，断面类白色，粉性，有放射状纹理。味微甘后苦。分布于华东、中南及西南省区。主产于鲁与苏，系栽培品。

【药理】本品含磷脂成分和氨基酸、钾、铜、磷等。具有抗氧化、抗肿瘤、调节免疫、降血脂、促进毛发生长等作用。

【师说】白兔藿，究为何科属药物尚无定论，有药学研究者认为它是豆科的越南葛藤，又称为白葛、白首乌等。其味苦，性平。无毒。归入肝、肾、脾、胃、肺经。据本草文献记载，本品具有以下效用。

（1）清肺利咽。用治风热犯肺致肺热咳嗽、咽痒咽痛、喉痹。

（2）清热解毒。本品能治诸毒。外用治各种疮疡肿毒，以及蛊毒、鬼疰、毒虫、毒蛇咬伤、疯狗咬伤，以及菜、肉食物中毒等，本品也有解酒毒之效。

（3）补肝肾、强筋骨。用于肝肾不足，腰膝酸痛。常与牛膝、菟丝子、杜仲、续断、补骨脂、枸杞子等同用，以治阳痿。

（4）益精安神。用治头晕耳鸣、心悸、失眠等，常与酸枣仁、远志、枸杞子、太子参、刺五加、灵芝、合欢皮等同用治之。

（5）健胃消食。用于脾胃虚弱之消化不良、食欲不振、小儿疳积，可与白术、陈皮、焦三仙、布渣叶、鸡内金、鸡矢藤等同用治之。

（6）解毒疗疮。本品能清解疮毒，用治无名肿毒，可用本品鲜品适量捣烂，醋调敷患处。

此外，本品生用还可润肠通便，可治肠燥便秘等。

现代常用于治疗遗精、滑精、坐骨神经痛、高脂血症、神经官能症，以及老人及小儿习惯性便秘等。

【用法】内服：10～15g。水煎。鲜品用30～50g水煎。外用：适量，烧存性，研末外敷。也可用鲜品捣烂外敷。

（徐凯　整理）

# 营　实

【药名】营实（别名：墙薇、墙麻、牛棘），在《神农本草经》后的相关医籍中又名蔷薇子、石珊瑚等。

【经文】营实，味酸，温。主痈疽，恶疮结肉，跌筋败疮，热气，阴蚀不瘳。利关节。

【文译】营实，味酸，性温。主治痈疽，恶疮导致腐肉聚结而高出皮肤，筋脉高起而疮疡久久不能愈合，也治热邪及其所致的病症及外阴部破溃久不愈合。本品能通利关节。

【药源】营实源于蔷薇科植物野蔷薇或变种多花蔷薇等的果实。果实近球形，红褐色或紫褐色，有光泽。果期9—10月。果肉味酸甜以个大、均匀、肉厚、无杂质者为佳。鲜用或晒干用，主产于鲁、豫、苏、皖、浙、赣、湘、云、贵、桂、新疆等地。

【药理】本品含蔷薇苷、芸香苷、脂肪油、番茄烃、胡萝卜素等，具有泻下作用。

【师说】营实，药用为蔷薇科蔷薇属植物野蔷薇的果实，又名蔷薇子。以半青半红尚未完全成熟时用之为佳。其味酸，性温。入肺、脾、肝、膀胱经。具有利湿、活血、解毒等功效。其应用如下。

（1）利水通淋。用治小便不利、水肿。可用本品配茯苓、泽泻、猪苓、车前子等治疗小便不利、水肿等病症，也治小儿遗尿、消渴病多尿等。

（2）解毒消疮。本品性温，用治皮肤痈肿疔毒、恶疮疖肿、皮肤暑毒、顽癣、头秃、疥癞等，可用营实配金银花酒浸饮之。也可用本品配石龙芮、夏枯草、路路通、浙贝母、天花粉适量水煎服治疗瘰疬等。

（3）活血化瘀。本品能活血消瘀，用之配刘寄奴、苏木、红花煎服，可治跌仆损伤肿痛、妇女月经不调、痛经等病证，也可用果实煎汁冲红糖、黄酒服。

（4）治赤白带下。本品用治湿毒下趋致妇女带下赤白。可用之配土茯苓、炒地榆、当归、蛇床子、地肤子、莲须、芡实、萆薢、石菖蒲、茯苓、泽泻各适量，水煎服。

（5）除痹痛。用本品配五加皮、松节、伸筋草、独活、羌活等浸酒服，可治诸痹证。

（6）清热明目。用本品配枇杷子、栀子、青葙子、密蒙花、决明子、谷精草、地肤子，共研细末，温酒调服6g/次，每日2次，可治眼热目暗、视物昏花等症。

【用法】内服：10～15g。水煎，或浸酒，或入丸、散剂服。外用：适量，捣敷或煎水熏洗患处。

（徐凯　整理）

# 白　薇

【药名】白薇，在《神农本草经》后的本草文献中又名芒草、白微、白幕、白马尾等。

【经文】白薇，味苦，平。主暴中风，身热肢满，忽忽不知人，狂惑，邪气寒热，酸疼，温疟洗洗，发作有时。

【文译】白薇，味苦，性平。主治突然感染强烈的风邪，身体发热，四肢肿胀，神志恍惚而不省人事，精神错乱疯狂迷糊，发热恶寒，周身酸痛，温疟先发热后发冷像冷水浇在身上一样，寒战发作有一定的规律。

【药源】本品为萝藦科植物白薇或蔓生白薇的干燥根及根茎，我国南北各省均有分布。春、秋二季采挖，洗净，干燥，切段，生用，以根粗长、条匀、色黄棕者为佳。

【药理】本品含有含挥发油、强心苷等，其中强心苷中主要为甾体多糖苷，挥发油的主要成分为白薇素，具有减慢心率、抑菌、解热、利尿等作用。

【文摘】

《名医别录》　味咸，大寒，无毒。主治伤中淋露，下水气，利阴气，益精。

《药性本草》　能治忽忽睡不知人，百邪鬼魅。

《本草纲目》　风温灼热多眠，及热淋遗尿，金疮出血。

《本草经疏》　白薇全禀天地之阴气以生，《神农本草经》味苦咸平。《别录》益之以大寒，无毒可知已。暴中风身热支满者，阴虚火旺则内热，热则生风，火气烦灼，故令支满。火旺内热则痰随火涌，故令神昏忽忽不知人也。狂惑邪气，寒热酸疼，皆热邪所致也。阴气不足，则阳独盛而为热，心肾俱虚，则热收于内而为寒，此寒热之所以交作。寒热作则荣气不能内荣，是以肢体酸疼也。先热而后寒者名曰温疟，疟必因暑而发，阴气不足则能冬不能夏，至夏而为暑邪所伤，秋必发为温疟。故知湿疟之成未有不由阴精不守而得者。若夫阴精内守，则暑不能侵，疟何自而作耶？上来诸证皆由热淫于内之所发。《经》曰：热淫于内，治以咸寒。此药味苦咸而气大寒，宜其悉主之也。《别录》疗伤中淋露者，女子荣气不足则血热，血热故伤中，淋露之候显矣。除热益阴，则血自凉；荣气调和，而前证自瘳也。水气亦必因于湿热，能除热则水道通利而下矣。终之以益精者，究其益阴除热功用之全耳。

《本草备要》　（白薇）苦咸而寒，阳明冲任之药。利阴气，下水气。主中风身热支满，忽忽不知人，阴虚火旺，则内热生风，火气焚灼，故身热支满，痰随火涌，故不知人。血厥，汗出过多，血少，阳气独上，气塞不行而厥，妇人尤多此证。宜白薇汤：白薇、当归各一两，参五钱，甘草钱半，每服五钱。热淋，温疟洒洒，寒热酸痛，寒热作，则营气不能内营，故酸痛。妇人伤中淋露，血热，《千金》白薇散治胎前产后遗尿不知时，白薇、芍药等分，酒调服。丹溪曰：此即河间所谓热甚廷孔郁结，神无所依，不能收禁之意也。廷孔，女人溺孔也。产虚烦呕。仲景安中益气竹皮丸用之。《经疏》云：古方调经种子，往往用之。盖不孕缘于血热血少，而其源起于真阴不足，阳胜而内热，故营血日枯也。益阴清热，则血自生，旺而有子矣。须佐以归、地、芍药、杜仲、苁蓉等药。恶大黄、大戟、山茱、姜、枣。

《本经逢原》　白薇咸平降泄，抑阳扶阴，为足阳明经本药，兼行足少阴、手太阴。《神农本草经》主暴中风身热肢满，是热郁生风，痰随火涌，故令忽忽不知人，狂惑邪气，寒热酸疼，皆热邪气所致。温疟乃冬时伏邪，至春而发。缪氏《经疏》言暑邪所伤，秋必发为温疟，恐非经旨。《别录》疗伤中淋露者，女子伤犯阴中营血，而成淋露之疾，用以除热益阴，则前证瘳矣。下水气，利阴气者，总取益阴之功，真阴益而邪水下。性善降泄，故久服利人。《金匮》治妇人产中虚烦呕逆，安中益气，竹皮丸中用之。《千金》治风温发汗后身灼热，自汗身重多眠，鼻息必鼾，语言难出，葳蕤汤中用之。又治妇人遗尿，不拘胎前产后，有白薇芍药汤，取其有补阴之功。而兼行手太阴，以清膀胱之上源，殊非虚寒不禁之比也。古方多用治妇人者，以《别录》有疗伤中淋露之功也。凡胃虚少食泄泻，及喘咳多汗，阳气外泄者禁用。

《本经疏证》　中风而至身热肢满，忽忽不知人，狂惑，绝非一朝一夕之故矣。乃曰暴，岂暴中风者固能如是乎？许学士曰：凡人平居无疾苦，忽如死人，身不动摇，默默不知人，目闭不能开，口哑不能言，或微知人，恶闻人声，但如眩冒，移时方寤，此由身汗过多，乃至血少气屏于血，阳独上而不下，气壅塞而不行，故知如死状，气过血远，阴阳复通，故移时方寤，名曰郁冒，亦名血厥，妇人多有之，宜白薇汤。此正与《本经》主治固少有参差者，惟《本事方》不言身热肢满，可见一有邪，一无邪耳。夫有余而往，不足随之，不足而往，有余从之。故血暴虚而气代之充，液暴衰而阳袭以入，原理之常，无足深怪。第当其时而偶中风邪，则更引动一身之气，倾国之阳以敌邪，名曰御外侮，实则内已竭。然究以其得病之暴，受邪必微，设使徒缘外状，不辨夙因，而施之以或散或清，是不异于操刃杀之矣。于斯时也，解外更无庸急，安内断不可缓，故须藉白薇之遇春辄发者，一若使之转力解外，而不知正赖其味苦且咸，一径直下，纯乎降而绝无升者，以返其阳气于浮越失据矣。试参《尔雅》名之曰葞，曰春草，谓其绝无与于取透发之微，或葞乱之大，不可也。更参其根似牛膝，柔软易曲，谓其于导阳下返，系强制也可乎？邪气寒热酸疼，汗出后受湿也。温疟洗洗，发作有时，汗出热乃盛也。故仲景于妇人乳中虚烦乱呕逆者，竹皮大丸中用此，而有热者更倍之。

《本草新编》 白薇，味苦、咸，气平、大寒，无毒。入心、脾二经。主中风身热腹满，忽忽不知人事。疗温疟，寒热酸疼洒洒，发作有时。狂惑鬼邪堪却，伤中淋露可除。利气益精，下水渗湿。此佐使要药，非君臣主药也。用之必须用参、苓、柴、术，始可奏功。然又不可出二钱之外，以其大寒损胃也。

《本草正义》 凡苦寒之药多偏于燥，惟白薇则虽亦属寒而不伤阴液精血，故其主治各病，多属血分之热邪，而不及湿热诸证……凡阴虚有热者，自汗盗汗者，久疟伤津者，病后阴液未复而余热未清者，皆为必不可少之药，而妇女血热，又为恒用之品矣。

【今用】国医大师朱良春 白薇能入血分，按照温病卫气营血辨证之层次，用药或表或清之次第，凡病在卫气阶段，似不宜早用。经验所及，用白薇的着眼点有以下 3 个。①肺热较重。白薇能清肺金，凡以肺热咳嗽（特别是久咳）或痰中带血为主症者可以用之。②热病后余热未清者可以用之。③阴虚外感证早期亦可用，但必与养阴、透解之药同用。

《名医别录》载白薇"疗伤中淋露"。《本草经疏》释曰："《别录》疗伤中淋露者，女子荣气不足则血热，血热则伤中，淋露之候显矣。除热益阴，则血自凉，荣气调和而前症自瘳矣。"此药能入冲任，以清血海伏热，故对月经先期及漏下等症，凡属胞宫伏热者，均可酌用。近代名医程门雪先生治不明原因之发热，用白薇与鹿角相伍，配伍巧妙。从白薇入冲任，鹿角通督脉，两味并用，能燮理阴阳的角度来理解，别有悟境。朱老治低热，腰酸肢楚，头晕神疲，妇女见月经不调，带下频仍，属肾虚为主者，恒以白薇与生地黄、巴戟天同用，随症加减，其意亦在燮理阴阳。而对于妇女围绝经期综合征当戢敛虚火，平调阴阳，从调理冲任着手，以白薇、白芍、牡蛎、仙灵脾、女贞子、盐水炒知柏等，组合成方，多能收佳效。

朱老善治痹症，无论是风湿性关节炎或类风湿性关节炎，凡属热证或寒热错杂证，见低热缠绵、午后较甚、舌尖红、舌苔薄黄、脉来较数者，每于辨证论治方中，加用白薇、秦艽、萆草，其退热较速，痹痛亦随之缓解。夏秋间湿热为患者多，有运用苦泄、辛开、淡渗、芳化诸法后，诸恙均退，唯后期低热缠绵，周身困倦，纳谷不香，示湿热伤阴，余邪留恋，朱老每取白薇、石斛、豆卷同用，对于屏退低热、促进消化功能之恢复有所助益。[详见《朱良春用药经验集（增订本）》]

北京著名医家施奠邦 白薇味苦咸，性寒。多用以治温邪虚热，取《内经》"热淫于内，治以咸寒"之意，如千金葳蕤汤、仲景竹皮大丸中俱用之。又如《普济本事方》之白薇汤治妇人血厥。盖白薇苦而能敛，咸而可收，凡阴虚血热而致肝阳浮动者均宜，我在临床凡见头眩目糊、口苦心烦等证，均伍白薇，臻滋阴敛阳之功。（详见《百家名医临证经验》）

江苏名老中医费天道 运用白薇配伍青蒿治疗多种发热如类风湿性关节炎低热不退、肿瘤发热、小儿夏季热等，一般用白薇、青蒿各 15g，病情重者加量为

各 30g。（详见《实用中医药杂志》）

**福建名老中医刘保尚** 刘保尚先生用白薇芍甘汤治盗汗经验方：白薇 12g，桑叶 12g，白芍 15g，牡蛎 30g，地骨皮 10g，甘草 6g，清水炖服。此方是刘老自拟效验方，本方有滋阴清热、固表止汗之效，是为阴虚火扰、发热盗汗症而设。方取白薇、白芍养阴清热，桑叶、地骨皮清虚火而退热，牡蛎敛阴固表，甘草调和诸药，与白芍配用，则有酸甘化阴之义。诸药配合使阴复热退，阴敛汗止。（详见《名医张琴松·刘保尚·刘曾言·黄叔承·汪其浩纪念集》）

**广东名老中医何炎燊** 何炎燊先生用白薇煎治肢体痛之痹症，数十年来疗效显著。他在《珍本医书集成》里始见此方。白薇煎原方：白薇 12g，泽兰 15g，炙山甲片 9g。酒水各半煎服，不能饮酒者，水煎亦可。原书以治箭风痛，并说："此痛乃辛苦劳力之人，气血不足，适受外感风邪、壅郁脉络不通，自当作痛，此方端行血络，通瘀透邪，一服则愈，永不再发。"何老说其组方巧而妙，颇为可取，其中白薇微寒凉血而清虚热，泽兰微温芳香利气而善行血，两者合用，则药性平和，无苦寒损胃、温燥助火及峻猛伤正之弊。尤妙在穿山甲一味，张锡纯说："山甲，气腥味淡性平，其走窜之性无微不至，故能直达脏腑，贯彻经络，凡气凝血聚之病皆能开之。"《蠢子医》中用穿山甲治愈许多奇难疾病，称之为"和平将军"，三药协同，确有通络透邪止痛之效。

20 世纪 60 年代初，刘石坚医师曾见何老治一肩周炎患者，患者左肩剧痛、臂不能举，项背拘挛，经中西药及针灸治疗 1 周而未愈，师用白薇煎加葛根、忍冬藤 1 剂痛减过半，3 剂痊愈，由此可见何老善于发掘宝藏运用古方治今病。据刘医师 20 多年的临床体会，此方治肢体部位的神经痛有卓效。治痹症，则按风、寒、湿、火埶为偏盛，随证加味效果亦佳。何老经过多年临床体会，认为运用本方时，随病位加上引经药，更可增加疗效。痛在项肩部加葛根 18g，背部加防风 9g，胸部加全瓜蒌 12g，薤白 9g，胁腹部加柴胡 12g，芍药 18g，上肢加姜黄 9g，下肢加牛膝 12g。（详见《中华名医特技集成》）

**北京中医药大学名老中医宋向元** 宋向元先生擅用白薇汤防治老年人排尿性晕厥，张家驹医师验之临床，效果满意。白薇汤组成：白薇 30g，党参 15～30g，当归 9g，炙甘草 9g。水煎服，每日 1 剂，10 剂为 1 个疗程。治疗 14 例，治愈 11 例，有效 2 例，失访 1 例，总有效率 93%。案例如：男，71 岁，1996 年 4 月 2 日初诊，反复发生夜间排尿后晕厥 3 年，今年小便后晕倒在厕，经家属按掐人中后苏醒来院。血压 105/75mmHg，心电图、脑电图等检查皆正常。舌淡红少苔，脉弦细。予白薇汤益气养血，兼清虚热。原方共服 8 剂，随访至今，未见复发。（详见《山东中医杂志》）

【师说】白薇，其味苦、咸，性寒。归入胃、肝、肾经。具有清热凉血、利尿通淋、解毒疗疮等功效。我常用之治疗以下病证。

（1）肺热鼻塞。用白薇配炙百部、款冬、石菖蒲、桑白皮、枇杷叶、桔梗、黄芩等，治疗肺热邪实，鼻窍阻塞不通而不闻香臭者。

（2）肺痿虚火咯血。本品性寒，能清肺热。用治支气管扩张、肺炎急性发作期咯痰夹血，可用白薇配白及、仙鹤草、诃子、茜草、南沙参、百合等，疗效显著。本品配黄芩、炙百部、丹参、葎草善杀劳瘵之虫（结核杆菌等）。也治温疟，能杀疟原虫，配以石膏、常山、槟榔、草果、黄芩、柴胡、甘草等。

（3）疮疡肿毒。对于血热毒聚之疮疡肿毒、目赤肿痛、咽喉肿痛及毒蛇咬伤等，可用白薇配金银花、连翘、四叶参、杠板归、天花粉、蒲公英、蚤休、半枝莲、生甘草、龙胆等治之。

（4）虚实之热。本品苦而不燥，寒而不峻，能清营泻热，长于清虚热，亦可治实热。若温邪入营、高热烦渴、神昏、舌绛者，常将白薇与生地、玄参、黄连、栀子等同用以清实热；温热病后期余热未尽、久热不退、自耗营血，症见骨蒸潮热，用白薇配生地、知母、玄参、青蒿、银柴胡、鳖甲、地骨皮、丹皮等治之；产后、重病之后血虚发热，症见夜热早凉，宜养血益阴，清虚热，可用白薇配人参、稆豆衣、当归、白芍、生地、枸杞子等治之；阴虚外感发热，可用白薇配太子参、石斛、玉竹、青蒿、鳖甲、桑椹子、菊花、桑叶、薄荷等治之；外感高热，症见高热久不退、咳喘不已者，用白薇配柴胡、葛根、石膏、桑叶、秦艽、青蒿、蝉蜕、黛蛤散、炙百部、川贝等治之；婴幼儿发热，用白薇配入桂枝、白芍、生姜、甘草、大枣等治之。

（5）风证。阴虚火动则内热生风、挟痰热上蒙心脑而致昏不知人者，可用白薇配泽兰、穿山甲、石菖蒲、胆南星、天麻、牛黄、黄连等治之；头面遭受风邪侵袭，发作头昏头痛目眩、肢麻窜痛等，用白薇配川芎、天麻、白芷、蔓荆子、石楠叶、茺蔚子、葛根、羌活、白芍、茯神、丹参、秦艽、豨莶草、延胡索等治之。治阴血亏虚热痹证，可用白薇配生地、知母、白芍、石斛、姜黄、石楠叶、秦艽等治之。

（6）热淋、血淋。本品清热凉血，利尿通淋，可治膀胱湿热导致的血淋涩痛等，常用白薇配木通、滑石、萹蓄、积雪草、石韦等同用。如见血淋、尿血者，前药再加大蓟、小蓟、白茅根等。若治尿失禁、小便时自遗，可用白薇配生黄芪、山萸肉、桑螵蛸、益智仁、粉草薢等治之。

（7）月经不调、不孕症。白薇配柏子仁、当归、白芍、附子、肉桂、吴茱萸、木香、细辛、熟地、紫石英、人参、石斛、泽兰、牛膝等治疗妇女月经不调、经闭、不孕等症。

（8）心脑火热。白薇苦寒，用之泻心脑火热，可达清脑泻心，安神定志，平定心神。我常以白薇配栀子、黄连、竹叶、连翘、龙骨、牡蛎、茯神、枣仁、蝉蜕、百合、莲子心等治之。

总之，阴虚发热，血分伏热出血，自觉烘热，产后虚热，阴虚外感，舌质偏红，少苔或微黄苔，脉细数等，皆为我选用白薇的重要指征。

白薇、青蒿相较：两者均能退虚热，凉血兼透散。但白薇味苦咸，不仅凉血力强，而且能利尿通淋，解毒疗疮，用之治疗温病热入营血、月经先期、经前发热、胎前产后烦热、血淋、热淋、痈肿疮疡、咽喉肿痛及毒蛇咬伤等；而青蒿味苦，芳香，性寒。可解暑热，除疟疾，治疗暑热烦渴、疟疾往来寒热等症。

【用法】内服：10～15g。水煎。脾胃虚寒，食少便溏者，不宜服用。

（徐凯　整理）

# 薇 衔

【药名】薇衔（别名：糜衔），在《神农本草经》后的相关医籍中又名鹿衔、吴风草等。

【经文】薇衔，味苦，平。主风湿痹，历节痛，惊痫吐舌，悸气，贼风鼠瘘，痈肿。

【文译】薇衔，味苦，性平。主治风湿痹症引起的全身关节疼痛，惊悸、痫证引起的吐舌、心悸，贼风结毒引起的鼠瘘、痈肿。

【药源】本品源于鹿蹄草科植物鹿蹄草和普通的鹿蹄草的全草。为常绿草本。二者区别是普通鹿蹄草在叶背面无白霜，花较小。全国大部分地区均产。薇衔又名糜衔，因其长为糜食之，多生于山野间，而糜亦在山野间常食之。神农正名为薇衔，因其个体矮小故名之薇衔。

【药理】本品有抑菌、抗炎作用，具有抗氧化、免疫作用，能扩张血管、降血压等。

【师说】薇衔，药用鹿蹄草科植物鹿蹄草的全草，又名鹿衔等。其味苦，性平。无毒。入肝、肾经。据本草文献记载，本品可治疗以下病证。

（1）风湿痹痛。本品味苦能燥，兼能祛风，故用之治疗风湿痹痛证。如类风湿性关节炎见关节肿胀畸形、屈伸不利，痛风性关节炎见关节红肿热痛，风湿性关节炎见关节疼痛、阴雨天加重等，可用本品配青风藤、络石藤、海风藤、银花藤、龙须藤、羌活、独活、制川乌、制草乌、老鹳草、海桐皮、当归、萆薢、白术、白芍、鸡血藤等治之。

（2）小儿惊痫。对肝风内动而致的惊厥、癫痫、拘挛、口紧等，可用本品配天麻、钩藤、炙地龙、制胆南星、防风、白附子、薄荷等治之。本方药也能治破伤风。

（3）悸动不安。本品能治心经有热而致心悸、心慌、心神不宁等。可用本品配枣仁、柏子仁、龙骨、牡蛎、灯心、莲子心、炙甘草等治之。

此外，本品还可利水消肿通淋浊，用之治疗淋证、尿血等。本品也可清热凉血止血，用治吐血、衄血、月经过多等。外敷治疗外伤出血、虫蛇咬伤、颈淋巴结溃破渗液流脓及痈肿疔毒等。

【用法】内服：15～20g。水煎。或入丸、散剂服。外用：适量，研末撒于疮疡破溃之处。

（徐凯　整理）

# 翘　根

【药名】翘根。

【经文】翘根，味甘，寒。主下热气，益阴精。令人面悦好，明目，久服轻身，耐老。

【文译】翘根，味甘，性寒。能清泻热邪，滋补阴精。使人容貌靓丽好看，能增强视力。长期服用能使身体轻健，延缓衰老。

【药源】翘根，在《中药大辞典》中记载本品源于本犀科植物连翘的根，分布于冀、陕、甘、鲁、苏、皖、豫、鄂等地。10 月～12 月挖根或切段或切片晒干入药用。而当代中药学家王家葵教授考证认为翘根当属鼠尾草之根。查及古今多家本草书籍并无定论。因从翘根所言功效来看似与连翘有异，故存疑待考。

【师说】自《神农本草经》之后，仅《伤寒论》中首拟麻黄连翘赤小豆汤（麻黄、连翘、杏仁、赤小豆、大枣、生梓白皮、生姜、甘草），在此方中，仲景所用之连翘即用《神农本草经》中的翘根。之后历代医家研究不多，用之亦少，以致对翘根究属何物，尚有争议而无定论。元代医家王好古所拟《汤液本草》中即指出，翘根即连翘根也。明代李时珍在其所著《本草纲目》中误将翘根与连翘合并，认为它即连翘根。其后诸多医家多以连翘根代为翘根，而沿用者众。现代《中药大辞典》记载本品为木犀科连翘属植物连翘的根。而当今以研究本草学著称的王家葵教授认为翘根当为鼠尾草的根，众说有异，实为难以定论也。诚如梁代医家陶弘景对此所云"方药不复用，俗无识者"。

据载翘根，具有清泻热邪，增补阴精等功效。总结历代医家用翘根可治：①急性发热病证；②滋阴补精；③清肝明目；④美容养颜；⑤抗衰老等。

据相关文献记载，如《名医别录》言其"以作蒸饮酒病人"，可见其对饮酒过多的人有很好的疗效。翘根尚有清热、益阴精、明目、养颜、抗衰延年等功效。录之，以供同道研用。

【用法】据相关文献载其内服：10～15g。水煎。或适量，泡酒、熬膏服。本品性寒，脾胃虚寒便溏者不宜用之。

（徐凯　整理）

# 水萍（浮萍）

【药名】水萍（别名：水花），在《神农本草经》后的本草文献中又名田萍、水白、水苏等。

【经文】水萍，味辛，寒。主暴热身痒，下水气，胜酒，长须发，止消渴。久服轻身。

【文译】水萍，味辛，性寒。主治突然发生的高热而致身痒，能使水湿利下，增加酒量，也能使须发生长，并治疗消渴。长期服用能使身体轻健。

【药源】水萍为浮萍科植物紫萍的干燥全草。全国各地池沼均有产，以湖北、江苏、浙江、福建、四川等省产量大。6—9月采收，除去杂质，洗净，晒干。生用。以色绿、背紫者为佳。

【药理】本品含有红草素、牡荆素等黄酮类化合物。还含有胡萝卜素、叶黄素、醋酸钾、氯化钾、碘、溴、脂肪酸等物质。有利尿、强心作用，并能收缩血管使血压上升。此外，尚有解热及抑菌作用。

【文摘】

《名医别录》 下气，以沐浴生毛发。

《新修本草》 主火疮。

《本草拾遗》 末敷面酐；捣汁服之，主水肿，利小便；又人中毒，取萍子暴干末，酒服方寸匕；又为膏长发。

《日华子本草》 治热毒风热疾，热狂，熻肿毒，汤火疮，风疹。

《本草图经》 治时行热病，亦堪发汗。

《滇南本草》 发汗，解毒。治疔癫，疥癣，祛皮肤瘙痒之风。

《本草纲目》 主风湿麻痹，脚气，打扑损伤，目赤翳膜，口舌生疮，吐血，衄血，癜风，丹毒。

《玉楸药解》 辛凉解表。治瘟疫斑疹，中风㖞斜，瘫痪；医痛疽热肿，隐疹瘙痒，杨梅，粉刺，汗斑。

《本草求真》 故人谓其发汗胜于麻黄，下水捷于通草一语，括尽浮萍治功……用此疏肌通窍，俾风从外散，湿从下行。

【今用】江苏名中医叶橘泉 本品常用于风水水肿、遍身浮肿、喘咳无汗、小便不利，特别是由于皮肤病、疥疮、湿疮、脓疮等湿毒内攻而发之浮肿喘满者，其效更著。其他如急性感冒、发热恶寒、表闭无汗、脉浮紧、喘咳、鼻衄等，或风疹瘙痒、恶风发热而兼小便不利者，功效胜于麻黄。因麻黄味辛性温，本品味辛性寒，故血分有热者适宜于本品，但体虚多汗者忌用。（详见《叶橘泉论医药》）

北京著名医家焦树德 浮萍为辛凉发汗药。本品轻浮升散，可用于风热表证，症见发热、头痛、无汗、口渴、咽痛、脉浮数等。用一般辛凉解表剂不能发汗者，可配薄荷、黄芩、荆芥、杏仁、淡豆豉等。因本品疏风散热、善达肌表，故常用于治疗热邪郁于肌表而致麻疹不透者，可与牛蒡子、蝉蜕、薄荷、葛根等同用。也可用于治疗风热瘾疹（荨麻疹等）。浮萍除辛寒发汗而散热外，还有宣肺利水而消水肿的作用，适用于全身水肿而兼发热者（如急性肾炎水肿等）。（详

见《用药心得十讲》）

【师说】水萍，即今药用之浮萍也。其味辛，性寒。归肺、膀胱经。功具发汗解表，透疹止痒，利尿消肿。临证应用如下。

（1）外散风热表证。浮萍较麻黄更能发汗，其性轻浮，能入肺经达肌表，发汗泻热，既可治风热表证，又能治温病热在卫分、气分及暑热证。我常用浮萍配金银花、连翘、石膏、薄荷、蝉蜕、僵蚕、姜黄、豆豉等治疗风热表证，或风温卫、气分时行热病。

（2）逐风通络疗面瘫。本品可治中风中经络口眼歪斜。我常用浮萍配防风、天麻、蝉蜕、当归、川芎、钩藤、豨莶草、羌活、全蝎、白附子等治之，效著。

（3）治疗消渴。本品性寒，能清热止渴，也可治消渴病上、中二消。可用浮萍配天花粉、石斛、南沙参、麦冬、石膏、知母、葛根、黄芩、黄连等治之。

（4）凉血消斑透疹。用浮萍外洗，可治疗发热瘾疹、疮毒、瘟疫发斑等。亦可用浮萍配荆芥穗、蝉蜕、射干、甘草、葛根、牛蒡子、薄荷、马勃、桔梗、前胡、连翘、僵蚕、竹叶、淡豆豉等煎服，以解肌透疹。本品还能发汗排毒，可治疥癞，祛皮肤风瘙作痒、顽癣等，以浮萍配苍术、苍耳草、苦参、黄芩、蝉蜕、白毛夏枯草、僵蚕、钩藤、豨莶草、荆芥、防风祛风燥湿、清热解毒，特别适用于顽癣。用浮萍配生地、丹皮、赤芍、紫草、水牛角、连翘、升麻等，能清热解毒凉血以消斑。

（5）清热解毒疗疮。本品尤主火疮、痈疽、梅疮、汗斑、粉刺、带状疱疹、丹毒、目赤肿痛、翳膜遮睛、口舌生疮等。

（6）宣肺行水消肿。浮萍能宣展肺气而下通水道，可治疗小便不通，膀胱胀急，水气浮肿。将浮萍晒干研服，每次3～5g，日服2～3次即可，亦可入复方治疗肾病水肿初期见风热水肿明显者。

此外，本品还可清热解毒，祛风除湿，用治多种皮炎、鹅掌风、荨麻疹、痤疮；用治风湿痹痛、脚气；生须长发及祛散面部黄褐斑，用浮萍煎水洗头面即可。本品也能凉血止血，用治吐血、衄血。

浮萍、麻黄相较：二者皆能宣肺气，开毛窍，通水道而发汗利小便。但麻黄辛温，适用于外感风寒表实无汗之证，且有平喘止咳之功。而浮萍辛寒，适用于外感风热，无汗或兼小便不利之证，并有祛风之效。

【用法】内服：10～15g。水煎。外用：适量，煎液熏洗。表虚自汗者忌用；非实证大热不可轻投；血虚肤燥、气虚风痛者，亦不用之。

（徐凯　整理）

# 王　瓜

【药名】王瓜（别名：土瓜），在《神农本草经》后的本草文献中又名雹瓜、吊瓜等。

【经文】王瓜，味苦，寒。主消渴，内痹，瘀血，月闭，寒热酸疼，益气，愈聋。

【文译】王瓜，味苦，性寒。主治消渴病，内脏气血瘀阻，瘀血闭滞而致闭经，恶寒发热，身体酸痛。也能补益精气，恢复听力。

【药源】王瓜源于葫芦科植物栝楼、中华栝楼雌株的果实，栝楼分布于华北、中南、华东等省。中华栝楼产甘肃、东南部、陕南。以山东、四川产者为佳，以个体整齐、皮厚柔韧、皱缩、色杏黄或红黄、糖性足不破者为上等品。

【效用】本品含 β- 胡萝卜素、番茄烃、豆甾烯 -7 醇及 α- 菠菜甾醇。有报道指出其活性成分对鼻咽癌细胞具有较强的杀伤作用。现代用治糖尿病、产后乳汁不通等。王瓜根也常用于急慢性咽喉炎、扁桃体炎、毒蛇咬伤、外伤肿痛等。

【师说】王瓜，药用为葫芦科植物王瓜的果实。又叫土瓜、吊瓜等。其味苦，性寒。入心、肾经。有清热、生津、通乳等功效。临床应用如下。

（1）生津止渴。本品味苦，性寒。能清热，也能滋润。用本品配麦冬、玉竹、黄连、枇杷叶、天花粉等煎服，能治疗燥热大渴，也能治今之糖尿病。

（2）清热解毒。本品能疗邪气热结、鼠瘘、痈肿、咽喉肿痛、扁桃体肿大、蛇虫咬伤、口舌生疮等，可用本品煎水含漱。本品也治水火烫伤，用王瓜或根捣烂取汁外涂或捣敷。或用王瓜研末口服 10 ～ 20g，日服 1 ～ 2 次，效佳。

（3）利湿退黄。一般用于湿热蕴滞肝、胆、胰以致疏泄、运化不力，或饮酒过多伤及肝胆、脾胃而成湿热黄疸，或为酒疸。可用本品配茵陈、栀子、大黄、溪黄草、田基黄等治之。

（4）祛除湿邪。本品能驱逐四肢骨节中水湿，以治痹症。可用本品炒为末服。也可用土瓜根煎服以治筋骨挛痛。

（5）破血消瘀。本品能破血通经，治疗妇女经水不利，也能破癥瘕、堕胎，还能治噎膈、反胃、呕吐等。

（6）通止二便。本品不但能治小便数，或不通，或遗尿，关格，且能治大便热结滞下之便秘；或治腹泻、痢疾。可见本品有通、止双重功效，常用本品配十大功劳根煎水服之。

（7）凉血止血。本品能治心肺伏热，用之配生地、黄连研末服，可治吐血、衄血、大便下血等。

此外，本品还有美白功效，可用王瓜根研末外搽，以治面部黄褐斑等，本品也治妇女乳汁不下以及耳鸣耳聋等。

【用法】内服：10 ～ 15g。水煎。也可将本品烧存性研末入丸、散内服。外用：适量，捣敷。孕妇忌服。

（徐凯　整理）

# 地　榆

【药名】地榆，在《神农本草经》后的医药文献中又名酸赭、山枣参、山红枣根、黄瓜香等。

【经文】地榆，味苦，微寒。主妇人乳痓痛，七伤、带下病。止痛，除恶肉，止汗，疗金创。

【文译】地榆，味苦，性微寒。主妇人乳房抽搐疼痛，也治多种虚损性疾病及女子多种带下病证。本品能够止痛，祛除疮疡腐败死肉，止汗，治疗金刀创伤。

【药源】本品为蔷薇科植物地榆或长叶地榆的根，前者产于我国各地均产，后者习称"绵地榆"，主要产于安徽、浙江、江苏、江西等地。春季将发芽时，或秋季植株枯萎后采挖。除去须根，洗净，晒干入药。以条粗、质坚、断面粉红色者为佳。

【药理】本品含有地榆三萜皂苷Ⅰ、Ⅱ、A、B、E，酚酸性化合物及糖苷。尚含少量维生素A，止血主要成分为鞣质等。具有止血、抗菌、抗炎、消肿、止泻、抗溃疡作用，以及抗肿瘤、增强免疫、镇吐等作用。尤其对烫火伤及伤口愈合有明显的护肤、收敛作用。

【文摘】

《名医别录》　味甘，酸，无毒。止脓血，诸瘘，恶疮，热疮。消酒，除消渴，补绝伤，产后内塞，可作金疮膏。

《药性论》　味苦，平。能治产后馀瘀疹痛，七伤。治金疮。止血痢蚀脓。

《日华子本草》　排脓，止吐血，鼻洪，月经不止，血崩，产前后诸血疾，赤白痢，并水泻。浓煎，止肠风。

《开宝本草》　味苦、甘、酸，微寒，无毒。止脓血，诸瘘恶疮，热疮，消酒，除消渴，补绝伤，产后内塞，可作金疮膏。

《本草衍义》　性沉寒入下焦，热血痢则可用。若虚寒人及水泻白痢，即未可轻使。

《景岳全书》　味苦微涩，性寒而降，既消且涩，故能止吐血、衄血，清火明目，治肠风血痢及女人崩漏下血，月经不止，带浊痔漏，产后阴气散失，亦敛盗汗，疗热痞，除恶肉，止疮毒疼痛。凡血热者当用，虚寒者不相宜也。作膏可贴金疮，捣汁可涂虎、犬、蛇、虫伤毒，饮之亦可。

《本草纲目》　地榆，除下焦热，治大小便血证。止血，取上截切片炒用，其梢能行血，不可不知。杨士瀛云：诸疮痛者加地榆，痒者加黄芩。

《本经逢原》　地榆入足厥阴，兼行手足阳明，体沉而降，善入下焦理血。《神农本草经》主乳产痓痛七伤，带下五漏者，是指去血过多，肝风内生之象。

又云止汗止痛，除恶肉，疗金疮者，以其能和血也。若气虚下陷而崩带，及久痢脓血，瘀晦不鲜者，又为切禁。性能伤胃，误服多致口噤不食。又诸疮痛者加地榆，痒者加黄芩，以其能散血热也。烧灰，香油调敷火烫，乃借火气引散血中之火毒耳。梢专行血，不可混用。

【今用】**国医大师朱良春**　痹症化热或湿热痹或因瘀热内阻而见发热缠绵，关节酸胀热痛者，朱师恒投生地榆于辨证施治方药中，并常配伍葎草、知母、青蒿子、秦艽、虎杖等清热除蒸，蠲痹通络之品，每可应手，并能使血沉、抗"O"较快下降。（详见《云南中医杂志》）

**江苏名老中医蔡福养**　黄连地榆粉治疗口腔溃疡：以黄连、地榆各等量，冰片少许，上药共研粉，过细筛，装瓶密封备用。将口内溃疡面用盐水棉球洗净，用棉签蘸药粉撒布于患处。口腔内不易撒布处可用吹入法，一般用此药2～3次，溃疡即可愈合。（详见《蔡福养临床经验辑要》）

**河北老中医张奎选**　壬申夏日，探亲欢聚乡里。同乡杨某，述及他患尿崩症，经各大医院治疗，花了很多钱，却终未治愈，后偶遇一老妪，授验方。即地榆不拘量，洗净煎水，渴即饮此药水，不拘量。如此经4～5日，小便次数减少，渴也减轻。继续饮用5日，口不渴，小便亦正常，乡间满地地榆，没花1分钱病愈。

地榆是一凉血止血药。《雷公炮制药性赋》记载"地榆疗崩漏，止血止痢"，阅各家本草，均未见治消渴、缩尿崩的记载。此实践说明广大群众中有丰富的用药经验，应当发掘。辨证分析此例，也颇有医理。地榆味苦、性微寒，能清热凉血，因此对火热怫郁的尿崩症，用渴而即饮、频频给药的方法，取其力专而持续，不断解怫郁的火热之邪，药性缓而持久，与仲景大剂量用药浓煎分次服、治重证的方法同理。这种以柔克刚的给药方法，临床多建奇功。（详见《黄河医话》）

**安徽名老中医王珍珠**　地榆苦酒治崩漏。崩漏按常规治疗，一般均能获效，但也有少数顽固者，久久难愈。这些患者多数属于无明显寒热偏颇、气滞血瘀征象的功能性子宫出血。常由气虚不摄，血不循经所致。此时若将单味地榆用米醋煎服，常能获得较好效果。此方出自《太平圣惠方》，后人常用以治疗下焦血热型崩漏。我认为不论属于何种崩漏，只要没有明显瘀阻表现，即可遵"散者收之"之旨而用之。其对于病程延久、气血耗散者，效果尤著。（详见《长江医话》）

【师说】地榆，其味苦、酸、涩，性微寒。归肝、大肠经。具有凉血止血、解毒敛疮等功效。我在临床上常用之治疗以下病证。

（1）各种血证。本品苦寒，入血分，长于泻热而能凉血止血；其味涩也能收敛止血，可用之治疗血热导致的多种出血证。例如：生地榆配白及、参三七、茜草、煅乌贼骨等治疗呕血、吐血；生地榆配茜草、仙鹤草、诃子等治疗咯血；生地榆配生地、黄芩、大黄炭、白头翁、仙鹤草等治疗便血；生地榆配槐角、防风、炒荆芥等治疗痔疮出血；生地榆配生地、丹皮、紫珠草、陈棕炭、阿胶、茜草炭、煅乌贼骨、川续断、蒲黄炭、仙鹤草等治疗妇科月经过多、崩漏等；地榆炭配黄连、金银花、白头翁、葛根、秦皮、甘草、仙鹤草等治疗血痢，亦可治疗溃疡性结肠炎便血不止；地榆配白茅根、生地、车前草、大蓟、小蓟、萹蓄、仙鹤草、刘寄奴、鱼腥草等治疗尿血。

（2）烫火伤。本品为治疗水火烫伤之要药。可单味研末调敷，或配大黄、黄连、冰片研末调敷。

（3）湿疹及皮肤溃烂。生地榆配白鲜皮、苦参、地肤子、蛇床子、白毛夏枯草、徐长卿、生薏苡仁等可治疗湿疹渗液较多并伴身痒，亦可用治带状疱疹。

（4）疮疡痈肿。本品能清热解毒消肿，用治体内外疮疡痈肿，无论成脓与否，均可用之。外疡可用地榆煎液熏洗，或湿敷患处，亦可用单味生地榆捣烂外敷肿毒疮疡未溃之处，可消散肿毒。用生地榆配当归、川芎、赤芍、丹皮、连翘、野菊花、蚤休、生甘草等煎服可治疗急性溃疡性结肠炎、阑尾脓肿、化脓性胆管炎、肺脓疡等。

（5）食管炎。本品清热凉血，能保护食管黏膜，用治灼伤、硬物擦伤。我也喜用本品治疗反流性食管炎及热食烫伤食道者。本品也治萎缩性胃炎，我常用生地榆配冬凌草、石见穿、大黄、玄参、生地、藤梨根、赤芍、甘草、乌梅、石斛等治之。

各种内、外伤因实热火毒引起的出血，食管灼伤热痛，胃内灼痛，胃、肠、宫腔有湿热者，久泻久痢且大便夹黏液脓血，月经过多、崩漏下血，舌质暗红，苔黄腻，脉弦数或细数等，皆为我用地榆之指征。

生地榆与地榆炭相较：生地榆凉血止血、清热解毒作用较强，多用于水火烫伤、热毒疮疡。地榆炭收敛止血作用强，多用于便血、痔血、妇科崩漏下血等。

【用法】本品生用内服：15～20g，大剂量可用至30g。水煎。或入丸、散剂服用。外用：适量，解毒消肿敛疮多生用，各种血热致血证宜生用或炒炭用。虚寒性出血、脾气虚或脾胃阳虚者不宜用之。本品能清利湿热，但又能固涩。故对湿热壅盛的病症早期不宜用之，以防留邪。妇科出血辨属虚寒者，也不宜用之。

（徐凯　整理）


# 海　藻

【药名】海藻（别名：落首），在《神农本草经》后的本草文献中又名海萝、石衣、水苔、石发等。

【经文】海藻，味苦，寒。主瘿瘤气，颈下核。破散结气，痈肿，癥瘕，坚气，腹中上下鸣。下十二水肿。

【文译】海藻，味苦，性寒。主治颈部瘿瘤及身体其他部位如颈项、腋下、腹股沟等处的结核、肿块，能消散积聚之气，治疗痈肿、腹部癥块，能消散腹中积气肠鸣。能祛除多种水肿。

【药源】本品为马尾藻科植物海蒿子或羊栖菜的干燥藻体，主产于辽宁、山东、福建、浙江、广东等沿海地区。夏、秋二季采捞，除去杂质，淡水洗净，切段晒干用。以色黑褐、霜盐少、枝嫩无砂石者为佳。

【药理】羊栖菜和海蒿子均含有褐藻酸、甘露醇、钾、碘、灰分等。海蒿子还含马尾藻多糖、岩藻甾醇等。羊栖菜还含羊栖菜多糖A、B、C及褐藻淀粉。羊栖菜对枯草杆菌有抑制作用。褐藻酸硫酸酯有抗高脂血症作用，又可降低血清胆固醇并减轻动脉粥样硬化。褐藻酸有类似肝素样作用，表现为抗凝血、抗血栓、降血黏度及改善微循环作用。海藻多糖对Ⅰ型单纯疱疹病毒有抑制作用。海藻因含碘化物，对缺碘引起的地方性甲状腺肿大有治疗作用，并对甲状腺功能亢进，基础代谢率增高有暂时抑制作用，海藻水浸剂有降压作用。

【文摘】

《名医别录》　疗皮间积聚，暴癀，留气，热结，利小便。

《食疗本草》　主起男子阴气，常食之，消男子溃疾。

《药性本草》　治气痰结满，疗疝气下坠，疼痛核肿，去腹中雷鸣，幽幽作声。

《海药本草》　主宿食不消，五膈痰壅，水气浮肿，脚气，奔豚气。

《本草蒙筌》　治项间瘰疬，消颈下瘿囊；利水道，通癃闭成淋，泻水气，除胀满作肿。

《本草纲目》　海藻，咸能润下，寒能泻热引水，故能消瘿瘤、结核、阴溃之坚聚，而除浮肿、脚气、留饮、痰气之湿热，使邪气自小便出也。

《本草崇原》　海藻，其味苦咸，其性寒洁，故主治经脉外内之坚结。瘿瘤结气，颈下硬核痛痛肿，乃经脉不和而病结于外也。癥瘕坚气，腹中上下雷鸣，乃经脉不和而病结于内也。海藻主通经脉，故治十二经水肿，人身十二经脉流通，则水肿自愈矣。

《本草新编》　海藻，专能消坚硬之病，盖咸能软坚也，然而单用此一味，正未能取效，随所生之病，加入引经之品，则无坚不散矣。

《本草经疏》　脾家有湿者勿服。

【今用】**天津市名老中医王士相**　根据余临床体会，用海藻、昆布等含碘药物治疗甲亢，并不能取得稳定的效果。根据现代医学，含碘药物不能根治甲亢，只是在甲状腺危象时，暂时用以控制病情。常见甲亢患者，长期、大量服用海藻、昆布等药，非但无效，反而会使甲状腺变硬。依余之意见，重症甲亢患者，开始治疗时，于上述辨证论治诸法中，酌加海藻、昆布各6～9g，可提高疗效，服药10日左右，即应停用海藻、昆布。（详见《名老中医医话》）

【师说】海藻，其味微苦、咸，性寒。归肝、胃、肾经。能消痰软坚散结，利水消肿。其功效应用如下。

（1）消痰软坚散结。本品咸能消痰，多用于痰气胶结，痰凝滞聚成块状。可用海藻治疗以下病证。①瘿瘤。可用海藻配昆布、杏仁、牛蒡子、浙贝母、土贝母、山慈菇、射干、夏枯草、玄参、牡蛎以治瘿瘤，如甲状腺肿大质硬，或囊性增生漫肿等。清代医家陈实功所著《外科正宗》里的海藻玉壶汤（海藻、贝母、陈皮、昆布、青皮、川芎、当归、半夏、连翘、甘草节、独活、海带）中即用海藻，另配莪术，用治瘿瘤初起，或肿，或硬，尚未破溃者。此中也包括甲状腺癌肿等。②瘰疬。一切顽痰胶结之瘰疬，皆可用海藻配昆布、牛蒡子、柴胡、黄芩、连翘、防风、玄参、皂角刺、夏枯草、牡蛎、浙贝母等治之。③疝气、睾丸肿痛。海藻能治疝气偏坠、睾丸肿痛、肠鸣有声。我用海藻配橘络、昆布、川楝子、柴胡、荔枝核、桃仁、延胡索、木香行气活血、消肿散结，可治疝坠等。

近年来，我治脂肪瘤多例，其中一例患者周身有大小不等的脂肪瘤 100 多个，大者如乒乓球大，小者如花生米、豆粒大，病历年余。平素多食荤油鸡蛋炒饭，几乎每天吃一次，结果出现周身脂肪瘤，呈囊状、可活动，不痛。我即用海藻配昆布、夏枯草、浙贝母、牡蛎、皂角刺、白芥子、莱菔子、生薏苡仁、枳壳、法半夏、生山楂、荷叶、茯苓、泽泻、陈皮等治之，治疗近半年，终使"痰核"消之无余。此亦从"痰核"入手而治效。

（2）利水湿、消肿胀。海藻能利小便，对水气浮肿、脚气、痰饮留聚而成肿胀者，用之能除胀满，消水肿。我用之配伍茯苓、炒薏苡仁、猪苓、泽泻、冬瓜皮、车前子等淡渗利湿药，可使水湿从小便出而肿消。

晚近临床用海藻治疗甲状腺多种疾患，如单纯性甲状腺肿、甲状腺瘤、甲状腺癌肿等。也用之配蒲公英、金银花、连翘、王不留行等治疗急性乳腺炎。也可用海藻配昆布、柴胡、郁金、丝瓜络、王不留行、路路通、土贝母、夏枯草、莪术等治乳腺纤维瘤、小叶增生、乳腺癌早期及子宫肌瘤、腹腔肿块等，以及睾丸精索肿胀、老年人前列腺增生肿大等。

总结临床，在治疗癌肿方面也用海藻配入适证方中，可治疗胃癌、肝癌、肠癌、甲状腺癌、脑癌等，皆有一定的疗效。

经现代药理研究，本品也有降血脂、降血压、抗凝血、抗血栓、改善微循环等效用，广泛用于治疗高血压、脑梗死、高脂血症、冠心病、肺心病、肾病综合征、血栓性静脉炎、糖尿病、单纯性肥胖症、视网膜中心性阻塞等多种病症。

【用法】内服：5～10g。水煎。至于海藻配甘草，传统认为属于十八反禁忌范畴。但经临证观察，用治肿瘤、心血管疾患，二者配用疗效显著。有学者认为二者药量在 2：1 或 3：1 范围内应用能起协同作用。若按 1：1 比例配用则用药后会有泛泛欲吐不适感。脾胃虚寒者及甲状腺功能亢进者应慎用或不用本品。

（徐凯　整理）

# 泽　兰

【药名】泽兰，（别名：虎兰、龙枣），在《神农本草经》后的医药文献里中又有甘露秧、小泽兰、奶孩儿等称谓。

【经文】泽兰，味苦，微温。主乳妇内衄，中风余疾，大腹，水肿，身面、四肢浮肿，骨节中水，金疮，痈肿，疮脓。

【文译】泽兰，味苦，性微温。主治妇人产后体内脏腑因出血而有瘀血，伤风遗留的疼痛，腹水，头面、躯干、四肢浮肿，以及骨节关节腔内有积液，金刃创伤有瘀血以及痈肿破溃流脓。

【药源】本品为唇形科植物毛叶地瓜儿苗的地上部分，我国各地均有分布。原植物生于沼泽地、水边潮湿处。耐寒，不怕水涝，以向阳、土层深厚、富含腐殖质的壤土或沙壤土最宜生长。

【药理】本品含有挥发油、葡萄糖苷、鞣质、树脂、黄酮苷、酚类、皂苷、氨基酸、有机酸、水苏糖、半乳糖、果糖等。主要化学成分为三萜酸类及酚酸类。具有抗凝血、改善血液流变、抗血栓、改善微循环等作用，泽兰制剂有强心及促进胃肠平滑肌蠕动作用。

【文摘】

《名医别录》　甘，无毒。（主）产后、金疮内塞。

《雷公炮炙论》　入小肠经。能破血，通久积。

《日华子本草》　通九窍，利关脉，养血气，破宿血，消癥瘕，产前产后百病，通小肠，长肉生肌，消扑损瘀血，治鼻洪吐血，头风目痛，妇人劳瘦，丈夫面黄。

《药性本草》　味苦、辛。主产后腹痛，频产血气衰冷成劳，瘦羸。又治通身面目大肿，主妇人血沥腰痛。

《本草纲目》　兰草走气道，泽兰走血分，虽是一类而功用稍殊……《荀子》云，泽、芷以养鼻，谓泽兰、白芷之气芳香，通乎肺也。

《景岳全书》　泽兰善清血和血，治吐血衄血，疗妇人产前产后诸血不调，破宿血，除腹痛，清新血，利关节，通水道，除癥瘕，消扑损瘀血，并治金疮痈肿疮脓，用在清和，故为妇人要药。

《明医指掌》　泽兰味苦，（治）产后血晕，肢体虚浮，打扑伤损。

《本草经疏》　泽兰，苦能泻热，甘能和血，酸能入肝，温通营血。佐以益脾土之药，而用防己为之使，则主大腹水肿，身面四肢浮肿，骨节中水气……总其泻热和血，行而带补之能也。

《本草通玄》　泽兰，芳香悦脾，可以快气，疏利悦肝，可以行血，流行营卫，畅达肤窍，遂为女科上剂。

《玉楸药解》 泽兰，味苦，微温，入足厥阴肝经。通经活血，破滞磨坚，胎产俱良，癥瘕颇善，止腰腹疼痛，消痈疽热肿，跌打吐衄能疗。辛温香散，行血破瘀，经脉安胎，一切痈疽癥瘕，金疮扑打、吐衄诸证皆医。而气味和平不伤，迅利行经化结之良品也。

《医方十种汇编》 行水活血，能开九窍，通关节，利宿食，调月经，破癥瘕，消水肿。凡产后血淋腰痛，止吐血衄血。治目痛，风瘫痈毒，扑损。入于补气补血之剂则消中有补，不致损真气。

《本草分经》 泽兰，苦甘辛香微温，性和缓入肝脾血分而行血，独入血海攻击稽留，通经破瘀散郁舒脾。

《徐大椿医书全集》 入足太阴、厥阴，泻热、行血、利窍、消肿，为产科专药。无瘀勿用。按：泽兰走血分，消水肿，是治血化为水之专药。

《罗氏会约医镜》 能入血分，行而带补，为妇科要药。治胎前产后诸血不调，破瘀血，理月经，化癥瘕，及产后血沥腰痛，散水肿，疗扑损，头风目痛，追痈肿疮脓，长肉生肌。气味和平，诸病悉效，服之无偏胜之患。"

【今用】民国时期岭南名医卢朋著 泽兰甘苦，微温。和血有消瘀之能，利水有消蛊之效。李中梓曰：泽兰补而不滞，行而不峻，为产科要药。李时珍曰：泽兰气香而温，味辛而散，阴中之阳，足太阴厥阴经药也。脾喜芳香、肝宜辛散，脾气舒则三焦通利而正气和，肝郁散则营血流行而病邪解。苏颂曰：为女子方中所急用，良不谬也。……顾松园曰：泽兰利水消蛊者，乃血化为水之水，非脾虚停湿之水也。又曰：行而带补，服之无偏盛之忧。（详见《卢朋著方药论著选》）

广东名中医冯宗文 泽兰，苦、辛，微温。功能活血调经，利水消肿。归肝、脾经。为妇科经产常用药。应用如下。①活血调经。用于血瘀经闭、痛经等。常配当归、川芎、牛膝等。方如柏子仁丸、经验方解毒调经汤。②活血止血。用于血滞冲任、胞宫所致之崩漏，出血时多时少。日久不止，腹痛，血块下则痛减。常与赤芍、川芎、桃仁、红花、卷柏等配伍。如经验方活血化瘀方。③治产后腹痛。如产后瘀滞腹痛。配药如经验方益母生化汤、当归芍药散加泽兰等。④利水消肿。如经期、产后以及妇女经常浮肿少尿等。常配黄芪、防己、茯苓、白术等。方如黄芪防己汤、五皮散加入泽兰。此外，还用于跌打损伤，疮疡肿毒。（详见《中医妇科用药十讲》）

湖南名中医李传课 泽兰味苦、辛，性微温，归入肝与膀胱经。以活血消肿为长。活血化瘀：用于气滞血瘀之球结膜下出血、前房出血、眼底出血及内出血而日久不消者，常与丹参、川芎等药配伍。活血消肿：用于中心性浆液性视网膜脉络膜病变之水肿期，常与茯苓、车前子等药配伍。（详见《李传课眼科诊疗心得集》）

山东中医药大学李克绍 泽兰，苦、辛，微温，入脾、肝经。活血破瘀，通经行水。用于经闭癥瘕，产后腹痛、产后小便淋漓腹痛、身面浮肿。此外又用

以消肿散结，缓和疼痛，以治损伤瘀肿及痈肿疮毒等。（详见《李克绍医学全集·中药讲习手记》）

**浙江名医周幸来** 药对佩兰、泽兰为临证常用活血化瘀、利水消肿药。……佩兰味辛性平，气味芳香，归入脾、胃、肺经，擅长解暑化湿，又能醒脾开胃、辟秽和中，朱丹溪曰其"能散久积陈郁之气"，乃临证常用解暑化湿辟秽之品。主治湿温初起寒热身重、胸闷痞满、舌苔白腻或黄腻；湿困中焦，脘痞不饥、恶心呕吐；湿热困脾，浊气上泛所致口中甜腻、口臭多涎之"脾瘅"证；肝郁乘脾所致之脘胁疼痛、纳呆便溏等证。《本草纲目》说其"消痈肿，调月经""兰草、泽兰气香而温，味辛而散，阴中之阳，足太阴、厥阴经药也。脾喜芳香，肝宜辛散，脾气舒，则三焦通利而正气和；肝郁散，则营卫流行而病邪解。兰草（佩兰）走气道，故能利水道，除痰癖，杀蛊辟恶，而为消渴良药；泽兰走血分，故能治水肿，除痈毒，破瘀血，消积聚，而为妇人要药。虽是一类，而作用稍殊"。《本草便读》道"佩兰，作用相似泽兰，而辛香之气过之，故能解郁散结，杀蛊毒，除陈腐，濯垢腻，辟邪气，至于行水消痰之效，二物也相仿耳，但泽兰治水之性为优，佩兰理气之功为胜，又为异也"。泽兰味苦、辛，性微温，入于血分，功善活血化瘀，行水消肿。主治血瘀经闭，痛经，产后瘀滞腹痛；水肿，腹水；跌打损伤，血瘀肿痛；痈肿疮疖，蛇虫咬伤等证。血不利则为水，瘀血阻滞，气机失调，水液运行障碍，导致水湿内停，而水湿内停又不利于瘀血的消散，佩兰与泽兰相伍，皆具辛散之性，一入血分，一入气分，活血化瘀，利水消肿，对瘀血兼有水湿之患其效尤著。……用于水肿、小便不利等证，证属湿阻血瘀型者（见于心源性水肿等）。（详见《中医临证药对应用丛书·心血管疾病临证药对》）

【师说】泽兰，其味苦、辛，性微温。归肝、脾经。具有活血化瘀、利水消肿等功效。我常用之治疗以下病证。

（1）湿滞水肿。本品辛香而温，能散。可行气利水祛湿，故能治疗臌胀、水肿等。①水肿。泽兰走血分，可治产后血虚浮肿，可用泽兰配益母草、防己、泽泻、车前子、瞿麦、萹蓄、猪苓等治之。②臌胀。泽兰能入肝经，为治足厥阴肝经病证之要药。泽兰配楮实子、赤小豆、路路通等，对肝肾阴虚型肝硬化腹水效佳。此方为江苏已故名医邹良材教授经验方——兰豆枫楮汤。如腹胀大者，加大腹皮；纳差者，加焦白术、炒枳实、炒谷芽、炒麦芽等；黄疸者，加茵陈；便干、眠不安者，加柏子仁、黑芝麻、茯神、酸枣仁；血虚阴伤者，加丹参、枸杞子等。本方还可加泽泻、萹蓄、瞿麦、麦芽、神曲等，治疗肝硬化腹水伴腹胀、纳呆等证。

（2）妇科病症。泽兰能行气散结而不伤正气，也能疏肝和营，活血化瘀，最宜用治妇科病症。①痛经。妇女经血不调，止而复来，伴小腹疼痛者，我常用泽兰配丹皮、川芎、当归、延胡索、莪术、三棱、白芍、熟地、桂枝、陈皮等调经止痛。②月经停闭。我常用泽兰配当归、白芍、炙甘草、川芎、川牛膝等治疗室女闭经，或妇女经行又数月闭止者。③产后瘀痛。我常用泽兰配当归尾、牛膝、红花、延胡索、桃仁、益母草等活血化瘀药，治产后腹痛，恶露不下。上方再加乌药、木香、当归、蒲黄、香附、川芎、桃仁、牛膝，治产后腹痛为主，痛引腰背者；④胞衣不下。用泽兰配滑石、麻油，治产后胞衣不下。⑤产后血晕。泽兰配人参、荆芥、当归、川芎，可治产后气血暴虚，眼前生花，甚至闷绝不知人事，神志迷糊，身冷。⑥产后狂病。以泽兰配生地、白芍、当归、石膏、人参、甘草、白薇、川芎、柏子仁、茯苓、白术为散剂，糖水送服，治产后狂躁，脉洪数。

（3）跌打损伤。泽兰活血通经，祛瘀止痛，疏通经络祛瘀滞，可治跌仆损伤。泽兰配赤芍、当归、白芷、蒲黄、川芎、细辛、延胡索、牛膝、桃仁、桂枝、大黄、刘寄奴、苏木、地鳖虫、生地、续断等可散瘀血，止伤痛；配丹皮、牛膝、桃仁、参三七、赤芍等治内伤瘀血作痛。

（4）痈肿疮疖。泽兰味苦，可清热，多用治痈疽疮疖。本品专入血分，若配当归、川芎、合欢皮、冬瓜子、薏苡仁、桔梗、生甘草等有行瘀排脓之效。用泽兰配白芷、蒲公英、紫花地丁、柴胡、青皮、浙贝母、鱼腥草、瓜蒌皮、枳壳等可治疗乳痈。

凡跌仆损伤、急性腰扭伤、金创、肿疡；月经前后四肢浮肿；瘀滞腹痛；经闭、痛经、产后恶露不净、腹痛；高血压病下肢浮肿；舌紫黯，或有瘀斑；肾病水肿；肝病膨胀、糖尿病并发肢体浮肿等病，皆可使用泽兰。凡在月经经期，孕妇慎用。

泽兰、益母草相较：泽兰、益母草均能活血调经、祛瘀消肿止痛、利水消肿。但泽兰药性微温，药效和缓不峻，对妇科经产瘀血阻滞兼有肝郁不舒者，更为适宜，多用于治疗产后水肿、小便不利等。益母草药性偏凉，热结血瘀者用之较佳，其利尿、清热、解毒之功胜于泽兰，除治疗妇女经产血滞病症外，亦可用治水肿病。

泽兰、泽泻两者相较：两者均有利水消肿之功，用治水肿见小便不利者。泽兰苦、辛，微温，利水消肿之力不如泽泻，但擅于活血化瘀调经，主治妇女血瘀经闭、痛经、产后瘀滞腹痛等，为治妇科经产病证良药。泽泻味甘、淡，性寒，擅于利水渗湿，除用治水肿小便不利外，并能泻热，尤擅泻肾与膀胱之热，对下焦湿热病证更为适宜。

【用法】内服：15～30g。水煎。外用适量。煎水熏洗患处。无瘀滞者慎用，女子处于月经期者及孕妇皆应慎用。

（陶方泽 整理）

# 防 己

【药名】防己（别名：解离），在《神农本草经》后的本草文献中又名石解、汉防己、白木香、倒地拱等。

【经文】防己，味辛，平。主风寒温疟，热气，诸痫，除邪，利大小便。

【文译】防己，味辛，性平。主治外感风寒表证及先热后寒之温疟，也治热邪致病及各种痫证，能祛除邪气，能通利大小便。

【药源】本品为防己科植物粉防己及马兜铃科植物广防己的干燥根。前者习称"汉防己"，主产于安徽、浙江、江西、福建等地；后者习称"木防己"，主产于广东、广西、云南等地。秋季采挖，洗净，除去粗皮，切段，粗根纵切两半，晒干，切厚片用。以块大、粗细均匀、质坚实、粉性足者为佳。

【药理】汉防己（粉防己）含粉防己碱（即汉防己甲素），防己诺灵碱，轮环藤酚碱，氧防己碱，防己斯任碱，小檗胺，2，2'-N，N-二氯甲基粉防己碱，粉防己碱A、B、C、D。木防己（广防己）含马兜铃酸，木兰花碱，尿囊素，马兜铃内酰胺，β-谷甾醇等。防己对心肌缺血再灌注损伤有保护作用，能增加冠脉流量，改善心排血量，对血管平滑肌有松弛作用，对冠状血管有明显的扩张作用，降压，抗心律失常，抗炎，抗血小板聚集，抑制矽肺纤维化，抗过敏，镇痛，抗菌和抗阿米巴原虫，降血糖，抗肿瘤。

【文摘】

《名医别录》 疗水肿，风肿，去膀胱热，伤寒寒热邪气，中风手足挛急，止泄，散痈肿恶结，诸瘑疥癣虫疮，通腠理，利九窍。

《药性本草》 汉防己：治湿风口面㖞斜、手足疼，散留痰，主肺气嗽喘。木防己：治男子肢节中风毒风不语，主散结气痈肿、温疟、风水肿，治膀胱。

《医学启源》 汉防己，气寒，味大苦，疗胸中以下至足湿热肿盛、脚气，补膀胱，去留热，通行十二经。

《珍珠囊补遗药性赋》 防己治风热拘挛。味辛，平，温，无毒。治水肿风肿，去湿止嗽。

《医方集解》 防己大辛苦寒，通行十二经，开窍泻湿，为治风肿水肿之主药。

《本草拾遗》 汉（防己）主水气，木（防己）主风气，宣通。

《本草求真》 防己，辛苦大寒，性险而健，善走下行，长于除湿通窍利道，能泻下焦血分湿热及疗风水要药。……己有二种，曰汉曰木，治风须用木防己，治水须用汉防己。

《现代实用中药》 效用：汉防己治风湿、口面㖞斜、手足拘痛，去膀胱热，通二便，疗水肿、风肿。

《临床应用汉方处方解说》 药效：利尿、镇痛。用途：心脏病，水肿，神经痛，关节炎，风湿病。

【今用】**北京著名医家章次公** 倭麻质斯为运动器官疾患，有急慢性两种：急性者，即我国古籍上"白虎历节痛"，又名"白虎痛风"，见《外台秘要》；慢性者，即近世所谓"筋骨疼痛"，亦即《内经》痛痹之类。古代医籍，论"历节""痛痹"，大抵以湿字赅之。所谓风湿相搏、湿阻络脉、湿痹等皆是也。古人既认定此种病属于湿，以防己能治此种病，故谓防己能祛湿。西医籍急慢性偻麻质斯之病因，最近无确切之报告，故亦谓本病高燥地方不常见，卑湿洼下之墟落多有之。又谓本病与时节颇有关系，天气寒冷、晴雨不常之际多见之。至诱发本病，则感冒与居处潮湿为最重要。然则古人谓此病之属于湿，亦非全无意义者。西医治偻麻质斯往往束手，自"喜挪美仁"（防己制剂）提出后，治愈者不可胜数。中药功效之不可思议，盖往往类此。（详见《章次公医术经验集》）

**北京著名医家焦树德** 防己有汉防己和木防己两种，作用大致相同。但仔细分析，也微有不同，一般说汉防己偏于祛湿利水，治下焦湿热、下半身水肿、湿脚气时适用；木防己偏于祛风通络，止痛，治上半身水肿及风湿疼痛时适用。若处方上只写防己，药店一般习惯即给"汉防己"，如需选用木防己时，药方上一定要写明"木防己"。

通草甘淡，祛气分之湿热；防己苦寒泻血分之湿热。木瓜酸温，化湿兼能舒筋活络，善治筋挛、足痿；防己苦寒，利水兼能通络泻热，善治水肿、脚气。

据现代报道，木防己有治各种神经痛的作用，可用于肋间神经痛、结核胸痛、各种肌肉痛、肩凝、闪挫、胃痛、月经痛等。

防己用量一般 3～9g。本品大苦大寒，不宜大量使用，恐害胃伤中。近代报道汉防己用小剂量可使尿量增加，用大剂量反使尿量减少。本品性善行，阴虚及无湿热实邪者忌用，热在气分也不宜用。（详见《用药心得十讲》）

**云南名老中医李幼昌** 早年随父下乡访友，时值暮春三月，草长莺飞，漫步乡间小路，令人神清气爽。行至一村寨，适见村中大树下，有一老妪正在叫卖"治手疼脚疼药"，围观乡农甚众，并争相购买。家父（全国名医李继昌先生）见此情景，出于好奇之心，乃住步不行，欲探究竟，遂躬身向一老翁询问：老妪所卖何药，所治何病，购药者何以如此之众？听完老翁所言，方知老妪所卖者系一味中草药，碾为粗末，以纸分包，每包 1 剂，以水煎服，专治四肢关节疼痛之病，此间乡农过去曾多次购买过老妪之药，服后确有效果，相互传颂，是故方有众多乡农购买。家父闻此药有如是之妙，亦向老妪购得一包，回寓后，经向几位有经验之老药工请教，方知此乃中药防己是也。因思防己治痹，方书早有记载，确有祛风除湿、止痛利水之功，只是尚未料及有如此之效，常言道"单方气死名医"，实不谬矣。自此以后，家父每治风寒湿痹或湿热痹痛，均喜用此药，在辨清痹之寒热前提下，将此药配入相应的治疗方中，往往收到良好效果。（详见《李幼昌临床经验选集》）

**上海名中医邵长荣** 阻塞性肺气肿，随着病情反复发作，会致静脉回流受阻，加重右心负担，出现面部和下肢浮肿的现象，此时可用防己配薏苡仁，取防己利水而平咳喘，薏苡仁健脾而化饮。两药合用，既加强了利水功效，又提高了人体免疫功能，可防止支气管黏膜的反复感染。（详见《邵长荣肺科经验集》）

**河北名老中医王国三** 王老善于应用汉防己治疗水肿以及肝硬化腹水。兹举例如下。王某，男，54岁，患乙型肝炎、肝硬化腹水，在开滦医院住院治疗，西医给予利尿、补充蛋白等支持疗法，疗效不佳，病情时好时坏。2007年6月27日慕名来王老处就医。刻下：患者消瘦，语言低微，行动困难，腹胀如鼓，脐突，阴囊肿胀，舌质淡红、苔略腻，脉沉缓。王老通过四诊合参，辨证为肝肾阴亏，脾虚水湿内停。处方：西洋参粉6g，苍术30g，怀牛膝30g，川牛膝30g，冬瓜皮24g，墨旱莲30g，车前子30g（包煎），焦山楂、焦神曲、焦麦芽各9g，鸡内金18g，汉防己40g，7剂。7月6日二诊：患者双下肢水肿减轻，阴囊处水肿减轻，仍腹胀、脐突，王老认为药已见效，继用前方。汉防己加至60g，7剂。7月13日三诊：患者双下肢水肿已消退，阴囊已无水肿，腹胀减轻，脐仍突起，前方加葶苈子24g，继用7剂。

王老认为，肝硬化腹水，中医病因病机为肝肾阴虚，气滞血瘀，脾失健运。此急症理应攻逐水邪，应用峻猛之药，如十枣汤、舟车丸之类，此类药虽可解一时之快，但易出现上消化道出血之类坏证，应缓缓图功。王老在几十年临床过程中应用此方（消水汤），重用汉防己，治愈肝硬化腹水患者无数。（详见《王国三临证经验集》）

**赣南名医廖家兴**　防己、木通似有溶解与排泄尿酸盐的作用，余常用此两药治疗尿路结石，有送动结石之功。（详见《杏林医选·江西名老中医经验选编》）

**北京医家施奠邦**　防己有木防己、汉防己之分，但历来名目混乱。近代以广防己及汉中防己为木防己，粉防己为汉防己。汉防己外棕内白，粉性足；木防己外黄根大而空虚，心有车轮纹，味苦而性寒。汉防己偏于利水湿，木防己偏于通经络。从汉防己中提取的粉防己碱，可治疗高血压。我仿其意，用汉防己15～30g入煎剂，效较佳，可补前人之不足。（详见《百家名医临证经验》）

【师说】防己，乃当今临床上常用之药。其中用之较多的为防己科植物粉防己的根，习称为汉防己。其味苦、辛，性寒。归入膀胱、肺经。具有祛风湿、止痛、清热利水等功效。其临床应用如下。

（1）祛风除湿，宣痹止痛。本品辛散苦燥，芳香温通，能温经止痛，为治风湿痹痛常用之品。例如：我常用之配伍穿山龙、青风藤、络石藤、麻黄、桂枝、海风藤、苍术、白术、僵蚕、全蝎、制川乌、羌活、独活等治历节风致寒湿滞阻关节而作疼痛不已；若以之配伍杏仁、滑石、木通、石膏、栀子、连翘、秦艽、薏苡仁、白芥子、海桐皮、姜黄、赤芍、半夏、蚕沙、银花藤等，能清化湿热、宣痹通络，专治湿热痹痛如风湿性关节炎急性发作期，甚或有关节腔积液者，也用治痛风性关节炎、类风湿性关节炎等急性发作期。

（2）通利小便，通淋消肿。本品性善走下，能通利小便，通淋消肿。我用本品治疗以下病证。①水肿。防己可泻下焦湿热，为治疗水肿之要药。可用汉防己配紫菀、赤茯苓、桑白皮、木通、泽泻、猪苓、生薏苡仁、车前子等治疗湿热壅盛之全身尽肿及小便不利等慢性肾病水肿、妊娠水肿、特发性水肿、糖尿病肾病等。②臌胀。汉防己配苍术、白术、川牛膝、怀牛膝、半边莲、大腹皮、生姜衣等可健脾活血祛水，主治水臌（肝硬化腹水）。③淋证。用汉防己配防风、冬葵子、瞿麦、萹蓄、木通、川牛膝等可治疗热结膀胱所致小便淋涩不通而尿痛。④湿脚气。本病可见足胫肿痛，用汉防己配海桐皮、生薏苡仁、木通、木瓜、蚕沙、桂枝、独活、牛膝等利湿通脉之品治之，能消肿止痛。

（3）宣肺祛痰，止咳平喘。汉防己能消散肺脏痰饮，以治肺壅喘嗽。凡慢性支气管炎、支气管哮喘等见喘嗽伴两胁胀痛、难以安卧，辨证属痰饮内聚于肺者，可用汉防己配杏仁、紫菀、法半夏、茯苓、白芥子、苏子、莱菔子、葶苈子、陈皮、生姜、桔梗、大枣、甘草等，宣肺平喘、理气化痰以治之。汉防己亦治肺痿咯血多痰者，可见于今之肺不张、支气管扩张咯血、矽肺等。

（4）风热疮毒，湿痒。本品清利湿毒之力较强。可用本品配苦参、白鲜皮、地肤子、蛇床子、白毛夏枯草、徐长卿等治疗风疹、湿疹；用本品配入仙方活命饮（白芷、贝母、防风、赤芍、当归尾、甘草节、皂角刺、穿山甲、天花粉、乳香、没药、金银花、陈皮）、五味消毒饮（金银花、野菊花、蒲公英、紫花地丁、紫背天葵）等方中，可治疗体表疮疖红肿疼痛者。

多年来，对水肿、臌胀、痰饮、关节痹痛，尤其对湿热阻滞经络致关节红肿热痛、关节腔积液、小便少而黄赤者，我必用此药。

此外，汉防己有显著的降压作用。我常用汉防己配决明子、茺蔚子、钩藤、天麻、怀牛膝、桑寄生、杜仲等治疗高血压病。本品能升高血清胰岛素，可治糖尿病。本品有抗过敏作用，还可治疗心源性水肿，调治心律失常，扩张冠脉血管，并可治慢性心衰。本品功效善走下行，长于透窍、利水道。本品还能松解平滑肌、横纹肌而有止痛作用，可治痛经及经前期紧张症等。

汉防己、木防己相较：二者功效虽然相似，均能祛风湿、止痛、利水消肿，但又各有所长，且毒性不同。汉防己为防己科植物粉防己（多粉性）的根，故又称粉防己，在当今临床应用广泛，毒性较小，长于祛湿利水，常用治下焦湿热、下半身水肿、湿脚气等。木防己为马兜铃科植物广防己的根，长于祛风止痛，多用于风湿痹痛。此二种功效虽相近，但木防己毒性较大，对肝、肾易损伤，故当今已将此不再入药。因此，当今临床用药则以汉防己（粉防己）为主。

【用法】内服：10～15g。水煎。本品为苦寒之品，易伤胃气，故胃气虚寒、胃纳不佳及体弱、阴虚者、内无湿滞者、产后血虚浮肿者，均当慎用。

（徐凯　整理）

# 牡丹（牡丹皮）

【药名】牡丹（别名：鹿韭、鼠姑等），在《神农本草经》后的本草文献中又名丹皮、粉丹皮、牡丹皮等。

【经文】牡丹，味辛，寒。主寒热，中风瘛疭，痉，惊痫邪气。除癥坚，瘀血留舍肠胃。安五脏，疗痈疮。

【文译】牡丹，味辛，性寒。主治寒热病，能治内外风邪侵袭人体导致抽搐、痉挛、惊风，以及癫痫等邪气。能祛除坚固的腹部肿块及停留在肠胃的瘀血，能使五脏充实协调，也能治疗疮痈。

【药源】本品为毛茛科植物牡丹的干燥根皮，产于安徽、山东等地。秋季采挖根部，除去细根，剥取根皮，晒干入药。生用或酒炙用。以条粗、皮厚、断面色白、粉性足香气浓、结晶物多者为佳。

【药理】本品主要化学成分为牡丹酚、牡丹酚苷、牡丹酚原苷、牡丹酚新苷，并含芍药苷、氧化芍药苷、苯甲酰芍药苷、没食子酸、挥发油、植物甾醇、苯甲酸、蔗糖、葡萄糖等。具有抗炎抑菌、抑制血小板聚集、降压、解热、降温、镇痛、镇静及抗惊厥作用，以及降低心排血量、增加冠脉血流量、抗动脉粥样硬化、利尿、抗溃疡、抗早孕等作用，还有抗癌、消除自由基、抑制溶血反应等作用。

【文摘】

《名医别录》 除时气头痛，客热五劳，劳气头腰痛，风噤癫疾。

《药性本草》 能治冷气，散诸痛，治女子经脉不通，血沥腰痛。

《日华子本草》 除邪气，悦色，通关腠血脉，排脓，消扑损瘀血，续筋骨，除风痹，落胎下胞，产后一切女人冷热血气。

《开宝本草》 除时气，头痛，客热，五劳，劳气，头腰痛，风噤，癫疾。

《药类法象》 治肠胃积血，及衄血、吐血之要药，犀角地黄汤中之一味也。

《本草纲目》 和血生血凉血，治血中伏火，除烦热。

《本草经疏》 牡丹皮禀季春之气，而兼得乎木之性，阴中微阳，其味苦而微辛，其气寒而无毒，其色赤而象火，故入手少阴、厥阴，足厥阴，亦入足少阴经。辛以散结聚，苦寒除血热，入血分凉血热之要药也。寒热者，阴虚血热之候也。中风瘛疭，痉惊痫，皆因阴虚内热，荣血不足之故。热去则血凉，凉则新血生阴气复，阴气复则火不炎，而无热生风之证矣，故悉主之。痈疮者，热壅血瘀而成也，凉血行血，故疗痈疮。辛能行血，苦能泻热，故能除血分邪气，及癥坚瘀血留舍肠胃。脏属阴而藏精，喜清而恶热，热除则五脏自安矣。《别录》：并主时气头痛，客热五劳，劳气头腰痛者，泻热凉血之功也。甄权：又主经脉不通，血沥腰痛，此皆血因热而枯之候也。血中伏火非此不除，故治骨蒸无汗，及小儿天行痘疮血热。东垣谓心虚肠胃积热，心火炽甚，心气不足者，以牡丹皮为君，亦此意也。忌胡荽。赤花者利，白花者补。

《本草蒙筌》 味辛、苦，气寒。阴中微阳。无毒。经入足肾少阴，及手厥阴包络。忌胡蒜，畏菟丝。凉骨蒸不遗，止吐衄必用。除癥坚瘀血留舍于肠胃中，散冷热血气攻作于生产后。仍主神志不足，更调经水欠匀。治风痫定搐止惊，疗痈肿排脓住痛。

《药性解》 牡丹皮，味辛苦，性微温，无毒，入肝经。治一切冷热气血凝滞、吐衄血瘀积血、跌扑伤血、产后恶血，通月经，除风痹，催产难。畏菟丝子，忌蒜。

《本草备要》 泻伏火而补血。

《本经逢原》 牡丹皮入手、足少阴厥阴，治血中伏火，故相火胜肾，无汗骨蒸为专药。《神农本草经》主寒热，中风瘛疭，惊痫等证，以其味辛气窜，能开发陷伏之邪外散。惟自汗多者勿用，为能走泄津液也。痘疹初起勿用，为其性专散血，不无根脚散阔之虑。王安道云：志不足者，足少阴病也，故仲景肾气丸用之。后人惟知黄柏治相火，不知丹皮之功更胜也。又癥坚瘀血留舍肠胃，及阴虚吐血、衄血必用之药，以能行瘀血，而又能安好血。有破积生新，引血归经之功，故犀角地黄汤用之。凡妇人血崩，及经行过期不净，属虚寒者禁用。又赤者利血，白兼补气，亦如赤、白芍药之义。诸家言其性寒，安有辛香而寒者乎？

《本草崇原》 牡丹根上生枝，皮色外红紫，内粉白，命名曰牡丹，乃心主血脉之药也。始生西北，气味辛寒，盖禀金水相生之气化。寒热中风，瘛疭惊痫。邪气者，言邪风之气，中于人身，伤其血脉，致身发寒热，而手足瘛疭，面目惊痫。丹皮禀金气而治血脉之风，不渗灌于络脉，则留舍肠胃，而为癥坚之瘀血，丹皮辛以散之，寒以清之，故主除焉。花开五色，故安五脏，通调血脉，故疗痈疮。

《得配本草》 牡丹皮清神中之火以凉心；地骨皮清志中之火以安肾。丹皮治无汗之骨蒸，地骨皮治有汗之骨蒸。

【今用】**著名医家章次公** 古人以牡丹皮、赤芍为凉血要药，故叶派医生在湿温舌绛红、脉疾数时，以为邪陷营分，非清血不可，每以牡丹皮为要药。予从邪陷营分一语，进求病理之所以然。凡湿温证而致舌红绛之时，血中病毒，必然弥漫，此时用牡丹皮，或者有排出毒素之功效。唯其或有排出毒素之功效，故前贤以牡丹皮为凉血剂或祛瘀剂欤。（详见《章次公医术经验集》）

**安徽名老中医龚士澄** 牡丹皮能活血通经，下行力速，故热在气分、孕妇及月经过多者，均不宜用。

清阴分虚热。脾肾两虚，有偏于阳虚者，有偏于阴虚者，若偏于阴虚，即生内热。李时珍认为伏火及阴火，阴火即相火，相火与肾水相对平衡则不妄动，阴虚水亏则虚热难除，或见无汗骨蒸。传统上惯用黄柏治相火偏旺，然黄柏不入血分，而牡丹皮善于凉阴营以清虚热，可使火退而阴生，故我们素喜用之。《温病条辨》青蒿鳖甲汤（青蒿、鳖甲、牡丹皮、生地黄、知母），既养阴，又泻热，能令阴复足以制火，其中牡丹皮功用，非同一般，是此汤不独为温病而设。我们常用于肺痨骨蒸，及阴虚火旺所致之种种虚热，均有清热作用。

治肺痨咳血。我秉承师辈以牡丹皮、丹参治肺痨咳血的经验，临证每用有验。至痨病损及脾肾，仍援例用之，却疗效甚微，因而对此经验信任不足。于数次失利后我们悟到，非牡丹皮之效不著，乃用非其时耳。盖证已涉虚，株守自然不应。因加用百合、白及以润肺收敛，咳血随减。然后，试撤牡丹皮、丹参，专

视百合、白及止血功用如何，结果欠佳，因百合、白及无凉血作用之故。（详见《临证用药经验》）

**北京医家李文瑞**　牡丹皮，一般用量 6～12g，重用 25～60g，最大用至 90g。李师认为牡丹皮凉血、散瘀、止痒，与解热、抑菌、降低血管通透性等现代药理作用相合。血热所致之病证，重用方可获佳效。常在二至丸、归参丸、犀角地黄汤等方中重用。临床主要用于血小板减少症、血液病之发热、皮肤病等。服后无腹痛、腹泻等不良反应。

如治一男性 35 岁患者。全身皮肤发疹，色红有环状，身热痒甚，遇冷则缓，口干苦，纳食尚可，大便秘结，舌淡红，苔白黄，脉细滑。证属邪客血分，迫于肌肤。投予归参丸加牡丹皮 45g，升麻 10g，土茯苓 25g，甘草 3g 等。服 7 剂后皮疹减轻。再进 7 剂后，痊愈。（选自《辽宁中医杂志》）

**上海曙光医院朱家宝**　桑芝大枣牡丹皮汤治疗过敏性紫癜，桑叶 60g，黑芝麻 60g，牡丹皮 30g，大枣 15 枚。上药加水 1500mL，煎到 400mL 分 2 次服用，每日 1 剂。服药 3 日痊愈 5 例，均为男性；服药 4～7 日痊愈 4 例，均为女性；另 1 例男性因服过 1 周泼尼松治疗，故服用本方治疗 14 日才痊愈。（详见《上海中医药杂志》）

【师说】《神农本草经》中之牡丹，即今药用之牡丹皮。其味苦、辛，性微寒。归心、肝、肾经。功具清营凉血，活血化瘀，清退虚热等。其应用如下。

（1）清营凉血。本品苦、辛，性寒。能入心、肝血分，也能清解营、血分邪热，能凉血而不留瘀，活血而不妄行。我常用治温热病热入营血之身热夜甚及发斑、发疹、吐血、衄血等。可将牡丹皮与水牛角、生地、连翘、升麻、白芍、牛膝、茜草根、紫草等同用治之。

（2）活血化瘀。本品可广泛用于妇科月经不调、瘀血经闭、癥瘕积聚，以及外伤等多种瘀血病证，尤其适用于血瘀有热者。经闭、崩漏、经行先期量多、期长等月经不调兼有肝郁化火者，可用牡丹皮配栀子、赤芍、当归、川牛膝、红花、白芍等治之；跌打损伤、瘀血肿痛，可用牡丹皮配赤芍、参三七、地鳖虫、云南白药、刘寄奴、苏木、泽兰、牛膝、红花等配伍治之；妇人素有癥瘕，男子前列腺增生者，可用牡丹皮配桂枝、桃仁、皂刺、王不留行、赤芍等治之。我也常用本品治疗妇女子宫肌瘤、息肉、卵巢囊肿等。

（3）散瘀消痈。本品可用治火毒壅盛、血热瘀滞之疮痈红肿热痛。如牡丹皮配大黄、桃仁、冬瓜仁、合欢皮、生薏苡仁、甘草等治疗肠痈、肝痈，若于上方再配鱼腥草、黄芩、芦根、浙贝母、金银花、天花粉、桔梗可治疗肺痈。用牡丹皮配金银花、紫花地丁、连翘、水牛角等可治疗风火热毒及湿热所致之痈疽疔毒。本品若配生地、赤芍、冬凌草、四叶参、杠板归、土牛膝、薄荷、桔梗、甘草等可治疗咽喉红肿疼痛。

（4）清退虚热。对温热病后期余邪未尽，阴液已伤，骨蒸无汗，夜热早凉，或低热不退等症，我常以补阴药与退虚热药合用治之，如用牡丹皮配青蒿、知母、白薇、白芍、鳖甲、玄参、银柴胡等。

临证用牡丹皮可治现代医学所诊断的多种病症。如：糖尿病、冠心病、肿瘤、急性咽喉炎、肺脓疡、肝脓疡、化脓性阑尾炎、子宫肌瘤、卵巢囊肿、盆腔脓肿、前列腺增生、下肢丹毒、下肢静脉炎、皮肤疮肿、痤疮、湿疹、臁疮、蜂窝织炎、痔疮、妇女月经不调、功能性子宫出血等病症，上述病症的病程中皆有使用牡丹皮的指征存在。

凡内热伤阴，或发热见潮热夜甚；发热心烦，口干咽燥，盗汗；肝火偏旺，局部充血明显，血热显著；血证见吐血，隐隐胃痛而吐血量多，血色暗红，烦渴引饮，大便发黑；衄血以齿衄多发，色红量多，口渴，便结；妇女停经日久；舌红紫绛；舌红少津；脉细数或弦滑等，皆为我用牡丹皮之指征。

牡丹皮、地骨皮相较：两者均能退虚热、凉血，用于骨蒸潮热。丹皮长于治疗无汗骨蒸潮热，并能活血化瘀，用治经闭、痛经、癥瘕、跌打损伤等瘀血证，也用于多种痈肿初起而未成脓者。地骨皮善治有汗之骨蒸潮热，能清泻肺热，用治肺热咳喘。

牡丹皮、赤芍相较：丹皮善清血分实热，又除阴分伏热；赤芍活血散瘀之力较牡丹皮强，但其凉血清热之功不及牡丹皮，多用于热入血分之实火证及瘀血所致的胸胁刺痛，以及妇女月经不调等。

【用法】内服：10～15g。水煎。清热凉血多生用，活血化瘀宜酒炒用之。凡脾胃虚寒致便溏及妇女已孕、或妇女一向月经过多者，以及温病热在气分、血虚有寒、体质虚寒者，均不宜用丹皮。

（徐凯 整理）

# 款冬花

【药名】款冬花（别名：橐吾、颗冻、虎须、菟奚等），在《神农本草经》后的本草文献中又名冬花、款花。

【经文】款冬花，味辛，温。主咳逆，上气，善喘，喉痹，诸惊痫，寒热邪气。

【文译】款冬花，味辛，性温。主治咳嗽气上逆，吸气困难，频发喘促，咽喉肿痛，各类惊痫惊风，寒热邪气等。

【药源】本品为菊科植物款冬的干燥花蕾。主产于河南、甘肃、山西、陕西等地。每年12月或地冻前花尚未出土时采挖。除去花梗和泥沙，阴干，生用，或蜜炙用。以朵大、色紫红、无花梗者为佳。

【药理】本品主要化学成分为生物碱款冬花碱、克氏千里光碱；倍半萜成分款冬花素、甲基丁酸款冬花素酯、去乙酰基款冬花素；三萜成分款冬二醇、山金车二醇；芸香苷、金丝桃苷、精油、氨基酸及鞣质等。本品药理作用主要为止咳、祛痰、平喘等，还有抗炎、抗菌、抗结核、抗肿瘤、保护神经、减肥等作用。

【文摘】

**《名医别录》** 甘，无毒。主消渴，喘息呼吸。

**《药性本草》** 主疗肺气心促，急热乏劳，咳连连不绝，涕唾稠黏，治肺痿肺痈吐脓。

**《日华子本草》** 润心肺，益五脏，除烦，补劳劣，消痰止嗽，肺痿吐血，心虚惊悸，洗肝明目及中风。

**《医学启源》** 款冬花，辛苦，纯阳，温肺止嗽。

**《珍珠囊补遗药性赋》** 款冬花润肺，去痰嗽定喘。

**《药品化义》** 味苦略辛，性平。……味主降，气香主散，一物而两用皆备。故用入肺部，顺肺中之气，又清肺中之血。专治咳逆上气，烦热喘促，痰涩稠粘，涕唾腥臭，为诸证之要剂，如久嗽肺虚，尤不可缺。

**《本经逢原》** 润肺消痰，止嗽定喘。

**《本经疏证》** 《千金》《外台》，凡治咳逆久嗽，并用紫菀、款冬者，十方而九。……然其异在《千金》《外台》亦约略可见。盖凡吐脓血失音者，及风寒水气盛者，多不甚用款冬，但用紫菀，款冬则每同温剂、补剂用者为多。

【今用】**北京中医药大学周平安** 紫菀配款冬花，润肺化痰止咳。凡久咳不止，无论寒热均相须而用两药。紫菀温而不热，润而不燥，寒热皆宜，无所避忌。款冬花功用与紫菀绝似且味苦主降，气香主散，一物而两用兼备，专治咳逆上气，如顽咳久嗽尤不可缺。昔《千金》《外台》治咳逆久嗽，并用紫菀、款冬者十方而九，周教授临床用之，亦颇见效。（选自《周平安教授治疗顽咳用药经验举隅》）

【师说】款冬花，其味辛、微苦，性温。归入肺经。具有下气、止咳、化痰等功效。临床应用如下。

（1）止咳。本品味辛，性平而不燥，长于下气止咳，略具化痰作用。治疗咳喘无论寒、热、虚、实、新、久者，皆可用之，但又以肺寒咳嗽最宜。①凡外感风寒、内停痰饮、咳嗽哮喘者，常与解表散寒、宣肺化痰、止咳平喘之麻黄、细辛、半夏、干姜、桂枝、白芍、五味子、炙甘草等配伍治之。②本品性温不燥，亦可配知母、桑白皮、川贝母、冬瓜子、炙百部、橘红等治疗肺热咳喘。③治肺痈咳吐黄脓痰者，用款冬花配鱼腥草、金荞麦、生薏苡仁、桔梗、芦根等。④肺气虚弱、久咳不已者，可用款冬花配人参、白术、当归、五味子、诃子等治之。⑤阴虚燥咳，症见干咳不已、咳甚作喘、口干咽燥、痰中带血者，用款冬花配南沙参、百合、麦冬、川贝母、炙百部、诃子、黛蛤散、茜草、白及等治之有效。⑥本品性温而不燥，对于百日咳，用款冬花配炙百部、川贝母、黄芩、钩藤、蝉蜕、黛蛤散、橘红、当归等治之甚效。

（2）平喘。本品为下气降逆平喘之佳品，专治咳逆上气，烦热喘促，咳痰黏稠，涕唾腥臭等。我在临床上用治以下病证。①喘息。本品能下气定喘，可用款冬花配桑白皮、玉竹、柴胡、桔梗、升麻、射干、甘草等治疗肺气喘急、咳嗽、胸闷等症。②哮喘。用款冬花配知母、桑叶、浙贝母、法半夏、炙麻黄、阿胶、杏仁、射干、蝉蜕等可宣肺清热，消除喉中痰鸣。若属顽痰咯之不爽，喉中有声，鼻流清涕者，用款冬花配半夏、杏仁、苏子、白芥子、紫菀、炙麻黄、射干、荆芥、陈皮等治之；若属肺热作喘者，则用款冬花配杏仁、石膏、黄芩、瓜蒌皮、象贝母、橘红等治之。

此外，有文献记载用款冬花"主消渴"。能"明目"治"中风""惊痫"，以及口腔溃疡反复不愈合、咽喉痹痛等症，可于临床据证选用之。

款冬花与紫菀相较：二者药性皆偏温，但温而不燥，既可化痰，又可润肺。凡咳嗽新、久、寒、热、实、虚皆可配伍用之，且二者常相须为用。款冬花长于下气止咳平喘，咳嗽气喘而无痰或少痰者尤宜。紫菀善化痰浊，尤宜于咳嗽有痰者，兼能宣肺降气通便。两者生用化痰止咳效佳，蜜炙用润肺止咳效果更好。

【用法】内服：10～15g。水煎。凡外感暴咳生用为宜，内伤久咳宜蜜炙用之。阴虚火旺者宜慎用，若用之必须配伍益阴润肺药。孕妇及哺乳期妇女也应忌服。对久用款冬花者，应定期检查肝功能，以防肝损害。

（徐凯 整理）

# 石 韦

【药名】石韦（别名：石韀），在《神农本草经》后的医药文献中又名石皮、石苇、石兰等。

【经文】石韦，味苦，平。主劳热邪气，五癃闭不通，利小便水道。

【文译】石韦，味苦，性平。主治虚劳发热，邪气所致五种淋癃（石淋、膏淋、劳淋、血淋、气淋）的小便不通，能通水道利小便。

【药源】本品为水龙骨科植物庐山石韦、石韦或有柄石韦的干燥叶。主产于浙江、湖北、河北等地。全年均可采收。除去根茎及根，拣去杂质，洗去泥沙，晒干或阴干，切段，生用。大叶石韦以叶大、质厚、背面有毛者为佳；小叶石韦以叶厚、整齐者为佳。

【药理】本品含有里白烯、β-谷甾醇、绿原酸、芒果苷、异芒果苷、槲皮素、异槲皮素、蔗糖、延胡索酸等多种成分，对金黄色葡萄球菌、变形杆菌、大肠杆菌等有不同程度的抑制作用，还有抗病毒、镇咳、祛痰、降血糖、保肾除结石、增强免疫力等作用。

【文摘】

《名医别录》 止烦下气，通膀胱满，补五劳，安五脏，去恶风，益精气。

《本草图经》 炒末，冷酒调服，疗发背。

**《珍珠囊补遗药性赋》** 石韦透膀胱小便。味苦，甘，平，无毒。去热除邪。临用刷去毛，不然，令人咳嗽不已。

**《本草纲目》** 主崩漏，金疮，清肺气。

**《本草崇原》** 石韦，主治劳热邪气者，劳热在骨，邪气在皮，肺肾之所主也。五癃者，五液癃闭，小便不利也。石韦助肺肾之精气，上下相交，水精上濡，则上窍外窍皆通，肺气下化，则水道行而小便利矣。

**《本经逢原》** 石韦，其性寒利，故《神农本草经》治劳热邪气，指劳力伤津，癃闭不通之热邪而言，非虚劳之谓。治妊娠转胞，同车前煎服。

**《得配本草》** 通膀胱，清肺火。治淋沥遗溺，疗痈疽发背。配槟榔姜汤，治气热咳嗽；配滑石末，治淋痛。

**《长沙药解》** 石韦，味苦，入足太阳膀胱经，清金泻热，利水开癃，《金匮》鳖甲煎丸用之治疟日久结为癥瘕，以其泄水而消瘀也。石韦清肺除烦，利水泄湿，专治淋涩之证，并疗崩漏金疮，发背痈肿。

**《本草从新》** 石韦，苦，甘，微寒……《别录》谓其补五脏，益精气，亦止清热利湿之功，非真有补性也。无湿热者勿与……杏仁、滑石、射干为使。得菖蒲良。生古瓦上者名瓦韦，治淋亦佳。

**【今用】国医大师朱良春** 石韦消除尿蛋白。石韦有消除肾小球病变，抑制免疫反应之效。尿蛋白（＋＋ ～ ＋＋＋＋）者可加重其用量，可用 30 ～ 60g，配合仙鹤草、益母草，对消除尿蛋白有较佳之效。（详见《碥石集·第三辑》）

**山东名老中医张志远** 石韦利水排石。石韦性凉微苦，柔软如皮，为多年生草本植物，常用于下肢水肿、膀胱湿热、玉茎涩痛。黄元御《长沙药解》从其配入鳖甲煎丸进行研究，认为其属"泄水消瘀"药，山东崂山所产之小叶石韦，曾广泛用于肾炎、尿路感染等症。本品治疗石淋，历代文献报道不多，首见于《五十二病方》，唐人甄氏兄弟《古今录验方》也记有这一经验，同滑石配伍，用米汁或蜂蜜调服，名"石韦散"。先生以前对它的应用，主要是取其利尿退肿，虽然亦不断以之治疗淋病，但大都局限在肾盂肾炎、膀胱炎、尿道炎方面，自马王堆帛书问世后，才开始单独试验石韦的确切疗效。膀胱结石，每日用石韦60g，水煎，4 小时 1 次，分 3 次服下。石韦治疗石淋确属经验记载，而《古今录验方》则继承了这一遗法。（详见《张志远学术经验辑要》）

**北京名老中医李文瑞** 重用石韦疗效高。石韦一般用量5 ～ 10g，重用30 ～ 45g，最大用至60g。李师认为石韦具有利水通淋、清热止血、消尿蛋白之功效。常在辨证方中重用。临床主要用于顽固性蛋白尿、肾炎、肾盂肾炎、泌尿系感染等。［选自李秋贵、李文瑞教授重用单味药临床经验，1994，21（10）：446.］

**南京中医药大学张浩良** ①下气平喘。苦味沉降，石韦味苦，入肺经，故亦可下气平喘，这在《名医别录》里已有明训，唯后世未尝留意推广应用耳。愚每以此品为主，与玉泉散、瓜蒌、杏仁辈治肺热咳喘。如肺经郁热咳喘则再加麻黄；如肺阴不足者，则本品与北沙参、麦冬配伍，兼气虚者，酌加人参、黄芪……弗某，女，7岁。咳喘反复发作，此次发病数日，干咳少痰，气逆而喘，甚则张口抬肩，呼吸困难，痛苦不堪，口干渴饮，唇舌少津，舌红少苔，脉象细数，食欲不振，大便2日未行，小便短少。X线片未见异常。西医诊断：支气管哮喘；中医辨证：肺阴亏损，失于肃降，气逆作喘。拟润肺平喘法。药物：石韦15g，北沙参10g，天花粉12g，鲜芦根30g，生甘草6g。水煎或酌加冰糖缓缓与之。进1剂后，病情显著改善。效不更方，乃连进3剂，喘咳已平，加以调治而安。按：石韦治咳平喘，古已言之，现代科研亦证明其有祛痰止咳、下气定喘之功效，其性微寒，故用于肺热、肺燥者似为适宜，但其用量当超出常用量数倍，方可建功，一般5～10岁者，可用15～30g，成人可用至45～60g。至于寒饮伏肺者，似非所宜，须适当配伍方可用之。②益精补虚。石韦，《名医别录》中记载其有"补五劳""益精气"之功。对其补益的一面，历代似欠注意。近代报告，本品对化学物品或放射线引起的白细胞下降有升提作用，对后者尤为明显。笔者曾将之用于一化学毒品接触所致贫血者，取得一定效果。林某，男，28岁，某研究所技术员。因长期接触化学毒品，白细胞明显下降，红细胞、血小板亦略有降低。症状：五心烦热，口干舌燥，有时鼻衄（少量），头昏乏力，夜寐欠安，大便干，小便黄，脉象细数。愚以为毒物燥灼，血虚内热。处以：石韦60g，绿豆30g，甘草6g，黑大豆30g，大枣10枚。5剂。病者视方，始则谬然，继而轻声谓余曰："前医均用党参、黄芪、鸡血藤、阿胶、当归、白芍等补养气血，今汝方中无参无芪，能取效乎？"愚乃为之解释：前医用参、芪、归、芍，固为不错，但汝病为毒物引起，非一般贫血可比，拙方用石韦补血排毒；绿豆、甘草，善于解毒；黑豆、大枣，既解毒而又补血。如是则解毒、排毒、补养三者结合，似较全面，非可谓其必效，姑试服若何？患者犹豫而去，数日后复来，喜笑颜开，谓服药5剂，颇觉安和，愿请再诊。愚仍以原方出入，服15剂，复查全血已正常，疗效满意。至于对放射线引起的白细胞下降，虽有文献报告，但笔者缺乏经验，未敢妄言。（详见张浩良·临床应用石韦的体会）

**贵州名医石恩骏** 止咳平喘用石韦。石韦本具有利水通淋凉血止血之功能，其清肺化痰、止咳平喘之力，虽古代医籍早有记载，却不为一般人所重视。石氏认为，本品虽然寒凉，尚不属大寒之品，故凡临床诸多咳喘，无论寒热虚实均可以之为主药，随证配伍。实证者，如风寒袭肺，伍麻黄汤、止嗽散；痰热郁肺，伍桑白皮汤或清金化痰汤；表寒里热，伍麻杏石甘汤；痰浊阻肺，伍二陈汤、三子养亲汤等。若系虚证，可伍养阴清肺类方。石氏认为本品确有镇咳、祛痰、抗菌、抗病毒之效。综上观之，石韦对寒热虚实之咳喘皆可运用，实为止咳平喘之品。入煎剂一般15～30g为宜，特殊情况可用60～120g。（详见《石恩俊临证方药经验集》）

【师说】石韦入药多用庐山石韦、石韦或有柄石韦。前两种又称大叶石韦，有柄石韦又称小叶石韦，大、小叶石韦皆可入药用之。其味甘、苦，性微寒。归入肺、膀胱经。具有利尿通淋、清肺止咳、凉血止血等功效。我在临床上用治以下病证。

（1）淋证、水肿。石韦能入膀胱经而利尿通淋，以治五淋（石淋、膏淋、劳淋、血淋、气淋）及热淋等。例如：我用本品与滑石、木通、车前子、萹蓄、白花蛇舌草、青蒿、黄柏等配伍治热淋；石韦配小蓟、车前草、白茅根、藕节、墨旱莲、茜草、白芍、当归、蒲黄炭等治疗血淋；石韦配金钱草、冬葵子、海金沙、鸡内金、川牛膝、车前子、滑石等以治石淋。石韦有显著的利水消肿功效，我用之治疗急慢性肾炎、肾盂肾炎、膀胱炎，以及肾病综合征等。此类疾患多有水肿、尿少症状，查尿常规中或现蛋白、红细胞、白细胞等，多由湿热内蕴、趋蓄下焦所致。对于小儿急性肾小球肾炎，我常用石韦配玉米须、白茅根、车前草、小蓟、益母草、墨旱莲等治之，疗效显著。若肾炎病久转为肾病综合征出现大量蛋白尿，以及肾功能受损时，亦可用石韦配黄芪、玉米须、白茅根、积雪草、白花蛇舌草、党参、蝉蜕、土茯苓等作为基本方随症加减治之。尿中红细胞增多者，可重用石韦至40g，再加茜草根、墨旱莲、生地榆等；尿中白细胞增多者，再加金钱草、积雪草、金银花、蒲公英等；头面及下肢水肿显著者，加猪苓、茯苓、车前子、汉防己、冬瓜皮；血中胆固醇增高久不降者，加决明子、制何首乌、生山楂等。对小儿急慢性肾炎，我也用石韦、金银花、蒲公英、穿心莲、车前草、木通、黄柏、白茅根、六一散等治之。若急发高热，再加柴胡、黄芩、青蒿、蝉蜕；血尿多者，加白茅根、小蓟、生地；小便混黄明显者，加粉萆薢、石菖蒲等治之。

（2）肺热咳嗽。石韦有祛痰、止咳功效，对于肺热引起的咳嗽、哮喘、气急、发热、咳痰色黄、小便量少色黄、舌红苔黄偏腻者，我常用鱼腥草、黄芩、桑白皮、地骨皮、杏仁、炙百部、紫菀、浙贝母等组方，方中重加石韦。若痰中夹血，加黄芩、黛蛤散、诃子、生侧柏叶、茜草、仙鹤草等清泻肺热，化痰止咳，宁络止血。

近年来，我在临床上经常遇到过敏性咳嗽患者，多表现为干咳、呛咳阵作，晨、夜咳甚，咽中作痒，鼻孔、眼睑作痒等，用西药抗生素、止咳药一般无效。我以石韦配黄芩、地骨皮、桑白皮、枇杷叶、白屈菜、黛蛤散、冬凌草、乌梅、五味子、徐长卿、益母草、炙百部、蝉蜕、钩藤、夜交藤、南沙参作为基本方随症加减治之，其效尤著。一般经半个月左右的治疗，都能控制症情。此方已成为我治疗过敏性咳嗽的经验方。

（3）血热妄行。石韦药性偏寒，能清热泻火，尤能清血分实热而具凉血止血之功。我在临床上常将之用于血热妄行的咯血、衄血、吐血、尿血等。而对胞宫湿热致妇女月经量多，或突发崩漏，伴见出血量多或淋漓久不尽，血色鲜红或紫暗，质稠，心烦，口干，舌红苔黄，脉数者，可用张锡纯固冲汤（白术、生黄芪、山茱萸、煅龙骨、煅牡蛎、白芍、海螵蛸、茜草、棕榈炭、五倍子）配石韦、白花蛇舌草、贯众、炒栀子、侧柏叶、紫珠草、生地榆、白头翁、六一散等治之，效亦显著。

（4）贫血。石韦泻中有补，能益精气。现代研究报道，接触某些化学有毒物品，包括口服含苯类化学药品，或接触放射线，或肿瘤患者放化疗，皆可能引起贫血，尤其是血中的白细胞、红细胞、血红蛋白显著下降。对于此类患者，我常用小叶石韦配入益气补血或补脾肾、益精气的药中治之，可明显改善血液中相关成分的损害。例如：长期接触某些化学药品导致贫血的，可先用小叶石韦配绿豆、甘草、升麻、黑大豆、大枣等补气血、排解毒物。对慢性白细胞减少症，亦可在上方中再加党参、黄芪、当归、鸡血藤、补骨脂、女贞子、丹参、阿胶、白术、白芍等治之，可使白细胞显著提升，还可提高血液中吞噬细胞的吞噬能力，但疗程要长些，方可收效。

此外，本品也可用于抗肿瘤，对肺、肠、泌尿系统、血液系统肿瘤效佳。也可用治湿热毒邪所致的急性肠炎、菌痢，以及急性溃疡性结肠炎等。亦有报道石韦有降血糖、抗病毒、增强免疫功能等作用。

对本品的运用，对急慢性尿路感染致淋证、水肿及肺热咳痰者，我皆用大叶石韦；而对需要凉血止血、解毒升白等的血液系统病症，则以用小叶石韦为佳。

【用法】本品生用。内服：10～20g，大剂量可用至30～60g。水煎。石韦一般不宜用于阴虚有湿热，或寒湿之邪所致的病症。余无明显禁忌，而以湿热、痰热、血热等所致的病症最为适宜。

（徐凯　整理）

# 马先蒿

【药名】马先蒿（别名：马屎蒿），在《神农本草经》后的本草文献中又名马矢蒿、马尿泡等。

【经文】马先蒿，味苦、平。主寒热，鬼疰，中风，湿痹，女子带下病，无子。

【文译】马先蒿，味苦，性平。主治恶寒发热，鬼疰病，突然心腹疼痛或昏扑倒地，风、湿之邪导致的痹证等，也治妇女带下病、不孕不育等病症。

【药源】本品源于玄参科马先蒿属植物返顾马先蒿的全草，为多年生草本。药用其全草及根。7—9月采挖，晒干入药，分布于东北、内蒙古、晋、冀、陕、川、甘、贵、皖等地。

【药理】本品含生物碱、环烯醚萜苷、苯丙素苷、黄酮、脂肪酸及多种有机酸等。具有清除自由基、延缓骨骼肌疲劳、抗肿瘤、抗溶血、抗血小板凝聚等作用。还能提高机体免疫力、保肝、降压、利尿。

【师说】马先蒿，药用为玄参科多年生草本植物返顾马先蒿的根。其味苦，性平。归脾、肝、肾、膀胱经。具有祛风、胜湿、利尿等功效。据本草文献记载，本品可治以下病证。

（1）淋证。本品能通水道，利小便，用治五淋；能攻逐石淋，治肾及膀胱结石。马先蒿根120g，研末，每次开水送服6g，日2次。本方能治尿路感染、尿路结石、小便不畅致水肿等。

（2）风湿性关节炎。本品能祛风胜湿，以治风湿性关节炎。可用本品15g，煎水服，日服3～4次治之。

（3）疮疡。本品可治大风癞疾、骨肉败疽、眉须脱落、身肤痒痛等。可用马先蒿根适量，煎液熏洗患处。本方也治疥疮，能杀疥虫而止痒。

（4）女子带多、不孕。用本品配半夏、茯苓、赤芍、车前子各适量水煎服，可治疗肥胖妇女带下量多及痰湿聚于胞宫而致的不孕症等。

【用法】内服：10～15g。水煎。或研末冲服。外用：适量，煎水熏洗患处。

（徐凯　整理）

# 积雪草

【药名】积雪草，在《神农本草经》后的本草文献中又名连钱草、地钱草、马蹄草、雷公根等。

【经文】积雪草，味苦，寒。主大热，恶疮，痈疽，浸淫，赤熛皮肤赤，身热。

【文译】积雪草，味苦，性寒。主治高热、恶疮、痈疽、浸淫疮、丹毒等见患处皮肤发红，身体发热。

【药源】本品为伞形科植物积雪草的干燥全草，我国大部分省区均产，夏秋两季采收。除去泥沙，晒干入药。

【药理】本品主要化学成分为三萜类、多炔烯烃类、挥发油类等。具有抑制疤痕增生、促进皮肤损伤修复、抗抑郁、神经保护、镇痛、免疫调节、抗胃溃疡、抗肿瘤、抗菌消炎等作用。

【文摘】

《药性论》　治瘰疬鼠瘘，寒热时节往来。

《新修本草》　捣敷热肿丹毒。

《本草拾遗》　主暴热，小儿丹毒寒热，腹内结气，捣绞汁服。

《天宝单方药图》　疗女子小腹痛。

《食性本草》　主风气壅并攻胸膈，作汤饮。

《日华子本草》　以盐挼贴，消肿毒并风疹疥癣。

《滇南本草》　治子午潮热，头晕怕冷，肢体酸困，饮食无味，男、妇、童疳，虚劳发热不退者用之。利小便，水牛肉为引。

《本草纲目》　研汁点暴赤眼。

《生草药性备要》　治浊，散湿热毒，流水罩过，用姜醋拌食，又治小肠发痛，洗痔疮。

《岭南采药录》　清暑散热。凡乳痈初起，用其叶和槟榔一个，用汤煎服。

《贵州民间方药集》　治跌打损伤，止伤痛。

【今用】上海市名中医夏翔　夏师在临床上积极发挥积雪草活血消肿之功，并推崇其有抗纤维化、改善组织粘连、促进机体修复的药理作用，拓展了其临床主治范畴。除应用于湿热黄疸、皮肤湿疹、丹毒等疾病外，还用于治疗老年人因年老关节退化、磨损所致关节疼痛、骨质增生、胸椎退变及青年人的跌扑损伤类筋骨疾病，且用量常在 30g 以上。……在临床运用时夏师恐一味药性单薄，多联合补气行血、祛风除痹之品如黄芪、葛根、徐长卿、威灵仙、独活、青风藤、刘寄奴等，疗效显著。除此之外，夏师也善于用积雪草治疗长期慢性炎症所引起的纤维组织增生及粘连，如关节滑膜炎、小叶增生、肺气肿、肝硬化、肾小球硬化、肠道粘连、增生性瘢痕及硬皮病等，治疗时亦多配伍清热解毒、散结消肿之品如土茯苓、蒲公英、象贝母、牛蒡子等，增加其抗炎、抗纤维化作用。

夏师常将积雪草和葛根联用，治疗脊柱关节退变。……除治疗筋骨疼痛外，在对 2 型糖尿病及慢性肾病治疗中也出奇致用。……也常使用此对药治疗慢性肾病，尤其是湿热瘀阻型。一则积雪草可发挥清热利湿、活血化瘀的作用，二则其有抑制纤维细胞的增生作用，可用来改善肾小球硬化；联合葛根活血通络、升清降浊，可改善外周血管阻力、降低血压。二者共同发挥保护肾脏血管、抑制肾小球硬化、延缓肾衰竭的作用。

对于风湿骨病，夏师则钟爱于徐长卿与积雪草联用。除风湿炎症外，对其他各种炎症反应所致周身疼痛，也常联合使用之，二药常用量各在 15g 之内，重者可各达 30g。……亦采用此对药治疗复发性口腔溃疡。夏师认为徐长卿在此长于活血止痛，而积雪草则偏于清热解毒和修复黏膜。……夏师认为徐长卿对于神经衰弱、精神恍惚有治疗效果，而积雪草的有效成分积雪草苷可抗抑郁，故夏师将这两味药组成药对，用于治疗失眠、抑郁、焦虑及自闭症等。

黄芪和积雪草，多用于治疗跌扑损伤、外伤瘢痕、乳腺小叶增生及类风湿滑膜炎、肾炎水肿等前期、炎症后期等常伴结缔组织增生的疾病，取其利水消肿、活血生肌之效。其中积雪草在此类疾病治疗中除活血消肿外，主要通过抑制结缔组织增生和成纤维细胞的增殖、加速 I 型胶原蛋白的降解来抑制相应靶器官纤维化及瘢痕的产生。

湿热中阻之胃痛吐酸，其胃部灼热疼痛、反酸症状表现常与现代医学的胃溃疡诊断相为吻合，夏师对此类疾病也多选用清热利湿、制酸止痛之品，惯用积雪草与象贝母之药对。夏师认为象贝母可清热泻火、制酸止痛；而积雪草清热利湿、活血止痛，并能加速胃黏膜修复。（详见《夏翔巧用积雪草经验》）

【师说】积雪草，药用为伞形科植物积雪草的干燥全草。其味苦、辛，性寒。

入肝、脾、肾经。具有清热、利湿、活血散瘀、消肿解毒等功效。我近年在临床上用之治疗以下病证。

（1）内科病症。①发热。因本品具有清热之功，故可用于外感风温发热、暑湿发热。积雪草与金银花、连翘、青蒿、蝉蜕、桔梗、薄荷、荆芥、竹叶、豆豉、石膏、甘草等相配，可治疗温病初起、发热无汗或微汗、微恶风寒、头痛身楚等症。因其又能利湿，故可用治夏季暑湿病，常与苍术、茯苓、薏苡仁、杏仁、藿香、佩兰、香薷、滑石、石菖蒲、车前子、竹茹等相配。②上呼吸道疾病。用治急性扁桃体炎、咽喉肿痛等，本品常与桑叶、冬凌草、射干、蚤休、牛蒡子、姜黄、薄荷、桔梗、生甘草相配；若用治肺热咳嗽、咳吐黄痰，或痰中带血者，常与鱼腥草、黄芩、桑白皮、冬凌草等相配；咯血再加仙鹤草、茜草；鼻衄加白茅根、地骨皮、藕节等，此类方药也可用治小儿百日咳等。③消化系统疾病。用治慢性胃炎以胃糜烂，查幽门螺杆菌阳性及溃疡出血为著者，我常以本品配蒲公英、土荆芥、冬凌草、藤梨根、白及、生地榆、合欢皮等治之；若用本品治疗急性肝炎，常与茵陈、栀子、大黄、虎杖、赤芍等相配，可利湿退黄，消减肝脾肿大并能改善、恢复肝功能。本品还有止痛功效，可用之治疗牙痛。我常将本品配入清胃散（黄连、升麻、生地、当归、丹皮）中治疗胃有积热，上下牙痛牵及头面，甚至牙龈肿痛溃破等；若用治急性肠炎、痢疾，我常用之与秦皮、椿根皮、白头翁、木香、黄连等相配。④肺系病证。本品可利水，消悬饮，止胸胁疼痛，可用治急性渗出性胸膜炎。⑤泌尿系统病证。我最喜用本品治疗急性肾炎、肾盂肾炎、膀胱炎、急性前列腺炎、尿路结石等病症，常用本品配入八正散（木通、车前子、萹蓄、大黄、滑石、栀子、甘草、瞿麦）方中，再加鬼针草、鬼箭羽，对前列腺增生伴炎症见小便淋沥不通畅者尤效；本品也能化石通淋，若见尿路结石，可用本品配入八正散中再加石韦、海金沙、冬葵子、金钱草、威灵仙、鸡内金等治之；尿血，于上方中再加白茅根、地榆炭、小蓟、墨旱莲等治之。

（2）妇科疾病。本品有活血化瘀、利水、消肿止痛之功，可使癥瘕积聚消散，我常将积雪草配入适证方中治疗妇女痛经、崩漏、赤白带下、急慢性盆腔炎有盆腔积液者，以及子宫肌瘤、卵巢囊肿等。

（3）皮肤、外科疾病。本品具有消肿解毒之功。对赤游丹毒，可用本品配赤芍、黄柏、丹皮、连翘、银花藤、青蒿、蝉蜕、蚤休、泽兰等治之。皮肤湿疹，我常用山西名老中医张子琳先生的四物清疹汤（当归、赤芍、川芎、生地、苦参、白鲜皮、地肤子、蛇床子）加积雪草、白毛夏枯草、夜交藤、徐长卿、益母草等治之。若用治急性乳腺炎、疔疮肿毒、急性目赤肿痛、带状疱疹等，均可将积雪草配入五味消毒饮（金银花、野菊花、蒲公英、紫花地丁、紫背天葵），或仙方活命饮（白芷、贝母、防风、赤芍、当归尾、甘草节、皂角刺、穿山甲、天花粉、乳香、没药、金银花、陈皮），或金银花解毒汤（金银花、连翘、地丁、犀角、赤芍、丹皮、黄连、夏枯草），或龙胆泻肝汤（龙胆、栀子、黄芩、木通、泽泻、车前子、柴胡、甘草、当归、生地）等方中能活血消肿止痛。

（4）骨伤科。本品具活血消肿止痛之功，可治疗跌仆损伤、金刃创伤等外伤、出血、肿痛等病证。

（5）血证。本品能凉血止血，可用治咯血、衄血、呕血、外伤出血等多种出血病证。

此外，还可用积雪草、醋、威灵仙各适量浸泡含化药液，治疗小骨刺、鱼刺滞于咽喉不得吐出，也难以下咽者。本品亦可解砒霜及食品中毒，还治麻疹出疹期、风疹、痤疮、瘰疬、麻风等病证。

【用法】内服：15g～20g。水煎。外用：适量，捣敷疮疖肿痛处，一般用鲜品30～50g捣烂敷之。体质虚寒者不宜内服。

（徐凯　整理）

# 女　菀

【药名】女菀，在《神农本草经》后的本草文献中又名白菀、女肠等。

【经文】女菀，味辛，温。主风寒洗洗，霍乱，泄利，肠鸣上下无常处，惊痫，寒热，百疾。

【文译】女菀，味辛，性温。主治感染风寒而见恶寒战栗，好像有凉水洒在身上一样。本品还治霍乱、腹泻、下利、肠鸣气窜而无定处，也治惊风、癫痫，以及恶寒发热等诸多病症。

【药源】本品源于菊科植物女菀的根和全草，为一年生或多年生草本。地上部分5—7月采收全草，7—11月份采根洗净、晒干入药。以茎枝色绿、叶多、香气浓者为佳。主产于川、苏、浙、湘等省。

【药理】本品全草含槲皮素，根含挥发油、香豆素等，现代用治慢性支气管炎、支气管哮喘、慢性肠炎、菌痢、尿路感染等。

【师说】女菀，又名白菀、女肠等。药用为菊科植物女菀的全草或根。其味辛，性温。归入肺、肾、膀胱、脾、胃等经。具有温肺、化痰、和中、利尿等功效。其用如下。

（1）温肺化痰。本品色白入肺，气厚为阳。具有温肺化痰功效。对发热恶寒，寒痰蕴肺之咳嗽气喘多痰者，可用女菀配杏仁、紫菀、炙百部、荆芥、浙贝母、法半夏、陈皮、苏子、莱菔子、白芥子、橘红等治之。

（2）温中止泻。本品性温能暖中，若寒邪内侵，凝滞中焦，影响脾胃纳运，必致胃脾肠道功能紊乱，以致肠鸣气窜、腹痛腹泻、痢下等，当予温化寒湿、宣通气机，可使痛止，泻痢停息。可用女菀配石菖蒲、仙鹤草、炮姜、苍术、茯苓、泽泻、羌活、防风、木香、威灵仙、大枣、陈皮等治之。

（3）通利小便。若病久寒湿积肺，肺气不降，膀胱气化不利，则水湿蓄积下焦，州都失畅，以致小便短涩，尿解不畅，甚至肢肿。可用女菀配车前草、猪苓、泽泻、桂枝、乌药、蛇床子、地肤子等水煎服，能通利小便，消水肿。

【用法】内服：10～15g。水煎，本品无毒，可安全使用之。肺、脾、胃等脏腑因寒湿蕴滞者尤宜，而对肺热、痰黄、湿热泻痢、下焦湿热浊毒蕴滞肾系而致尿癃、尿淋、尿痛、尿血等，以及阴虚内热所致的病症，皆不宜用之。

（徐凯　整理）

# 王　孙

【药名】王孙，在《神农本草经》后的本草文献中又名牡蒙、黄孙、旱莲等。

【经文】王孙，味苦，性平。主五脏邪气，寒湿痹，四肢疼痛，膝冷痛。

【文译】王孙，味苦，性平。主治五脏邪气积聚，寒湿痹阻导致骨节疼痛，四肢膝部冷痛等病症。

【药源】王孙源于三白草科植物，三白草的全草，为多年生草本。地下茎有须状根、茎直立、粗壮、无毛。其草、花、果皆入药，产于苏、浙、湘、粤等地。

【药理】王孙当代医家多数认为是三白草，其叶含槲皮素、异槲皮苷、槲皮苷、金丝桃苷及芸香苷。茎、叶含水解柔质。全草含水量挥发油。其主要成分为甲基壬基、甲酮。具有抑菌、利尿、抗炎作用，还有较强的止咳作用和抑制眼醛糖还原酶的作用，有助于防治糖尿病性白内障。

【师说】王孙，《中药大词典》记载本品药用为百合科重楼属植物巴山重楼的根茎。但对此认识有专家存疑，究属何物，尚待进一步考证。《神农本草经》认为其味苦，性平。无毒。归入心、脾、大肠经。据本草文献记载，王孙功用如下。

（1）散寒除湿。用治寒湿痹痛、四肢酸痛，可用王孙配炙草乌、赤芍、甘草各适量，水煎服。若治四肢、腰膝冷痛者，则用王孙配桂枝、牛膝、松节、独活、延胡索、姜黄、威灵仙、细辛等煎服。

（2）清热解毒。本品苦以燥湿，能清热解毒，祛除肠道湿热毒邪，可配秦皮、白头翁、椿根皮、黄芩、黄连等以治泄泻、赤白痢。还可治疗痈疖初起，也治下肢流火（丹毒）。

（3）益气补虚。本品能健脾补中，助运水湿。既治虚损，又可利水消肿，以治下肢肿甚者。

（4）肢体冷痛。本品配桂枝、红花、青风藤、海风藤、龙须藤、威灵仙、姜黄、丹参等煎水熏洗，或洗泡腿脚，每日2次。可治肢体厥冷、麻木、疼痛等。

总之，王孙主治五脏邪气，祛除寒湿痹痛，四肢酸痛，肢体手足冷麻，也能治疗赤白痢疾、泄泻，还能补中益气健脾胃，并有乌须黑发功用。

【用法】内服：10～15g。水煎。本品对脾胃虚者忌用。

（徐凯　整理）

# 蜀羊泉

【药名】蜀羊泉，在《神农本草经》后的本草文献中又名羊泉、羊饴、漆姑草等。

【经文】蜀羊泉，味苦，微寒。主头秃，恶疮，热气，疗瘙痂，癣虫。

【文译】蜀羊泉，味苦，性微寒。主治白秃疮、恶疮、热邪之气、疥虫引起疮疡瘙痒及鳞疥痂癣等疾患。

【药源】本品为茄科植物青杞的全草或果实，产于内蒙古、山西、陕西、甘肃、新疆、山东、江苏、安徽、河南及四川等地。夏、秋季割取全草，洗净，切段，鲜用或晒干生用。

【药理】本品主要化学成分为蜀羊泉碱、澳洲茄胺、苦茄碱及茄解碱等。药理研究证实蜀羊泉醇提取物对动物有增强机体防御机能和抗炎作用；澳洲茄胺能降低血管的通透性，有可的松样作用；蜀羊泉碱对某些皮肤真菌有一定的抑制作用。

【文摘】

《本草经集注》　治龋齿，女子阴中内伤，皮间实积。

《名医别录》　无毒。疗龋齿，女子阴中内伤，皮间实积。

《本草拾遗》　气辛烈，主漆疮，捋碎傅之，热更易，亦主溪毒疮。

《本草纲目》　主小儿惊，生毛发，捣涂漆疮。

《湖南药物志》　治漆疮，治虫牙，治跌打损伤，治蛇咬伤。

《贵州草药》　治虚汗、盗汗，治咳嗽或小便不利。

《内蒙古中草药》　味苦，性寒，有小毒。

《中华药海》　本品苦，辛、凉。入肺、肾二经。功效主治：①清热解毒，排脓消肿，治痈肿、疮毒、瘰疬、漆疮、秃疮、龋齿、鼻蠤、虫咬伤、跌打损伤；②利尿消积，治小儿乳积、小便不通；③滋阴止汗，治自汗、盗汗、手足心热、乏力；④润肺止咳，治咳嗽少痰。

《中药大辞典》　药性苦，寒，小毒。功用主治：清热解毒，主治喉痹、乳妒、疟腮、疥癣、视物不清。用量用法：内服煎汤15～30g。外用捣敷，或煎水熏洗。选方：治咽喉肿痛：本品60g，水煎服，日服3次；治食管癌：蜀羊泉、白菊花、白花蛇舌草、威灵仙、白茅根各30g，水煎服。

【今用】**安徽名中医龚士澄**　本药苦，微寒。入肝、肾经。凉血止血，清化湿热。《神农本草经》云其治“头秃，恶疮，热气，疥瘙，痂，癣虫”。为茄科茄属多年蔓生草本，入药生用。

蜀羊泉，《神农本草经》列为"中品"。《名医别录》称其主治"龋齿，女子阴中内伤"。临床医家较少使用本品，以致缺乏较详记载。我用蜀羊泉数十年，知其苦能燥湿、坚阴，寒能凉血止血，并有解毒作用，其性善走下焦，入肝肾二经及奇经（奇经八脉隶于肝肾），其主要功用如下。

治疗妇女生殖器官出血。难产、顺产及人工流产后，阴道流血难止，腹痛或不痛，或崩而出血量多，或漏而出血量少，无论有瘀无瘀，属虚属实，都用蜀羊泉10～15g，入应证方中煎服，较未加用之前，疗效明显提高，证实《名医别录》"疗女子阴中内伤"的记载诚属临证用药经验之言。

治疗黄带及血性带下。傅山谓"带下俱是湿证"。黄带和血性带下，内因多为湿热下注；外因多为感染湿毒，阴中糜烂，与肿毒痛肿之出脓血一理。我治黄带黏臭、阴痒、尿黄，及子宫颈炎、滴虫性阴道炎之见黄色分泌物者，每用蜀羊泉、龙胆、土茯苓、墓头回等药收效；我治阴络内伤，血渗于下，带下红赤黏浊，或夹血污、皮膜，小腹痛，属于盆腔炎、宫颈糜烂者，则必重用蜀羊泉（15g），配以茜草、白芍、地榆、凤尾草之类，清化湿热与宁络止血并用，每能缩短病程，较快治愈。（详见《临证方药运用心得》）

**湖南中医药大学谭兴贵** 蜀羊泉，俗称漆姑草。叶似菊，花紫色，多生石边，子类枸杞子，根如远志，无心有糁，黄蜂作窠时常衔漆姑草汁为蒂。蜀羊泉除《神农本草经》中所说功效外，还可以治疗黄疸病。据说取蜀羊泉一把，捣汁和酒喝下，只要三五次，就可以痊愈。（详见《神农本草经精版》）

【师说】我据中药文献列述，归纳本品可治如下病证：①疮毒热肿，目赤肿痛，视物不清；②风湿痹痛；③瘰疬结核；④皮肤瘙痒；⑤漆疮；⑥痰瘀等。可见本品为清热解毒、祛风除湿之妙药。又因其色青，能入肝经。还可利湿退黄，理气解毒，通水道、利关节，以清热利湿为其专长。

近年尚有报道本品有抗肿瘤作用，可治疗妇女子宫、宫颈肿瘤等。也可用之治疗急性黄疸肝炎等。

【用法】内服：9～15g。水煎，或研末服。外用：适量，捣敷或捣汁涂患处。

（刘成全 整理）

# 爵 床

【药名】爵床，在《神农本草经》后的本草文献中又名小青草、孩儿草、野万年青等。

【经文】爵床，味咸，寒。主腰背痛，不得著床，俛仰艰难。除热，可作浴汤。

【文译】爵床，味咸，性寒。主治腰背疼痛，不能卧床，低头仰头都很困难。能清除热邪，可煎汤以供沐浴。

【药源】爵床源于爵床科植物爵床的全草。其根细而弯曲、方形、皮灰白色细绒毛，节稍膨大，叶对生。花、果亦入药，主产于粤、桂、湘、云、闽、浙、赣、苏等地。

【药理】本品含爵床脂肪定 A、E，山荷叶素，新爵床脂素 A、B、C、D 等木脂素及其苷等。其对金黄色葡萄球菌、炭疽杆菌和白喉杆菌均有抑制作用。

【师说】爵床，药用为爵床科植物爵床的全草，又叫小青草。但也有学者考证认为是唇形科香薷属植物野草香。《中药大辞典》指认其为前者。其味微苦、咸、辛，性微寒。归入肺、肝、肾、膀胱经。据历代本草文献记载，本品功能消滞散瘀，清利湿热，清肝热，退黄疸，消疳积等。主治感冒发热、咽喉肿痛、咳嗽、肝炎、小儿疳积、痢疾、目赤、乳痈、乳中结块、跌仆损伤、喉痛、肾炎、腰背痛、神经痛、疟疾、扭挫伤肿痛等。而在当今临床主要用治以下病证。

（1）小儿肾炎。本品煎服，可使小便清利，浮肿逐渐消退，且尿常规恢复正常。

（2）急性肾盂肾炎。用本品配凤尾草、海金沙、萹蓄、瞿麦、积雪草水煎服，对急性尿路炎症效显。

（3）前列腺增生。用本药鲜品 100g，配大枣 30g、鬼针草 30g、鬼箭羽 30g 煎汤饮服并食药枣，可治疗男性前列腺增生症。

（4）筋骨疼痛。风湿热邪致头身筋骨疼痛者，可用爵床配羌活、姜黄、石楠叶、藁本、独活、桑寄生等治之，亦可单用本品煎服。

（5）外感风热。对外感风热致发热咳嗽，身热恶寒，咽痛，头痛者，将本品配入金银花、连翘、羌活、豆豉、葛根、黄芩、薄荷、桔梗、甘草等治之，或单用皆有效验。

（6）上焦火热。本品能泻上焦火热，可治目赤肿痛、咽痛、口舌生疮等。可单用本品煎服，或配入栀子、黄芩、牛蒡子、生地、赤芍、蝉衣、姜黄、石膏、菊花、竹叶、甘草等治之。

（7）湿热证。本品具有清热燥湿、分利湿热之功，用之可治湿热泄泻、痢疾、黄疸、臌胀、疳积发热、膏淋等。

（8）疔疮痈疽。本品能解毒消肿，治疗疔疮痈疽。可用本品鲜药捣敷患处。亦可配白毛夏枯草、金银花、蒲公英、紫花地丁、蚤休、杠板归、四叶参、甘草、连翘等煎服治之。

（9）外伤跌仆。用本品鲜草适量捣敷患处，用治跌仆损伤肿痛。

此外，本品尚能治疗小儿疹后骨蒸、雀目、疳积等。

【用法】内服：20 ～ 50g。水煎。外用：适量，用鲜品捣敷患处。本品过服、久服易伤脾气，脾胃虚寒、气血两虚者不宜用之。

（徐凯　整理）

# 栀　子

【药名】栀子（别名：木丹），在《神农本草经》后的本草文献中又名栀子、山枝等。

【经文】栀子，味苦，寒。主五内邪气，胃中热气，面赤，酒疱皶鼻，白癞，赤癞，疮疡。

【文译】栀子，味苦，性寒。主治五脏邪气积聚，胃内有热气蒸腾，面色红赤，酒糟鼻，白癞，赤癞，疮疡等病症。

【药源】本品为茜草科植物栀子的干燥成熟果实，产于长江以南各省。9～11月果实成熟显红黄色时采收，以个体小、完整、皮薄、饱满、色红黄者为佳。

【药理】本品主要化学成分为栀子苷及异栀子苷、去羟栀子苷、栀子酮苷、京尼平苷酸及黄酮类栀子素、三萜类化合物藏红花素和藏红花酸、熊果酸等。能促进胆汁分泌和胆红素排解，以降低血中胆红素，有利胆、利胰及降胰酶作用，还有降压、镇静、抑菌、解热、抗炎、抗真菌等作用。

【文摘】

《名医别录》　疗目热赤痛，胸心、大小肠大热，心中烦闷，胃中热气。

《药性本草》　杀䗪虫毒，去热毒风，利五淋，主中恶，通小便，解五种黄病，明目，治时疾，除热及消渴口干、目赤肿痛。

《食疗本草》　主瘖哑，紫癜风，黄疸积热心躁。

《本草衍义》　仲景治（伤寒）发汗吐下后，虚烦不得眠者；若剧者，必反复颠倒，心中懊恼，栀子豉汤治之。虚故不用大黄，有寒毒故也。栀子虽寒无毒，治胃中热气。既亡血、亡津液，脏腑无润养，内生虚，非此物不可去。又治心经留热，小便赤涩，用去皮栀子、火煨大黄、连翘、甘草（炙），等分，末之，水煎三钱服，无不利也。

《医学启源》　栀子，性寒味苦，气薄味厚，轻清上行，气浮而味降，阳中阴也。其用有四：去心经客热一也；除烦躁二也；去上焦虚热三也；治风热四也。又云：苦，纯阳，止渴。……心烦，用栀子仁。

《景岳全书》　栀子，若用佐使，治有不同：加茵陈除湿热黄疸；加豆豉除心火烦躁；加厚朴、枳实可除烦满；加生姜、陈皮可除呕哕；同延胡索破热滞瘀血腹痛。

《本草纲目》　治吐血、衄血、血痢、下血、血淋，损伤瘀血，及伤寒劳复，热厥头痛，疝气，汤火伤。

《本草汇言》　吐血衄血，非阳火暴发者忌之。

《本草备要》　生用泻火，炒黑止血，姜汁炒治烦呕。内热用仁，表热用皮。

【今用】北京著名医家章次公　栀子之解热，久为世医所乐道，而止血尤为特长。忆某杂志载一贾人，以操劳过度，偶晨起微感满闷，比薄暮呕血如泉涌，杂以紫黑块，约三四器，延医诊之，见其两颧绯红，唇燥口渴，脉搏甚疾，吐后胸中反觉清爽，即为之注射止血针，且令内服止血药，均无其效，当此思穷技竭，医者偶以栀子一两，试令煎服，讵一服而呕血即止，再服而诸证云散。翌年以嗔怒故，旧疾复发，乃更服栀子而止。方书中如《简易方》《经验良方》亦以栀子为止血之良剂，诚有足多也。（详见《章次公论外感病》）

**国医大师朱良春** 以生栀子为主药治疗胰腺炎有特效。朱老认为："脾胃湿热，蕴蒸化火，乃本病（急性胰腺炎）发生之关键。生栀子泻三焦火，既能入气分，清热泻火，又能入血分，凉血行血，故为首选之药。辅以生大黄、蒲公英、郁金、败酱草、生薏苡仁、桃仁等通腑泻热之品，其效益彰。痛甚者可加延胡索、赤芍、白芍；胀甚者加广木香、枳壳、厚朴；呕吐甚者，加半夏、生姜，并可改为少量多次分服，必要时可做胃肠减压，然后再由胃管注入；病势严重、出血坏死型、禁食禁水者，则可作点滴灌肠。轻者1日1剂，2次分服；重者可1日2剂，分2次灌肠，常收佳效。"（详见《朱良春用药经验集》）

**安徽名老中医龚士澄** ①清心热止遗尿。栀子善清心经之热，并能引三焦之火下行。治表卫热用皮壳；治内热用仁；生用泻火热；炒用能清营血之热，亦能清气分之热；炒炭则治吐血、衄血。治儿童遗尿，屡用栀子清心热，川贝母、石菖蒲清心化痰宣窍，焙桑螵蛸固肾止遗，各用10g，研细和匀，过80目筛。每次3g，用糖水调，空腹服，1日2～3次。若患儿便溏，即须减量。②治黄疸型肝炎。栀子苦而不燥，寒而不凝，既泻热利湿，又擅长除黄解毒。较少败胃妨食。每用栀子、茵陈、郁金、甘草、蒲公英、凤尾草、田基黄、八月札、藿香、大麦芽等为方，除黄解毒，祛湿热，疏肝郁。多能于短期内退病。③退外感风热。连壳栀子（6～9g），淡豆豉（10～15g），二味合为栀子豉汤，仲景用于治疗伤寒汗、吐、下后，虚烦不得眠，心中懊恼之证。栀子带壳，清表里之热，豆豉微温，疏透表邪。用于治疗风热证，已用银翘散而不退病者，辅以葛根10g，桑叶10g，蝉蜕7g，佩兰叶8g，鸡苏12g，葱白1根，每能在一二日内退热。（详见《临证用药经验》）

**安徽名中医赵荣胜** 治顽固性痛经（子宫内膜异位症、膜样痛经）时，每于方中加栀子一味，多获良效。栀子既是清热利湿之佳品，又是解郁化瘀止痛之良药。如《伤寒论》中用栀子豉汤治"心中结痛"，丹栀逍遥散解肝经火郁，民间治跌打挫伤肿痛常用生栀子末调鸡蛋清外敷等。故发前人之意，移治痛经，多年应用，每随栀子用量增大而效果更佳。对寒凝血瘀者，与姜、桂配伍，恒用30～50g。如乔某，30岁，患痛经4年，进行性加剧，遇寒尤甚，近年来，每次行经须卧床休息，痛甚则恶心呕吐，汗出肢冷。月经周期正常，持续4日，量偏多，色紫黑，有血块。平时畏寒，少腹坠胀，大便质稀，苔薄白，脉沉弦。进行B型超声检查提示：左侧卵巢巧克力囊肿（5cm×5cm×5cm）。西医诊断为：子宫内膜异位症。结婚3年未孕，其丈夫精液检查正常。余以少腹逐瘀汤加栀子

40g，令其每周服3～5剂，经期每日1剂。患者连服50余剂，痛经基本消失。后受孕，顺产一女婴。（详见《长江医话》）

**湖北名老中医朱致纯**　鼻衄一证，大多为火行血燥，迫血外溢，上出于肺系而为鼻衄。朱老常用栀子、生地黄、麦冬配伍治疗上证，无不灵验，其治愈者不计其数。朱老认为治衄之大法在于清火凉血，并指出：清火则火不行，凉血则血不燥，火不行，血不燥则鼻衄必止。（详见《中华名医特技集成》）

【师说】栀子，为茜草科常绿植物栀子的成熟果仁。其味苦，性寒。归入心、肝、胃、肺、三焦经。具有清肝泻火除烦、凉血止血、清热解毒散结、清利湿热等功效。我在临床上用治以下病证。

（1）温病气分证。温病热邪蕴郁气分，可致高热神昏惊厥、烦热胸闷、躁扰不宁，而栀子可泻三焦火毒，能退热醒神。所以我常用栀子配石膏、知母、黄连、黄芩、生甘草、杏仁、豆豉等治之。我也用栀子配黄芩、龙齿、石膏、钩藤、大黄等治小儿热痫，昏不知人。

（2）三焦火热。本品能泻三焦火热，尤泻心、肝、胃经实火热毒。若用本品清心泻火，可与黄连、连翘、豆豉、竹叶卷心等同用；肝火目赤肿痛，烦躁易怒，或小儿肝热惊风者，可配龙胆、菊花、决明子、大黄、黄芩、钩藤、蝉衣同用；胃中积热，致胃脘作痛、口疮、咽痛、牙龈肿痛者，可配石膏、黄连、玄参、生地、姜黄、升麻、知母、牛膝、甘草等治之。

（3）出血证。本品既能清解血分之热，又能凉血止血，可用之治疗血热妄行而致的各种出血证，例如咯血、吐血、衄血、尿血等。若治肺热咯血，用栀子与黄芩、杏仁、仙鹤草、桑白皮、地骨皮、茜草、白及相配；胃热吐血，用栀子、黄连、石膏、生地榆、生地、竹叶等治之；衄血，用栀子配石膏、玄参、白茅根、丹皮、地骨皮、藕节等治之；尿血，用栀子配小蓟、大蓟、白茅根、黄柏、紫珠草等治之。

（4）热毒证。本品可清热解毒，治疗各种热毒证如咽喉肿痛、热毒疮疖肿痛等。①目赤肿痛。用栀子配黄芩、桑叶、桑白皮、龙胆治之。②口疮、咽喉肿痛。用栀子配四叶参、大青叶、黄芩等治之；③治酒渣鼻。用栀子配黄芩、桑白皮、丹皮、薏苡仁、水牛角、紫草、甘草、升麻治之。④疮痈肿毒。用栀子配牛蒡子、柴胡、黄芩、丹皮、黄连、蒲公英、野菊花等治疗乳痈、体表疮疖痈疽肿毒。⑤疱疹、丹毒。用栀子配白鲜皮、苦参、地肤子、寒水石、滑石、紫草、赤芍等治疗带状疱疹，此方药亦治丹毒、湿疹等。⑥酒毒内伤。用栀子配黄连、苍术、厚朴、半夏、葛花、枳椇子、神曲、藿香、竹茹、茯苓等煎服，治之效佳。

（5）湿热黄疸、淋证、水肿、泻痢。本品既有较强的清利肝胆湿热之功，又能利胆退黄，治疗淋癃、水肿等症。①肝胆湿热致黄疸。症见小便短赤，身、目俱黄，常以栀子配茵陈、大黄、郁金、虎杖、金钱草、溪黄草、垂盆草、田基黄等治之。②湿热淋证。栀子能清利膀胱湿热，可配瞿麦、萹蓄、积雪草、车前子、车前草、鬼针草、积雪草、鬼箭羽、川牛膝、滑石、甘草、木通等配伍治之。③子肿湿多。本品还能使水道通畅，水湿不得滞留而消除水肿，用栀子配白术、茯苓皮、车前子、冬瓜皮、蝉蜕、地肤子等治疗妇人子肿湿多。④治疗泻痢。湿热水泻、痢疾，可用栀子配茯苓、猪苓、藿香、苍术、白头翁、秦皮、黄连、木香、砂仁、草果、泽泻、车前子等治之。

（6）跌打、烧伤。本品能治跌仆损伤肿痛。栀子研末与白面湿敷患处，或用生栀子捣汁涂之能消肿止痛、止血；治疗水火烫伤亦以栀子研末用麻油或蛋清调匀涂治。

此外，栀子配大黄、黄芩、槐花能治脑中风急性期脑出血。栀子配龙胆、黄柏、黄芩等可治疗白塞综合征，以及慢性白细胞增多症、银屑病、玫瑰糠疹、肝胆炎症、上呼吸道感染、肺性脑病、病毒性心肌炎、冠心病、胃炎等病证。

三焦实热证，口干口苦，心烦；高热神昏，谵语；温热病证；热病出血；湿热黄疸，肝功能异常；泄泻、痢疾；尿热涩痛；舌质边尖红，苔白或薄黄或黄腻；脉弦滑数等，皆为我用栀子的重要指征。

生栀子、炒栀子、焦栀子、栀子炭相较：生栀子苦寒较甚，长于泻火利湿，凉血解毒，用治温病高热、湿热黄疸、淋证、疮疡肿毒、跌打损伤、汤火烫伤等，其苦寒较显，易伤脾胃之阳，易致呕吐。炒栀子与焦栀子功用相似，均可清热除烦，可用于脾胃虚弱者，常用治热郁心烦、目赤肿痛；热甚用炒栀子，症势较轻用焦栀子。栀子炭善于凉血、止血，用治多种血证，但药理研究认为，炒炭多已去存性，止血之力不如生栀子或炒栀子。

栀子皮、栀子仁相较：栀子皮偏于达表，去肌肤之热；栀子仁偏于走里而清内热。

栀子、黄连相较：两者均为苦寒之品，皆有清热降火、凉血解毒、清心除烦之功。但栀子清轻上行，善泻心膈之热，适用于素有心火偏旺或热邪客于心胸、心神被扰致虚烦不眠、心中懊侬等；黄连大苦、大寒，其清热降火之力较栀子为甚，尤擅泻心火，不仅适用于心烦懊侬，更适用于心火炽盛之高热神昏、心烦不寐、胸闷口渴、面赤尿黄等。栀子还能清热利湿，通利三焦，其利胆、祛湿作用优于黄连，适用于湿热郁结肝胆肠胃之黄疸、泄泻、痢疾等。黄连尚有苦寒坚阴之功，适用于火热伤阴所致的消渴，也可用治热痞、痰热互结之结胸证等。

【用法】内服：5～10g。水煎。外用：生品适量，研末调敷。本品性味苦寒易伤胃、脾，凡脾胃虚寒者，服之致便溏、食欲不振的不宜用之。寒凉、寒湿证者用之易致呕吐、泻痢；阳虚者及辨属阴黄者，也应忌用本品。

（徐凯　整理）

# 竹　叶

【药名】竹叶，在《神农本草经》后的本草文献中又名竹叶门冬青、竹叶麦冬、金竹叶、淡竹米等。

【经文】竹叶，味苦，平。主咳逆上气，溢筋急，恶疡，杀小虫。

根，作汤益气止渴，补虚下气。

汁，主风痉。

实，通神明，益气。

【文译】竹叶，味苦，性平。主咳嗽，吸气困难而作喘，筋肉伤损错位甚至突出，也治严重的疮疡，能驱除体内寄生虫。

竹的根，煎汤服，能补益气力，止口渴，补虚损不足，导气下行。

竹汁，即竹沥水，能治风痰入络、入脑而致的风痉发作抽搐。

竹子，即竹子所结果实的种子，能使人神明通晓，增添气力。

【药源】本品为禾本科植物淡竹的干燥茎叶，主产于长江流域至华南各地。夏季末抽花穗前采割，晒干切段，生用。其卷而未放的幼叶，称之竹叶卷心。以色青绿、叶大、梗少、无根及花穗、体轻、质柔韧者为佳。

【药理】本品主要化学成分为三萜类化合物如芦竹素、白茅素、蒲公英赛醇及甾类物质如 $\beta$ - 谷甾醇、豆甾醇、菜油甾醇、蒲公英甾醇等，具有退热、利尿、抗肿瘤、抑菌、升高血糖等作用。

【文摘】

《名医别录》 主胸中痰热，咳逆上气。

《药性论》 主吐血热毒风，止消渴。

《食疗本草》 主咳逆，消渴，痰饮，喉痹，除烦热。

《日华子本草》 消痰，治热狂烦闷，中风失音不语，壮热，头痛头风，并怀妊人头旋倒地，止惊悸，瘟疫迷闷，小儿惊痫天吊。

《本草纲目》 去烦热，利小便，清心。

《景岳全书》 清上气咳逆喘促，消痰涎解热狂，退虚热烦躁不眠，止烦渴，生津液，利小水，解喉痹，并小儿风热惊痫。

《本草经疏》 竹叶禀阴气以生，《神农本草经》味辛平，气大寒无毒。甄权言甘寒。气薄味厚，阴中微阳，降也。入足阳明、手少阴经。阳明客热则胸中生痰，痰热壅滞，则咳逆上气。辛寒能解阳明之热结，则痰自消，气自下，而咳逆止矣。仲景治伤寒发热大渴，有竹叶石膏汤，无非假其辛寒散阳明之邪热也。

《本草蒙筌》 味甘、淡，气平、寒。阴中微阳。无毒。逐上气咳逆喘促，退虚热烦躁不眠。专凉心经，尤却风痉。

《药品化义》 竹叶，清香透心，微苦凉热，气味俱清。经曰：治温以清，专清心气，味淡利窍，使心经热血分解，主治暑热消渴、胸中热痰、伤寒虚烦、咳逆喘促，皆为良剂也。

《生草药性备要》 消痰止渴，除上焦火，明眼目，利小便，治白浊，退热，散痔疮毒。

【今用】安徽著名老中医龚士澄 ①凉心止遗。竹叶凌冬青翠，处处皆有，入药须取鲜叶或生叶，一次用量 10 ～ 15g 或更多。儿童心气心阴未充，痰热易藏胞络，故睡态朦胧中遗尿，恍如醒时解溲。我用益智仁合人造牛黄，治肾气未充、心经有热之遗尿；栀子仁、川贝母等治心经火热夹痰之遗尿；竹叶卷心8g 凉心通窍，川贝母、黄郁金各 7g 清心涤痰，干地黄 8g、五味子 3g 滋养心阴，覆盆子、桑螵蛸（焙）各 6g 固肾缩尿，水煎内服，合治阴虚痰热之遗尿。或问：竹叶能利小便，如导赤散便是，何能止遗？是未明散中之竹叶，功用只在清心，而降火利尿之功则在木通，能利小便者，淡竹叶也。②治虚烦失眠。温病余热未清，气液未复，可致虚烦不眠。平素阴虚，劳心过度，亦可致气液两伤而虚烦不眠，脉多虚数，舌干少苔。我治以仲景竹叶石膏汤。因无胃热，减石膏；因有舌干液损，加天花粉；因"卫气不得入于阴"，加夏枯草与半夏合调阴阳。其中生竹叶须用 15g，并不宜久煮。王秉衡云："竹叶内息肝胆之风，外清温暑之热，故有安神止痉之功。"实为用药心得之言。（详见《临证用药经验》）

【师说】竹叶，药用为淡竹的嫩叶。其味苦、甘、淡，性寒。归入心、小肠、肺、胃经。具有清热生津、清心除烦、利尿等功效。我在临床上用治以下病证。

（1）表热及温病气分实热证。本品甘、苦，性寒。能清除外表发热及湿热邪气入于气分致高热、汗出等症，因其作用缓和而多用于轻症。可用竹叶单用泡茶饮服，或入复方配入石膏、知母、连翘、青蒿、蝉蜕、金银花、生甘草等，既能用之清温病气分实热，甚至治疗高热神昏谵语，也能用之治疗外感风热表证。

（2）烦渴引饮。本品能清胃热，对胃热津伤所致的口渴，能清热除烦止渴。本品可用于多种烦渴证。例如：急性吐泻后津伤口渴，可用淡竹叶泡茶服之；治疗阴伤烦渴，可用竹叶与麦冬、石斛、知母、芦根相配；治疗消渴病之上消证，可用竹叶配太子参或西洋参、人参、麦冬、甘草、生石膏、黄连等治之。

（3）心火下移。本品能上清心火，下利小便，可使心与小肠实热从小便出而治心火亢旺，症见心胸烦热、口舌生疮、舌尖红赤、小便淋涩灼痛等。例如：用导赤散（生地、木通、生甘草、竹叶）治疗口糜、口舌生疮等；用竹叶配车前子、萹蓄、瞿麦、木通、积雪草、川牛膝、灯心草、玉米须、甘草等能利水通淋，用治热淋，症见尿频、尿急、尿灼痛、或尿涩痛解之不畅等症。

此外，用淡竹叶、瓜蒌皮、鱼腥草、黄芩、桑白皮可治肺热咳嗽、咳吐黄脓痰者；竹叶卷心配石膏、苦参、玉竹、太子参、麦冬、五味子、板蓝根、蚤休、冬凌草、炙甘草等可治疗病毒性心肌炎；竹叶与石斛、乌梅、山药、天花粉、黄连、百合等同用可治疗慢性萎缩性胃炎、干燥综合征、小儿口腔溃疡、目赤肿痛、疱疹性口炎、小儿夜啼、小儿厌食症、急性肾小球肾炎、糖尿病等。

竹叶（竹所长成的叶子）与淡竹叶（竹子的幼嫩叶）相较：两者皆能清心除烦、利尿。而竹叶其清心除烦之力较淡竹叶强，热病心烦者多用之，并能治上焦风热，以治风热表证或湿温病初起者；竹叶卷心是竹叶卷而未发的幼嫩之叶，主要用于清心热，治温病热盛神昏谵语等证。淡竹叶其通利小便力强，多用于口疮、尿赤及尿时尿道灼热涩痛，并治水肿尿少及黄疸尿赤。

竹汁，即竹沥水，是竹杆经烧烤流出的淡黄色液体。本品以液补液，清热息风化痰，风痰致抽搐用之最佳。

竹之子实，秉寒凉之性，能清心凉营，能使神明清朗。

竹茹，此为青竹杆的中间层，能清热化痰，也治疗胃热呕吐，亦能除烦安神，凉血止血，也可治疗吐衄崩漏等。

竹根趋下而补水，亦能生津止渴，用之煮水服，可治消渴病，并能益气补虚、生津止渴，用治气虚津伤口渴，并有顺降气机使逆气下行等功效。

凡此，皆可于临床根据所治病证之不同，而选用各擅专长的竹类药物治之。

【用法】内服：10～15g。水煎。虚寒证忌用。竹茹，内服：10～15g 水煎。生用清热化痰，配姜汁炙用能止呕。竹沥，内服：30～50mL。冲服。本品性寒滑，有寒痰及便溏者忌用。竹叶卷心，内服：10～15g，鲜品加倍。水煎。虚寒证忌用。竹根，内服：15～20g。水煎。一般无明显禁忌。

（徐凯　整理）

# 蘗木（黄柏）

【药名】蘗木在《神农本草经》中有檀桓之称，在其后的相关医籍中又有黄柏、檗木、檗皮、黄檗等别名。

【经文】蘗木，味苦，寒。主五脏、肠胃中结热，黄疸，肠痔。止泄痢，女子漏下赤白，阴阳伤，蚀疮。

【文译】蘗木，味苦，性寒。主治五脏、肠胃内热邪结聚，黄疸，痔疮。能使泄痢停止，能治女子漏下赤白物，男、女生殖器被菌、虫损伤成疮或溃烂流恶水。

【药源】本品为芸香科植物黄檗或黄皮树除去栓皮的树皮，黄檗主产辽宁、吉林、河北，以辽宁产量大，商品名为"关黄柏"。黄皮树皮主产四川、贵州、湖北、陕西，以四川、贵州产量大，质量优，商品名为"川黄柏"。立夏至夏至间采收栽植 10 年以上的树皮，趁鲜刮去粗皮，晒干，切片后晒干入药。均以皮厚、断面色黄，嚼之有黏性者为佳。

【药理】本品的主要成分是小檗碱，另含黄柏碱、木兰花碱、掌叶防己碱及甾醇类、柠檬苷类等多种生物碱及内酯、甾醇、黏液质等，具有抗菌作用，能抑杀皮肤真菌，抗病毒对钩端螺旋体、阿米巴原虫、阴道毛滴虫均有抑制作用，对心脑血管系统有降压、抗心律失常等作用。又有抗消化道溃疡、促进胰腺分泌作用，并有抑制中枢神经系统、抑制细胞免疫反应、能解热、利胆利尿，有降血糖等作用。

【文摘】

《名医别录》　无毒，疗惊气在皮间，肌肤热赤起。目热赤痛，口疮，久服通神，根主心腹百病，安魂魄，不饥渴，久服轻身延年通神。

《药性本草》 主男子阴痿。治下血如鸡鸭肝片，及男子茎上疮，屑末敷之。

《本草拾遗》 主热疮泡起，虫疮，痢，下血，杀蛀虫；煎服，主消渴。

《日华子本草》 安心除劳，治骨蒸，洗肝，明目，多泪、口干心热，杀疳虫，治蛔心痛、疥癣。蜜炙治鼻洪，肠风，泻血，后分急热肿痛。

《珍珠囊补遗药性赋》 黄檗……沉也，阴也。其用有五：泻下焦隐伏之龙火；安上焦虚哕之蛔虫；脐下痛则单制而能除；肾不足必炒用而能补；痿厥除热药中诚不可阙。

《医学启源》 泻痢水泄……先见脓血，后见大便者，黄柏为君……小便黄用黄柏……腹痛……恶热而痛加黄柏。

《本草纲目》 黄柏佐知母滋阴降火，有金水相生之义，黄柏无知母，犹水母之无虾也。盖黄柏能治膀胱命门中之火……然必少壮气盛能食者，用之相宜，若中气不足而邪火积盛者，久服则有寒中之变。近时虚损及纵欲求嗣之人用补阴药，往往以此二味为君，日日服饵，降令太过，脾胃受伤，真阳暗损，精气不暖，致生他病。盖不知此物苦寒而滑渗，且苦味久服，有反从火化之害……

《神农本草经疏》 乃足少阴肾经之要药，专治阴虚生内热诸证，功烈甚伟，非常药可比也。

《本草求真》 凡病人因火亢而见骨蒸劳热、目赤耳鸣、消渴便闭，及湿热为病而见诸痿瘫痪……与乎诸痛疮痒、蛔虫内攻，诊其脉果洪大，按之而有力，可炒黑暂用，使其湿热顺流而下，阴火因而潜伏，则阴不受煎熬，而阴乃得长矣，非谓真阴虚损，服此即有滋润之力也。

《得配本草》 得肉桂治咽痛……配知母降肺火，佐苍术治湿痿，使细辛泻脬火。

【今用】**近代著名医家章次公** 据化验所得，知黄柏之成分，与黄连相同。就学理论，其功效宜无差别。考之古人之记载，固有相同处；如黄连治赤痢，黄柏亦治赤痢；加答儿性黄疸，黄柏能治之，黄连亦能治之；黄连明目，黄柏亦明目，此其所同也。然古人止呕，习用黄连，而不以黄柏；古人治湿痿，每用黄柏，而不以黄连，此又二药之所异也。审其异同而别用之，则有验于今，而无违于古矣。（详见《章次公医术经验集》）

**安徽省名中医龚士澄** ①"黄芩治上，黄连治中，黄柏治下"之说，示人知三黄分治上、中、下三焦之火，各有偏长，非定界也。如用黄柏外掺、口含及内服，治疗口腔疮疡，何尝分上下？黄柏苦坚肾，寒泻火，清湿热，消疮肿，我们一向视为治疗肾炎之要药。治急性肾炎，须酒炒后用；治慢性肾炎，须盐水炒后用。酒制治上，盐制治下，对急性肾炎恶寒发热、眼睑及周身悉肿、小便不利、咳嗽、咽喉红肿，表现为风水证候者，我们惯用越婢汤，以酒炒黄柏代替石膏，加牛蒡子、白茅根、车前子、浙贝母、陈皮，可能在数日内消肿退病。②治泻痢。黄柏善清大肠湿热，凡湿热内蕴所致的泄泻、赤白痢疾，皆有殊功。我每辅以黄芩、葛根、凤尾草、大腹皮、藿香、煨木香、茯苓、苍术等，用于湿热泄泻；伍以黄连、木香、白芍、白头翁、苦参、山楂、陈皮、桔梗、甘草等，用于湿热痢疾，红白杂下，均有显著的治疗作用。③治气虚湿陷带下。妇女带下黄白，低热，口干，头昏，腰酸，小腹坠胀，苔白，脉虚软者，多为饮食劳倦，脾虚湿陷所致。我们用补中益气汤调补脾胃，升阳益气，加黄柏炭 5～8g 燥湿止带，川续断 12～15g 理虚损，束带脉，屡用多应。（详见《临证方药运用心得》）。

**成都中医药大学卢崇汉** 黄柏，气味苦，微甘，其色黄而入中，中宫润泽，泽气归木，木润而风息，风息而水升，水木土三者并域，木畅乃去二火，一火居下助太阳之气，一火居上，助离火之明。使君相二火，照入中宫，中宫润泽，得其温暖，坎离两相交合，得成既济之象。与桂相通，水土相温，木更畅旺，离火更明，相火得位。三焦之气成雾成沤成渎，而土之运化，自然四通八达，一切虚阳冰消，龙雷之火能藏，暴露之火能隐，抑郁之气能消。与附子同用，寒温并用，水火交养，离得其明，坎得其暖，乾坤二卦，自然配合有济，魂魄精神四者互相为用。佐甘草甘淡之品，生津制水，养木益火，气血之交流不息。脏腑百脉经络骨节都成刚柔相济之体，无偏枯，无凝滞，使人身内外营卫自然贯通。（详见《卢火神扶阳医学文献菁华集成》）

**山西名中医赵玺如** 黄柏味苦入肾，可以降火，专泻肾与膀胱之火，生用降实火，酒制治阴火上炎，盐制治下焦之火，姜制治中焦痰火，姜汁炒黑治湿热，盐酒炒黑制虚火，黄柏苦寒，疏肝脾而泄湿热，清膀胱而排瘀浊，殊有捷效。黄连配知母，黄柏苦寒沉降，清热燥湿，长于清肾经相火，泄下焦湿热而坚阴；知母苦寒，质柔性润，能上清肺热，下泻肾火，兼退胃家实热，并有滋阴润燥作用，二药配用，相须为用，坚阴与养阴并用，清不化燥，养阴不助湿热，黄柏清热除湿以保阴，知母泻火助坚阴，共奏清热燥湿、养阴降火之功。黄柏配黄连，黄柏、黄连皆为苦寒泻火、燥湿解毒之品，临床治疗湿热或热毒之症常配用。然黄柏治下焦，长于泻肾火而除下焦湿热；黄连治上焦，长于泻心火而除烦消痞。黄连得黄柏相助，功专于下，尤治下焦湿热疮毒之证为佳。黄柏配肉桂，黄柏苦寒，清相火而燥湿坚阴；肉桂辛甘大热，气厚纯阳，入下焦能助肾中阳气而益命门之火，入血分能温通血脉而散寒止痛，二药配用，寒热并用，甘苦并投，温阳化气而不生邪热，能使阳入于阴，阴出于阳，燥湿清热而不寒滞。黄柏配龟板，二药相伍，清补结合，滋阴降火，养阴不敛邪，清利不伤阴，滋中有降，清中有补，标本兼治，两全其用。黄柏配干姜，辛开苦降，以黄柏坚阴降火为主药，少佐干姜，辛散火邪，有阳升阴降之妙用。（详见《赵玺如学中医临证笔记》）。

**四川著名医家张廷模** 黄柏应用如下。①湿热带下，热淋涩痛。本品苦寒沉降，长于清泄下焦湿热。治湿热下注之带下黄浊臭秽，常配伍山药、芡实、车前子、白果等药用。若治湿热下注膀胱，小便短赤热痛，常配伍茯苓、车前子、木通、淡竹叶等药用。若尿频、尿急、排尿不畅、尿路痛，可配伍细辛。黄柏配伍荆芥具有清热解毒、燥湿疗疮之功，可治疗玉茎生疮，二药煎汤外洗，再辅以蚌粉等药干掺，则疗效更佳。黄柏配伍知母，可增强其清泻相火、退热除蒸之效，用于治疗阴虚发热、骨蒸盗汗、相火亢盛之梦遗、性欲亢进，以及下焦湿热之淋症。②湿热泻痢、黄疸。本品善除大肠湿热之泻痢，常配伍白头翁、黄连、秦皮、栀子、茵陈、马齿苋等药用。若配栀子用，可治湿热郁蒸之黄疸。若痢疾重于湿，下血、气机阻滞、腹痛不可忍者，可配伍赤芍、木香等。治疗湿热疫毒壅滞肠中而见的泻痢后重、大便涩滞等症，可配伍薤白。③湿热脚气、痿证。本品能清泄下焦湿热，治湿热下注，症见筋骨疼痛、两足痿软、足膝红肿疼痛、湿热带下、下部湿疮、小便短赤、舌苔黄腻，常与苍术、牛膝、木瓜、薏苡仁同用。若配伍知母、熟地黄、龟甲等，可治阴虚火旺之痿证。④阴虚发热，盗汗遗精。本品长于清相火，退虚热，常与知母相须为用，可配伍熟地黄、山茱萸、龟甲、猪骨髓等滋阴降火药同用。⑤疮疡肿毒，湿疹瘙痒。本品能清热燥湿，泻火解毒，用治疮疡肿毒，内服外用均可，可配黄芩、黄连、栀子煎服或以本品配大黄为末，醋调外搽。治湿疹瘙痒，可配伍荆芥、苦参、白鲜皮等煎服；亦可配伍煅石膏、枯矾、猪胆汁、青黛粉、石膏粉等为末，外撒或油调搽患处。治疗赤游丹毒，可配伍川黄连，研细末，拌匀，以香油调敷患处；或配伍黄芩、黄连、大黄、蜜水调敷。若患带状疱疹者，可配伍五倍子（与面粉炒熟）、生半夏、伸筋草，研末，醋调糊，外涂患处。（详见《张廷模临床中药学讲稿》）

【师说】《神农本草经》所载蘗木，即今之黄柏，药用为芸香科植物黄皮树的树皮。其味苦，性寒。入肝、胆、肾、膀胱、大肠经，具有泻火解毒、退虚热、清热燥湿等功效。我在临床上常用之治疗以下病证。

（1）湿热病证。本品味苦，性寒。其功效与黄芩、黄连类似，有较强的清热燥湿作用，临床常相须为用。又因本品主入肝、胆、大肠、膀胱等经，故以清诸脏腑的湿热为主。其应用如下。①黄疸。用治湿热黄疸，常与茵陈、栀子、甘草、黄芩、大黄等相配。②痢疾。常与清热解毒、燥湿止痢的白头翁、黄连、木香、秦皮、当归、白芍等同用，以治湿热痢疾。③淋证。常与清热利尿通淋的萆薢、车前子、瞿麦、萹蓄、六一散、川牛膝、知母等同用，治疗淋证。④带下。本品可治湿热下注所致的妇女带下黄浊臭秽伴阴痒、阴肿，可配蜀羊泉、蛤粉、墓头回、白花蛇舌草、土茯苓、蛇床子、白毛夏枯草等治之。⑤湿疹疮肿。本品专治下焦湿热毒邪而效显。常与苍术、薏苡仁、土茯苓、海桐皮、白鲜皮、地肤子、川牛膝等同用，治疗下部湿疹、湿疮、足膝红肿热痛，以及下焦湿热所致的下肢痿软等病症，可研末撒敷或煎液浸洗。

（2）疮痈热毒。主要用于皮肤及五官部位的疮痈疖肿，伴红肿疼痛。本品单用内服、外用均可，亦可配入黄连、黄芩、野菊花、连翘、金银花、栀子、四叶参、杠板归、桉树叶等清热解毒消痈肿。

（3）阴虚火旺。本品苦寒清降，又能入肾，可退肾阴虚所致的虚热，能降火以坚阴。此药尤宜于肾阴不足，虚火上炎之五心烦热、潮热盗汗、遗精等症。常与知母、生地、熟地、龟板、丹皮、白薇、银柴胡、地骨皮、玄参、稆豆衣、桑叶、浮小麦芡实、莲须等药同用。

此外，本品具清热泻火功效，可用治肝、胆、胃经实火，治疗多种脏腑实热证。我也单用本品治疗肝热目赤肿痛、胃热消渴、胃热口疮、咽喉肿痛、肺热壅盛咳嗽、小儿阴茎肿痛、肛肠坠痔、烫火烧伤、盗汗、肾虚耳鸣、遗精、眩晕、腰痛等多种由实热、虚热、湿热等邪所致的病症。总之，凡由实热、虚热、湿热派生出的诸脏腑相关病症，均可用黄柏治之。

【用法】内服：3～12g。水煎。或入丸、散服。外用：适量，研末调敷，或煎水浸洗。檗木清热燥湿，解毒，泻火力强。用治实热、热毒及脏腑湿热病症，多生用。盐水制后可降低苦燥之性，且更易入肾经，故可用治阴虚火旺证。虚寒证忌用，若过用、久服黄柏也易伤脾胃阳气。

（袁洪军　整理）

# 吴茱萸

【药名】吴茱萸，在《神农本草经》后的本草文献中又名吴萸、茶辣等。

【经文】吴茱萸，味辛，温。主温中，下气止痛，咳逆，寒热。除湿，血痹。逐风邪，开腠理。

根，杀三虫。

【文译】吴茱萸，味辛，性温。其主要功效为温煦内脏，使气下行，并能止痛，止咳嗽气逆作喘，治疗恶寒发热。能够消除水湿及瘀血停滞引起的痹痛证。还能祛除风邪，以使腠理开泄。

吴茱萸的根皮，能杀灭肠道蛔虫、蛲虫、绦虫等，其根又名藙。

【药源】本品为芸香科植物吴茱萸、石虎或疏毛吴茱萸的干燥将近成熟果实。主产于贵州、广西、湖南等省区。8—11月果实尚未开裂时，剪下果枝，晒干或低温干燥，除去枝、叶、果梗等杂质。以粒大，色棕黑者为佳，用甘草汤制过应用。

【药理】本品主要成分如下。①生物碱类：包括吴茱萸胺、吴茱萸碱、吴茱萸次碱等。②挥发油：主要成分为吴萸烯，为油的香气成分。③三萜类：柠檬苦素、吴茱萸苦素等。本品甲醇提取物、水煎剂有抗动物实验性胃溃疡的作用；水煎剂对药物性导致动物胃肠痉挛有对抗作用，有明显的镇痛作用；本品注射液静脉注射对麻醉大鼠和狗有明显升高血压的作用；在猫心肌缺血后，吴茱萸及吴茱萸汤能改善部分心电图，部分减少血中磷酸肌酸及乳酸脱氢酶的释放，明显增加血中一氧化氮的浓度，缩小心肌梗死面积，具有一定的保护心肌缺血的作用。本品还有抗肿瘤活性、降脂减肥、抗炎、抗霍乱弧菌、利尿、抑制乙醇吸收和一定的抗帕金森作用。

【文摘】

《名医别录》　主痰冷，腹内绞痛，诸冷实不消，中恶，心腹痛，逆气，利五脏。

《药性本草》　味苦辛，大热，有毒。主心腹疾，积冷，心下结气，疰心痛；治霍乱转筋，胃中冷气，吐泻腹痛不可胜忍者；疗遍身顽痹，冷食不消，利大肠拥气。

《日华子本草》　健脾通关节。治腹痛，肾气，脚气，水肿，下产后余血。

《丹溪手镜》　辛温大热有小毒，入太阴厥阴之经，治阴毒下气最速，开腠理散寒通关节和胃，仲景主食谷欲呕，杂证治心腹绞痛。

《本草纲目》　开郁化滞，治吞酸，厥阴痰涎头痛，阴毒腹痛，疝气，血痢，喉舌口疮。

《景岳全书》　升少降多，有小毒，能助阳健脾。治胸膈停寒，胀满痞塞，化滞消食，除吞酸呕逆，霍乱，心腹蓄冷，中恶绞痛，寒痰逆气，杀诸虫……及下焦肝肾膀胱寒疝，阴毒疼痛，止痛泻血痢，厚肠胃，去湿气肠风痔漏、脚气水肿。然性苦善降，若气陷而元气虚者当以甘补诸药制而用之。

《成方便读》　吴萸……能入厥阴，行气解郁，又能引热下行，且引黄连入肝，一寒一热，一苦一辛，同治厥阴气火有余，故疝气之偏于热者，亦能取效耳。

《徐大椿医书全集》　辛苦大热，入肝而疏逆燥脾，温中开郁，引热下行，为厥阴头痛、呕酸、阴疝、奔豚之专药。止呕，黄连水炒；治疝，盐水炒；入肝治血，均醋汤泡炒。

《医方十种汇编》　逐寒气上逆胀满。治吞酸、吐酸，寒疝久滑冷泄，小腹寒痛，脚气水肿湿痹，除蛊杀虫。多服久服令人目昏发疮。血虚火旺尤忌之，陈者良。

【今用】**北京著名医家施今墨**　吴茱萸伍用黄连主治：①肝郁化火，胃失和降，胁肋胀痛，呕吐吞酸，嘈杂嗳气，口苦，舌红苔黄，脉象弦数等症；②急性胃炎，慢性胃炎，胃、十二指肠球部溃疡诸症；③湿热下痢，细菌性痢疾，急性肠炎，慢性肠炎诸症。（详见《施今墨对药临床经验集》）

**北京著名医家岳美中**　吴茱萸一味，在临床经验其治咽头至胃部之黏液样的沫壅盛，有殊效。（详见《岳美中医案集》）

**北京著名医家焦树德**　子宫寒冷而致月经愆期，血少而黑，经行腹痛，可以本品与川芎、当归、红花、桃仁、香附、小茴香、牛膝、熟地黄、肉桂等同用治之。据近代研究，本品有收缩子宫的作用。吴茱萸还有一定的下气作用……用吴茱萸配牛膝、木瓜、猪苓、泽泻等，治疗小腿及足部浮肿。……吴茱萸偏治浊阴不降、肝经厥气上逆，并能引热下行，可用于虚火上炎的口舌生疮。（详见《用药心得十讲》）

**国医大师任继学**　在治疗急性胃痛胃热证时，应用化肝煎加左金丸加减，方

剂中吴茱萸泻肝和胃。（详见《任继学用药心得十讲》）

**河北中医学院夏锦堂**　吴茱萸主治：急、慢性胃炎，急、慢性肠炎，消化性溃疡。指征为：脘腹冷痛，嗳气泛酸，呕吐，泄泻，舌苔白者。阴虚者不宜用。（详见《方药传真——全国老中医药专家学术经验精选》）

【师说】吴茱萸，其味辛、苦，性热。有小毒。归入脾、胃、肝、肾经。具有散寒止痛、温中燥湿、疏肝下气等功效，而以温中燥湿见长。我用之治疗以下病证。

（1）温中燥湿。吴茱萸，辛、热。能温能散，苦能燥湿。凡脾胃之性皆喜温而恶寒，寒则中气不能运化，或为中焦实冷，或为寒湿痰饮停积，以致气逆于上而作咳喘、呕吐、流涎等，故可用吴茱萸配法半夏、陈皮、厚朴、干姜、良姜、大枣、苍术、茯苓、炙甘草等，既可温中散寒，又可祛散痰湿。又因其能入肾而恶湿喜燥，若肾阳不足，必及脾土，久则易于发作五更晨泻，可用四神丸加味，以吴茱萸与补骨脂、肉豆蔻、五味子，再加益智仁、苍术、白术、炮姜等相配治之。若寒热同现而作腹泻，则用吴茱萸配黄连、白芍、木香、炙甘草等治之，能祛水下入膀胱，不走大肠而泻止。我在临床上多用之治疗急慢性胃炎、肠炎、消化性溃疡等辨属寒湿为患，且以呕吐痰涎、脘腹冷痛、肠鸣腹泻等为主要病症者。

（2）散寒止痛。吴茱萸能散寒，能畅通厥阴气滞而止痛。凡寒凝湿滞，气机不畅，郁积而作脘腹冷痛者，可用本品与干姜、肉桂、木香、徐长卿、荔枝核、乌药等配伍运用，能温胃散寒，理气止痛。我也用吴茱萸配党参、白术、法半夏、延胡索、白芷、姜黄、川芎、细辛、柴胡、生姜、大枣等治疗肝胃虚寒、肝气夹寒饮上逆厥阴而致顽固性头痛、且呕吐涎沫者。若治疗厥阴中寒，小腹冷痛，常与干姜、附子、大枣、炙甘草同用。若治疗下焦寒湿所致的疝痛，常与小茴香、炒川楝子、荔枝核、乌药、延胡索、橘核等配伍用之。若治疗妇女痛经证属寒凝胞宫，阳气不展，致经来后期，小腹、两少腹冷痛，喜温喜按，舌淡苔白，脉沉细迟者，常配肉桂、小茴香、当归、香附、艾叶等暖宫散寒，调气止痛。若用治寒湿脚气肿痛较著，且难以忍受者，常伍木瓜、薏苡仁、苍术、泽泻、车前子、茯苓等。脚气入腹而胀痛者，可用吴茱萸与苏叶、木瓜、槟榔等散寒舒筋，下气祛湿止痛以治之。

（3）止呕抑酸。吴茱萸能疏肝下气，常用于肝胃不和的呕吐、吞酸。偏热者，可与少量黄连、干姜同用。肝郁化火之胁肋胀痛、胃中嘈杂、口舌生疮、咽痛、呕恶、吞酸者，我常用吴茱萸配黄连、瓦楞子、浙贝母、八月札等治之。

此外，我也用吴茱萸配当归、白芍、乌梅、益母草、徐长卿、仙鹤草、大枣、炙甘草等治疗过敏性紫癜。吴茱萸还可杀灭蛲虫，也治寒湿致生皮肤湿疹等。

总之，寒证日久不愈；呕吐清涎或嘈杂吞酸；寒疝腹痛，触之痛甚；头痛时欲呕吐；泄利久不止；舌质淡，苔白或略腻，脉沉细迟或紧等，皆为我选用吴茱黄的重要指征。

【用法】内服：一般每剂用5g左右。水煎。或入丸、散剂服。内服剂量不宜过大。本品治上病常配川芎、细辛；治中病配川连、白芍为多；治下病常配沉香、乌药等。本品外用：适量，可研末外敷足心，能引火下行，治疗口舌生疮及高血压病。外敷脐部，可温里散寒止腹泻、呕吐。配适量乌贼骨、硫黄研末，可外治皮肤湿疹。对于有热邪者，可作为反佐药，如吴茱萸、黄连相配，用治火郁较甚者，黄连用量应大于吴茱萸，以6:1之剂量配治。如寒大于热者，以寒药3热药1之比例用之。若无寒湿气滞，则不宜用之。孕妇应慎用。本品易耗气动火，故不宜多用、久服。阴虚有热者，应忌用之。

（范春露　整理）

# 桑根白皮

【药名】桑根白皮，在《神农本草经》后的本草文献中又名桑白皮、桑皮、桑根皮、桑椹树等。

【经文】桑根白皮，味甘，寒。主伤中，五劳六极，羸瘦，崩中，脉绝。补虚益气。

叶，主除寒热，出汗。

桑耳，黑者，主女子漏下赤白汁，血病癥瘕积聚，阴痛，阴阳寒热无子。

五木耳，名檽，益气，不饥，轻身，强志。

【文译】桑根白皮，味甘，性寒。主治内脏劳伤所形成的五劳（指五脏劳伤等）六极（气、血、筋、骨、肌、精极度损伤）病证，身体消瘦，妇女暴下经血，脉断绝（脉间歇）。能补虚损，益气力。

桑叶，主要能治疗外感恶寒发热病，并可止汗。

桑耳，其中黑色的主治女子漏下赤白物，血分有病致人癥瘕积聚，下阴部疼痛。也可以治疗男子及妇人的寒热病及不孕、不育症。

五木耳，为寄生于楮、槐、榆、柳、桑树上的木耳，又叫檽。服食之能够增强人的气力，使人没有饥饿感，还能使人身体轻便，并能增强人的记忆力。

【药源】本品为桑科植物桑的根皮，主产于安徽、河南、浙江、江苏、湖南等地。以河南省、安徽省产量大。秋末叶落时至次春发芽前采挖根部，刮去黄棕色粗皮，纵向破开，剥取根皮，晒干。以色白、皮厚、粉性足、香气浓者为佳。

【药理】本品含黄酮类衍生物，如桑白皮素、桑白皮色烯素、环桑白皮色烯素等。也含香豆精类化合物，如东莨菪素及伞形花内酯。含挥发油、谷甾醇等。本品有轻度止咳作用，并能利尿，使尿量及钠、钾、氯化物排出量增加；煎剂及其乙醇、乙醚、甲醇的提取物，有不同程度的降压作用；对神经系统有镇静、安定、抗惊厥、镇痛、降温作用；对肠和子宫有兴奋作用；对多种细菌有抗抑作用。近年研究表明其有抗艾滋病毒作用，还有抗血小板聚集、扩张血管、降血糖等多种药效。本品对肺癌、宫颈癌有抑制作用。

【文摘】

《名医别录》　去肺中水气，唾血热渴，水肿腹满胪胀，利水道，去寸白，可以缝金疮。

《药性本草》　治肺气喘满，虚劳客热头痛，内补不足。

《本草纲目》　泻肺，利大小肠，降气散血……长于利小水，乃实则泻其子也，故肺中有水气及肺火有余者宜之。十剂云：燥可去湿，桑白皮、赤小豆之属是矣。

《景岳全书》　泻肺火以其味甘，故缓而不峻，止喘嗽唾血亦解渴、消痰、除虚劳客热，头痛，水出高原。故清肺亦能利水，去寸白，杀腹藏诸虫。

《滇南本草》　桑皮，味辛，微苦，性寒。金受火制，唯桑皮可以泻之。止肺热咳嗽……止喘促吼咳，消肺痰咳血……肺气上逆作喘，开胃进食，气降痰消则食进，非脾气虚弱。

《徐大椿医书全集》　入肺而泻火清肺，理嗽定喘，为肺受湿热喘嗽专药，泻火生用，定喘蜜炙。肺虚无火及风寒喘嗽均忌。

《温病条辨》　泻白散不可妄用论：钱氏制泻白散，桑白皮、地骨皮……治肺火皮肤蒸热，日晡尤甚，喘咳气急，面肿热郁肺逆等证。历来注此方者，只言其功，不知其弊。如李时珍以为泻肺诸方之准绳，虽明如王晋三、叶天士，犹率意用之。愚按此方治热病后与小儿痘后，外感以尽，真气不得归元，咳嗽上气，身虚热者，甚良；若兼一毫外感，即不可用。

《长沙药解》　桑根白皮，甘辛敛涩，善泄湿气而敛营血，其诸主治……止吐血，断崩中……止吐泄……生眉发，泽须鬓。

《得配本草》　桑根白皮。桂心、续断、麻子为之使，忌铁。皮主走表，治皮里膜外之水肿，除皮肤风热之燥痒。得糯米，治嗽血；配茯苓，利小便。

《本草求原》　治脚气痹挛、目昏、黄疸。通二便，治尿数。

《医方捷径》　桑皮泻肺，补虚益气。

《东医宝鉴》　桑根白皮，主热渴，水煎饮之。

【今用】北京著名医家施今墨　桑白皮入肺中气分，泻肺中邪热，以泻肺平喘、利水消肿；地骨皮入走血分，清肺中伏火，清热凉血，补阴退蒸。桑白皮以清气分之邪为主，地骨皮以清血分之邪为要；二药伍用，一气一血，气血双清，清肺热、泻肺火、散瘀血、泻肺气、去痰嗽、平喘逆的力量增强。根据临床实践体会，二药合用，功效有三：①清肺泻热，治身热、气逆而喘，疗肺热咳嗽（各种肺炎可用）；②清肺热、导火气，引皮肤水气顺流而下，治肺气不降之水肿（颜面浮肿）；③地骨皮能裕真阴之化源，治骨蒸劳热，合桑白皮能益阴气、泻虚火，所谓"益阴气以退三焦之虚阳，但令阴气得为阳守。"治午后低热。（详见《施今墨对药临床经验集》）

**国医大师任继学** 治疗痰瘀阻肺证兼热证者，加桑白皮以清肺定喘。肺痈恢复期用桔梗汤益气养阴，扶正托邪，方中桑白皮有清热肃肺之功效。（详见《任继学用药心得十讲》）

**北京著名医家焦树德** 桑白皮，味甘、辛，性寒，主要功能为泻肺火、降肺气、利小便。①泻肺火、降肺气而清肺止咳：肺有火热而致咳嗽、吐黄痰或黏稠痰、口渴、气喘、咳血等症，可用本品配地骨皮、黄芩、生石膏、知母、甘草、川贝母、瓜蒌、芦根等。②利水消肿：由于肺失清肃，影响到水分的正常排泄而致水停肌肤，出现水肿、胀满、呼吸喘促、头面、四肢皆肿、小便不利等症，可用本品清肺热而利水，常配大腹皮、茯苓皮、陈皮、生姜皮、冬瓜皮、车前子等。地骨皮、桑白皮均能清肺中火热。其中，地骨皮入肺经血分，降肺中伏火，兼能益肾除虚热；桑白皮入肺经气分，泻肺中实火，兼能利水消肿。桑白皮利水，偏于利水之上源；车前子利水，偏于利水之下窍。（详见《用药心得十讲》）

**江苏著名医家周慕丹** 桑白皮与白芍相配主治肝火冲逆倒经。其症为月经来潮，周期性鼻衄如注，头晕、目眩、舌质红、脉带数。用桑白皮、白芍能养阴清肺宁络，使逆行之血，顺势而下，故取效较著。禁忌：倒经若由外感热邪引发或邪热久恋未解者不宜使用，误服易致胸闷难受或反生咳嗽等。（详见《方药心悟》）

**陕西名中医贺永清** 上呼吸道感染，急、慢性支气管炎，慢性肾功能衰竭，慢性肾盂肾炎，淋证，消渴，咳喘，水肿，小便不利者，均可应用桑白皮。桑白皮既可扶正气，又可祛邪气，对肾性水肿疗效尤佳。配白茅根、车前子、冬瓜皮，治急性肾炎水肿；配黄芪、白术、党参、茯苓皮，治慢性肾炎水肿；配黄芪、白术、白芍、丹参，治慢性肾功能衰竭。（详见《方药传真——全国老中医药专家学术经验精选》）

【师说】桑根白皮，即现今临证常用的桑白皮。本品味甘，性寒。主归肺、脾经。能泻肺平喘，利水消肿。我在临床上用桑白皮治疗以下病证。

（1）肺热咳喘。本品性寒，能入肺经，清泻肺火，兼泻肺中水气而止嗽定喘。凡肺中火热或水气壅塞为患的均可用之，而尤宜清泻肺热。可用桑白皮与地骨皮、黄芩、山栀、浙贝母、杏仁、鱼腥草、芦根、牛蒡子、甘草等相配，治疗急性支气管炎、肺炎、肺脓疡等出现的肺热壅盛致咳喘、咯痰黄稠者；若见水饮停肺，肺胀喘急，则用桑白皮配炙麻黄、葶苈子、车前子、生薏苡仁、远志等宣降肺气，利水逐饮，以治渗出性胸膜炎（悬饮）、肺源性心脏病水肿等；配炙百部、白及、黄芩、丹参等治疗肺结核；配白芥子、苏子、射干、苦参、炙麻黄治疗支气管哮喘。

（2）水肿。本品能肃降肺气，通调水道而利水消肿，尤其能利小便，用治实证水肿。可用桑白皮配茯苓皮、冬瓜皮、大腹皮、车前草、猪苓等治疗脾虚不运、水湿聚积而致面目肌肤浮肿，或腰以下肿胀、腹满喘急、小儿流涎、小便不利。我常以桑白皮配白茅根、车前子、冬瓜皮等治疗急性肾炎水肿；配黄芪、党参、白术、茯苓皮治疗慢性肾炎水肿；配柴胡、枳壳、泽兰、白术、白芍、丹参、益母草治疗肝硬化腹水。

（3）出血证。本品性寒，能清血热而止血。我常用本品配仙鹤草、茜草、白茅根、白茅花、地骨皮、白及、墨旱莲、大蓟、小蓟、藕节等治疗肺咯血、咳嗽痰中夹血。如肺炎、支气管扩张、肺结核等病程中出现的肺出血及肝、肺之火上炎所致的白睛溢血、鼻出血、牙龈出血，以及肾脏急慢性炎症和结石、肿瘤所致的尿血等皆可用之。本品还可治疗妇女产后出血不止，肝火上炎之倒经，月经量多、期长等。

（4）热病消渴。凡实热或虚热，皆可伤津以致口渴。我常用桑白皮配地骨皮、黄连、知母、石膏、沙参、麦冬、天花粉、葛根等以治烦渴多饮，可用治肺胃热盛为主证的 2 型糖尿病，且有明显的降糖作用。若消渴病并发脾肺气虚的水肿、咳喘者，我必用桑白皮配人参、黄芪、大腹皮、茯苓皮、陈皮等治之。

（5）高血压病。本品有降血压作用，可在五皮饮中加重桑白皮的用量，再加车前子、天麻、钩藤、龙骨、牡蛎、怀牛膝、桑寄生、杜仲等治疗肝阳上亢、肝火偏旺的高血压病，以及高血压病危象。

桑叶。本品能疏解风热，以之配菊花、杏仁、连翘、薄荷等能疏风散热，宣肺止咳；配沙参、麦冬、浙贝母、栀子皮、梨皮等能清肺燥，治干咳；配生地黄、黛蛤散、枇杷叶、石膏能清肝火，润燥，凉血止血，治肺燥咳血，以及妇女血热妄行之崩漏、胎漏；冬桑叶配生地、稽豆衣、浮小麦、仙鹤草、山茱萸、枣仁、五味子、乌梅等治疗盗汗；配黄芪、白术、麻黄根治疗自汗出，也有显效。本品还可清上散热而治头目病症，如头痛眩晕、二目干涩、目赤、视物昏花，用之能清肝明目。我也用之清音利咽，治疗咽喉疼痛、咽痒、声音嘶哑；也用冬桑叶配钩藤、菊花、白芍、生地、茯神等治疗肝热生风。桑叶还可治疗风热痹证、痛风性关节炎急性发作者，能消散红肿热痛。若用桑叶煎服，或煎水洗头，能明显促进头发、眉毛生长，并能乌须黑发，还能美容养颜，清除脚气，消退水肿。

黑木耳、桑耳：皆为木耳科银耳属木耳，为寄生于桑树上可食用的真菌实体。其中黑木耳能凉血止血，祛除寒热之邪，用治肠风下血、血痢、鼻衄、便血、妇女崩漏、月经过多等。桑耳能调经止痛，以治痛经、不孕症，并能治疗妇女白带量多、妇人心腹痛、下阴痛等，也治金疮、痔疮出血久不敛合。本品也具有补血、益气之功，能使人体轻健，记忆力增强。本品补益功效明显，食之可使人不饥。

桑黄：为多孔菌科植物针层孔的子实体。多生于桑树、柳树等树干上。其味甘、辛。无毒。入肝、肾经。具有活血止血、滋阴补肾功效，治疗肾虚劳伤、腰肌劳损、男子遗精，并能活血止血，用治血崩、血淋、脱肛便血、血滞经闭、产后血瘀等症。桑黄也有抗肿瘤功效，尤其对消化系肝、胃、食道、肠道的肿瘤效佳。还可治疗胃痛、胃功能紊乱，也能减少肿瘤放、化疗毒副作用，还可治疗冠心病心绞痛。此外，还可用治糖尿病，也有保肝作用。

【用法】内服：5～15g。水煎。外用：适量，研末撒敷金疮、疮疡、出血等部位。或煎水熏洗。泻肺利水、泻肝清火、泻肺热，宜生用；肺虚咳嗽，宜蜜炙用。临证需注意，风寒、肺寒、肺虚咳喘、小便清长、大便溏泻者，皆不宜用之。

（范春露　整理）

# 芜荑

【药名】芜荑（别名：无姑、殿塘），在《神农本草经》后的本草文献中又名臭芜荑、黄榆、毛榆、山榆等。

【经文】芜荑，味辛，平。主五内邪气，散皮肤、骨节中淫淫温行毒。去三虫，化食。

【文译】芜荑，味辛，性平。主治五脏邪气积聚，能消散皮肤、骨关节内游走的风邪及温热毒气。能祛除肠道多种寄生虫，也能使食物易于消化。

【药源】本品源于榆科植物大果榆的果实加工品。翅果特大，果熟期为每年5—6月。果的气味特臭，味微酸涩，分布于东北、华北及陕、甘、青、苏、皖，主产于晋、冀。

【药理】本品果实含鞣质及糖类等成分，树皮含黏液质等。药理作用：①驱虫；②抗真菌。

【师说】芜荑，药用为榆科榆属植物大果榆经加工的种子。其味辛、苦，性温。归入脾、肾经。具驱虫、消积等功效。临床应用如下。

（1）健脾消积。体弱羸瘦，结气发热，脾虚疳积、腹胀、泄泻，而不能纳谷者，皆宜服用本品。①止泻：对脾胃虚弱而作泄泻不止者，用芜荑配使君子、白术、茯苓、党参、焦三仙、鸡内金、陈皮、炮姜等治之；②止小儿疳积：小儿消化不良，久则能成疳积病，这在当今临床较少见，但确也有之，多由家长喂养不当导致。症见纳少、形瘦、腹大、常作泄泻、面黄肌瘦、脉弱。我用芜荑配白术、茯苓、山药、扁豆、芡实、莲子、鸡内金、砂仁、焦山楂、炒薏苡仁、陈皮等健脾助运，以止小儿疳泻。增其纳谷，助其消运，则能生肌长肉，渐消疳积。③消积滞：脾虚不耐多进肉类及煎炸食品、生冷食品等，导致食积于胃，脾运不力，当助脾胃消运之。可用茯苓、苍术、白术、芜荑、大茴、木香、干姜、鸡内金、山楂、槟榔、神曲煎服，能健运消积滞，暖中止冷痛。

（2）驱杀肠虫。本品可谓广谱杀虫药，能治肠道多种寄生虫，如蛔虫、蛲虫、绦虫、寸白虫等，凡犯虫积，皆伴腹痛。本品辛、苦，虫得之能伏，故能治虫积。虫夺气血以养，故见患者面黄肌瘦，食少，腹痛，可用本品配芦荟、使君子、胡黄连、川芎、乌梅、川椒、大茴、小茴、木香、槟榔、陈皮等治之。

（3）燥湿止痒。本品能治皮肤湿疹、疥癣。可用之配白鲜皮、蛇床子、白毛夏枯草、荆芥、土茯苓、苍耳草、生百部、生甘草等煎汤内服，或煎水外洗所患病肤，能杀虫止痒。

此外，芜荑还可治疗风寒湿邪所致的痹证，脾虚寒湿阻滞肝胆而致的阴黄，膀胱湿热气结而致的癃闭，妇女湿热带下、崩漏、月经不调、子宫虚寒等病症。芜荑也能行气利湿，活血消肿，用治疮肿、肛痔等。

【用法】内服：5～10g。水煎。或研末每服2～3g，或入丸、散剂中服。外用：适量，研末调敷，或煎水熏洗患处。本品对脾虚者慎服，肺热者忌服。

（范春露　整理）

# 枳　实

【药名】枳实，在《神农本草经》后的本草文献中又名炒枳实、鹅眼枳实等。

【经文】枳实，味苦，寒。主大风在皮肤中如麻豆，苦痒。除寒热结，止痢，长肌肉，利五脏，益气，轻身。

【文译】枳实，味苦，性寒。主治体表遭受非常强烈的风邪，导致人身上出现像芝麻、黄豆大小的痘疹，使人因剧痒而痛苦。枳实也能消除恶寒发热的病症，并能止泻痢。能使肌肉充实，五脏通利，补益气力，也使人身体灵便、轻巧。

【药源】本品为芸香科植物枸橘或香园、酸橙及其栽培变种或甜橙的幼果，主产于四川、江西、福建等地。5—6月间采集自落的果实。生用或麸炒用。本品气香，味苦而且微酸。以外皮色绿褐、果肉厚、质坚硬、香气浓者为佳。

【药理】本品的酸橙果皮含挥发油，并含黄酮苷、N-甲基酪胺、昔奈福林等。能缓解乙酰胆碱或氯化钡所致的小肠痉挛。对有胃瘘、肠瘘的犬灌服枳壳煎液，可使胃肠收缩节律增加，对胃肠平滑肌有一定兴奋作用。枳实或枳壳煎剂对已孕、未孕小白鼠离体子宫有抑制作用，对已孕、未孕家兔离体、在位子宫均呈现兴奋作用。枳实注射液静脉注射能增加冠脉、脑、肾血流量，降低脑、肾血管阻力。枳实、枳壳煎剂及枳壳的乙醇提取液给麻醉犬、兔静脉注射有明显的升压作用。枳实能使胆囊收缩，奥狄氏括约肌张力增加，有较强的抗过敏活性，枳实、枳壳有抑制血栓形成的作用。

【文摘】

《名医别录》　除胸胁痰癖，逐停水，破结实，消胀满，心下急痞痛，逆气，胁风痛，安胃气，止溏泄，明目。

《药性本草》　解伤寒结胸，入陷胸汤用；主上气喘咳。肾内伤冷，阴痿而有气，加而用之。

《医学启源》　消宿食，散败血……纯阳，去胃中湿，去瓤，麸炒用。

《用药心法》　枳实，洁古用去脾经积血，故能去心下痞，脾无积血，则心下不瘥。

**《景岳全书》** 去胃中湿热，佐白术亦可健脾，佐大黄大能推荡，能损真元，虚羸勿用。

**《汤液本草》** 枳实，益气则佐之以人参、干姜、白术；破气则佐之以大黄、牵牛、芒硝……非白术不能去湿，非枳实不能除痞。壳主高而实主下，高者主气，下者主血，主气者在胸膈，主血者在心腹。

**《侣山堂类辩》** 枳实，夫橘至成熟而后采摘，天气充满，故能横遍于四体，枳乃初生之小者，其气收敛，故专主下泄，若夫枳壳之苦泄，其性又能横充，所以《神农本草经》止云实而无壳，至宋时，始有壳实之分，如病胸腹实而当下者，应用实，而以壳代之，乃识见浅而无力量处。

**《本草述钩元》** 枳为木实，后人有因实之小者，性酷而速，又呼其老而大者为枳壳，原一物。枳壳大而色黄紫，多穰。枳实小而色青，中实少穰。壳主高，实主下，高者主气，下者主血。主气者在胸膈，主血者在心腹。

**《药品化义》** 若皮肤作痒，因积血滞于中，不能营养肌表，若饮食不思，因脾郁结不能运化，皆取其辛散苦泻之力也。为血分中之气药，唯此称最。

**《现代实用中药》** 治咳嗽、水肿、便秘、子宫下垂及脱肛。

**《百药效用奇观》** 枳实，血中气药，去瘀则生新，故亦利于心。

**【今用】北京著名医家施今墨** 枳实伍用白术的经验。枳实辛散温通，破气消积，泻痰导滞，消痞止痛；白术甘温补中，补脾燥湿，益气生血，和中消滞，固表止汗。枳实辛散性烈，以泻为主；白术甘缓补中以补为要。枳实以走为主，白术以守为要。二药参合，一泻一补。一走一守，一急一缓，相互制约，相互为用，以达补而不滞、消不伤正、健脾强胃、消食化积、消痞除满之功。主治如下。①脾胃虚弱，消化不良，饮食停滞，腹胀痞满，大便不爽等症。②肝脾肿大，内脏弛缓无力，胃下垂、子宫脱垂、脱肛等症。常用量：枳实5～10g，白术10～15g。枳实、白术伍用，出自《金匮要略》枳术汤，治水饮停滞于胃，心下坚，大如盘，边如旋杯者。至于枳实、白术用药分量的多寡，临证之际，应详尽辨证，审因增损，若体壮新病者，则以枳实为主，白术为辅；反之、体弱久病，脾虚胃弱，消化无力者，应以白术为主，枳实为辅，否则易伤人也。施老临证处方时，枳实、白术习惯以同炒伍用，一则可缓其性，二则能增强疗效。（详见《施今墨对药临床经验集》）

**北京著名医家焦树德** 枳实味苦，性微寒，主要功能为破气、消积、导滞、除痞。枳实善于破泄胃肠结气，对心下痞痛、胃脘硬胀、食滞腹胀、腹痛，肠胃积气、大便不畅等，效果很好，常与枳壳、木香、槟榔、神曲、麦芽、山楂、大黄等配伍使用。对胆道感染、胆囊炎等引起的脘腹胀满、呕逆、食物不下、两胁腹胀等症，可用小柴胡汤（柴胡、黄芩、半夏、党参、甘草、生姜、大枣）减党参、甘草，加枳实、槟榔、大黄、玄明粉等治疗，常可取得一定疗效，但要注意随证加减。枳实有下气导滞通大便的作用，常用于胃肠有积滞而大便秘结不通之症，可与大黄、厚朴、芒硝、玄明粉、瓜蒌、槟榔、火麻仁等同用。例如大承气汤（枳实、厚朴、生大黄、芒硝）、小承气汤（枳实、厚朴、生大黄）、枳实导滞丸（枳实、大黄、黄芩、黄连、神曲、白术、茯苓、泽泻）等。枳实破气结的作用很强，对气结而成的坚积，用枳实破其气结，气行则积消；因气结而痰阻者，用枳实破其气结，气行则痰行；由于气结而胸脘痞闷、胸痛者，用枳实破其气结，则痞闷自除。枳实配白术，能除腹中积聚痞满、按之硬痛等症，例如《金匮》枳术汤（枳实、白术）治心下硬、大如盘、痞满，芍药枳术丸（赤芍、枳实、白术、陈皮）治食积痞满及小儿腹大胀满、时常疼痛等症；配厚朴，能除中满；配大黄、芒硝，能破泻肠中结实。焦树德教授曾用枳实配瓜蒌、薤白、檀香，治疗胸痹心痛，效果良好。青皮破肝经气结，枳实破胃肠气结。木香行肠胃滞气，偏用于理气消胀；枳实破肠胃结气，偏用于导滞除痞消积。枳实用量一般为1.5～9g。孕妇慎用。气虚中满、气陷便溏、胃虚不思食者，均禁用本品。（详见《方药心得十讲》）

**江苏名中医徐则先** 枳实，主治：痰气滞结于胸脘者。指征：结胸、腹满、舌苔厚腻，必用枳实。禁忌：大便溏、便次频、苔淡白、脉虚弦者，不宜使用枳实。误用则痞满益甚，脾气大伤。配黄连、半夏、瓜蒌仁，治脘痛、胸满、腹胀、舌苔黄厚腻、脉浮滑者。配厚朴、赤茯苓、陈皮、甘草、干姜、草蔻仁、木香，治脘痞腹胀、舌苔白腻者。用量：5～20g。气滞盛者，本人常以开水磨枳实汁，兑入汤剂服。体会：取效的关键在于掌握舌苔厚腻的指征，不失时机地使用枳实。如舌苔厚腻渐褪，枳实用量宜渐减之，以防虚虚之弊。（详见《方药心悟》）

**河南中医药研究院赵国岑** 枳实主治：慢性胃炎、胃神经官能症、胃脘痞闷、消化不良、慢性气管炎、哮喘、胸闷、热痰不易咯出、肝脾肿大、肝区疼痛、便秘腹胀大、腹痛、胃下垂、子宫脱垂、脱肛、湿热痰郁之结胸证。指征：凡腹胀、脘腹痞满者必用此药。禁忌：气虚无痰无积者不宜使用。配伍：枳实10g，配枳壳10g，治气郁结于中焦；枳实10g，配厚朴10g，大黄6g，牵牛子10g，治阳明燥热之脘腹疼痛、腹满实坚、大便秘结；枳实10g，配白术15g，治脾虚气滞之胃痛不欲食；枳实15g，配白术6g，治气滞伤脾之食欲减退。（详见《方药传真——全国老中医药专家学术经验精选》）

【师说】枳实为酸橙或甜橙的幼果。其味辛、苦，性微寒。归脾、胃、大肠经。具有破气消痞、化痰散结之功。我在临床上用之治疗以下病证。

（1）胃肠气滞。本品辛散苦降，气锐性猛，药力较强，善行中焦，能破气散积，消除痞满，确为破气消痞之要药。凡气滞脘腹痞满作胀，嗳腐气臭者，我常用本品配生山楂、莪术、鸡内金、神曲、麦芽、莱菔子等治之。若脾胃虚弱，运化不力，食后脘腹痞满作胀者，宜配补气健脾药，可在上述药中再加白术、党参、苍术、砂仁。若伴热结便秘，脘腹胀满，则在气滞胀满药中加大黄、芒硝等药同用。如湿热积滞，脘部痞满，大便不通或泻痢后重者，则用黄连、木香、大黄、芒硝、厚朴、苍术、草果等治之。由上可见，不论寒、热、虚、实引起的气滞脘腹痞胀，皆可用枳实配伍他药治之。我也用枳实配砂仁、茯苓、浙贝母、香附、厚朴、木香、沉香治疗关格上、中、下不通者。枳实配白芷、白及、合欢皮等可治胃、十二指肠球部溃疡病症。

（2）胸痹、结胸、多痰、胸中痞胀。本品辛散苦泄，善于化痰浊，消积滞，破气消痞。例如：①心胸痞气，由痰浊阻滞，胸阳不振所致者，宜温化痰浊，宽胸消痞，我用枳实配薤白、法半夏、全瓜蒌、赤芍、桂枝等治疗冠心病痰浊痹阻证；②结胸，多由痰热水饮互结以致胸脘胁肋痞闷疼痛，可选清热化痰药黄连、全瓜蒌、竹沥半夏、竹茹与枳实相配治之；③咳喘多痰，痰涎壅盛，胸胁作胀，咳嗽多痰，辨证属实者，可用枳实配半夏、茯苓、莱菔子、白芥子、苏梗、陈皮、杏仁、紫菀等治之；④阳虚气滞，水饮内停，胃脘痞坚者，用枳实配白术、茯苓、桔梗、槟榔、炙甘草、陈皮等治之。

（3）肝气郁滞。枳实能破气，性烈效速，可用治肝郁气滞属于实证者。例如：配川芎、郁金、青皮、炙甘草、延胡索等治疗气滞胁痛；配柴胡、白芍、炙甘草、当归治疗妇女产后气滞腹痛；用四逆散（柴胡、枳实、芍药、甘草）全方治疗阳气内郁之热厥，以四肢郁而厥逆为主症者；配木香、香附、丁香、柿蒂等治疗气郁呃逆；配乌药、橘核、川楝子、延胡索治疗气郁厥阴之男女阴肿、疝坠、疼痛等症。

（4）皮肤瘙痒。中老年人每届秋冬时节全身皮肤瘙痒，甚至抓至皮肤出血为快，若常规治疗效鲜者，我用枳实配桃仁、白芍、当归、荆芥、生地、赤芍、川芎、白蒺藜、夜交藤、蝉蜕、僵蚕、甘草等治之，如此配伍，屡治效显。由此我确信《神农本草经》所言枳实"主大风在皮肤中如麻豆，苦痒"不假也。

（5）气机下陷。本品可治中气虚陷证。我常用党参、白术、黄芪、大枣、扁豆、柴胡、山药、炙甘草等补中益气健脾胃，但我喜在方中再加入少量枳实，加入枳实，则其升补之力更加显著。因此，我用上方治疗脱肛、疝坠、子宫脱垂、胃下垂、低血压、休克等气虚陷脱所致诸症。

（6）顽固性偏头痛、失眠。我用枳实与赤芍、白芍、川芎、石楠叶、茺蔚子、蔓荆子、蝎子、炙甘草相配治顽固性偏头痛、失眠，疗效甚佳；用枳实配黄连、竹茹、半夏、合欢皮、川芎、延胡索、茯苓、茯神、夜交藤、夏枯草等治疗痰热内扰致头晕、失眠等症，效亦佳。

总之，脘腹痞满疼痛；腹胀、食后胀甚；大便干燥，秘结；内脏下垂、脱肛、疝坠；便下稀溏而不臭，或便下不爽、里急后重；舌苔黄厚腻，或白腻，脉沉实或滑者，为我必用枳实之指征。

附：枳壳。此为芸香科小乔木酸橙的成熟果实之壳，供药用而为枳壳。它始载于《药性本草》。其性味、归经、功效、主治等基本与枳实相同，但其功效较缓。而枳实苦泄沉降，气锐而猛，性烈而速，破气导滞之力胜过枳壳。枳壳则力薄而缓，长于理气宽中，消胀除痞，多用于胸腹气滞、痞满胀痛、食积不化等。

我在临床用枳壳配大黄、茵陈、栀子、黄芩、陈皮、半夏、虎杖、金钱草、鸡内金等治疗胆系感染、胆石症；配败酱草、红藤等治疗腹腔感染、胃肠功能低下、胃动力不足致胃肠功能紊乱等。

胃肠神经官能症；腹胀、内脏下垂；咳痰无力；大便秘结；月经不调、乳腺小叶增生；慢性胰腺炎；慢性肝炎；倾倒综合征；冠心病心绞痛、心肌梗死；脑梗恢复期及后遗症期凡具有气滞症状者，皆为我用枳壳之指征。

中成药平消片即用枳壳配五灵脂、马钱子、干漆、仙鹤草等，可用于治疗胰、胃、食管、肝胆等脏腑癌症。

枳壳用量、用法、宜忌等，皆与枳实基本相同，临证可择善而用之。

【用法】内服：3～9g。水煎。若治疗特殊病证可用至30g。炒后药力平和。便溏、次频，气虚无痰无积，舌淡苔白，脉虚弦者；体虚者及孕妇；皆应慎用或不用枳实。枳壳入煎内服可用至10～30g，其宜忌与枳实相同。

（范春露　整理）

# 厚　朴

【药名】厚朴，在《神农本草经》后的本草文献中又名厚皮、赤朴、油朴、川朴、紫油厚朴等。

【经文】厚朴，味苦，温。主中风，伤寒，头痛，寒热，惊悸，气血痹，死肌。去三虫。

【文译】厚朴，味苦，性温。主治伤风、伤寒引起的头痛，全身恶寒发热，惊恐，心慌，气血痹阻，使全身肌肉失去知觉，麻木不仁，本品也能杀灭祛除多种寄生虫。

【药源】本品为木兰科植物厚朴或凹叶厚朴的干皮、根皮及枝皮。主产于四川、湖北、安徽等地。4—6月剥取根皮及树皮，直接阴干；干皮置沸水中微煮后堆置阴湿处，"发汗"至内表面变紫褐色或棕褐色时，蒸软取出，卷成桶状，干燥，姜汁制用。以皮厚、肉细、油性足、内表面紫棕色而有发亮结晶状物、香气浓者为佳。

【药理】本品含有挥发油、新木脂素类及生物碱类成分。厚朴煎剂对支气管有兴奋作用。厚朴有抗溃疡作用，厚朴酚能显著预防应激性胃出血，且对十二指肠痉挛有一定的抑制作用。厚朴可明显防止肝纤维化及肝硬化的形成，对葡萄球菌、肺炎球菌等球菌、大肠杆菌、痢疾杆菌等杆菌及多种皮肤真菌及病毒均有明显的抑制或杀灭作用。厚朴还有明显镇痛、抗炎作用，以及明显降压作用，厚朴酚对皮肤肿瘤有抑制作用。

【文摘】

《名医别录》　温中益气，消痰下气。疗霍乱及腹痛胀满，胃中冷逆及胸中呕不止，泄痢淋露，除惊，去留热心烦满，厚肠胃。

《日华子本草》 健脾。治反胃、霍乱转筋、冷热气，泻膀胱及五脏一切气，妇人产前产后腹脏不安。杀肠中虫，明耳目，调关节。

《本草经疏》 厚朴气味辛温，性复大热，其功长于泄结散满，温暖脾胃，一切饮食停积，气壅暴胀，与夫冷气、逆气，积年冷气入腹……痰饮吐沫，胃冷呕逆，腹痛泄泻及脾胃壮实之人，偶感风寒，气实人误服参、芪致成喘胀，诚为要药。然而性专消导，散而不收，略无补益之功。

《本草纲目》 元素曰：厚朴之用有三：平胃一也，去腹胀二也，孕妇忌之三也。虽除腹胀，若虚弱人，宜斟酌用之。误服脱人元气。唯寒胀大热药中兼用，乃结者散之之神药也。

《医学纲目》 古方用厚朴，专为泻积滞之气。然厚朴性大温而散气，久服大能虚人，滞气稍行即去之。余滞未尽，宜炒枳壳、陈皮。然枳壳亦能耗气，比厚朴虽少缓，比陈皮亦为重，若滞气退一半，亦当去之，只用陈皮以和众药，然陈皮去白用，有补泻之兼能，若为参、术之佐，亦纯作补药用。

《成方便读》 厚朴辛温苦降。能散能宣，燥湿而除满，以暑必兼湿，故治暑方中，每加厚朴，相须相使，用其廓清胸中之湿，使暑热自离而易解耳，决无治上犯中、治热用温之害也。

《医学心悟》 厚朴，去瘀血者也，用之撑开血脉，使恶露不致填塞。神验保生无忧散（厚朴、当归、川贝、黄芪、白芍、菟丝子、艾叶、芥穗、枳实、川芎、羌活、甘草、姜）主治妇人临产，常保孕妇产难之灾，以保子母安全之吉。

《金匮要略诠解》 然土能制水，而地道壅塞，则水亦不行，故用厚朴疏敦阜之土，使脾气健运，而水自下泄矣。

《科学注解本草概要》 厚朴为健胃药，并有制菌作用。

《临床应用汉方处方解说》 药效：收敛，利尿，去痰，消化。用途：胸腹膨满，神经症，腹痛，喘咳。

【今用】国医大师任继学 任老在治疗神昏之腑实熏蒸证中，用大承气汤以通腑泻热，方中厚朴与枳实配伍行气散结。（详见《任继学用药心得十讲》）

**北京著名经方家胡希恕** 虽然厚朴性味苦温，却更多用于阳明里证，如栀子厚朴汤方证、麻子仁丸方证、厚朴三物汤方证、小承气汤方证、大承气汤方证等，厚朴在治疗阳明腑实证、阳明里热证上，起着关键作用。这也反映了经方用药配伍的巧妙经验。大承气汤、小承气汤、调胃承气汤、厚朴三物汤，都是治阳明重证，且为危及神志的重证，四方中都用大黄，量亦相同为四两，但大承气汤泻下作用最强，不单因有芒硝（调胃承气汤芒硝用半升，而大承气汤才用三合），大承气汤与调胃承气汤最大不同是后者无厚朴，可知加强泻下作用的是厚朴，厚朴伍枳实理气是大承气汤泻下作用强的关键，亦说明厚朴因伍大黄、芒硝等由主治太阴而变为主治阳明。（详见《胡希恕经方用药心得十讲》）

**北京著名医家焦树德** 厚朴对脾胃运化力差，又受寒湿侵袭而致中焦运化失常、寒湿停滞所引起的胸腹满闷、呕吐、腹部胀满等症，可用本品与木香、干姜、草豆蔻、陈皮、茯苓、半夏、藿香等同用。如湿邪较重的（胸闷少食，舌苔白厚而腻，脉濡、滑、缓），可再加用苍术、炒薏苡仁、砂壳等。如外感寒邪入里化热，热结肠胃而出现腹部胀满、痞硬不喜按、大便秘结、下午身热加重、谵语等症，可与枳实、生大黄、芒硝等同用。（详见《用药心得十讲》）

**四川名中医李恒明**　厚朴主治腹胀、胁胀、便秘、气喘。偏虚、偏热者禁用。误用后伤正，使人全身乏力。肺气肿、腹胀，用之效显。（详见《方药传真——全国老中医药专家学术经验精选》）

**江西省著名中医汤益明**　厚朴主治消化性溃疡、慢性胃炎、肝炎、胆囊炎、神经官能症、更年期综合征。应用指征为：上腹部饱胀不适，胃脘部疼痛，胸胁胀闷，食少纳差，大便溏而不爽或便秘，失眠多梦。（详见《方药传真——全国老中医药专家学术经验精选》）

【师说】厚朴，味苦、辛，性温。归入脾、胃、肺、大肠经。能化湿导滞，行气，降气，平喘。我在临床应用如下。

（1）化湿导滞。本品具有味苦下气之功，性温行散，能除胃肠积气，能化湿且燥脾湿，用治湿困中焦阻碍气机而致脘闷腹胀作痛，或有便秘，伴腹胀者。凡此，皆须辨属实证而用之。

（2）行气平喘。本品能下气降逆，用以平定喘急。若痰浊阻肺而致咳喘胸闷气急者，可与化痰降气药如苏子、半夏、陈皮、莱菔子等同用；偏热痰者，用厚朴麻黄汤（厚朴、麻黄、石膏、杏仁、半夏、干姜、细辛、小麦、五味子）加减。

若论古代研究、运用厚朴并有创新者，当首推汉代医圣张仲景最为详尽而有大建树。例如，《金匮要略》中的枳实薤白桂枝汤中用厚朴主治胸痹，能行气止心胸痹痛，治疗类似当今冠心病之类的疾病等。此方用厚朴可能是受《神农本草经》所载厚朴能治"气血痹"启示。《伤寒论》中用厚朴治疗惊悸，即神经官能失常之病症。如"心烦腹满，卧起不安者"用栀子厚朴汤（栀子、厚朴、枳实）治之。大承气汤用厚朴与枳实、大黄、芒硝组成，以治阳明腑实证，症见大便秘结不通、腹胀、按之硬满、潮热、神昏谵语、脉实有力等。《伤寒杂病论》中还有半夏厚朴汤（半夏、厚朴、茯苓、生姜、苏叶）、厚朴三物汤（厚朴、大黄、枳实），用治胸腹胀满而痛，大便秘结者；厚朴七物汤（厚朴、甘草、大黄、大枣、枳实、桂枝、生姜）治疗太阳阳明合病，发热脉浮，腹满便秘者；厚朴麻黄汤（厚朴、麻黄、半夏、五味子、细辛、干姜、杏仁、石膏、小麦）治疗太阳阳明合病，症见发热咳喘，脉浮者；厚朴生姜半夏甘草人参汤（厚朴、生姜、半夏、甘草、人参）治疗太阴里虚寒，胃虚腹胀，呕逆不欲食者；桂枝厚朴杏子汤（桂枝、甘草、生姜、芍药、大枣、厚朴、杏仁），用于解肌发表，下气平喘，治疗宿喘而又感冒风寒，致咳喘更加显著者。凡此，皆取其行气除满，降气平喘等功效而用之。可见仲景对厚朴的运用、组方甚为全面，直至今天，上述这些方剂仍被医者所习用。

我在临床上也用厚朴治疗以腹胀辨属实证为主的病证。如治疗帕金森综合征，长期应用抗震颤西药继发肠蠕动功能减慢，以肠鸣、便秘、腹胀为主者。我也用之治疗腹部手术后胃肠功能紊乱，发作肠梗阻的腹胀、呕吐、大便秘结及矢气少或无矢气者。我也用厚朴治疗胁痛、腹胀、便秘、气喘及消化性溃疡、慢性胃炎、胆囊炎、胃肠神经官能症、更年期综合征等病症。

我于临床以腹胀、便秘、气喘、胃脘疼痛、胸胁胀闷作痛、食少纳差、大便溏而不爽、便秘、失眠多梦交作等，作为选用厚朴的指征。而对腹胀伴矢气频繁者不用；病证偏虚、偏热者一般不用。若用之，必须配入扶补、清热药才可，否则易耗伤正气而现疲乏无力等症。

在此，介绍我应用厚朴的案例。我曾治疗数例帕金森综合征，长期服用西药左旋多巴、苯海索等药后，患者出现恶心、呕吐、腹胀、便秘、纳少等病症，我用厚朴三物汤合枳术丸（枳实、白术）加莱菔子、法半夏、广木香、郁李仁、火麻仁、杏仁、桃仁、陈皮等治之，仅服 20 余剂，患者呕恶、便秘、腹胀等症即渐失。我也曾治一例肺气肿以咳喘为著者，两肺透光度增强，腹胀亦著，X 线摄片证实肠胀气较著，我亦用厚朴三物汤合枳术丸加减治之，大便即得通畅，腹胀在短期内消失。上述方药我也常用于糖尿病并发胃轻瘫、糖尿病性肠病。我还用半夏厚朴汤合四逆散（柴胡、芍药、枳实、甘草）加减，治疗胃返流以呕吐为主症者，亦效。

我在临床上也喜用厚朴花，此为厚朴的干燥花朵，味苦、辛，性温。功能和中利气，开郁化湿。多用于治疗胸闷不适，咽部如物梗堵之梅核气及嗳气、呃逆欲吐、胸胁胃脘胀痛等症。厚朴花入煎内服，用量在 10 ～ 15g，效佳。

【用法】内服：3 ～ 10g。水煎。或入丸、散剂服。因其辛、苦，温燥，易于耗气伤津，故气虚津亏者及孕妇当慎用之。

厚朴一般不作生用，因其有麻辣味能刺激口舌咽喉，故厚朴都经蒸制后切成丝片，或经姜制后入药用。

（范春露　整理）

# 秦　皮

【药名】秦皮，在《神农本草经》后的本草文献中又名：蜡树皮、苦榴皮等。

【经文】秦皮，味苦，微寒。主风寒湿痹，洗洗寒气。除热，目中青翳，白膜。久服头不白，轻身。

【文译】秦皮，味苦，性微寒。主治风寒湿痹，身体像有寒风吹拂的样子。能消除发热之邪，还能消退眼中所生的青翳、白膜。长期服用使人头发不白，身体轻便灵巧。

【药源】本品为木樨科植物苦枥白蜡树、白蜡树、尖叶白蜡树或宿柱白蜡树的干燥枝皮或干皮，主产于吉林、辽宁、河北等地。春、秋二季剥取，晒干。以条长、外皮薄而光滑、质硬、断面纤维性、色黄白者为佳。

【药理】苦枥白蜡树树皮含七叶素、七叶苷、甘露醇等香豆精类及鞣质。白蜡树树皮含七叶素、秦皮素。尖叶白蜡树树皮含七叶素、七叶苷、梣皮苷等。宿柱白蜡树树皮含七叶素、七叶苷、秦皮苷、丁香苷、宿柱白蜡苷。本品煎剂对金黄色葡萄球菌、大肠杆菌、福氏志贺杆菌、宋氏志贺菌均有抑制作用；七叶苷对金黄色葡萄球菌、卡他球菌、链球菌、奈瑟氏双球菌有抑制作用；秦皮乙素对卡他双球菌、金黄色葡萄球菌、大肠杆菌、福氏志贺杆菌也有抑制作用；所含秦皮乙素七叶苷及秦皮梣均有抗炎作用、用治痛风性关节炎；秦皮乙素有镇静、止痛、镇咳、祛痰和平喘作用；秦皮苷有利尿、促进尿酸排泄作用；七叶树苷亦有镇静、祛痰、促进尿酸排泄作用。秦皮还有抗过敏、抑制血小板聚集作用，还有抗病毒，保护肝脏，抗肿瘤等作用。

【文摘】

《名医别录》 疗男子少精，妇人带下，小儿痫，身热，可作洗目汤。

《本草经集注》 大戟为之使。恶茱萸。

《药性本草》 主明目，去肝中久热，两目赤肿疼痛，风泪不止；治小儿身热，作汤浴……恶苦瓠、防葵。

《日华子本草》 洗肝，益精，明目，小儿热惊，皮肤风痹，退热。

《丹溪手镜》 苦寒……仲景治热痢下重，故以纯苦之剂坚之。

《本草纲目》 秦皮，治目病，惊痫，取其平木也，治下痢崩带，取其收涩也。又能治男子少精，取其涩而补也。此药乃惊、痫、崩、痢所宜，而人止知其治目一节，几于废弃，良为可惋。

《本草述钩元》 秦皮水浸，即青碧。青入肝，风邪为病，先见于色，当为肝之风药。

《本草求真》 天道贵涩，唯涩能补。服此不唯泻热止脱，而且益肾有子矣……但此气寒伤胃，总不宜于胃虚少食之人耳。

《长沙药解》 秦皮苦寒酸涩，专入厥阴，清郁蒸而收陷泄，其诸主治通经脉。

《科学注解本草概要》 为消炎、解热药。

【今用】国医大师王琦 白头翁汤之用秦皮，清热解毒疗下痢，尽人皆知。然其生精种子之功，却不被今人所道。《名医别录》谓："秦皮，主治男子少精，妇人带下。"《本草纲目》云："治男子少精，益精有子，皆取其涩而补也。"男性不育症，传统认识多责乎肾之阴阳精气不足，虽不止于肾，亦不离于肾。据我多年临床实践和认识，现代男性不育症的主要病机为"肾虚挟湿热瘀毒虫"，病性属"实多虚少"。环境污染、生殖系统感染及饮食结构等生活方式的变化，使湿热、痰湿、瘀血的产生机会大大提高，现代药理研究证明秦皮有抗菌、抗炎和抗过敏作用，故感染性、免疫性等湿热瘀毒内蕴之不育症，选用秦皮最为中的。临床常与车前子、丹参等配伍使用，疗效显著。（详见廖敦、骆房峰《王琦教授男科用药心得》）

【师说】秦皮，其味苦，性寒。归入大肠、肝、胆经，具有清热燥湿、清肝明目、清热解毒等功效。我临证用治以下病证。

（1）肝热目疾。本品味苦，性寒。入肝清热，常用于肝火上炎所致的目赤肿痛、目生翳膜。既可内服，也可外用。内服用秦皮配荆芥、栀子、秦艽、升麻、菊花、蒲公英、赤芍、蝉蜕等。本品亦可单用煎液洗眼，或洁净药液滴眼，主治肝热或兼风热所致的双眼暴赤肿痛、生疮、生翳等。

（2）湿热泻痢。秦皮能清利湿热，用治湿热所致的诸多疾患。①湿热泄泻。秦皮配滑石、炒薏苡仁、苍术、茯苓、车前草等治肠炎腹泻。②痢疾。秦皮能治热痢下重，以及肠风下血。用之配白头翁、黄柏、黄连、木香等治热毒下痢，还可再加槐花、生地榆、仙鹤草、阿胶等治慢性溃疡性结肠炎。

（3）妇女带、漏。妇女带脉与肝、肾二经相系，若湿热移行下焦肝、肾，波及冲任带脉可致带证及崩漏。①带下绵多。可用秦皮配苦参、白鲜皮、蛇床子、黄柏、白头翁、椿根皮、贯众、草薢、土茯苓等治疗赤白带下。②崩漏。本品能清热凉血，可治湿热下迫所致的血崩、漏下。选用秦皮配丹皮、生地榆、白头翁、贯众、当归、仙鹤草、紫珠草、茜草、阿胶、参三七等治之。

（4）各种肝炎。本品具有清热利湿功效。对甲、乙、丙等型肝炎急性发作者，可用秦皮配茵陈、栀子、大黄、叶下珠、垂盆草、田基黄、虎杖、紫草、水牛角等治之，上方尤宜于肝炎见有湿热黄疸者。

（5）小儿惊痫发热。本品苦寒能清热，配石膏、竹叶、青蒿、蝉蜕、钩藤等可治疗小儿高热惊厥及变蒸发热等。

此外，秦皮久服可治头发早白及易于脱发，还可用之配半枝莲煎水外洗伤处治蛇虫咬伤，也可治疗风湿热邪阻滞关节而致红肿热痛等。本品也能清肺平喘，用治肺热咳喘痰多。也用秦皮配黄连、黄柏、白头翁、萹蓄、鬼针草、积雪草等治疗泌尿系炎症。上方再加苦参、白头翁、蛇床子、地肤子、白毛夏枯草等，亦治妇女阴痒不止者。

【用法】内服：10～15g。水煎。外用：适量，煎水熏洗患处。脾胃虚寒证忌用。

（周兴武　整理）

# 秦椒（花椒）

【药名】秦椒，在《神农本草经》后的本草文献中又名花椒、青椒、蜀椒等。

【经文】秦椒，味辛，温。主风邪气，温中，除寒痹，坚齿发，明目。久服轻身，好颜色，耐老，增年，通神。

【文译】秦椒，味辛，性温。主治风邪引起的疾病，能温煦内脏，祛除寒湿痹痛，能使牙齿坚固并防止脱发，能增强视力。长期服用使身体轻巧灵便，面色光泽艳丽，不易衰老，延年益寿，神清气爽。

【药源】本品为芸香科植物青椒或花椒的成熟果皮，以四川产者为佳，故又名川椒、蜀椒。在秋季采收。青椒气香，味微甜而辛；花椒香气浓，味麻而持久。生用或炒用。以身干、色红、无枝梗及椒目、香气浓、果皮厚者为佳。

【药理】本品中挥发油的主要成分为柠檬烯，还含香草木宁碱、茵芋碱、单叶芸香品碱、脱肠草素等。具有抗动物实验性胃溃疡形成的作用；对动物离体小肠有双向调节作用，小剂量时兴奋，大剂量时抑制；并有镇痛抗炎作用。其挥发油对多种皮肤癣菌和深部真菌有一定的抑制作用，并有触杀疥螨等作用。

【文摘】

《名医别录》 秦椒生温熟寒有毒，疗喉痹吐逆疝瘕，去老血，产后余疾腹痛，出汗，利五脏。蜀椒大热，多食令人乏气喘促……除六腑寒冷，伤寒温疟大风汗不出，心腹留饮宿食……泄精，女子字乳余疾……久服开腠理，通血脉，坚齿发，明目，调关节，耐寒暑，可作膏药。

《食疗本草》 蜀椒、秦椒，粒大者，主上气咳嗽，久风湿痹。患齿痛，醋煎含之。伤损成疮中风，以面裹作馄饨，灰中炮之，使熟断开口，封其疮上，冷，易热者。三五度易之……又去久患口疮，去闭口者，以水洗之，以面拌煮作粥，空心吞之三五匙……治生产后诸疾，下乳汁。除客热，不可久食，钝人性灵。

《药性本草》 秦椒治恶风遍身，四肢痛痹，口齿浮肿摇动，女人月闭不通，产后恶血痢，多年痢，疗腹中冷痛，生毛发，灭瘢。蜀椒治头风下泪，腰脚不遂，虚损留结，破血，下诸石水，治咳嗽，腹内冷痛，除齿痛。

《千金宝要》 蜀椒毒，葵子汁、桂汁、豉汁、人尿、冷水、土浆、蒜、鸡毛烧吸烟及水调服解。

《日华子本草》 蜀椒破癥结开胸，治天行时气、产后宿血，壮阳，疗阴汗，暖腰膝，缩小便，止呕逆。

《珍珠囊补遗药性赋·主治指掌》 川椒味辛有毒。浮也，阴中之阳也。其用有二：用之于上，退两目之翳膜；用之于下，除六腑之沉寒。

《医学启源》 川椒，明目之剂，手搓细用。

《丹溪手镜》 蜀椒温中利关节，止利消宿食，开腠理发汗。逐寒湿通经，合和于乌梅丸中，温脏寒安蛔。

《本草纲目》 蜀椒散寒除湿，解郁结，消宿食，通三焦，温脾胃，补右肾命门，杀蛔虫，止泄泻……纯阳之物，其味辛而麻，其气温以热。入肺散寒，治咳嗽；入脾除湿，治风寒湿痹，水肿泻痢；入右肾补火，治阳衰溲数、足弱、久痢诸证。

《长沙药解》 蜀椒暖中宫而温命门，驱寒湿而止疼痛，最治呕吐，善医泄利。金匮大建中汤，方在胶饴，用之治心腹寒疼，以寒水而凌火土，蜀椒胜寒水而补火土也。

**《徐大椿医书全集》** 秦产名秦椒，俗名花椒……但能温中散寒，燥湿杀虫，不能直入命门，而有导火归原之用。

【今用】**北京著名医家焦树德** 花椒，味辛，性热。因寒所致的胃痛、腹痛、腹中冷气攻胀等症，可配干姜、党参（人参）、饴糖（大建中汤）、高良姜、香附等。据动物实验报道，本品所含的挥发油，小量能使离体肠管持续性蠕动增强，大量则使之抑制。对蛔虫引起的脘腹疼痛、呕吐等，常以本品配乌梅、黄连、黄柏、细辛、桂枝、附子、干姜、当归（乌梅丸）等治之。本品煎汤外洗，可用于皮肤湿疹、四肢风湿疼痛等。椒目（即其种子）味辛、苦，性寒；功能入肾行水，能利小便、消水肿、除水饮。常与茯苓皮、大腹皮、槟榔、赤小豆、泽泻、木通等同用。花椒，药店常用四川产者，故处方上常写"川椒"，椒目则写"川椒目"。花椒用量一般为 1.5～4.5g，椒目的用量可稍大些。阴虚火旺者忌用本品。（详见《方药心得》）

**贵州名医石恩骏** 椒目为花椒之种子，性味苦、辛、温，归脾、肺、膀胱经，临床多作利水、消肿、逐饮之用。石氏认为，该药平喘之力非常独特，是重要平喘化痰药，古今文献多有论述。喘有虚实之分，椒目均宜。然本品平喘，仅作治标之用，因其性辛温，不宜久服，恐伤正气。入煎剂一般为 3～9g，散剂为 1.5～4.5g。（详见《石恩骏临证方药经验集》）

**福建名中医涂福音** 谷芽、山楂、花椒三药伍用，主治：高脂血症痰浊型。应用指征：形胖，痰白而多，胸脘胀闷，纳食不振，大便溏，舌淡红而胖，苔白厚腻，脉滑缓。实验室检查：胆固醇增高，低密度脂蛋白增高。谷芽10g，山楂9g，花椒5g，配人参15g，田三七10g，鸡内金10g，治气虚痰瘀型冠状动脉性心脏病；谷芽15g，山楂10g，花椒6g，配砂仁6g，木香6g，黄芪15g，桂枝6g，炙甘草3g，治气虚夹食积型慢性胃炎；谷芽20g，山楂15g，花椒10g，配金钱草30g，金线莲5g，郁金9g，鸡内金15g，治慢性胆囊炎、胆石症。禁忌：气血亏虚，肝肾不足等虚证不宜使用。用量：谷芽 10～20g，山楂 9～15g，花椒 5～15g。应用体会：谷芽、山楂、花椒三味同用，是消谷食、化肉积、运脾开胃的良药。其中尤以花椒为妙。该药具辛温之性，一防谷芽、山楂损气，二助谷芽、山楂消化食积。（详见《方药传真——全国老中医药专家学术经验精选》）

【师说】《神农本草经》所载秦椒，是主产于我国古代秦地的花椒，而主产于四川者为川椒。现今通称为花椒。其味辛，性温。归脾、胃、肾经。具有温中止痛、止吐泻、驱虫、祛肌肤湿痒疹毒等功效。临床应用如下。

（1）温中止痛。本品辛温散寒，用治脾胃虚寒之脘腹冷痛、蛔虫腹痛、呕吐泄泻等症。可用花椒配生姜、白豆蔻、附子、良姜或炮姜等治疗胃痛、吐泻、便下稀溏；配乌梅、花椒、黄柏、生姜、细辛、桂枝等能温脏安蛔止痛，我也用花椒、蜂房与醋同煎，含漱治疗牙痛。

（2）散寒治痹。本品辛温，能温化寒湿。我也用花椒配桂枝、青风藤、海风藤、络石藤、制川乌、制草乌、炙甘草等治疗风寒湿痹证。

（3）祛湿止痒。本品能燥湿止痒，可用花椒配吴茱萸、蛇床子、藜芦等水煎熏洗下部，治疗妇人滴虫、霉菌引起的阴痒难忍。用花椒配苦参、白鲜皮、蛇床子、地肤子、黄柏等既可内服，亦可外洗，治疗皮肤、阴囊湿疹引起的瘙痒症。

（4）温经行血。花椒辛温，能温宫行血、破结祛瘀。可用花椒配当归、川芎、小茴、紫石英、肉桂、吴茱萸等治疗妇女寒凝血瘀以致月闭不通、产后恶露久不净，也能消散癥积等。

此外，花椒还能治疗口疮；能治蛲虫、胆道蛔虫症、蛔虫性肠梗阻、以及肾囊风、糖尿病并发皮肤疮疡、褥疮肿痛等病症。单味花椒能回乳。

生花椒、炒制花椒相较：生者辛温之性甚强，辛散走串力胜、燥湿止痒、杀虫的效用显著，故用之外治疥疮、湿疹、皮肤瘙痒等皮肤病。炒制花椒走串作用减弱，温中散寒的效果甚佳，长于温中散寒、驱虫止痛，常用于胸腹寒痛、寒湿泄泻、虫积腹痛或吐蛔等。

花椒与椒目相较：两者同出一物，花椒为果皮，椒目为种子。花椒味辛、性热，功能温中止痛、杀虫止痒，用于中寒腹痛、寒湿吐泻及虫积腹痛。椒目味苦性寒，功能利水消肿，降气平喘，用于水肿胀满、痰饮咳喘等。

【用法】内服：6～8g。水煎。外用：适量，煎液熏洗，多用于治疗皮肤疾患。本品应用无特殊禁忌。

（范春露　整理）

# 山茱萸

【药名】山茱萸（别名：蜀枣），在《神农本草经》后的本草文献中又名肉枣、山萸肉、药枣、实枣儿等。

【经文】山茱萸，味酸，平。主心下邪气，寒热。温中，逐寒湿痹，去三虫。久服轻身。

【文译】山茱萸，味酸，性平。主治胃中有邪气，症见恶寒发热。能温煦脏腑，祛除寒湿痹痛，也能祛除多种寄生虫。长期服用能使人灵巧，身体轻便。

【来源】本品为山茱萸科植物山茱萸的成熟果肉。主产于浙江、安徽、河南、山西等地。秋末冬初采收。生用。本品气微，味酸而苦涩。以块大、肉厚质柔软、色紫红、无核者为佳。生用。

【药理】本品含山茱萸苷、乌索酸、莫罗忍冬苷、獐牙菜苦素、番木鳖苷。此外，还有没食子酸、苹果酸、酒石酸、以及皂苷、鞣质等。煎剂在体外对志贺氏菌、金黄色葡萄球菌及流感病毒等有不同程度抑制作用。煎剂具有抗炎作用。注射液有强心、升压、抗休克作用，并能抑制血小板聚集，抗血栓形成。山茱萸对非特异性免疫功能有增强作用，体外试验能抑制腹水癌细胞，有抗实验性肝损害作用，对于因化疗法及放射疗法引起的白细胞下降有使其升高的作用，有较弱的兴奋副交感神经作用。所含鞣质有收敛作用。

【文摘】

《名医别录》 肠胃风邪、寒热疝瘕，头风，风气去来，鼻塞，目黄，耳聋，面疱，温中，下气，出汗，强阴，益精，安五脏，通九窍，止小便利，明目强力。

《药性本草》 治脑骨痛，止月水不定，补肾气，兴阳道，添精髓，疗耳鸣，除面上疮，主能发汗，止老人尿不节。

《医学启源》 山茱萸酸，阳中之阴，温肝。

《汤液本草》 滑则气脱，涩剂所以收之，山茱萸止小便利、秘精气，取其酸涩以收滑也，仲景八味丸用之为君，其性味可知也。

《珍珠囊补遗药性赋》 山茱萸，治头晕遗精之药。

《本经逢原》 详能发汗，当是能敛汗之误，以其酸收，无发越之理。仲景八味丸用之，盖肾气受益，则封藏有度，肝阴得养，则疏泄无虞，乙癸同源也。命门火旺，赤浊淋痛，及小便不利者禁服。

《本草易读》 山茱萸去核酒蒸。蓼实为使，恶防风、防己、桔梗……强阴益精，破积通窍，缩小便而温肝，暖腰膝而助水，除一切风，解诸般气。

《本经疏证》 总之，山茱萸之长，在结实于春而备受夏秋冬之气，不吐不茹，能常保其酸温之气味，常布其煦育之清标，在阴则能使阴谐而阳不僭，在阳则能使阳秘而阴不耗，山茱萸之功毕于此矣。

《本草述钩元》 方书治中风虚劳，眩晕，伤燥咳嗽，消瘅自汗，恐，腰痛胁痛，挛痹着痹，痿，脚气，遗精，浊淋，泄泻，大便不通，疝痔……凡久泻初用参术姜桂罔功……而用山萸芡实取其收肝肾之阴气，以资脾阴之化源也；凡心血虚，致虚火外淫而汗出不止者，不用黄芪固表，但君此味以敛于中，使真阴之气不泄，而真阳乃固，则心血可益，虚火可静也。

《本草思辨录》 今人用山茱萸，唯取其强阴益精，原非不是……而实酸温，足以温肝祛风宣窍，故又治鼻塞耳聋、目黄面疱；至主心下邪气寒热与出汗之文，或疑其无是能矣……汗为心液，焉得不溱溱以出汗，汗出则寒热之邪亦去，凡此又当于补益之外详究其义也。

《长沙药解》 温乙木而止疏泄，敛清液而缩小便……助壬癸蛰藏之令，收摄精液，以秘阳根，八味中之要药也。

《徐大椿医书全集》 入肾而固精秘气，补肾养肝，为肾虚精滑酸涩专药。

【今用】北京著名医家施今墨 山茱萸伍用牡蛎经验：山茱萸补益肝肾，敛汗固脱，固精缩尿；牡蛎重镇安神，平肝潜阳，收敛固涩，软坚散结，制酸止痛。山茱萸酸涩收敛，微温而不热，以涩精气、止脱汗为主；牡蛎味咸能软坚，气寒能除热，质重能潜阳，性涩能收敛。二药伍用，相互促进，敛阴止汗，救亡固脱的力量增强。主治：①自汗，盗汗诸症；②男子遗精、滑精、女子带下诸症。山茱萸、牡蛎伍用，出自张锡纯《医学衷中参西录》来复汤。功在敛阴止汗，救亡固脱。治寒温外感诸证，久病瘥后不能自复，寒热往来，虚汗淋漓；或但热不寒，汗出而热解，须臾又热又汗，目睛上窜，势危欲脱，或喘逆，或怔忡，或气虚不足以息，诸症若见一端，即宜急服。观其全方，以萸肉为主，盖萸肉既能敛汗，又善补肝，肝虚之极，元气将脱者，服之最效，若伍牡蛎，其效更著。黄芪、山茱萸均可固脱，但适应范围有异，黄芪固脱是从气分入手，山茱萸固脱是从阴分入手，相互为用，固脱力增强，其效更著。（详见《施今墨对药临床经验集》）

**国医大师朱良春**　山茱萸，其性温，味酸涩，温能主补，酸可收涩，乃收敛固涩良药，用于汗证颇适，用量宜大，可用 20 ～ 30g。盖汗为心液，心苦散乱而喜收敛，心气虚则自汗出，心为肝之子，子虚则补母，故用山茱萸补益肝肾，诚如《医学衷中参西录》所言："山茱萸，大能收敛元气，振作精神，固涩滑脱。收涩之中兼具条畅之性，故又通利九窍，流通血脉，治肝虚自汗。"《本草求原》亦云："止久泻，心虚发热汗出。"即此谓也。朱老尝用于体虚多汗，易感冒者，以山茱萸配以益气固表之黄芪、党参，收涩敛汗之五味子等；阴虚盗汗者，山茱萸合当归六黄汤加减；对于大汗不止，四肢发冷，脉搏微弱，体虚欲脱者，则以山茱萸加入四逆汤中。（详见《朱良春全集·用药心悟卷》）

**北京著名经方家胡希恕**　山茱萸，味酸，平。为收敛固脱强壮药。补敛并具，适用于腰膝酸软、头晕目眩、耳鸣耳聋、阳痿，以及遗精滑精、遗尿尿频、月经过多、虚汗不止、崩漏等虚劳之证。山萸肉之功效，后世发挥很大，其应用范围远远超出了《神农本草经》《伤寒论》所论。其补肝肾，涩精气，固虚脱之功，为医道所公允，而成为补肝肾之要品。常以之治疗腰膝酸痛、头目眩晕、耳鸣耳聋、遗精、阳痿、小便频数；阴虚火旺发热、虚汗不止；元阳虚脱等。如《名医别录》："山茱萸，主治肠胃风邪，寒热疝瘕，头脑风气去来，鼻塞目黄，耳聋面疱，下气出汗，强阴益精，安五脏，通九窍，止小便利。久服，明目强力长年。"《药性本草》："治脑骨痛，止月水不定，补肾气，兴阳道，坚长阴茎，添精髓，疗耳鸣，除面上疮，主能发汗，止老人尿不节。"《日华子本草》云："暖腰膝，助水脏，除一切风，逐一切气，破癥结，治酒齄。"（详见《胡希恕经方用药心得》）

**北京著名医家焦树德**　山茱萸味酸而苦涩，能收敛，有止汗固脱作用。凡正气不足而虚脱、汗出不止者（如休克时的冷汗淋漓等），可用本品与五味子、麦冬、生黄芪、煅龙骨、煅牡蛎等同用。血压急剧降低者，可将本品与人参、附片等同用。五味子偏于敛肺经耗散欲绝之气，收肾脏耗散欲失之元阳；山茱萸偏于滋肝肾不足之阴，敛阴阳欲绝之汗。金樱子、山茱萸皆能固精秘气，但金樱子兼能收肺气、敛大肠，山茱萸兼能缩小便、收阴汗（阴部多汗）。山茱萸用时要去净核，前人经验认为不去核反能滑精。所以处方上常写"山萸肉"，意思是用无核的果肉。用量一般为 3 ～ 9g，急救虚脱时可用 20 ～ 30g。肾阳亢奋，下焦有热，小便不利者，均不宜用本品。（详见《方药心得十讲》）

**河北中医学院杨牧祥** 山茱萸，主治：消渴病，自汗，咳喘病，遗尿，眩晕，放疗及化疗反应，阳痿，遗精等。禁忌：湿热内盛而见舌苔腻滞者不宜使用，否则碍湿留邪，反增胃纳呆滞。用量：10 ～ 30g。指征：久病肝肾亏虚，有明显头晕目眩、腰膝酸软等症者；肾气不固，封藏失职而见遗精、自汗、脉数等脉象者。配伍：山萸肉 15g，配枸杞子 15g，女贞子 15g，墨旱莲 10g，治肝肾阴亏所致眩晕、视物昏花等症；山萸肉 20g，配山药 15g，生地 15g，五味子 10g，山楂 20g，治糖尿病。体会：本品温能上行，辛能走散，酸以入肝，结合药理研究，而常用于治疗原发性高血压及放、化疗引起的白细胞降低等病证。（详见《方药传真——全国老中医药专家学术经验精选》）

【师说】山茱萸，其味酸、甘，性微温。主归肝、肾经。具有补肝肾、益精气、固精、缩尿、敛汗、止血等功效。临床应用如下。

（1）补肝肾、益精气。本品甘温质润，既能补肾气，又能益肾精。临证可将本品与补肾阴、益肾阳药物配伍治疗肾阴虚、肾阳虚证。治疗肾阴虚证，症见头晕眩晕、目视昏花、腰酸耳鸣、舌红苔少、脉细数者，常与滋阴药同用，如常用的知柏地黄丸（熟地黄、山茱萸、山药、泽泻、牡丹皮、茯苓、知母、黄柏、）、六味地黄丸（熟地黄、山茱萸、山药、泽泻、牡丹皮、茯苓）等方中皆用山茱萸等配治。治疗肾阳虚证，症见腰膝冷痛、小便清长者，则用金匮肾气丸山茱萸、熟地黄、山药、茯苓、泽泻、牡丹皮、肉桂、干姜、党参、附子加减治之慢性肾炎见肾虚尿蛋白长期不消者，可以山茱萸配芡实、黄芪、金樱子、蝉蜕、益母草、炙甘草等治疗；肝肾阴虚风动之眩晕、头摇、震颤、抽搐等，可用山茱萸配白芍、天麻、龟板、蜈蚣、蝉蜕、龙骨、牡蛎等治之。

（2）固精缩尿。小便频数、尿清长、遗尿可用山茱萸配白芍、桑螵蛸、覆盆子、金樱子、沙苑子、肉桂、乌药、五味子等治疗。肾虚精关不固之遗精、滑精及肾虚气弱者，常用本品配生黄芪、巴戟天、益智仁、五味子、熟地黄、芡实、莲须、金樱子、鸡内金等滋肾填精补髓以治之。本品也可用于治疗肾阳虚之腰膝酸软且冷痛、形寒怕冷、阳痿等症。

（3）敛汗固脱。本品酸涩，敛汗力强，大剂量应用能敛汗固脱，是防元气虚脱之要药。治疗大汗欲脱或久病虚脱者，可与人参、附子、龙骨等同用，亦治多种休克及血压急骤下降者。

（4）固冲止血。本品能补肝肾、固冲任以止血。我常用之配熟地黄、白芍、当归、黄芪、白术、陈棕炭、五倍子等治疗崩漏及月经过多。本品配地榆炭、茜草炭、煅乌贼骨、参三七、巴戟天等可治疗少女青春期功能性子宫出血。

（5）用治肝硬化。我常用山茱萸配白芍、鳖甲、夏枯草、莪术、白花蛇舌草、穿破石、射干等补虚、酸收、软坚、活血、散结，治疗肝硬化。

（6）生津止渴。本品甘酸化津，我常用之配山药、生地或熟地、五味子、丹参、天花粉、乌梅、苍术、生黄芪、知母、玉竹等治疗2型糖尿病，症见口干，口渴，尿多，血糖或尿糖增高、增多等。

（7）补虚止喘。此药善于滋阴敛阳，对肝肾阴虚、阴阳之气即将涣散而虚喘欲脱者，用之能敛气固脱。张锡纯先生用山茱萸配生龙骨、生牡蛎、白芍、党参、炙甘草等组成的来复丹即具有如此功效，可用治肺心病、风心病、冠心病等危重期虚喘欲脱者。

此外，我将本品配入适证方中治疗肩周炎关节疼痛、偏头痛；用本品配代赭石、龙骨、牡蛎治疗坐骨神经痛、低血压症。若用治单纯性口腔溃疡反复发作者，可用山茱萸研粉醋调敷涌泉穴。

总之，腰痛、口干、舌质嫩红、尿蛋白较多；肾虚小便频数；休克虚脱；淋证、遗精、早泄非湿热扰动精室者；月经过多，崩漏不止；头汗、身汗如洗，冷汗淋漓；心腹、肢体、骨节疼痛；各种原因引起出血过多；肝肾亏虚；心源性休克、心力衰竭、肾功能衰竭；原发性高血压、震颤麻痹见肢体抽搐；喘促如脱；面红如妆，血压过低；舌体虚胖，舌质淡红，脉微细无力，或尺脉无力等，皆为我用山茱萸的重要指征。

【用法】内服：10～20g。急救固脱者，我最多用至100g，配人参15g急煎服。非肾阴虚者，命门火旺者，素有下焦湿热及小便不利者，舌苔黄、脉数有力者，皆不宜用山茱萸。

（范春露　整理）

# 紫葳（凌霄花）

【药名】紫葳，在《神农本草经》后的本草文献中又名凌霄花、武威、瞿陵、鬼目、堕胎花等。

【经文】紫葳，味酸，微寒。主妇人产乳余疾，崩中，癥瘕，血闭，寒热羸瘦。养胎。

【文译】紫葳，味酸，性微寒。主治妇人产后多种疾病，如阴道突然下血，腹部有癥瘕积聚，闭经，及因久病寒热而引起身体消瘦虚弱。还能安胎、养胎。

【来源】本品为紫葳科植物凌霄或美洲凌霄的干燥花。全国各地均产，主产于江苏、浙江等地，以江苏苏州产者最优。夏、秋两季花盛开时采摘。晒干或低温干燥，生用。以朵大、色棕黄、完整、无花梗者为佳。

【药理】本品含黄酮类（主要为芹菜素、柑橘素、槲皮素）、苯丙醇苷类、生物碱类、挥发油类（糠醛、糠醇）。对离体未孕小鼠子宫能抑制收缩；对离体已孕子宫则能增强收缩频率及强度。煎剂能改善血液循环，抑制血栓形成，镇痛抗炎，抗氧化。还具有解痉、止咳、抗癌等作用。

【文摘】

《本草纲目》 行血分，能去血中伏火，故主产乳崩漏诸疾及血热生风之证也。

《长沙药解》 专行瘀血，善消癥块。紫葳酸寒通利，破瘀消癥。其诸主治，通经脉，止淋沥，除崩中，收带下……灭风刺，治癫风，疗阴疮。

《本草求真》 泻肝血热。凌霄花（专入肝）即紫葳花。肝经血分药也。凡人火伏血中，而见肠结血闭，风痒，崩带癥瘕，一切由于血瘀血热而成者，所当用此调治。盖此专主泻热，热去而血自活也。是以肺痈之药，多有用此为君（凌霄为末，和密陀僧，唾调敷，亦治酒齄）。妊娠用此可安者，以其内有瘀积，瘀去而胎即安之意也。所云孕妇忌服者，恐其瘀血既无，妄用恐生他故也。此为女科血热必用之药，但当相证施治耳。

《本草崇原》 紫葳，近时用此为通经下胎之药，仲景鳖甲煎丸，亦用紫葳以消癥瘕，必非安胎之品，《神农本草经》养胎二字，当是堕胎之讹耳。

【今用】**北京著名经方家胡希恕** 经方用紫葳仅见于鳖甲煎丸方证，主活血祛瘀清热。《神农本草经》载紫葳"味酸，微寒。主治妇人产乳余疾，崩中，癥瘕，血闭，寒热，羸瘦，养胎"。其功用凉血祛瘀，后世多用作活血祛瘀药，《本草崇原》谓"紫葳，近时用此为通经下胎之药，仲景鳖甲煎丸，亦用紫葳以消癥瘕，必非安胎之品，《神农本草经》养胎二字，当是堕胎之讹耳"，亦是强调其活血祛瘀作用。至于《神农本草经》言其"养胎"，当指瘀血不能养胎而言，祛瘀胎可自养，绝非无故保胎。（详见《经方用药心得十讲》）

**本溪市名中医周耀群** 凌霄花，主治：肿瘤、冠状动脉性心脏病、脑梗死、乳腺增生、脉管炎、静脉炎、无名肿毒。应用指征：有肿块或其他瘀血表现。凌霄花 15g，配当归 15g，川芎 15g，桃仁 15g，红花 25g，地龙 15g，枳壳 15g，陈皮 15g，延胡索 15g，治冠心病心绞痛；配当归 20g，川芎 15g，桃仁 15g，红花 25g，丹参 25g，三棱 15g，莪术 15g，鸡血藤 25g，治脉管炎、高黏血症、高凝血症；配路路通 15g，王不留行 15g，丝瓜络 15g，枳壳 15g，陈皮 15g，当归 15g，漏芦 15g，治乳腺增生；配丹皮 15g，连翘 15g，黄芩 15g，白芷 15g，马勃 5g，赤芍 15g，蒲公英 25g，紫花地丁 25g，治无名肿毒。禁忌：本品只用于血瘀重症、肿块性疾病，无瘀血证者禁用。用量为 2.5～25g。体会：本品是治疗乳腺增生、脉管炎和静脉炎的良药。乳腺增生患者一般服药 1 个月后，肿块明显缩小、变软，疼痛消失。（详见《方药传真——全国老中医药专家学术经验精选》）

**中国药科大学祁公任、陈涛** 凌霄花应用如下。①活血调经。凌霄花配红花：活血破瘀通经，用于瘀血阻滞之月经不调、经闭痛经以及癥瘕积聚、跌仆损伤、瘀滞肿痛等。凌霄花配当归：活血调经。用于血行不畅之月经不调、闭经、经行腹痛等。②凉血祛风。凌霄花配雄黄：凉血祛风，解毒止痒。外用治风疹、皮癣、皮肤瘙痒、痤疮等。凌霄花配地龙，凉血活血通络。用于疠风、关节肿痛等。（详见《现代实用临床中药学》）

【师说】《神农本草经》所载的紫葳，即今药用凌霄花的花序。其味辛、酸，性微寒。入肝、心包经。具有破瘀血、祛风、凉血等功效。其应用如下。

（1）破瘀通经。凌霄花为妇科常用之要药，概以凉血行血、活血散瘀为其专长。能入心、肝经而调冲任，直入血分使经血疏调通达而能治疗妇人经、产疾患。①调经。以凌霄花配当归、桃仁、红花、白芍、川芎等治疗妇女痛经、闭经。②崩漏。凌霄花可活血化瘀行滞，祛瘀止血。治疗产后出血有瘀块、淋漓久不尽者。③逐瘀。本品配鳖甲、夏枯草、玄参、牡蛎、浙贝母、地鳖虫、青皮、枳壳等可治疗癥瘕积聚。也可治疗肝脾肿大、腹中癥块、子宫肌瘤等。④外伤。本品还可化瘀血、消瘀肿、止疼痛，用治跌打损伤，常与乳香、没药、刘寄奴、苏木、地鳖虫等配伍；⑤止血。本品也能活血止血用治便血，可单用凌霄花浸酒，适量饮服。

（2）疏风除湿。凌霄花能行能散，可疏风解热，清利湿热毒邪，用治痿、痹、风、痫等病。①痹证。凌霄花能治风湿痹痛，可配羌活、独活、秦艽、海风藤、青风藤、络石藤等治之。②湿热痿躄。本品配石斛、百合、杜仲、萆薢、牛膝、木瓜、鸡血藤、潼蒺藜、菟丝子等治疗筋痿。此外，本品也治痰湿脚气、热病风痫、中风半身不遂等。

（3）祛风止痒。凌霄花性寒泻热，凉血祛风，对血分有风热之邪者较宜，也能凉血解毒。若用之配荆芥、防风、野菊花、浮萍、白鲜皮、苦参、蛇床子、地肤子、栀子、白毛夏枯草等治疗周身瘙痒、风疹、红斑、风癣、湿癣、酒渣鼻、痈疡诸疾。本品还可治疗麻风病，可用本品配地龙、僵蚕、大枫子、蝎子等治之。

（4）行散瘀热。本品能入肝行血，破血消瘀，且能凉血，故可治疗血热生风、邪热入血所致的病症。如用之治疗脑中瘀血中风见脑出血、脑梗死、糖尿病并发脑梗死等因瘀血所致者。也可用鲜凌霄花取汁滴耳治疗耳聋等。

此外，凌霄花也可治疗肿瘤、冠状动脉粥样硬化性心脏病、风湿性心脏病、乳腺小叶增生、血栓闭塞性脉管炎、下肢静脉炎、无名肿毒等。例如：①用凌霄花配当归、川芎、桃仁、红花、地龙、延胡索、枳壳、陈皮等治疗冠心病；②用凌霄花配当归、川芎、桃仁、红花、丹参、三棱、莪术、葛根、鸡血藤等治疗脉管炎、高脂血症、高凝血症等；③用凌霄花配路路通、王不留行、丝瓜络、枳壳、陈皮、当归、漏芦等治疗乳腺小叶增生；④用凌霄花配连翘、黄芩、白芷、马勃、赤芍、蒲公英、紫花地丁等治疗无名肿毒、痈疽疔疮等。

凌霄花、红花、月季花相较：三者均有活血消瘀通经功效，用治妇女月经不调、经闭，以及癥瘕积聚，也能解毒消肿，用治疮痈肿毒等。但凌霄花兼能凉血祛风，又可治血热风盛的皮肤病，如痤疮、风疹、荨麻疹等。红花辛散温通，兼能化瘀消斑，用治热瘀血滞而致的斑疹色暗。月季花兼可消肿解毒，治疗痈疽肿毒、瘰疬等为其专长。

【用法】内服：一般只用 5～10g，也可单用适量泡酒饮服。本品可用于有肿块或有其他瘀血征象者，无瘀血证者及孕妇禁用。

（范春露　整理）

# 猪　苓

【药名】猪苓（别名：豭猪屎），在《神农本草经》后的本草文献中又名豕苓、粉猪苓、枫苓、野猪粪、地乌桃等。

【经文】猪苓，味甘，平。主痎疟，解毒，蛊疰不祥，利水道。久服轻身，耐老。

【文译】猪苓，味甘，性平。主治疟疾。能够解毒，治疗蛊虫病和其他不吉祥的病邪所致的病症。能够使水道通利。长期服用，能使人身体轻巧灵便，延缓衰老。

【药源】本品在我国分布较广，为多孔菌科真菌猪苓的菌核，主产于陕西和云南等地。春、秋两季采挖。药材呈条形，类圆形或扁状块，表面黑色、灰黑色或棕黑色，皱缩或有瘤状突起，断面类白色或黄白色。气微，味淡。以个大、皮黑、肉白、体较重者为佳。

【药理】本品含水溶性多聚糖化合物猪苓聚糖Ⅰ、麦角甾醇、α－羟基二十四碳酸、生物素、粗蛋白等。猪苓煎剂、醇提取物及猪苓多糖有较好的抗肿瘤、防治肝炎的作用。猪苓对细胞免疫功能的恢复有明显的促进作用，其利尿机制是抑制肾小管对水及电解质的重吸收。此外，猪苓醇提液对金黄色葡萄球菌、大肠杆菌有抑制作用。本品还有抗衰老作用。

【文摘】

《医学启源》　气平味淡，大燥除湿，比诸大燥药，大燥亡津液，无湿证勿服。

《用药心法》　猪苓，苦以泄滞，甘以助阳，淡以利窍，故能除湿利小便。

《景岳全书》　解伤寒湿热、脚气、白浊，亦治妊娠子淋、胎肿。

《本草纲目》　开腠理，治淋、肿、脚气、白浊、带下……猪苓淡渗，气升而又能降，故能开腠理，利小便，与茯苓同功，但入补药不如茯苓也。

《本草汇言》　猪苓，渗湿气，利水道，分解阴阳之药也。此药味淡微苦，苦虽下降，而甘淡又能渗利走散，升而能降，降而能升，故善开腠理，分理表阳里阴之气而利小便，故前古主痎疟。

《医方十种汇编》　除膀胱肾经血分湿热，行窍利水，去皮用。

《长沙药解》　猪苓渗利泄水，较之茯苓更捷。但水之为性，非土木条达，不能独行。

《本草述》　湿者脾胃者，必用猪苓、泽泻以分理之也。按猪苓从阳畅阴，洁古所谓升而微降者是，阳也；泽泻从阴达阳，洁古所谓沉而降者是，阴也。

**《药品化义》** 猪苓味淡，淡主于渗，入脾以通水道，用治水泻湿，通淋除湿，消水肿，疗黄疸，独此为最捷，故云与琥珀同功。但不能为主剂，助补药以实脾，领泄药以理脾，佐温药以暖脾，同凉药以清脾，凡脾虚甚者，恐泄元气，慎之。

**《本草求真》** 猪苓，凡四苓、五苓等方，并皆用此，性虽有类泽泻，同入膀胱肾经，解热除湿，行窍利水，然水消则脾必燥，水尽则气必走；泽泻虽同利水，性亦类燥，然咸性居多，尚有润存，泽泻虽治火，性亦损气，然润能滋阴，尚有补在。故猪苓必合泽泻以同用，则润燥适均，而无偏颇之患矣。

**【今用】北京著名医家焦树德** 猪苓主要功能为利水渗湿。水肿、尿少、湿盛泄泻、淋浊、黄疸等病证，皆可使用。例如配白术、茯苓，可治水泻尿少；配苍术、白术、厚朴、砂仁、陈皮、茯苓，可治脾湿肿满、中脘闷胀；配萹蓄、瞿麦、川木通、黄柏、滑石等，可治热淋、小便疼痛不利；配茵陈、车前子、黄柏、栀子、大黄等，可治黄疸（阳黄）；配泽泻、滑石、阿胶（名猪苓汤），可治发热、口渴、小便不利、脉浮等症。猪苓与泽泻合用，能增强利水效果。车前子利水而不伤阴，兼能清热；猪苓专主利水。阴虚目昏或无湿而渴者，皆忌用本品。（详见《方药心得》）

**北京著名经方家胡希恕** 猪苓汤方。猪苓为一寒性作用较强的利尿药，有消炎解渴作用，与茯苓、泽泻、滑石为伍，协力清热利尿，复用阿胶止血润燥，故治里热小便不利或淋沥或尿血而渴欲饮水者。（详见《胡希恕经方用药心得十讲》）

**《临床中药学》** 猪苓抗衰老，《神农本草经》云猪苓"久服轻身耐老"。现代研究证实猪苓有一定的抗衰老作用；猪苓多糖能增加衰老模型小鼠体重，提高小鼠体温和胸腺系数，使其接近正常。（详见《临床中药学》）

**《现代实用临床中药学》** 治疗中晚期膀胱癌：用猪苓、茯苓、泽泻各12g，阿胶9g，滑石6g，白花蛇舌草30g，半枝莲、半边莲、山慈菇各15g。每日一剂，水煎早晚分2次口服。于热疗前5日至热疗后17日服用。（详见《现代实用临床中药学》）

**【师说】**猪苓，为多孔菌科真菌猪苓的菌核。其味甘而淡，性平。主归肾与膀胱经。专于利水消肿，因而历代医家都把猪苓利水消肿功效作为其首要功能。

我在临床上用猪苓治疗水湿停滞的各种水肿病证，如急慢性肾炎、肾病综合征、前列腺炎、膀胱炎、妊娠子肿等病证。猪苓可单用，亦可入复方中用。我常用仲景《伤寒论》中的五苓散，即用猪苓配伍茯苓、泽泻、白术、桂枝治疗水湿停滞的水肿病。若辨属阴虚有热致小便不利者，我必用猪苓汤（猪苓、茯苓、泽泻、阿胶、滑石）加减，可配车前子、白茅根、楮实子、白芍等治之，效著。

猪苓能渗湿除水，可用于水泻。如丹溪四苓散，即以之配茯苓、泽泻、白术等，适用于肠胃寒湿致濡泻者。若小儿于夏季贪食生冷水果、饮料等致寒湿盛者，易于多发腹泻，便下稀溏如水，日数次，可用上方再加车前子、炮姜、木香、仙鹤草、煨葛根等治之。猪苓也用治男子梦遗、白浊及妇女带下等病。治疗急慢性肝、胆、胰炎症中出现的黄疸，可将本品配入茵陈蒿汤（茵陈、栀子、大黄）或直接在茵陈四苓汤（茵陈、猪苓、白术、泽泻、茯苓）方中用之，有助于消炎利胆退黄。

现代药理研究，猪苓能抗衰老而有扶补之功，这也与《神农本草经》中"久服轻身耐老"的功效相符。猪苓也能抗抑肿瘤，能治肺癌、肝癌及泌尿系癌肿；还有保肝作用，用治急、慢性肝炎等。

猪苓与茯苓相较：猪苓利水作用强于茯苓；茯苓除能健脾渗湿利水外，还能宁心安神，此乃茯苓功效之长也。临证当区别选用各自之所长而用之。

【用法】内服：一般用量在 6 ～ 12g，我常据证用 15 ～ 30g。本品利水之功较强，若体内无水湿壅滞，应忌用。

（范春露　整理）

# 白　棘

【药名】白棘（别名：棘针），在《神农本草经》后本草文献中又名马甲子、铁篱笆、铜钱树、马鞍树等。

【经文】白棘，味辛，寒。主心腹痛，痈肿溃脓，止痛。

【文译】白棘，味辛，性寒。主治心腹疼痛，能使痈肿溃破流脓，并有止痛功效。

【药源】为鼠李科植物酸枣树之棘刺。其棘刺为二种即赤、白二种。一般采用白刺。白刺茎白如粉，较为难得。主产于河北、陕西、辽宁、河南、安徽、江苏等地。药用部位即棘刺。常年可采，晒干，切片入药。

【药理】本品含三萜类物质、桦木素、有机酸和谷甾醇等，具有镇痛、镇静、止血、消炎、抗菌、抗病毒等功效。

【师说】《神农本草经》所载白棘，为鼠李科枣属植物酸枣的棘刺。其味辛，性寒。归入肝、肾经。具有消肿、溃脓、止痛之功效。其应用如下。

（1）消肿。本品味辛，性寒。具有清热、解毒、消肿等功效，能治痈疽疔毒、小儿丹毒，用此药煎水熏洗患处则愈。

（2）溃脓。本品有解毒、溃脓之功，可治脓肿痈疡久不溃破及恶疮失治有脓者。取本品烧灰存性，用温开水送服。

（3）止痛。白棘，性味辛散，能行气活血，故可用之止痛。如用治头痛，可将本品烧灰存性，与丁香、麝香共研末，用棉花蘸药末塞鼻，左右交替治之。本品也治齿痛，可用之煎水含漱。还可治疗腰、腹疼痛，如肾虚腰膝冷痛、脐腹疼痛等。

（4）止血。本品性味辛寒，可清热凉血止血，用于治疗血尿、痔漏出血等。

也可用之煎水内服，或煎水熏洗肛痔。

（5）定惊。古方用白棘烧灰，开水送服，每服3g，日服2～3次，可治疗小儿口噤、惊风、不乳等证。

此外，有文献记载白棘具有补虚损、益肾气、补精髓之功，可用于治疗阳痿、遗精及喉痹肿胀疼痛等。总之，本品辛，寒。清热解毒、消肿止痛是其专长；也可行气活血散结而破坚消癥；活血消肿，疗痈排脓。

又据安徽中医药大学王德群教授主编的《神农本草经》图考记载：白棘应为百棘"。源于豆科植物皂荚的棘刺，分布于东北、华北、华东、华南、川贵等地。如当今常用的"皂刺"，为消疮排脓所常用。浓或可排，未成可消。于疮疡痈脓已成将溃之际用之最宜。且具有活血通络开窍、散结攻毒、止痛，主心腹痛，与山甲配伍，走窍行散，透达攻通，直达病所。今将王德群教授所言录之，可供学者参考之。

【用法】内服：10～15g。亦可用散剂，每次服3～5g，每日1～2次，开水送服。本品无特殊禁忌，可以久服。

（范春露　整理）

# 龙　眼

【药名】龙眼（别名：益智），在其后的本草文献中又名龙眼干、桂圆肉、蜜脾等。

【经文】龙眼，味甘，平。主五脏邪气，安志，厌食。久服强魂，聪明，轻身，不老，通神明。

【文译】龙眼，味甘，性平。主治五脏邪气，能使神志（智）安定。可治厌食症。长期服用能使魂魄旺盛，听力灵敏，眼睛视物明亮，身体轻巧灵便而不易衰老，脑健神清。

【药源】本品为无患子科植物常绿乔木龙眼的假种皮，主产于广东、福建、台湾、广西等地。于夏、秋两季果实成熟时采摘，烘干或晒干，除去壳、核，晒至干爽不黏时储存备用。以大小均匀、呈圆球形中空、色泽统一、明黄澄白、玲珑剔透、手感干爽、入口爽脆者为佳。

【药理】本品含水溶性物质、不溶性物质、灰分。可溶性物质含葡萄糖、蛋白质、脂肪以及维生素$B_1$、维生素$B_2$、维生素P、维生素C等。龙眼肉提取液可促进生长，增强体质。其主要药理作用：抗应激、抗焦虑、抗氧化、抗衰老、抗肿瘤等作用。也能调节内分泌，有改善睡眠作用。

【文摘】

《名医别录》　除虫，去毒。

《开宝本草》　归脾而能益智。

《滇南本草》　养血安神，长智敛汗，开胃益脾。

《理虚元鉴》　龙眼大补心血，功并人参，然究为湿热之品。故肺有郁火，火亢而血络伤者，服之必剧。世医但知其补，而昧于清温之别，凡遇虚劳心血衰少，夜卧不宁之类辄投之。殊不知，肺火即清之后，以此大补心血，信有补血安神之效；若肺有郁伏之火，服之则反助其火；或正当血热上行之时，投此甘温大补之味，则血势必涌溢而加行。不可不慎也。

《本草纲目》　食品以荔枝为贵，而资益则龙眼为良，盖荔枝性热，而龙眼性和平也。严用和《济生方》治思虑劳伤心脾有归脾汤，取甘味归脾，能益人智之义。

《药品化义》　桂圆，大补阴血，凡上部失血之后，入归脾汤同莲肉、芡实以补脾阴，使脾旺统血归经。如神思劳倦，心经血少，以此助生地、麦冬补养心血。又筋骨过劳，肝脏空虚，以此佐熟地、当归，滋补肝血。

《玉楸药解》　桂圆，甘能益脾，润可生津，滋肝木而清风燥，降心火而消热烦，补阴生血而不至滋湿伐阳，伤中败土，主佳之品，胜归地诸药远矣。以有益智之名。本草谓其宁神益智，神归于血，智生于神，此亦固有之理也。至于惊悸不寐，根因湿旺胃逆，阳泄不藏，严氏归脾以为血虚而用龙眼，则难效矣。

《医方十种汇编·药性摘录》　龙眼肉，甘温。补心补气血。治健忘惊悸，益神志。凡中满气壅痰喘滑泄者忌之。

《罗氏会约医镜》　养心葆血。治怔忡健忘，安神长智，且甘能补脾，治思虑劳伤心脾，并疗肠风下血。按龙眼不寒不热，养肌肉，美容颜，久服轻身不老。

【今用】**近代著名医家张锡纯**　龙眼肉，味甘能补脾，气香能醒脾，诚为脾家要药。且心为脾母，龙眼肉色赤入心，又能补益心脏，俾母旺自能荫子也。愚治心虚怔忡，恒单购龙眼斤许，饭甑蒸熟，徐徐服之，皆大有功效，是能补心之明证。又大便下血者，多因虚不能统血，亦可单服龙眼肉而愈，是又补脾之明证也。……液浓而润，为心脾要药。能滋生心血，兼能保全心气。能滋补脾气，兼能强健脾胃，故能治思虑过度，心脾两伤，或心虚怔忡，寝不成寐，或脾虚泄泻，或脾虚不能统血，致二便下血。为其味甘能培补脾土，即能有益肺金，故又治肺虚劳嗽，痰中带血，食之甘香适口，以治小儿尤佳。（详见《医学衷中参西录·药物》）

**北京著名医家冉雪峰**　脾为五脏之本，龙眼大甘益脾，脾阴足而万邪消，在反面推其功能，不在正面著其作用，是不补而深于补也。……龙眼其味甘，其臭芳，其质浓厚，柔而得中，补而不滞，阴阳形气俱不足者，调以甘药，龙眼其上选也，此可为虚损虚怯者食疗之一助，似小建中，而无桂枝之飞阳，似大补阴，而无黄柏之苦燥，推斯意也，用龙眼之三昧得之矣。（详见《中华药海》）

**重庆著名医家王辉武**　桂圆肉味甘，性温。归心、脾经。功能补益心脾，养血安神。主要用于治疗气血不足、心虚怔忡、健忘失眠、血虚萎黄等病证，常用剂量 9～15g。湿热盛，腹胀胸满者慎用。……药理研究表明，本品可增强机体非特异抵抗力、促进生长、增强免疫功能、抗肿瘤等作用。……历代都把龙眼肉作滋补佳品，对于病后体虚、脑力衰退，以及产后，均可单用常服调补。临床治疗神经衰弱导致心悸，每日取龙眼肉 30～60g，煎服，有良效。（详见《中医百家药论荟萃》）

**湖南著名医家周德生**　龙眼肉配当归，脾肾兼顾，气血双补，治脾肾不足、气血衰竭；配枸杞子，则阴阳和，水火济，心肾交，故阴血自生而常矣，治血虚证；配酸枣仁，补益心脾，养血和营，安神益智，治心脾两虚、气血不足之神疲食少、心悸失眠等；配石菖蒲，养心醒神，治血虚、心气不足之健忘、头晕神疲等。（详见《常用中药特殊配伍精要》）

【师说】《神农本草经》中的龙眼，即今之龙眼肉，别称为桂圆肉，也即无患子科植物龙眼的假种皮。其味甘，性温。入心、脾经。具有补心安神、养血益脾之功效。临床应用如下。

（1）补心安神。本品有滋阴作用，能大补气血，为益智宁心之要药。其能归脾而益心智，还能开胃以培补脾气，从而达到除倦怠、治怔忡、补心虚、益智慧、收安神而熟寐之效应。如用治思虑劳伤心脾的归脾汤（当归、炙甘草、茯神、远志、酸枣仁、木香、龙眼肉、生姜、大枣）方中即用龙眼肉，以治失眠、健忘、怔忡、虚烦不眠、自汗等症。

（2）补益气血。本品为补益虚损之佳品。能入脾补中，中土健则有生化气血之源，能使气血充旺，所以，它能气血双补。例如，张锡纯先生所创制的加味补血汤，即用龙眼肉配黄芪、当归、鹿角胶、丹参、乳香、没药、甘松等，以治身形软弱、肢体不遂、头重目眩、神昏健忘、胸际紧缩作疼、偏枯或全身萎缩、脉象迟弱等气血亏虚所致的病症。本品能扶正祛邪，能润肺止虚咳，治疗妇女产后浮肿、气虚水肿、脾虚泄泻。还治长期多思用脑而致神气不足，补气血而精、气、神即得旺盛。本品也治脾胃虚弱而运化力薄导致的食欲不振、厌食等。

此外，本品还可治疗心律失常，慢性血小板减少性紫癜，以及妇女月经量多、崩漏，某些虚损出血（如肺痨咯血、二便出血等）。本品为调脾胃、益心脾、补气血之佳品，药、食两用。久服能安神志，长智慧，使人耳目清明，身体轻健耐老。此乃果中神品，老少咸宜。

【用法】内服：10～15g。可单用，也可生用或蒸熟用。湿阻中满及有痰饮内停或有内火者，不宜用之。

（周兴武　整理）

# 木 兰

【药名】木兰（别名：林兰），在《神农本草经》后的本草文献中又名木兰花、紫玉兰、辛夷、树皮等。

【经文】木兰，味苦，寒。主身大热在皮肤中，去面热赤皰，酒皶，恶风，癫疾，阴下痒湿。明耳目。

【文译】木兰，味苦，性寒。主治身患高热，能祛除颜面部由热邪所致的红疙瘩（痤疮之类）、酒渣鼻、麻风病、癫痫等。本品也治下阴部湿痒证，还可使人耳聪目明。

【药源】本品源于兰科植物金钗石斛、马鞭石斛、黄草石斛等的茎。金钗石斛呈扁圆柱形，表面金黄色或黄中带绿色。马鞭石斛表面黄色或暗黄色，有深纵槽。黄草石斛长圆柱形。表面金黄色至淡黄褐色，有纵沟。有生树上，也有生石上。多生于山林中。金钗石斛分布于台、鄂、粤、桂、川、云等地，马鞭石斛主产于桂、云等地，黄草石斛主产于桂、贵、云、川等地。全年皆可采收，以秋季采挖较宜。

【药理】本品含木兰箭毒碱、柳叶木兰碱等，有箭毒样作用及神经节阻断作用，但作用力度较差，持续时间亦短。根含木兰花碱，故有降压作用。对横纹肌有乙酰胆碱样的作用；对子宫有兴奋作用；有明显的抗病毒作用。

【师说】《神农本草经》所载木兰之药源，说法不一。有学者认为是木莲或黄心夜合，不为玉兰属树种；有学者认为是今之武当木兰；有学者认为是金钗石斛；也有学者认为是木兰科植物望春花的干燥花蕾等。而《中药大辞典》中记载的木兰皮为木兰科植物辛夷的树皮。木兰究属何物仍需进一步考证。《神农本草经》指出其味苦，性寒。无毒。现今认为它能入心、肝、肺三经，具有清热解毒、活血止血功效。据文献记述，其临床应用如下。

（1）清热解毒。本品能清热解毒消炎，用治腮腺炎、乙型脑炎、眼结膜炎、急性咽喉炎、淋巴结炎、口疮、丹毒、热毒疮疡、痤疮、酒渣鼻等，本品可解蛇虫之毒，亦治蛇虫咬伤。

（2）活血止血。本品可治疗吐血、妇女崩漏下血等出血病症，用之可收止血之效。

（3）带下阴痒。本品有清热燥湿、祛浊止痒等功效，可治疗湿热带下、阴痒等症。

（4）湿热黄疸。本品具有祛除湿热毒邪之功。凡湿热引起的黄疸，皆可用之。本品配茵陈、栀子、大黄、溪黄草、虎杖等，即可治疗肝、胆、胰病症中出现的黄疸，对因饮酒过多引起的酒疸其效尤著。

（5）疏风解表。本品可治疗风热感冒，症见发热、恶风、咽痛、头痛、鼻塞等。可用本品配金银花、连翘、荆芥、薄荷、桔梗、甘草、牛蒡子等治之。

此外，本品能治面斑、赤皰、癫疾、神志不清、肌肤灼热、鼻塞、鼻窍不通等病症。本品还具明目、聪耳之功效，用治目暗、耳鸣耳聋等。

【用法】内服：10～20g。外用：适量，煎水熏洗，或捣敷。气虚者、头疼脑痛属血虚火炽者、齿痛属虚火上炎者皆忌服。

（范春露　整理）

# 五加皮

【药名】五加皮（别名：豺漆），在《神农本草经》后的本草文献中又名南五加皮、五谷皮、刺五甲等。

【经文】五加皮，味辛，温。主心腹、疝气腹痛。益气疗躄，小儿不能行，疽疮，阴蚀。

【文译】五加皮，味辛，性温。主治心腹疼痛及疝气疼痛。本品能益气，可治疗小儿腿瘸跛足，不能走路。本品也能治疗疽疮，阴部生疮溃破等。

【药源】本品为五加科植物细柱五加的根皮。习称"南五加皮"，主产于湖北、河南、安徽等地。夏、秋采收，切厚片，生用。以粗长、皮厚、气香、无木心者为佳。

【药理】本品含丁香苷、右旋芝麻素、左旋对映贝壳松烯酸、β-谷甾醇葡萄糖苷、硬脂酸、棕榈酸、亚麻酸、挥发油等。有抗炎、镇痛、镇静、抗应激作用，还能促进核酸的合成、降低血糖，有性激素样作用，并能抗肿瘤、抗诱变、抗溃疡，且有一定的抗排异作用。

【文摘】

《名医别录》　疗男子阴痿，囊下湿，小便余沥，女人阴痒及腰脊痛，两脚疼痹风弱，五缓虚羸，补中益精，坚筋骨，强志意。

《药性本草》　能破逐恶风血，四肢不遂，贼风伤人，软脚……主多年瘀血在皮肌，治痹湿内不足，主虚羸，小儿三岁不能行。

《日华子本草》　明目，下气，治中风骨节挛急，补五劳七伤。

《珍珠囊补遗药性赋》　五加皮……味辛，苦，温，微寒，无毒，治风寒湿痹，止心痛，益精神，通疝气，治阴疮，小儿幼小不能行，服之良。

《本草纲目》　治风湿痿痹，壮筋骨。

《寿世保元》　五加皮寒。祛痛风痹，健步坚筋，益精止沥。此皮浸酒，轻身延寿。宁得一把五加，不用金玉满车。

《景岳全书》　除风湿，行血脉，壮筋骨，明目下气，治骨节四肢拘挛，两脚痹痛，风弱五缓，阴痿囊湿，疝气腹痛，小便遗沥，女人阴痒。凡诸浸酒药，唯五加皮与酒相合，大能益人，且味美也。

《本草再新》　化痰除湿，养肾益精，去风消水，理脚气腰痛，治疮疥诸毒。

《医方十种汇编》　五加皮除风寒湿脚气，并治筋骨拘挛，男子阴痿囊湿，女子阴痒虫生，小儿脚软，均须以滋补之药同用。芳香五叶者佳，远志肉为使，恶玄参。

《徐大椿医书全集》　辛、苦，性温，入肝肾而祛风理湿，壮骨强筋，为损伤及风痹专药。酒炒用。

《本草分经》 五加皮……顺气化痰，坚肾益精，养肝，祛风胜湿，逐皮肤瘀血，疗筋骨拘挛，有火者勿服。

【今用】**北京著名医家焦树德** 风湿邪气引起的阴部湿痒，可用五加皮配黄柏、石菖蒲、蛇床子、苦参、防风、荆芥、生艾叶等煎汤外洗。白鲜皮祛风湿，气寒善行，偏用于风疮疥癣、诸黄风痹；五加皮祛风湿，兼益肝肾，偏用于筋软骨弱。木瓜理筋病，偏用于筋急、筋软；五加皮壮筋骨，偏用于筋软弱骨无力，缓筋急则不如木瓜。五加皮有南、北的分别，南五加皮祛风湿、壮筋骨之力较优，偏用于腿软脚弱；北五加皮消水肿之力较好，偏用于腿脚浮肿。据现代研究报道，南五加皮含有丰富的维生素 A、维生素 B 及挥发油，对维生素 B 不足所致的脚气病有治疗作用；北五加皮含有强心苷，有类似毒毛旋花子苷 K 样作用。一般习惯上认为南五加皮效果较好，有补益肝肾的作用，为正品；北五加皮有一定毒性，注意不可用大量。一般南五加皮用量为 4.5 ～ 9g，北五加皮用量为 3 ～ 6g。（详见《用药心得十讲》）

**北京著名医家谢海洲** 五加皮有南北二种，南五加皮为五加科植物，长于补益肝肾；北五加皮又称香五加，为萝藦科植物杠柳的根皮，有强心利水之功，且止痛力佳，可治心脏病水肿，然具有毒性，不可过量久服。桑寄生与五加皮均能祛风湿，补肝肾。然桑寄生主要用于痹痛日久，肝肾不足之证，且可治年老体弱、妇女经多带下之腰膝痿痛者，尚有养血安胎之功；五加皮长于祛风除湿，若用治痹痛日久、肝肾不足者，两者常相须为用。五加皮尚有强心、利尿消肿之功。（详见《谢海洲用药心悟》）

**安徽著名医家龚士澄** 五加皮辛、苦，温。入肝、肾经。散风湿，强筋骨。另有一种刺五加，辛苦微温，益气健脾，补肾安神，治脾肾阳虚之腰膝酸痛、步履乏力、失眠多梦等症。五加皮苦能胜湿，辛能散风，温能祛寒，治疗风寒湿痹湿邪偏重者。我喜用五加皮 10g，秦艽、苍术、豨莶草各 8g，燥湿祛风，以除肌肉、关节之湿邪；桑寄生 15g，羌活、独活、桂枝、防己各 9g，除上下肢重着肿痛固定不移之湿痹；当归、川芎、红花各 7g，活血通络，使湿邪不得滞留，则麻痹自解，治湿痹酸疼甚效。五加皮有抗关节炎和消肿镇痛作用，下肢关节肿痛较剧者，一次可用至 12g。下肢肌肉萎缩无力，胫部软弱不能站立，膝踝关节提屈艰难，或肌肉麻痹无力，证属脉痿，多由下部血脉空虚，或久居湿地所致，不易速效。治此证，我每用五加皮 10g，以其性降属阴，入下焦肝肾，顺气和血，壮筋骨，除湿邪；熟地、山药各 12g，当归身、川芎各 8g，益肝肾精血以充脉；木瓜、苍术各 9g，薏苡仁 15g，舒筋活络，健脾渗湿。偏热者加酒炒黄柏 8g，偏寒者加淫羊藿 10g。先用水煎，日服 1 剂。待能行走，加大药量做丸服，可望根治。（详见《临证方药运用心得》）

**甘肃名中医路焕光** 五加皮，主治：各种损伤后期，腹痛腰痛，足膝痹痛，关节积液，水肿夹湿。指征：关节肿痛，关节腔积液，风湿性关节炎，慢性骨关节病。禁忌：小便不利者忌用。热势较甚不能用，内热盛者不用，用之会使热势进一步加重。配生地 10g，赤小豆 20g，桂枝 9g，红花 10g，赤芍 10g，延胡索 10g，青皮 10g，木瓜 15g，当归 15g，茯苓 10g，治滑膜炎。用量：10 ～ 40g。体会：此药为强壮性止痛剂，有疗痹之效。适用于慢性关节痛、各种风湿性疼痛，如各种腰痛、足膝痛。（详见《方药传真——全国老中医药专家学术经验精选》）

【师说】五加皮，其味辛、苦，性温。归肝、肾经。具有祛风湿、补肝肾、强筋骨、利水湿等功效。临床上用治以下病证。

（1）风湿痹痛。本品能温而祛寒、散风燥湿，并有补益之功，为强壮性祛风湿药，尤宜于老年人及平素体弱而患风湿痿痹证者。如传统中成药五加皮酒即以五加皮为主药，再配当归、青风藤、海风藤、川芎、威灵仙、白术、木瓜、牛膝、独活、玉竹等 24 味中药加工配制而成（《中药制剂手册》）。我则用五加皮配当归、牛膝、木瓜、青风藤、海风藤、川芎、威灵仙、石斛、独活、羌活、松节等治疗风湿痹痛病证。

（2）筋骨痿软。本品能温补肝肾、强筋骨，可用于治疗肝肾不足引致筋骨痿软。我常以五加皮配杜仲、桑寄生、续断、龟板、牛膝、木瓜、葛根、老鹳草、五爪龙、功劳叶、石斛等，用治老年人长期劳伤过度致腰酸膝软、行走无力、困倦疲乏等症有显效。本品亦治颈软而无力撑持者。

（3）水肿、脚气。本品能温肾除湿利水，可治水肿，小便不利。用五加皮配茯苓皮、薏苡仁、防己、猪苓、冬瓜皮、大腹皮、生姜皮、远志、地骨皮、泽兰、泽泻、车前子等治疗水肿、湿脚气。若用本品配生黄芪、防己、薏苡仁、茯苓、白术、合欢皮、海桐皮、菟丝子、牛膝、甘草等可治疗特发性水肿。

（4）跌仆损伤。本品能治跌仆损伤，可用五加皮配骨碎补、川续断、威灵仙、当归、丹参、补骨脂、炙乳香、炙没药、刘寄奴、苏木、地鳖虫、川牛膝等治之。五加皮配生地、赤小豆、桂枝、红花、赤芍、延胡索、青皮、木瓜、当归、茯苓皮等可治疗滑膜炎。

此外，五加皮配透骨草、白芷、漏芦、王不留行、乳香、没药、归尾、千年健、追地风、羌活、独活等可治疗乳腺结节所致的乳汁郁积症。五加皮配黄芪、海螵蛸、白术、白及、合欢皮、白芍、陈皮、威灵仙、草果、蒲公英等也能治疗消化性溃疡等。

凡关节肿痛、风湿性关节炎、关节腔积液、慢性骨关节病、跌仆损骨伤筋、水肿夹湿、腰酸撑持无力、腰膝足跟疼痛等症，皆为我使用五加皮的指征。

五加皮、香加皮相较：五加皮药用为南五加皮，而香加皮为北五加皮。南五加皮祛风湿、壮筋骨效优，适用于风湿痹痛及肝肾不足所致的筋骨腰膝足跟作痛明显者；北五加皮有毒，具有强心、利尿、止痛功效，其利水消肿之力较强，用于水肿、湿脚气、胫肿、小便不利者。

五加皮、刺五加相较：此二者来源皆为五加科植物细柱五加。五加皮为细柱五加的根皮；刺五加为细柱五加的根茎或茎。两者都有补肝肾、强筋壮骨功效，可治疗肾虚腰膝酸痛。但五加皮更长于祛风湿、治痹痛，且能利水消肿。刺五加则长于益气健脾，用于脾肺气虚证，尚有养心安神功效，能治疗失眠、健忘证等。

【用法】本品入煎内服：5～15g。或酒浸，或入丸、散中服。外用：适量，煎水熏洗患处。本品大剂量使用会损伤视神经，严重者能引起失明。小便不利者禁用。热势较著者不可用。阴虚火旺者亦不宜用。

（范春露 整理）

# 卫矛（鬼箭羽）

【药名】卫矛（别名：鬼箭），在《神农本草经》后的本草文献中又名鬼箭羽、六月凌、四面锋、见肿消等。

【经文】卫矛，味苦，寒。主女子崩中下血，腹满，汗出。除邪，杀鬼毒，蛊疰。

【文译】卫矛，味苦，性寒。主治女子阴道突然大量出血，腹部胀满，汗出。能够祛除鬼疰、蛊毒等多种邪气所致的病症。

【药源】本品为卫矛科植物卫矛的翅状物枝条或翅状的附属物。全年可采，割取枝条后，除去嫩枝及叶，晒干。收集其翅状物，晒干，以纯净、色红褐、无枝条、无杂质、干燥者为佳。

【药理】本品含黄酮类及甾类等活性成分，包括木栓酮、谷甾醇、鬼箭羽醇、槲皮素、槲皮素 -3- 半乳糖苷（金丝桃苷）、槲皮素 -3- 半乳糖 – 木糖苷以及双氢黄酮醇（即香橙素）、儿茶素、去氢双儿茶素和钙、镁、磷、铁、铝等。

【文摘】

《名医别录》 中恶腹痛，去白虫，消皮肤风毒肿，令阴中解。

《药性本草》 破陈血，落胎，主中恶腰腹痛。

《日华子本草》 通月经，破癥结，止血崩带下，杀腹脏虫及产后血绞肚痛。

《本草述》 大抵其功精专于血分，如女子固以血为主，较取效于男子者更为切中耳。

《本经逢原》 今人治贼风历节诸痹，妇人产后血晕，血结聚于胸中，或偏于胁肋少腹者，四物倍归，加鬼箭羽、红花、延胡索煎服。以其性专破血，力能堕胎。

《罗氏会约医镜·本草》 一名鬼箭羽，乃天麻之苗，遣邪祟，隔瘟疫，通月经，破癥结，下胎妊，消风肿，去白虫。但无补益，不可多服。

《科学注解本草概要·植物部》 为镇痛、通经、驱虫药，功能行血、辟恶、去癥结。

《东医宝鉴·汤液篇》 能落胎。

【今用】**国医大师朱良春**　鬼箭羽味苦善于坚阴，性寒入血，又擅清解阴分之燥热，对糖尿病之阴虚燥热者，每于辨治方中加用鬼箭羽30g，能止渴清火，降低血糖、尿糖，屡收佳效。因其具活血化瘀之功，对糖尿病并发心、脑血管和肾脏、眼底及神经系统等病变，有改善血液循环、增强机体代谢功能等作用，既能治疗，又可预防，实为糖尿病之上选药品。药理分析也证实其所含之草酰乙酸钠能刺激胰岛B细胞，调整不正常的代谢过程，加强胰岛素的分泌，从而降低血糖。中虚气弱者，可配合大剂人参、黄芪、白术用；气阴两虚者，可配合生地黄、黄精、天冬、麦冬用。以其性专破血活血，对妇女经闭腹痛，配合五灵脂、红花、延胡索、当归、川芎等有良效。凡湿热挟瘀之痹证，用20～30g加于辨治方中，能提高活血化瘀、蠲痹通络之力。寒湿痹或体虚气弱者忌用。鬼箭羽用量一般为10～15g，消渴、痹证可用20～30g。但注意孕妇禁用。（详见《朱良春全集·用药心悟卷》）

**国医大师周仲英**　鬼箭羽，主治痹证、糖尿病、闭经、肾炎，有久治不愈、瘀痛、唇舌紫等瘀血征象。正虚、气血不足者慎用。配伍：配山甲，治久痹血瘀；配僵蚕，治糖尿病血管病变；配益母草，治闭经；配泽兰，治肾炎血瘀证。（详见《方药心悟》）

**河南肿瘤医院邵梦扬**　鬼箭羽，主治：癌症，主要为胃癌、肝癌、恶性葡萄胎、宫颈癌，糖尿病热象明显者或有瘀血者，妇女月经不调、癥瘕、闭经、痛经等。指征：癥瘕、腹痛、月经不调、或闭经、或痛经、或产后瘀滞腹痛，舌暗或有瘀斑，脉涩。禁忌：无瘀血者、虚寒患者均不宜。配伍：鬼箭羽10～30g，配藤梨根、苦参、石见穿，治胃癌；配蚤休、三棱、虎杖，治肝癌；配凤尾草、石上柏、天花粉等，治恶性葡萄胎；配桃仁、红花、益母草、当归等，治月经不调、闭经、痛经等；配生地、天花粉、葛根、石斛等，治糖尿病。用量：10～30g。体会：本药有一定的抗肿瘤作用，但以胃癌疗效较好。本品亦善治内科诸证，对糖尿病也有一定疗效。（详见《方药传真——全国老中医药专家学术经验精选》）

**江苏名中医刘永年**　卫矛（鬼箭羽）主治：尪痹（类风湿关节炎）、阴阳毒、日晒疮（红斑狼疮）、燥毒证（干燥综合征）、皮痹（硬皮病）、狐惑病（白塞综合征）。指征：脉络瘀阻是此类自身免疫性结缔组织病的共同病机，临床指征在于"瘀""痹"，脉沉细、弦细或细涩；有不同程度的关节肌肉疼痛；常有不规则发热或持续低热；病情有时缓时剧的特点；常有皮肤、黏膜损害或斑疹；病程较长（久病多瘀），顽固缠绵，复杂多有变异；多属于现代医学的自身免疫性结缔组织病，多有免疫学指标及微循环等相关检查的改变。禁忌：本品有活血通经的作用，妇女经期宜暂缓或减量使用；此外，凡临床上有明显出血倾向者须慎用或适当配伍使用，应用不当，恐有助其血溢之弊。配伍：配白花蛇、土茯苓、威灵仙，治尪痹；配丹参、玉竹、枫斗、地黄，治燥毒证；配黄芪、桂枝、水蛭、甘草，治皮痹；配水牛角、生地、丹皮、赤芍，治红斑狼疮。用量：10～15g。体会：本品功能活血破瘀通经，现代药理认为其有调节免疫作用，故可应用于自身免疫性疾病。此类病属难治性疑难杂证，必须长期坚持用药。对脉大滑数，伴有热毒炽盛，迫血妄行外溢者，暂不宜使用。由于长期用药，剂量不能过大。体质虚弱患者，需配伍补益药。（详见《方药传真——全国老中医药专家学术经验精选》）

【师说】《神农本草经》所载卫矛，即今之鬼箭羽。其味苦，性寒。入肝经。具有破血散瘀、祛风、杀虫等功效。临床上用治以下病证。

（1）内科病证。①胸痹心痛。对胸中阳微，阴乘阳位，胸阳痹阻，气血逆乱，血脉不通，瘀而不行，以致心前区疼痛（多为刺痛）、舌质紫暗有瘀点者，我用鬼箭羽配桂枝、薤白、水蛭、参三七、丹参、赤芍、川芎、桃仁、姜黄等治之。②尿癃不通。凡癃闭之证，或因败精，或由瘀血阻塞致水道不通，小腹作痛，发为癃闭，小便不畅，滴沥而下，多见于慢性尿路炎症、前列腺增生伴炎症等，可用鬼箭羽配杏仁、紫菀、桃仁、瞿麦、王不留行、木通、川牛膝、鬼针草、积雪草等祛瘀通利，使尿闭得以畅解。③痹证。鬼箭羽配白花蛇、土茯苓、威灵仙、穿山甲、穿破石、土贝母、青风藤等，可治疗风湿、类风湿性关节炎疼痛、久痹血瘀、痰滞致关节肿胀畸形者，尤其适用于尪痹（类风湿性关节炎）。④慢性肾炎。久病肾炎，血脉瘀滞，身重腰部刺痛者，可用鬼箭羽配泽兰、益母草、猪苓、鬼针草、积雪草等，活血利水消肿。⑤糖尿病。糖尿病病久致气阴两伤，口干舌燥、口渴欲饮者，可用鬼箭羽配葛根、丹参、生地、黄连、天花粉、玉竹、天冬、麦冬、荔枝核、僵蚕、鸡血藤等治之，尤其用治糖尿病并发血管病变者，效佳。⑥癌症。鬼箭羽配藤梨根、苦参、薏苡仁、莪术、石见穿、冬凌草等可治疗胃、食道肿瘤。鬼箭羽配蚤休、三棱、射干、蜂房、天龙、虎杖、石见穿等可治疗肝癌。⑦虫积腹痛。鬼箭羽配乌梅、槟榔、榧子等，能治疗腹内蛔虫、寸白虫等肠道寄生虫，可杀灭之，以缓解腹痛。

（2）妇科病证。①鬼箭羽为妇科调经专药，可用之配桃仁、红花、益母草、当归等治疗月经不调、闭经、痛经等。②鬼箭羽配凤尾草、石上柏、天花粉、水蛭、莪术等可治疗恶性葡萄胎；③鬼箭羽配丹参、玉竹、石斛、生地黄等可治疗妇女多发的燥毒症（包括口、眼、生殖器三联征及干燥综合征等）。④妇女产后瘀血腹痛，恶露久不净，可用鬼箭羽配枳壳、益母草、仙鹤草、参三七等治之；⑤鬼箭羽配桃仁、红花、制大黄、益母草、生山楂等可治疗妇女因血瘀致崩漏久不净及经行有瘀块、小腹刺痛者。⑥治疗妇科癌症。鬼箭羽配白花蛇舌草、土茯苓、生薏苡仁、白英、苦参、地肤子等可治疗妇女宫颈癌及妇女人类乳头瘤病毒。

（3）皮肤科病证。①鬼箭羽配黄芪、桂枝、水蛭、王不留行、白芥子、麻黄等可治疗牛皮癣。②鬼箭羽配水牛角、生地、丹皮、赤芍等可治疗红斑狼疮。③鬼箭羽有祛风之功，用之则风邪去，肺气宣，水道通调，可消水肿。凡皮肤肿胀者，可用鬼箭羽配麻黄、防风、防己、泽泻、冬瓜皮、蝉蜕等治之，甚效。此类方药也能治疗皮肤过敏、湿疹性皮炎等。

鬼箭羽性味苦寒。能"除邪，杀鬼毒蛊疰"。后世医家又发现其有清热解毒、软坚散结等功效。当代北京著名皮肤病专家赵炳南教授多用鬼箭羽治疗下肢蜂窝组织炎、淋巴腺结核、胸壁结核、深部脓肿、带状疱疹后遗神经痛、多形性红斑、结节性红斑、口腔扁平苔藓、局限性硬皮病、系统性红斑狼疮、毛囊炎等，皆有显著疗效。赵老还奉献如下验方：①淋巴腺结核硬结期：用八珍汤（党参、白术、茯苓、当归、川芎、白芍、熟地黄、甘草）加鬼箭羽，能软坚散结；②皮肤扁平苔藓：用鬼箭羽配丹参、鸡血藤、赤芍、茜草、生薏苡仁、黄柏、玄参、生地黄、泽泻、石斛等滋阴除湿、活血通络消苔藓；③外伤科病症：如浅表静脉炎、皮下瘀血、跌仆损伤等致瘀血肿胀者，可用鬼箭羽30g，配苏木、赤芍、白芍、红花、桃仁、三棱、莪术、木香、陈皮等治之。④血栓闭塞性脉管炎、雷诺病早期、下肢静脉曲张、象皮腿、关节痹痛等：用鬼箭羽30g，配鸡血藤、海风藤、青风藤、丝瓜络、路路通、桂枝、艾叶、当归、赤芍、丹参、炙乳香、没药、白芍等治之，效佳。

由上可见，本品功效、主治可概括为：清热燥湿、活血消瘀、软坚散结、解毒杀虫。主治胸痹心痛、癌症、痹证、肾病、癃闭、妇女经闭、癥瘕、产后瘀滞腹痛、妇女白带过多、虫积腹痛、痈疡及诸多皮肤病、跌仆损伤等外伤科病证。还可用之治疗干燥综合征、白塞病等。

凡"瘀""痹"所致的关节肿痛；瘀积肿痛；不规则发热或持续低热，病情时缓时剧；皮肤黏膜损坏或现斑疹，伴有免疫学指标及微循环等相关检查的改变；癥瘕腹痛、月经不调、痛经、产后瘀滞腹痛；舌暗红有瘀斑；脉沉细或细弦、细涩等，皆为我用鬼箭羽之临床指征。

【用法】本品入煎内服：15～30g。或入丸、散中服。常规剂量用之，临床尚未发现任何毒副反应。对有明显出血倾向者，妇女经期、孕期，正虚、气血不足者，无瘀者，虚寒病证者，皆不宜用鬼箭羽。

（范春露　整理）

# 合　欢

【药名】合欢，在《神农本草经》后的本草文献中又名马缨花树皮、夜合皮、合昏皮、合欢木皮等。

【经文】合欢，味甘，平。主安五脏，利心志，令人欢乐无忧。久服轻身，明目，得所欲。

【文译】合欢，味甘，性平。主要能安养五脏，宁心益志，使人欢乐而无忧愁。长期服用能使人身体轻便灵巧，增加视力，使人心态平和而易于满足。

【药源】本品为豆科植物合欢的干燥树皮，主产于湖北、江苏、浙江、安徽等省。多于夏秋季节剥取，晒干而成。以皮细嫩、皮孔明显者为佳。

【药理】本品主要含鞣质、黄酮类、皂苷及其苷元、挥发油、固醇类、有机酸酯、糖苷等化学成分，有镇静、抗过敏作用。合欢皮皂苷皮下注射有显著的抗着床作用。

【文摘】

《日华子本草》 煎膏消痈肿，续筋接骨。

《本草纲目》 和血，消肿，止痛。

《本草经疏》 合欢味甘，气平，无毒。入手少阴、足太阴经。脾虚，则五脏不安；心气躁急，则遇事拂郁多忧。甘主益脾，脾实则五脏自安；甘可以缓，心气舒缓，则神明自畅，而欢乐无忧……

《本草汇言》 合欢皮，甘温平补，有开达五神、消除五志之妙应也……味甘气平，主和缓心气，心气和缓，则神明自畅而欢乐无忧。

《徐大椿医书全集》 性味甘平，入心脾而怡神悦志，令人欢乐无忧，故曰。

《医方十种汇编》 合欢皮甘平，补脾阴，缓心气。然气缓力微，必重久服方有效。

《本草求真》 合欢，气缓力微，用之非止钱许可以奏效，故必重用久服，方有补益怡悦心志之效矣，若使急病而求治即欢悦，其能之乎？

《科学注解本草概要》 为强壮、变质药，功能安五脏，消痈肿，续筋骨。

《现代实用中药（增订本）》 性味：皮味苦涩。效用：①内服有强壮兴奋、利尿及驱虫作用，并能缓和身心而镇痛，又浸膏外用治打扑滑折、痈疽等症，尤其痈疽肿痛有效；②续筋骨，调心脾，安五脏，令人欢乐无忧，久服轻身明目。

《东医宝鉴》 合欢皮主肺痈吐脓，又杀虫，续筋骨，消痈肿。

【今用】国医大师朱良春 合欢皮，性味平甘，功擅宁心悦志，解郁安神。《神农本草经》谓能"安五脏，和心志，令人欢乐无忧"。盖心为君主之官，心安则五脏自趋安和。太子参，其用介于党参之补、北沙参之润之间，其性不温不凉，不壅不滑，确系补气生津之妙品。两味相伍，治疗心气不足、肝郁不达的情志病，确有调肝解郁、两和气阴之功，而无"四逆""四七"辛香升散、耗气劫阴之弊；疏补两济，平正中庸，实有相须相使、相辅相成之妙。情志、血脉同受心肝两脏所主宰和调节，而心脏疾患的心悸心痛、胸闷乏力等见证，除本脏致病外，恒与木失疏泄攸关，盖气滞则血瘀，心脉失畅，则怔忡、惊悸作矣。因此，在治疗心脏疾患时，朱老指出：须注重心肝同治，特别是气机郁结、气阴两耗的冠心病、心肌炎、心律失常等病证，心肝同治尤多，用药首选太子参、合欢皮，随证施方，每每应手取效。用此两味，意在益气和阴、舒畅心脉，令心气旷达，木气疏和，则胸痹心痛即可蠲除。（详见《朱良春全集·用药心悟卷》）

北京著名医家施今墨 合欢皮甘平，补阴之功最捷，既能安五脏，和心志，安心神，解郁结，又能明目消肿，和血止痛，长肌肉，续筋骨；白蒺藜性升而散，能疏肝解郁，息风降压，祛风止痒，行瘀去滞，主恶血，破癥瘕积聚。合欢皮以补为主，白蒺藜以散为要。二药伍用，一补一散，补泻兼施，活血去瘀，软坚散结，消肝脾肿大甚妙，主治慢性肝炎、肝硬化等疾引起的肝、脾肿大诸症。（详见《施今墨对药临床经验集》）

**上海著名医家陈苏生**　合欢皮伍用丹参治疗冠心病心绞痛胸痹等证有显著疗效，不仅有和血止痛作用，而且有较佳的养血安神作用，可舒展冠状动脉、镇静安神。（详见《百家配伍用药经验采菁》）

**浙江妇科名医何子淮**　对营血亏虚的心神不安、精神恍惚、绝育术后的神经官能症、更年期综合征精神抑郁，配伍合欢皮、白芍二药，能使精神畅快，使心神不安、焦虑而烦、易怒、精神紧张、睡眠不宁等症状得到明显改善。二药剂量：重用白芍 15 ～ 30g，合欢皮 9g 即可。（详见《百家配伍用药经验采菁》）

**西安市著名医家何同录**　合欢皮解郁舒肝，安神宁心，而妇人每多忧郁恚忿，肝气不舒，所以合欢皮多用于治疗肝郁气滞所致的妇科疾患。合欢皮，主治：肝郁气滞所致的月经后期、闭经、经行乳胀、脏躁、不孕症等。指征：舌质淡紫或紫暗，脉弦或细弦，情志抑郁不畅或烦躁易怒或心神不定，失眠多梦。（详见《方药传真——全国老中医药专家学术经验精选》）

【师说】合欢为豆科落叶乔木。药用其花和树皮。本品味甘，性平。主入心、脾、肺经。因花与树皮同出一树，虽用其不同部位，但功效、主治相同，皆能解郁安神，但花和皮又各有专长。合欢花解郁安神较合欢皮强，而合欢皮的活血消肿功效比合欢花强。

（1）合欢皮。现代药理研究认为，合欢皮有显著镇静作用。其临床功用如下。①疏肝解郁。本品能使五脏安和，心志欢悦而使神安。故多用于情志不遂、恚怒、忧郁而致的心神不宁及烦躁失眠等症。可单用，也可入复方中用。我常以合欢皮与柏子仁、枣仁、丹参、夜交藤、石菖蒲、郁金、五味子、远志、甘草、小麦、大枣、萱草花等安心神、解肝郁之品同用，治疗失眠症。②疏肝理气。合欢皮配柴胡、香附、当归、郁金等治疗肝气郁结所致的脘胁胀痛、经前乳胀、月经后期、闭经、脏躁等病证；合欢皮配菟丝子、川芎、石楠叶、香附、仙茅、仙灵脾、巴戟天等治疗排卵功能障碍性不孕症，以及经前期紧张症等。③活血止痛。合欢皮能入心、肝血分，能活血祛瘀，续筋接骨，消肿止痛。对于跌仆损伤、筋骨折伤致瘀血肿痛等证，可用合欢皮配刘寄奴、苏木、骨碎补、续断、泽兰、乳香、没药、参三七、地鳖虫、桔梗等治之。④利水消肿。合欢皮具有利尿、活血、消肿之功，凡体内外痈肿，或溃破等我皆用之。如肺痈见咳吐脓血痰及肠痈、肝脓疡等，皆可用合欢皮配鱼腥草、连翘、紫花地丁、蒲公英、冬瓜子、桃仁、芦根、生薏苡仁、红藤、败酱草、生甘草等清热解毒、消痈排脓止痛。⑤胃内糜烂。我常用合欢皮治疗胃炎胃黏膜糜烂、胃黏膜炎性肿胀、溃破等。凡在胃镜下检见胃内黏膜糜烂、溃破明显者，我均以大剂量合欢皮与黄芪、冬凌草、白及、生地榆、白头翁、生薏苡仁、生甘草等配伍治之。上方有活血消肿，愈合糜烂、溃疡之功。经临床观察，以上方为基础方，随症加减，只要坚持连续调治1～2个月，胃镜复查即可见病灶明显缩小或消失。⑥肿胀疼痛。外科脉管炎、丹毒、下肢静脉炎及痛风等引起肢体关节红肿热痛，乳腺癌术后淋巴液循行受阻以致上肢肿胀，以及前列腺炎性增生、肿胀而尿解不畅，凡上述诸证，我在辨证施治方中一律加用合欢皮30g，可收活血消肿止痛之效。我还用合欢皮、冰片、芒硝共研极细末，以鸡蛋清调敷治疗腮腺炎、下肢丹毒等，效佳。

（2）合欢花。合欢花以解郁安神见长，对虚烦不眠、抑郁不舒、健忘、多梦者，用之效佳。可单用，于睡前泡茶饮服，对失眠尤为有效。在复方中，常与白芍、乌梅、五味子、法半夏、夏枯草、莲子心、小麦、百合、远志、龙骨、牡蛎、琥珀、珍珠母等同用，治疗虚烦不眠效佳，尤宜于精神抑郁、健忘、夜寐多梦者。

合欢花、合欢皮皆能蠲忿，疏肝解郁，宁心安神，二者皆可用治失眠、多梦等症。肝郁气滞所致的诸多妇科病症，以及消化系统由肝郁气滞引起的疾患皆可用之，且多二药合用。除上述病症外，舌质紫暗或淡紫，或舌边尖红，苔薄白或微黄，脉弦或细弦数者，亦为我选用合欢的指征。

【用法】本品入煎内服：15～30g。外用：可适当加大剂量，多用于外、伤科疾患，以活血、利水、消肿、止痛为主要目的，常与制乳香、制没药、刘寄奴、苏木等配用，煎水熏洗外伤等疾患。非肝郁气结引起的病症，以及血虚风燥所致的病症皆应忌用。孕妇也应慎用。

（范春露　整理）

# 彼　子

【药名】彼子，在《神农本草经》后的本草文献中又名榧实、罴子、玉山果、赤果、玉榧等。

【经文】彼子，味甘，温。主腹中邪气。去三虫，蛇螫，蛊毒，鬼疰，伏尸。

【文译】彼子，味甘，性温。主治腹内有邪气郁积，能够祛除多种寄生虫。能治疗被蛇咬伤、蛊毒、鬼疰、劳瘵等病。

【药源】彼子源于红豆杉植科植物榧的种子。榧为常绿乔木。种子成熟时假种皮淡紫褐色，有白粉。种子在第二年10月成熟。种子呈椭圆形或长卵圆形。每果一子。气微，微甘、涩。主产于浙、苏、皖、赣、闽、湘等地，多生于山地。

【药理】本品所含脂肪油，以及棕榈酸、硬脂酸、油酸、亚油酸甘油酯、甾醇。还含草酸、葡萄糖、多糖、挥发油、鞣质等。药理作用：驱除肠道蛔虫、姜片虫、绦虫等。本品含生物碱，对子宫有收缩作用，民间用以堕胎。

【师说】《神农本草经》所载彼子，为红豆杉科植物榧的成熟种子，即今中药榧子。其味甘，性平。归肺、胃、小肠经。具有润肺止咳、润肠通便、驱杀肠道寄生虫等功效。其应用如下。

（1）润肺止咳。本品甘润入肺。能润肺燥，止咳嗽，用治干咳少痰、咽干口燥痰黏等。但药力较薄，用治轻症为宜。本品配川贝母、瓜蒌皮、桑叶、桑白皮、南沙参、麦冬、百合等能养阴润肺止咳，用治燥咳。

（2）润肠通便。本品甘润，能入肠经。有润肠通便之效，用治肠燥便秘。可与火麻仁、郁李仁、瓜蒌仁、杏仁、枳实、牛蒡子等配伍。

（3）驱杀肠虫。本品能杀虫消积，也能通便驱虫。其性味甘，平，久用不伤胃气。可与槟榔、瓜蒌仁、乌梅、使君子、苦楝子、芜荑等配伍治疗蛔虫、钩虫、姜片虫、寸白虫、绦虫等，是有效而安全的中药杀虫药，本品也可治疗蛇虫咬伤。

据报道，此药还能抗肿瘤，如恶性淋巴瘤，并可治疗和预防淋巴细胞性白血病，有明显抑制肿瘤作用。还可抗衰老、保护视力，能防治二目干涩等。

生榧子、炒榧子相较：生榧子杀虫祛积、润肺、滑肠力胜，用治肠虫症；润肠通便；润肺止咳，以治干咳少痰为主。炒榧子长于消谷进食、益脾胃以治疳积病，多用治小儿疳积。

【用法】本品入煎内服：15～50g。可连壳生用，打碎入煎。或用10～40枚，炒熟去壳，取种仁每次嚼服10～15g。或入丸、散服。驱虫宜用较大剂量，顿服；治便秘、痔疮，宜小剂量常服。脾虚泄泻致肠滑而大便不实及肺热咳嗽者不宜用之。

（范春露　整理）

# 梅实（乌梅）

【药名】梅实，在《神农本草经》后的本草文献中又名黑梅、熏梅、酸梅、干枝梅等。

【经文】梅实，味酸，平。主下气，除热烦满，安心，肢体痛，偏枯，不仁，死肌。去青黑痣，恶肉。

【文译】梅实，味酸，性平。主要能使气机下行，能清除发热和胸中烦闷，使心神安宁，且能治疗肢体疼痛，也能治疗中风偏枯及肌肤麻木不仁如死肉一样。还能祛除颜面部及肌肤隆起的青黑色斑、痣、腐肉等。

【来源】本品为蔷薇科植物梅的接近成熟果实的加工品。主产于福建、浙江、云南等地。夏季果实近成熟时采制。本品气特异，味极酸。以个大、肉厚、外皮乌黑色、肉柔润、味极酸者为佳。

【药理】本品主含柠檬酸、苹果酸、琥珀酸、酒石酸、碳水化合物、谷甾醇及齐墩果酸样物质。本品水煎剂在体外对多种致病性细菌及皮肤真菌有抑制作用；能抑制离体兔肠管的运动；有轻度收缩胆囊作用，能促进胆汁分泌；在体外对蛔虫的活动有抑制作用；对豚鼠的蛋白质过敏性休克及组胺性休克有对抗作用，能增强机体免疫功能。据现代药理研究，乌梅对金黄色葡萄球菌、铜绿假单胞菌、多种肠道致病菌、结核菌及皮肤真菌有抗菌作用，治疗肠炎、菌痢等有效；治疗胆道蛔虫、疟疾、钩虫有效。

【文摘】

《名医别录》 止下痢，好唾口干……利筋脉，去痹。

《本草拾遗》 去痰，主疟瘴，止渴调中，除冷热痢，止吐逆。

《日华子本草》 除劳，治骨蒸，去烦闷，涩肠止痢，消酒毒，治偏枯皮肤麻痹，去黑点，令人得睡。又入建茶、干姜为丸，止休息痢。

《丹溪手镜》 乌梅酸缓，主劳热虚烦，收肺气喘急，治下利不止，除口干好睡，故乌梅丸以安蛔厥。

《珍珠囊补遗药性赋·主治指掌》 味酸，平，无毒。可升可降，阴也。其用有二：收肺气除烦止渴，主泄痢调胃和中。

《本草纲目》 敛肺涩肠，治久嗽，泻痢，反胃噎膈，蛔厥吐利，消肿，涌痰，杀虫，解鱼毒、马汗毒、硫黄毒。

《永乐大典》 除烦热，明目益气……白梅主伤寒、痰厥、头痛、折伤、下痢肠垢，今呕吐者服之尤验。

《景岳全书》 除烦热，止消渴、吐逆、反胃、霍乱，治虚劳骨蒸，解酒毒，敛肺痈肺痿咳嗽喘气，消痈疽、疮毒、喉痹、乳蛾，涩肠止冷热泻痢、便血尿血、崩淋带浊、遗精梦泄，杀虫伏蛔，解虫鱼、马汗、硫黄毒，和紫苏煎汤解伤寒时气瘴疟，大能作汗。取肉烧存性研末敷金疮、恶疮，去腐肉胬肉死肌。

《医方捷径》 乌梅……其用有二，用之于上，退两目之翳膜；用之于下，除六腑之沉寒。

《经证证药录》 乌梅性味酸涩，最能敛缩脏气，收肺金以滋水源，敛心液以滋营血，故尤能泻肺燥，降冲逆，兼止呕、杀虫、开噤口、理转筋之效，而为厥阴主药之长。

《科学注解本草概要·植物部》 乌梅为健胃、解热、收敛药，功能化痰、止渴、调中、解烦热。

《百药效用奇观》 乌梅生津而肝不犯燥，其味又酸而收敛，则肝急缓，脾无肝犯，则能统血，止血崩，治尿血。血得酸即敛，得黑则止，乌梅烧存性，止血尤妙，安能忽视之？

《临床应用汉方处方解说》 乌梅药效：清凉，收敛。用途：蛔虫，肺结核，下利。

【今用】北京著名医家施今墨 乌梅、木瓜伍用，出自《临证指南医案》。叶天士创脾胃之疾养胃阴之说，其立论云："纳食主胃，运化主脾。脾宜升则健，胃宜降则和。"又云："太阴湿土，得阳始运，阳明阳土，得阴则安。以脾喜刚燥，胃喜柔润也。"叶氏养胃阴者，取甘平或甘凉之品，药用石斛、麦冬、生白芍、沙参、生白扁豆、乌梅之类，以使津液来复，通降和合，即宗《内经》所谓"六腑者，传化物而不藏，以通为用"之理也。施老遵叶氏之法，在辨证施治精神的指导下，对热性病后期，消化系疾病（如萎缩性胃炎，胃、十二指肠溃疡），表现为不饥少纳，或不饥不纳，口干，舌红少苔，欠润，脉细数者，在养胃阴的基础上，加上生发胃气之品，诸如乌梅、木瓜、生谷（麦）芽、生内金之类，效著。尝治一男性胃溃疡患者，久治不效，故行胃大部切除术，术后年余，仍然纳谷不佳，甚则毫无食欲，见食发愁，患者形体瘦弱，舌红无苔，六脉细弱，拟以生内金、紫丹参、生谷芽、生麦芽、木瓜、乌梅、生白芍、佩兰叶、节菖蒲诸药调治，药服十余剂，饮食倍增，体力好转。可见药证相符，数剂而愈。（详见《施今墨对药临床经验集》）

**国医大师朱良春**　乌梅10g配徐长卿15g。功效：和肠止泻。主治：不服水土之泄泻。经验：乌梅涩肠止泻，徐长卿祛风除湿，两药合用，可调节肠胃功能，改善临床症状。再伍以健脾益气药，如四君子汤，可提高机体的适应性，使不服水土之泄泻得以痊愈。乌梅15g配儿茶8g，血余炭10g。功效：敛肠止泻。主治：慢性泄泻以及放疗、化疗后引起的放射性肠炎。经验：乌梅涩肠止泻，儿茶收湿敛疮，血余炭止血敛疮，合用则敛肠止泻之功倍增。（详见《朱良春全集·用药心悟卷》）

**北京著名医家焦树德**　乌梅功用如下：①酸涩收敛。常用于止泻、止血、止痢，并有敛肺止咳的作用。对脾虚久泻，大肠滑泄不止，甚至脱肛不收，可用乌梅酸涩固肠以止泻，常与党参、苍术、白术、茯苓、山药、木香、诃子、肉豆蔻、五味子等同用。对大便下血、月经过多等，也可用乌梅酸涩止血，常与地榆炭、槐花炭、黄芩炭、艾叶炭、阿胶等同用。对于久痢不止，常以乌梅与黄连、木香、赤石脂、禹余粮、白芍、煨葛根、诃子、炮姜等同用。对久咳伤肺，肺气浮散而干咳久久难愈之症，可用乌梅收敛肺气以治咳，常与百合、五味子、紫菀、诃子肉等同用。②生津止渴。对消渴、烦热口渴等症，常与麦冬、石斛、沙参、玉竹、天花粉等同用，也可以单味煎汤服。近些年来我治疗糖尿病、尿崩症、甲状腺功能亢进症等出现口渴甚者，用六味地黄汤（生地黄、山萸肉、山药、茯苓、牡丹皮、泽泻）随症加减，同时配入乌梅、五味子及少量肉桂，常取得良好效果。③驱蛔止痛。乌梅有驱蛔虫的作用。前人治蛔常把酸、苦、辛、热的药同用，认为蛔虫见酸则软、见苦则下、见辛则伏、得热则安。一般常与川椒、吴茱萸、干姜、使君子、生大黄、黄连等同用，常用的药方如"乌梅丸"（乌梅、细辛、桂枝、党参、附子、黄柏、黄连、干姜、川椒、当归）、安蛔汤（党参、白术、茯苓、炮姜、川椒、乌梅）等。乌梅还有止虫痛的作用。另外，乌梅还有软坚、消胬肉、治鸡眼等作用。用乌梅30g，盐水浸泡24小时，去核，加醋适量，研磨成软膏，敷于鸡眼、胼胝上，外用橡皮膏贴之，数日可掉。诸证尚有实邪者忌用，病情须用发散药者忌用。（详见《方药心得十讲》）

**江苏省中医院主任医师朱秉宜**　乌梅，主治：慢性结肠炎见小腹隐痛、肠鸣，间歇性便血，出口梗阻便秘，内痔出血，大便溏薄，肛门坠胀者。乌梅配炒白术 10g，白芍 10g，甘草 5g，治慢性结肠炎；配炒白术 20g，生地 20g，柴胡 10g，升麻 10g，治出口梗阻便秘；配丹皮 10g，炒槐花 15g，地榆炭 10g，蒲黄炭 10g，治内痔出血。用量：10 ～ 15g。体会：乌梅有收敛解痉、止血生津功效。（详见《方药传真——全国老中医药专家学术经验精选》）

**上海第二军医大学附属长海医院陈连起** 乌梅，主治：支原体性肺炎、慢性支气管炎、过敏性结肠炎、干燥综合征、克罗恩病、荨麻疹、慢性乙型肝炎。指征：阴虚证，久喘，久咳，久泻。禁忌：乌梅收涩性强，初起邪实者慎用。乌梅配地龙 10g，蜈蚣 2 条，白芍 20g，甘草 6g 等，治哮喘；配诃子肉 15g，炙枇杷叶 10g 等，治久咳；配赤石脂 15g，石榴皮 6g 等，治久泻；配赤芍 20g，生地 30g，水牛角 15g，防风 9g 等，治荨麻疹；配天冬 15g，天花粉 30g，石斛 15g，肉桂 1.5g 等，治干燥综合征。用量：3 ～ 20g。体会：乌梅对变态反应性疾病、免疫功能紊乱引起的疾病、自主神经功能紊乱引起的消化系统疾病等有确切疗效，为必用之品。（详见《方药传真——全国老中医药专家学术经验精选》）

【师说】《神农本草经》中之梅实，即今之乌梅。其味酸、涩，性平。归肺、脾、大肠、肝经。能敛肺止咳、止泻止痢、止蛔厥痛、治烦热消渴、疗诸多血证等。其具体应用如下。

（1）敛肺止咳。乌梅入肺经，能收敛肺气。适用于肺虚久咳少痰，或干咳无痰之症。可单用乌梅炼膏服，或入复方配川贝母、北沙参、麦冬、功劳叶、款冬、罂粟壳、诃子等治之。若配补气化痰止咳药人参、半夏、浙贝母、桔梗等，可治疗气虚咳嗽痰多者。用乌梅配地龙、蜈蚣、白芍、甘草等，能解痉止咳平喘，可治疗哮喘。

（2）止泻止痢。本品酸涩，能入大肠经。有明显涩肠止泻、止痢的功效。可用乌梅配罂粟壳、诃子、石榴皮、五倍子、煅乌贼骨等治疗久泻，或酒后即泻，以致泻下日久不止者。乌梅配伍清热解毒之品如黄连、木香、黄柏等可治久痢。若泻痢久而便血者，用乌梅配白头翁、侧柏叶、仙鹤草、地榆炭等可增强收敛止血之功而治之。也可用乌梅与白术、白芍、甘草、丹皮、槐花、地榆炭等配伍治疗溃疡性结肠炎、痔疮便血等症。

（3）安蛔止痛。蛔虫得辛则伏、悬酸则软。本品味极酸，具有安蛔止痛、和胃止呕之功效。主治蛔虫引起的腹痛呕逆、四肢厥冷之蛔厥证。如著名的乌梅丸，即以乌梅为主药，配入细辛、肉桂、川椒、附子、人参、黄连、当归、黄柏等，治疗胆道、肠中蛔虫引起的疼痛。若痛甚还可加槟榔、延胡索、炒白芍、炙甘草等。

（4）生津止渴。本品擅长生津液，能治虚热烦渴，可单用，或入复方中。乌梅配益气养阴药人参、天花粉、麦冬、生地、北沙参、玄参、玉竹等可以治消渴病，包含今之糖尿病、甲亢等病程中出现的口干烦渴等症状的病证。

（5）固崩止漏。本品能收敛止血，用治妇女胞宫因热而致的月经量多色红、崩漏久不止者。我常在张锡纯先生固冲汤方中加入乌梅等治之。处方常用药为：乌梅、白术、生黄芪、煅龙骨、煅牡蛎、山萸肉、白芍、海螵蛸、茜草、陈棕炭、五倍子、生地黄、生地榆、贯众、白头翁等。

此外，乌梅配入逍遥散（甘草、当归、茯苓、白芍、白术、柴胡）中可治疗肝胃不和，脘胁胀痛；乌梅配白茅根、大蓟、小蓟、藕节等可治疗尿血；若治疗声带、胆、胃、食道、阴道、肠内等处息肉，可用乌梅配僵蚕、鸡内金、生薏苡仁、白芍等治之；若治疗皮肤过敏，如荨麻疹、皮肤划痕症、过敏性皮炎等，可用乌梅配防风、银柴胡、地骨皮、徐长卿、益母草、赤芍、五味子、蝉蜕、夜交藤等；我也用乌梅丸治疗激素依赖性哮喘、神衰失眠（方中重用乌梅、五味子）、瘢痕疙瘩、翼状胬肉、痈肿疮毒、头疮等，还用乌梅治疗面部雀斑、黑点、黑痣等，也有美容效果。

近年，我还用乌梅治疗急慢性肝炎、慢性结肠炎、慢性咽喉炎、胆囊炎及胃阴虚所致的萎缩性胃炎等病证。我也用乌梅配天冬、天花粉、石斛等治疗干燥综合征；用乌梅配马齿苋、露蜂房、生薏苡仁、紫草、土茯苓、明矾煎水外洗，治疗不洁性行为引起的龟头炎、包皮炎、肛门尖锐湿疣等。

干呕不止，情志抑郁，或性情急躁易怒等精神疾患；蛔厥腹痛、便血、便溏、肛坠，阴虚口渴、心烦、久喘、久咳、久泻、久痢，过敏性肠炎、过敏性皮炎、荨麻疹等变态反应性疾患，免疫功能低下等疾病，舌质暗红少苔，脉细弦等，皆为我使用乌梅的病症指征。

【用法】本品入煎内服：10～15g，大剂量可用至30g。外用：适量，去核捣烂或炒炭研末外敷。止泻、止血宜炒炭用。醋炙用于久咳、蛔厥腹痛等。胃脘疼痛呕酸、初病表邪实证、里实证等皆当慎用或禁用。

（范春露　整理）

# 桃核仁（桃仁）

【药名】桃核仁，在《神农本草经》后的本草文献中又名桃仁，炒桃仁、毛桃仁等。

【经文】桃核仁，味苦，平。主瘀血，血闭，瘕瘕，邪气。杀小虫。

桃花，杀疰恶鬼，令人好颜色。

桃凫，微温。主杀百鬼精物。

桃毛，主下血瘕，寒热，积聚，无子。

桃蠹，杀鬼邪恶不祥。

【文译】桃核仁，味苦，性平。主治瘀血证，经闭，癥瘕及鬼疰、鬼魅等病邪。能祛除寄生虫。

桃花，能祛除传染性疾病的邪气，能使人面部悦泽姣好。

桃凫，性微温，能祛除多种致病邪气。

桃毛，能消除瘀血、恶寒发热、腹内有积聚，还能治疗不孕不育症。

桃蠹，能够祛除鬼魅等不祥之邪气。

【来源】本品为蔷薇科植物桃或山桃的干燥成熟种子，全国多地均产，山桃主产于辽宁、河北、河南、山东、四川、云南等地。果实成熟时采集。本品气微，味微苦，生用或炒用，以颗粒饱满、整齐、不破碎者为佳。

【药理】本品含苦杏仁苷、苦杏仁酶、挥发油、脂肪油，油中主要含有油酸甘油酯和少量亚油酸甘油酯。本品能明显增加脑血流量，增加犬股动脉的血流量，降低血管阻力；能改善血液流变学状况，使出血、凝血时间明显延长；桃仁中的脂肪油可润滑肠道，利于排便；能促进初产妇子宫收缩及止血；苦杏仁苷有镇咳平喘的作用。此外，本品尚有镇痛、溶血、抗炎、抗菌、抗过敏、抗癌、保肝、延缓衰老等作用。

【文摘】

《名医别录》　止咳逆上气，消心下坚，除卒暴击血，破癥瘕，通脉，止痛。

《医学启源》　气温，味甘苦，治大便血结、血秘、血燥，通润大便，七宜丸中用之，专疗血结、破血。汤浸去皮尖，研如泥用。

《用药心法》　桃仁，苦以泄滞血，甘以生新血，故凝血须用。又去血中之热。

《景岳全书》　止鬼疰、血逆疼痛、膨胀，疗跌仆损伤。

《本草纲目》　主血滞风痹，骨蒸，肝疟寒热，产后血病……桃仁行血，宜连皮尖生用；润燥活血，宜汤浸去皮尖炒黄用，或麦麸同炒，或烧存性，各随本方。

《长沙药解》　止阴中肿痒，缩小儿癞疝、扫男子牙血。

《医门法律》　桃仁疬行其血，不令成脓，其意甚善。

《药品化义》　桃仁，味苦能泻血热，体润能滋肠燥。若连皮研碎多用，走肝经，主破蓄血，逐月水，及遍身疼痛。四肢木痹，左半身不遂，左足痛甚者，以其舒经活血行血，有去瘀生新之功；若去皮捣烂少用，入大肠，治血枯便闭，血燥便难，以其濡润凉血和血，有开结通滞之力。

《本经逢原》　桃仁，为血瘀血闭之专药。苦以泄滞血，甘以生新血。毕竟破血之功居多……仲景桃核承气、抵当汤，皆取破血之用。又治热入血室、瘀积癥瘕、经闭、疟母、心腹痛、大肠秘结，亦取散肝经之血结。

《本草求真》　但苦重甘微，气薄味厚，沉而下降，故泻多补少，散而不收，用之不当，及过用多用，使血下不止，损伤真阴，不可不慎。

《本草述钩元》　桃花，弗用千叶者，令人鼻衄不止。性走血下降利大肠甚快。

【今用】**北京著名医家施今墨**　桃仁破血行瘀，润燥滑肠；红花活血通经，去瘀止痛。桃仁破瘀力强，红花行血力胜。二药伍用，相互促进，活血通经，去瘀生新，消肿止痛的力量增强。主治：①心血瘀阻，心胸疼痛（包括冠心病心绞痛、胃脘痛）；②血滞经闭，痛经诸症；③各种原因引起的瘀血肿痛等症。常用量：桃仁6～10g，红花6～10g。经验：桃仁、红花伍用，出自《医宗金鉴》桃红四物汤，又名元戎四物汤。治妇女月经不调、痛经、经前腹痛，或经行不畅而有血块、色紫暗，或血瘀而致月经过多、淋漓不净。（详见《施今墨对药临床经验集》）

**国医大师朱良春**　用桃仁伍用杏仁、当归，可以活血行滞，生肌愈疮，缓解胃痛。治疗胃脘痛，溃疡病有良效，既可止痛，又可促进溃疡病灶的修复。三药中杏仁用量可酌情用20～30g，能提高止痛作用。（详见《朱良春全集·用药心悟卷》）

**北京著名医家焦树德**　桃仁主要功能如下：（1）破血散瘀。凡因瘀血、蓄血引致的疾病，均可随证选用。例如，①妇女血瘀经闭，可用桃红四物汤（桃仁、红花、当归、川芎、熟地黄、赤芍）随证加减。②膀胱蓄血，伤寒病热邪与瘀血蓄结于下腹部，症见小腹胀满、大便黑、小便利、烦躁谵语、发热如狂，名为膀胱蓄血可用桃仁承气汤（桃仁、大黄、芒硝、甘草、桂枝）随证加减。③肺痈，多由热毒内郁、气血壅滞所致，可用千金苇茎汤（桃仁、冬瓜仁、生薏苡仁、芦根）随症加减。④肠痈，由热毒内聚，气血凝滞，肠道传导不利，气血壅塞，蕴结成痈，初起恶寒发热，腹部疼痛拒按，腿喜屈蜷，相当于西医学急性阑尾炎，可用大黄牡丹皮汤（大黄、牡丹皮、桃仁、冬瓜仁、芒硝）随症加减。⑤跌打损伤，可与当归尾、赤芍、苏木、姜黄、红花、乳香、没药等同用。⑥痈毒，痈肿毒疮初起，可与金银花、连翘、赤芍、红花、天花粉、炙穿山甲、乳香、没药等同用。（2）润燥通便。杏仁入气分，用于大肠气秘引致的便秘。桃仁入血分，用于大肠血秘引致的便秘。二药也常同用。用量一般为2.5～9g。无瘀血者及孕妇忌用本品。据现代研究报道，桃仁醇提取物有显著的抑制凝血的作用。（详见《方药心得》）

**江苏南通市中医院姚寓晨**　桃仁，主治：血瘀经闭、癥瘕痞块、痛经、产后瘀滞腹痛等。指征：如痛经属于瘀寒或瘀热交阻者，或闭经不利，腹胀经滞者，均为其临床特征。禁忌：无瘀滞者不用。配红花、当归、川芎、香附，治经滞或不行及产后瘀阻等症；配琥珀、红花、制香附，治瘀阻痛经；配三棱、生山楂、川牛膝，治瘀阻闭经。用量为6～15g。（详见《方药心悟》）

**福建厦门市中医院涂福音**　桃仁、杏仁伍用，主治：慢性支气管炎，咳喘。指征：咳嗽或喘咳，痰黏难咳，或痰黄。配伍：杏仁9g，桃仁15g，配鱼腥草15g，瓜蒌15g，黄芩9g，桂枝6g，甘草3g，浙贝9g，治慢性支气管炎、咳喘；杏仁9g，桃仁15g，配败酱草30g，鬼针草30g，木香9g，黄连4g，治慢性结肠炎；杏仁10g，桃仁12g，配火麻仁（打）15g，草决明15g，何首乌15g，女贞子30g，枳壳9g，治老年性便秘。用量：杏仁9～10g，桃仁12～20g。体会：杏仁、桃仁联合运用有显著的止咳化痰作用，同时对慢性结肠炎黏液便有独特疗

效。肺与大肠相表里，二味用于大便秘结亦有较好效果。（详见《方药传真——全国老中医药专家学术经验精选》）

【师说】《神农本草经》所载桃核仁，即今之桃仁。其味苦、甘，性平。归入心、肝、肺、大肠经。具有活血祛瘀、润肠通便、止咳平喘等功效。我在临床上用之治疗以下病证。

（1）多种瘀血证。本品味苦，能入心、肝血分，善行血滞，祛瘀力强，临床广泛运用于血瘀经闭、癥瘕积聚等。无论新旧瘀血，均可用之。其为治疗血瘀、血闭之专药。应用举例。①桃仁配丹皮、赤芍、川牛膝、红花、当归、生山楂、三棱、香附、丹参等能凉血活血祛瘀，用于血瘀有热之经闭、月经不调、痛经等。②桃仁配桂枝、干姜、莪术、三棱、川芎等用治少腹血结，腹腔、子宫等癥瘕积聚，或疼痛剧烈者。③桃仁配大黄、丹皮、水蛭等能泻热破瘀、散结消痈，用治瘀热互结致肺痈、肠痈初起者。④桃仁配大黄、赤芍、桂枝、茯苓、丹皮、地鳖虫等治疗妇人产后瘀血腹痛及宿有瘀积渐成癥瘕者。⑤桃仁配茯苓、莲房炭、茜草炭、参三七等治疗瘀血致漏下不止者。

（2）肠燥便秘。本品富含油脂，能润肠、滑肠，主治肠燥便秘。我常用之配当归、郁李仁、火麻仁、杏仁、瓜蒌仁等养血润肠通便，治老年人及产妇血虚便秘。

（3）咳喘。本品味苦，能降肺气，有止咳平喘作用。凡遇久咳久喘、脉沉涩者，可单用，也可配杏仁、炙百部、紫菀、当归等止咳平喘，效著。

（4）跌仆瘀肿。可用桃仁配红花、刘寄奴、苏木、泽兰、合欢皮、地鳖虫、参三七、乳香、没药等治疗跌打损伤，既能活血消肿，又能散瘀止痛。本方药也可用治妇女阴道内外疮肿痒痛。

此外，本品还能杀灭多种肠道寄生虫，也治血吸虫病肝硬化，还用治冠心病心绞痛、脑梗死、妇科肿瘤、卵巢囊肿、过敏性疾病、慢性盆腔炎、阑尾炎、前列腺炎、脉管炎、急性肾衰竭、肺炎、慢性咽炎等病证。

脑血管病患者肢麻，或指节发麻，或舌强语涩；妇女小腹胀痛，或为刺痛，或阵发性绞痛；痛经、经闭；跌仆损伤；大便干结难解；咳喘难止；痰黏难咯，或吐黄痰；舌质紫暗，或有紫气；脉沉涩等，皆为我选用桃仁之指征。

《神农本草经》桃仁项下尚有桃花、桃凫、桃毛、桃蠹的功效记述，据有关本草文献记载，分述如下。

桃花：味苦，性平。具有利水、活血、通便等功效。可治水肿、腹水、脚气、痰饮、积聚、二便不通、经闭等症。还可祛除邪毒，使人面容悦泽姣好。

桃凫：即碧桃干之别名，又叫桃奴等。其味苦，性温。有敛汗、止血、止痛等功效。用治自汗、盗汗、吐血、便血、衄血、胃痛等。

桃毛：即桃子上长的绒毛。有活血祛瘀，治疗癥瘕积聚的功效。可治寒热病邪，也治不孕症。

桃蠹：是桃子或桃树上所生蠹虫，能够杀灭恶邪等不祥之物。

以上所列药物，除桃枭（碧桃干）在临床上尚有运用外，其余各味药均已少用。今录之，仅供阅知。

桃仁与杏仁相较：二者皆有止咳平喘、润肠通便之功，但杏仁止咳平喘、润肠通便的效力比桃仁效强。而桃仁活血化瘀、止痛等功效远较杏仁为优。

桃仁与红花相较：桃仁破瘀之力胜于红花，且善消内痛，如肺痈、肠痈等，并能润肠通便、止咳平喘；红花温通，活血通络、祛瘀止痛之力较强，无论身体内外，凡有瘀血作痛及热郁血瘀所致的斑疹色暗等，皆可用之。

【用法】本品入煎内服：10～15g，应捣碎入煎。亦可入丸、散用。本品有小毒，用之毋过量。凡无瘀滞者、失血而无留瘀者、血虚者、孕妇等，均应慎用或不用。平素时作便溏者，也应慎用。

（范春露　整理）

# 杏核仁（杏仁）

【药名】杏核仁，在《神农本草经》后的本草文献中又名苦杏仁、杏子、木落子、杏梅仁、杏等。

【经文】杏核仁，味甘，温。主咳逆上气，雷鸣，喉痹，下气，产乳，金疮，寒心，贲豚。

【文译】杏核仁，味甘，性温。主治咳嗽气喘，呼吸困难，嗓子里发出像雷鸣一样的声音。本品也可治疗咽喉肿痛，痹阻不通。能（降气）导气下行。能治妇女产后病、金属创伤，以及寒邪伤胃及寒邪郁积中下二焦，气机上逆冲胃的贲豚病症。

【药源】本品为蔷薇科植物山杏、西伯利亚杏、东北杏的成熟种子，主产于我国东北、内蒙古、华北、西北等地。夏季采收。本品气微，加水共研，发出苯甲醛的香气，味苦，以颗粒均匀、饱满肥厚、味苦、不泛油者为佳。

【药理】本品含苦杏仁苷及脂肪油、蛋白质、各种游离氨基酸，还含苦杏仁酶、苦杏仁苷酶、绿原酸、芳樟醇等。所含苦杏仁苷经口服，在下消化道分解后产生少量氢氰酸，能抑制咳嗽中枢而起镇咳平喘作用。同时，也产生苯甲醛，能抑制胃蛋白酶的活性，从而影响消化功能。苦杏仁油对蛔虫、钩虫及伤寒杆菌、副伤寒杆菌有抑制作用，且有润滑性通便作用。苦杏仁苷有抗突变作用，所含蛋白质成分还有明显的抗炎及镇痛作用。

【文摘】

《名医别录》　主惊痫，心下烦热，风气去来，时行头痛，解肌，消心下急，杀狗毒。

《药性本草》　治腹痹不通，发汗，主温病。治心下急满痛，除心腹烦闷，疗肺气咳嗽，上气喘促。入天门冬煎，润心肺，可和酪作汤，益润声气。

《医学启源》　杏仁性温……除肺中燥，治风燥在于胸膈。《主治秘要》云，性温味苦而甘，气薄味厚，浊而沉降，阴也。其用有三：润肺气一也，消宿食二也；升滞气三也。麸炒，去皮尖用。

《丹溪手镜》　甘苦性温有毒，润大肠风闭便难，解肌表时行头痛，利胸中气逆心下烦热。

《本草纲目》　杏仁……治诸疮疥，消肿，去头面诸风气鼓疮……杏仁能散能降，故解肌、散风、降气、润燥、消积，治伤损药中用之。治疮杀虫，用其毒也……治风寒肺病药中，亦有连皮尖用者，取其发散也。

《本草经疏》　阴虚咳嗽，肺家有虚热、热痰者忌之。

《滇南本草》　止咳嗽，消痰润肺，润肠胃，消面粉积，下气，治疳虫。

《景岳全书》　（杏仁）疗温病脚气，其味苦降，性最疾，观其澄水极速可知，故能定气逆上冲，消胸腹急满胀痛，解喉痹，消痰下气，除惊痫烦热，通大肠气闭干结，亦杀狗毒。佐半夏、生姜散风邪咳嗽；佐麻黄发汗逐伤寒表邪；同门冬乳酥煎膏润肺治咳嗽极妙；同轻粉研匀油调敷疗疮肿毒最佳；尤杀诸虫牙虫及头面䵟斑瘙疱。元气虚陷者勿用，恐其沉降太泄。

《长沙药解》　肺主藏气，降于胸膈而行于经络，气逆则胸膈闭阻而生喘咳，藏病而不能降，因以痞塞，经病而不能行，于是肿痛。杏仁疏利开通，破壅降逆，善于开痹而止逆，调失音，止咯血，断血崩……除瘙刺，开耳聋，去目翳，平䏈肉，消停食，润大肠，通小便，种种功效，皆其降浊消郁之能事也。

《徐大椿医书全集》　杏仁辛苦甘温，入肺而疏肺降气，解邪化痰，为咳逆胸满之专药。去皮尖研，肠滑者忌。亦可生研，去油炒熟用，拣去双仁，炒黑，能解郁消积，如索粉、豆粉、狗肉之类。杏子，辛热损人，孕妇忌之。

【今用】**北京著名医家施今墨**　橘红辛散温通，苦温降泄，功专行气健脾，燥湿化痰，消食宽中；杏仁苦温，质润多脂，能散能降，功擅宣肺平喘，化痰止咳，润肠通便。《内经》曰："肺与大肠相表里。"肺气不宣，大肠传化功能也可失调，以致大便不畅，大便秘结。取杏仁、橘红治便秘，除本身质润多油，滑肠通便之外，尚有均入肺经，以宣肺气而通大便之功。若与橘红配，二药伍用，相互促进，而开肺气滑肠通便甚妙。主治：①老人、体虚者之大便秘结等症；②肺气不宣，胸闷、咳嗽吐痰等症。常用量：橘红 6～10g。杏仁 6～10g。经验：大便不通的原因甚多，有实热积滞者，有津枯肠燥者，有气虚无力者，有肺气不宣、肃降失常、传导失调者，临证不可不辨。橘红、杏仁伍用，适用于后者，用者宜审。（详见《施今墨对药临床经验集》）

**国医大师朱良春**　当归、桃仁各 10g，杏仁 15g。功效：活血行滞，生肌愈疮，缓解胃痛。主治：胃脘痛，溃疡病。对胃脘痛、溃疡病确有良效，既可止痛，又可促进溃疡病灶的修复。三药中杏仁用量可酌情用 20～30g，能提高止痛作用。（详见《朱良春全集 · 用药心悟卷》）

**北京著名医家焦树德**　杏仁主要功用如下。①治咳嗽。风寒犯肺，肺失宣发肃降的功能，肺气不利而致咳嗽，常伴有寒热、头痛、咯痰、胸闷等症，可用苦杏仁散风寒、降肺气、化痰利肺而止咳平喘，常配桔梗、前胡、紫苏叶、陈皮、半夏、炙甘草（如杏苏散）等。肺气苦上逆，本品主要有降肺气的作用，故虽无风寒外感，但凡由于肺气上逆而导致的咳嗽均可应用。②平喘促。肺为娇脏，外感、内伤之邪（如风寒、风热、痰、饮、火、热等），影响到肺，肺失肃降，肺气不利而上逆，则可发生呼吸喘促。苦杏仁专能降利肺气而平喘，尤其是配合麻黄（麻黄宣肺、苦杏仁降气）更能加强定喘作用，所以前人有"杏仁是麻黄的臂助"的说法。③润燥通肠。肺与大肠相表里，由于肺气不降而致大肠气秘、大便干结者，可用本品降肺气、润肠燥、开气秘而润肠通便。本品含有丰富的脂肪油，对老人（或久病体弱）肠道乏津而大便燥结难下者，可用本品与火麻仁、郁李仁、桃仁、松子仁、柏子仁等同用治之。用量一般为3～9g。儿童用量要小心。久咳肺气虚者慎用本品。（详见《方药心得》）

**河北中医学院杨牧祥** 杏仁，主治：感冒，咳嗽，喘证，哮病，肺痨，胸痹，便秘等。禁忌：脾虚者便溏不宜使用。配伍：杏仁10g，配款冬花15g，紫菀12g，莱菔子15g，白芥子6g，苏子6g，桃仁10g，治咳喘病；杏仁10g，配白豆蔻10g，薏苡仁12g，荷叶6g，藿香15g，佩兰10g，治脾失健运，肺失宣肃，湿盛郁阻，胸闷脘痞者；杏仁10g，配桃仁10g，丹参15g，治慢性肺病兼瘀象者（尤其血液黏度增高者）。用量：6～15g。体会：凡胸闷气急的肺部疾患，均可使用。（详见《方药传真——全国老中医药专家学术经验精选》）

【师说】《神农本草经》中之杏核仁，即今之杏仁。有苦、甜二种，皆可入药。但当今临证多用苦杏仁。其味苦、辛，性微温。有小毒。归肺、大肠经。具有止咳平喘、润肠通便之功。其临床应用如下。

（1）止咳平喘。本品能宣肺降气，有良好的止咳平喘功效。凡咳嗽喘满，无论新久、寒热、虚实、有无外感者，皆宜用之。①风寒咳嗽。若外感风寒，肺气内壅。症见鼻塞头痛、咳嗽多吐白痰者，可用杏仁配麻黄、甘草、荆芥、防风、金沸草、桔梗、法半夏、陈皮等同用；若痰多气阻、咳嗽气急、喉中痰鸣、咯痰不爽者，可再配行气降肺化痰之品，如加用苏子、陈皮、茯苓等。②风热咳嗽。可配疏风清热药同用，可用杏仁配桑叶、菊花、鱼腥草、黄芩、桑白皮、枇杷叶、浙贝母等治之。③燥咳。本品微温，质润性缓，宜清肺燥、润肺止咳，治咳痰黏稠、咯之不爽者。取杏仁与苏叶、浙贝母、枇杷叶、桑白皮、瓜蒌皮、桔梗、前胡同用；燥热较盛，见干咳无痰、咽痛、咽干、咳逆气喘者，用杏仁配石膏、麦冬、南沙参、川贝母；若热邪内盛、身热咳喘、气急鼻煽者，应重在清肺热、止咳喘，可用杏仁配石膏、麻黄、黄芩、桑白皮、射干、甘草、款冬、紫菀、黛蛤散、冬凌草等治之。

（2）肠燥便秘。本品质润多脂，能润肠通便。配郁李仁、桃仁、柏子仁、松子仁同用可治疗肠燥便秘，宜用于老年人及妇女产后便秘；若胃肠燥热较盛，大便干结难解，又当配清热导滞泻下之品，选麻子仁丸（麻子仁、芍药、枳实、大黄、厚朴、杏仁）加生地、当归、瓜蒌仁，或再加芒硝、火麻仁等润肠泻热、行气通便。

（3）消积除满。本品能下气，可消面食积滞，亦祛痰饮。凡阳气不宣、胸痹短气者，用之能除心下满痛、小肠气痛等，可用杏仁配茯苓、莱菔子、白芥子、全瓜蒌、法半夏、焦三仙等治之；杏仁配吴茱萸治疗心气痛，胸中闷乱；杏仁配小茴香、葱白、荔枝核、川楝子、延胡索等治疗疝瘕疼痛；杏仁配厚朴、半夏、砂仁、陈皮、莪术、桃仁等腹部手术后综合征，症见腹部胀痛等，能促使肛门尽快排气。亦可用杏仁配桃仁、败酱草、鬼针草、木香、黄连等治疗慢性痢疾、慢性结肠炎等。还可用杏仁配丁香、川椒、炒栀子、桃仁、葱白等治疗小儿疳积。

（4）解毒消肿止痛。杏仁配栀子、黄芩、青葙子、决明子、桑白皮、赤芍等治疗咽喉肿痛、目赤肿痛，也治眼睑赤烂疼痛；杏仁配黄连、竹叶、甘草、升麻、石膏等治疗口舌生疮作痛。杏仁还可用治皮肤癌、脓疱疮、荨麻疹、中耳炎、足癣、疥疮、扁平疣，亦可用治跌仆损伤等。

此外，杏仁还能治胃疾，可广泛用治胃和十二指肠溃疡及出血、慢性胃炎、胃痉挛、胃神经痛等。

关于苦杏仁的使用：①带皮尖用，分生、熟两种。②去皮尖用，可炒或不炒。药用杏仁以苦杏仁不去皮尖者为多。也有报道，杏仁去皮与不去皮疗效及毒性无显著差异，但入煎剂宜捣碎用，有利于有效成分溶出，可提高药效。也有实验表明，杏仁微炒、或蒸、或微波加热入煎效好，而未经加工炮制的杏仁直接煎煮则效差。

苦杏仁与甜杏仁比较：甜杏仁药力较缓，用于润肺止咳，以治虚咳，可治劳嗽，津伤便秘等。苦杏仁功擅降气止咳平喘，为治实证咳喘之要药；苦杏仁也可润肠通便。杏仁常与桔梗相配，一宣一降，有利祛痰止咳。

【用法】本品入煎内服：5～10g。宜打碎入煎；亦可入丸、散用。苦杏仁有小毒，是水解产生氢氰酸所致，用之过量可致头晕头痛、恶心、呕吐、流涎，并有水泻、心悸、胸闷、呼吸困难、烦躁不安、意识模糊、血压下降等症状出现。所以，苦杏仁用量不宜过大。婴儿也应慎服。本品不宜与西药麻醉、镇咳药同用，以免引起呼吸抑制。阴虚咳嗽及大便溏泻者，一般不用苦杏仁。

（范春露　整理）

# 蓼　实

【药名】蓼实，在《神农本草经》后的本草文献中又名蓼子、水蓼子等。

【经文】蓼实，味辛，温。主明目，温中，耐风寒，下水气，面目浮肿，痈疡。

马蓼，去肠中蛭虫，轻身。

【文译】蓼实，味辛，性温。主要能增强视力，使人眼睛视物清楚，能温煦中焦脾胃，能除风寒之邪，使人能耐受风寒邪气。并能祛除水湿，消除面目浮肿。又能治疗痈疡病症。

马蓼，能祛除肠道内的寄生虫，还能使人身体轻巧灵便。

【药源】蓼实源于蓼科植物水蓼的果实。为一年生草本。瘦果卵形，花果期6—10月。本品生于水湿之处、其味辛辣，其性温。又有辣蓼、水蓼之称。后世亦有使用棘蓼全草的功效类似，本品主产于广东、广西、贵州、四川、湖北、湖南等地，但全国各地亦产。

【药理】本品含水蓼醇醛、水蓼二醛、异水蓼二醛、异十氢三甲基萘并呋喃醇和密叶辛木素等，具有抗菌、抗氧化、抗肿瘤、杀虫等生物活性。

【师说】蓼实，为蓼科植物水蓼的果实。其味辛，性温。入脾、肝经。具有温中健脾利水、祛瘀消积等功效。临床应用如下。

（1）温中散寒、利水止痛。用治虚寒吐泻腹痛、面目浮肿、腹胀等症。

（2）破瘀散结。能消除胀满，治疗瘰疬、癣疥、腹胀等。也治皮肤湿疹、痈肿疮疡、小儿头疮等。

（3）生津止渴。治疗吐泻伤津液而致的口干口渴，可用蓼实30g，配豆豉60g，水煎服。本品亦可单用治消渴，能除烦热、生津止渴。

总之，蓼实可治疗呕吐、泄泻腹痛、痢疾、水气浮肿。可破瘀散结，能消除癥积痞胀。还能增强视力，温中健脾胃，使人不惧风邪。还能使人身体轻健。也可治疗痈肿、疮疡、瘰疬、蚁虫咬伤等。但多数医家认为，本品有一定的毒性，故应审慎使用。若过量使用，会使人发作心痛（包括胃痛）等。

马蓼应是大蓼、荭草之类，药用为蓼科植物桃叶蓼的全草。而古方用马蓼，多为其茎叶而罕用其实。当今马蓼亦少见用。古文献记载，马蓼能祛除肠道中蛲虫（非蛭虫）之类的寄生虫。

【用法】本品入煎内服：10～15g。亦可研末或绞汁服。外用：适量，煎水浸洗或研末调涂。蓼实，多服易使人呕吐水涎，会壅气损阳，故脾胃虚弱者应慎用。妇女月经期不用蓼实，若用之，可致血淋、带下。

（范春露　整理）

# 葱　实

【药名】葱实，在《神农本草经》后的本草文献中又名葱子。

【经文】葱实，味辛，温。主明目，补中不足。

其茎，可作汤，主伤寒、寒热，出汗，中风，面目肿。

【文译】葱实，味辛，性温。主要能增强视力，使眼睛视物清楚，并能调养身体，补养内脏脾胃等功能不足。

其茎即葱白，可煎汤服，能治疗感冒风寒之邪导致恶寒、发热、汗出，以及伤风及面目浮肿等病症。

【药源】葱实源于百合科植物葱的种子，为多年生草本。簇生。本品须根丛生白色。鳞茎圆柱形。花呈伞形。果呈三棱形。种子色黑，三角状半圆形。花期7—9月，果期8—10月。全国各地均有栽培，以鲁产量最大，销往各地。

【药理】本品含烯丙基硫醚，能促进胃液分泌，增进食欲，有较强的杀菌作用，有发汗、祛痰作用，也有利尿作用。还有降血脂、降血压、降血糖作用，并有一定的促进血液循环作用。

葱白含挥发油，其主要成分为蒜素及维生素 $B_1$、维生素 A 等。对皮肤及黏膜有保护作用；对白喉杆菌、结核杆菌、痢疾杆菌、金黄色葡萄球菌、链球菌有抑制作用；能杀虫；还有健胃、发汗、祛痰、利尿等作用。

【师说】葱实，为百合科植物葱的种子。其味辛，性温。入肺、膀胱经。具有温肾、明目之功效。其白色的鳞茎为葱白，其绿色部分为葱叶，全株捣汁为葱汁，根须为葱须，葱之全身均可入药，其效用如下。

葱实：味辛，性温。无毒。入肝、肾经。能治疗肾阳亏虚致阳痿、遗精，或勃起无力。本品也能养肝明目，用于肝血不足、目视昏花。本品又有解藜芦之毒的功效。

葱白：味辛，性温。归肺、胃经。功能发汗解表，散寒通阳，用治风寒感冒、鼻塞流涕。也治冠心病，用治痰浊痹阻之证。关节扭挫伤可用之捣敷患处。葱白捣之如泥敷脐部，可治疗肠麻痹等。

葱叶：因其含多量维生素 A、维生素 C 及钙等，能舒张人体小血管，也能促进血液循环，可治高血压之头晕，且能预防老年痴呆症。经常吃葱，可预防胃癌等多种癌症。本品也治小便不利。若捣汁滴鼻可治鼻出血，煎汤熏洗可用治痔疮。

葱汁：能活血散瘀，用治跌仆损伤或瘀血阻络之头痛。用之驱虫，可治各种虫症。还可解毒散结，用治疮痈肿毒等症。

葱花：可行气止痛，用治腹痛胀满之症。

葱须：能发散风寒，疏表解肌，用治风寒感冒。症见恶寒发热、喷嚏、鼻流清涕、肌肤骨节项背强几几等，也可温通经脉、活血通络用治冻疮。

总之，葱之全身皆可入药用，又为做菜肴的调味品，可长年食用之。

【用法】本品入煎内服：6～12g。或入丸、散剂，或煮粥服食。外用：适量，或捣敷，或熬膏贴敷，或用之煎水熏洗。对阴虚阳亢者不宜用之，余无明显禁忌。

（范春露　整理）

# 薤（薤白）

【药名】薤，在《神农本草经》后的本草文献中又名薤白、火葱、野蒜、小蒜、薤白头等。

【经文】薤，味辛，温。主金疮，疮败。轻身，不饥，耐老。

【文译】薤，味辛，性温。主治金刃创伤成疮而久不收口。本品久服，能使人身体轻便灵巧，且没有饥饿感，还能延缓衰老。

【药源】本品为百合科植物小根蒜的地下鳞茎，主产于江苏、浙江等地，夏秋二季采挖。本品有蒜臭，味微辣；以身干、体重、个大、质坚、形饱满、黄白色、半透明、不带花茎者为佳。

【药理】本品含大蒜氨酸、甲基大蒜氨酸、大蒜糖等。薤白能促进纤维蛋白溶解，降低动脉脂质斑块、血脂、血清过氧化脂质，抑制血小板凝集和释放反应，抑制动脉平滑肌细胞增生。薤白水溶剂对痢疾杆菌、金黄色葡萄球菌有抑制作用，还具有降压、利尿、抗癌、镇痛等作用。

【文摘】

《丹溪手镜》 薤白，辛苦性温，泄满气，入太阴经，性滑利，行阳明路，除寒热，去水散结气温中。

《本草纲目》 治少阴病厥逆泄痢，及胸痹刺痛，下气散血，安胎……温补助阳道。

《医方十种汇编·药性摘录》 薤白，辛而微苦，通肺气，利肠胃，散血疏滞，定喘，安胎利产。治下痢后重，风寒喘急，胸痹刺痛，消上中下久痼寒滞。生捣敷水肿，和蜜捣敷汤火伤。以汁灌鼻救卒死。取白用，忌牛肉。

《本草分经·大肠》 辛苦温，滑泄下焦大肠气滞，散血生肌，调中下气。

《长沙药解》 味辛，气温，入手太阴肺、手阳明大肠经。开胸痹而降逆，除后重而升陷。最消痞痛，善止滑泄……薤白辛温通畅，善散壅滞。辛金不至上壅，故痹者下达而变冲和。庚金不至下滞，故重者上达而化轻清。其诸主治，断泄利，除带下，安胎妊，散疮疡，疗金疮，下骨鲠，止气痛，消咽肿，缘其条达凝郁故也……伤寒四逆散，方在甘草，治少阴病四逆泄利下重者，加薤白三升，以其行滞而升陷也。

《徐大椿医书全集》 薤白，一名藠子。辛苦滑温，散滞泄满，为胸痹、滞下专药。俗名小蒜。梗，主散滞通中，取白用。

《罗氏会约医镜》 调中助阳，散血生肌。泄大肠气滞，治泄痢后重、肺气喘急，安胎利产。

《陈修园医书四十八种》 除风助阳道，去水气，泄大肠滞气，安胎，利产妇久病赤白带。作羹食良，骨鲠在咽，食之即下。用蜜捣，涂汤火伤甚效。但发热有火者勿食，不可与牛肉同食。

《医学摘粹·本草类要·热药门》 薤白…开胸痹而降逆，除后重而升陷。最消痞痛，善止滑泄。

《得配本草》 配瓜蒌，治胸痹作痛。配当归，治胎动冷痛。佐川柏，治赤痢不止。和羊肾炒，治产后诸痢。

《现代实用中药（增订本）》 效用：薤白内服为健胃整肠药，适用于慢性胃卡他、胸闷胀痛、欲吐不得吐、喘息咳唾者，并有祛痰作用。

《临床应用汉方处方解说》 药效：温性祛痰，解凝。用途：胸背痛，喘咳。

【今用】**北京著名医家施今墨** 薤白温中通阳，行气散结，活血止痛；瓜蒌清肺化痰，宽胸散结，润燥滑肠。薤白辛散苦降，温通滑利，以辛散温通为主，散阴结而开胸痹；瓜蒌甘寒滑润，以清降为要，宽胸利膈而通闭。二药伍用，一散一收，一通一降，通阳行气，清肺祛痰，散结止痛，润肠通便益彰。主治：①阴邪痰浊，停留胸中，阳气闭阻，气血循行不畅，以致胸脘痞闷、咳喘痰多、胸痹刺痛、心痛彻背、短气、不得卧等症；②冠心病、心绞痛等症。经验：瓜蒌、薤白伍用，出自《金匮要略》瓜蒌薤白白酒汤，治胸痹、喘息咳唾、胸背痛。瓜蒌、薤白伍用，古人用治胸痹，然胸痹一证，以痰浊、血瘀二者较为常见。属痰浊者，参合二陈汤（半夏、茯苓、陈皮、甘草）之辈治之。属血瘀者，常伍以紫丹参、葛根、降香为治。若辨证准确，用药配伍恰当，均可收到事半功倍之效矣。（详见《施今墨对药临床经验集》）

**北京著名医家胡希恕** 薤白，味辛，温。散结化痰止痛，行气导滞药。主治里虚寒饮，对寒邪痰浊停留胸中，阳气不得通畅的胸痹疼痛、痰饮胁痛等证有良效。亦兼治痢疾里急后重。其适应证为里虚寒太阴证，但里寒饮易化热，而呈上热下寒之证，即阳明太阴合病，故薤白多与枳实、瓜蒌配伍，治疗阳明太阴合病的胸痹；与桂枝配伍，治太阳太阴阳明合病胸痹。（详见《胡希恕经方用药心得十讲》）

**北京著名医家焦树德** 对胸中阳气不振而产生的胸痹刺痛、心痛血滞、肺气喘急等症，常以薤白配合瓜蒌、白酒、桂枝、枳壳、五灵脂、蒲黄、檀香、红花、紫苏梗、紫苏子、槟榔、川芎等同用，这个经验方可用于治疗心绞痛等。薤白兼有活血散瘀而生新的作用，故对久病、气血瘀滞、肢体疼痛等症，可配合桂枝、当归、红花、羌活、片姜黄、松节等同用。例如趁痛散（牛膝、当归、桂枝、白术、黄芪、独活、生姜各15g，薤白、炙甘草各7.5g，共为粗末，每次用15g，水煎服）中就用了薤白，该方为治疗产后气弱血滞，受风着凉，遍身疼痛的常用方。（详见《方药心得》）

**国家级名老中医毛德西** 瓜蒌薤白剂三方的主药是瓜蒌、薤白。瓜蒌辛润，是通络开结之良药。古人指出瓜蒌能使人心气"内洞"，"内洞"就是畅快。但瓜蒌的另一个作用是润肠通便，解除六腑之郁，前人曾说"腑气不通，必犯五脏"，患胸痹心痛者常有便秘之虞，而腑气不通也是本病复发的常见因素。瓜蒌一味，上可宽胸通络，下可通腑通便，是解除胸痹心痛之良药。若有便秘之患，可以加大瓜蒌的用量。薤白这味药不可小觑，古人认为此药滑利，有"助阳道、散结"的作用（李时珍语）。薤白为对证之药，我在治疗胸痹心痛病时，凡言"心胸闷痛"者，用上薤白这味药，闷痛很快就会缓解，一般用量为15～30g。胸闷痛并欲使人拍打，这是胸阳不得宣通的表现，故可选用具有疏通胸中阳气，使气血得以流通的瓜蒌薤白剂，随症增入通络的秦艽、桂枝，活血化瘀的赤芍、郁金等，这样就可以使瓜蒌薤白剂的通阳宣痹作用由气分透入到血分，气行则血行，气脉血络一活，痹阻之心胸自然舒畅。（详见《毛德西用药十讲》）

【师说】《神农本草经》中的薤，即今之薤白。其味辛、苦，性温。归肺、心、胃、大肠经。具有通阳散结、行气导滞等功效。其临床应用如下。

（1）通阳散结。薤白辛温，能温阳气，散结气，开郁散结，宣通寒凝。能宣展胸阳，可宣散痰浊寒饮所阻之胸痹。主治：①胸阳不展，寒饮痰结，用薤白配全瓜蒌，白酒同煎服之；②痰涎壅塞，浊饮上泛，致胸痹不得卧，心痛彻背者，用瓜蒌、薤白、半夏治之；③虚寒气结，逆而上冲，致胸痹而心胸积气、胸满胁痛者，可用薤白配枳实、厚朴等治之；④烦热气逆，可用薤白、半夏、人参、甘草、麦冬、知母、石膏、全瓜蒌等治之。

（2）行气导滞。薤白能温中助阳，散郁疏滞。其应用如下。①泄泻后重。可用薤白配炙甘草、枳实、柴胡、炒白芍等治疗。薤白也能通阳导滞，温中散结，下水气以止泄泻。②痢疾。薤白能治赤痢，以之与黄柏、栀子、黄连、黄芩、地榆、葛根、槐花、白术、白头翁、茜根等配伍，可治疗热毒血痢，伴脐下、少腹疼痛难忍，欲便不出，时有后重感等。③呕恶逆气。若胃反、呕吐、食后脘腹胀痛，取薤白配豆豉、陈皮、麦冬、粟米等治之。④霍乱。用薤白配生姜、竹茹、陈皮、厚朴花等治霍乱干呕不已。薤白与适证方药配伍还能治疗奔豚、关格、食欲不振等。

（3）止咳平喘。薤白能舒张支气管平滑肌，用之配苏子、白前、射干、白芥子、炙百部、蝉蜕、威灵仙、白芍、紫菀、法半夏、陈皮等能解痉止咳平喘，也能消除喉中痰鸣音。

此外，薤白能解毒消肿疗疮，用治金疮久不生肌长肉，且不敛合，以及疮疡、痔疮肿痛久不已。也可用治妇女白带清稀、量多，还能安胎。若用薤白配瓜蒌、桂枝、枳壳、丹参、红参等，可治疗冠心病心绞痛、慢性心功能不全、室性早搏、高脂血症、非化脓性肋软骨炎、慢性胆囊炎、慢性胃炎、液气胸等胁肋胀痛等病症。

总之，薤白辛通滑利，上能畅开胸痹，下能调肠腑气滞，用治胸阳不振之胸痹心痛、咳喘、胃胀、腹痛、泻痢等多种病症。然本品多用则易引致发热、神昏、目暗，也易激惹宿疾复发，故当择宜而用之。

【用法】本品入煎内服：10～15g。若用之治胸痹心痛，可用20～30g。若无痰饮气血壅滞者，当慎用之。气虚无滞及内热较著者，也不宜用之。

（范春露 整理）

# 假苏（荆芥）

【药名】假苏（别名：鼠蓂），在《神农本草经》后的本草文献中又名四棱杆蒿等。

【经文】假苏，味辛，温。主寒热，鼠瘘，瘰疬，生疮。破结聚气，下瘀血，除湿痹。

【文译】假苏，味辛，性温。主治外感病引起的恶寒发热，以及鼠瘘、瘰疬、生疮。能破除结聚不散之气，消除瘀血，祛除湿痹。

【药源】本品为唇形科植物荆芥的地上部分，主产于江苏、浙江、河南、河北、山东等省，夏、秋二季花开到顶、穗绿时采割。本品气芳香，味微涩而辛凉。生用或炒炭用。以色淡黄绿、穗长而密、香气浓者为佳。

【药理】本品含挥发油，油中主要成分为右旋薄荷酮、消旋薄荷酮，以及少量右旋柠檬烯。水煎剂可增强皮肤血液循环，增加汗腺分泌，有微弱解热作用；对金黄色葡萄球菌、白喉杆菌有较强的抑菌作用，对伤寒杆菌、痢疾杆菌、绿脓杆菌和人型结核杆菌均有一定抑制作用。生品不能明显缩短出血时间，而荆芥炭则能使出血时间缩短。荆芥对醋酸引起的炎症有明显的抗炎作用，荆芥穗有明显的抗补体作用。

【文摘】

《药性本草》 治恶风贼风，口面㖞斜，遍身顽痹，心虚忘事，益力添精。主辟邪毒气，除劳，治疔肿。

《食疗本草》 助脾胃……主血劳风气壅满，背脊疼痛，虚汗；理丈夫脚气，筋骨烦痛及阴阳毒，伤寒头痛，头旋目眩，手足筋急。

《日华子本草》 利五脏，消食下气，醒酒。作菜生熟食并煎茶，治头风并汗出；豉汁煎治暴伤寒。

《本草图经》 治头风，虚劳，疮疥，妇人血风。

《医学启源》 气温，味辛苦，辟邪毒，利血脉，宣通五脏不足气……能发汗，通关节，除劳渴。

《丹溪治法心要》 咽痛，必用荆芥。

《滇南本草》 治跌打损伤，并敷毒疮。治吐血……荆芥穗，上清头目诸风，止头痛，明目，解肺、肝、咽喉热痛，消肿，除诸毒，发散疮痈。治便血，止女子暴崩，消风热，通肺气鼻窍塞闭。

《本草纲目》 治项强，目中黑花，及生疮……下血，血痢，崩中，痔漏……荆芥，入足厥阴经气分，其功长于祛风邪，散瘀血，破结气，消疮毒。盖厥阴乃风木也，主血而相火寄之，故风病、血病、疮病为要药。

《医方十种汇编》 连穗用，治风邪生用，治血分炒黑。反鱼蟹、海豚、驴肉。

《本草述钩元》 肝经气分药，能搜肝风。主恶风贼风，口面㖞斜，手足筋急……治鼻证，瘰疬狂痫，痰饮咳嗽，呕吐，二便秘淋。

《东医宝鉴》 荆芥。取花实成穗者，暴干入药……煎茶服，能清利头目。

【今用】**北京著名医家施今墨** 荆芥芳香而散，气味轻扬，性温而不燥，以辛为用，以散为功，偏于发散上焦风寒，炒黑入药，又入于血分，可发散血分郁热。防风气味俱升，性温而润，善走上焦，以治上焦之风邪，又能走气分，偏于祛周身之风，且能胜湿。二药伍用，相辅相成，并走于上，发散风寒，祛风胜湿之力增强。荆芥、防风伍用，名曰荆防散。《本草求真》云："荆芥……不似防风气不轻扬，驱风之必入人骨肉也，是以宣散风邪，用以防风之必兼用荆芥者，以其能入肌肤宣散故耳。"荆芥发汗散寒之力较强，防风祛风之功较胜。二药参合，既能发散风寒，又能祛经络中之风热，故凡四时感冒，症见恶寒怕风、发热无汗、全身疼痛之症，均可配伍应用。施老认为，若属外感表证，用麻桂（辛温发表重剂）嫌热、嫌猛，用银翘嫌寒时，荆防（辛温发表轻剂）用之最宜。（详见《施今墨对药临床经验集》）

**北京著名医家焦树德** 荆芥配防风、紫苏叶，用于辛温解表；配薄荷、金银花、桑叶，用于辛凉解表；配防风、当归、川芎、紫苏梗，用于产后受风。荆芥与其他辛温解表药不同之处在于不论是风寒还是风热的表证，都可以应用。荆芥兼能清血分伏热，有理血止血作用。配地榆、槐花炭，可用于治疗便血；配藕节、焦栀子、白茅根，可治衄血；配当归、益母草、棕榈炭、川续断炭，可治月经过多、崩漏、产后失血；配红花，可行恶血等。用于止血时，需炒炭用。本品茎、穗同切生用，称荆芥；只用其穗称荆芥穗；炒炭用时，称荆芥炭、芥穗炭。荆芥适用于散全身的风邪；荆芥穗适用于散头部的风邪；荆芥炭和芥穗炭适用于止血，并可治疗产后失血过多和血晕症。选用哪一种，处方时要写清楚。荆芥能祛血中之风，故为风病、血病、疮病、产后病的常用药。荆芥善治皮里膜外及血脉之风邪；防风善治骨肉之风邪。荆芥穗有引药入脑的作用。服用荆芥时，不要食鱼、蟹、河豚、驴肉。（详见《方药心得》）

**全国名老中医药专家祁正华** 荆芥穗有清头目、利咽喉、祛上焦风热的作用，故为感冒、气管炎、肺炎、扁桃体炎等病早期解热散风之要药。又荆芥穗辛散透达入血分，故儿科常用于麻疹、水痘、腮腺炎、风疹等疫毒感染之早期，有宣透之功。密闭提炼实验证明，荆芥穗所含薄荷挥发油量为等量薄荷的8倍，如煎沸15分钟以上，挥发油将全部逸出，失去其效能。所以，凡是含挥发油的解表药，可以先用沸水浸泡15分钟，然后置火上煮沸3～5分钟即可。温服后，以令全身微微汗出为度，应避风寒，以防止重感。切忌重盖复裹，迫使汗出淋漓如洗。否则，会导致气阴两伤。（详见《名老中医用药心得》）

**全国名老中医毛德西**　我常用荆芥穗合蔓荆子治疗头痛、头晕诸疾，特别是年轻人的头痛、头晕症，多数为神经性头痛，或神经衰弱，或亚健康状态，与脑血管病无大关联，用荆芥穗合蔓荆子治之，效佳。如果是外感余热不尽，遗患头痛，我常用桑菊饮加上蔓荆子与荆芥穗；如果是经期头痛，常用小柴胡汤加上蔓荆子与荆芥穗；如果是肾虚头晕，则用杞菊地黄汤加上蔓荆子与荆芥穗。（详见《毛德西用药十讲》）

**陕西省名中医郭谦亨**　荆芥，主治：感冒，麻疹不透，荨麻疹，皮肤痒疹，妇女经期发热，出红疹，衄血，溺血，妇女崩漏。应用指征：感冒有恶风，有汗或少汗，发热在38℃或稍高之表证者；麻疹发热3日疹不外透者；荨麻疹瘙痒较甚者；妇女月经期前后，身发热，出红疹者；经来量多，日久不止，或崩中漏下者。禁忌：此药生用与炒炭用，主治不同。如鼻衄而用生品，则其辛散升发，必使衄血更甚；反之，发疹用炭制，其止涩作用，会使邪热内郁而更难透达。应用体会：气辛，性微温，无论风寒，或风热表证，都可配合使用。荆芥炒黄可减其辛散之性，能入血分解伏郁之热。荆芥穗煨炭，一般认为与其他碳类止血药作用相同，其实它除止血外，还有引血归经、去瘀生新的作用。荆芥入肝经血分，是治风病、血证、疮疡早期、产后诸病的常用药。（详见《方药传真——全国老中医药专家学术经验精选》）

【师说】《神农本草经》所载的假苏，即今药用之荆芥。本品味辛，性微温。归入肺、肝经。具有发表散风、透疹、消疮、止血等功效。我据其主要功效在临床上做如下运用。

（1）疏风解表。本品辛温发散，以辛散、祛风、解表为主；甘缓微温，能胜湿，止痛。所以，外感风寒湿热表证皆可经适当配伍治之。风寒者，可配羌活、苏叶、独活、防风、杏仁、陈皮等；风热者，可配金银花、竹叶、连翘、薄荷、蝉蜕等；风湿者，配羌活、苍术、藁本、川芎等同用。荆芥还可治受凉即喷嚏、鼻痒、常流清涕者，可配辛夷、苍耳子、白芷、益智仁、车前子、葶苈子等治之效更佳。

（2）止咳平喘。荆芥有较好的止咳、平喘功效，我常以荆芥、前胡、炙百部、桔梗为基本方，再根据风寒、风热致咳喘的不同，予以加减，有显著的疗效。

（3）吐衄下血。本品若炒炭用长于止血，可用于吐、衄、便、尿血，以及崩漏等多种出血证。如血热出血，加生地、白茅根、侧柏叶；血热痔血、便血，加生地榆、槐花、黄芩、炒黄柏等；妇女崩漏下血，则配棕榈炭、苎麻炭、侧柏炭、莲房炭等，可固崩止血。

（4）透解疹毒。荆芥质轻透邪，能宣解疹毒，用于麻疹初起，疹出不畅者。本品常与解表透疹药蝉蜕、薄荷、牛蒡子、西河柳等同用。

（5）祛风止痒。本品若用于祛风止痒，常与苦参、防风、白蒺藜、蛇床子、白毛夏枯草、地肤子、白鲜皮等同用，可治疗荨麻疹等风疹瘙痒，亦治湿疹、牛皮癣、妇女带多阴痒等。

（6）透表消疮。本品能透散外表之邪，能宣通壅结而有消疮之功，故可用于疮疡初起而有表证者。偏风寒者，加羌活、独活、川芎等；偏风热表证者，加金银花、连翘、柴胡等。本品与适证方药相配，还可治疗瘰疬。

此外，荆芥也可治疗流感、痔疮、产后血晕、风湿痹痛、偏头痛、目赤、咽痛、扁平疣、中风中经络口眼㖞斜、破伤风等病证。

风寒、风热、风湿表证；痛痒相兼的皮肤疾患；妇女月经过多，崩漏下血等；舌质淡红，苔薄白；脉浮紧、数等，皆为我选用荆芥的指征。

荆芥、荆芥穗、荆芥炭的鉴别运用：荆芥有以全草入药的，有以花穗入药的，也有炒炭后入药的。荆芥性较平和，为发表散风之通用药，无论风寒、风热、风湿表证，均可据证配伍用之，且可透表消疮。荆芥穗功用与生荆芥相同，但药力较强，其发汗解表之力大于荆芥。炒荆芥、荆芥炭无解表发散之力，功专收涩、止血。

荆芥与防风相较：两者皆有祛风、解毒、止痒等功效，用于外感表证，常相须为用。但防风偏温而质润，为风药中之润剂，祛风之力比荆芥强，且能胜湿、止痛、止痉，也可用治风湿痹痛、破伤风等。荆芥性质轻扬宣散，发汗之力比防风强，且有透疹消疮、止血等功效，可用于麻疹不透、疮疡初起及吐衄下血等证，临床可据病证区别选用之。

【用法】本品入煎内服：4.5～9g，不宜久煎。发表透疹消疮宜生用；止血宜炒用。若用于祛风可选荆芥穗。表虚自汗、阴虚头痛者，应慎用荆芥。

（范春露 整理）

# 水 苏

【药名】水苏，在《神农本草经》后的本草文献中又名鸡苏、香苏、望江青、还精草、玉荽草等。

【经文】水苏，味辛，微温。主下气，辟口臭，去毒，辟恶。久服通神明，轻身，耐老。

【文译】水苏，味辛，性微温。能导气下行，治疗口臭，消除毒邪及秽浊之气。长期服用能使神清气爽，身体轻便灵巧，延缓衰老。

【药源】水苏源于唇形科植物水苏的地上部分。为多年生草本，有清爽浓香气。叶片呈卵形或长圆形，轮伞花序胞生、花冠淡紫色或白色，小坚果椭圆形。花期7—9月，果期10—11月。茎方柱形，有对生分枝，表面紫棕色或淡绿色，有绒毛。茎质脆，断面白色，中空。叶片皱缩、卷曲。全草有香气，味辛、凉。主产于苏、皖、赣、豫等省。

【药理】从本品中提取的总黄酮苷能促进胆汁分泌，也能使妊娠后期、分娩后的子宫收缩加强，张力上升，但对未成熟的子宫影响较少。

【师说】水苏，药用为唇形科多年生草本植物水苏的全草，因其傍水而生，故名水苏。其味辛，性微温。无毒。归肺、胃、肝经。具有清热解毒、利咽止咳、止血消肿等功效。临床应用如下。

（1）解毒散邪。水苏味辛，辛能开泄，可解表散邪，故用之治疗外感表证。外感表证，症见恶寒、发热、头痛、咽痛等，可以本品配荆芥、防风、薄荷、桔梗、羌活等治之。

（2）清利头目。本品有清肝泻热之功，可治肝热、肝火上炎所致的头面五官热证。如用生水苏叶捣烂塞耳治疗耳聋；用本品治肝风上旋所致的头风、头目昏眩及产后中风等。鼻衄，可用本品配藕节、白茅根等治之。本品配荆芥、防风、黄芩、生地、桔梗、生甘草、麦冬、川芎、菊花等，可治疗风热上壅致头目不清、目赤流泪、面赤、咽干、干咳、烦渴、衄血、嗽血等病。

（3）降气止血。气降则火降，本品可降气，使血不受火焚而下行，故能收止血之功。对于吐血、衄血、咯血、便血、血淋等症，可用鸡苏叶配黄芪、人参、甘草、银柴胡、生地、阿胶、白茅根、麦冬、桔梗、蒲黄炭、浙贝母等煎服治之，本方也能治疗妇女崩漏下血等。

（4）泻肺止咳。本品能入肺经，有清泻肺火功效，对肺之虚热、实热皆可用之。本品能治咽干、咳嗽、失音、鼻衄、咯血、胃热口臭、肺热喉腥等。如用鸡苏叶配黄芪、生地、蛤粉炒阿胶、白茅根、桔梗、麦冬、蒲黄、浙贝母、生甘草等，可治疗劳伤肺脏致咯血、唾血、咽喉肿痛等。

（5）解毒疗疮。本品可使卫、气、营、血宣畅而不壅滞，因而可治气血壅滞而致的痈疽疮疡及疫毒之证。如疫喉烂痛、肿毒疮癣，可用之煎水服，或捣烂外敷治之。

（6）芳香辟秽。本品气味芬芳，具有芳香化浊之功，故凡湿浊秽气，均可用之以香制臭。用本品配陈皮、薄荷等煎水内服，或含漱，可治口臭、口苦、口秽等症。

（7）利水通淋。本品辛散通滞，宣肺行水。诸淋证，可用本品配竹叶、石韦、瞿麦、木通、石膏、生地、冬葵子等煎水内服治之。

（8）凉血活血。本品既能凉血止血，又可活血消瘀。凡跌仆损伤、蛇虫咬伤、金刃创伤出血等，可用本品研末，以酒送服，并可外敷治之。

总之，本品以治吐血、衄血、血崩为优。也可治肺痿、肺痈、血痢、崩漏、带下，还可治脚肿、头风目眩、产后中风、产后阴道恶血不止等。本品还能"下气"，具有行气化浊辟秽的功效，用于治疗吐血、衄血、下气消谷、口秽等，其效尤著。

还须说明，历代本草对水苏的认识比较混乱，不能确定《神农本草经》中水苏的来源。但目前多数学者认为，《神农本草经》中的水苏为唇形科多年生草本植物水苏、华水苏或毛水苏的全草或根，即当今临床所用的水苏。《中药大辞典》

亦同此说。

【用法】本品入煎内服:9～15g。外用:适量,煎汤熏洗患处,或研末撒敷,或捣敷。本品易于耗散真气,故虚证应慎用之。

(范春露　整理)

# 水靳(水芹)

【药名】水靳(别名:水英),在《神农本草经》后的本草文献中又名水芹、楚葵、马芹、河芹等。

【经文】水靳,味甘,平。主女子赤沃。止血,养精,保血脉。益气,令人肥健,嗜食。

【文译】水靳,味甘,性平。主治女子赤白带下。用之能够止血,蓄养阴精,保护血脉,增添气力,使人肌肉丰满,食欲旺盛。

【药源】本品源于伞形科植物水芹的全草,为全年生草本,全株无毛。茎直立或基部匍匐,节上生根。有叶片,顶生花序。双悬果椭圆形。花期6—7月,果期8—9月,主产于全国各地。

【药理】本品含挥发油、酞酸二乙酯、水蓼素及其7-甲醚等。本品挥发油内服能兴奋中枢神经,升高血压,促进胃液分泌,并有祛痰作用;外搽能扩张血管,促进循环。水蓼素及水蓼素7-甲醚有降血压作用。

【师说】水靳,即今之水芹,或谓水芹菜,药用为伞形科植物水靳的全草。其味甘,性凉。归肺、肝、膀胱经。具有清热、解毒、利尿、止血、降血压等功效。临床应用如下。

(1)利尿、止血。本品性平偏凉,能清热利尿,凉血止血,用治湿热蕴蓄水道而致的小便淋痛、尿血及妇女赤白带下、崩漏等。

(2)益气健脾。本品味甘,有益气健脾之功。用之能使人脾胃运化功能强健,可开胃增纳,用治脾胃气虚致运化无力、食欲不振、神疲乏力、体弱形瘦等。

(3)养阴生津。本品质润多汁,能养阴生津而止渴,可用于津伤口渴。如用治消渴病,症见口干而时欲饮水者。

(4)清热除烦。本品性平、偏凉,能解热除烦,用治多种热证。如:①肺热咳嗽、百日咳,取水靳捣汁服;②小儿食滞发热,用水靳配大麦芽、车前子水煎服;③乳痈未化脓时,取水靳捣烂外敷;④咽喉、牙龈肿痛,用鲜水靳捣汁含漱。本品还可治疗手背红肿、腮腺炎、骨髓炎等,均可捣敷。

此外,本品尚能解酒毒,消除饮酒过多而致的头疼、头昏、口渴、心烦等。本品还能清凉活血通脉引降,可捣汁服,治疗高血压病。本品也能治黄疸、肾炎水肿、乳糜尿、鼻衄、便血等病症。

总之，本品在临床上运用广泛，实为药、食兼备之品，能平补、平泻。用治上述诸证，可单用捣汁饮服，或捣烂外敷，或水煮饮汁。

【用法】本品入煎内服：30～60g。或捣汁服，每次服50mL。外用：适量，捣敷，或捣汁涂敷患处。脾胃虚弱、中焦寒甚者慎用。

（范春露　整理）

# 发髪（血余炭）

【药名】发髪，在《神农本草经》后的本草文献中又名血余炭。

【经文】发髪，味苦，温。主五癃，关格不通。利小便水道，疗小儿痫，大人痓。仍自还神化。

【文译】发髪，味苦，性温。主治五种淋证、关格不通。能通利小便，并能治疗小儿痫证、成人抽风。服用发髪后，能使病患恢复到原先的正常生理功能状态。

【药源】本品为人发制成的炭化物。烧之有焦发气，味苦。以色黑、发亮、质轻者为佳。

【药理】本品含优角蛋白、脂肪及黑色素和铁、锌、铜、钙、镁等。制炭后有机物被破坏，炭分中主含钠、钾、钙、铁、铜、锌等元素。具有明显的凝血及抗菌作用，广泛用于各种出血证、带状疱疹以及烧烫伤的治疗。

【文摘】

《名医别录》　合鸡子黄煎之消为水，疗小儿惊热……主嗽，五淋，大小便不通，小儿惊痫。止血，鼻衄烧之吹内立已。

《药性本草》　能消瘀血。

《新修本草》　烧灰，疗转胞，小便不通，赤白痢，哽噎痈肿，狐尿，刺尸疰，疔肿，骨疽，杂疮。

《日华子本草》　止血闷血晕，金疮伤风，血痢，入药烧灰，勿令绝过。煎膏长肉，消瘀血也。

《本草衍义补遗》　消瘀血，补阴甚捷。

《本草纲目》　发乃血余，故能治血病，补阴，疗惊痫，去心窍之血。

《景岳全书》　在古药性不过谓其治咳嗽，消瘀血，止五淋、赤白痢疾，疗大小便不通及小儿惊痫，治哽噎、痈疽、疔肿，烧灰吹鼻可止衄血等证……以火炮制，其色甚黑，大能壮肾；其气甚雄，大能补肺。此其阴中有阳，静中有动，在阴可以培形体壮筋骨，托痈痘；在阳可以益神志，辟寒邪，温气海，是诚精气中最要之药，较之河东鹿角胶阴凝重著之辈相去远矣，凡补药中自人参、熟地之外，首当以此为亚。

《徐大椿医书全集》　血余即头发，性味苦平，入足少阴、厥阴，生新去瘀，止血定崩。煅灰用。胎发尤良。

**《罗氏会约医镜》** 味微苦微寒，入肝、肾二经。补阴活血，壮肾补肺，治吐衄、崩漏、舌血、血晕、血痢、血淋、肠风、转胞不通。利二便，去瘀长肉……合药熬膏，能治溃疮。皂荚水洗净，入罐固煅，存性用。

**《成方便读·经产之剂》** 胎发得血之余气，益阴之中，又有去瘀之力，使瘀者去而新者生，以复妇人之常道，不特赤白带下可瘥，而一切瘀浊，亦可愈耳。

**《东医宝鉴·汤液篇》** 乱发，性微温，味苦，主失血，止鼻衄，疗骨疽、杂疮……消瘀血，通关格，利水道，治五淋，大小便不通，亦治转胞。

**【今用】北京著名医家施今墨** 左金丸疏肝泻火，和胃止酸，厚肠止泻；血余炭厚肠止泻，散瘀止血，补阴利尿。二药伍用，相得益彰，疏肝和胃，泻火制酸，解毒防腐，厚肠止泻，散瘀止血。主治：①肝郁化火，胁肋胀痛，呕吐吞酸，嘈杂嗳气，口苦纳呆，胃脘疼痛（胃、十二指肠溃疡均宜使用）等症；②急性肠炎、慢性肠炎、痢疾诸症。常用量：左金丸6～10g，血余炭6～10g。同布包煎。经验：左金丸、血余炭伍用，除用于治疗胃、十二指肠溃疡之外，更多用于急性肠炎、慢性肠炎、急性痢疾、慢性痢疾、溃疡性结肠炎。施老经验，凡肠黏膜有损害，或有剥脱者，均宜使用。吾侪曾伍以地榆炭、苍术炭、山楂炭、陈皮炭、生地炭、全当归、香附米、台乌药、益元散，治疗急性细菌性病疾14例，均用2～4剂而愈。……血余炭散瘀止血，补阴利尿，韭菜子温肾壮阳，固精缩尿。二药伍用，一补阴、一补阳、一渗利、一收缩、补肝肾，壮元阳，去瘀生新，止痛止血，通利小便的力量增强。主治：①腰酸、腰痛，小便不利，小便带血，下肢浮肿等症；②慢性肾炎。常用量：血余炭6～10g，韭菜子6～10g。同布包煎。经验：施老临证时，习惯以血余炭、炒韭菜子伍用，治慢性肾炎诸症。若腰酸、腰痛者，宜与杜仲、续断参合；若小便不利，有浮肿征象者，宜与车前草、旱莲草伍用，以增强疗效。（详见《施今墨对药临床经验集》）

**国医大师邓铁涛** 止血塞流，应用何药？根据多年之经验，血余炭当属首选。血余炭性平，药力温和，为人发煅炭而成，有止血、散瘀之功。且发为血之余，又为肾之荣，肾主藏精、生髓，故煅炭存性之血余炭又有补阴之效，十分适用妇科失血证。本品既能止血又不留瘀，既可活血又可补阴，寓开源于塞流之中，治失血证之妙，非他药可比。故邓老治妇科失血方中，每每伍入此药，多能收到满意之疗效。（详见《当代中医大家临床用药经验实录》）

**安徽著名医家龚士澄** 本品苦，平。入肝、胃、肾经。主含碳素及灰分，内含钙、钠、钾、锌、铜、铁、锰等。止血，散瘀，补阴，利尿。治阴虚有热血淋：血余炭能化瘀血生新血和止血，有似三七之功而止痛作用稍逊。治慢性声带炎：慢性声带炎声音嘶哑，与瘖证相似，瘖多肺经为病，暴病得之，为邪郁气逆，久病得之，为津亏血损。用血余炭8g（布包），北沙参、麦冬各12g，北五味5g（打碎），木蝴蝶12片，清水文火煎服，服5～7日，可见意外之效。（详见《临证方药运用心得》）

【师说】《神农本草经》所载发髲，实为今之血余炭也。其性味苦、涩，平。归肝、胃、膀胱经。具有收敛止血等功效，我多用之治疗与血证相关的病证。

（1）多种血证。血余炭苦、涩，性平。能收敛止血，兼能消瘀，有止血而不留瘀之特性，可用治多种出血证。既可单用，也可据证配伍应用。如，①血余炭配花蕊石、三七、白及等收敛止血，可治咯血、吐血；②血余炭配丹皮、地骨皮、藕节治疗齿衄；③血余炭配侧柏叶、槐花、生地榆治吐血、便血；④血余炭配蒲黄、生地黄、大蓟、小蓟、车前子、滑石等凉血化瘀止血，用治血淋；⑤血余炭配棕榈炭、赤石脂、阿胶等治疗妇女崩漏下血久不止者。

（2）皮肤疮疹。皮肤生疮，可用血余炭、冰片等分研成粉末，外敷皮疹溃破处。血余炭亦可用治带状疱疹。我也用血余炭配冰片共研细末，外敷治疗烫火伤、水疱伤口久不生肌长肉者。

（3）小便不利。我用血余炭配猪苓、车前草、木通、鬼针草、鬼箭羽、积雪草、川牛膝、王不留行、皂刺等治疗老年前列腺增生以小便困难、或尿解不畅为主症者，用之可使尿解顺畅。

此外，我还用血余炭配补肝肾、安心神药，如制首乌、天麻、玉竹、黄精、茯神、夜交藤、刺五加、灵芝等治疗头眩、心悸、健忘、智弱、神疲失眠等症；配蝉蜕、钩藤、天麻、胆星、防风、石菖蒲、蝎子、蜈蚣等治疗小儿惊痫，或成人昏迷、抽搐、拘挛等病症，可使人神志清醒。

【用法】本品入煎内服：10～20g。研末服每次3g，日服2～3次。外用：适量，研末敷用。本品煅后有焦发气味，易致恶心、呕吐，故胃气虚弱者应慎用。

（范春露　整理）

# 白马茎

【药名】白马茎，在《神农本草经》后的本草文献中又名白马阴茎。

【经文】白马茎，味咸，平。主伤中，脉绝，阴不足。强志，益气。长肌肉，肥健，生子。

眼，主惊痫，腹满，疟疾，当杀用之。

悬蹄，主惊邪，瘛疭，乳难，辟恶气鬼毒，蛊疰不祥。

【文译】白马茎，味咸，性平。主治内脏损伤，脉搏有断绝（间歇），阳痿不起。能增强人记忆力，增加气力。能长肌肉，使人身体健壮，提高生育能力，可治不孕不育病症。

马的眼珠，主治惊风、癫痫、腹部胀满、疟疾等，可将马杀死后取眼以供药用。

马的悬蹄，主治惊痫、抽搐、难产。能祛除污秽邪毒之气，治疗蛊疰预后凶险的病症。

【药源】本品是雄性白马的外生殖器。全国各地均有饲养。虽说白马茎，但其他色泽之马茎均可用之。

【药理】本品含蛋白质、脂肪、氨基酸、精胺、蛇肉碱、β-羟基赖氨酸、硬脂酸、棕榈酸、胆甾醇等。还含有丰富的胶原蛋白，能滋养肌肤细胞，能延缓人体衰老，从而增强人体免疫力，并能防止动脉粥样硬化。因本品还含大最微量元素铁，因此能预防、缓解贫血，能促进血液循环。本品也含有丰富的不饱和脂肪和蛋白质，能加快体内脂肪酸的代谢和分解，防止脂肪在人体血管壁上堆积，也能增加血管弹性，防止动脉粥样硬化的发生。

本品是一种高蛋白、低脂肪的健康食材，氨基酸的含量特高，用之能补充丰富蛋白质，能促进人体内免疫球蛋白的再生，也能提高人体各器官功能，预防多种疾病，尤其可提高肾功能及性功能，用治男性性功能低下所致的阳痿及女子性冷淡等。

【师说】白马茎，为马科马属动物的雄性外生殖器，也称为白马阴茎。其味甘、咸，性平。无毒。归肝、肾、脾经。此乃血肉有情之品，滋补强壮之力较著。其主要功效为补肾益精，故可治疗精血不足导致男、女生殖功能障碍，如男子阳痿不育、女子不孕。本品还能健脑，而能增强智力，使人精气神健壮。也能使人筋骨强健，肌肉丰满，面色荣润光泽而体力健强，但本品尤以治疗男子阳痿效佳。

马之眼目：可以补肝，肝得补则肝魂潜，故用之可治惊痫，本品也治腹满、疟疾等病症。

马之蹄：质坚硬，当属甲类。能平肝潜镇，通利血脉，治惊痫、瘕疯。若肝阳潜，肝气行而肝血顺，自可化生乳汁，故可用治乳汁稀少。因其能行血通脉，又可治疗瘀血阻滞导致乳房疾患，如乳肿、乳痈、乳癖等。又因其能活血化瘀，故可软坚散结而治癥瘕积聚、臌胀，也能辟除恶血及鬼疰之邪毒，以及预后凶险的病症。

临证配方举隅。

（1）白马茎丸。用白马茎配赤石脂、石韦、天雄、远志、山萸肉、石菖蒲、蛇床子、山药、杜仲、肉苁蓉、柏子仁、石斛、续断、牛膝、天花粉、细辛、防风，共研末，蜜为丸。用治阳痿、口干汗出、失精、囊下湿痒、尿有余沥、睾丸肿痛、膝冷胫酸、目中恍惚、少腹拘急、腰脊强直而不耐俯仰等症。

（2）马蹄丸。用白马蹄120g，乌贼骨、白僵蚕、赤石脂、禹余粮、龙骨各90g，研末蜜为丸。治疗女子白带量多及漏下不止。

因于白马阴茎药源缺乏，故历代药学著述论之者少，仅录其上，以供参考。

【用法】本品入煎内服：15～20g。入丸剂每次服6～9g。阴虚火旺者不可服用。

（范春露　整理）

# 鹿 茸

【药名】鹿茸。

【经文】鹿茸，味甘，温。主漏下恶血，寒热，惊痫。益气，强志，生齿，不老。

角，主恶疮，痈肿。逐邪恶气，留血在阴中。

【文译】鹿茸，味甘，性温。主治妇女下血淋漓不断，全身恶寒发热，惊风，癫痫。能够使人增添气力，增强记忆力。能生长牙齿，并能延缓衰老。鹿角，主治恶疮，痈肿。能够祛除秽恶邪气，消散滞留在妇女阴道、子宫的瘀血。

【药源】本品为脊椎动物鹿科梅花鹿或马鹿的雄鹿未骨化密生茸毛的幼角。前者习称花鹿茸（黄毛茸），后者习称马鹿茸（青毛茸），花鹿茸主产于东北，品质优。马鹿茸主产于东北、西北及西南地区，东北产者习称"东马鹿茸"，品质较优；西北产者习称"西马鹿茸"，品质较次。夏、秋二季雄鹿长出的新角尚未骨化时，将角锯下。花鹿茸气微腥，味微咸，以粗壮、挺圆、顶端丰满、毛细柔软色红黄、皮色红棕、有油润光泽者为佳。马鹿茸气腥臭，味咸，以饱满、体轻、毛色灰黑或灰黄、下部无棱线者为佳。

【药理】本品含激素——鹿茸精，系雄性激素，还含少量女性卵泡激素，又含多种氨基酸、胶质、蛋白质、磷酸钙等。鹿茸有强壮作用，能促进生长发育，提高机体的工作能力，改善睡眠和食欲，改善蛋白质代谢障碍和改善能量代谢。能提高机体的免疫功能。有强心作用，能防治实验性心律失常，中等剂量的鹿茸能引起心跳、心率加快，每分输出量增加，对已疲劳心脏的作用更明显。能提高耐缺氧能力，加快急性失血性低血压的恢复。对长期不易愈合的溃疡病和疮口，能增强再生过程，并能促进骨折的愈合。此外，鹿茸具有明显的抗炎作用、抗脂质过氧化作用及抗应激作用。

【文摘】《名医别录》 疗虚劳洒洒如疟，羸瘦，四肢酸疼，腰脊痛，小便数利，泄精溺血。

《食疗本草》 主益气。

《药性本草》 主补男子腰肾虚冷，脚膝无力，梦交，精溢自出，女人崩中漏血，炙末空心温酒服方寸匕，又主赤白带下，入散用。

《苏沈内翰良方校释》 麋茸利补阳，鹿茸利补阴。凡用茸无须太嫩，世谓之"茄子茸"，但珍其难得耳，其实少力。坚者又太老，唯长数寸，破之肌如朽木，茸端如玛瑙、红玉者最善。

《日华子本草》 补虚羸，壮筋骨，破瘀血，安胎下气，酥炙入用。

《增广和剂局方·药性总论》 破留血在腹，散石淋痈肿，骨中热疽疡。

《珍珠囊补遗药性赋》 鹿茸益气补虚，男治泄精，女止崩漏。

《明医指掌》　鹿茸甘温，益气滋阴，泄精尿血，崩带堪任。

《本草纲目》　生精补髓，养血益阳，强健筋骨。治一切虚损，耳聋，目暗，眩晕，虚痢。

《本草经疏》　鹿茸，禀纯阳之质，含生发之气。妇人冲任虚，则为漏下恶血，或瘀血在腹，或为石淋……此药走命门，心包络及肝、肾之阴分，补下元真阳，故能主如上诸症，及益气强志也。痈肿疽疡，皆营气不从所致，甘温能通血脉，和腠理，故亦主之。

《本草分经·命门》　补右肾精气，暖肾助阳，添精补髓健骨，治一切虚损，酥炙用。麋茸功用相仿，温性差减。

《本经逢原》　鹿茸功用，专主伤中劳绝。腰痛……取其补火助阳，生精益髓，强筋健骨，固摄精便，下元虚人，头旋眼黑，皆宜用之。《神农本草经》治漏下恶血，是阳虚不能统阴，即寒热惊痫，皆肝肾精血不足所致也。

《得配本草》　麻勃为之使……养血益阳……配苁蓉、麝香，治酒泄骨立……配狗脊、白蔹、艾治冷带不止。

【今用】**国医大师朱良春**　蛤蚧、鹿茸各等分，研极细末，每晚服2g。可以温壮肾阳，主治阳痿。适用于肾阳虚衰较甚，面色㿠白，形瘦，怯冷倍于常人，舌质淡，脉沉细之阳虚患者。如有口干、舌红即应停服，勿使过之。（详见《朱良春全集·用药心悟卷》）

**北京著名医家焦树德**　鹿茸味甘、咸，性温，有补肾阳、强筋骨、益精髓、养血等功能，可用于肾虚腰冷、四肢酸楚、头晕目眩、遗精阳痿等虚损衰弱之证。对小儿元阳不足，发育迟慢、畏寒无力、两腿痿软、难于行走等症，可在六味地黄丸方中加入鹿茸、南五加皮、淫羊藿、补骨脂、续断等，做成丸剂服用。鹿茸常用为峻补肝肾药，补力大于鹿角，鹿角补肝肾的作用虽稍缓弱，但活血、散瘀、消肿毒的作用却大于鹿茸。例如鹿角配杜仲、续断、补骨脂、附片等，可用于肾阳虚衰所致的腰痛；配金银花、连翘、穿山甲、红花、赤芍等，可用于疮疡肿毒。鹿茸不入汤药，常作为粉剂，装入胶囊中吞服。每次用量0.6～1.5g，每日1～2次，温开水送下，或随汤药冲服，也常常加入丸剂中使用。（详见《方药心得》）

**贵州著名医家石恩骏**　"鹿茸益胃散"（炙黄芪20g，茯苓20g，木香15g，槟榔15g，干姜9g，焦白术20g，当归25g，砂仁18g，石斛20g，黄连9g，炙甘草9g，党参20g，炒杜仲15g，紫苏梗15g，青蒿15g，鹿茸9g，山药25g，草果15g，姜黄15g，藿梗15g。上药为散剂，每服9g，每日3次，温开水送服）。此方为治疗慢性虚寒型胃、十二指肠溃疡之专用方。此类消化性溃疡多有明确诊断，病程多较长，患者体质多较虚弱，消瘦，其症见胃脘近心窝处隐痛或痛甚，疼痛或引胁背或胸中……本方之效主要在鹿茸，查古今诸多胃病方剂，皆无此药。考鹿茸甘咸而温，生精补髓，养血益阳气，治诸多虚损，凡疮疡久溃不敛、疮肿内陷不起，鹿茸有内托升陷之功能，其功力非草木类药可比。胃、十二指肠之病变，本因脾胃不足以致湿热蕴结而渐成，虽非细菌感染所致外科痈疽，亦可视其为一类，其所以久溃不敛，乃因气虚血少，肾精匮乏，故肌肉难长，实同阴疽病理，鹿茸之用于此，正是基于此种考虑。运用此方当注意，此方以久病虚寒者为适用。（详见《石恩骏临证方药经验集》）

**长春中医药大学附属医院张文泰** 鹿茸，主治：骨质疏松症，骨折等。应用指征：腰背部疼痛，四肢痿软，畏动等及易骨折。尤其是年老或绝经后妇女患骨质疏松症者应用此药疗效较好。阴虚火旺、内热者忌用。配伍：鹿茸6g，配龟板20g，狗骨15g，三七15g，水蛭6g，当归15g，砂仁15g，山萸肉15g，山药15g，泽泻20g，人参20g，治骨质疏松症。用量：1～6g。应用体会：鹿茸和龟板两味药，同为异类血肉有情之品，合用能峻补阴阳以生气血精髓。（详见《方药传真——全国老中医药专家学术经验精选》）

**陕西西安市中医院姚树锦** 鹿茸，主治：冠状动脉性心脏病、水肿、肾性贫血、阳痿、不育、宫冷不孕等心肾阳虚之证。应用指征：低血压、心动过缓；精子数目少、活力低。应用禁忌：外感内热及阴虚阳亢者不宜使用。误用则阳热过亢，弊端无穷。应用：鹿茸1g，配人参10g，麦冬10g，五味子10g，治心动过缓及休克，可以加快复苏；配党参30g，黄芪30g，当归10g，白术10g，炙甘草10g，陈皮6g，升麻3g，柴胡5g，可升提血压；配海马1对，紫河车3g，狗肾3g，治阳痿不育；配沉香3g，藏红花1.5g，治宫冷不孕。用量：0.3～0.5g。（详见《方药传真——全国老中医药专家学术经验精选》）

【师说】鹿茸，为梅花鹿或马鹿的雄鹿未骨化且密生茸毛的幼角。以我国东北产的梅花鹿茸质优。其味甘、咸，性温。归肾、肝经。具有补肾阳、益精血、强筋骨、固冲任、托毒生肌等功效。临床应用如下。

（1）补肾阳、益精血。鹿茸，甘温补阳，甘、咸滋肾，功能峻补肾阳，益精养血，而为补肾要药。鹿茸可单用，或入复方中。鹿茸与人参、黄芪、当归、枸杞子等同用，可治疗肾阳亏虚，精血不足而致畏寒肢冷、阳痿早泄、宫冷不孕、小便频数、腰膝酸痛、头晕耳鸣、精神疲乏等五劳七损诸症。用鹿茸配海马、紫河车、狗肾等，可治阳痿不育；鹿茸配沉香、红花、小茴香、乌药、菟丝子等，可治疗宫冷不孕。

（2）补精气、强精壮骨。本品能补肝肾，益精气，强筋骨。对于筋骨痿软、小儿发育不良、囟门久不闭合、五迟五软等，可用鹿茸配熟地、杜仲、怀牛膝、山茱萸、骨碎补、补骨脂等治之；若配龟板、狗骨、三七、水蛭、当归、砂仁、山茱萸、山药、泽泻、人参等，可治骨质疏松症。

（3）温补冲、任、带脉。本品甘温，兼能固冲任、止带下，以治冲任不固、带脉失约的崩漏、带下。如用鹿茸配当归、阿胶、蒲黄炭、仙鹤草等治疗崩漏；鹿茸配海螵蛸、芡实、莲子、莲须等补肾固精止带药，治妇女带下清稀量多。当今临床也常用鹿角胶治崩漏、月经过多。本品总以冲、任、带脉虚寒病症为宜。

（4）托毒排脓。本品温肾补精血，能托举疮疡脓毒外出。对于疮疡已成，正虚毒盛，不能托毒排脓外出，疮顶塌陷不起，难溃难腐者，可用补火助阳、益气养血的鹿茸与附子、当归、黄芪、党参、白术等同伍治之。若疮疡已溃，溃久难敛者，可用鹿茸配黄芪、乳香、雄黄、白蔹、白及、合欢皮等解毒生肌敛疮。

（5）升压抗休克。鹿茸配人参、麦冬、五味子、山茱萸等治疗心动过缓及休克；配党参、黄芪、当归、白术、炙甘草、升麻、柴胡、肉桂、桂枝等能升提血压，也可升高血糖，用治低血压症及低血糖症。

（6）补气养阴。鹿茸配党参、黄芪、麦冬、天冬、熟地黄、山药、五味子、升麻、葛根等既能补气，又能益阴，可气阴双补。也可在六味地黄汤中加入鹿茸峻补精、气、血。欲用本品补肾健脑安神，提高人脑记忆力，可用鹿茸配淫羊藿、肉苁蓉、补骨脂等，该方亦可治疗肾虚之健忘、失眠症。

总之，凡肾虚精血不足；冠心病、水肿；阳痿、不育、精子数量偏少且活力低；不孕等由心肾阳虚所致者；低血压、心动过缓；崩漏、月经过多、带下清稀；疮疡塌陷，久不敛合，流脓清稀；骨质疏松，易于骨折；腰背冷痛、四肢痿软无力；面色少华、神痿；健忘、失眠；舌质淡胖，苔薄白，脉沉细弱等，皆为我选用鹿茸的指征。

鹿茸、鹿角、鹿角胶、鹿角霜相较：鹿茸为雄鹿带茸毛的幼角；鹿角为已骨化的老角；鹿角胶为鹿角加水反复炼制出的胶质液体，经蒸发、浓缩、冷却凝固而成；鹿角霜为熬胶后的骨渣。四者皆味咸、性温。皆能补肝肾，壮元阳，益精血，强筋骨，但其功效尚有一些区别。

鹿茸：温补力最强，多用于肝肾不足，阳气虚弱致阳痿、早泄，宫冷不孕及筋骨痿软等症。也能固摄冲、任、带脉，治疗虚寒带下、崩漏下血，本品还能温补托疮，治疗阴寒成疽而溃久不敛、脓液清稀等。

鹿角胶：味甘、寒，性温。功能温补肝肾，益精养血，止血。主治肝肾不足所致的腰膝酸冷、阳痿、遗精、虚损消瘦、崩漏下血、便血、尿血、阴疽肿毒等。鹿茸药价较贵，一般可用胶剂代替用之。鹿角温补药力次于鹿茸，但长于止血，每剂服用 5 ～ 10g。

鹿角：味咸，性温。功能温肾阳，强筋骨，活血消肿。用于阳痿、遗精、腰背冷痛、阴疽疮疡、乳痈初起、瘀血肿痛、产后瘀血腹痛、胞衣不下等，其药力较鹿角胶更次，每剂服用 10 ～ 15g。

鹿角霜：味咸，性温。能温肾助阳，治疗肾阳不足导致的阳虚尿频、遗尿、滑精、早泄、带下量多、月经过多、崩漏下血、尿血、便血、五更晨泻等病症。其药力最弱，且不滋阴，但其收敛力强。可外用，能收敛止血、敛疮，每剂服用 10 ～ 20g。

【用法】上述诸药皆为鹿角之系列药品，临床可据病症选用之。内服：鹿茸 1 ～ 3g，研细末，日分 3 次冲服。或入丸、散服。服用本品宜从小量开始，缓缓增加至治疗需要量，不可骤用大量，以免阳升风动而致头晕、目赤、昏厥，或助火动血而致衄血、吐血、尿血等不良反应。阴虚阳亢、血分有热、胃火炽盛或肺有痰热，以及外感热病者，均应忌用。

（范春露　整理）

# 牛角䚡

【药名】牛角䚡，在《神农本草经》后的本草文献中又名牛角胎、角心、牛角笋等。

【经文】牛角䚡，味苦，温，下闭血，瘀血疼痛，女人带下血。

髓，补中填骨髓。久服增年。

胆，可丸药。

【文译】牛角䚡，味苦，性温。能治女性由于生殖器官有瘀血而导致的闭经证，能消除瘀血痛经，妇女带下夹血。

牛骨髓，能够修补内脏，充填骨髓，长期服用能延年益寿。

牛胆，可做成丸药服用。

【药源】源于牛科动物黄牛和水牛角中的骨质角髓。牛角呈圆锥形，微弯曲，基部较粗，上部渐尖，外表粗糙、灰白色或灰黄色，满布骨质细孔，并有少量浅纵沟，质坚硬，气微腥，味淡。黄牛全国各地均饲养，水牛以南方水稻田地区多饲养。

【药理】本品含碳酸钙、磷酸钙等，可用治再生障碍性贫血、功能性子宫出血、妇女带多症等。

【师说】牛角䚡，为牛科动物黄牛或水牛角的骨质角髓。其味苦，性温。无毒。入心、肝、肾、胃经。具有化瘀止血、燥湿止泻等功效。临证可用治以下病证。

（1）出血。牛角䚡味苦能凉血，温能行血，为治血分诸病之要药，用治诸多血证。例如：牛角䚡配生地、水牛角、赤芍、生大黄、熟大黄、丹皮、地骨皮等治疗鼻衄、齿衄；牛角䚡配丹皮炭、炒侧柏叶、血余炭、炒地榆、墨旱莲、棕榈炭等治疗久崩久漏，或治妇人急发崩漏不止。也可用牛角䚡配生地榆、芡实、白英、莲须、贯众、白头翁等治疗赤白带下。产后体虚、肝肾不足致恶露不尽或淋漓不断者，可用牛角䚡配生地、熟地、山萸肉、五倍子、茜草、煅乌贼骨、炮姜炭、生艾叶等治之。

（2）贫血及白细胞和血小板减少。凡此诸病皆可用牛角䚡配仙鹤草、鸡血藤、补骨脂、松节、党参、黄芪、当归、虎杖、小叶石韦、淫羊藿、炮姜炭、炒白术等治之。

（3）下痢、肠风、便脓血、痔瘘。牛角䚡配生地榆、槐花、白头翁、秦皮、白及、诃子等治疗肠道血热、湿热便血、肠风下血、痢疾便中夹血、肛裂或痔疮出血。牛角䚡烧灰存性也可治疗休息痢；若配雷丸、刺猬皮、槐角、棕榈炭、血余炭等可治肠风下血、痔瘘出血等。牛角鳃也能祛寒燥湿，配白术、苍术、木香、炮姜、茯苓、石榴皮、赤石脂、煅乌贼骨、仙鹤草、乌梅炭等可治疗寒湿泄泻。

（4）发热、疮疡。凡温热病所致的发热、或高热、或低热等，均能用牛角鳃清解。可用牛角鳃配水牛角、金银花、石膏、连翘、射干、冬凌草、升麻、丹皮、生地黄、青蒿、地骨皮、竹叶等治之。若咽喉肿痛、口舌生疮者，可在上列方药中加土牛膝、牛蒡子、射干、灯心草、桔梗、甘草等治疗心、胃、小肠实火、口舌生疮溃烂等。将牛角鳃配入郑钦安潜阳封髓丹（黄柏、附子、砂仁、龟板、甘草）中，可治心、肾虚火上潜之口舌生疮。

此外，牛角鳃还可治疗肝、胆病出现黄疸及湿热下注膀胱致淋证，以及小儿惊风、蜂毒螫伤等。由于牛角鳃取之较难，其功效与水牛角相近，故药源缺乏时多用水牛角代之。

牛骨髓，其味甘，性温，具有润肺、补肾等功效，可治虚劳消瘦、伤损骨折、泄痢、消渴等病。

牛胆囊及牛胆汁，味苦，性寒。入肝、胆、肺经。具有清肝明目、利胆、止咳等功效，可治风热目赤、小儿惊风痰热、黄疸、便秘、百日咳、目赤肿痛等。可在适证方药中，配入牛胆汁作散、丸剂服之用。

【用法】本品入煎内服：10～15g。或入散剂中服。外用：适量，涂敷。阴虚火旺者慎用。

（范春露　整理）

# 羖羊角

【药名】羖羊角。

【经文】羖羊角，味咸，温。主青盲，明目。杀疥虫，止寒泄，辟恶鬼、虎狼，止惊悸。久服安心，益气，轻身。

【文译】羖羊角，味咸，性温。主治眼睛外观似无异常，但无视力的青盲症，服之能使眼睛视物清楚。本品也能杀灭疥虫，还治肠寒腹泻，能杀死鬼魅，使虎狼避开。能消除惊恐、心悸。长期服用能使人心神充实、安定，还能使人增添气力，身体轻便灵巧。

【药源】本品源于山羊属动物雄性山羊或绵羊属动物绵羊的角。雄羊具角一对，不分叉，角自基部长出后竖直向上，然后向外斜，然后再向上长，然后向里内弯，角尖端平滑，而下半段具环棱。角呈半透明状，黄蜡色，整体呈灰黄色整体质地坚硬。无气味淡，我国新疆和俄罗斯地区沙漠地带及我国北部地区。

【药理】本品含蛋白质、多肽、氨基酸、脂类、无机盐等，具有止血、强心、镇静、镇痛、抗病毒、抗肿瘤及降血压等作用。

【师说】羖羊角，为山羊属动物雄性山羊或绵羊属动物绵羊的角。其味咸，性寒。归肝、心经。具有清热、镇惊、明目、解毒等功效。能治以下病证。

（1）发热。羖羊角可治疗外感发热及温病热在卫、气、营、血各阶段所现的发热。可将羖羊角配入金银花、连翘、薄荷、荆芥、石膏、知母、竹叶、黄芩、黄连、龙胆、栀子、生地黄、丹皮、玄参、紫草、青蒿等治之。

（2）疼痛。羖羊角治疗头痛有良好的疗效。如肝阳上亢引起的头痛，可用之配钩藤、刺蒺藜、僵蚕、枸杞子、牡蛎、地龙、姜黄等治之。妇女经行头痛，可用之配蔓荆子、茺蔚子、川芎、石楠叶、白芷、延胡索、赤芍、白芍、甘草等治之。羖羊角亦可治疗血管性神经痛、三叉神经痛等。

（3）高血压。羖羊角有降压作用。对原发性高血压者，可用羖羊角配石膏、天麻、钩藤、龙骨、牡蛎、桑寄生、牛膝等治之，降压效果显著。

（4）肌肉抽搐。羖羊角配生地、白芍、天麻、钩藤、木瓜、葛根、石决明、龙骨、牡蛎、蝉蜕、白芍、甘草等，能滋阴涵木，息风解痉，制止肌肉抽搐。

（5）癫痫。复作时喉中多痰，手足颤动，挛急拘紧，口吐白沫，短暂人事不知，移时苏醒，此为癫痫主要见症。羖羊角、刺蒺藜、钩藤、全蝎、僵蚕、炙地龙、胆星、天竺黄、木瓜、石菖蒲等可治疗小儿及成人癫痫。

（6）小儿肺炎。小儿肺热咳喘者，若查证为小儿急性肺炎，症见发热、咳喘显著者，用羖羊角配黄芩、金银花、连翘、鱼腥草、杏仁、浙贝母、冬凌草、青蒿、蝉蜕、石膏、甘草等治之，可使热退，咳喘平息。

（7）疮疡肿毒。羖羊角具有清热、凉血、解毒等功效，可解毒消肿治疮疡。如将羖羊角配入仙方活命饮（金银花、防风、白芷、当归、陈皮、生甘草、浙贝母、天花粉、乳香、没药、穿山甲、皂刺、白酒）中治疮疡，即效。

（8）血证。羖羊角也可治疗诸多血证。如吐血、衄血、咯血、妇女崩漏下血等，可用之配栀子、黄芩、丹皮、白茅根、藕节、生地榆、槐花、仙鹤草、紫珠草、侧柏叶、茜草、阿胶等凉血、活血消瘀、止血。

此外，羖羊角能治疗眼科诸多急性炎症及青光眼；也能治疗跌打损伤、筋骨疼痛；辟疫气、山岚瘴气；治蛇虫咬伤等。若磨汁外涂，可治疮肿疔毒等。

羖羊角与羚羊角相较：二者的功效类似。当今羚羊角稀缺、价贵，可用羖羊角作为羚羊角的代用品，不过羖羊角的剂量应偏大些，否则效差。

【用法】本品入煎内服：30～50g，且应先煎。或磨粉，或烧存性入散剂服。外用：适量，可烧存性研末调敷，脾胃虚寒者慎用。

（范春露　整理）

# 牡狗阴茎

【药名】牡狗阴茎（别名：狗精），在《神农本草经》后的本草文献中又名狗阴、黄狗肾、狗鞭等。

【经文】牡狗阴茎，味咸，平。主伤中，阴痿不起，令强热大，生子，除女子带下、十二疾。

胆，主明目。

【文译】牡狗阴茎，味咸，性平。主治内脏损伤，阳痿不举，能使阴茎坚挺，勃起有热感而粗大，能够增强生育能力，还可治疗女子带下等多种疾病。

牡狗胆囊胆汁，主要能使人的眼睛视物清楚。

【药源】本品源于犬科动物狗带睾丸的阴茎。呈直棒状，先端稍尖，表面光滑，上有不规则的条沟。另一端有细长的输精管连接睾丸，呈椭圆形，外表整体呈淡棕色，外表光滑。阴茎部分质坚硬，不易折断，有腥臭气，全国各地均有饲养，以粤产者佳良。

【药理】本品含雄性激素、雄甾酮类成分，以及多种糖类、蛋白质、脂肪等。可用治男子性功能减退、阳痿精衰，以及腰痛、不孕不育等。

【师说】牡狗阴茎，为犬科犬属动物雄性狗的外生殖器，包括狗的阴茎、阴囊、睾丸等。其味咸，性温。归肝、肾经，有补命门之火，暖冲、任二脉之功效。临床用治以下病证。

（1）阳痿、早泄。其性味咸，温。壮肾阳，填精髓，补命门，暖冲、任二脉等，皆为本品之所长。肾为水脏，内寄相火，为人的性命之本，生殖、发育之源。牡狗肾能温补真元，故能治男子阳痿、早泄及女子肾虚带下、癥瘕积聚。可用本品配猪脊髓、当归、苁蓉等适量同煮，饮汤液。

（2）肝虚目暗。本品能养肝明目，治疗肝之阴血不足、二目昏花、视物模糊等症。

狗胆汁，具有清肝泻火效能。肝经郁火，最易上炎于目，以致目赤肿痛，可用狗胆汁内服、外滴，以收清肝、泻火、明目之功效。

总之，牡狗阴茎在当今主要用治男子遗精、阳痿等性功能减退症及女子性欲冷淡、宫寒不孕、带下、子宫内膜异位症、腰痛、足跟痛、肾气虚弱等。而狗胆汁味苦，性寒。入肝经，有清肝明目等功效。

狗胃中的结石，又称"狗宝"。其味甘、咸，性平。有降逆气、开郁结、清热解毒之功效，可治噎膈、反胃、胃痛及癫痫等证。

【用法】牡狗阴茎，入煎内服：3～9g。研末服，每次1.5g～3g，或酒浸服。阳器易举者忌之。内热多火者勿服。骨蒸劳嗽者忌服。

狗胆汁：每次3g，冲服。药用以肝火热甚者为宜，一切寒证忌用。

（范春露　整理）

# 羚羊角

【药名】羚羊角，在《神农本草经》后的医药文献中又有零羊角、泠角等名称。

【经文】羚羊角，味咸，寒。主明目，益气，起阴。去恶血，注下。辟蛊毒、恶鬼、不祥，安心气，常不魇寐。久服强筋骨，轻身

【文译】羚羊角，味咸，性寒。主要功效是增强视力，使眼睛明亮。补益元气以使阴茎勃起，可治疗阳痿。能祛除瘀血使之排出，治血痢或妇女赤白带下。能辟除蛊毒、恶鬼等秽浊邪物及不吉祥的鬼魅。具有安养心神、改善睡眠的作用，保持神志清醒而不迷惑。长期服用能强筋壮骨，使人身体轻健。

【药源】本品为牛科动物赛加雄性羚羊的角，仅产于新疆北部及青海等地。羚羊全年均可捕捉，捕得后，将角从基部锯下，晒干。一般以8—10月采收者质好色佳，以质嫩、色白、光润、有血丝、无裂纹者为佳。

【药理】本品含多种微量元素，有多种氨基酸、胆固醇及磷脂、脂肪酸及其甘油酯等。是一味具有多重功效的中药材，其解热、镇静、抗惊厥等作用已广泛应用于临床。还有抗血栓、改善血管通透性、抗高血压、镇咳祛痰、抗病毒等作用。

【文摘】

《名医别录》 除邪气惊梦，狂越僻谬，疗伤寒时气寒热，热在肌肤，温风注毒伏在骨间，及食噎不通。久服，强筋骨轻身，起阴益气，利丈夫。

《药性本草》 治一切热毒风攻注，中恶毒风，卒死昏乱，不识人，散产后恶血冲心烦闷，烧末酒服之。治小儿惊痫，治山瘴及噎塞。

《本草拾遗》 治惊悸烦闷，心胸恶气，瘰疬恶疮溪毒。

《珍珠囊补遗药性赋》 明目去风，可保惊狂心错乱……可治胎易产，益气安心，辟邪。

《明医指掌》 明目清肝，却惊解毒，神智能安。

《本草纲目》 平肝舒筋，定风安魂，散血下气，辟恶解毒，治子痫痉疾……而羚羊则属木，故其角入厥阴肝经甚捷，同气相求也。肝主木，开窍于目；其发病也，目暗障翳，而羚羊角能平之。肝主风，在合为筋，其发病也，小儿惊痫，妇人子痫，大人中风搐搦，及筋脉挛急，历节掣痛，而羚角能舒之。魂者，肝之神也，发病则惊骇不宁，狂越僻谬，魇寐卒死，而羚羊角能安之。血者，肝之藏也，发病则瘀滞下注，疝痛毒痢，疮肿瘘疬，产后血气，而羚羊角能散之。相火寄于肝胆，在气为怒，病则烦闷气逆，噎塞不通，寒热及伤寒伏热，而羚羊角能降之。羚之性灵，而筋骨之精在角，故又能辟邪解诸毒。

《景岳全书》 能清肝定风，行血行气……妇人子痫强痉，小儿惊悸，烦闷痰

火不清俱宜。

《玉楸药解》 清散肝火，治心神惊悸，筋脉挛缩，去翳明目，破瘀行血。消瘰疬毒肿，山水瘴疠，平肝治胀满，除腹胁疼痛。

《徐大椿医书全集》 为惊狂、搐搦专药。

《得配本草》 羚羊角菟丝子为之使……疗百节结气，除头风疼痛……杀疥虫……研末酒服，治产后寒热，心闷极胀。

《本草征要》 羚羊角……入肝经，直达东方，理热毒而昏冒无虞，专趋血海，散关节而真阴有赖，清心明目。

【今用】**近代著名医家张锡纯** 羚羊角天生木胎，具发表之力，其性又凉而解毒，为托表麻疹之妙药。疹之未出，或已出而速回者，皆可以此表之，即表之不出而毒气内陷者，即之亦可内消。为其性原属木，故又善入肝经以治肝火炽盛至生眼疾，及患吐衄者之妙药。所最异者性善退热却不甚凉，虽过用之不致令人寒胃作泄泻，与他凉药不同。愚生平用此救人多矣，三期疹毒门、霍乱门，皆有重用羚羊角治愈之案可参观。至于犀角亦可治吐衄、表麻疹，而此时真者极少，且其功效亦不如羚羊角也。（详见《医学衷中参西录·药解篇》）

**广东名老中医孙康泰** 羚羊角，主治：卒中，原发性高血压。指征：头晕头痛，脸红赤，舌红苔黄，脉弦数。配伍：配钩藤15g，刺蒺藜15g，桑叶15g，菊花15g，治卒中、原发性高血压。禁忌：卒中之脱证不宜使用。用量：1～10g。（详见《方药传真——全国老中医药专家学术经验精选》）

**河北省名中医梁冰** 羚羊角，主治：急性再生障碍性贫血，各种血液病伴血小板减少致出血证者、白血病伴发热者。指征：再生障碍性贫血属急劳髓枯温毒型者，血证属血热迫血妄行者，白血病属（血）热毒瘀血者。禁忌：脾胃虚寒及肾阳虚者不用，误服后易伤阳气。配伍：配生地25g，丹皮15g，赤、白芍各15g，茜草15g。用量：0.5～1.0g，冲服。（详见《方药传真——全国老中医药专家学术经验精选》）

【师说】羚羊角，味咸，性寒。归肝、心经。具有息风止痉、平肝潜阳、清肝明目、清热解毒等功效。临证用治以下病证。

（1）肝风抽搐。本品主入肝经，功擅清泻肝热，息风止痉，为治惊痫抽搐之要药，尤宜于热极生风者。在温热病病程中，若邪热炽盛或肝火亢盛而致热极生风、高热神昏、惊痫抽搐者，可用羚羊角配钩藤、生地、菊花、郁金、白芍、桑叶、石膏、栀子、连翘等治之；痰热癫痫、抽风、脑中风者，可与清热化痰息风、醒神开窍之品，如：钩藤、郁金、天竺黄、牛黄、胆星、天麻、石菖蒲等配伍治之。

（2）头晕目眩。本品咸寒沉降，有平肝潜阳之功。肝阳上亢之头目眩晕、头痛、烦躁、失眠等症，可用羚羊角配生地、龟板、石决明、菊花、怀牛膝、茯神、远志、黄连、茺蔚子、延胡索、夏枯草等治之。

（3）目赤肿痛。本品能清热泻肝火，对肝火上炎之目赤肿痛、羞明流泪、头痛者，治当清肝明目止头痛，可用羚羊角配栀子、决明子、龙胆、生地、桑白皮、黄连、车前子、夏枯草、黄芩、菊花等治之。本品亦可用于治疗目生翳膜内障、眵泪昏暗、视物不清、赤脉贯睛、胞睑难开、目珠突出、目睛斜视、眼生胬肉等眼科病症。

（4）高热神昏。本品咸寒，入肝、心二经，有清心凉肝、泻火解毒之功效。用治温热病壮热神昏、谵语躁狂，甚或痰厥抽风，可用之与清热泻火、开窍醒神之品配伍，如羚羊角配石膏、知母、玄参、黄连、石菖蒲、钩藤、麝香等；若温病热入营血，周身出疹、红紫成片、壮热、昏谵者，用羚羊角配金银花、玄参、生地、丹皮、紫草、赤芍、大黄、升麻、甘草等治之。本品也可用治热邪入侵营血，血热出血诸证，如肺热鼻衄不止者，可配伍生地、黄芩、藕节、丹皮、白茅根、玄参等治之。本品也治血小板减少性出血等辨属热入营血或阴虚内热入血所致的诸多血证。

此外，尚有以羚羊角为主，用治成人斯蒂尔病的高热、皮疹、关节红肿疼痛，尤其高热久不退者。肺热哮喘实证持续状态、原发性高血压等辨属肝阳上亢者，以及神经性头痛、面神经炎、出血性脑卒中昏迷、原发性血小板减少性紫癜、流行性脑脊髓膜炎、破伤风、关节热痹作痛、痛风、丹毒、痈肿疮毒、压疮、系统性红斑狼疮、婴儿头面奶癣、哮喘等，皆可将羚羊角配入适证方中治之。

总之，头晕头痛、颜面红赤；舌红苔黄，脉弦数；各种血液病出血辨证属血热妄行者；白血病，伴热毒血瘀证；小儿高热神昏，惊厥抽搐；小儿肺炎；目赤肿痛；斑疹久不出透、消退者，皆为我选用羚羊角的指征。

【用法】本品入煎内服：2～3g。磨汁或锉末冲服，每次服0.5～1g。也可另炖取汁冲服。或入丸、散服。本品性寒，脾虚致慢惊风者忌用，脑卒中脱证不用，病证辨属肾阳虚者也不宜用。

本品药源稀少，应用受限。当今临床也常以山羊角代替羚羊角，虽效用不及羚羊角，但可增大山羊角的用量即效。

（朱尔春 整理）

# 犀 角

【药名】犀角，在《神农本草经》后的本草文献中又有犀牛角、低密、乌犀角、香犀角等称谓。

【经文】犀角，味苦，寒。主百毒蛊疰，邪鬼，瘴气，杀钩吻、鸩羽、蛇毒，除邪不迷惑、魇寐。久服轻身。

【文译】犀角，味苦，性寒。主治多种毒邪导致的蛊疰，鬼邪，湿热杂毒所致的热性病及山岚瘴气。能解除钩吻、鸩羽、蛇毒等毒性。能祛除鬼邪，使人神志清楚，睡觉不会因做噩梦而被惊醒。长期服用使人身体轻巧灵便。

【药源】本品为犀科动物印度犀、爪哇犀、苏门答腊犀等犀牛的角。主产于我国云南省，属于国家保护动物，禁止使用。以色乌黑光亮、完整无裂纹、沙底色灰黑、鬃眼大、气清香者为佳。

【药理】本品主要成分为角蛋白。还含其他蛋白质、肽类及游离氨基酸、胍衍生物、甾醇类等。还含有胱氨酸、碱性氨基酸、精氨酸、赖氨酸、精氨酸。近代研究证明，犀角在镇静安神、抗惊厥、对抗弥散性血管内凝血（DIC）、抗炎等方面有较好的作用。

【文摘】

**《本草经集注》** 伤寒瘟疫，头痛寒热，诸毒气，令人骏健……解莨菪毒。

**《名医别录》** 疗伤寒，温疫，头痛寒热，诸毒气。

**《药性论》** 辟中恶毒气，镇心神，解大热，散风毒，能治发背、痈疽、疮肿，化脓作水。疗时疾，热如火，烦闷，毒入心中，狂言妄语。

**《食疗本草》** 治赤痢，研为末，和水服之。又主卒中恶心痛，诸饮食中毒及药毒、热毒，筋骨中风，心风烦闷。皆差。又方，以水磨取汁，与小儿服，治惊热。

**《日华子本草》** 治心烦，止惊，镇肝明目，安五脏，补虚劳，退热消痰，解山瘴溪毒。治中风失音，热毒风，时气发狂。

**《本草纲目》** 磨汁，治吐血、衄血、下血及伤寒蓄血……泻肝凉心，清胃解毒……故犀角能解一切诸毒……犀角能疗诸血及惊狂斑痘之证。

【今用】**民国中医大家丁甘仁** 犀角，苦、酸、咸，寒，入心、胃、肝经。解烦热而心宁，惊悸狂邪都扫；散风毒而肝清，目昏痰壅偕消。吐血崩淋，投之辄止；痈疽发背，用以消除。解毒高于甘草，祛邪过于牛黄。迷惑与魇寐不侵，蛊疰共鬼邪却退。犀角无毒，升麻为使，恶乌头、乌啄，忌盐。乌而光润者良，尖角尤胜。入汤剂，磨汁用。犀角虽有撒上撒下之功，不过散邪清热、凉血解毒而已。按：大寒之性，非大热者不敢轻服。妊妇多服能消胎气。（详见《孟河大家丁甘仁方药论著选》）

**湖北著名中医妇科专家刘云鹏** 犀角应用如下：①清热解毒。本品能除大热、解血毒，用治妇女急性盆腔炎失治、误治所致热入营血之高热、神昏谵语。与黄连、生地黄、牡丹皮、牛黄等配伍，方如清营汤、安宫牛黄丸等。②凉血止血。本品具有清血热、解毒、凉血止血之功。用于热扰血海、迫血妄行之崩漏等病证。常与生地黄、牡丹皮、赤芍配伍，方如犀角地黄汤。此外，还用于癫狂、痈肿疮毒等。本品清热解毒，善于泻心火热邪，解毒定惊，又入心肝血分，擅长清血热，凉血止血，为治温病邪传心营之高热抽搐、神昏谵语及热入血分、迫血妄行之发斑，吐、衄、便血等的重要药物，亦常用于妇科功能性子宫出血、子宫内膜炎、肿瘤属血热血毒者。犀角稀少价昂，可用水牛角代替。后者性味、功效与犀角相似，但弱于犀角故用量宜大。《陆川本草》云其："凉血，解毒止衄。治热病昏迷，麻痘斑疹、吐血衄血、血热溺赤。"刘云鹏先生曾说，新中国成立前治温病热入血分之动血，或血热炽盛之崩漏、吐衄等血证，用犀角见效快速，现今犀角稀少，用水牛角代之亦有效果。用量用法：磨汁或成粉冲服较煎服效佳，3～6g。水牛角粉30g，切片可用30～100g，先煎久煎。脾虚出血者忌用。药理参考：有增加血小板计数、缩短凝血时间作用。有强心、降压、解热、镇静、抗炎作用。对多种细菌有抑制作用。（详见《中医妇科用药十讲》）

**山东名中医李克绍** 犀角（水牛角代）苦、寒，入肝、胃经。清热凉血。治温邪入营，夜寐不安、烦热谵语、斑疹吐衄。孕妇慎用。文献记载如下。《本草纲目》：解一切诸毒。李时珍：磨汁治吐血衄血下血，及伤寒蓄血发狂，谵语发黄发斑，痘疮稠密，内热黑陷，或不结痂，泻肝凉心，清胃解毒。（详见《李克绍医学全集》）

【师说】犀角，为犀牛的角。国家已明令不得使用本品，然《神农本草经》有载，故述之备查。犀角，其味苦、酸、咸，性寒。归心、肝、胃经。具有清热、凉血、解毒、定惊等功效。据历代本草文献记载，本品临证应用如下。

（1）清心凉营治神昏。本品能治时病火热、烦闷、热毒扰心致狂言妄语等。凡高热病热盛火炽，壮热不退，神昏谵语者，用本品能清心开窍、醒神。①热扰心营。犀角配生地、丹皮、丹参、竹叶、玄参、麦冬、赤芍、黄连、金银花、连翘等，可治疗高热神昏谵语、身斑紫暗、舌绛起刺、脉来细弦数等症。②血热动血。凡邪热入于血分，极易动血，可单用犀角磨汁冲服；或入复方配生地、芍药、丹皮等治疗吐血、衄血、便血、尿血、斑疹，舌绛、脉数等症。③热陷心包，热陷心包致神昏谵语、身灼热、肢厥者，用犀角配玄参、莲子心、竹叶心、连翘心、麦冬等治之。④小儿高热惊厥。幼儿高热易作惊厥，可用犀角配西洋参、茯神、龙齿、麦冬、黄芩、甘草、钩藤、蝉蜕、僵蚕、龙骨等镇惊安神。

（2）清热凉血消斑疹。温热极盛，营血被焚，除见壮热外，更可见身现紫暗斑疹等，可用犀角配石膏、生地、知母、牛蒡子、连翘、金银花、赤芍、黄连、升麻、生甘草、玄参等治之。此方亦可治痧麻、痘疮、游风丹毒等。

（3）清热泻火解毒。本品具有显著的清热泻火解毒功效，可治风热邪毒上攻头面，也可治肺热内蕴致肺热叶焦及疮痈疔毒极盛而致走黄形成的败血症。热毒流注、热毒下痢等，可用犀角配赤芍、生地、玄参、栀子、黄柏、黄芩、黄连、青蒿、蝉蜕、姜黄、大黄、白头翁等治之。

## 附：水牛角

水牛角，为牛科动物水牛的角。本品最早著录于《名医别录》，《名医别录》称其能疗"时气寒热头痛"，其后，《日华子本草》又述其"治热毒风并壮热"，指出其能清热解毒。后在《陆川本草》中明确指出其能"凉血解毒，止衄，治热病昏迷、麻痘斑疹、吐血、衄血、血热、尿赤"。据报道，本品能替代犀角，治疗温热病及小儿热证，其药理作用与犀角相似。由于本品功同犀角，疗效可靠，现已被收入《中华人民共和国药典》。其味苦，性寒。功能清热解毒，凉血，定惊；用于温病高热、神昏谵语、发斑发疹；吐血、衄血、惊风、癫狂。

水牛角还可治疗高血压病、过敏性紫癜、急性脑出血、下肢丹毒、猩红热、流行性出血热、狼疮、痤疮等。水牛角配牛黄，可清热开窍、解毒豁痰，用于高热烦躁、神昏谵语、脑卒中昏迷、小儿惊厥等。水牛角配赤芍，解毒消瘀、凉血止血，用治温病热入血分，高热不退、斑疹、神昏谵语，以及热痹痛风，症见关节红肿热痛、口渴烦热。水牛角配山羊角，能清热镇惊、化瘀清脑，用治惊风、癫狂。水牛角配玳瑁，清热凉血、解毒定惊，用于温病热入营血、神昏谵语、动风抽搐等。

综上所论，水牛角与犀角功效相近，而且药源丰富，价格亦低，完全可以替代犀角。

【用法】犀牛角入煎内服：2～5g。磨汁服，或研制成散剂、粉剂服。本品非实热证不宜用，孕妇慎用。犀角畏川乌、草乌。犀牛角物稀价高，又是国家禁止使用的药品，故当今临证多寻求代用品，多以水牛角代之。

水牛角可镑片，或研粗粉用之。水煎服，每次15～30g。宜先煎3小时以上，对脾胃虚寒者忌用。

（朱尔春　整理）


# 牛　黄

【药名】牛黄，在《神农本草经》后的本草文献中又名丑宝、西黄、犀黄等。

【经文】牛黄，味苦，平。主惊痫，寒热，热盛狂痓，除邪逐鬼。

【文译】牛黄，味苦，性平。主治惊风，癫痫，恶寒发热，高热使人发狂、抽搐，能驱逐鬼魅之邪而安神。

【药源】本品为牛科动物黄牛或水牛的胆囊、胆管或肝管内的结石。主产于北京、天津、内蒙古等地。全年可采，宰牛时，如发现有牛黄，即滤去胆汁，将牛黄取出，除去外部薄膜，阴干。以其所含胆汁色素比率来评判其优劣。国内现有天然牛黄大部分为进口牛黄。天然牛黄甚少，贵过黄金，人工牛黄价廉量大，临床多用人工牛黄代替天然牛黄，而药效不及天然牛黄，故不能完全代替之。

【药理】本品主要含胆酸、去氧胆酸、鹅去氧胆酸及其盐类，胆红素及其钙盐等；还含胆甾醇、麦角甾醇、卵磷脂、脂肪酸、维生素D、水溶性肽类成分SMC，以及铜、铁、镁、锌等。牛黄有明显的解热及抗惊厥作用。对乙型脑炎有直接的灭活作用。胆酸、去氧胆酸有明显的镇咳和祛痰作用，大多数胆酸，尤其是去氧胆酸能松弛奥狄括约肌，因而具有显著的利胆作用。平滑肌收缩物质（SMC）能使胆囊平滑肌和奥狄括约肌收缩。一松一缩能协调胆汁排泄系统。本品能增强心肌收缩力，同时使心率增加，并能显著促进红细胞生成。此外，本品还能抗抑多种细菌，具有抗炎、解毒、镇静、抗惊、止血、降脂、降糖、降压、保肝、抗癌等作用。

【文摘】

《名医别录》 疗小儿诸痫热，口不开；大人狂癫。又堕胎。久服，轻身增年，令人不忘。

《日华子本草》 主中风失音口噤，妇人血噤，惊悸，天行时疾，健忘虚乏。

《药性本草》 安魂定魄，辟邪魅，卒中恶，小儿夜啼。

《景岳全书》 牛黄忌常山，入心、肺、肝经。能清心退热化痰，凉惊，通关窍，开结滞，治小儿惊痫客忤，热痰口噤，大人癫狂，痰壅，中风，发痉，辟邪魅，中恶，天行疫疾……清神志不宁，聪耳明目壅闭，疗痘疮紫色，痰盛躁狂，亦能堕胎，孕妇少用。

《本草汇言》 牛黄为治心之药，必酌佐使得宜而后可。故得丹砂而有宁镇之功，得参、芩而有补养之妙，得菖蒲、山药而有开达心孔之能，得枣仁、远志而有和平脏腑之理，得归、地而有凉血之功，得金、银而有安神之美。凡诸心疾，皆牛黄所宜也。

《罗氏会约医镜》 味苦，甘平，入心、肝二经。人参为使，恶龙骨、胆草、地黄、常山，畏牛膝、干漆。牛食百草，其精华凝结而成。清心、退热、化痰、平惊（急惊当用）、通窍……治中风入脏、口噤癫痫。疗小儿百病，如急惊热痰壅塞、麻疹余毒、牙疳、喉肿，一切实证垂危者，可使之夺命。

《本草崇原》 李东垣曰：中风入脏，始用牛黄，更配脑麝，从骨髓透肌肤以引风出；若中于腑及中经脉者，早用牛黄，反引风邪入于骨髓，如油入面，不能出矣。

《本草分经》 牛黄甘凉清心入肝，解热利痰，凉惊通窍，治痰热惊痫胎毒诸病，中风入脏者用以入骨追风，若中腑中经者，用之反引风入骨莫之能出。

《医方十种汇编·药性摘录》 清心肝痰热……及痰涎上壅，中风不语，然必邪已入脏，九窍多滞方可投服。若风中腑而见四肢不遂，中经而见口眼喎斜，急宜开痰顺气养血，不可用此引邪深入。小儿急惊痰热服之有效，凡脾胃虚寒者切忌。

《得配本草》 得天竹黄发声音，得犀角末治诸惊，得竹沥，治口噤热惊。

《科学注解本草概要》 为镇静、解热、解毒药，具有肠内消毒的退热作用。

【今用】近代名医张锡纯 敷牙疳散，药方中用煅甘石（二钱）、镜面朱砂（二分）、牛黄（五厘）、珍珠（五厘，煅）共研细，日敷三次……盖牛黄之好者，出于高丽，因高丽之牛大，故所出之黄亦最美（从前高丽清心丸甚佳，以其有牛黄也），特别之曰"东牛黄"，而其价亦较昂；青海西藏之地，亦多出牛黄，其成色亚于东牛黄，故又别之曰"西牛黄"，而其地原有犀，遂又误西为犀也。（详见《医学衷中参西录》）

国医大师朱良春 朱老对六神丸的临证应用有独到认识。他指出，六神丸中的牛黄不仅有清热解毒、芳香开窍、利痰镇惊之功，而且有强心、促使红细胞新生的作用……牛黄配麝香，其强心作用增强；牛黄配蟾酥，其抑制作用增强。朱老常用六神丸治疗急性热病引起的休克及心衰、早期呼吸衰竭、哮喘，每收佳效；治冠心病、癌症、白血病，亦往往取得意想不到的效果。（详见《朱良春全集·常用虫药卷》）

**上海著名医家叶显纯**　除《神农本草经》所主病证外，后世医家又发现牛黄还具有清热解毒作用，可用治热毒为患的疮疡肿痛、咽喉肿痛、口舌生疮以及目赤肿痛等病证，如《保婴撮要》牛黄解毒丸配金银花、蚤休等治胎毒疔疮及一切热毒疮疡；《外科全生集》梅花点舌丹配麝香、熊胆、珍珠等治痈疽肿痛、疔疮、发背、乳蛾、咽喉肿痛等症；《中国医学大辞典》引雷氏六神丸配麝香、蟾酥、珍珠、冰片等治疔毒、痈疡肿痛、单双乳蛾、烂喉丹痧、喉风喉痛；《外科全生集》犀黄丸配麝香、乳香、没药等用治乳岩、横痃、瘰疬、痰核、流注等病证。……牛黄功善清热解毒，适应广泛，尤为多种急性咽喉疾患常用吹喉要药。（详见《神农本草经临证发微》）

**安徽省著名医家龚士澄**　本品解温毒，消痰热，散心火，专治心肝邪热胶痰为病。心热则火自生焰，肝热则木自生风，痰蒙则神明昏愦，然风、火、疾三者肆虐，并非自发，皆温，热邪毒逆传内陷，炼液为胶痰导致壮热、烦躁、咳逆、气促、神昏谵语，甚至肢厥发搐，惟牛黄治之最良。（详见《临证方药运用心得》）

【师说】牛黄，乃黄牛或水牛胆囊内所生的结石。其味甘、苦，性微寒凉。主归心、肝、肺经。具有息风止痉、化痰开窍、清热解毒等功效。临床应用如下。

（1）清热解毒。临证常用之治疗温热病高热、咽喉痛肿疼痛、目赤肿痛、口舌生疮、痈疽疮肿等。

（2）清热息风。用治温热病邪亢盛及痰热动风之癫狂、癫痫、痴呆、中风、惊风等，以高热神昏与惊厥抽掣等症最为适宜，可用牛黄研末服之。

（3）清热解毒，化痰开窍。本品能清热解毒，化痰开窍，用于温热病热陷心包及中风、惊风、癫痫、流行性脑脊髓膜炎、流行性乙型脑炎、结核性脑炎、肝昏迷、小儿高热惊厥等证属痰热蒙闭心窍者，症见神昏谵语、高热烦躁、舌强语謇等。

（4）清热化痰、止咳平喘。本品可治疗上呼吸道感染、流感、支气管炎、肺炎咳喘、呼吸衰竭等，效佳。

（5）平肝潜阳。本品治疗肝热阳亢、头目晕眩、肢体麻木、血压升高者，效果显著。

（6）用治肿瘤。本品能清热解毒，临床用治肺癌、食管癌、肝癌、胆囊胆管癌、胰腺癌、鼻咽癌、淋巴细胞白血病等。

总之，流行性脑脊髓膜炎、黄疸、肝炎、冠心病、中风、脑梗死、急性粒细胞性白血病、食管癌、原发性血小板增多症、肺性脑病、银屑病等，皆可用牛黄。牛黄可单用或配入复方中应用，但因此药不宜多服、久服、超量服，且价格较贵，一般多入丸、散中服。

不论古代，还是当今，都有不少含有牛黄而疗效显著的中成药用治诸多病证。现举数品，简要介绍其功效、主治。

（1）安宫牛黄丸。由牛黄、水牛角、麝香、珍珠、朱砂、雄黄、黄连、黄芩、栀子、郁金、冰片组成。能清热解毒、镇惊开窍。用于神昏谵语、中风昏迷及乙型脑炎、脑膜炎、脑出血、败血症等病程之中，以高热神昏、惊厥等为主症者。

（2）牛黄上清丸。由牛黄、薄荷、菊花、荆芥穗、白芷、川芎、栀子、黄连、黄柏、黄芩、大黄、连翘、赤芍、当归、地黄、桔梗、甘草、石膏、冰片组成。具有清热泻火、散风止痛等功效。用于热毒内盛、风火上攻所致的头昏、头痛、眩晕、耳鸣、目赤肿痛、口舌生疮、咽喉肿痛、牙龈肿痛、大便燥结等症。

（3）牛黄至宝丸。由人工牛黄、大黄、芒硝、冰片、石膏、栀子、连翘、青蒿、木香、藿香、雄黄、陈皮组成。能清热解毒、泻火通便。用于胃肠积热所致的头痛眩晕、目赤肿痛、耳鸣、口燥咽干、大便燥结等。

（4）牛黄降压丸。由人工牛黄、羚羊角、珍珠、冰片、水牛角、黄芩、黄芪、党参、白芍、郁金、川芎、决明子、薄荷、甘松组成。能清心化痰、平肝息风、镇安心神。用于心肝火旺、痰热壅盛所致的高血压病，症见头晕目眩、头痛失眠、烦躁不安等。

（5）牛黄益金片。由牛黄、黄柏、硼砂、玄明粉、薄荷脑、薄荷油组成。能清热利咽、消肿止痛。用治急、慢性咽炎，以及扁桃体炎等。

（6）牛黄清肺片。由牛黄、黄芩、青礞石、玄明粉、石膏、大黄、朱砂、雄黄、滑石粉组成。能清肺化痰、泻热通便。用于肺热咳嗽、喘促胸满、大便燥结者。

（7）牛黄醒消丸。由牛黄、麝香、乳香、没药、雄黄组成。能清热解毒、消肿止痛。用治痈疽、发背、瘰疬、流注、乳痈、乳岩等。

（8）牛黄清感胶囊。由人工牛黄、黄芩、金银花、连翘、滑石粉、珍珠母组成。能疏风解表、清热解毒。用治外感风热之邪郁久化火所致的感冒发热、咳嗽、咽痛等。

（9）牛黄痔清栓。由牛黄、黄柏、黄连、大黄、没药、冰片组成，能清热解毒、祛湿消肿、止血止痛，用于湿热瘀滞所致的痔疮、肛门痛肿、出血疼痛等。

（10）牛黄十三味丸。由牛黄、红花、瞿麦、紫花地丁、木通、五灵脂等13味中药组成。能清热凉血止血。用于月经过多、呕血、外伤出血等。

据初步统计，当今已经入药使用的以牛黄命名的中成药有20多个品种，基本覆盖内、外、妇、儿各科的病症。以上所列10种仅是其中的一小部分，可供临床选用。

应当指出，以牛黄为主所制成的中成药，也有一些不良反应的报道。如有药疹、出血、血小板减少、过敏性休克等不良反应，应该引起重视。若用后出现不良反应，当停药并急诊之。

【用法】本品入汤剂宜冲服，但多入丸、散剂，每次服 0.15～0.35g。外用：适量，研末敷患处。非实热证不宜用之。脾虚便溏者及孕妇均应慎用。

（潘成祥 整理）

# 豚 卵

【药名】豚卵（别名：豚颠），在《神农本草经》后的本草文献中又名猪石子、猪睾丸等。

【经文】豚卵，味甘，温。主惊痫，癫疾，鬼疰，蛊毒。除寒热，贲豚，五癃，邪气挛缩。

悬蹄，主五痔，伏热在肠，肠痈，内蚀。

【文译】豚卵，味甘，性温。主治惊风、癫痫、鬼疰、蛊毒。消除恶寒发热，也治疗有气从少腹上冲胸咽之奔豚证、多种淋证、癃闭及因风邪引起的筋脉挛缩抽搐。

猪的悬蹄，能治五种痔疾、热邪伏藏在肠所致的肠痈，也治疗阴部溃疡。

【药源】本品源于猪科动物猪的雄性猪的睾丸。全国各地均有饲养。

【药理】本品成分以豚卵所含睾酮为主，有促进蛋白质合成，促进和维持男性第二性征，激发骨骼、骨骼肌、毛发和皮肤的生长，增加红细胞生成，抗早孕等功效，治疗隐睾症、性腺功能减退症、阳痿等。

【师说】豚卵，药用猪科动物猪的睾丸。其味甘，性温。入肺、肾经，具有温肾纳气等功效。临床应用如下。

（1）补肾纳气。用治肾虚哮喘，症见平素短气急促、动则喘甚、吸气不利、心慌、脑转耳鸣、腰酸肢软、劳累后哮喘易发且加重者。

（2）温肾利尿。本品性温，能温补肾阳，治疗肾阳衰惫之癃闭等证。症见小便不通，甚至滴沥不爽、排出无力，伴面色㿠白、神气怯弱、畏寒、脐腹冷痛或疝坠腹痛、周身酸软无力、舌淡苔白、脉沉细尺弱等。

（3）镇惊定痫。可治高热、吐舌出沫的惊痫、癫疾。

尚有文献记载猪悬蹄是指猪蹄不能着地的趾，用之能治疗肛瘘、血痔等痔疾，也治热郁肠内而致的肠痈，以及阴部溃疡等病证。

我也常用近代名医张锡纯先生所制滋乳汤（黄芪、当归、知母、玄参、穿山甲、路路通、王不留行），配以猪前蹄两只煨汤，吃猪蹄、喝汤，用治气血亏虚或经络瘀滞少乳者，确有显效。不过，应嘱患者在产后一月内用之，才有效验。

上列二药皆为药食兼备之品，药力缓和，配其他温肾散寒药同用，其效更佳。

【用法】本品煮食或煎汤内服：每次用 2 只。外用：适量，捣烂或煮膏涂敷。肾火炽盛者、孕妇、备孕者忌服。

（潘成祥　整理）

# 麋　脂

【药名】麋脂（别名：宫脂），在《神农本草经》后的本草文献中又名麋膏、糜膏等。

【经文】麋脂，味辛，温。主痈肿，恶疮，死肌，风寒湿痹，四肢拘缓不收，风头肿气，通腠理。

【文译】麋脂，味辛，性温。主治痈肿、疮疡破溃后流脓不止、肌肉坏死难以收口、风寒湿痹，以及四肢拘挛不能伸缩之症。也能治疗风邪伤头而发作肿痛，用之能疏通腠理。

【药源】本品为鹿科动物麋鹿的脂肪。麋鹿捕杀后，剥皮，剖腹，取出脂肪，置锅中以小火炼出油，除去油渣，冷去后，装入容器中。麋鹿在清代饲养于北京南苑，无野生，后被运至英国，我国绝迹。二十世纪 80 年代英国政府归还我国部分个体，现饲养于北京和江苏两地，为国家一级保护动物。

【药理】药源缺乏，对其治疗各种病症的有效成分及其药理作用缺乏足够的研究。

【师说】麋脂，药用鹿科动物麋鹿的脂肪。其味辛，性温。无毒。归心、肝经。临床应用如下。

（1）发散风寒。本品辛能发散，温能祛寒，故能开腠理，散风寒，用治头面风邪而作肿痛。可用本品配荆芥、防风、羌活、藁本、苏叶、薄荷、蝉蜕、生薏苡仁、泽兰、泽泻、石楠叶、川芎、白芷等治之。

（2）祛风湿。本品辛温，辛能行气活血，温以燥湿通脉止痛，用治风寒湿痹、肢体麻木疼痛。可将皂刺、生姜、附子、追地风各适量捣如泥，用麋脂调膏外敷患处。

（3）消肿生肌。本品能活血消肿，去腐生肌，可治恶疮、死肌、痈肿，也治年少气盛而生疮（痤疮之类），外用涂之多能消痤。

（4）润养肌肤。本品质润，通利血脉，善滋养、柔润肌肤，有美容作用，为护肤养颜美容之佳品。

总之，麋脂具有祛风湿、通血脉、开腠理三大功效。临床多作辅助药。麋鹿为国家一级保护动物，药源缺乏，因此，本品当今临证很少用之。

【用法】本品内服：10～15g，烊化冲服。外用：适量，涂敷患处。本品畏大黄。

（潘成祥　整理）

# 丹雄鸡

【药名】丹雄鸡。

【经文】丹雄鸡，味甘，微温。主女人崩中，漏下赤白沃。补虚温中，止血，通神，杀毒，辟不祥。

头，主杀鬼，东门上者尤良。

肪，主耳聋。

肠，主遗溺。

肶胵裹黄皮，主泄利。

屎白，主消渴，伤寒寒热。

黑雌鸡，主风寒湿痹，五缓六急，安胎。

翮羽，主下血闭。

鸡子，主除热，火疮，痫，痉。可作虎魄神物。

鸡白蠹，肥脂。

【文译】丹雄鸡的鸡肉，味甘，性微温。主治女子阴道忽然大量流血，或月经停止后又见下血淋漓不断，女子带下赤白。能温中补虚，能止血，久服能通神明，也能解毒避秽。

鸡头，主要用雄鸡头。能驱除鬼魅之邪，生长在东门外的雄鸡效用更好。

鸡脂肪，主治耳聋。

鸡肠，主治遗尿，小便频数不禁，止遗精、白浊。

肶胵裹黄皮（鸡内金），主治泄泻、痢疾。

屎白（鸡屎白），主治消渴及感染寒邪而恶寒发热。

黑雌鸡，即今之乌鸡。其味甘、酸，性平。主治风寒湿痹，还能安胎、安定心神。

翮羽（翅膀上的羽毛），主治瘀血闭经。

鸡子，即鸡蛋。能消除发热。主治烧伤、痫痉。可制作成虎魄一样的神物。

鸡白蠹，像鸡脂肪一样肥物，能增长人体脂肪。

【药源】为雉科动物家鸡中带红色羽毛的公鸡。其肉、血、头、脑、翅羽、鸡内金、肝、胆、肠、口涎均可供药用，全国各地均有饲养。

【药理】鸡内金含胃激素、角蛋白、微量胃蛋白酶、淀粉酶、多种维生素，并含赖氨酸、组氨酸、精氨酸等18种氨基酸及铝、钙、铜、铁、镁等多种微量元素。能促进胃腺分泌，增强胃运动，有抑制肿瘤细胞的作用，其还能加速放射性锶的排泄。

【师说】丹雄鸡，为家鸡中生长红色羽毛的公鸡。其全身多个部位的器官均可入药用，而《神农本草经》文中的丹雄鸡应指红毛公鸡的肉，其味甘，性温。

归脾、胃经。具有补中益气功效，可治虚劳羸瘦，病后胃呆纳少；妇女血崩、漏下赤白的分泌物。鸡肉能补益虚损，温煦内脏，止血，通达神明，清解毒邪，祛除不祥之邪，亦可治疗产后缺乳等。

鸡头，能驱除鬼魅之邪。

鸡油，主治耳聋、头秃、发落。

鸡肠，用治小儿遗尿，成人遗精、尿浊、消渴等。

肶胵裹黄皮，即今常用的中药鸡内金。具有健脾胃、助消化、止遗尿、化结石等功效。主治积食停滞、消运不良，妇女月经夹有瘀块，食积腹泻，肝、胆、肾结石及淋证。当今也用治萎缩性胃炎、胃石症及扁平疣等。

鸡屎白，即鸡粪中的白色部分，又叫鸡矢白。主治消渴、伤寒致恶寒发热，也治转筋、石淋、小便不利、中风失音、痰迷神昏等，还可消除癥痕。

鸡翻羽，即鸡翅膀上的羽毛。主治妇女瘀血经闭、月经稀发、阴疮阴痒、阴蚀，以及男子阳痿、尿失禁、小儿夜啼、痈疽等证。

黑雌鸡，即今称之为乌鸡。其性味甘、酸，温、平。能安胎，安定神志。可治风寒湿痹。

鸡子，即母鸡所生的鸡蛋。其性味甘，平。无毒。可镇安心神，安五脏，止惊，安胎，可治产后虚损等，亦治发热、火疮。

鸡白蠹，即母鸡之肥脂，也能入药，将其煎熬成油涂敷，能治火疮。

**附:（1）鸡胆**

鸡胆，即鸡的胆囊及胆汁。其性味苦，寒。入肝、胆经。具有清热止咳、祛痰、明目等功效，可治百日咳、慢性支气管炎、痢疾等。外用点眼治疗眼疾，外涂治疗痔疮等。

**附:（2）鸡血**

鸡血，即鸡的血。其性味咸，平。入心、肝经。有祛风、安神、活血、解毒之功效。可治小儿惊风、筋骨折伤、口眼歪斜、痈肿疮疥等。

**附:（3）鸡肝**

鸡肝，即鸡的肝脏。其性味甘，微温。入肝、肾经。具有补益肝肾的功效，可治目暗、夜盲、小儿疳积、萎黄病、产后血虚、崩漏等。

**附:（4）鸡子白**

鸡子白，即鸡蛋白，也即鸡蛋清。具有清热解毒功效，可治热毒肿痛、丹毒、妇女宫颈糜烂等，亦可外用。

## 附：（5）鸡蛋壳

鸡蛋壳，即鸡蛋的壳。有止胃酸、止血、敛疮等功效。可治胃痛呕吐酸水、反胃、吐血、咳血、衄血、便血、小儿佝偻病、手足抽搐等，也可研末调服治疗胃溃疡及皮肤湿疹等。

## 附：（6）鸡子黄

鸡子黄，即鸡蛋黄。其性味甘，平。入心、肾经。具有滋阴养血、润燥、息风等功效。可治阴虚之心烦不眠、突然呕血不止、胎漏下血等，也可治疗肺结核之潮热、盗汗、咳嗽、咯血等。熬油外用，可治烧烫伤。

【用法】丹雄鸡中的鸡内金，煎服：3～10g。研末服，每次1.5～3g，研末用效果比煎剂好。或入丸、散剂服。外用：适量，研末调敷，纯虚无积者慎用。

丹雄鸡中的其他药用部位可以适证用量。有的属药、食同源，既可入药，又可食用，可择善而从，适证取量用之。

（潘成祥　整理）

# 雁　肪

【药名】雁肪（别名：鹜肪），在《神农本草经》后的本草文献中又名雁膏等。

【经文】雁肪，味甘，平。主风挛拘急，偏枯，气不通利。久服益气，不饥，轻身，耐老。

【文译】雁肪，味甘，性平。主治风邪袭人致肢体痉挛僵硬，半身瘫痪，患侧气血不通畅。长期服用雁肪能使人增添气力，没有饥饿感，身体轻健，并能延缓衰老。

【药源】为鸭科动物白额雁、鸿雁等的脂肪。主要分布于东北北部、内蒙古东部、东北南部、黄河上游、长江下游等地。冬季捕捉，除去羽毛及内脏后，剥取脂肪，鲜用或炼油备用，白额雁为国家二级保护动物。

【药理】药源缺乏，对其治疗各种病症的有效成分及其药理作用缺乏足够的研究。

【师说】雁肪，药用鸭科雁属动物白额雁、鸿雁等野雁的脂肪。其味甘，性平。无毒。归心、肝、胃经。其功效、主治如下。

（1）活血祛风。多用于中风风邪偏客半身，瘀阻不通，血气不利，以致半身偏枯不遂、手足拘挛等症。用暖酒一杯，以雁肪一匙和之饮服，此即雁肪酒，持续服之，有效。

（2）清热解毒。用于疮痈肿毒等热毒较盛之证，用雁肪配金银花、连翘、杠板归、四叶青、野菊花、蒲公英、紫花地丁等可治疗疮痈肿毒。

（3）和胃止呃。用于湿热积滞中焦，以致胃失和降而作胸脘烦满、痞塞、呃逆等症，用雁肪配甘草、当归、桂心、人参、白芍、石膏、桃仁、柿蒂、丁香、降香、大枣、大黄等同煎温服。

此外，本品久服能长毛发，生须眉，壮腰膝，提振足痿无力等。

### 附：雁肉

雁肉，其味甘，性平。入肺、胃、肝、肾经。其功效为祛风通络、补肾壮腰、强筋健骨，用治肝肾不足，筋骨痿软无力，毛发不泽、脱落，或风湿阻络日久，闭塞筋脉致关节疼痛等症。可清炖或烧、炒食用之。

【用法】本品内服：适量。煎汤或炼油用。外用：适量，涂敷疮肿患处。

（潘成祥 整理）

# 鳖 甲

【药名】鳖甲，在《神农本草经》后的本草文献中又名鳖壳、甲鱼壳、脚鱼甲、团鱼甲、鳖盖子等。

【经文】鳖甲，味咸，平。主心腹癥瘕，坚积，寒热。去痞，息肉，阴蚀，痔，恶肉。

【文译】鳖甲，其味咸，性平。主治胸腹部癥瘕，顽固坚硕的积聚及恶寒发热病症。能够消除胀气，也能治疗多种息肉病、男女下阴部溃疡、痔疮及坏死之肉。

【药源】本品为鳖科动物中华鳖及山瑞鳖的背甲。鳖全年均可捕捉，以秋、冬二季为多，用水浸泡，去净皮肉，洗净，晒干。鳖甲砂炒后醋淬即醋鳖甲。置干燥处，防蛀。以酥炙黄色为优。

【药理】本品含动物胶、角蛋白、碘质、维生素 D、肽类、天冬氨酸、苏氨酸、谷氨酸等 17 种氨基酸，及钙、钠、铝、钾等 10 多种微量元素。鳖甲粗多糖具有一定的辐射防护作用。鳖甲提取物有抗肿瘤作用。鳖甲还有抗疲劳及耐缺氧、抗突变、保肝、增强免疫、抗肝肺肾纤维化等功效。

【文摘】

《名医别录》 疗温疟，血瘕，腰痛，小儿胁下坚。

《备急千金要方》 牡痔生肉如鼠乳……鳖甲主之。

《药性本草》 主宿食、癥块、痃癖气、冷瘕、劳瘦，下气，除骨热、骨节间劳热、结实壅塞。治妇人漏下五色羸瘦者。

《景岳全书》 鳖甲能消癥瘕坚积，疗温疟，除骨节间血虚劳热，妇人血癥，恶血漏下五色，经脉不通，治产难，能堕胎及产后，寒热阴脱，小儿惊痫，斑痘，烦喘，亦消疮肿肠痈，扑损瘀血，敛溃毒，去阴蚀，痔漏，恶肉，然须取活鳖大者，去肉，用醋煮干炙燥用之，若诸煮熟肋骨露出者不堪用。

《本草纲目》 除老疟母，阴毒腹痛，劳复、食复……产后阴脱，丈夫阴疮，石淋，敛溃痈。

《本草经疏》 妊娠禁用，凡阴虚胃弱、阴虚泄泻、产后泄泻、产后饮食不消、不思食及呕恶等证咸忌之。

《重订石室秘录》 鳖甲同柴胡并用，又以诸补阴之药合而攻之也。盖鳖甲乃至阴之物，逢阴则入，遇阳则转。即此二味，原是治阴经之邪热，况又用于纯阴同队之中，有不去阴邪而迅散哉？

《本草新编》 鳖甲善能攻坚，又不损气，阴阳上下有痞滞不除者，皆宜用之。但宜研末调服，世人俱炙片入汤药中煮之，则不得其功矣……或疑鳖甲善杀痨虫，有之乎？曰：不杀痨虫，何以能除痨瘦骨蒸……鳖甲杀虫，而又补至阴之水，所以治骨蒸之病最宜。

《本经逢原》 鳖甲，入厥阴肝经及冲脉，为阴中之阳，阳奇偶阴，故取双肋为肝经向导……凡骨蒸劳热自汗皆用之，为其能滋肝经之火也。与龟甲同类，并主阴经血分之病。龟用腹，腹属肾，鳖用肋，肋属肝，然究竟是削肝之剂，非补肝药也。妊妇忌用，以其能伐肝破血也，肝虚无热禁之。

《得配本草》 鳖甲，恶矾石、理石，忌薄荷……凡暑邪中于阴分，出并于阳而热，入并于阴而寒者，得此治之，自无不愈。得青蒿治骨蒸，配牡蛎消积块，佐桃仁、三棱治奔豚气痛，调鸡白敷阴疮……宜煎服，不宜入丸，如误服甲末，久则成鳖瘕，冷劳癥瘕人不宜服，其性燥，血燥者禁用。

《医方捷径》 不可与鸡子同食。

《临床应用汉方处方解说》 药效：清热、强壮、解毒。用途：结核热，硬结，增强体质。

【今用】国医大师朱良春 复方鳖甲软肝片（鳖甲、莪术、赤芍、当归、三七、党参、黄芪、紫河车、冬虫夏草、板蓝根、连翘）具有明显的抗肝纤维化作用，原用于治疗慢性乙肝和早期肝硬化。……该药有改善病人营养状态和抗贫血作用。治疗组治疗后血浆黏度和红细胞聚集指数明显下降，提示该药能改善CRF病人的血液流变学，明显延缓纤维化进展，具有抗肾纤维化的作用。……张健英等采用杞参鳖甲丸治疗糖尿病视网膜病变60例，基本方由黄芪、沙参、山药、苍术、麦冬、牡蛎、鳖甲、枸杞子、玄参、天花粉、生地黄、葛根等组成。早晚各服1丸，1个月为1个疗程，共用2个疗程，总有效率93.3%。程样才用升麻鳖甲汤加减治疗血小板减少性紫癜、荨麻疹、过敏性紫癜、风湿热合并斑疹，方用升麻10g，当归15g，川椒5g，甘草10g，鳖甲30g，雄黄0.5g（分冲），僵蚕15g，蝉衣10g，随症加减，共奏解毒祛风、活血散瘀之功。（详见《朱良春全集·常用虫药卷》）

皖东名医龚士澄 （1）治吐血便血。胃及十二指肠溃疡，皆能吐血、便血。此因湿邪久渍于内，既蚀内膜，亦伤血络，血由口吐出，或随大便下行。我尝用醋炙鳖甲 30g，煅海蛤壳 30g，干地黄 30g，生甘草 15g，同研细粉，和匀瓶收，每顿饭前 1 小时，温开水调服 6g。此药粉吸湿止血，解毒生肌，对消化道溃疡出血，止血作用相当明显。（2）缩肝脾肿大。对于肝炎、疟疾等病所致的肝脾肿大，或兼阴虚潮热，我们惯用醋炙鳖甲 15g，丹参 12g，青蒿梗、银柴胡各 10g，牡丹皮 8g，橘络、甘草各 5g，清水煎服，对肿大肝脾有明显的缩小作用。单纯性脾肿大（疟母），虽年深日久，我们用鳖甲煎丸（中成药）治之两个月左右，亦可消除脾肿大或使之明显缩小，完全无效者较少见。（详见《临证方药运用心得》）

**北京著名医家焦树德** 鳖甲味咸、性凉。是常用的滋阴清热药。并有软坚散结的作用，兼能平肝潜阳。因阴虚内热而见骨蒸劳热，盗汗湿发、潮热颧红、肺痨干咳、痰中带血等症，可用本品滋阴清热，常配合银柴胡、秦艽、青蒿、地骨皮、知母、当归、乌梅、白芍、生地、玄参等同用。疟疾久久不愈，左胁下出现硬块，名曰"疟母"（脾肿大）。本品咸能软坚，散结消癥。可用本品醋炙研末服，每日二三次，每次一钱。也可将本品与柴胡、黄芩、党参、半夏、桃仁、丹皮、射干、生牡蛎、三棱、莪术等同用。妇女经闭，气血流通不畅，腹中瘀积结滞而生癥块者，可用本品配合桃仁、红花、当归尾、赤芍、生大黄、三棱、桂枝、炙山甲等同用，以通经消癥。（详见《用药心得十讲》）

**上海著名医家叶显纯** 鳖甲滋阴力佳，具有潜阳息风作用。如《温病条辨》二甲复脉汤配牡蛎、龟甲、白芍、地黄等治温病热邪深入下焦、舌红绛而干、手足蠕动、欲成痉厥之症，可认为该功能是《神农本草经》以后医家之发明。……鳖甲用于退虚热，以阴虚者为宜，若属气阴两虚者，还可配黄芪等同用，笔者曾用治暑季低热症，获效。（详见《神农本草经临证发微》）

【师说】鳖甲，为鳖（甲鱼）的背甲。其味咸，性平。主入肝、脾经。其功效为滋阴潜阳，退虚热，软坚散结。能治阴虚动风证及阴虚内热证，也能治疗癥瘕、积聚、疟母等病症，临床应用如下。

（1）育阴抑火退劳蒸。临证用于阴液亏耗、虚热内扰病症。可治骨蒸劳热自汗、夜热甚，并能杀痨虫；还治余邪发热之夜热早凉、汗多、渴饮等病症。可用鳖甲配知母、地骨皮、牡丹皮、银柴胡、玄参、生地、白薇、炙百部、黄芩、青蒿等治之。

（2）滋阴潜阳平肝亢。鳖甲可在滋补肝肾阴液的基础上平肝潜阳。对于眩晕头痛、风痫、晕厥等，可用鳖甲配钩藤、龙骨、牡蛎、玄参、白芍等治之。

（3）清热止痛消疮肿。鳖甲养阴之中更能清热、止痛，也能排脓消痈肿。对于肠痈、肛门痔瘘、阑尾脓肿、盆腔脓肿、龟头痛肿、睾丸脓肿等，我用鳖甲配金银花、连翘、鱼腥草、泽兰、泽泻、四叶参、蚤休、升麻、生甘草等治之。

（4）止漏下出血证。对于妇女漏下出血不已，可用鳖甲配伍地榆炭、仙鹤草、茜草炭、煅乌贼骨等治之。

（5）通淋闭。鳖甲炙后研末服，能治疗砂石淋证。亦可用鳖甲配金钱草、石韦、冬葵子、海金沙、鸡内金、牛膝等治之。

（6）软坚散结消癥瘕。我常用鳖甲据证配伍治疗癥瘕、积聚、疟母及体内各器官出现的痰瘀气结证。可用鳖甲配当归、丹参、莪术、枳壳、三棱、制胆星、法半夏、浙贝母、皂刺、王不留行等治之。

我在临床上也喜用鳖甲治疗腰腿痛、小腹拘紧、时有虚汗。也与适证方药相配治疗鼻、声带、食道、胃肠、子宫等部位多发的息肉、肌瘤、囊肿及肝脾肿大。我也常以鳖甲配附片、乌梅、生薏苡仁、夏枯草、象贝、牡蛎、穿破石、鬼箭羽、三棱、莪术、香附、桃仁、红花、鸡内金、山楂等治疗肝肾、卵巢、宫颈口多发囊肿等。

此外，鳖甲也具有抗肝、肺纤维化，以及抗肿瘤和调节免疫功能等作用，也有延缓疲劳的发生和加速躯体疲劳的消除等作用。

总之，我用鳖甲一为滋补阴液，清虚热；二为软坚散结，治诸多部位癥瘕、积聚、结节、囊肿、息肉。

鳖甲与龟板相较：两者皆能滋阴潜阳，治疗阴虚发热、骨蒸潮热、阴虚阳亢等证。但鳖甲长于滋阴退虚热，又可软坚散结。而龟板滋阴力强，又善益肾壮骨，养心补血，固精止血。可在临床上区别选用。

【用法】本品入煎内服：10～15g，宜先煎。砂炒醋淬后入煎，其有效成分易于煎出，也能去其腥气。软坚散结、滋阴潜阳宜生用，可打碎入煎。阳虚无热、胃弱呃逆呕哕、脾胃虚寒、泄泻及孕妇应当忌用。

（潘成祥　整理）

# 鮀鱼甲

【药名】鮀鱼甲，在《神农本草经》后的本草文献中又名鼍甲、土龙甲等。

【经文】鮀鱼甲，味辛，微温。主心腹癥瘕，伏坚积聚，寒热，女子崩中下血五色，小腹阴中相引痛。疮疥，死肌。

【文译】鮀鱼甲，味辛，性微温。主治心胸、腹部癥瘕，并能祛除顽固的积聚及恶寒发热病症。能治疗女子下血伴杂色带下，并治小腹与阴器掣痛、疥疮和坏死之肉等。

【药源】鮀鱼甲源于鼍科动物扬子鳄的甲片。生于江、河、湖泊附近沿岸及小竹丛的地方。分布于苏、皖、浙、赣等地。是国家一级保护动物，禁捕，现已不可药用。

【药理】本品外壳表皮由 β-角蛋白质组成。鳞甲含大量骨胶原，具有增强免疫、防骨质疏松、消除关节疼痛、改善皮肤等作用，本品可能引起食物过敏。

【师说】鮀鱼甲，亦称鼍甲，为鼍科动物扬子鳄的鳞甲。其味辛，性微温。有毒。入心、肝经。据本草文献记载，鮀鱼甲临床应用如下。

（1）破血逐瘀。本品擅长破血逐瘀，攻削癥瘕积聚，用治癥瘕痞块，亦治妇女瘀血所致的崩中漏血，以及瘀血导致的少腹及阴中疼痛。

（2）消肿生肌。本品能活血消肿，去腐生肌，用治恶疮溃破久不收敛。本品亦能化瘀血，使营卫和畅而不壅遏，则疮疡、疥癣、坏死肌肉等皆可消除。

（3）杀虫止痒。本品能解毒杀虫，祛湿止痒，故可治疗疥癣瘙痒等。

由上可见，鮀鱼甲之主要功效为逐瘀，消积杀虫，临床多用之治疗癥瘕积聚、崩中、带下、疥癣、恶疮等，其以逐瘀血，散恶血见长。但因扬子鳄为国家一级保护动物，严禁捕杀，故其药用价值已难践行体验。

【用法】本品内服：炙酥，煎汤，10～15g。因有活血破瘀等功效，对孕妇应忌服。

（潘成祥　整理）

# 蠡 鱼

【药名】蠡鱼（别名：鲖鱼），在《神农本草经》后的本草文献中又名黑鱼、玄鳢、乌鳢等。

【经文】蠡鱼，味甘，寒。主湿痹，面目浮肿，下大水。

【文译】蠡鱼，味甘，性寒。主治湿痹及面目浮肿，能消除严重的水肿。

【药源】蠡鱼源于鳢科动物乌鳢的肉，实为当今的乌鱼（黑鱼、乌鳢）。为硬骨鱼类月鳢科的鱼。我国除西部高原地区外，都有分布，生于河、湖水沟中，一年四季均可捕食。

【药理】本品含蛋白质、脂肪、灰分、钙、磷、铁、硫胺素、核黄素、烟酸等。硫胺素可治脚气病；核黄素可治口角炎、唇炎、舌炎、眼结膜炎和阴囊炎等；烟酸有较强的扩张周围血管作用，临床用治头痛、偏头痛、耳鸣、内耳眩晕病等。

【师说】蠡鱼，即乌鳢，俗称乌鱼，药用其肉或全体。其味甘，性寒。入肺、脾、肾经。其应用如下。

（1）利水渗湿。本品甘淡利尿，寒可清热，有利水渗湿作用，可消水肿。

（2）清热利湿。本品有清热利湿功用，可治风湿热痹、关节红肿疼痛。

（3）健脾和中。脾为后天之本，若脾失健运，用之可健脾利湿，补中益气。可配姜调味食之。也可治大便溏泻。

（4）解毒杀虫。本品有解毒杀虫、敛疮生肌之效，可用治风疮疥癣。

（5）补气养血。本品为血肉有情之品，既能益精血，又可补阳气，故有气血双补之效，本品可与茴香配用，治疗下元虚损。

**附:（1）乌鱼血**

乌鱼血，味甘，性平。入肝、肾经。为血肉有情之品，能补益肝肾，并能强健腰膝，用治肝肾亏虚，腰膝酸软无力。内服 30 ～ 60g。

**（2）乌鱼胆**

乌鱼胆，味苦，性寒。入肺、肝经。功效应用如下。①清热毒。本品可清泻肺热，解毒利咽，用于发热，咳嗽，咽喉肿痛。②明目退翳。本品能清肝泻火，有明目退翳之效，用治目生云翳。内服，用 1 ～ 2 个，取汁冲服。

【用法】本品内服：可煮食，或在火上烤熟食，200 ～ 250g。晒干或烤干研末，每次 10 ～ 15g。外用：适量，捣如泥外敷。

（潘成祥　整理）

# 鲤鱼胆

【药名】鲤鱼胆，在《神农本草经》后的本草文献中又名鲤子胆、毛子胆、红鱼胆等。

【经文】鲤鱼胆，味苦，寒。主目热赤痛，青盲，明目。久服强悍，益志气。

【文译】鲤鱼胆，味苦，性寒。主治目赤肿痛，或眼睛外观正常，但看不见东西，用之能使视物清晰。长期服用使人身体强壮，记忆力增强。

【药源】鲤鱼胆源于鲤科动物鲤的胆囊。身背部呈纯黑色、侧浅的下方近金黄色，鱼腹淡白色，尾部橙红色。胆囊内有胆汁，呈黄绿色。我国除西藏外，其他各地均产，多生于河、湖、沟塘里，一年四季均可捕杀，用其胆。

【药理】本品除含胆汁一般常有的胆汁酸、胆汁色素、脂类等外，还含鲤甾醇（在鲤体中，胆甾醇可变为鲤甾醇）。还含有鹅脱氧胆酸。具有清热明目、散翳消肿等作用。

【师说】鲤鱼胆，为鲤科鲤属动物鲤鱼的胆囊。其味苦，性寒。入心、肝、脾经。具有清热、消肿、明目、退翳等功效。临床应用如下。

（1）清热明目。本品苦寒清热，善清肝胆之火而明目，故能治疗目赤肿痛、青盲、白睛溢血等。可用鲤鱼胆 5 枚配黄连，用胆汁调黄连末，配蜜少许涂敷目眦。若目中生翳，用胆汁阴干研细末，用少许点眼治之。

（2）增力强志。本品长期服用，能使人勇猛强悍，气力充沛，记忆力增强。

（3）清热解毒。本品味苦，能泻火解毒消肿。寒能清热，治疗喉痹、白喉等咽喉病症。

（4）补益肾精。本品能治疗阳痿或精关不固而致的遗精、滑精，亦能治耳聋。

总之，本品所治病证以热邪致目赤肿痛及目生翳膜为主，故为清热明目退翳之要药。

### 附：鲤鱼肉

鲤鱼肉，性平，味甘。归脾、肾精。其功效为利水消肿，下气通乳。用治水肿胀满、脚气、黄疸、咳嗽气喘、乳汁不通等。

鲤鱼肉也用治子宫癌、乳腺癌、血友病及肾炎早期、恢复期，泌尿道感染及肾病综合征水肿明显者，肺气失宣尿解不畅，产后气血亏虚致奶水不足，均可煮汤温服汤汁，或食用鱼肉。外感邪盛者，勿食。

【用法】本品内服：入丸、散，1～2.5g。外用：适量，可取汁点眼，或外涂肿毒等。

（潘成祥　整理）

# 乌贼鱼骨

【药名】乌贼鱼骨，在《神农本草经》后的本草文献中又名海螵蛸、乌鲗骨、墨鱼盖等。

【经文】乌贼鱼骨，味咸，微温。主女子漏下、赤白、经汁，血闭，阴蚀肿痛，寒热，癥瘕，无子。

【文译】乌贼鱼骨，味咸，性微温。主治月经淋漓不尽、带下赤白、闭经、下阴部溃疡伴肿胀疼痛、恶寒发热、癥瘕积块、不孕症等。

【药源】本品为乌鲗科动物无针乌鲗或金乌鲗的内壳，主产浙江、福建、广东、山东、江苏、辽宁等沿海地区。收集从乌鲗鱼中剥下之内壳，或于4—8月间，捞取漂浮在海边的乌鲗内壳，漂净，晒干备药用，以身干、体大、色白、完整者为佳。

【药理】本品含大量碳酸钙、壳角质、黏液质，少量磷酸钙、氯化钠及镁、钾、锌、铜、铁、锰、铝等10多种微量元素。此外，本品内壳中含蛋氨酸、天冬氨酸、谷氨酸等17种氨基酸。本品具有制酸、抗消化性溃疡、抗肿瘤、抗放射、接骨、止血、清创等作用。

【文摘】

《珍珠囊补遗药性赋》　乌贼骨是海螵蛸，退翳杀虫，治崩攻痢……味咸，微温，无毒。疗阴疮，治耳聋。

《本草经疏》　乌贼鱼骨，味咸，气微温无毒，入足厥阴、少阴经。厥阴为藏血之脏，女人以血为主，虚则漏下赤白，或经汁血闭，寒热癥瘕；少阴为藏精之脏，主隐曲之地，虚而有湿，则阴蚀肿痛，虚而寒客之则阴中寒肿；男子肾虚，则精竭无子，女子肝伤，则血枯无孕；咸温入肝肾，通血脉而祛寒湿，则诸证除，精血足，令人有子也。

《景岳全书》　海螵蛸专治血病，疗妇人经枯血闭，血崩血淋，赤白带浊，血瘕气癥，吐血下血，脐腹疼痛，阴蚀疮肿，亦治痰疟，消瘿气及丈夫阴中肿痛，益精固精，令人有子；小儿下痢脓血，亦杀诸虫，俱可研末饮服。尤治眼中热泪，磨翳去障，并宜研末和蜜点之，为末可敷小儿疳疮、痘疮臭烂、脓湿下疳等疮。跌打出血，汤火诸疮，烧灰存性酒服。治妇人阴户嫁痛，同鸡子黄涂。小儿重舌鹅口，同蒲黄末敷。舌肿出血如泉，同槐花末吹鼻止衄血，同麝香吹耳治聘耳耳聋。乌贼鱼善补益精气，尤治妇人血枯经闭。

《医方十种汇编·药性摘录》　海螵蛸入肝活血，入肾除寒逐湿。治血病因于寒湿，而见阴户肿痛、血瘕、血崩、血闭、腹痛环脐及丈夫阴肿、下痢疳疾。外治目翳泪出、聘耳出脓、舌肿出血、小儿脐疮等症皆效。

《徐大椿医书全集》　海螵蛸一名乌鲗骨，即墨鱼骨。性味咸温，入肝、肾、血分，除湿止血，治崩漏肠风。肉：酸平益气，通利月经。

《成方便读》　女子以肝用事，海螵蛸入肝经血分，其性燥而兼涩，可固可宣，为带下崩中之要药。

《现代实用中药（增订本）》　效用：为制酸药。对于胃酸过多、胃溃疡及肺结核、小儿软骨病、怀孕妇人带下、子宫出血等有效。磨成细粉，撒布于伤口包扎止血极效。外用于下疳、阴囊湿疹、弛缓性溃疡。

《疡医大全·卷之二十》　小儿脐汁不干：海螵蛸研细末干掺……臁疮并诸疮不收口，海螵蛸研极细末，搽之。

【今用】内蒙古名中医邱德锦　咸能润下，润下即可降逆除痞，如大承气汤之治痞满燥实是也。夫呃逆者，不论其为胃寒、胃火，脾肾阳虚，胃阴不足等不同病因，均为胃气上逆之证。乌贼骨既能润下，治呃逆理当有验。扩而充之，治一切气逆之证，亦必有效也。旋覆代赭汤之所以能降逆化痰者，因方中旋覆一味，辛苦咸微温，能润下之故，故有诸花皆升，唯旋覆独降之说……乌贼骨咸以入肾，有收敛之功用，能治吐血、鼻衄，足见其具降逆之效。邱老将乌贼骨用于手术后呃逆和梅核气各1例收效，前证多虚，后证多实，表明乌贼骨治呃似乎可起到补与泻的双向作用，有待进一步验证。（详见《当代中医大家临床用药经验实录》）

广州名中医关国华　乌贼骨，主治：中心性浆液性脉络膜视网膜炎、外伤性眼内出血、后部葡萄膜炎、视网膜静脉周围炎、高度近视之黄斑出血、老年性黄斑变性之视网膜出血或玻璃体出血。指征：眼底有渗出物沉积、视网膜出血、大量玻璃体积血。配伍：乌贼骨12g，配仙鹤草12g，茜草12g，白及12g，治早期眼外伤引起的眼内出血，静脉周围炎、老年黄斑变性、高度近视引起的眼底出血；配夏枯草15g，浙贝母12g，昆布15g，海藻15g，莪术12g，治渗出性眼底病及出血晚期。禁忌：血管阻塞引起的眼底出血早期不宜使用。因其收涩止血，可使病情加重。用量：6～15g。体会：该药有涩肠作用，长期服用可致便秘，宜合并使用润肠药。（详见《方药传真·关国华》）

**安徽省名中医龚士澄**　　乌贼骨制酸止痛，收敛中兼能化瘀，对治疗胃、十二指肠溃疡病，可谓要药，与瓦楞子有类似之处。然瓦楞子软坚消积偏长，乌贼骨止血祛湿偏长；瓦楞子须煅用，用量宜大，每次 10 ～ 20g，乌贼骨体轻，用量宜小，每次 5 ～ 10g。我们用乌贼骨 70g，浙贝母 50g，参三七 30g，生甘草 20g，均研细粉，和匀，过 80 目筛，瓶盖收紧，每日 3 次，每次 6g，于饭前 1 小时用温开水调糊服下，治消化道溃疡，制酸止痛止血良效。止带下、漏下：①我们用乌贼骨 10g，凤尾草 15g，墓头回、土茯苓、萆薢各 12g，苍术、炒黄柏各 9g，煎汤内服，治疗湿热下注，黄带、白带；②用乌贼骨 10g，蜀羊泉、仙鹤草各 12g，大蓟、小蓟各 15g，生地榆、茜草各 9g，艾叶炭 6g，炙黄芪 20g，治气虚不摄漏下，血小板减少致月经出血量多、期长。本品止带、止血作用显著。（详见《临证方药运用心得》）

**北京著名医家焦树德**　　前人经验，用乌贼骨、茜草为末，以雀卵为丸，用鲍鱼汤送服，可治女子伤肝、血枯经闭之证。我在临床上曾用此方配合应证汤药，治疗青年女子找不到原因的经闭，并有骨蒸潮热、消瘦盗汗，收到了满意的效果。……本品有通血脉、活经络、祛寒湿的作用。前人常用此药治疗久年胃脘痛、吐酸泛水等症，有通络、活血、止痛、制酸的效果。常随证配合高良姜、香附、五灵脂、丹参、白芍、当归、乌药等同用。近些年来，各地报道以本品配合白及、贝母、甘草等为粉末冲服用于溃疡病出血及溃疡病的治疗，收到了良好的效果。（详见《用药心得十讲》）

**广州名中医周伯康**　　海螵蛸，主治：溃疡病、慢性胃炎、宫颈炎、附件炎。指征：胃脘疼痛、嗳气吞酸、空腹尤著，或食后脘胀、大便多秘结、精神欠佳、睡眠不好；妇人白带或带黄、带赤，或经久不愈，或伴有小腹疼痛、腰酸疲倦、痛经或经闭，甚至出现寒热之症。配伍：海螵蛸 15g，配佛手 12g，党参 20g，蒲公英 20g，白芍 15g，甘草 6g，麦芽 30g，鸡内金 15g，合欢皮 15g，熟酸枣仁 15g，夏枯草 12g，治胃脘痛胀；便秘，上方加冬瓜仁 15g；海螵蛸 15g，配党参 20g，怀山药 20g，苍术 12g，白术 12g，车前草 15g，陈皮 6g，甘草 6g，栀子 10g，白芍 12g，柴胡 10g，荆芥炭 12g，治白带以湿热为主者；上药去白芍，加赤芍 12g，茜根 6g，治赤白带下；海螵蛸 15g，配柴胡 12g，白芍 15g，当归 12g，白术 12g，茯苓 15g，香附 10g，甘草 6g，丹皮 10g，治白带及经期不调，经来腹痛，畏寒或有低热；如经来皮肤肿胀，上方加苏叶 12g。禁忌：阴虚火旺、小便短赤宜慎用。用量：煎剂，常用量 15g，最大量 30g；研末内服，3g。体会：早在《黄帝内经》中就有"四乌贼骨一藘茹丸"治"血枯经闭"的记载，此方沿用至今仍不失为妇科良剂。对妇人常见的带下证，余于辨证方当中加入海螵蛸 15g，临床无不效者。若带下日久不摄者，用海螵蛸、广鱼鳔（煮烂）等量，杵丸如绿豆大，每次 6g，每日 1 ～ 2 次，淡菜煎汤送下，久服有效。大便溏稀者，海螵蛸宜炙用。（详见《方药传真》）

【师说】乌贼鱼骨，即今之乌贼骨，亦称之海螵蛸，其味咸、涩，性微温。

归肝、肾经。具有止带、固精、止血、制酸、敛疮等功效。我在临床上常用之治疗以下病证。

（1）带下病。本品温涩收敛，有止带之功，且以止带见长。对脾肾亏虚，带下清稀者，可用乌贼骨配鹿角霜、苍术、白术、山药、芡实、茜草、煅牡蛎、五倍子等治之。

（2）血证。本品内服、外用均有收敛止血功效，能治疗多种出血证。如本品配仙鹤草、生地榆、茜草、龙胆、白及、花蕊石、诃子等，治肺结核咯血。本品配白及、浙贝母、参三七、血竭、儿茶、血余炭等共研细末，治吐血、便血，亦治消化性溃疡、溃疡性结肠炎便下脓血者。本品配棕榈炭、五倍子、侧柏炭、阿胶等，治疗崩漏。张锡纯先生所制的固冲汤，即以煅乌贼骨配黄芪、白术、山萸肉、白芍、煅龙骨、煅牡蛎、白芍、茜草、陈棕炭、五倍子等益气摄血固冲，用治血崩、月经过多等。若治外伤出血，可单用本品研末外敷治之。

（3）胃痛吐酸。本品煅用，有良好的制酸作用，并能清胃腑郁热，也能缓解胃酸过多所致的胃痛。可单用或配入浙贝母、煅瓦楞子、延胡索等治疗消化性溃疡及反流性胃、食管炎，症见口苦，口秒，胃酸过多，胃、食管烧灼作痛且嗳气、嘈杂、呃逆者。乌贼骨配五灵脂、阿胶、黄连炭研极细末，每服 5g，日服 3 次，常用于治疗慢性胃炎、胃溃疡等致胃黏膜出血、水肿、糜烂者。

（4）遗精、滑精。本品能固肾涩精。对精关不固而时自遗精、性交时早泄、滑精，可用乌贼骨配山茱萸、菟丝子、沙苑子、金樱子、鸡内金、桑螵蛸等治之，共收补肾固精、止遗精、滑精之效。

（5）湿疮。本品外用能收湿敛疮，可用煅乌贼骨配黄柏、青黛、枯矾、煅石膏、苍术等药共研极细末外敷。治疮疡溃破多脓、久不愈合者，可单用或配煅石膏、枯矾、白及、冰片、乳香、儿茶、血竭、赤石脂等共研细末，撒敷患处，能收敛生肌。本品对水湿泄泻、溃疡性结肠炎等用之亦宜，也治阴囊湿痒。

（6）癥瘕。本品味咸能软坚，微温能行血。用本品配三棱、莪术、牡蛎、地鳖虫、鳖甲、土贝母、皂刺、干姜、枳壳等可治疗妇女血瘀成癥瘕；用本品配陈皮、海蛤、昆布、海藻等可治疗甲状腺结节、肿大；用本品配逍遥散口服，可治气机郁滞、痰浊壅阻之瘰疬、瘿气、乳房小叶增生及各种纤维瘤等。

总之，本品可治西医诊断之消化性溃疡、膈肌痉挛致呃逆不已及梅核气，还可治疟疾、哮喘、牙龈出血、内痔出血、多汗及汗斑、脚癣及多种疣、痣等。本品也可治疗眼结膜出血、葡萄膜炎、视网膜炎、黄斑出血、玻璃体出血、眼底出血，以及妇女阴道炎性肿痛、阴部湿痒、慢性盆腔炎致小腹疼痛并有盆腔积液等。凡此皆可配入适证方中治之。本品还有抗肿瘤、抗辐射、接骨、通经等作用。

乌贼骨与桑螵蛸相较：二者均可收敛固涩，都有固精、止带作用，皆可用治遗精、滑精、带下等病证。而桑螵蛸偏于固肾精、缩小便，还能补肾助阳，临床多用于治疗精关不固之遗精、滑精、阳痿、遗尿、尿频等。乌贼骨温涩之功较强，但无补性，固精不及桑螵蛸，而止带效优，且能制酸止痛，收湿敛疮，临床上多用于崩漏下血、吐血、赤白带下、胃痛吐酸、湿疹疮疡等。

五倍子与乌贼骨相较：二者均有固精止遗、收敛止血的作用，用于肾虚遗精、滑精及崩漏、带下或便血、痔血。但五倍子酸涩收敛，寒能清热，能敛肺止咳，又能清热降火，用治肺虚久咳、肺热痰嗽。还能涩肠止泻，用治久痢、久泻，并能敛汗，用治自汗、盗汗。而乌贼骨咸、涩，有良好的制酸止痛功效，用治胃痛吐酸；外用收涩敛疮，用治湿疮、湿疹、体内外溃疡，久不收敛、愈合等。

【用法】本品入煎内服：10～15g。散剂酌减。外用：适量，生用收敛湿疮。止胃中酸水致胃痛时，可用煅乌贼骨研末服。炒用能收敛止血，固精止带。血管阻塞引起的眼底出血者早期不宜用本品，因本品收敛止血，用之能使病情加重。血病多热者，勿用本品。阴虚内热者，也不宜久服、多服本品。本品久服易致便秘，若常用之应配润肠药同用。本品恶白蔹、白及、附子等。

（潘成祥　整理）

# 海蛤（附：文蛤）

【药名】海蛤（别名：魁蛤），在《神农本草经》后的本草文献中又名蛤壳、黄蛤、白利壳等。

【经文】海蛤，味苦，平。主咳逆，上气，喘息，烦满，胸痛，寒热。

【文译】海蛤，其味苦，性平。主治咳嗽、呼吸急促、气喘、烦闷、胸痛、恶寒发热等。

【药源】本品为帘蛤科动物青蛤等几种海蛤的贝壳，主产于江苏、浙江、山东、福建等地。可在夏、秋二季自然海滩泥沙中淘取，去肉洗净晒干，以光滑、洁净者为佳。

【药理】本品含碳酸钙、壳角质、氨基酸、钠、铝、铁、锶等，具有延缓衰老作用，能明显降低动物过氧化脂质，能明显提高超氧化物歧化酶活性。本品还有抗炎作用，对急性腹膜炎有显著抑制效果，对肿瘤细胞有抑制作用。

【文摘】

《新修本草》　主十二水满急痛，利膀胱大小肠。

《药性本草》　海蛤治水气浮肿，下小便，治咳逆上气，项下瘤瘿。

《食疗本草》　魁蛤润五脏，治消渴，开关节。服丹石人食之，使人免有疮肿及热毒所生也。

《日华子本草》　海蛤疗呕逆，胸胁胀急，腰痛五痔，妇人崩中带下。

《丹溪治法心要》　海蛤热痰能降，湿痰能燥，结痰能软，顽痰能消，可入丸内，勿入煎药。

**《本草纲目》** 海蛤清热利湿，化痰饮，消积聚，除血痢，妇人血结胸，伤寒反汗搐搦，中风瘫痪……止消渴，润五脏，治服丹石人有疮。

**《本草汇言》** 海蛤壳……病因热邪痰结气闭者宜之，若气虚有寒，中阳不运而为此证者，切勿轻授……凡病水湿痰饮，胶结不化，致成中宫否隔，升降失调，滞于气而为咳逆，滞于血而为胸满者，以此咸寒润下软坚之物，如气逆而不下，痹而不通者，可迎刃而解矣。

**《罗氏会约医镜》** 蛤粉止咳嗽。肉止渴，解酒。凡一切炒阿胶、鹿胶等俱用之。

**《徐大椿医书全集》** 生蛤粉化痰利水，潜热益阴，火煅亦能软坚收湿。

**《金匮要略诠解》** 尝考《本草》文蛤、海蛤治浮肿，利膀胱，下小便，则知内外之水，皆可用之。其味咸冷，咸冷本于水，则可益水，其性润下，润下则可行水，合咸冷润下则足退火，治热证之渴饮不止，由肾水衰少，不能制盛火之炎燥而渴，今益水治火，一味两得之。

**《科学注解本草概要·动物部》** 海蛤粉为镇咳祛痰药，并有镇静及变质作用。

**《现代实用中药》** 治淋疾，并有利尿之功。

**【今用】国医大师邓铁涛** 海蛤壳为海产蛤类海蛤之贝壳。味苦、咸，性微寒，入肺经。功能清热化痰，软坚散结。本品苦寒清降肺热而化稠痰，多用于肺热痰稠难咯。本品味咸能软坚散结，用于痰火结核、瘰疬等症。配伍：百合甘寒润滑，有清肺润燥止咳、清心安神作用；百部质润多液，温润肺气，善于润肺止咳，杀虫灭虱；白及质黏而涩，功专收敛止血，又能消肿生肌；海蛤壳苦寒清降肺热而化稠痰，善清热化痰，软坚散结，诸药参合，相互促进，共奏清肺化痰、润肺止咳、敛肺止血之效。用量用法：百合30g，百部15g，海蛤壳30g，白及30g。水煎服。用药心得：百合、百部、白及、海蛤壳伍用，功能固肺敛肺、止咳止血，善治支气管扩张、肺结核等引起的咯血诸症。此四药配伍亦是邓教授根据上海第一医学院的百合片化裁而来。（详见《邓铁涛用药心得十讲》）

**国医大师朱良春** 淋巴结结核、甲状腺肿大：用海蛤壳12g，海藻、牡蛎各15g，夏枯草18g，水煎服。小儿佝偻病或因缺钙而痉挛抽搐：刘玉兰等用海蛤壳、炮穿山甲片、炮鳖甲片各等分，蜂蜜适量。将前三味研极细粉，炼蜜为丸，以米汤送之，每服10g（小儿减半），每日2次。外阴炎、外阴湿疹、外阴溃疡：煅蛤粉250g，樟丹250g，冰片25g（冰蛤散）。上药研成细粉，用液体石蜡合成药膏。清洗患部后，将上药涂于患部，覆盖纱布，每日2次。（详见《朱良春全集·常用虫药卷》）

**广州名老中医黎炳南** 黎老以海蛤、青黛为主自拟阴虚燥咳方治阴虚灼肺咳嗽。指出，此类咳嗽发病特点：多发于素体阴虚或嗜食燥热食物患者。燥热之物最易伤阴，若本属肺胃阴虚或肺肾阴虚者，更易致虚火上炎，上灼肺金，肺燥则宣降失调、气逆而咳。病程可长可短，以阴虚为主，或兼气虚。辨证要点：干咳无痰或痰黏难咯，午后或夜间为甚，咽干作痒，口干声嘶，或见夜间盗汗，午后潮热颧红，舌嫩红而干，苔少或剥，脉象细数。治法：养阴润肺止咳。方药：用自拟"阴虚燥咳方"，该方组成为青黛、海蛤粉、沙参、麦冬、五味子、北杏、百部、知母、花粉、甘草。（详见《黎炳南儿科经验集》）

【师说】海蛤，为海中诸蛤壳的总称。其味苦、咸，性平。无毒。归肺、肾、胃经。具有清肺化痰、软坚散结、利水消肿等功效。临证用治以下病证。

（1）痰热咳喘。本品能清肺热，化稠痰，对痰热胶结者疗效甚优。痰热壅肺，咳嗽喘满，痰黄黏稠者，可用蛤壳配桑白皮、枇杷叶、杏仁、牛蒡子、浙贝母等配伍治之；肝火旺盛，夹痰热熏灼肺络，致胸胁疼痛，咳吐痰血者，用蛤壳配青黛、栀子、丹皮、黄芩、海浮石、橘络、茜草、阿胶、仙鹤草、百合等清肺化痰，宁络止血；风寒犯肺致咳喘痰多者，可用海蛤壳配炒枳壳、炙麻黄、杏仁、桔梗、炙甘草、射干、荆芥、前胡、款冬、紫菀、法半夏、细辛、五味子、生姜等疏风散寒，化痰止咳平喘，上述二方亦可据证选用治疗小儿百日咳。

（2）瘿瘤瘰疬。本品苦、咸，既能清肺化痰，又能软坚散结，用治痰火凝结致生瘿瘤、瘰疬者。用蛤壳配海藻、昆布、瓦楞子、夏枯草、牡蛎、玄参、浙贝母、瓜蒌皮等能消瘤散瘿，可治疗甲状腺肿大，亦治瘰疬结核等。

（3）胁痛吞酸。本品配煅瓦楞子、煅乌贼骨、浙贝母、吴茱萸、黄连等治疗肝郁犯胃致胃热呕逆、嗳酸、胁痛、口干苦、胃中嘈杂等症。

（4）水肿胀满。本品有利尿消肿功效，可用于水湿停滞所致的身肿胀痛、咳逆喘满。蛤壳与桑白皮、葶苈子、杏仁、紫菀、泽泻、汉防己、车前子、猪苓、冬瓜皮等同伍，可治疗头面浮肿、周身肿胀等；海蛤配泽泻、防己、莱菔子，可治小儿疳积、肿满，亦治心胸痰饮积聚作痛；海蛤配瓜蒌仁、薤白、法半夏、郁金、姜黄等，可治疗痰涎胶结不化之胸痹心痛不已的冠心病心绞痛。

（5）鼻衄不止。用蛤粉配槐花、黄芩、白茅根、藕节、丹皮、栀子、桑白皮等，可治疗肺热致鼻衄不止。

（6）外阴炎性溃疡。本品能收敛湿毒。将蛤壳研粉，配冰片、樟丹适量研粉，用麻油调敷治之，日2次，直至疮口收敛愈合，本法方药亦可治妇女外阴炎、外阴湿痒、宫颈糜烂、霉菌性阴道炎以及臁疮、湿疹等。

（7）皮肤病。本品能治酒皶鼻，可将蛤粉15g，轻粉7.5g，青黛4.5g，黄柏7.5g，煅石膏15g共研极细末，麻油调敷，早晚各1次，连续用至治愈。若用本品配煅石膏、青黛、黄柏、轻粉研末茶调或香油调敷治疗臁疮、银屑病、带状疱疹、小儿脓疱疮等病证，亦有显效。

此外，本品能软坚散结，治疗各种肿瘤，可与理气破积、扶补药物相辅同用。还可用治肠热血痢、乳头皲裂、小儿佝偻病，或因缺钙引起的肢体痉挛抽搐。可将海蛤粉、炮山甲、炙鳖甲等分，蜜制成丸服用，每服5～10g，日服2次。

### 附：文蛤

【经文】文蛤，主恶疮，蚀，五痔。

【文译】文蛤，主治疮疡溃破后浸淫不止，久不收口，阴蚀疮疡，还用治牡痔、牝痔、血痔、脉痔及肠痔等多种肛门痔疾。

文蛤，又名花蛤。在《神农本草经》中与海蛤分列，其也归属《神农本草经》中品药，然文蛤实为海蛤之一种，故将其附编于海蛤之内。

据古医籍记载，文蛤可治疗以下病证。

《金匮要略》中用文蛤散即文蛤150g，研为散剂，每服5g，治渴欲饮水不止。可见其可治消渴、甲亢等病证。

《名医别录》中记述，文蛤能治"咳逆胸痹，腰痛胁急，鼠瘘大孔出血，女人崩中漏下。"即指文蛤能治咳喘、胸痹、腹痛、胁痛、淋巴结核、多窍出血、妇女崩漏下血等证。

《本草纲目》指出："文蛤能止烦渴，利小便，化痰软坚，治鼻中蚀疳。"即文蛤能治消渴，通利小便，化痞散结，亦能治鼻道病症。

可见文蛤功效与海蛤大体相同，能清热，利水，化痰，软坚散结。主治热痰咳喘、消渴烦热、水肿、淋病、瘿、瘤、积聚、血结胸痹心痛、血痢、痔疮、崩漏、带下等。其中又以化湿、利水、止渴见长，如《金匮要略》中文蛤散。

文蛤还能明目退翳，可治目内翳障，或治疱疹后余毒上攻致二目生翳。用文蛤粉配谷精草等加入猪肝汤内煎服，能退目翳。文蛤配夜明砂、黄丹等分，研末服，能治雀目。

【用法】海蛤、文蛤入煎内服：各10～15g。蛤粉宜包煎，或入丸、散剂冲服。外用：适量，研末撒或调敷。生用清热化痰效佳，煅用制酸收敛力胜，脾胃虚寒者慎服，《本草纲目》谓其畏甘遂、芫花。

（潘成祥　整理）

# 石龙子

【药名】石龙子（别名：蜥蜴），在《神农本草经》后的本草文献中又名山龙子、守宫、石蜴、四脚蛇等。

【经文】石龙子，味咸，寒。主五癃，邪结气，破石淋下血，利小便水道。

【文译】石龙子，味咸，性寒。主治五种淋证，邪气壅结，并能攻除石淋流血，能通利小便。

【药源】本品为石龙子科动物铜石龙子或同属其他种类石龙子的活体或干燥全体。夏、秋间捕捉，应在捕得后处死，割除内脏，洗净，置通风处干燥，或晒干入药。分布长江流域和以南地区，主产于江苏、安徽、浙江等地。

【药理】本品有抗癌作用。其醇提取物能抑制人肝癌细胞的呼吸；体内试验，可延长移植肿瘤动物的寿命。本品含有毒物质及组织胺类，对细菌、真菌等病原微生物有一定的抑制作用，也有抗癌、镇痛等功效。

【师说】石龙子，又名守宫、天龙。药用其全体，归属虫类药。其味咸，性寒。入心、肝、肾经。具有解痉、破结、利水等功效。临床用治以下病证。

（1）结核。本品可用治肺结核、肾结核、骨结核、结核性脑膜炎、浅表淋巴结核、肠系膜淋巴结核等。亦可用治诸多肿瘤淋巴结转移。可单用，或研末服，或配入复方中用。治胸腔积液，可单用，或研末服，或入煎剂服。

（2）支气管哮喘。可用单味壁虎散，治疗小儿喘息型支气管炎。方法：用麻油将石龙子炸至焦黄，冷后研末服，每次 3～5g，日服 2～3 次。

（3）恶性肿瘤。可用本品配干蟾皮、天冬、麦冬、炙百部、预知子、南沙参、北沙参、夏枯草、金银花、白英、白花蛇舌草、蛇六谷、蛇莓、生薏苡仁、石上柏、苦参、牡蛎等治疗晚期肺癌，本品还可治疗食管癌、贲门癌、乳腺癌、子宫癌、肠癌、脊椎骨肉瘤等癌症。

（4）风湿痹痛。治疗历节风疼痛不可忍，可用守宫 10g，蜈蚣 10g，白芍10g 共研极细末，每服 4g，日服 2 次。本品还可治疗风湿及类风湿性关节炎、强直性脊柱炎等。

（5）小儿惊风。本品与琥珀、朱砂、冰片、麝香、珍珠、牛黄等相配，治疗小儿惊风、高热惊厥等效果显著，还可治疗破伤风。

（6）淋证。本品性寒，可清热燥湿，用治湿热蕴蓄下焦导致的淋证或癃闭。用之配金钱草、海金沙、瞿麦、萹蓄、琥珀、石韦、鸡内金、滑石等可治疗热、气、血、石、膏、劳等六淋及癃闭不通，本品尤能消化尿路砂石而使水道通畅，小便通利。

此外，本品经适证方药配伍，还可治疗雷诺病、结肠炎、乳腺小叶增生、血栓闭塞性脉管炎、蛇毒伤、慢性骨髓炎、附骨疽、臁疮、痔瘘、皮肤瘙痒等病症。

由上可见，守宫有搜风通络、攻毒、定惊等功效，为治风、解毒之要药。其又以破结消坚为胜，对痰瘀凝结成坚核、坚块者皆可用之。

【用法】本品入煎内服：4.5～9g。或入丸、散服。外用：适量，熬膏涂，或研末调敷。孕妇禁用。阴虚血少、津伤便秘者慎服之。

（潘成祥　整理）

## 露蜂房

【药名】露蜂房（别名：蜂肠），在《神农本草经》后的本草文献中又名蜂窠、胡蜂窝、百穿、蜂巢等。

【经文】露蜂房，味苦，平。主惊痫，瘛疭，寒热邪气，癫疾鬼精，蛊毒，肠痔。火熬之良。

【文译】露蜂房，味苦，性平。主治惊风、癫痫、抽搐，有恶寒发热，可消除癫痫、惊风、鬼魅精物，杀灭蛊毒等，还可治疗痔疮等病症。用火煎熬，服之效果更好。

【药源】本品为胡蜂科昆虫果马蜂、日本长脚胡蜂或异腹胡蜂的巢，我国南方各地均产。常结在山野林木、石壁间。全年可采，但常以秋、冬二季采集。采得后晒干或略蒸，除去死蜂死蛹后晒干。剪块生用或炒用。以单个、整齐、灰白色、桶长、孔小、体轻、稍有弹性、内无死蜂、死蛹及杂质者为佳。

【药理】本品含蜂蜡、树脂、挥发油（露蜂房油）、蛋白质、铁、钙等。露蜂房水提取液能抑制急慢性炎症。露蜂房的醇、醚及丙酮浸出物皆有促进血液凝固的作用。各浸出物能增强心脏运动，扩张血管，使血压下降，并有利尿作用。露蜂房的挥发油可驱绦虫，但毒性很强，能致急性肾炎，故不宜用作驱虫药。此外露蜂房还具有减轻平滑肌痉挛、镇痛（主要对慢性疼痛有效）、抗菌、抗肿瘤、增强免疫力等作用。

【文摘】

《名医别录》　疗蜂毒、毒肿。合乱发、蛇皮烧灰，以酒日服方寸匕，治恶疽、附骨痈，根在脏腑，历节肿出，疔肿恶脉诸毒皆瘥。

《备急千金要方》　脉痔更衣出清血，蜂房主之。

《日华子本草》　煎水漱牙齿，止风虫疼痛。

《本草纲目》　露蜂房阳明药也。外科、齿科及他病用之者，亦皆取其以毒攻毒，兼杀虫之功耳。

《景岳全书》　味微甘微咸……亦治赤白痢，遗尿失禁，阴痿。煎水可洗狐尿疮、乳痈、蜂螫、恶疮及热病后毒气冲目……炙研，和猪脂，涂瘰疬成瘘。

《得配本草》　恶干姜、丹参、黄芩、芍药、牡蛎……驱肝风毒犯于胃，治外疡毒根于藏，兼使痘粒分窠，能疗惊痫痢疾。得蛇蜕、发灰酒下消疔肿，填鼠粘子煅炭酒下治乳痈，烧灰和酒敷重舌，入盐煅炭擦虫牙……痈疽溃后禁用。

《众妙仙方》　风牙又方：用蜂房一枚，以盏盛内，以火烧研末，牙痛盐水漱吐之。

《永乐大典》　治小儿大小便不通：用蜂房烧末，酒服一钱，日再服。

《医学纲目》　胜金方：治小儿咳嗽。蜂房二两，净洗，去蜂粪及泥土，以火烧为灰，每服一字，米饮下……治风气客于皮肤，瘙痒不已，蜂房炙过，蝉蜕等分为末，酒调一钱匕，日二三服。

《达生要旨·卷四·产后乳病》　治乳痈成脓，痛不可忍，蜂房（烧灰）为末，每用二钱，水煎，去渣，食后温服。

【今用】**近代名医张锡纯**　自拟洗髓丹（净轻粉、净红粉、露蜂房、核桃、熟枣肉为丸，黄豆大小），治杨梅疮毒蔓延周身，或上至顶，或下至足，或深入骨髓，无论陈、新、轻、剧，服之皆有奇效。三四日间疮痂即脱落。净轻粉（二钱，炒至光色减去三分之二，研细，盖此药炒之则烈性少缓，若炒之过度，又恐无力，火候宜中，用其大片即净轻粉）、净红粉（一钱，研细，须多带紫黑片者用之，方有效验）、露蜂房（如拳大者一个，大者可用一半，小者可用两个，炮至半黑半黄色，研细，炮时须用物按之着锅）、核桃（十个，去皮捣碎，炮至半黑半黄色，研细，纸包数层，压去其油，盖油多即不好为丸用），上诸药用熟枣肉为丸，黄豆粒大，晒干，分三次服之。服时，须清晨空心，开水送下，至午后方可饮食，忌腥半月。服后，口含柳棍，有痰涎即吐出，愈多吐愈好。睡时将柳棍横含，两端各系一绳，两绳之端结于脑后，防睡着掉落。又须将柳棍勤换，即将药服完仍须如此，必待不吐痰涎时，方可不含柳棍。其药日服一次，若恶心太甚者，可间日一服。制此药时，须自经手，将轻粉、红粉称极准，其秤当以库秤为定法，轻粉须称准后再炒。此方，人多有疑其服之断生育者，非也。轻粉虽烈，煅之则烈性顿减，红粉虽性近轻粉而只用一钱，且分作三日服之，又有枣肉之甘缓以解毒，核桃仁多用至十枚，峻补肾经以防患，配合得宜，服之自有益无害。……蜂房有三种：有黄色大蜂其房上下恒作数层，其毒甚大不宜用。曾见有以之煎水漱牙疼者，其牙龈遂皆溃烂脱牙十余枚。有黄色小蜂其房甚小，房孔仅如绿豆，虽无大毒而力微，又不堪用。惟其蜂黄而兼红，大近寸许，恒在人家屋中垒房，俗呼为马蜂，其房入药最宜。然其房在树上者甚少，若无在树上之露蜂房，在屋中者亦可用，特稍宜加重耳。（详见《医学衷中参西录》）

**国医大师朱良春** 痹证包括风湿性关节炎、类风湿关节炎及增生性脊柱炎等，凡属病情较重，迁治缠绵不愈者，即非单纯祛风、散寒、逐湿之剂所能奏效。正如王肯堂对其病因所言："有风，有湿，有寒，有热，有挫闪，有瘀血，有滞气，有痰积，皆标也；肾虚，其本也。"风寒湿仅是外在的诱因，而肾虚才是内在的本质。外因是变化的条件，内因是变化的根据，外因通过内因而起作用。因此在治疗上，必须益肾壮督以扶正治本，蠲痹通络而祛邪治标，方能收到预期的效果。朱老据此创制"益肾蠲痹汤（丸）"……药用：熟地黄15g，当归、蜂房、淫羊藿、鹿衔草、肉苁蓉、炙僵蚕、炙乌梢蛇、炙䗪虫、炙蜈蚣各9g，炙全蝎1.5g（研分2次另吞），甘草3g。上为一日量，煎服。连服5剂后，按上方10倍量研细末，另用生地黄、鸡血藤、老鹳草、寻骨风、桑枝、苍耳子各150g，煎取浓汁泛丸如绿豆大，每日早、晚餐后各服6g，妇女妊娠或经期勿服。寒湿甚者加制川乌、制草乌各6g；阳虚者加熟附子、炙黄芪各12g；阴虚者加石斛、麦冬各9g；变形甚者加蜣螂、炮穿山甲各9g。一般服汤剂后即感疼痛减轻，继服丸剂2～3个月，病情可以逐步稳定或治愈。如服丸后有口干现象者，可另用生地黄、麦冬、北沙参各9g煎汤代茶。（详见《朱良春全集·常用虫药卷》）

**江苏省南通市著名医家林光武** 露蜂房，主治：风湿性关节炎、阳痿、慢性气管炎、慢性咽炎等症。凡属肝肾阴虚之病证均用此药。配伍：炙露蜂房12g，配生赭石30g、忍冬花15g、制僵蚕12g、炙全蝎3g（研粉分吞）、玄参15g、干生地15g、麦冬10g、射干10g、川石斛12g、粉甘草6g，治喉痹（慢性咽炎）。

用量：煎剂每日最大用量 15g，最小用量是 6g。体会：炙露蜂房味甘性平，入肝、肾、胃经。具有解毒疗疮、祛风除痹、兴阳益肾、治积痰久嗽（《本草述》）等多种功能。其有效的关键在于攻顽散结，但还需配合养阴药同用。……如肺肾葆丸（汤）组成：红参 5g，白术 12g，茯苓 15g，紫河车 5g，炙黄芪 20g，炙蜂房 12g，熟地 12g，当归 10g，仙灵脾 20g，五味子 10g，补骨脂 15g，炙甘草 6g。主治：肺气不足、脾虚不运、肾精亏虚所致的各种疾病，如虚寒型慢性支气管炎、肺气肿，平常易于感冒、食欲不振，肾虚阳痿、早泄，性欲减退，老年人腰膝酸软、肢冷畏寒、神疲乏力、耳鸣、失眠、记忆力减退等症，用之均有效验。凡虚寒型咳喘用之必定有效。禁忌：肺燥型、痰热型均不宜使用本方。服药期间不宜饮茶叶及食萝卜。（详见《方药心悟——名中医处方用药技巧》）

【师说】露蜂房，为蜂之巢，即今谓之蜂房也。其味甘、苦，性平。主入肝、胃经。具有祛风、攻毒、杀虫等功效。我在临床上除运用露蜂房治疗腮腺炎、脱疽、乳痛、瘰疬、疮疡久不愈合、关节痹痛、牙痛、风疹、顽癣瘙痒等病证外，对以下病证尤喜用之。

（1）胃脘痛。蜂房有止痛功效，并能促进胃肠平滑肌蠕动。我用蜂房配白芍、炙甘草、徐长卿、荔枝核、枳壳、煅瓦楞子、煅乌贼骨、浙贝母、延胡索等治疗胃、十二指肠慢性炎症及溃疡引起的胃脘胀痛或刺痛、纳少、嗳气、泛酸、肠鸣气窜等病症。

（2）慢性泻痢。我常将蜂房配入附子理中汤（附子、党参、白术、炙甘草、干姜）内治疗慢性腹泻；用蜂房配白头翁、秦皮、焦山楂、煨葛根、木香、黄连、炮姜等治疗慢性久泻、久痢；用蜂房配葛根、鬼针草、荔枝核、乌梅、五味子、枳壳等治疗糖尿病性肠病及胃轻瘫。

（3）结石绞痛。蜂房能舒张平滑肌，解痉止痛。可用于治疗尿路结石、胆石症急性发作致胆、肾区剧烈绞痛者。我常用蜂房配金钱草、石韦、冬葵子、威灵仙、鸡内金、白芍、甘草、六一散等治疗肾石绞痛；用蜂房配柴胡、郁金、威灵仙、川楝子、延胡索、姜黄、白芍、甘草、虎杖等治疗胆石症致胆区疼痛较著者。

（4）尿频、遗尿。我用蜂房配党参、白术、黄芪、覆盆子、金樱子、麻黄、桑螵蛸、益智仁、煅龙骨、煅牡蛎、乌药、五味子等治疗尿频、夜间尿多，以及小儿、老人遗尿症。

（5）阳痿不举。本品有温肾阳、振阳痿之功。我多年来诊治阳痿，不论是肾阳虚、肾气不足，还是湿热下趋致宗筋弛缓而见阳痿者，必在辨证方中加用蜂房 15～20g，作为专病专药用之。必要时，还将蜂房配入麻附细辛汤中，再加巴戟天、玄驹（蚂蚁）、苁蓉、枸杞子、锁阳等治疗肾之阳气虚弱而阴器不举者。若属湿热下注引起者，我在龙胆泻肝汤（龙胆、栀子、黄芩、柴胡、当归、生地、车前子、泽泻、木通、甘草）方中再加蜂房、九香虫、蜈蚣等治之，确有显效。

（6）慢性咳喘。据现代药理研究，蜂房有缓解平滑肌痉挛之效，用之可解痉止咳平喘。我常将炙蜂房研成细末配入鸡蛋中炒予患者食用，每日早晚用鸡蛋各1枚入蜂房粉5g，连续食用1周，能使咳喘病症渐得缓解，用治慢性支气管炎、哮喘、百日咳等。

（7）多种癌症。蜂房能抑制肿瘤细胞生长。我常用蜂房配白花蛇舌草、猪苓、生薏苡仁、半枝莲、天龙作为治疗各种肿瘤的基本方药，再随症加减，可用治喉癌、鼻咽癌、食道癌、胃癌、肠癌，肺癌、胰腺癌、胆管癌、肝癌，亦治淋巴细胞增多症、白血病、淋巴细胞转移癌，妇女乳腺及子宫、宫颈等癌症。

（8）带多白崩。带下清稀如水样，量多如崩，淋漓不断，色白无臭，小腹发凉者，多为劳伤耗气、肺气虚冷、肾阳亏虚、带脉失固等导致的重症带下病。我治此类病证重在补益肺气，温肾固涩止带，常用蜂房配鹿角胶、鹿茸、煅乌贼骨、当归、黄芪、党参、白术、煅龙骨、煅牡蛎、芡实、莲须等治之，甚效。

此外，本品还可治疗牙痛、痹证疼痛。例如：用蜂房配细辛煎水漱口治疗牙痛；配麻黄、青风藤、海风藤、络石藤等治疗痹痛；配半枝莲、四叶参、杠板归、蚤休治疗疮疡疔毒；配蒲公英、紫花地丁、蚤休、金银花、连翘等治疗乳痈等。

【用法】本品入煎内服：每日6～12g。散剂每次服1～2g，日服1～2次。病情严重而阳虚较甚者，可加倍剂量服。外用：适量，可研末外敷，或煎水熏洗等。对阴虚阳亢、内热较甚者应慎用。凡孕妇及肝、肾功能不全者忌用。有报道用本品后会出现恶心、胃脘不适等，故当慎用其量，并注意药物配伍。

（潘成祥　整理）


# 蚱　蝉

【药名】蚱蝉，在《神农本草经》后的本草文献中又名蝉蜕、蝉衣、知了皮、金牛儿等。

【经文】蚱蝉，味咸，寒。主小儿惊痫，夜啼，癫病，寒热。

【文译】蝉蜕，其味咸，性寒。主治小儿惊风，痫风，夜间啼哭，癫痫，外感风邪以致恶寒发热等病症。

【药源】本品为蝉科蚱蝉属动物黑蚱的全体。而当今入药用者，多为生在土中，长在杨柳树上的蝉科昆虫黑蚱的幼虫羽化时脱落的皮壳，主产于山东、河南、河北、湖北、江苏、四川、安徽等地，以山东产量较大。夏、秋二季收集，除去泥沙，晒干，置干燥处，防止压碎，防潮湿霉变，以身干色黄亮、体轻、完整无杂质者为佳。

【药理】蝉蜕含大量钾壳质，亦含蛋白质、氨基酸、有机酸、酚类、黄酮类、甾体类、糖类、油脂、挥发油及乙醇胺等，尚含镁、铝、磷、锰、锌、铬、钙、铁等多种微量元素。蝉蜕对中枢神经系统有广泛的抑制效能，具有抗惊厥作用。

蝉蜕醇提取物有显著镇静作用，能抗破伤风惊厥。蝉蜕还有解热、降温、抗心肌缺血、免疫调节、抗过敏、抗组胺、降低毛细血管通透性、抗肿瘤、止咳平喘等作用。

【文摘】

《名医别录》　主治小儿惊痫，妇人生子不下。烧灰水服，治久痢。

《药性本草》　小儿壮热惊痫，止渴。

《本草衍义》　除目昏障翳。以水煎汁服，治小儿疮疹出不快，甚良。

《本草纲目》　治头风眩晕，皮肤风热，痘疹作痒，破伤风及疔肿毒疮，大人失音，小儿噤风天吊，惊哭夜啼，阴肿……蝉乃土木余气所化，饮风吸露，其气清虚。故其主疗，皆一切风热之证。古人用身，后人用蜕。大抵治脏腑经络，当用蝉身，治皮肤疮疡风热，当用蝉蜕，各从其类也。又主哑病、夜啼者，取其昼鸣而夜息也。

《众妙仙方》　治破伤风、浮肿，用蝉壳为末，葱涎调敷破处，即时取去恶水立效。

《景岳全书》　可疗痘疮壅滞起发不快，凡小儿惊痫，壮热烦渴，天吊口噤……及风热目昏，翳障疔肿疮毒，风疹痒痛，破伤风之类，俱宜以水煎服，或为末以井花水调服一钱，可治暗哑之病。

《得配本草》　下胞胎，通乳汁，杀疳虫，治瘾疹。得朱砂止小儿夜啼；配薄荷治风热痒；调葱涎涂破伤风；入羊肝治痘后目翳；入寒药直达肺经，解热止渴……多服泄元气。

《良朋汇集》　蝉蜕为末用菜油调敷，治脱肛。

《疡医大全》　小儿阴囊肿硬：蝉蜕五钱，水一大碗煎洗。

《现代实用中药（增订本）》　为解热镇痉药，应用于各种感冒性热病头痛，小儿因热而致之惊痫、痉挛搐搦，妇人产褥热，破伤风痉挛，又用于喉头炎、咳嗽失音、风疹、皮肤发痒、目翳障、中耳炎等均有效。

《临床应用汉方处方解说》　药效：解热。用途：热性病，小儿痉挛，皮肤病，耳目病。

【今用】近代著名医家张锡纯　蝉蜕无气味，性微凉。能发汗，善解外感风热，为温病初得之要药。又善托瘾疹外出，有皮以达皮之力，故又为治瘾疹要药。与蛇蜕并用，善治周身癞癣瘙痒。若为末单服，又善治疮中生蛆，连服数次其蛆自化。为其不饮食而时有小便，故又善利小便；为其为蝉之蜕，故又能脱目翳也。蝉蜕之能发汗者，非仅以其皮以达皮也，如谓以皮达皮即能发汗，何以蛇蜕不能发汗？盖此物体质轻而且松，其肉多风眼，中含氢气，与空气中氧气化合，自能生水（氢二氧一化合即成水），不待饮水而有小便，是以古人用蚱蝉（即蝉之身）亦能表发，以其所含之氢气多也。其蜕之发汗，亦以其有氢气耳……蝉蜕去足者，去其前之两大足也。此足甚刚硬，有开破之力。若用之退目翳消疮疡，带此足更佳。若用之发汗，则宜去之，盖不欲其于发表中，寓开破之力也。蝉蜕性微凉味淡，原非辛散之品，而能发汗者，因其以皮达皮也。此乃发汗中之妙药，有身弱不任发表者，用之最佳。且温病恒有兼瘾疹者，蝉蜕尤善托瘾疹外出也。（详见《医学衷中参西录·药解篇》）

**辽宁著名医家王文彦** 蝉承天露而生，即蝉的一生不吃食物，仅靠饮用露水维持生命。其质轻，故长于升散向上，其性如晨露而趋下，其中空外实，故长于达表。王老喜用蝉蜕治疗外感病。如外感风寒伍用辛温解表药，风热感冒配以辛凉解表药。风疹、麻疹多配以牛蒡子、荷叶、防风、荆芥、浮萍。对于湿疹等，多配伍蛇床子、白鲜皮、露蜂房等。（详见《王文彦》）

**宝鸡市著名老中医刘云山** 刘老以自拟方蝉珍散治婴幼儿夜啼。刘老指出，教科书往往将小儿夜啼分为三型：心热、脾寒、惊恐，用药繁杂。刘老认为，初生小儿脏气清灵，易拔易应。用药芜杂，恐伤脾胃，故他在数十年的医疗实践总结出了蝉珍散治夜啼，其组成是：蝉蜕 7 个去头足，大珍珠 1g 水煎服。药精量少而效宏。他在临床，凡遇心热夜啼加灯心 3 寸为引；遇脾寒夜啼加茯神 20g；遇惊恐夜啼加钩藤钩 3 个煎水频服，疗效满意……刘老临床，无论什么疾病，只要伴夜间睡眠不安，他均加用蝉蜕 7 个去头足，往往效果理想。（详见《中华名医特技集成》）

**上海名医叶显纯** 蝉蜕，具有宣肺开音之功，业师张赞臣教授所撰"音哑的用药法则"，列举诸药而蝉蜕居于首位，足见甚为重视。（详见《神农本草经临证发微》）

**江苏名中医袁正刚** 升降散，组成：白僵蚕、蝉衣、姜黄、生大黄。此为杨栗山《伤寒温疫条辨》方，本人临床使用常加柴胡、黄芩、马鞭草、大贝母。主治：流感、上呼吸道感染，有咽燥肿痛、扁桃体肿大甚至夹有腐脓点者。指征：发病急，发热 38.5℃～40℃；经抗生素、输液治疗无效或效不显者；白细胞总数及中性粒细胞总数升高；周围有同样病情的患者呈散发流行。禁忌：不符合临床指征者不宜也不必使用此方，误用后除大黄可导泻外，余无明显不良反应。体会：本方调节机体升降之气机，升清用僵蚕、蝉衣、降（泄）浊用大黄。方药简练，临床上可"师其意不泥其方"，灵活化裁。（详见《方药心悟·名中医处方用药技巧》）

**山东著名医家吕同杰** 吕老治疗肝硬化腹水，善用蝉蜕，并称之为"欲利其内而必先宣其外"。故遵此旨，我在治疗肝硬化腹水时，常以蝉蜕、茯苓、猪苓、白茅根、泽兰、炒鸡内金、山药、生麦芽各 15g，泽泻、木香、砂仁各 9g，丹参 30g 为基本方。有脾虚便溏者加太子参 15g；有湿热者加茵陈 15g；有黄疸者加鲜麦苗 30g，败酱草 15g；有阴虚舌红少苔者加沙参 15g，木瓜 9g；血浆白蛋白低者加阿胶 15g（烊化）等。临床应用多年，收到满意疗效。蝉蜕甘寒清热，轻浮宣散，入肺、肝二经，既可疏散入肝，又可宣其外而利其内，使肺气宣畅，三焦通调而水液畅行，对肝硬化腹水而有肝之郁热者，尤为适宜。临床证实，蝉蜕对治疗肝硬化腹水确有疗效。（详见《实用中医药杂志·蝉衣治疗肝硬化腹水

体会》)

【师说】《神农本草经》所载蚱蝉，为蚱蝉的全体，而古今医家所用者，则为蚱蝉的外壳（衣），即今所用之蝉蜕。其味甘，性寒。入肺、肝经，有疏风散热、利咽开音、透疹、明目退翳、息风止痉等功效。我在临床上用之治疗以下病证。

（1）外感表证及肌表温热病证。本品甘寒清热，长于疏风清热解表。我常用张锡纯先生的清解汤（蝉蜕、薄荷、石膏、甘草）加金银花、连翘、黄芩、桔梗等治疗风热感冒症见发热、头痛、头昏、咽痛、声哑、扁桃体肿大、脉浮滑数者。若以外感咳嗽为主者，用蝉蜕配杏仁、白前、象贝、桔梗、紫菀、炙百部、荆芥、法半夏、陈皮、甘草等。若见感冒初起有恶寒表证，在清解汤中加荆芥、防风、羌活、苏叶等。蝉蜕配麻黄、杏仁、石膏、生甘草、鱼腥草、橘红可治疗肺热咳喘。我也常用清代医家杨栗山的升降散，方中僵蚕、蝉蜕、姜黄、大黄有升有降，可使内外通和，温毒消解，用治温病表里三焦大热。

（2）小儿顿咳（百日咳）。我常用蝉蜕配黄芩、炙百部、前胡、杏仁、黛蛤散、浙贝母等治疗小儿百日咳的早、中期，尤以咳嗽见痉咳日久者治之效著。

（3）小儿麻疹。麻疹初起，疹出不透者，我常用蝉蜕配芫荽子、西河柳、麻黄、牛蒡子、升麻等散风、透疹。

（4）小儿夜啼、热惊。我常以蝉蜕配钩藤、青黛、连翘、白芍、石菖蒲、决明子等治疗小儿夜间发作啼哭，亦用此方治疗小儿高热惊厥、癫痫等。

（5）小儿紫癜性肾炎。我常用蝉蜕配金银花、紫草、连翘、地肤子、浮萍、益母草、徐长卿、大青叶、白茅根等治疗过敏性肾炎，也用此方治疗环形性红斑。

（6）手足、肌肤瞤动。有部分患者久服、过服西药抗精神病及安眠药等治疗抑郁焦虑症及失眠等，其后引起药物性手足颤抖、周身肌肤走窜样跳动者，可用蝉蜕配钩藤、白芍、甘草、木瓜、龙骨、牡蛎等治之，效佳。

（7）中风中经络。凡脑中风病程中出现口眼㖞斜，时自流涎，半身麻木不遂者，可用蝉蜕配当归、制胆星、羌活、川芎、白芍、僵蚕、白附子、蝎子、蜈蚣、甘草、豨莶草、老鹳草、葛根等息风通络牵正振肢，此方也可用于破伤风急性发作抽风痉挛者。

（8）顽固性头痛。顽固性头痛以头痛、眩晕、失眠为主症者，我常用蝉蜕配石楠叶、天麻、川芎、白芷、茺蔚子、夏枯草、延胡索、姜黄、茯神、夜交藤、龙骨、牡蛎、磁石等治之；蝉蜕配茯神、夜交藤、百合、合欢皮、萱草花、枣仁、生地等可治疗失眠症。

（9）小儿急、慢性肾炎。小儿急慢性肾炎症见头面、四肢，特别是下肢水肿，伴有显著蛋白尿者，用蝉蜕配益母草、车前子、泽兰、泽泻、猪苓等治之。若用蝉蜕配入六味地黄汤中也可治疗肾阴亏虚、水湿泛溢肌肤的慢性肾炎水肿。

（10）多种过敏性疾患。荨麻疹反复发作者，我常以蝉蜕配僵蚕、当归、川芎、徐长卿、益母草、乌梅、五味子等治之；过敏性鼻炎，以鼻塞、鼻痒、流清涕、打喷嚏、鼻眼作痒为典型症状者，我常用桂枝汤合玉屏风散、苍耳子散加减，以蝉蜕配白术、防风、荆芥、桂枝、大枣、甘草、辛夷、苍耳子、益智仁、葶苈子、大枣、白芷等治之。若咳嗽晨起为著，症见干咳少痰、咽痒、眼鼻作痒等辨属过敏性咳嗽者，可用钩藤、黄芩、桑白皮、枇杷叶、黛蛤散、川贝母、炙百部、乌梅、五味子等治之，疗效显著。

（11）皮肤病。银屑病、湿疹性皮炎，我以蝉蜕配僵蚕、白鲜皮、苦参、蛇床子、蛇蜕、地肤子、泽兰、益母草、连翘、当归、川芎、白毛夏枯草等治之。本方也可用治老年人皮肤干燥、脱屑以夜间、阴雨天痒甚者。若老年皮肤瘙痒症患者因于血虚、气虚者，再在上方中加当归、川芎、赤芍、白芍、生地、夜交藤、钩藤、龙骨、牡蛎及黄芪、白术等治之。蝉蜕配荆芥、防风、生百部、蛇床子等亦可治疗疥疮。

（12）目翳。蝉蜕配入龙胆、夏枯草、菊花、谷精草、决明子、女贞子、密蒙花等可治疗目赤肿痛、畏风流泪、目生翳膜遮睛等。

（13）腹痛、便泻。我用蝉蜕配入痛泻要方（陈皮、白芍、防风、白术）中，可治疗肠易激综合征以腹痛、腹泻、肠鸣气窜为主症者。

总之，蝉蜕这味药，是我在临床上常用的药物之一。凡风热感冒、高热咳喘、惊厥、抽风、面瘫，皮肤或因过敏所致的诸多病症，目中生翳，以及舌红、苔白或微黄，脉浮数或细弦数等，皆为我临证使用蝉蜕的指征。

【用法】本品入煎内服：10～15g，最大量可用至30g。实践体会，本品用量轻者疗效不佳，若作为疏风解表散热，可用15～20g；治疗各种过敏性疾患可用15g以上；解痉息风，用30g左右。本品一般无毒副作用，若用量大，个别人有嗜睡症状。对该药过敏者不宜用；里有湿热证者不宜用；已怀孕的妇女也不宜用，以防堕胎。

（潘成祥　整理）

# 白僵蚕

【药名】白僵蚕，在《神农本草经》之后的本草文献中又有僵蚕、天虫、僵虫等名称。

【经文】白僵蚕，味咸，平。主小儿惊痫，夜啼。去三虫，灭黑䵟，令人面色好，男子阴疡病。

【文译】白僵蚕，味咸，性平。主治小儿惊风、癫痫、夜啼证。能杀灭肠道蛔虫、绦虫、蛲虫等。也能祛除面部暗褐斑，而使人面色好看，还可治疗男子阴部疮疡溃烂，作痒疼痛。

【药源】本品为蚕蛾科昆虫家蚕4～5龄未吐丝前的幼虫感染（或人工接种）白僵菌而死的干燥体，主产于浙江、江苏、四川等养蚕区。多于春、秋季生产，将感染白僵菌病死的蚕干燥入药。以条直肥壮、质坚、色白、断面光者为佳。

【药理】本品主要成分为草酸、吡啶 -2,6- 二羧酸，还含有大量蛋白质、脂肪。脂肪中的脂肪酸组成主要是棕榈酸、油酸、亚油酸、硬脂酸、棕榈油酸和α-亚麻酸。主要药理作用为：抗凝、抗血栓、抗惊厥、镇静催眠、抗癌、降糖降脂、抗菌、神经营养和保护。另外僵蚕可能对人脑有保护作用。

【文摘】

《名医别录》 女子崩中赤白，产后余痛，灭诸疮瘢痕……末之，封疔肿，根当自出。

《日华子本草》 治中风失音，并一切风疾，小儿客忤，男子阴痒痛，女子带下。

《本草图经》 治中风，急喉痹，捣筛细末，生姜自然汁调灌之。

《医学启源·卷之下·用药备旨》 去皮肤间诸风。

《药性本草》 治口噤，发汗，主妇人崩中下血不止。

《本草纲目》 散风痰结核瘰疬，头风，风虫齿痛，皮肤风疮，丹毒作痒，痰疟癥结，妇人乳汁不通，崩中下血，小儿疳蚀鳞体，一切金疮，疔肿风痔。

《万病回春·药性歌》 僵蚕味咸，诸风惊痫，湿痰喉痹，疮毒瘢痕。

《雷公炮制药性解》 入心、肝、脾、肺四经。

《本草正》 治小儿疳蚀，牙龈溃烂，重舌，木舌。

《玉楸药解》 活络通经，驱风开痹。治头痛胸痹，口噤牙疼，瘾疹风瘙；烧研酒服，能溃痈破顶，又治血淋崩中。

《本经逢原》 僵蚕，蚕之病风者也。功专祛风化痰，得乎桑之力也。

《本草求真》 祛风散寒，燥湿化痰，温行血脉之品。

《徐大椿医书全集·药性切用》 为中风失音、痧疹不透专药。炒去丝用。

《本草便读》 又行肝胃两经，虽病蚕之扬，究属蠕动之品，凡一切乳痈痰沥之证，皆可以攻托宽行。

《现代实用中药（增订本）》 效用：内服治小儿之痉挛、夜啼，及扁桃腺炎、支气管炎、老人中风、口眼㖞斜。又治失音及风疹瘙痒。

《科学注解本草概要·动物部》 为镇静、解热，变质药。

【今用】国医大师朱良春 本品对温邪感染最为适用，是故杨栗山之《寒温条辨》首推本品为时行温病之要药。因其功能散风降火，化痰软坚，解毒疗疮，故对风热痰火为患之喉痹咽肿、风疹瘙痒、结核瘰疬等有佳效。配白及治空洞性肺结核亦有一定效果。与蝉衣（白僵蚕：蝉衣2：1）同研粉，每服 4g，1 日 3 次，治流感发热及风热型伤风感冒效佳；兼治风疹瘙痒。配苏子、牛蒡子、朱砂、生姜等能治癫痫。单用僵蚕研末吞服，可治头风作痛。与全蝎相伍，善于息风定痉，适用于小儿惊搐。配白附子、全蝎，擅治口眼歪斜。由于本品具有轻宣表散之功，对风热壅遏而痘疹不能透达者，最能表而达之。（详见《朱良春用药经验集》）

**北京著名医家施今墨** 本品得清化之气,故僵而不腐。其气味俱薄,轻浮而升,它既能疏散风热、祛风止痛,用于风热为患所引起的头痛(类似神经性头痛)、喉痹(类似咽喉炎)、喉风(类似咽部化脓性疾患),以及目赤肿痛等症;又能息风止痉,用于治疗痰热壅盛所引起的惊痫抽搐,小儿急、慢惊风,中风失语等症;还能化痰散结,用于治疗瘰疬痰核。另外,还能祛风止痒,用于治疗风疹瘙痒等症。本品还可治疗崩中带下,以及面黯(类似面颊色素沉着)。(详见《施今墨对药临床经验集》)

**北京著名医家焦树德** 本品常用于以下情况。(1)小儿抽搐、惊痫夜啼。可配防风、全蝎、蜈蚣、胆南星、钩藤、天竺黄、蝉蜕、焦三仙等同用。(2)肝风上扰所致的头痛、头晕。可配天麻、菊花、钩藤、白蒺藜、白芍等同用。(3)头面受风、口面歪斜。可配蜈蚣、全蝎、白芷、白附子等同用。(4)颈部瘰疬、乳蛾(扁桃腺炎)、痄腮(腮腺炎)等。可配合桔梗、生甘草、锦灯笼、山豆根、射干(乳蛾)、板蓝根、牛蒡子、马勃、青黛(痄腮)、玄参、生牡蛎、贝母(瘰疬)等同用。(详见《用药心得十讲》)

**重庆著名医家王辉武** 僵蚕含有草酸铵、蛋白质、脂肪等成分,具有催眠、抗惊厥、抗肿瘤、抑菌等作用。临床单用僵蚕治疗高脂血症、糖尿病、呼吸道感染和链霉素中毒致聋等有一定疗效,以僵蚕为主药还可治疗急性乳腺炎、流行性乙型脑炎、肾炎尿血、颈淋巴结炎、大脑发育不全等。现有用缫丝后的蚕蛹,经接种白僵菌发酵而制成白僵蚕的代用品。研究发现,蚕蛹含草酸铵较高,比僵蚕的抗惊厥作用还强,其他作用与僵蚕基本相当。(详见《中医百家医论荟萃》)

**上海著名医家叶显纯** 业师张赞臣教授生前晚期主要从事中医喉科事业,认为白僵蚕用治喉科疾患疗效卓著,曾倡言"僵蚕祛风解毒,消肿化痰,诚为上品,无论是风热、热毒还是痰涎壅盛无不相宜,尤为痰涎壅盛之危急喉症必用之品",在临床治疗中则广泛用之于喉痹(咽喉炎)、喉风(急性会厌炎、扁桃体周围炎)、喉痈(化脓性扁桃体炎、扁桃体周围脓肿)、喉蛾(扁桃体炎)、石蛾(扁桃体肿瘤)等疾患。(详见《神农本草经临证发微》)

【师说】僵蚕,为蚕蛾科昆虫家蚕因感染或人工接种白僵菌而致死的干燥全体,其味咸、辛,性平。归肝、肺经。具有息风止痉、祛风止痛、化痰散结等功效,我在临床上用之治疗以下病证。

(1)惊痫抽搐。本品能入肝经,既能息风止痉,又能化痰息风,故对惊风、癫痫而有痰热者,尤为适宜。僵蚕与蝉蜕、牛黄、胆南星、全蝎、天麻等配伍,可治小儿急性惊风、夜啼、神昏抽搐;若与党参、白术、全蝎、天麻、钩藤相配,可治疗慢脾风;与天竺黄、胆南星等同用,可治疗痰热风痫;与胆南星、天麻、白附子、羌活、防风、白芷、蝉蜕、全蝎、蜈蚣等相配治疗破伤风。

(2)风中经络。本品能行散,有祛风通络之效。我常用僵蚕配全蝎、蜈蚣、白附子、炙地龙、天麻、豨莶草、防风等治疗中风半身不遂、口眼歪斜、舌謇语涩等症。

（3）风热头痛。本品能祛风散热，也能止痛、利咽消肿。我常用僵蚕配桔梗、薄荷、荆芥、防风、金银花、黄芩、栀子等治疗风热上攻引起的头昏头痛、扁桃体肿大、声音嘶哑等上呼吸道感染症状。

（4）肝风上旋。本品可用治头晕头痛、血管神经性头痛、三叉神经痛等。僵蚕配珍珠母、川芎、赤芍、白芍、钩藤、石决明、天麻、姜黄、延胡索、石楠叶、蔓荆子、辛夷、茺蔚子、全蝎、蜈蚣等，能平肝潜阳、息风通络止痛。

（5）目赤肿痛。肝火、风热上攻入目者，可致目赤肿痛。我常用僵蚕与菊花、桑叶、栀子、黄芩、夏枯草、石斛、决明子、青葙子、蒲公英等相配以治眼结膜炎见目赤肿痛者。

（6）痰核、瘰疬、乳癖、乳病。本品味咸，能化痰，软坚，散结。我常用僵蚕配玄参、牡蛎、夏枯草、猫爪草、天花粉、山慈菇、浙贝母、土贝母等治疗浅表淋巴结肿大、皮下脂肪瘤、瘿瘤等。

（7）梅核气。本品能辛散，行气化痰。对久郁情志不遂，肝气不舒，痰气郁滞于咽喉，吐之不出，咽之不下者，可用僵蚕配射干、土牛膝、半夏、厚朴、苏梗、瓜蒌皮、茯苓、冬凌草、凤凰衣、郁金等治之，能舒郁畅气，消散痰结。

（8）瘾疹瘙痒。本品可治急性荨麻疹、过敏性皮炎、湿疹性皮炎等风疹瘙痒症。我常用僵蚕配蝉蜕、乌梅、五味子、荆芥、徐长卿、白鲜皮、蛇床子、益母草等治之。

（9）咳嗽哮喘。我也常以僵蚕配蝉蜕、白屈菜、钩藤、乌梅、五味子、银柴胡、防风、甘草等，治疗咳嗽变异性哮喘，症见久作干咳、夜重日轻、咽痒痰少，伴有哮喘者。

（10）急性炎性病症。如清代名医杨栗山的升降散（僵蚕、蝉蜕、姜黄、大黄）可治疗外感风热致高热不退，及温病阳明气分实热等。又如腮腺炎、淋巴结炎、乳腺炎、病毒性脑炎等以发热为著者，我也用僵蚕配金银花、连翘、蒲公英、黄芩、野菊花、浙贝母、贯众、青蒿、板蓝根、蚤休、甘草等治之。

此外，本品也用于治疗糖尿病，可研末服之，也可用于痛风结节、类风湿性关节炎致关节肿胀、僵硬等病症的治疗。

我多年运用僵蚕体会：本品用治实证、热证为宜；本品能入络剔邪，用于治疗痰瘀阻络之证，常可收意外之效。哮喘、癫痫、痰核、偏头痛等证属久病入络者，在辨证方中加入僵蚕治之，多获佳效。

【用法】本品入煎内服:5～10g。研末吞服，每次1～2g。疏风散热宜生用，余皆制用。用于消瘰疬、散痰核者不宜入煎，而宜吞服粉剂。寒证不宜使用，肾功能减低而无明显实邪者，不宜使用。尚须注意的是：本品含异性蛋白，可能引起过敏反应，动物蛋白过敏者应慎用。血小板减少、凝血功能障碍，或有出血倾向者，也应慎用。少数患者服后有口干咽燥、恶心、胃纳减少、身重困倦等症状，停用则病症渐失。

（于一江　整理）

# 雄　黄

【药名】雄黄，在《神农本草经》中有黄金石之称，在其后的医药文献中又有石黄、黄石、鸡冠石等称谓。

【经文】雄黄，味苦，平。主寒热，鼠瘘，恶疮，疽，痔，死肌。杀精物恶鬼邪气，百虫毒，胜五兵。炼食之，轻身，神仙。

【文译】雄黄，味苦、性平。主治寒热病症、鼠瘘、恶性毒疮、疽、痔、肌肉坏死且失去知觉。能杀灭精物鬼魅邪气及多种虫毒，其功效胜于刀、剑、矛、戟、矢等五种兵器。服用冶炼的雄黄，能使身体轻巧灵便，精神爽快如神仙。

【药源】本品为硫化物类矿物雄黄的矿石，产于温泉沉积物和硫质火山喷气孔内沉积物的是雄黄，常与雌黄共生。主产于贵州、湖南、湖北、甘肃、云南、四川等地。雄黄随时可采。在矿中质软如泥，见空气即变坚硬，可用竹刀取其熟透部分，除去杂质泥土，精选后碾细，生用。以色红、块大、质酥脆、有光泽者为佳。

【药理】本品主含二硫化二砷（$As_2S_2$），尚含少量铝、铁、钙、镁、硅等微量元素，具有杀菌、抑菌作用。对金黄色葡萄球菌有杀灭作用，对多种致病性皮肤真菌有不同程度抑制作用。有增强机体细胞免疫功能等多种功效，同时具有抗血吸虫及原虫功效。也有抗肿瘤和抗病毒作用。

【文摘】

《名医别录》　疗疥虫，䘌疮，目痛，鼻中息肉及绝筋破骨，百节中大风，积聚，癖气，中恶腹痛，杀诸蛇虺毒，解藜芦毒。

《日华子本草》　治疥癣，风邪，癫痫，岚瘴，一切蛇虫犬兽咬伤。

《本草纲目》　治疟疾寒热，伏暑泄痢，酒饮成癖，惊痫，头风眩晕，化腹中瘀血，杀劳虫疳虫。

《开宝本草》　味苦、甘，平，大温，有毒。疗疥虫，䘌疮，目痛，鼻中息肉，及绝筋，破骨，百节中大风，积聚，癖气，中恶，腹痛，鬼疰，杀诸蛇虺毒，解藜芦毒，悦泽人面。

《本草正》　治痈疽腐肉，并鼠瘘、疽、痔等毒。

《本草蒙筌》　误中（雄黄）毒者，防己解之。

【今用】**明末清初浙江名医冯楚瞻**　雄黄禀火金之性，得正阳之气以生，故味辛苦，气大温，有毒，入足阳明、厥阴二经，其主杀精鬼邪气，及中恶腹痛者，盖以阳明虚则邪恶易侵，阴气胜则精鬼易凭。得阳气之正者，能破幽暗，所以杀一切鬼邪也。寒热鼠瘘，恶疮疽痔死肌，疥虫䘌疮诸症，皆温邪留滞肌肉，浸淫而生虫，此药苦辛，能燥湿杀虫，故为疮家要药也。入厥阴功多，亦能化血为水焉。《长沙药解》《金匮》雄黄散用雄黄治狐蚀于肛者、以其杀虫而医疮也。

升麻鳖甲汤用之治阳毒、阴毒，以其消毒而散瘀也。生武都敦煌、山阳者为雄黄，山阴者为雌黄。（详见《卢朋著方药论著选》）

**安徽皖南医学院尚志钧教授**　雄黄，一名砒黄、腰黄、石黄、薰黄，雄精、明雄、苏雄。雄黄与雌黄均是天然矿产。皆为硫、砷化合物。雄黄主要成分为二硫化砷。为橘红色半透明结晶块，有玻璃样光泽。纯净者色泽鲜红如鸡冠，明澈不臭为雄精。其次质地明亮者称明雄，再次称苏雄……雄黄，味辛、苦、性温，有毒。能杀虫、解毒、消肿。适用于疔疮肿痛、恶疮肿毒、蛇虫咬伤。用于痈疽肿毒初起可使之内消。用于溃疡疮面则能去腐肉死肌。治湿烂之疮则能燥湿止痒，痔瘘诸疮则能祛腐敛疮，亦可治白癜风、狐臭、虫咬伤等症。……《经验方》治带状疮：用雄黄、冰片各 5g，75% 酒精 100mL 混合成悬液，涂于已洗净患处。每日擦 4～6 次。一二日后痛减，水疱萎缩。炎症渐退以至脱屑而愈……以雄黄、密陀僧等分研末，外擦白癜风。（《中国矿物药集纂》）

**北京著名医家冉雪峰**　张隐庵曰：雄黄色黄质坚，形如丹砂，光明烨烨，乃秉土精之气化，而散阴解毒之药也。水毒上行，则身寒热而颈鼠瘘，雄黄秉土气而胜水毒，故能治之；肝血壅滞，则生恶疮，而为疽痔，雄黄秉金气而平肝，故能治之；死肌乃肌肤不仁，精物恶鬼乃阴类之邪，雄黄秉火气而光明，故治死肌，杀精物恶鬼邪气；百虫之毒逢土则解，雄黄色黄，故杀百虫毒；胜五兵者，一如硫黄能化金银铜铁锡也，五兵，五金也，胜五兵，火气胜也。炼而食之，则转刚为柔，金光内藏，故轻身神仙。黄宫绣曰：雄黄生山之阳，得气之正。味辛而苦，气温有毒。凡人阳气虚，则邪易侵；阴气胜，则鬼易凭。负二气之精者，能破群妖，受阳气之正者，能辟幽暗，故能治寒热鼠瘘、恶疮疽毒死肌。疳虫蟹疮诸证，皆由湿热侵于肌肉而成，服此辛以散结，温以行气，辛温相合而虫杀，故能搜剔百节中风寒积聚也。是以《圣惠方》之狐惑，《肘后方》之治阴肿如斗，《家秘方》之消疟母，《救急方》之治疯狗咬伤，《圣济》之治白头秃疮，何一不用雄黄以为调治。至云能解蛇虺藜芦等毒，以其蛇属阴物，藜芦属阴草也。息肉癖气能治者，以其一属气结，一属积滞也。目痛能愈者，以其肝得辛散之意也。（详见《冉雪峰本草讲义》）

【师说】雄黄，属矿石类药物，主含硫化砷。因产于山阳，得阳气较多，故名之为雄黄。雄黄其色赤如鸡冠，明澈不臭。其味辛，性温。有毒。归肝、胃、肠经。具有攻毒、杀虫等功效。临床用治以下病证。

（1）痈肿疮毒。雄黄温燥有毒。外用、内服均能以毒攻毒而为解毒疗疮、治疮杀毒之要药。可单用或加入复方中用，但多作外用。本品内服常与乳香、没药、麝香同用，也可配入金银花、连翘、紫花地丁、野菊花、蒲公英等同用。可治疗疔疮肿毒，亦可治疗咽喉肿痛、化脓，以及牙疳、牙宣等。

（2）疮疹疥癣。本品能燥湿解毒，杀虫止痒。其与收湿止痒药配伍，可收杀虫疗癣、祛风止痒之效。本品与白矾、地肤子、蛇床子、白鲜皮、苦参等配伍，可治男、女阴痒。对于带状疱疹，我善用雄黄 15g，青黛 12g，枯矾 9g，冰片 3g

共研极细末，调入阿昔洛韦乳膏（10g）内调匀涂敷患处，数日即可使疱疹消退，且少有带状疱疹后遗神经痛发生。

（3）蛇毒咬伤。症轻者可单用本品，研末香油调敷患处。重者内外兼施。本品配半枝莲、蚤休、五灵脂、生甘草等内服能解蛇毒，且能消肿止痛。

（4）寄生虫。本品有杀虫功效，可用之配牵牛子、苦楝皮、槟榔、二丑、乌梅等治之。然在当今临床很少用之驱杀蛔虫、蛲虫等虫证。

（5）肿瘤。雄黄可通过诱导肿瘤细胞凋亡，抑制细胞DNA合成，增强机体的细胞免疫功能等，发挥抗抑肿瘤作用。如将雄黄、青黛按1:9比例配制成胶囊内服，治疗慢性粒细胞性白血病有显效，也可用雄黄治疗骨髓增生异常综合征。胃癌，可用雄黄配白术、半夏等治之。

此外，古书中记载，本品内服能祛痰截疟，以治疟疾，本品还可用治癫、狂、痫、带状疱疹、支气管哮喘、白塞病、浅表淋巴结核、痄腮、吸血虫病、宫颈糜烂、破伤风、痔、瘘、脱肛、翼状胬肉、小儿遗尿等。本品久服可轻身、增年，而不易衰老。

【用法】本品研成细粉或水飞用。入煎内服：0.05～0.1g。亦可入丸、散剂中用。外用：适量，研末用香油调敷。本品有毒，内服宜慎，且应水飞用，不可久服。外用也不宜大面积涂敷，亦不宜长期使用。用时切忌火煅。本品性温有毒，凡阴虚血亏者，不宜内服。孕妇应禁服。

雄黄主要成分为硫化砷，可致心、脑、血管、胃肠及肝、肾等脏器损害，故用之应掌握用法、剂量、用药时限等。若遇中毒，应及时救治，防生不测。其中毒症状主要为上吐下泻，可用防己10g煎服；或用生甘草一份，绿豆二份，煎浓汁频服。

（朱尔春　整理）

# 雌　黄

【药名】雌黄，在《神农本草经》后的医药文献中又有黄安、昆仑黄、砒黄等别名。

【经文】雌黄，味辛，平。主恶疮，头秃，痂疥，杀毒虫虱，身痒，邪气诸毒。炼之久服轻身，增年，不老。

【文译】雌黄，味辛，性平。主治恶疮、头生秃疮、疥疮有痂疥而身痒，能杀灭毒虫、虱子，治疗身体瘙痒，祛邪气，能清解各种毒邪，长期服用炼制后的雌黄，能使人身体轻健，延年益寿而不易衰老。

【药源】本品为硫化物类矿物硫化砷属单斜晶系的矿石，呈柱状或块状。产地与雄黄相同，但以湖南、贵州主产。以块大、透明、质脆、黄色鲜明、有树脂样光泽者为佳。

【药理】本品主要成分是三硫化二砷，以及少量三硫化锑、二硫化铁、二氧化硅等杂质。内服后能使胃液分泌增加，促进食欲。至肠渐被肠壁吸收入血，使血中红细胞繁殖迅速，增进血液循环，并具有杀灭细菌、解毒杀虫等作用。可治某些恶性肿瘤和某些皮肤病如白癜风、牛皮癣等，但会对胃肠道及心血管产生毒副作用。

【文摘】

《名医别录》　蚀鼻中息肉，下部䘌疮，身面白驳，散皮肤死肌及恍惚邪气，杀蜂蛇毒……雌黄，生武都山谷，与雄黄同山，生其阴，采无时。

《医学入门》　治乌癞，肺痨久嗽，妇人血气久冷，心痛不止。

《圣济总录》　治胃反呕吐不止，饮食不下。

《仁斋直指》　治牛皮顽癣……治癫痫瘯疭，眼暗嚼舌。

《济生方》　治停痰在胃，喘息不通，呼吸欲绝。

《本草纲目》　味辛，平。有毒。治冷痰劳嗽、血气虫积、心腹痛、癫痫、解毒。雌黄、雄黄同产，治病则二黄之功亦仿佛，大要皆取其温中、搜肝、杀虫、解毒、驱邪焉尔。

《得配本草》　入肝经阴分……阴虚血燥者禁用。

【今用】安徽皖南医学院著名本草学专家尚志钧　雌黄，亦名吡黄，为硫化砷矿石，单斜晶系。雄、雌二黄遇火毒性大增，所以均忌见火。雌黄，辛，平。有毒。其功效与雄黄大致相同。能解毒、燥湿、杀虫、止痒、去恶肉。其腐蚀力不太大。常配其他腐蚀药合用，配巴豆、白丁香可作轻度腐蚀剂，配砒石、红升丹、白降丹可作强度腐蚀剂，用以去恶肉、死肌、核块。强度腐蚀剂破坏局部组织很大，产生剧痛，极易伤好肉。本品煅后，变成砒霜，剧毒，腐蚀力极强。昔日用以拔疔根除瘘管枯痔，蚀瘤及用为代针药，并可治走马牙疳等坏疽性疾患。总之，雌黄应用与雄黄大致相同，但多用于治疗疥癣、白癜风等皮肤病。（详见《中国矿物药集纂》）

北京名中医祝世峰　雌黄为硫化砷类矿物雌黄的矿石。主要成分是三硫化二砷。雌黄除了在药力上逊于雄黄外，在药性、毒性、药效等方面与雄黄基本一致。雌黄还可用来治疗慢性支气管炎和支气管哮喘、带状疱疹、破伤风、热带性嗜伊红细胞增多症、流行性腮腺炎等病症。也适用于日久不愈的恶性的大疮及头秃、疥癣、瘙痒等皮肤病。临床上常用于疗疮痈肿、蛇虫咬伤、肠道寄生虫聚积、疟疾、惊痫等疾病的治疗。（详见《漫画〈神农本草经〉·卷二》）

中国中医科学院张树生　雌黄偏治皮肤病。头秃，指脱发、油风、头癣类疾病；痂，指银屑病、牛皮癣、黄癣、神经性皮炎等癣类疾病；疥，指疥疮、白癜风等；虫虱、身痒，指本品专能杀灭诸虫及虱类，并能因此而止痒……雄、雌二黄，皆为硫化物。若其中毒，主要表现为上吐下泻。《中药大辞典》等介绍急救方法，可用防己9g煎服；或用生甘草一份，绿豆二份，煎浓汁频服。（详见《神农本草经理论与实践》）

【师说】雌黄，有人认为是炼丹用的原料三硫化二砷，也有人认为是硫化物类矿石，属矿物类药物。因主产于我国湘、贵等地的大山山阴处，得阴气较多。故名之为雌黄。其色黄者，软如烂金。本品味辛，性平。有毒。入肝经。有燥湿杀虫、豁痰定惊、解毒等功效。可治顽癣、恶疮、息肉、阴蚀虫疮、蛇虫咬伤、惊痫、喘咳、虫积等病症。

凡雄黄所治诸症，雌黄也能治之，但雌黄偏治皮肤病。雌黄专能杀灭诸虫，并可止痒。凡见头秃、脱发、油风、头癣，以及牛皮癣等癣类疾病；疥疮、白癜风；虫、虱、身痒等，皆可用之雌黄，亦善治寒痰咳嗽喘急，并能止癌性疼痛。

雌、雄二黄相较：若用治病，则二黄之功相仿，然同中有异，医者应当知之。二者功效虽相近，但雄优于雌。雄黄治阳毒，雌黄疗阴毒；雄黄治外、治阳分；雌黄治内、治阴分。临证亦有雄、雌不能独治，而用阴阳二黄共治的病症。

雌黄主要成分为硫化砷，用之可致心、脑、血管、胃、肠及肝、肾等脏器损害，故用之应掌握用法、剂量、用药时限等。若中毒，主要表现为吐、泻。应及时救治，防生不测，其救治方法同雄黄。

【用法】本品内服：每次仅用 0.2～0.4g，多入丸、散剂中用。日服两次，不可久服。外用：适量，研末撒敷或调敷，或烧烟熏蒸等。

须知：在现今的医药文献中，很少见到雌黄的使用记述。《中华人民共和国药典》也不再将雌黄列入中药材名录之中。我们仅作《神农本草经》所列药之综述，以备查考。

（朱尔春　整理）

# 石硫黄

【药名】石硫黄，在《神农本草经》后的医药文献中又有硫黄、石流黄、昆仑黄、黄牙等称谓。

【经文】石硫黄，味酸，温。有毒。主妇人阴蚀、疽痔、恶血。坚筋骨，除头秃。能化金、银、铜、铁奇物。

【文译】石硫黄，味酸，性温，有毒。外用能解毒杀虫疗疮，主治妇女肝脾湿热下注所致的外阴痛痒肿烂流脓水，或有赤、白带下。也治痈疽、痔疮，能祛除瘀血（死血）。具有强筋壮骨功效，也有治疗头秃、脂溢性脱发的作用。本品能化解金、银、铜、铁等特殊硬物。

【药源】本品为硫黄矿或含硫矿物冶炼而成的块状物，主产于山东、陕西、河南等地。除去杂质，具有特殊臭气。以硫块整齐、色黄、有光泽、质松脆者为佳。

【药理】本品主要成分为硫，并含有少量的砷、硒、铁等成分，具有杀灭真菌及疥虫的作用；以硫化钡为主的硫化物，有溶解角质及脱毛的作用，可以软化皮肤；硫黄内服后，可在肠中形成硫化钾或硫化氢，刺激胃肠黏膜而促进肠蠕动，使粪便软化而缓泻，部分经吸收从肺及皮肤排出；也有祛痰、发汗等功效。

【文摘】

《名医别录》　治心腹积聚，邪气冷癖在胁，咳逆上气，脚冷疼弱无力，及鼻衄，恶疮，下部䘌疮，止血，杀疥虫。

《药性论》　石硫黄，君，有大毒。能下气，治脚弱，腰肾久冷，除冷风顽痹。又云生用治疥癣，及疗寒热咳逆。

《本草崇原》　主风冷，虚备，肾冷，上气，腿膝虚赢，长肌肤，益气力，遗精，痔漏，老人风秘等。

《本草纲目》　硫黄秉纯阳之精，赋大热之性，能补命门真火不足，且其性虽热而疏利大肠，又与燥涩者不同，盖亦救危妙药也。

《开宝本草》　味酸，大热，有毒。疗心腹积聚，邪气冷癖在胁，咳逆上气，脚冷疼弱无力，及鼻衄，恶疮，下部䘌疮，止血，杀疥虫。

《本草衍义》　今人用治下元虚冷，元气将绝，久患寒泄，脾胃虚弱，垂命欲尽，服之无不效。中病当便已，不可尽剂，世人尽知用而为福，不知用久为祸，此物损益兼行，若俱弃而不用，当仓卒之间，又可阙乎？

《得配本草》　酸，有毒。大热纯阳。入足少阴经。去冷积，止水胀，杀脏虫，除鬼魅。

《本经逢原》　《神农本草经》治阴蚀疽痔，乃热因热用，以散阴中蕴积之垢热。但热邪亢盛者禁用，又言坚筋骨者，取以治下部之寒湿。

《景岳全书》　味苦微酸，性热，有毒。疗心腹冷积冷痛霍乱，咳逆上气，及冷风顽痹寒热，腰肾久冷，脚膝疼痛，虚寒久痢滑泄。壮阳道，补命门不足，阳气暴绝，妇人血结，小儿慢惊。尤善杀虫，除疥癣恶疮。老人风秘，用宜炼服。亦治阴证伤寒，厥逆烦躁，腹痛脉伏将危者，以硫黄为末，艾汤调服二三钱，即可得睡，汗出而愈。

【今用】北京著名医家焦树德　硫黄味酸，性热。大补肾阳，性虽热但不燥，且能疏利大肠，治老人虚秘（阳虚而大便秘结）。内服可用于肾阳虚衰而致两足寒冷无力、阳痿、阴冷以及阳气暴绝、命欲垂微者，可与熟地、山萸、巴戟天、淫羊藿、肉苁蓉、补骨脂、肉桂、附子、人参等同用。老人或久虚者下焦阳虚、二便启闭失司、大肠传导无力而致大便秘结不下者，可用硫黄配半夏、肉苁蓉、当归、熟地等，有助阳通便的作用。前人有半硫丸（半夏、硫黄）专治老人虚秘。我曾用硫黄三至五分，随汤药送服，一日两次，治疗慢性脊髓炎下肢截瘫大便不能自排者，取得了满意的效果。现把当时用的汤药方写在下面，谨供同志们参考：熟地一两至一两半、山萸三钱、当归四钱、肉苁蓉五至八钱、桃仁泥四钱、巴戟天四钱、淫羊藿四钱、肉桂二至三钱、半夏三钱、生大黄三钱（过去用大黄大便也不下）、槟榔三钱，水煎服。硫黄六分至一钱，分两次随汤药冲服。可以随证加减。（详见《用药心得十讲》）

**云南名中医熊辅信** 石硫黄，来源为硫黄矿或含硫矿物炼治而成的硫黄。成分：纯品主要含硫，并含碲与硒。商品中有杂质如少量的砷、铁、碘、雄黄、黏土等。药理作用如下。①消毒杀菌作用。近多用升华硫碱及沉降硫黄。升华硫黄又称为硫华，与皮肤及组织接触，在其分泌物的作用下生成硫化物，有使皮肤软化及杀菌作用。沉降硫黄又称为硫乳，与皮肤接触在其分泌物的作用下可生成硫化氢及五硫黄酸，有杀菌、杀疥的作用。②缓泻作用。硫黄本身不活泼，内服后变成硫化物及硫化氢，刺激胃肠黏膜，使之兴奋蠕动，导致下泻。此过程需要有碱性环境、大肠杆菌，特别是脂肪分解的存在。肠内容物中，脂性物质较多时，易产生大量的硫化氢而导致腹泻。空气中硫化氢浓度过高，可以直接麻痹中枢神经细胞而导致死亡。③抗真菌及杀疥虫作用。体外试验证明硫黄有抑制皮肤真菌及杀灭疥虫作用。功效主治：外用杀虫；内服壮阳散寒，缓泻，祛痰。外治疥疮、癣症、湿疹、痒疹、红皮症、疥疮；内服治阳痿、虚寒泻痢、大便冷秘、久咳等。（详见《中药现代研究荟萃》）

**青海名中医包文芳** 本品为自然元素类矿物族自然硫。采挖后，加热融化，除去杂质，或用含硫矿物经加工制得。主产于山西、河南、山东、湖北及台湾等省。本品呈不规则块状。黄色或略呈黄绿色。表面不平坦，呈脂肪光泽，常有多数小孔。用手握紧置于耳旁，可闻轻微的爆裂声。体轻，质松，易碎，断面常呈针状结晶形。有特异的臭气、味淡。本品主含硫（S）。此外尚含有钙、铝、硅、砷、铁等元素，有的含砷量较高，有时杂有沥青、黏土等。以色黄、光亮、质松脆者为佳。本品含硫（S）不得少于98.5%。硫黄外用与皮肤分泌液接触，则形成硫化碱，具有软化表皮和杀死害虫作用。有一定的镇咳、祛痰及治疗小鼠甲醛性"关节炎"的作用。本品性温，味酸，有毒。外用解毒杀虫疗疮，内服用于补火助阳通便。外治用于疥癣、秃疮、阴疽恶疮；内服用于阳痿足冷、虚喘冷哮、虚寒便秘。外用适量，研末油调涂敷患处。内服1.5～3g，炮制后入丸散服，孕妇慎服。（详见《生药学》）

【师说】石硫黄，即今之硫黄。其味酸，性温。有小毒。归肾、大肠经。具有补火助阳、攻毒、杀虫止痒等功效，临证可用于治疗以下病证。

（1）冷秘。硫黄为纯阳之品，内服能补火助阳，用于肾阳衰微、下元虚冷诸症。若肾阳虚寒而致便秘者，可用硫黄配附子、炮姜、肉苁蓉、锁阳、当归、半夏、干姜等温肾壮阳以治之。用治脏寒而导致的冷秘、虚秘、冷泻，可用硫黄研末服。

（2）命门火衰。命门火衰的腰膝酸冷疼痛，可用硫黄配独活、桑寄生、杜仲、狗脊、怀牛膝、巴戟天、仙茅、仙灵脾、补骨脂等同用；用硫黄配锁阳、巴戟天、阳起石、补骨脂、蜂房、蜈蚣、仙茅、蛇床子、仙灵脾、鹿角胶等，能补肾益火、壮阳振痿，以治阳痿；用硫黄配炙麻黄、桂枝、干姜、细辛、紫菀、款冬花、紫石英、紫河车等，可治疗阳虚形寒怕冷、肾不纳气而致的虚喘、冷哮，动则喘甚者；用硫黄配细辛、干姜、吴茱萸、附子、肉桂等，可治疗虚寒腹部冷痛。

（3）阴疽疮疡。本品配麻黄、熟地、鹿角胶、炮姜炭、白芥子、炙甘草等，可治疗阴疽、疮疡。

（4）疥癣疮疡。本品辛温而燥，有毒。外用能杀虫攻毒、燥湿止痒，对疥虫尤效，为治疥疮之要药。可用硫黄研末麻油调敷，或在配方中再加入大风子、轻粉等，可增强杀虫止痒之功效。硫黄配轻粉、铅丹外用，可用麻油调敷，治疗湿疹瘙痒，还可在上方中加枯矾、青黛、冰片，能加强收涩止痒功效。

本品还可止泻、止血，治疗慢性结肠炎。也可用治衄血及坐骨神经痛、鼻前庭炎、白癜风、遗尿、慢性阻塞性肺病、疝气、慢性胃炎等由肾阳虚弱所致者。

本品过量服用可致中毒。其中毒症状可见头晕、头痛、全身无力、恶心、呕吐、腹痛、腹泻、便血、体温升高、意识模糊、瞳孔缩小、对光反应迟钝、血压下降，继而出现昏迷，甚至休克、死亡，故临证用之当慎。

【用法】本品入煎内服：1.5～3g。炮制后可入丸、散服。外用：适量，研末敷，或加麻油调敷患处。生硫黄只能外用，内服常与豆腐同煮后阴干用。本品有毒，孕妇忌服。心、肝、肾功能不良或衰竭者应慎用。阴虚阳亢者忌用，本品不宜与朴硝同用。

（朱尔春　整理）

# 水　银

【药名】水银，在《神农本草经》之后的医药文献中又有神胶、轻粉、流珠、元珠、赤汞、砂汞、活宝等称谓。

【经文】水银，味辛，寒。主疥、瘘、痂疡、白秃。杀皮肤中虱，堕胎，除热，杀金、银、铜、锡毒。熔化还复为丹，久服神仙不死。

【文译】水银，味辛，性寒。主治疥疮及久病溃烂而成的瘘疮，瘙痒并有干癣鳞介样痂皮，白秃疮等。能驱除皮肤寄生的虱虫。能堕胎，能清热除邪。能消除金、银、铜、锡之毒。加热融化后变为红色，长期服用则长生不老甚至成仙不死。

【药源】水银的学名为汞（Hg），是一种有毒的银白色一价和二价重金属元素、它是常温下唯一的液体金属，游离存在于自然界并存在于辰砂、甘汞及其他几种矿物中。通常用辰砂矿石砸碎，置炉中通空气（或加石炭及铁质）加热蒸馏，再经过滤而得。自然汞产出于陕西、湖南、云南等地汞矿中。

【药理】元素汞不引起药理作用，解离后的汞离子能与巯基结合而干扰细胞的代谢及功能。元素汞不能自胃肠道吸收，但其表面暴露于空气中时可形成氧化物或硫化物，吞食后有时可引起轻度泻下、利尿。吞食水银的人，水银自粪便排出，大多数并无症状，少数人可有某些症状，而极少数（敏感或其他未知原因）

可引起立即死亡。汞剂排泄主要器官为肾，其次是大肠。水银的毒性研究：汞剂对消化道有腐蚀作用，对肾脏、毛细血管均有损害作用。急性中毒多半由误服汞剂引起，有消化道腐蚀所致的症状，吸收后产生肾脏损害而致尿闭和毛细血管损害而引起血浆损失，甚至发生休克。早期应用二巯丙醇及其他对症措施，多数有效。慢性中毒一般见于工业中毒，发生口腔炎和中毒性脑病，后者表现为忧郁、畏缩等精神症状和肌肉震颤。

【师说】水银，为自然元素类液态矿物自然汞，主要是从辰砂矿中加工提炼制成。入药多用粗制的汞制剂，名轻粉。其味辛，性寒，有大毒。归入肺、胃、肝、肾经，有杀虫、攻毒、逐水、通便等功效。临证应用如下。

（1）杀虫。据文献记载，本品能"杀皮肤中虱"，推而论之，其对皮肤诸虫皆有杀灭作用。可与大风子研末外用杀疮虫，故用治诸多皮肤疾病。如癣疮、疥疮、阴痒阴疮、酒渣鼻、杨梅疮、蛇串疮、白癜风、腋臭等。可用本品配胡粉用油脂调敷，或用本品配硫黄、冰片研末兑入凡士林中为膏外涂治之。

（2）攻毒。治恶疮、痈疽疔毒等成脓未溃，或已溃而脓出不畅，腐肉久不尽者，可将本品与白矾、硝石、硼砂等为末撒于患处，或制成药条插入疮口，可化腐排脓而生肌。本品也治痔疮，用水银30g，枣肉60g捻成枣形，外用薄绵纸包裹纳入肛内治之。

（3）堕胎。本品能催生、下死胎。

此外，本品能逐水、通利小便而治臌胀、水肿等病。

【用法】本品为大毒之品，不宜内服，孕妇尤忌。外用：适量，与他药研末调敷。本品畏砒霜、磁石。外用也不可过量或久用，以防慢性中毒。

（朱尔春　整理）

# 石　膏

【药名】石膏，在《神农本草经》后的医药文献中又有细石、细理石、软石膏、白虎等称谓。

【经文】石膏，味辛，微寒。主中风寒热，心下逆气，惊，喘，口干舌焦，不能息，腹中坚痛。除邪鬼，产乳，金疮。

【文译】石膏，味甘、辛，性微寒。主治感受外邪引起的全身恶寒发热，胃脘部似有热气上冲，高热惊风抽搐，口干舌燥，心烦性躁不得安宁，肺热咳嗽气急作喘，呼吸困难不能平息，腹部坚硬痞满且疼痛不适。可驱除恶毒邪气，还可以治疗金刃器械所致的创伤出血。并能催生促进产妇分娩。

【药源】本品为硫酸盐类矿物硬石膏族石膏，此矿石质地晶莹，内含脂膏，故名石膏。主产于湖北应城和荆门、湖南衡山、广东三水、山东枣庄、山西平陆等地区。采挖后，除去泥沙及杂石，研细生用或煅用。以块大色白、半透明无杂石、纵断面纤维状有光泽者为佳。

【药理】本品主要成分为含水硫酸钙和铝、镁、铁、锰、锌、铜等微量元素，石膏能增强巨噬细胞的吞噬能力，对人的机体免疫有一定的促进作用。所含的钙离子对于维持巨噬细胞的生理功能也有明显作用。石膏内服经胃酸作用，部分变为可溶性钙盐，至肠吸收入血能增加血清钙离子浓度，可抑制神经应激能力和减轻血液渗透性，故能清热泻火、除烦止渴。清热作用则与结晶水、钙离子和其他一些无机元素（铁、钴、硫等）有一定关系。石膏还有解痉、镇痛、利尿、利胆、抗炎、抗病毒、促缺损骨愈合等功效，外用有收涩防渗液作用。

【文摘】

《名医别录》　甘，大寒，无毒。除时气头痛身热，三焦大热，皮肤热，肠胃中膈热，解肌发汗，止消渴烦逆，腹胀暴气喘息，咽热，亦可作浴汤。

《本草衍义补遗》　石膏，本阳明经药。阳明主肌肉，其甘也，能缓脾益气，止渴去火；其辛也，能解肌出汗。上行至头，又入手太阴、少阳，而可为三经之主者。研为末，醋研丸如绿豆大，以泻胃火、痰火、食积。

《医学启源》　石膏，气寒，味辛甘，治足阳明经中热、发热、恶热、燥热、日晡潮热、自汗，小便浊赤，大渴引饮，身体肌肉壮热……善治本经头痛，若无此有余之证，医者不识而误用之，则不可胜救也。

《景岳全书》　生用……善祛肺胃三焦之火，而尤为阳明经之要药。辛能出汗解肌，最逐温暑热证而除头痛；甘能缓脾清气，极能生津止渴而却热烦。邪火盛者不食，胃火盛者多食，皆其所长。阳明实热牙疼，太阴火盛痰喘及阳狂热结，热毒发斑发黄，火载血上大吐大呕，大便热秘等证，皆当速用。胃虚弱者忌服，阴虚热者禁尝，若误用之则败阳作泻反必害人。

《药征》　《名医别录》言石膏性大寒，自后医者怖之，遂至于置而不用焉。仲景氏举白虎汤之征曰，无大热；越婢汤之征亦云，而二方主用石膏，然则仲景氏之用药，不以其性之寒热也可以见已。余也笃信而好古，于是乎为渴家而无热者，投以石膏之剂，病已而未见其害也；方炎暑之时，有患大渴引饮而渴不止者，则使其服石膏末，烦渴顿止，而不复见其害也；石膏之治渴而不足怖也，斯可以知已。

《徐大椿医书全集·药性切用》　生石膏甘淡微辛大寒，而入足阳明，兼入手太阴、少阳。质重降火，气轻泻热，为伤寒、温热表里不解、热郁烦渴专药。煨热则不伤胃气，但可清火，不能泻热为异。

《长沙药解》　治热狂、火嗽，收热汗、诸热痰，住鼻衄，调口疮，理咽痛，通乳汁，平乳痈，解火灼，疗金疮。

《医方十种汇编·药性摘录》　石膏清热解肌发汗消郁。治伤寒邪入胃腑，日晡热蒸，口干舌焦，唇燥坚痛不解，神昏谵语，气逆惊喘，尿闭，渴饮，及中暑、自汗、牙痛、发斑等证皆效。然中病则止，切勿过服，以损生气。

《重订石室秘录》　虽石膏、知母原是去火神剂，不可偏废，然而用之于火腾热极之初，可以救阴水之熬干，不可用之于火微热退之后，减阳光之转运。

《东医宝鉴》 石膏，善能去脉数，病退而脉数不退，可煎汤服之。

《现代实用中药》 石膏效用：清热，降火，解肌，缓脾，益气，生津，止渴。

**【今用】近代著名医家张锡纯** 石膏之质，中含硫氧，是以凉而能散，有透表解肌之力。外感有实热者，放胆用之直胜金丹。《神农本草经》谓其微寒，则性非大寒可知。且谓其宜于产乳，其性尤纯良可知。医者多误认为大寒而煅用之，则宣散之性变为收敛（点豆腐者必煅用，取其能收敛也），以治外感有实热者，竟将其痰火敛住，凝结不散，用至一两即足伤人，是变金丹为鸩毒也。迨至误用煅石膏偾事，流俗之见，不知其咎在煅不在石膏，转谓石膏煅用之其猛烈犹足伤人，而不煅者更可知矣。于是一倡百和，遂视用石膏为畏途，即有放胆用者，亦不过七八钱而止。夫石膏之质甚重，七八钱不过一大撮耳。以微寒之药，欲用一大撮扑灭寒温燎原之热，又何能有大效。是以愚用生石膏以治外感实热，轻证亦必至两许。若实热炽盛，又恒重用至四五两，或七八两，或单用，或与他药同用，必煎汤三四茶杯，分四五次徐徐温饮下，热退不必尽剂。如此多煎徐服者，欲以免病家之疑惧，且欲其药力常在上焦、中焦，而寒凉不至下侵致滑泻也。盖石膏生用以治外感实热，断无伤人之理，且放胆用之，亦断无不退热之理。惟热实脉虚者，其人必实热兼有虚热，仿白虎加人参汤之义，以人参佐石膏亦必能退热。特是药房轧细之石膏多系煅者，即方中明开生石膏，亦恒以煅者充之，因煅者为其所素备，且又自觉慎重也。故凡用生石膏者，宜买其整块明亮者，自监视轧细（凡石质之药不轧细，则煎不透）方的。若购自药房中难辨其煅与不煅，迨将药煎成，石膏凝结药壶之底，倾之不出者，必系煅石膏，其药汤即断不可服。（详见《医学衷中参西录·药解篇》）

**国医大师朱良春** "寒能清热降火，辛能发汗解肌，甘能缓脾益气"，可谓基本概括了生石膏的主要功效。据我多年的体会，生石膏的主要功能有三点：辛凉透达，解肌清热，发汗解表。我认为，凡是外感表证，只要有热象存在，而患者又不是脾胃虚寒之人，皆可用之，无不显效。即使热不甚重，亦可用之，并无弊端。外感的治疗大法是解表，解肌是重要途径，二者相辅相成。解表与解肌，在临床中往往不能截然分开。生石膏虽为矿物质，但体重而气轻，辛凉开腠，轻而扬之，辛而不燥，甘淡而凉，要比辛燥之品稳妥恰当、适用。不过要严格地辨证施用，用药剂量要合情合理，恰到好处。如以解肌透表为主，取其气轻和卫，剂量不宜过大；如以清热降火为主，取其体重镇摄，剂量必须加倍，否则勿能奏效。只要辨证准确，配伍精当，无论气血亏虚之人，还是有汗无汗之症，只要对症，皆可用之。由此可见，临床应用生石膏，四大症状无须兼而有之。（详见《名老中医医话》）

**国医大师张琪** 石膏为治疗急性热病的有效药物，但需生用，更需大剂量方效（常用量为 50 ～ 200g）。生石膏性凉而散，有透表解肌之力，为清阳明实热之圣药，其退热之功，直胜过犀角、羚羊角等名贵之品。张老临床体会，凡热病见洪滑脉象，唇红、舌红、苔白稍粗涩，口略渴而恶寒不甚重者，即可放胆应用生石膏，不必拘泥于阳明经证之具备与否，也不必拘泥于温病学家的热在气分之说。若有轻微恶寒、恶风表证，也不必顾忌，可酌加解表药；若有出血发斑等热入营血之证，也可酌加清热凉血药。（详见《中国百年百名中医临床家丛书·张琪》）

**江苏著名老中医马云翔**　里热已盛，即需主用生石膏以泻热救阴。表证已罢，里热炽盛，有汗不解，烦躁渴饮，脉洪大而苔舌俱干，这时就应用大剂白虎汤清其气分；大便不通或不甚通畅的，再酌与承气汤同用，否则就单用本方，因本方服后，也有一些通便作用。生石膏可用30～90g，配合知母10～15g，生甘草3～10g，生山药（代粳米）12g，再根据具体情况，酌加黄芩、连翘、栀子等。如汗多引起卫阳不足而恶寒的，再加桂枝3g左右；舌干绛有较明显伤津的，就加麦冬、生地黄；见咳嗽的，生地黄改为沙参。（详见《医海拾贝》）

**山西著名医家张子琳**　补药中之人参，泻药中之大黄，热药中之附子，寒药中之石膏，因在病情危急之际，常有起死回生之效，故明清以来医家称之为"四大君药"。此说早见于《世补斋医书》。热性病到危重之际，生石膏确有起死回生之效，在此情况下，只宜依据脉证辨证施治，当机立断。不可因其年老而束手束脚，耽误病机。（详见《张子琳老中医60年临床经验精华》）

**安徽著名医家龚士澄**　治疗大叶性肺炎：对肺热实喘证，但热无寒、咳逆、汗出，我们惯用石膏合麻黄之开、杏仁之降、甘草之和，辛凉宣泄，清肺平喘止咳，确有殊功，再随证辅以他药，亦有必要。……合紫花地丁消炎热。余师愚清瘟败毒饮，属大寒解毒之剂，重用石膏以清心、肺之火于上焦，则甚者先平，而诸经之火自无不安矣。我们用石膏治肺热咳喘多与紫花地丁同用，退热止咳平喘之效较捷，因地丁所主热毒痈肿之性质与肺炎一致，而"炎"乃红、肿、痛、热之义也，故两药配伍应用较为切合病情。（详见《临证方药运用心得》）

【师说】石膏，为含水碳酸钙的矿石。其味甘、辛，性大寒。主归肺、胃经。功能清热泻火，除烦止渴。临床应用如下。

（1）清热泻火。前人有谓"石膏为清阳明胃实腑热之圣药"，而我用石膏不限于阳明胃热，凡温热病，卫、气、营、血各个阶段皆可用之。如外感风寒，短期内由寒转热者，我常用张锡纯先生的清解汤（石膏、薄荷、蝉蜕、甘草）为基本方，随症加减治之。我也用此方治温病初起，肌肤壮热、背微恶寒无汗或身热无汗、脉浮滑者。若邪热入于气分，以阳明气分实热为重，症见热、渴、汗出、脉洪大者，则用白虎汤（石膏、知母、甘草、粳米）为基本方加减治之。若邪热进入营分，症见壮热、神昏谵语者，则在清营汤（犀角、生地黄、玄参、竹叶、金银花、连翘、黄连、丹参、麦冬）方中加入大剂量石膏，可使热退、身凉、神清，且能泻热护阴。若温热邪毒进而深入血分，可见神昏谵语、发狂，热盛动血，见吐血、衄血、便血，身现斑点、色暗，舌红绛少苔，则用犀角地黄汤（犀角、生地黄、白芍、丹皮）加石膏、紫草、水牛角（因犀角物稀价贵，我则用水牛角代之）、连翘等治之，可清温病热入血分所致的病症。

对于热毒之邪入于肺脏，症见肌表高热、咳喘、大便秘结者，我则用麻杏石甘汤（麻黄、杏仁、甘草、石膏）加入黄芩、枇杷叶、桑白皮、大黄等治之。上方亦可用于治疗细菌或病毒感染所致的急性肺炎，以及胃热升腾所致的口舌生疮等。对于鼻、咽、口腔癌肿经放射治疗后，局部出现热毒灼伤溃破，鼻、咽、口腔灼痛者，我常用石膏配竹叶、升麻、辛夷、鱼腥草、麦冬、玄参、冬凌草、四叶参、杠板归、生甘草等治之，有效。

（2）治疗糖尿病。我治疗 2 型糖尿病，症见口渴、消谷善饥明显者，常用白虎汤（石膏、知母、甘草、粳米）合清胃散（升麻、黄连、生地、当归、丹皮）治之，特别强调，治疗此病，凡用生地黄、石膏、西洋参、天花粉、黄芪等必须重用，可除糖尿病之热、渴病症，若再加重黄连的用量可显著降低血糖。

（3）解热镇痛。我常以石膏为主，配入黄连、延胡索、姜黄、石楠叶、白芷、川芎、赤芍、白芍、甘草等，治疗胃火升腾引起的口腔炎、牙周炎、头痛、偏头痛、三叉神经痛、风湿热毒入于周身肌表筋骨而作的痹痛及痛风性关节炎、丹毒等局部红肿热痛甚者。例如：我曾治过数例小儿、成人斯蒂尔征，均为经沪、京等地三甲医院确诊且用西药治疗过的患者，属于疑难少见病种。其中一例张姓患者主症为发热，体温高达 41℃，肘膝关节红肿热痛，关节周围有红色皮疹，周身浅表淋巴结肿大。血常规检查：白细胞、中性粒细胞，以及血沉皆明显升高。肝功能异常，治疗二月余仍未愈。我用黄芪 30g，人参 5g，西洋参 6g，桂枝 15g，知母 15g，金银花 10g，生石膏 40g，青蒿 30g，羌活 15g，独活 15g，青风藤、海风藤、姜黄各 30g，蚕沙 30g，蝉蜕 10g，泽泻 20g，生薏苡仁 30g，虎杖 15g，甘草 10g，并随症加减治之，服药 45 剂，终使病愈。

（4）收敛生肌。一贯体弱的患者肌表生疮害疖，溃破后久不收口者，我常将煅石膏与冰片、白及、煅乌贼骨共研细末外用，能敛疮生肌、止血，该方亦可用于外伤出血不止及疮疡溃破久不收口者。

总之，西医诊断的上呼吸道感染、肺炎、麻疹性肺炎、流行性乙型脑炎、流行性脑脊髓膜炎、脑中风高热神昏、风湿及类风湿性关节炎、斯蒂尔征、变应性亚败血症、红斑狼疮、高热惊厥、小儿夏季热、中暑等急性热病，皆可将石膏配入适证方中治之。

【用法】本品入煎内服：15～60g，病重者可加大剂量用至 150～240g。宜打碎生用，先煎。或入丸、散剂中服。服之量大易出现腹泻，若配以山药或粳米既可增效，又能顾护胃、肠，也可减少其不良反应。外用：适量，火煅研细末外撒，或与其他药共研末调敷。本品多治阳热有余之实证。凡属阴虚发热、脾胃虚弱、肠鸣腹痛腹泻者，应慎用，或忌内服。

（朱尔春 整理）

# 磁　石

【药名】磁石，在《神农本草经》中又有玄石之称，在其后的医药文献中又有磁君、灵磁石、活磁石、吸铁石等称谓。

【经文】磁石，味辛，寒。主周痹风湿，肢节中痛，不可持物，洗洗酸消。除大热，烦满及耳聋。

【文译】磁石，味辛，性寒。主治全身麻痹疼痛、风湿阻滞所造成的四肢关节痹痛，甚至无法拿起物品，肌肉寒冷酸痛。能够清除重度的发热，以及胸中烦闷胀满、耳鸣、耳聋等症状。

【药源】本品为氧化物类矿物尖晶石族磁铁矿的矿石。主产于辽宁、河北、山东、江苏、等地。随时可采。以黑色、有光泽、吸铁能力强者为佳。

【药理】本品主要成分为四氧化三铁，尚含钙及硅、钴、镁、钾、钠、铬、锰、铁、铜、锌等微量元素。具有中枢抑制、镇静、抗惊厥、抗炎、镇痛、缩短凝血时间等作用。本品对缺铁性贫血有补血作用。

【文摘】

《名医别录》　养肾脏，强骨气，益精除烦，通关节，消痈肿鼠瘘，项核喉痛，小儿惊痫，炼水饮之。亦令人有子。

《药性本草》　补男子肾虚风虚，身强、腰中不利，加而用之。

《日华子本草》　治眼昏，筋骨羸弱，补五劳七伤，除烦躁，消肿毒。

《本草纲目》　明目聪耳，止金疮血……磁石法水，色黑而入肾，故治肾家诸病……一士子频病目，渐觉昏暗生翳，时珍用东垣羌活胜风汤加减法与服，而以慈朱丸佐之，两月遂如故。盖磁石入肾，镇养真精，使神水不外溢……磁石乃坚硬之物，无融化之气，止可假其气服食，不可久服渣滓，必有大患。

《本草经疏》　诸药石皆有毒，且不宜久服，独磁石性禀冲和，无猛悍之气，更有补肾益精之功，大都渍酒，优于丸、散，石性体重故尔。

《玉楸药解》　治阳痿、脱肛、金疮、肿毒，敛汗止血。

《本草从新》　治恐怯怔忡。

《本草求原》　治瞳神散大及内障。

《本草新编》　磁石能治喉痛者，以喉乃足少阳、少阴二经之虚火上冲也，磁石咸以入肾，其性重坠而下吸，则火归原，以归于下，而上痛自失。

《本草汇言》　论磁石补肾平肝之功……肾为水藏，磁石色黑而法水，故能养肾而强骨益髓，镇重以象金，故能平肝而主风湿痛痹，善通肢节者也，如古方之治耳聋，明目昏，安惊痫，消鼠瘘痈肿，亦莫非肝肾虚火之为胜耳，此药色黑味咸，体重而降，有润下以制阳光之意。

《药性切用》　引肺金之气入肾而补肾益精，镇坠虚热，为阴虚火炎镇坠之专药。

【今用】民国医家丁甘仁 磁石辛温之味，入少阴肾。治肾虚之恐怯，镇心脏之怔忡。疗肢节中痛，则风湿以除；清火热烦满，而耳聋亦治，磁石无毒，柴胡为使，恶牡丹皮、莽草，畏石脂。火煅，醋淬，水飞。磁石名吸铁石，乖镇伤气，可暂用而不可久。（详见《孟河大家丁甘仁方药论著选》）

北京著名医家秦伯未 磁石，性味，辛，咸。适应：冲气喘逆，心悸亢进，耳鸣，目眩，小儿惊痫等。用量：四钱至一两，先煎。配伍：朱砂、神曲。（磁朱丸，《千金方》）。治目昏、耳鸣、癫痫诸症。本品含四氧化三铁，能安抚神经。（详见《医学大家秦伯未方药论著选》）

北京著名医家施今墨 石决明平肝潜阳，清肝明目；磁石重镇安神，益肾纳气，平肝潜阳。石决明为贝壳之辈；磁石为矿石之属。贝、石相合，重坠之力益甚。石决明入于肝经，灵磁石偏走肾经。二药参合，有水、木相生之妙用。共奏滋肾平肝、镇惊潜阳、降低血压之功。（详见《施今墨对药临床经验集》）

国医大师任继学 磁石，平肝潜阳，安神镇惊，聪耳明目，纳气平喘。此药色黑味咸，体重而降，重能安神镇惊，常与朱砂配合应用，以治各种心神不安的病证，亦常与茯神、酸枣仁、远志等养心安神之药同用。任老根据《圣济总录》中的磁石炼水饮既可安神亦可镇惊的论述，以其平肝潜阳，常用于眩晕证；以其安神镇静，用于失眠证。（详见《任继学用药心得十讲》）

国医大师颜德馨 熟地配磁石，《灵枢·决气》谓"精脱者耳聋"，《灵枢·海论》又谓"髓海不足，则脑转耳鸣"，肾气通于耳，肾精充足，则耳闻能聪。若劳伤气血，风邪袭虚，使精脱肾惫，则生耳鸣耳聋。熟地色黑入肾，甘而微温，功效补精血、滋肾阴，《本草纲目》谓其"填骨髓，长肌肉，生精血，补五脏内伤不足，通血脉，利耳目"；磁石质重性沉，专入肝肾，重镇而定神志，纳肾而平冲逆，具有平肝潜阳之功，聪耳明目之效，故古籍有绵裹磁石治肾虚耳聋之记载。二药相配，性专而力宏，补精血而能滋耳窍，平肝阳而能潜内风，使精血调和，肾气充足，可治肾水不足之耳鸣耳聋。（详见《颜德馨方药心解》）

江苏名中医汤承祖 本品益肾，潜摄虚阳浮越功效颇著，笔者常用于肾阴虚于下，虚阳浮于上见面部烘热，虚阳越于外见全身烘热阵发者，以本品配伍养阴温阳之品治之，收效颇佳。单味使用疗效不及配入汤剂。本品有"灵磁石"和"活磁石"之称。因其磁性能吸针及铁屑，否则，功效不著。高血压患者属于阴虚火旺者，可以灵磁石研粉敷两足底，每日1次，每次20g。（详见《汤承祖60年行医经验谈》）

内蒙古名中医王生义 磁石主治：头痛，眩晕，失眠及精神障碍。指征：头痛，头晕必用，不论血压高低。配伍：配杞菊地黄汤，治肾虚头痛眩晕；配川芎茶调散，随证加减，治疗各类头痛。用量：15～60g。体会：磁石治疗头部疾病，包括脑出血、脑梗死、头痛头晕、颈椎病等均有疗效。（详见《方药传真》）

【师说】磁石，其味咸，性寒。归心、肝、肾经，具有镇静安神、平肝潜阳、聪耳明目、纳气平喘等功效。我常用之治疗以下病证。

（1）晕眩、惊痫。本品能益肝肾敛浮阳，有平肝潜阳之效。我常用治肝阳上亢之头晕目眩、急躁易怒等症。可用磁石配天麻、白芍、龟板、赭石、龙骨、牡蛎等治之。若阴虚甚者，可用杞菊地黄丸诸药再配磁石、龟板、玄参、知母等治之。若热甚者，用杞菊地黄丸方中可加入钩藤、夏枯草、磁石、龙胆等。若治更年期血压偏高者，用六味地黄汤、或知柏地黄汤方时还可加少量磁石、附子、仙茅、仙灵脾等于滋潜方药之中，用之回阳、潜敛并投。用本品配川芎、赤芍、茺蔚子、石楠叶、延胡索等可治疗偏正头痛。总之，我对头痛、眩晕，辨属阴虚阳越者，不论测血压高低，皆用磁石，仅是剂量大小不同而已。本品亦可治小儿惊痫，可用磁石配蝉蜕、僵蚕、天麻、龙骨、牡蛎、防风、胆南星、钩藤、天竺黄等治之。

（2）心神不宁。本品咸、寒，沉降。主入心、肝、肾经，既有镇静安神之功，又有益肾滋阴之效，为护真阴、镇浮阳、安心神之佳品。主治肾虚肝旺，扰动心神或惊恐气乱，神不守舍所致的心神不宁、惊悸、失眠等症。以往用本品配朱砂治之，现今已少用，而今可以本品配酸枣仁、柏子仁、麦冬、莲子心、苦参、紫石英、龙骨、牡蛎、太子参、生地、黄连、百合、茯苓、茯神、丹参、桔梗、炙甘草等治之。

（3）肾虚作喘。本品有益肾纳气平喘之功，用治肾气亏虚、摄纳无权之虚喘。我常用之配五味子、紫河车、胡桃仁、芡实、人参、熟地、怀牛膝等治疗肾不纳气、逆气上奔，发为喘促，呼多吸少等少气、虚喘、虚劳喘嗽等病症。

（4）精关不固。本品可用于肾气亏虚、肾不摄敛所致的病症。①梦遗失精：用磁石配五味子、人参、茯苓、地骨皮、芡实、山茱萸、莲须、金樱子等治之；②尿浊膏淋：用磁石配肉苁蓉、芡实、莲须、泽泻、射干、滑石等治之；③阳痿早泄：用磁石配生黄芪、当归、肉苁蓉、韭菜子、巴戟天、菟丝子、芡实、莲须、萆薢、石菖蒲、五味子等治之；④脱肛、子宫脱垂：用磁石配生黄芪、党参、白术、柴胡、升麻、炙甘草、桔梗、刺猬皮、桂心、鳖甲、卷柏、枳壳等治之，可益气、升提、固脱。

（5）风痹、骨痿。本品能治风湿痹痛、筋骨痿软无力等。①痹证。本品能祛风止痛，常配羌活、独活、桂枝、青风藤、海风藤、鸡血藤、络石藤、石斛、姜黄等治疗风湿痹痛，止痛之效尤佳。②筋骨痿软。对精血亏损，筋骨不健者，用本品能滋肝养肾，壮骨，通关节，可用本品配肉苁蓉、黄芪、巴戟天、石斛、茯苓、杜仲、怀牛膝等治之。

（6）月经不调。我用磁石配茯苓、当归、人参、附子、熟地、川芎、刘寄奴、鹿衔草、枸杞子、菟丝子等治疗妇女阴精亏虚，血枯不荣，症见月经不至或稀发者。

（7）耳聋、目花。本品能益肾阴、养肝明目。用治以下病证。①耳疾。磁石能治肾家诸病，能通耳窍，用治肾虚耳鸣、耳聋。可单用本品煮粥服食，亦可配入复方中，如用磁石配熟地、山茱萸、五味子、柴胡、石菖蒲、蝉蜕、葛根、麦冬、龟板、牡蛎、女贞子等治疗突发性耳聋及药物中毒性耳鸣、耳聋。②目疾。本品可治肝肾不足致目暗不明。可用磁石配枸杞子、女贞子、菊花、石斛等治疗肾虚肝血不足之目视昏花及白内障，以及视网膜或视神经病变。

此外，磁石配石膏等可治热入气、营、血分所致的高热。我常用磁石配石膏、青蒿、秦艽、连翘、知母、生地、丹皮、甘草等治之。

【用法】本品入煎内服：10～30g，宜打碎先煎。入丸、散剂，每次用1～3g。外用：适量，研末敷。镇心安神、平肝潜阳应生用；聪耳明目、纳气平喘宜醋淬后用。本品重镇伤气，不宜多用、久服。若需久服，应配以补气药。脾胃虚弱者，应当慎用。

（朱尔春　整理）

# 凝水石

【药名】凝水石，在《神农本草经》中别称为白水石，在其后的相关医籍中又有水石、鹊石等称谓。

【经文】凝水石，味辛，寒。主身热，腹中积聚邪气，皮中如火烧，烦满。水饮之，久服不饥。

【文译】凝水石，味辛，性寒。主治周身发热，腹中积聚热邪，皮肤灼热如火烧火燎样热，心烦胸闷。可用开水冲饮凝水石，长期服用使人没有饥饿感。

【药源】凝水石源于硫酸盐类矿物石膏簇石膏或碳酸盐类矿物方解石族方解石。方解石采出后多选用无色透明或白色解理状块状药用，称"南寒水石"，主产于冀、豫、苏、浙、皖等省。另有北方所产的红石膏称为"北寒水石"，主产于鲁、新、内蒙古、甘、冀、晋等地。本品无臭、无味。以色白、透明、具玻璃光泽、易砸碎者为佳。

【药理】本品为芒硝的天然结晶体。但近代所用之凝水石，又称为寒水石。在北方多为红石膏，主含硫酸钙，在南方多为方解石，主含碳酸钙，及铁、镁、锰、锌等成分。

【师说】《本经》所载之凝水石，别名为白水石。为天然产的红石膏和方解石。其味辛，性寒。归肝、脾经。据本草文献记载，本品可治下列病证。

（1）火热病证。本品辛，寒。能清热泻火，可治身大热、皮肤如火烧、心烦满闷，以及时行热邪亢盛、脏腑伏热、胃中热盛、易饥作渴等病症，可用凝水石配石膏、滑石、甘草、天花粉、葛根等治之，此方也可用治咽喉肿痛。

（2）腹中积聚。凝水石，味辛、微咸，性寒。能软坚散结、清泻热邪，可治热邪内蕴、夹痰湿为患，病久成结聚之证。

（3）小儿丹毒。对皮肤热毒病症，可用凝水石15g，研末，入温水调和猪胆汁涂之，效佳。

（4）齿衄。用凝水石配朱砂、甘草等分研末，每用少许擦牙龈，可治胃热牙痛、齿衄等。

此外，本品尚可治疗头面疮肿、痈疡肿痛、疮溃不敛、湿热黄疸、水火烫伤等实热火毒病症。

本品古有称之为硬石膏的，又有称之为寒水石的。而李时珍在《本草纲目》中云："方解石，唐、宋诸方，皆以此为石膏，今人又以为寒水石，虽俱不是，而其性寒治热之功，大抵不相迟，唯解肌发汗，不能如硬石膏为异尔。"经现今药学专家考证，凝水石为红石膏和方解石。前者被称为北寒水石，后者被称为南寒水石。

【用法】本品入煎内服：6～15g。或入丸、散服。外用：适量，研末掺；或调敷。脾胃虚寒者慎服。

（朱尔春　整理）

# 阳起石

【药名】阳起石，在《神农本草经》中有白石之称，在其后的医药文献中又有羊起石、石生等称谓。

【经文】阳起石，味咸，微温。主崩中漏下，破子脏中血，癥瘕，结气，寒热，腹痛，无子，阴痿不起，补不足。

【文译】阳起石，味咸，性微温。主治妇女胞宫、冲任损伤引起的崩中漏下，能温化子宫内的瘀血，消散腹内癥瘕，散郁结邪气，疏解恶寒发热，治腹中疼痛等病症。还可治疗妇女不孕、男子阳痿不育等证，并可补益身体诸虚损。

【药源】本品为硅酸盐类矿物角闪石族矿物透显石或阳起石石棉的矿石。常见于各种变质岩中。主产于湖北、河南等地。全年可采。挖出后去净泥土及杂石，选择浅灰白色或淡绿白色的纤维状或长柱状集合体入药。以针束状、色乳白、质柔软、易撕碎、无杂质者为佳。

【药理】本品主含钙、镁、铝、铬、铁的羟硅酸盐（透闪石），尚含少量方解石或兼有角闪石和绿泥石（含镁铁铝的硅铝酸盐）等，本品具有兴奋性机能的作用。

【文摘】

《名医别录》　疗男子茎头寒，阴下湿痒，去臭汗，消水肿。久服不饥，令人有子。

《药性本草》　补肾气精乏，腰疼膝冷湿痹，子宫久冷，冷癥寒瘕，止月水不定。

《日华子本草》　治带下温疫冷气，补五劳七伤。

《本草衍义》　治男子、妇人下部虚冷，肾气乏绝，子脏久寒，须水飞研用。凡石药冷热皆有毒，正宜斟酌。

《本草纲目》　散诸热肿……右肾命门气分药也。下焦虚寒者宜用之，然亦非久服之物。张子和《儒门事亲》云：喉痹，相火急速之病也。相火，龙火也，宜以火逐之。一男子病缠喉风肿，表里皆作，药不能下。以凉药灌入鼻中，下十余行。外以阳起石烧赤、伏龙肝等分细末，日以新汲水调扫百遍。三日热始退，肿始消。此亦从治之道也……好古：补命门不足。

《寿世保元》　阳起石甘，肾气乏绝，阴痿不起，其效甚捷。

《本草经疏》　阳起石补助阳气，并除积寒宿血留滞下焦之圣药。

《医方十种汇编》　补火逐寒，宣瘀起阳。火煅醋淬七次，研粉水飞用……不入汤剂。

《本经逢原》　乃云母之根，右肾命门药。下焦虚寒者宜之，黑锡丹用此。正以补命门阳气不足也。《神农本草经》治崩中漏下，阳衰不能统摄阴血也……用阳起石之咸温，教其所结，则子藏安和，孕自成矣，阴虚火旺者忌用，以其性专助阳也。

【今用】民国医家丁甘仁　阳起石咸温之味，入少阴肾。固精而壮元阳，益气而止崩带。温子宫之虚冷，消结气与癥瘕。阳起石无毒，出齐州阳起山，云母根也。螵蛸为使，恶泽泻、桂、雷丸、蛇蜕，畏菟丝子，忌羊血。火煅，醋淬七次，水飞。此石产处，冬雪不积，其热可知。云头两脚鹭鸶毛，轻松如狼牙者良。非命门火衰者勿用。（详见《孟河大家丁甘仁方药论著选》）

北京著名医家焦树德　阳起石味咸，性微温。主要用为补肾阳药。可配熟地、山药、山萸、茯苓、泽泻、淫羊藿、巴戟天、附子等，用于男子肾阳虚而致的阳痿、阴部冷汗，女子子宫寒冷、腹痛、久不受孕等症。对阳痿也可用阳起石一两，熟地一两，水煎服。（详见《用药经验十讲》）

山东中医药大学李克绍　阳起石，咸，微温。入肾经。温肾壮阳。适用于元气虚寒的阳痿早泄、遗精。及妇人子宫久冷不孕、崩漏、腰膝酸软等。做丸剂用，不入汤剂。（详见《李克绍医学全集》）

湖北名医赵映前、胡献国　药理研究表明，本品有兴奋性机能的作用，对溃疡病并性功能障碍、性功能不全、性欲下降等有明显治疗效果。其治疗方法如下。①阳起石粥。阳起石10g，大米50g，白糖适量。将阳起石洗净，放入锅中，加清水适量，浸泡5～10分钟后，水煎取汁，加大米煮粥，待熟时调入白砂糖，再煮一二沸服食，每日1剂。②阳起石敷剂。阳起石适量，研为细末，米醋适量调为稀糊状，分成3份，外敷于肚脐孔及双足心涌泉穴处，敷料包扎，胶布固定，每日换药1次，连续57日。③阳起石带剂。用阳起石30g，木香5g。将诸药择净，研为细末，置于药袋中，围于肚脐周围，10日换药1次，连续2～3剂。（详见《溃疡病的中医调补》）

上海名医沈丕安　阳起石汤液味淡，混浊，带有咸味，淡棕色，无特殊气味清香。食疗可制作药膳、菜肴、汤肴、火锅、药酒、饮料、颗粒、胶囊等。甜、酸、咸、辣、苦五种味道均可相配，用以强身、增强免疫功能、调节内分泌功能，尤其适宜于感染后、肿瘤手术后的患者。阳起石汁水适合制作药膳。如炒韭菜、炒鸡片中放入少量阳起石汁水，以辅助壮阳。阳起石味咸，制作药时食盐需适量减少。药渣石质不溶于水，不能食用。单味可制作菜肴，如与海鲜、河鲜、鱼类、肉类、豆类、蔬菜等相配，或放入火锅。或与某些食材相配制作高档菜肴。（详见《补益中药的临床运用》）

**湖南名中医周德生** 阳起石药对的配伍运用：阳起石配鹿茸，下焦得温，精血得固，血不妄行，治冲任虚寒，封藏失司，固摄无权，经血妄行，崩中漏下，变生他证；配菟丝子，具温阳育子之功，以治肾阳虚衰，精冷无子者；配韭子，温肾固精壮阳，治肾阳不足，遗精白浊等症；配钟乳石，温壮元最，补益肾气，治肾阳不足；配钟乳石、附子，治元气虚寒。（详见《常用中药特殊配伍精要》）

【师说】阳起石，其味咸，性温。主归肾经。具有温肾壮阳之功。我于临床用治肾阳不足所致的以下病证。

（1）阳痿不举。阳起石能助人阳气，专主男子肾阳虚衰。我常用治男子肾阳不足引起的阳痿不举。可用阳起石配鹿角（茸）、桑螵蛸、菟丝子、枸杞子、巴戟天、仙茅、熟地、仙灵脾、覆盆子、山茱萸、芡实、莲须、五味子等，治疗阳痿、早泄、遗精、滑精、精液清稀、性功能低下、男子不育、阴器阴冷、阴部潮湿、阴汗多，以及小儿、老人出现尿频、尿急、遗尿等病症。

（2）妇科病证。①不孕。本品配当归、熟地、川芎、白芍、细辛、艾叶、香附、巴戟天、仙灵脾、蜂房等，治疗宫寒久不受孕；②崩漏。积寒蓄血留滞胞宫，以致崩中漏下而滴沥久不净，经色紫暗，有瘀块，小腹冷痛者，可用阳起石配仙茅、仙灵脾、阿胶、艾叶、续断、桑寄生、吴茱萸、仙鹤草、茜草、煅乌贼骨、赤石脂、陈棕炭、炒荆芥等治之；③带下。妇女下焦虚冷，带脉不固、失约，以致带下清稀、量多者，可用阳起石配蜂房、芡实、白术、茯苓、赤石脂、附子、肉桂等治之。

（3）痰积风痫。用本品配制胆星、石菖蒲、郁金、法半夏、蝉蜕、天麻、龙骨、牡蛎、防风、远志、白芥子等，治疗风痫有痰积在胸，发时心烦性躁、神志不清、神昏、口吐涎沫、手足瘛疭等症。

（4）腰痛。本品能温肾补阳，可治疗肾阳不足。用阳起石配杜仲、巴戟天、熟地、续断、松节、独活、附子、细辛、麻黄、桂枝、牛膝等可治疗肾阳虚损致腰膝冷痛者。

此外，本品还可治疗子宫发育不良、妇女性欲冷淡、女子阴道较早萎缩、乳房也萎缩，以及子宫肌瘤因寒凝血瘀所致者，阳起石也治风寒痰积致气逆喘促、四肢厥冷、冷汗时出者。

【用法】本品入煎内服：10～15g。或入丸、散服，用3～6g。外用：适量，研末调敷。若治丹毒，用温水调涂肿毒处。阳起石性专助阳，故阴虚火旺者忌用。本品不宜久服。

（朱尔春　整理）

# 理　石

【药名】理石，在《神农本草经》中又称立制石，在《神农本草经》后的相关医籍中又有肌石、长理石、肥石、不灰木等称谓。

【经文】理石，味辛，寒。主身热，利胃，解烦，益精，明目，破积聚，去三虫。

【文译】理石，味辛，性寒。无毒。能清除身体发热的症状，能泻胃中燥火，以利于治疗心胸烦闷。还能补益精气，改善视力，治疗眼疾，也可用于邪气郁致成的肿块，还能杀灭体内多种寄生虫。

【药源】理石，属于石膏类矿物。为硫酸盐类石膏族矿物石膏簇与硬石膏的集合体。形成于各种类型石膏层的裂隙或硬石膏层水化部位，主产于陕西、山西、湖北等地的山谷中。

【药理】其成分主要是含水硫酸钙（$CaSO_4 \cdot 2H_2O$），属于软石膏。与硬石膏（$CaSO_4$）的集合体，现代研究认为理石细纤维石膏。

【师说】理石，是呈纤维集合体的天然矿物中的纤维石膏，主含硫酸钙，属于软石膏。其味辛，性寒。无毒。归心、肝、胃经，具有清透身热、消除胃热、解热除烦等功效，可用于治疗以下病证。

（1）热病心躁。本品性寒，入心经。对于有内风热之邪入心而躁、口出狂言、浑身壮热者，可将本品与甘草、天竺黄、龙脑、粳米共研末为丸，蜜水送服以治之。

（2）食积痰火。本品能泻肺、胃之火，生津止渴。对于肺热咳嗽，可用本品配黄芩、桑白皮、枇杷叶、炙百部、浙贝母等治之。胃火牙痛，可用本品配栀子、玄参、生地、黄芩、防风、荆芥、白芷等煎服，或研粉末服。本品也可治食积、肉积引起的痰火郁积于胃肠等症。用理石酒渍服，能破积聚，治痰食聚积成癖。

（3）目眦生翳。本品能泻肝火、益肾精。可用理石配长石、赤石脂、栀子、青葙子、龙胆、蒲公英等药同煎服，可消翳明目。

（4）寄生虫。取理石、长石、白青各等分入煎或研末服，可杀蛔、蛲、钩虫等。

（5）口渴、易饥。本品能滋阴清胃、生津止渴。用治糖尿病、甲状腺功能亢进的早中期以口渴、易饥为著者。

理石、石膏、长石、方解石四药相较：其性皆寒，俱能去大热结气。但石膏以解肌、发汗、退大热为专长。经现代研究，理石确系纤维石膏，呈白色纤维状，或呈针状而有绢丝光泽之块状物，主治身热，清胃除烦，益精明目，破积聚，杀虫，除营卫中大热，治消渴及中风痿痹、癖积等病证。长石具有清热生津、下气利尿、明目退翳等功效，用治目中生翳、杀虫、淋癃、消渴为专长。方解石为天然碳酸钙的矿石，又称南寒水石，其味辛，性寒，无毒，主身热邪气烦满、胃中热、用治消渴、小便不利、除热利窍、咽喉肿痛、丹毒、烫伤等，消肿止痛为其专长。

【用法】本品入煎内服：15～30g。亦可入丸、散服。外用：适量，涂敷患处。本品与麻黄相恶。

（朱尔春　整理）

# 长　石

【药名】长石，在《神农本草经》中别称为方石，在《神农本草经》后的相关医籍中又有直石、土石、硬石膏等称谓。

【经文】长石，味辛，寒。主身热，四肢寒厥，利小便，通血脉，明目，去翳眇，下三虫，杀蛊毒。久服不饥。

【文译】长石，味辛，性寒。主治身热，四肢厥冷。能使小便通利，血脉通畅。也能使眼睛明亮，可祛除翳膜所致的偏盲。能杀蛔、赤、蛲等虫，杀死蛊毒，长期服用使人没有饥饿感。

【药源】长石源于硫酸盐类矿物硬石膏簇硬石膏。呈扁块状或块状，有棱，浅灰色或深灰色。体较重，质坚硬，无臭无味。以色淡、有光泽者为佳，主产于晋、甘、青、鲁、冀、豫、苏、粤、云、藏等省。

【药理】本品主要成分是硫酸钙，还有少量的氧化铝、二硫化铁、氧化镁、二氧化硅，以及锶、钡等。

【师说】长石，为硫酸盐类硬石膏族矿物的硬石膏，又名方石等。其味辛、苦，性寒。归肝、胃、膀胱经。具有清热生津、下气利尿、明目祛翳等功效。其应用如下。

（1）清热透邪。长石具有清阳明气分大热之功。若阳热太盛，郁阻气机，使阳气不得达于四末可致四肢厥冷。本品善于清热透邪，使邪热清，血脉通利，阳气自布，冷厥可除。本品亦治胃热结气，止消渴。

（2）利小便、通血脉。本品质重下沉，能助肺肃降而通调水道，用治淋、癃，使小便畅利。气行则血行，本品可使周身血脉通利和畅。

（3）明目祛翳。本品能清肝明目，可治疗风热目赤，也治视物昏花。用之可提高视力，祛除翳膜遮睛。

（4）杀虫。本品能杀蛔虫、蛲虫等肠道寄生虫，可用本品配理石、白青等分入药煎服。

总之，长石的性味、功效、主治与石膏多有类似。其辛寒解肌、清热、清泻阳明热邪、清解肺胃热邪等功效多与石膏相同，但其清热功效比石膏强，利小便之功更优于石膏及理石，且明目、退翳之功更强于理石。本品清肃肺、胃之力，清肝凉血之功也优于石膏、理石。仅见《名医别录》有载本品"止消渴，除胁胁肺间邪气"之记述。现今甚少用之，可见长石的功效及优势确实长久未能充分发挥。

【用法】本品入煎内服：15～30g。先煎。或入丸、散服。脾胃虚寒者慎用。

（朱尔春　整理）

# 石　胆

【药名】石胆，在《神农本草经》中别称为毕石，在《神农本草经》后的相关医籍中又有蓝矾、胆矾、铜矾等称谓。

【经文】石胆，味酸，寒。主明目、目痛、金疮，诸痫痉，女子阴蚀痛，石淋，寒热，崩中下血，诸邪毒气，令人有子。炼饵服之不老，久服增寿神仙，能化铁为铜成金银。

【文译】石胆，味酸，性寒。主要功效是用之能使眼睛视物清晰，能治疗眼睛疼痛，也治金刃创伤而导致的疮疡及癫痫发作破伤风，也治妇女阴部溃疡疼痛、尿路结石引起的尿路感染而致恶寒发热。还能治疗子宫出血，祛除各种邪恶毒气，治疗不孕不育而能生子。服用煮炼的石胆，能使人延缓衰老，长期服用令人如神仙，并能延年益寿，本品还能将铁变为铜，合成金、银。

【药源】石胆源于硫酸盐类矿物胆矾簇胆矾的晶体，呈不规则斜方扁块状、棱柱状。质脆易碎，味涩。主要产于我国西北等气候干燥地区，也产于云、晋、赣、粤、陕、等地。

【药理】本品主要成分为硫酸铜，有利胆、腐蚀作用。石胆是多亲和性药物，可作用于全身各系统。对口腔、胃肠道有强烈的刺激作用，可引起局部黏膜充血、水肿、溃疡；对心、肝、肾有直接的毒性作用，对中枢神系统亦有很强的亲和力。此外，还能引起急性溶血性贫血。

【师说】石胆，为硫酸盐类矿物胆矾的天然结晶体，即含水硫酸铜，现今又名胆矾。其味酸、辛，性寒。有毒。归肺、脾、胃、大肠经。具有涌吐风痰、收湿解毒之功效。临床用治以下病证。

（1）痰厥风痫。本品能涌吐风痰，清肝经火热，可治老人、小儿风痰、癫狂、中风痰厥等病症，并治疗风痫久不瘥。还能醒神志。可配乳香、降香各15～30g，捣细为散，每服3g，用牛乳送服。本品亦可治疗痰饮咳喘、胸膈胀满，可配法半夏、郁金、香附、石菖蒲等治之。

（2）毒疮肿痛。本品可治喉蛾毒疮肿痛，能消喉痹及咽喉结肿闭塞。用之可使毒涎吐出即愈。

（3）杨梅毒疮。治杨梅毒疮，可用醋制胆矾末搽之。若痛甚，加乳香、没药同用，效佳。

（4）牙痛、口疮。对于牙齿松动、牙龈溃烂、走马牙疳及热病口舌生疮等，可用黄连、黄柏、龙脑、青蒿、石胆、马牙消等，共研细末外搽之即效。

此外，本品还可治疗风眼赤烂肿痛。用胆矾 10g 煎汤洗眼，可明目，也可治眼中涩痒。本品外洗阴部，可治阴痒作痛。也可治疗疮疽毒，疔耳、甲疽等，凡此，均可研末外用。本品可利湿退黄，近年来，也有用之治疗湿热黄疸者。本品还能止血，治疗吐衄、便血、崩漏、创伤出血等，亦治久泻、久痢，还可治疗湿热瘙痒、疮疡疥癣等皮肤科病证。

【用法】本品内服：0.5～1g，多入丸、散服。温开水化服。外用：适量，研末撒之或调敷，或吹喉，或以水溶化外洗患处。本品若多服可致中毒，可口服含丰富蛋白质的食品，如蛋清、牛奶、豆浆等，形成蛋白铜盐而沉淀，则可阻止胃肠道吸收，保护胃黏膜，然后用依他酸二钠钙或口服，或肌注，或静脉注射等可防护之。若酸中毒，可补充碳酸氢钠口服液。若有溶血现象时，可用氢化可的松，必要时应输血并可对症治疗。

（朱尔春　整理）

# 白　青

【药名】白青，在《神农本草经》后的相关医籍中又有碧青、石青等称谓。

【经文】白青，味甘，平。主明目，利九窍，耳聋，心下邪气。令人吐，杀诸毒、三虫。久服通神明，轻身，延年，不老。

【文译】白青，味甘，性平。能使眼睛视物清晰，能通利九窍，以治耳聋，能使胃内的邪毒呕吐出来。具有催吐、解毒、杀灭三虫的功效。长期服用能使人通晓神明，身轻体巧，延年益寿。

【药源】本品为碳酸盐类矿物蓝铜矿的矿石，产于铜矿氧化带中。本品呈半透明，或不透明状，药材一般粉碎成末入药，主产于江西南昌等地山谷中。

【药理】本品主要成分为 $2CuCO_3 \cdot Cu(OH)_2$。

【师说】白青，是含铜盐的矿石。其味甘，性平。无毒。归入肝经。本品具有清热解毒、下痰破结、平肝镇惊、明目退翳、活血等功效。其应用如下。

（1）明目、利窍。白青质重色青，能镇肝、清肝、泻火。用于治疗肝火上炎之目赤肿痛及耳鸣、耳聋等。也可单用研末外治目疾，如目痛、目痒、目翳等。亦可入煎内服治耳疾，能通耳窍，以治耳聋、耳鸣。

（2）涌吐痰涎。白青能涌吐痰涎，治疗顽痰不化，能使痰涎吐出，且不伤人体正气。可治顽痰不去而致的风痰癫痫、昏迷、小儿惊风等，可用白青配天竺黄、牛黄研末服，每服 0.3 ～ 1g，日服 2 次。

此外，白青还能杀体内寄生虫，并可活血化瘀治疗跌仆损伤，也能破除积聚。久服能滋养肝肾，防衰老，延年益寿。

【用法】本品研末内服：0.3 ～ 1g。或入丸、散服。外用：适量，研极细末点眼或外搽、外涂等。

（朱尔春　整理）

# 扁 青

【药名】扁青，在《神农本草经》之后的医药文献中又有白青、碧青、目青、石青、大青等称谓。

【经文】扁青，味甘，平。主目痛，明目，折跌，痈肿，金疮不瘳。破积聚，解毒气，利精神。久服轻身，不老。

【文译】扁青，味甘，性平。主治眼睛疼痛，能使人视物清晰。可治跌仆损伤、痈肿、金刀创伤久不愈合。能破除体内积聚，消除毒气，调养精神，使人振作。长期服用能使人身轻体健、不易衰老而延年益寿。

【药源】本品源于碳酸盐类矿物孔雀石簇蓝铜矿的矿石。为不规则块状，蓝色。具玻璃光泽，半透明，体重、质较坚脆。气微色淡、味淡。以色蓝、无杂者为佳。产于辽、吉、内蒙古、青、鄂、湘、粤、川、藏等地。

【药理】本品主含碱式碳酸铜含铜，其中主含氧化铜、二氧化碳、水，尚含铅、锌、钙、镁、钡等元素。

【师说】扁青，药用为碳酸盐类矿物孔雀石族矿物蓝铜矿的矿石。选择扁平块状、颗粒状结合体入药。其味甘，性平。无毒。归肝、脾经。有清热解毒、活血等功效。临证用治以下病证。

（1）风痰惊痫。扁青可治风痰癫痫、小儿惊风，也能降逆止呕。尤宜于肝虚易惊多痰者。可用扁青配天竺黄、牛黄共研极细末，每服 0.3 ～ 0.6g，日服 2 ～ 3 次。用治惊、痫等病。

（2）目赤肿痛。扁青入肝，其质重能镇肝、清肝降火，清热解毒，清肝明目，可治疗急性眼结膜炎。用扁青配乳香、枯矾、干姜、珍珠共研极细末点眼治目赤肿痛、翳膜遮睛、视物不明等。

（3）金疮、跌仆损伤。本品能活血消肿痛，磨坚积，主治折跌、金疮久不愈合，并能破积聚。

此外，也有本草文献记载本品能活血清解消痈肿，能杀诸多毒虫，治疗男子不育，祛除风寒湿痹，治尿道疼痛、尿解不畅等。

扁青与肤青、空青三药同属蓝铜矿的矿石。空青为形园中空者，白青为层状者，扁青呈短柱状或板状者。三者功效、主治略有不同。其中扁青以治疮疡肿毒为专长，肤青以解虫、肉、菜类诸毒为其专长，白青入肝，以治眼疾为专长，临证可取其专长而用之。

【用法】本品入煎内服：10～20g。或入丸、散服。外用：适量，研细末调敷或点眼。

（朱尔春　整理）

# 肤　青

【药名】肤青，在《神农本草经》后的相关医籍中有绿肤青、碧石青、推青、推石等称谓。

【经文】肤青，味辛，平。主虫毒，及蛇、菜、肉诸毒，恶疮。

【文译】肤青，味辛，性平。主治毒虫及毒蛇咬伤，以及食物、蔬菜、肉食中毒。外用可治疗疮疡红肿热痛，恶疮溃烂后浸淫不止，经久不愈。

【药源】本品仅在《神农本草经》中有记载，但自陶弘景之前即无此药相关文献记载。故内容从缺。

【药理】内容从缺。

【师说】肤青，为矿石类药物，因其色青而得名。又名碧石青、绿肤青。其味辛、咸，性平无毒。归入肝经。据本草文献记载，其主治功效为：治蛊毒，毒蛇咬伤，以及进食食物、蔬菜、肉类等食品后引起食物中毒。外用：治疗恶疮、疥癣。凡疮疡症见红肿痒痛、溃烂后浸淫不收敛，经久不愈者皆可用之。也有化瘀软坚散结、收涩敛疮等功效。

【用法】本品内服：入丸、散服。外用：适量，研细末撒，或调敷。

须加说明，肤青一药，自《神农本草经》之后鲜有述及，可能早已弃用。现今也难认定其究属何药，所以很难说清其用法、用量、宜忌等。

（朱尔春　整理）

《神农本草经》 卷四

# 下品药

# 附　子

【药名】附子首见于《神农本草经》，在其后的相关医籍中又有盐附子、黑顺片、白附片、淡附片、炮附片等别名。

【经文】附子，味辛，温。主风寒，咳逆邪气。温中，金疮。破癥坚，积聚、血瘕，寒湿踒躄，拘挛，膝痛不能行步。

【文译】附子，味辛，性温。主治风寒咳嗽气喘之邪气，能够温煦内脏，治金属创伤。能够攻克顽固的癥块、积聚和血瘕，也能治疗因寒湿侵袭而引起的下肢行走困难，肢节拘挛，以及膝部疼痛不能行走。

【药源】本品是毛茛科植物乌头的侧（附）根。可加工炮制成盐附子、黑顺片和白附片、淡附子等，主产于四川、江油、陕西城固、勉县。每年的6—8月份采挖。晒干入药。以片匀、棕黄色、有光泽者为佳；白附片以身干、片匀、黄白色、半透明者为佳。

【药理】本品为川乌子根的加工品，含毒性较小的单酯类生物碱、多糖类、氨基酸、有机酸类化学成分。具有强心活血作用。也有抗炎镇痛作用、降血糖及抗肿瘤作用。附子能增强机体免疫、抗氧化能力，还具有抗衰老作用。

【文摘】

《名医别录》　腰脊风寒，脚疼冷弱，心腹冷痛，霍乱转筋，下痢赤白，强阴，坚肌骨，又堕胎，为百药长。

《医说》　余尝闻台州村落，愚民有病，单服附子，是以患喉证死者多矣。陈无择《三因论》有云，附子不宜单服，须佐以人参、甘草、生姜，方可以制其毒……热病多而寒病少也。医者用姜、桂、乌、附温燥之，药不审寒热虚实，岁运迁移，犹如抱薪救火，为害滋甚，可不慎乎。

《本草衍义》　乌头、乌喙、天雄、附子、侧子，凡五等，皆一物也。止以大小、长短、似像而名之。后世补虚寒，则须用附子，仍取其端平而圆大及半两以上者，其力全，不僭。风家多用天雄，亦取其大者。以其尖角多热性，不肯就下，故取敷散也……余三等，则量其材而用之。

《医学启源》　以附子大辛热，助阳退阴，温经散寒。治脾中大寒……气厚味薄，轻重得宜，可升可降，阳也。其用有三：去脏腑沉寒，一也；补助阳气不足，二也；温暖脾胃，三也；然不可多用……其性走而不守，亦能除肾中寒甚，以白术为佐，谓之术附汤，除寒湿之圣药也。治湿药中宜少加之，通行诸经，引用药也，及治闭经。

《增广和剂局方》　疗偏风半身不遂，大风冷，痰癖胀满，呕逆翻胃，元脏伤冷，耳聋，风牙关急，治阴盛隔阳，伤寒。地胆为使。恶蜈蚣。畏防风、黑豆、甘草、黄芪、人参、乌韭。

《汤液本草》 黑附子入手少阳三焦、命门之剂，浮中沉无所不至……故行而不止。非若干姜止而不行也。非身凉而四肢厥者不可僭用。如用之者，以其治四逆也。

《丹溪治法心要》 阴证发斑……饮冰水，烦躁神昏脉数足冷者加附子。

《苍生司命》 附子，禀雄壮之质，有斩关夺将之气，能引补气药行十二经，以追复散失之元阳；引补血药入血分，以滋养不足之真阴；引发散药开腠理，以驱逐在表之风寒；引温暖药达下焦，以祛除在里之冷湿。

《普济方》 大概附子能温脾逐寒，川乌温脾去风，附子性重滞，川乌性轻性疎，若寒痰当用附子，是风当用川乌。虽然乌头性热，以七次炮熟，散其热性，服之必效。

《徐大椿医书全集》 生用暖肾脏，以祛寒湿；熟用补命火，以回元阳。盐水炒黑，专入肾脏，燥湿功胜，兼益元气……下寒上热，里寒外热之症最宜。

《寿世汇编》 慢惊之轻者，理中地黄汤内，多用姜桂亦可治愈。若虚寒至极者，非用附子不可。《本草》附子下注明治慢惊，可见温补乃治慢惊秘诀，无所疑也。

《重订石室秘录》 附子、肉桂斩关夺门之药，其性最热，倘不用之于熟地、山茱萸、北五味之中，则孤阳乘大热之势，沸腾而上矣。

《女科经纶》 有内伤子死者，有久病胎萎子死者，以附子汤进三服，使胎脏温暖，凝血流动，盖附子能破寒气堕胎，此用温药之意也。

《科学注解本草概要》 附子为兴奋药，并有强壮作用。

《临床应用汉方处方解说》 药效：利尿、镇痛、强壮、兴奋、强心、保温。用途：复兴新陈代谢，阳虚寒厥冷症。

【今用】江苏著名老中医邹云翔 附子对脾肾阳虚、水湿泛滥所致的慢性肾炎水肿，治疗重在温补肾阳，方用附子理苓汤合济生肾气丸加减。其中附、桂不可少，可重用附子。附子剂量可用 30～60g，但需久煎两个半小时以上，去其毒性而存其温阳之效。（详见《邹云翔中医肾病疗法》）。

国医大师张琪 附子与半夏合用，药局投药每每提出疑问，以乌头与半复相反。实际不仅用之无任何不良反应，且用之其效更佳，因附子散寒温中，寒气散则阴霾自消；半夏降气，与附子相辅相成，具有他药不可替代的功效。凡慢性胃炎、溃疡病、胃肠痉挛属于虚寒者，此方效如桴鼓。（详见《中国百年百名中医临床家丛书——张琪》）

山西著名老中医白清佐 白老临证善用附子，每以重剂而获良效。尝谓：附子者，附乌头而生，如子之附母，子食母气，以之得气最全，故名附子，以川产者为佳，近世医家，每感于《神农本草经》辛温大毒之说，视之如蛇蝎，终生不敢用，孰不思所谓"毒"者，正所以起沉疴而能疗疾者也。观仲景一百十三方，用附子者二十有三，其中生用者即有八方，仲景岂因附子有毒而废用乎？附子之用，上治心肺，中治脾胃，下治肝肾，无处不到，要在配伍得当，用之有法耳。

附子配伍之法，约有如下数条：附子配鹿茸，补阳填精，阳痿、滑泄者宜；附子伍肉桂，补火力强，治阳衰肢厥；附子配干姜，温中调脾，得肉豆蔻温脾燥湿，涩肠止泻；附子配参、芪，大补中气，参芪重用，其效尤著；附子配半夏，温中降逆，寒呕能已；附子配桂枝、白术，温经通络，善治寒湿痹痛；附子得延胡索、木香，温暖肝肾，治寒疝腹痛；附子配当归，温通血海，冲任虚寒、经水不调者宜。白老用附子，特重两点。一曰认证。凡确属三阴寒证，阳气衰微，脾湿肾寒者，必用附子。二曰知附子之性。附子大辛大热，能破阴回阳，生者祛邪尤胜，熟者补虚为佳。举凡阴寒弥盛，地气盖天，阳气竭绝之寒证，必用附子。盖附子气味雄厚，有斩关夺将之能，直入命门，益火之源，使神机活跃，追复散失之元阳。此仲景急温之法，起死回生之妙术也。若不识此理，因循失治，阳气耗散，纯阴用事，死期已至，纵有神丹，亦弗能救，此非死于病，乃医之咎也。当阳微欲绝，神去魂存之际，非惟用附子，且当用生者，而其量重在一两之上为宜。张寿甫尝曰："附子久久炮制，真性几于尽失，附片二三钱，犹不如桂枝三五分，白老临床常用附子，初用量小，继则量大，遇阴寒重症，附子之用量辄以两计，甚者用三四两，并伍大剂姜、桂，极见功效。（详见《著名中医学家的学术经验》）

**山西名老中医张子琳**　附子为热药之君，回阳救急有起死回生之效，但用之不当，轻病转重，重病送命。张氏年轻时随父习医于大同，因素体阳虚畏寒，一日晨起，空心煎服附子剂，随即进热粥一碗，饭后口舌麻木，接着全身麻痹难忍，慌然无措。问于张父，张父曰："此服热药，复加热粥之故，过午当愈。"待过午后，果然好转。附子，大辛、大热、大毒，纯阳燥烈之品，煎剂宜凉饮，不宜热饮。治下焦病，用量宜大，不宜太轻。量小则往往刚燥之性发挥于上焦；量大力沉则药达下焦，发挥治疗作用。《神农本草经疏》列七十余证为不宜使用附子的禁忌证，并诫曰："倘误犯之，轻变为重，重者必死，枉害人命……宜谨审之。"寒病之急者，如寒喘、脉微欲绝与缩阳等数证，为必用附子之证，不用则多难救治。故将附子称为"君"（四大君药：补药中之人参，泻药中之大黄，热药中之附子，寒药中之石膏），确非过誉。（详见《张子琳医疗经验选辑》）。

**山西著名中医李可**　李老每遇急险重危症，使用剧毒中药救治，皆获起死回生之效。疑难痼疾用剧毒中药救治亦立见转机，屡起沉疴。剧毒中药中，李老使用最多的是附子，一生所用附子累计超过 5 吨。川乌次之，亦在 3 吨以上。所治人次上万，无一例中毒。如何驾驭药中猛将，使之听从调遣，治病救亡而不伤害人体？《伤寒杂病论》中已有揭示。在历史上，仲景运用乌、附剂最早，使用频率也很高。仲景方中乌、附大多生用，用量之大，古今少有。何以保证无害？其真谛全在经方的配伍、炮制与煎服方法上。以《金匮》乌头汤为例。该方麻黄、芍药、黄芪、炙甘草各 3 两，川乌 5 枚。川乌 1 枚，重量平均 5g，5 枚则为 25g 许。炙甘草 3 两，汉代一两合今之 15.625g，3 两则约为 47g，约为川乌之 2 倍。乌头汤之煎服法，亦寓有深意。先以蜜 2 升（汉代 1 升合今之 200mL）煎川乌，煎至 1 升时去川乌，留蜜待用。蜜煎川乌，有两层意义：蜜为百花之精华，善解百毒，尤为川乌毒之克星；以稠黏之蜜汁文火煮川乌，必影响川乌毒性之分解，川乌剽悍燥烈之性，即不能为害。全方 5 味药，以水 3 升，煮取 1 升去渣，与前备之川乌蜜混合再煎，可进一步中和毒性。再看服法：服 7 合（140mL，为全剂的 2/3）。服药后的效果要求："不知，尽服之。"服后唇舌微觉麻木为"知"，"不知"即无此感觉，则"尽服之"，即把所剩的 1/3 药液全部服下，以"知"为度。一般病人，服乌头汤 140mL，即有效应。体质异常者，此量不能中病。当把一剂药全部服下，方始奏效。李老读《金匮》至乌头汤项下，反复玩味，深感此必仲景当年亲历、亲尝的切身体验之谈，绝非臆测可比，仲景在 1700 多年前，已取得了临床应用乌、附剂的成功经验。①凡乌、附类方（附子汤除外），方中炙甘草用量为乌、附之两倍，盖甘草善解百毒，甘缓以制其辛燥。②蜜制川乌。蜜为百花之精华，芳香甘醇凉润，善解百毒，可制川乌之燥烈。③余药另煎。取汁与蜜再煎，中和毒性，使乌头之毒性降到最低点，而治疗效能不变。李老凡用乌头剂，必亲临病家，亲为示范煎药。病人服药后，必守护观察，详询服后唇舌感觉。待病人安然无事，方才离去。李老在以上三条经验的基础上，又对配伍、煎药方法做了改进，采取全药加蜜同煎、久煎法，既保证疗效，又做到安全稳妥，万无一失。1965 年李老曾参与川乌中毒濒危 2 例的抢救，以生大黄、防风、黑小豆、甘草各 30g，蜂蜜 150g，煎汤送服生绿豆粉 30g，患者均在 40 分钟内转危为安。由此也可反证，使用新定乌头汤，绝无中毒之虞。（详见《李可老中医急危重症疑难病经验专辑》）

**江苏名中医孙伟教授**　制附子补肾温阳通督，历代本草记载，附子味大辛，性大热，气雄烈，有毒，走而不守，流通十二经，表里上下，无处不到。具有回阳救逆、温肾暖脾、逐寒止痛、祛风除湿之功。孙教授多以制附子补肾、温阳、通督治疗慢性肾脏病。通过补肾，使肾能封藏，不至于精微外泄；通过温阳使脏腑功能得以恢复，水湿瘀毒之邪不能内生，扶正又抑邪，为治病之根本；通督以解腰背挛急。孙教授称附子"能走督脉，腰痛乃督脉主病，用之即有引经作用。又有祛邪之功，使气血流畅，瘀去新生"。附子味大辛，性大热，为纯阳之品，在临床中将之用于辨证属阴盛阳虚的多种疑难疾病治疗中，都收到了很好的疗效。但投此药务必症见舌淡胖、形寒怕冷、无口干或口渴欲热饮，投之一段时间后并无口干或口干加重，方可续投或逐渐加量，一般用量在 10～20g，宜久煎。（详见《孙伟治疗慢性肾脏病用药特色拾偶》）

【师说】附子，味辛、甘，性大热。有毒。归入心、肾、脾经。能补火助阳，散寒止痛。历来用治亡阳证、阳虚证、寒凝疼痛等病证，被称为"四大金刚"药之一（"四大金刚"药：人参、附子、大黄、石膏），也是"回阳救逆第一品药"。我历来重视对本品的研究与临证运用，常用之治疗以下病证。

一切阳虚证，皆可用附子。凡西医诊断的内、妇、儿科病证，如外感、慢性肺炎、肺心病、支气管哮喘、风湿性心脏病、心动过缓、房室传导阻滞、急慢性心衰、病态窦房结综合征、慢性胃炎、慢性肠炎、消化道出血、慢性肾炎、肾衰竭、尿毒症、低血压或高血压病、再生障碍性贫血、血栓闭塞性脉管炎、系统性硬皮病、动脉硬化闭塞症、雷诺综合征、冠心病、心绞痛、急性心衰、休克、甲状腺功能减退、风湿性及类风湿性关节炎，男性不育、性功能减退，妇女功血病、月经过多、闭经、痛经，小儿腹泻、婴幼儿急性心衰等病症的病程中出现面色黄白不华、全身冷而背寒、四肢厥冷、麻木、发凉、鼻涕冷、周身倦怠乏力、心悸、心慌，活动后作喘，关节冷痛甚，便溏泄泻，心、肝、肾病引起的全身浮肿、腹水明显，颈项瘿瘤肿大，遗精、早泄、多尿夜频、妇女痛经、经闭、崩漏，带下量多、质淡、清稀，小腹冷痛、腰酸膝冷，小儿长期久泻，舌质淡胖、紫暗、边有齿印，舌苔薄白或白腻，脉沉细、弱或迟而弱，血压增高或血压偏低或突然下降，心电图检查有心律失常，甲状腺功能中 $FT_3$、$FT_4$ 降低，TSH 增高，体温低至 36℃ 以下，少数见有低到中等度发热等辨属亡阳证或阳虚证、寒凝痛证者，均为我用附子的重要指征。

我在临床上喜用附子配伍他药用治以下病证。例如：①配麻黄、细辛、桂枝、生姜、大枣、炙甘草等，治疗阳虚感冒；②配伍茯苓、紫苏子、莱菔子、法半夏、陈皮等，治疗阳虚哮喘；③配人参、代赭石、蛤蚧、五味子等，治疗肺肾阳虚型肺心病；④配麻黄、石膏、杏仁、紫菀、干姜、炙甘草、大枣等，治疗阳虚内热的肺炎；⑤配麻黄、细辛、党参、黄芪、当归、川芎、丹参、干姜等，治太阳、少阴二经同感外邪；⑥配党参、黄芪、肉桂、葶苈子、茯苓、桑白皮、车前子等，治疗心、肺、肾阳虚甚引起风湿性心脏病、肺心病并发肾功能下降，出现阳虚水泛面目下肢浮肿；配桃仁、大黄、泽兰、泽泻、益母草等，可治肾衰、尿毒症；配苓桂术甘汤加水蛭，治疗心悸、怔忡、心痛、心衰等；⑦配乌梢蛇、白术、青风藤、海风藤、羌活、独活、龙须藤、老鹳草、络石藤、鸡血藤等，治疗风寒湿痹证；配杜仲、续断、威灵仙、薏苡仁、天麻等，治疗腰椎骨质增生而作腰膝腿痛；配制川乌、草乌、补骨脂、乌梢蛇、白芥子等，治疗类风湿性关节炎；⑧配党参、白术、炮姜、炙甘草、大枣等，治疗阳虚泄泻、痢疾；配补骨脂、吴茱萸、肉豆蔻、五味子等，治疗五更晨泄；⑨配白术、黄芪、艾叶、小茴香等，治疗胃下垂；配入补中益气汤（黄芪、党参、白术、柴胡、升麻、当归、陈皮、炙甘草）方中治疗中阳虚弱、气虚下陷所致的脱肛、疝坠、子宫脱垂等；⑩配炮姜、仙鹤草、参三七、赤石脂等，治疗以便血为主的溃疡性结肠炎、慢性菌痢等；配炮姜、党参、白术、木香、砂仁、徐长卿等，治疗脾阳虚寒致腹痛；⑪配党参、白术、黄芪、鳖甲、柴胡、猪苓、茯苓、车前子、蝼蛄等，治疗慢性肝炎久延而继发肝硬化腹水；⑫配入六味地黄丸（熟地、山茱萸、山药、泽泻、丹皮、茯苓）中再加车前子、牛膝、益母草、肉桂、党参、黄芪、水蛭等，治疗慢性肾炎水肿显著证属阴阳两虚者；⑬配党参、当归、熟地、肉桂、巴戟天、补骨脂、菟丝子、枸杞子等，治疗再生障碍性贫血，附子用量应据证调整；⑭配仙灵脾、黄芪、党参、茯苓、白芍、巴戟天、仙茅等，治疗甲状腺机能减退症；

⑮配肉桂、黄芪、五味子、桂枝、干姜、黄精、炙甘草等，治疗阳气虚弱所致的低血压及感染性休克等；⑯配肉桂、黄芪、天麻、钩藤、杜仲、葛根、地龙等，治疗3级原发性高血压；⑰配桂心、当归、延胡索、艾叶、小茴香、香附、失笑散治疗寒凝血瘀致痛证；⑱配熟地、山药、山萸肉、桂枝、巴戟天、菟丝子、白术、白芍等，治疗男性不育、少精、精液清稀、精子活力低下、睾丸冷痛及阳痿等症；⑲配丹参、桃仁、牡丹皮、细辛、当归、川芎、桂枝、水蛭等，治疗血栓闭塞性脉管炎；若在上述方药中再加黄芪、泽兰、白芥子、川牛膝等，可治疗硬皮病、雷诺综合征等；⑳配熟地、山药、山萸肉、牡丹皮、茯苓、肉桂、泽泻、麦冬、生甘草、女贞子、冬凌草等，治疗复发性口腔溃疡。

总之，附子之功在于温补五脏之阳，其性味辛温燥热，能振奋心肾之阳，散寒救逆，为抢救危急重症必用之药。如配人参可治多种休克。附子大热，配参、芪能温中，配熟地能温肾，得干姜救逆，配人参、炙甘草强心，得桂枝、羌活、独活则走经络，能通行十二经。附子为纯阳之药，凡阴寒所致的疾病皆可用之。

生附片、炮附片、盐附子、黑附片、白附片使用须知：生附片毒性大，一般多作外用。炮附片以温肾暖脾，温补命门之火力为胜，多用于虚寒腹泻、风寒湿痹、阳虚水肿、阳虚感冒及肾精不足、肾气虚弱所致的遗精、滑精等。盐附子以回阳救逆，散寒止痛为主，治疗亡阳虚脱、肢冷、脉微、寒湿疼痛、心腹冷痛、阳虚水肿、阳虚感冒等。黑附片以温阳逐寒，温补脾肾为主，用治肢厥无脉、脑卒中瘫痪及痰涎壅盛、泄泻无度等。白附片为天南星科草本植物独角莲的干燥块茎，表面类白色，祛风痰、逐寒湿，入胃经，因与附子相似，故得此名，实非附子类也，其毒性较低，强心作用较强，煎煮越久，强心作用越显著。

附子与干姜相较：附子长于回阳救逆，而干姜长于温脾且能温肺，以治中上二焦寒证为主。

附子与肉桂相较：附子温而燥烈，走而不守，其救逆力强，阳气欲脱者，非附子不救。肉桂长于温肾，补脾阳，散寒止痛，引火归元，兼通血脉，善治下焦虚寒之腰腹冷痛、阳痿、宫冷、血寒痛经等。

【用法】制附子入煎内服：3～9g（炮制品），回阳救逆可用18～30g。或入丸、散中用。外用：适量，研末调敷，或切成薄片覆盖在患处或穴位上，用艾炷灸之。内服宜制用，宜久煎；外用多用生品。孕妇禁用，不宜与半夏、瓜蒌、天花粉、贝母、白蔹、白及同用，需据症状及体质状况选择适当用量。热盛阴虚、肝阳亢旺、假寒真热见舌质干红有裂纹，以及孕妇，皆当禁用附子。附子含有毒性成分乌头碱，对心肌、迷走神经、末梢神经有兴奋麻痹作用。本品中毒可见舌尖麻木、肢体麻木并有蚁走感、头晕、视力模糊、恶心、呕吐等，严重者可危及生命。遇之，当立即予以抢救，以保安全。

附子外用宜生用，内服宜制用。入煎剂一般10g左右，特殊病症可用30～60g。当代以擅用附子著称的李可老先生一剂药中附子用量可达200g。但我仍建议对附子应遵医嘱进行加工炮制，据症选用剂量，注意煎煮方法、煎煮时间等，以免乌头碱中毒。

（袁洪军　整理）

# 乌　头

【药名】乌头在《神农本草经》中有射罔、奚毒、乌喙之称，在其后的相关医籍中又有草乌头、土附子等别名。

【经文】乌头，味辛，温。主中风，恶风洗洗，出汗。除寒湿痹，咳逆上气。破积聚，寒热。其汁煎之，名射罔，杀禽兽。

【文译】乌头，味辛，性温。主治被风邪所伤，症见怕风、出汗，伴有寒战。能够祛除寒湿痹痛、咳嗽、呼吸困难。能够破除积聚，用之治疗寒热病症。用它煎汁，叫射罔，可用来杀死飞禽走兽。

【药源】本品为毛茛科植物乌头的母根，主产于四川、陕西、云南、贵州、河北、湖南、湖北、江西、甘肃等省。6月下旬至8月上旬采挖，除去地上部分茎叶，取母根，去净须根、泥沙、晒干。以饱满、质坚实、断面色白者为佳。

【药理】乌头主要含有生物碱类成分。此外，还含有黄酮、甾体、糖苷类（包括黄酮苷、甾体皂苷）等。乌头二萜生物碱是川乌的特征性有效成分，根据母核化学成分结构的不同，二萜生物碱可以分为 C18-、C19-、C20-，以及双二萜型等。乌头的药理作用具有镇痛、抗炎、免疫调节、抗肿瘤、强心等作用。其中乌头碱类生物碱：乌头总碱、乌头碱、中乌头碱和次乌头碱等成分是其发挥镇痛作用的有效成分。乌头类生物碱还有强心作用，对缓型心律失常有改善作用，还有促进免疫应对反应。能增强机体抗肿瘤能力，并有抑制肿瘤作用等。乌头生品有大毒，其主要成分为双酯型二萜类生物，即主要为乌头碱、中乌头碱与次乌头碱。

【文摘】

《本草经集注》　莽草为之使。反半夏、栝楼、贝母、白蔹、白及。恶藜芦。

《医学启源》　川乌，疗风痹半身不遂，引经药也。

《主治秘要》　除寒一也，去心下坚痞二也，温养脏腑三也，治诸风四也，破聚滞气五也，治感寒腹痛六也。

《长沙药解》　乌头，温燥下行，其性疏利迅速，开通关腠，驱逐寒湿之力甚捷，凡历节、脚气、寒疝、冷积、心腹疼痛之类并有良功。制同附子，蜜煎取汁用。

《本经疏证》　乌头之用，大率亦与附子略同，其有异者，亦无不可条疏而件比之也。夫附子曰：主风寒咳逆邪气，乌头曰：中风恶风，洗洗出汗，咳逆邪气。明明一偏于寒，一偏于风，一则沉着而回浮越之阳，一则轻疏而散已溃之阳，于此见附子沉，乌头浮矣。附子曰：除寒湿踒躄拘挛，膝痛不能行步，乌头曰：除寒湿痹，一主治踒，一主治痹，踒躄拘挛，是筋因寒而收引，阳气柔则能养筋，又何患其不伸。寒湿痹是气因邪而阻闭，阳气强则能逐邪，又何患其不开，于此见附子柔，乌头刚矣。夫惟其沉方能柔、唯其散则为刚，沉而柔者无处不可到，无间不可入，散而刚者无秘不可开，无结不可解。故附子曰：破癥坚积聚血瘕，乌头曰：破积聚寒热，于此可见其一兼入血，一则止及气分矣。

**《金匮要略》** 大乌头煎治寒疝，只用乌头一味，篇中论脉甚详，尤在泾释之尤妙，曰：弦紧脉皆阴也，而弦之阴从内生，紧之阴从外得。弦则卫气不行，恶寒者，阴出而痹其外之阳也。紧则不欲食者，阴入而痹其胃之阳也，卫阳与胃阳并衰、外寒与内寒交盛，由是阴反无畏而上冲，阳反不治而下伏，所谓邪正相搏，即为寒疝，此用乌头之脉也。曰：寒疝绕脐痛，自汗出，手足厥冷，拘急不得转侧，发作有时，阴缩，此用乌头之证也。此外，用乌头之法，犹有二证：一则曰病历节不可屈伸疼痛者，乌头汤。一则曰寒疝腹中痛逆冷，手足不仁，若身疼痛，灸刺诸药不治者，抵当乌头桂枝汤。乌头汤比于麻黄，抵当乌头桂枝汤比于桂枝，可知乌头为治阳痹阴逆之要剂矣。

**《珍珠囊补遗药性赋》** 去寒湿风痹、血痹。李杲：除寒湿，行经，散风邪，破诸积冷毒。王好古：补命门不足，肝风虚。

**《本草纲目》** 助阳退阴，功同附子而稍缓。

**【今用】江苏著名老中医张泽生** 余以生乌头治痛风已历数十载。凡骨节疼痛，屈伸不利，局部不肿或肿而不红，畏寒，舌苔白腻，脉象沉紧，皆为沉寒痼冷之征，非大温则不化，用乌头得法，收功甚捷，亦少见中毒发生。生乌头散寒止痛之功，优于制品。临床可随证配伍，若风重可合防风、羌活、独活，湿重益苍术、薏苡仁、泽泻，寒重酌配细辛、附片，上肢痛配川芎、姜黄；下肢痛加桑寄生、川牛膝。曾治一学生张某，男，20岁，患痛风两个月，四肢关节肿痛不仁，两膝尤著，屈伸不利，站着不能下坐，坐后难以站立，曾用西药泼尼松治疗未效，苔薄白腻，脉细。乃寒湿稽留经隧之间，以生川乌、川桂枝、炒白术、独活、秦艽、赤芍、薏苡仁、桑枝、乳香、没药、甘草等散寒除湿，服药3剂后痛势大减，两膝肿胀消退，再投5剂而愈。应用生川草乌需注意剂量及煎服方法。形实证实，可用生川乌、草乌各4g（一般初用各3g），若无反应，可逐渐加至各9g，体质虚弱者酌减。草乌之毒性较川乌为剧，故更须审慎。一般须煎1小时以上，与甘草配伍可制其毒性。生川、草乌宜暂用而不可久用。经云"大毒治病，十去其七"，此当识之。如服用该药中毒，出现唇麻、心悸等症，应即停服，并急以生姜捣汁，或用金银花、绿豆衣、生甘草等解毒之味煎服，配合针刺内关、通里。危重者需中西两法积极抢救之。（详见《张泽生医案医话集》

**国医大师朱良春** 川、草乌辛热，有毒，功擅搜风定痛，尤以生草乌力锐效捷。对于风寒湿痹，朱老常用生川、草乌配桂枝、细辛、独活、仙灵脾之类。他认为生川乌温经定痛之力量较强，寒邪重者用生川乌，寒邪较轻而体弱者用制川乌。对于寒湿痹重证，则取生川、草乌同用之，盖生草乌开痹止痛之功较生川乌尤著也。痹痛之难忍者，朱老推崇许叔微之"麝香丸"（生川乌、全蝎、黑豆、地龙、麝香），如法制用，多在数日以内迅收痛止肿消之效，慢性顽固性痹痛，坚持服用，亦有一定效果，方中生川乌亦可改用生草乌。如改用制川乌，则镇痛之作用大为减弱。生川乌、草乌均有毒，尤其是用生者为丸内服，是否有中毒之虞？朱老认为，许氏方中生川乌用量很小，不会中毒，经多年使用观察，尚未见有中毒者。不过一定不要过量。朱老还指出，许氏用生川乌、草乌之方，还有川乌粥，即以生川乌（去皮尖）研末，同香熟白米作粥半碗，文火熬熟，再下姜汁与蜜，搅匀服之，治风寒湿痹、麻木不仁、痛重不举；又有黑龙丸，用生草乌配五灵脂，治一切瘫痪风。至于生川乌、草乌的用量，朱老认为，由于地有南北，时有寒暑，人有强弱，故其用量可从小剂量（3～5g）开始，逐步加至10～15g为宜。在配伍上，生川乌、草乌与甘草、蜂蜜、防风等同用，既不妨碍其镇痛作用，又有解毒之功。在用法上，生川乌、草乌均需文火先煎40分钟，再下余药，以策安全。生川乌、草乌外用亦有镇痛作用，朱老曾拟"止痛搽剂"（生川乌、生草乌、生南星、生半夏各30g，用50%酒精300mL投泡7日，以棉花蘸搽患处，1日2～3次），对痹证疼痛及各种神经痛均有明显的缓解作用。朱老治病，亦主张内服外治结合以提高疗效，此即一端。（详见《朱良春用药经验集》）

**浙江名中医何懋生**　何老应用川乌体会。①川乌生用，按现行教材用量作煎剂，量小效微，据本人经验，其最有效量为25～30g，以有轻微毒性反应为佳，超过30g即为中毒量，如患者耐受性强，可加黄酒一杯煎服，其效尤佳。②川乌生用作煎剂，不宜打碎，以免煎后误吞粉末而引起中毒，宜用剪刀剪成蚕豆大小颗粒，先煎15分钟，能去其毒性而不影响药效。③生川乌做粉剂吞服，危险性大，应严格控制剂量，细心审察患者体质，注意禁忌等，并详细交代服法。据本人经验，成人控制量为每次生川乌0.6g，日2次。一般用开水送服，体质健壮者，可用黄酒送服。④生川乌对风湿痹痛、沉寒痼疾疗效独著，立竿见影，如连续服用10剂而不见效者，应停用。⑤生川乌煎剂或粉剂服后，出现唇舌发麻、轻度头晕等为正常有效反应，过半小时后，自然消失。如出现眩晕、瞳孔缩小、心悸、呕吐、腹泻等为中毒现象，急用生绿豆、生甘草各60g煎服；如无法口服，可注射阿托品等。⑥生川乌药性猛烈有毒，心脏病、肝病、胃病忌服。验方骨痹汤主治各种骨痹及骨刺，其组成为生川乌3g，全蝎（研吞）3g，葛根、木瓜各120g，鸡血藤40g。水煎服。王某，女，45岁。1982年3月11日诊患者颈椎骨刺已3年，肩胛及上肢胀痛，阴雨天加剧，日轻夜重，严重影响劳动。长期服用骨刺片等，疗效不著，近来病势加剧，不能劳动，心情不愉，夜不成寐，脉弦紧，苔薄白。良由寒阻骨节，影响气血运行，致成骨痹。予上方3剂，药后痛去十之八九，续进5剂痊愈。随访至今，未见复发。（详见《百家名医临证经验》）

**贵州名中医石恩骏**　乌头活血头痛方治疗血管神经性头痛。方药组成：制川乌24g，当归30g，细辛9g，甘草12g，延胡索9g，生石膏30g，川芎30g，羌活12g，僵蚕12g，蜈蚣2条。用法：先加蜂蜜少许，煮制川乌半小时后，下诸药再煎半小时即可，每日分 3 次服。蜈蚣、延胡索为末分 3 次温开水吞服，每日 1 剂。此方为石氏所撰，专门治疗血管神经性头痛。此类头痛病程长，发作急，疼痛较为剧烈，常有抽掣之感，伴头昏眩晕、情绪不安、失眠等症，其发作常与缺氧环境及情绪有关。虽然有多种辨证类型，石氏认为寒邪与瘀血致脑部脉络失和、经气逆乱是血管神经性头痛最常见之病理。方中制川乌虽有较强之直接止痛作用，然此方主要取其善逐深入脑络风寒湿邪之擅长。观历来资料，此方川乌并非大剂量，又加蜂蜜同煮，则毒性大减，而其温经散寒、破血滞积聚之力仍存，是此方不可缺之主药；川芎辛温祛风散寒止痛，辛香走窜，有通心脑瘀滞之专长；细辛、羌活皆具调气之功，又可胜湿而引诸药上行巅顶，细辛用 9g 之量并不为过，且必用此剂量方可取效，细辛不可过钱之论实少依据，不必信之；当归活血而养血，可增川乌、川芎等药化瘀止痛祛风胜湿之力，而其润泽之性，又可缓和诸药辛窜太过之弊；僵蚕祛风止痛；生石膏辛甘大寒，可防伏热在里，若无伏热，石膏平降之性，亦利巅顶之头风，与诸辛热药无矛盾而有协同之用；蜈蚣祛风止头痛，研末服之效果较好；延胡索辛香止痛活血，可掩蜈蚣微腥之气而适口。乌头、附子为同一植物不同部位，虽均辛温，功效相似，然乌头温阳扶正不及附子，祛风止痛却胜于附子，正如《神农本草经》所言："附子……温。""乌头，主中风、恶风。"故有"附子逐寒，乌头祛风"之说。（详见《石恩骏临床经验集》）

**北京著名医家谢海洲** 川乌、草乌为治寒痹之要药，但大辛大热有毒，一般均应制用，若症状仍难改善，可改用生川乌、草乌，宜由小量开始递增，先各用 1.5g，如无反应可渐增到各 3 ～ 5g，煎煮时间应长，约 1 ～ 1.5 小时，可加甘草同煮以缓毒性，若药后出现唇舌发麻、头晕、心悸、脉迟有歇止者，皆为毒性反应，即应停药，并用甘草、生姜各 15g 煎服解救。（详见《谢海洲临床经验辑要》）

【师说】乌头，药用乌头的母根，以四川产者良，故当今处方皆用川乌药名。本品味辛、苦，性热。归心、肝、肾、脾经。具有祛风湿、温经散寒、止痛等功效。我常用之治疗以下病证。

（1）风寒湿痹。本品升散苦燥，能开通肌腠、经脉、骨节，可祛逐风寒湿邪；温经散寒，有显著的止痛作用。本品为祛风寒湿邪之佳品，尤宜于寒邪偏盛的风寒湿痹证。可将之与麻黄、芍药、甘草、羌活、独活、青风藤、海风藤、络石藤、追地风、龙须藤等同用，能散寒、通络、止痛。若寒湿留滞经络，用制川乌配制草乌、乳香、络石藤、木瓜、豨莶草、炙地龙等配伍治之。肩周炎，可用制川乌配黄芪、桂枝、防风、羌活、老鹳草、姜黄等治疗。坐骨神经痛及急性软组织损伤等疼痛明显者，可用制草乌、全蝎、蜈蚣、威灵仙、川牛膝、白芍、甘草等治疗。

（2）寒冷痛证。本品能温通散寒，其散寒止痛之功显著，故常用治阴寒内盛之痛证。心痛彻背，背痛彻心或连脘腹作痛者，可用制川乌配桂枝、细辛、薤白、赤石脂、干姜、蜀椒等治之。小腹疝气偏坠疼痛及脐腹疼痛，手足厥冷者，用制川乌配乌药、橘核、荔枝核、枳壳、麻黄、细辛、延胡索、炙甘草等治之。风寒头痛，可用制川乌配川芎、羌活、石楠叶、细辛、白芷、藁本、甘草等治之。

（3）跌打损伤。本品有止痛功效。我常用制川乌配地龙、自然铜、苏木、刘寄奴、乳香、没药、䗪虫等治跌打损伤疼痛。古方常用本品作为麻醉止痛药，以少量生川乌、生草乌并用，再加姜黄、细辛入煎内服，或配草乌、生南星、洋金花、蟾酥等药外敷，以做手术时麻醉止痛之用，当今则不用之。

此外，有报道称川乌能抗肿瘤，用治胃癌、肝癌，既可抑癌，又可止痛。生川乌、生草乌煎水熏洗可治疗疥疮。制川乌配入适证方中可治疗小儿舞蹈病、骨质增生、重症肌无力、疟疾、阳痿、青春期原发性痛经等，川乌可外用治疗斑秃等。

生川乌、制川乌二者相较：生川乌有大毒，一般不作内服，可外用，以祛寒止痛为主，也可用于麻醉、止癌性疼痛等。制川乌为生川乌经蒸或煮法炮制而成，乌头碱含量显著减少，毒性大为降低，但仍有祛寒止痛、祛风除湿功效，如用治风寒湿痹、肢节挛痛不利、中风后遗症、寒疝腹痛、手足厥冷等病症，多有显著止痛效果。

川乌、草乌相较：川乌为毛茛科植物乌头的块根，草乌为毛茛科植物北乌头的块根。两者均为辛热有毒之品。内服宜制用，生品多外用。两者均为祛风湿、温里散寒止痛之良药，善治风寒湿痹之顽症、中风后遗症、心腹冷痛、寒疝腹痛等，又可作为手术麻醉药。一般认为草乌毒性大于川乌。川乌长于祛除在里之寒湿，也散在表之风寒湿邪。草乌温里祛寒功力较强，长于祛寒胜湿止痛，并能逐痰消肿，故可用于寒痰、痈疽、冷痢、脘腹冷痛、顽痹等。

【用法】本品入煎内服：宜用制后品5～8g。宜先煎1小时。生品外用一般不超过10g，研末外敷。本品不良反应主要由过量使用、疗程过长、未经炮制、配伍失当、煎煮时短或用酒浸所致。其中毒症状为舌麻、口苦、全身发麻、烦躁、头痛、神志不清、抽搐、失明；恶心、呕吐、流涎、腹泻、腹痛；血压下降、心律失常、发绀、四肢厥冷，甚至循环、呼吸衰竭。对此，作为临床医师，一要严格掌握剂量、用法、煎煮时间及疗程，二要知晓中毒症状表现，三要及时救治，可运用洗胃、注射阿托品及对症处理等救治。中药救治时，可用生姜、甘草、金银花水煎服或用绿豆、甘草煎汤频服，或生蜂蜜口服，均有一定的解毒作用。总之，用川乌应以确保患者生命安全为第一要务。阴虚阳盛、热证疼痛及孕妇皆当禁用本品。本品反半夏、天花粉、瓜蒌、贝母、白蔹、白及等。切记内服须用炮制品，外用多用生品，酒浸或加酒服用易中毒，应慎用之。

（袁洪军　整理）

# 天 雄

【药名】天雄，在《神农本草经》中有白幕之称，在其后的相关医籍中又有茛、独白草、鸳鸯菊等别名。

【经文】天雄，味辛，温。主大风，寒湿痹，历节痛，拘挛缓急。破积聚，邪气，金疮。强筋骨，轻身健行。

【文译】天雄，味辛，性温。主治麻风病，风寒湿痹，全身诸关节游走性疼痛，关节拘挛、纵缓或拘急。本品能攻克积聚，祛除风邪，治疗金属创伤。能使筋骨强壮，身体轻健，走路远行不觉疲倦。

【药源】本品为毛茛科乌头属植物乌头形长的块根，呈长圆锥形，稍弯曲，天雄表面呈棕褐色或灰棕色。有小瘤状突起的支根，质坚实。断面呈灰黄色或淡黄色。形成层环多角形者为优。气微，味辛辣、麻舌。每年10—11月采、洗净、干燥入药，主产于四川、陕西等地。

【药理】本品含生物碱类如乌头碱、中乌头碱、次乌头碱、塔拉弟胺、棍掌碱等。具有①抗炎和糖皮质激素样作用。②镇痛、镇静和对体温的影响。③强心和升压作用。④去甲乌药碱能加速心率。⑤对内毒素引起的休克有治疗作用。此外本品还有治疗风湿性关节炎、性功能减退、坐骨神经痛。

【师说】天雄，为毛茛科乌头属植物乌头形长的块根，为乌头丧失繁殖能力后，继续生长的野生品。因它不再生子，故名天雄。其味辛，性温，有大毒。归肺、脾、肝、肾经。具有散寒邪、祛风湿、止疼痛等功效，可用于治疗以下病证。

（1）风湿痹痛。本品能祛风湿，散寒邪，蠲痹止痛，强筋壮骨，可用治风寒湿痹、历节风痛、四肢拘挛、腰腹酸软、下肢无力等病症。

（2）肾气虚寒。本品能温肾阳，助阳兴，可用治冷气攻腹作痛、气力少而步难行、不思饮食等症，还能治疗肾阳亏虚所致的阳痿等。

（3）头风目眩耳聋。天雄配山茱肉、菟丝子、枸杞子、补骨脂、葛根、天麻、山药，补肾温阳，可治头风疼痛、眩晕、耳鸣等症。

总之，本品所治诸病，总由阳虚寒甚所致。本品以温经逐寒见长，以治寒湿痹痛为其专长。

乌头、附子、天雄相较：三者同出一物，功用大同小异，皆为温补下焦命门阳虚之药。然乌头祛风湿、散寒凝、止痛功胜。附子能大壮元阳，虽偏下焦，而行内外，无所不至。天雄之用，与附子相同，但功力略逊于附子。天雄亦能补阳，但功力不及附子，且难与乌头同论，因其不兼散风寒也。天雄性味虽烈，能温经逐寒，但不能顷刻回阳，而对湿痹寒甚者宜之。

【用法】本品入煎内服：宜炮制后用2～6g。或入丸、散服。外用：适量，研末调敷。阴虚阳盛者及孕妇禁服。忌豉汁。

（袁洪军　整理）

# 半　夏

【药名】半夏，在《神农本草经》中有地文、水玉之称，在其后的相关医籍中又有生半夏、制半夏、清半夏等别名。

【经文】半夏，味辛，平。主伤寒，寒热，心下坚，下气，喉咽肿痛，头眩，胸胀，咳逆，肠鸣，止汗。

【文译】半夏，味辛，性平。主治一切伤寒病及外感病，症见或恶寒，或恶寒发热，或往来寒热如疟。对于胃脘部痞硬者，能降气而使气下行，可治咽喉肿痛、头部眩晕、胸部作胀、咳嗽作喘、肠鸣气窜，并能止汗。

【药源】本品为天南星科多年生草本植物半夏的干燥块茎，主产于四川、甘肃、湖北、安徽、江苏、河南、浙江等地。夏、秋二季采挖，洗净，除去外皮和须根，晒干。以个大，皮净，色白，质坚实，致密，粉性足者为佳，陈久者良。拣去杂质，筛去灰屑为生半夏。用凉水浸漂，避免日晒，浸泡至口尝稍有麻辣感后，称为净半夏。另取生姜切片，加白矾与半夏共煮透，取出，晾干，谓之姜半夏。白矾水浸、煮透、焙干为法半夏。半夏加明矾、生姜等药制成后用清水浸泡，除矾后即成清半夏。

【药理】本品含挥发油，主成分为 3-乙酰氨基 -5-甲基异恶唑、丁基乙烯基醚、茴香脑、β-榄香烯等。生物碱类含亚油酸、油酸等。氨基酸有苏氨酸、谷氨酸、甘氨酸等 16 种氨基酸。还含有 β-谷甾醇、多糖、半夏蛋白及无机盐等。能镇咳祛痰。对消化系统有止吐、抗腹泻、抗溃疡、促进胃黏膜修复等作用。对心血管系统有抗心律失常的作用，还能降低全血黏度，抑制红细胞聚集，提高红细胞的变形能力。能抗早孕、镇痛。所含半夏蛋白、多糖、生物碱等均有抗肿瘤作用。半夏还有抗炎、镇静、催眠、镇咳、降眼压等作用。

【文摘】

《名医别录》　生微寒，熟温，有毒。消心腹胸膈痰热满结，咳嗽上气，心下急痛坚痞，时气呕逆；消痈肿，堕胎，疗痿黄，悦泽面目。生令人吐，熟令人下。

《药性本草》　消痰涎，开胃健脾，止呕吐，去胸中痰满，下肺气，主咳结。新生者摩涂痈肿不消，能除瘤瘿。气虚而有痰气，加而用之。

《日华子本草》　治吐食反胃，霍乱转筋，肠腹冷，痰疟。

《珍珠囊》　治寒痰及形寒饮冷伤肺而咳，消胸中痞、膈上痰，除胸寒，和胃气，燥脾湿，治痰厥头痛，消肿散结。又云：热痰佐以黄芩，风痰佐以南星，寒痰佐以干姜，痰痞佐以陈皮、白术。多用则泻脾胃。诸血证及口渴者禁用，为其燥津液也。

《医学启源》 半夏……治寒痰及形寒饮冷伤肺而咳,大和胃气,除胃寒,进饮食。治太阳痰厥头痛,非此不能除。……《主治秘要》云:(半夏)气味俱薄,沉而降,阴中阳也。其用有四:燥脾胃湿一也;化痰二也;益脾胃之气三也;消肿散结四也;渴则忌之。

《本草纲目》 治腹胀,目不得暝,白浊,梦遗,带下。

《本经逢原》 半夏,同苍术、茯苓治湿痰,同栝蒌、黄芩治热痰,同南星、前胡治风痰,同芥子、姜汁治寒痰,惟燥痰宜瓜蒌、贝母,非半夏所能治也。

《温热经纬》 半夏之辛开,以通络拒秽结之气,用治呕哕,其效如神。

《成方切用》 半夏为妊娠所忌,以其燥阴液也。若恶阻之证,则有当用者。

《医方集解》 按半夏亦脾胃药,能燥能润,以能行水故燥,以味辛故润也。仲景治咽痛不眠,皆屡用之,今人率以为燥疑之,则误矣。

《医学摘粹》 半夏……下冲逆而除咳嗽,降浊阴而止呕吐,排决水饮,清涤涎沫,开胸膈胀塞,消咽喉肿痛。平头上之眩晕,泄心下之痞满。善调反胃,妙安惊悸。

《成方便读》 半夏能和胃而通阴阳,于是饮入胃中,听胃气之敷布,或协黄连以除其上热,或偕姜桂以温其下寒。然此法止可治有邪之关格。

《女科经纶》 娄全善曰:大全方谓半夏动胎不用,今观仲景用人参半夏干姜丸,罗谦甫用半夏茯苓汤,朱丹溪用二陈汤加减,并治胎前恶阻痰逆呕吐、心烦、头眩、恶食俱效,独不知此乎,予治恶阻,用之未尚动胎。正经云:有故无殒是也。

《程门雪医案》 半夏辛温,用竹沥制则滑痰而温性可以减轻。

《东医宝鉴》 半夏,三消及血虚者,干咽痛者,肠燥大便难者,汗多者,皆勿用。

《皇汉医学丛书》 半夏:体运转而启开疏散为之用。启开咽喉也……启开心胸也……启开表位及心下也。疏散胸胁也……疏散心胃间也……疏散心下……疏散表里……疏散虚实间也。

【今用】近代著名医家张锡纯 半夏味辛,性温,有毒,凡味辛之至者,皆禀秋金收降之性,故力能下达,为降胃安冲之主药。为其能降胃安冲,所以能治呕吐;能引肺中、胃中湿痰下行,纳气定喘;能治胃气厥逆、吐血、衄血。药房因其有毒,皆用白矾水煮之,相制太过,毫无辛味,转多矾味,令人呕吐,即使清半夏中亦有矾,以之利湿痰犹可,若以止呕吐及吐血、衄血,殊为非宜。(详见《医学衷中参西录·药解》)

民国医家何廉臣 半夏止呕吐而消痰饮,胸胀咳逆并治;和中焦而通阴阳,脘满胃翻皆效;兼疗眉棱骨痛,尤除痰厥头痛。半夏入肺、脾、胃、大肠四经,为除湿化痰、开郁下气之药。配北秫米,治胃逆不寐;合鲜生姜,治中寒吐涎;配制南星、生姜、青盐能消痰开胃;合茯苓、陈皮、炙甘草可蠲饮和胃;配明天麻、制南星治风痰头晕；合冬白术、小枳实、六神曲、生姜汁面粉糊丸，治湿痰中满；配瓜蒌仁、小枳实、川黄连、苦桔梗、生姜汁治痰壅热闷；合青子芩、淡干姜、小川连、淡竹叶、枇杷叶治干呕热呃。（详见《实验药物学》）

**北京著名医家施今墨**　半夏体滑性燥，能走能散，能燥能润。它既能燥湿化痰，用于治疗湿痰咳嗽、痰白而稀者（多见于感冒、咳嗽、慢性气管炎等），又能降逆止呕，散结消痰，用于治疗胃气不和、胃气上逆所致的恶心呕吐（多见于急慢性胃炎、神经性呕吐、妊娠呕吐等），还可治疗痰湿内阻、寒热互结所致的胸脘痞满、食欲不振、嗳气频频、恶心呕吐，以及痰阻气郁所致的梅核气、瘿瘤、痰核等证。另外，半夏还能燥湿和胃而通阴阳，以治胃气不和所致的失眠诸症。（详见《施今墨对药临床经验集》）

**北京著名医家焦树德**　半夏有燥湿化痰、健脾胃、和胃降逆止呕吐的作用。临床应用如下。①燥湿化痰。脾主运化水湿，湿不运化就可生痰，前人有"脾为生痰之源"的认识。如湿盛痰多，可致肺失肃降，出现咳嗽胸闷、咳痰白稀易出、量多而不大黏稠、舌苔白厚腻、脉滑等症。可用半夏配橘红、茯苓、紫苏子、制南星、炒莱菔子、杏仁等治之。中焦虚寒，水饮不化，上犯于肺而出现咳嗽、咯吐清稀水样或泡沫样痰、胸背畏冷等，可用半夏配苏子、橘红、桂枝、猪苓、茯苓、白术、干姜、细辛、五味子等治。脾恶湿，半夏能燥湿化痰，故也能健脾胃。②和中降逆。中焦湿浊太盛而致脘腹满闷、气逆呕吐，可用半夏配竹茹、丁香、吴茱萸、藿香、生姜、陈皮、茯苓等治之。焦老曾用半夏配代赭石、旋覆花、生大黄、生甘草、全瓜蒌、槟榔、桃仁等随症加减，治疗顽固的神经性呕吐，取得良好的效果。焦老临证用姜半夏配生姜、干姜、附子、苍术、橘红等治寒痰；半夏配皂角、天麻、制南星治风痰；配竹沥、白芥子等治经络、四肢、皮里膜外之痰。据近代研究，半夏可抑制呕吐中枢而发挥止吐及镇咳作用。一切阴虚血少、津液不足、舌红赤无苔及妊娠后期均禁用半夏。也不可将半夏与乌头类中药同用。（详见《用药心得十讲》）

**上海著名医家姜春华**　半夏治失眠，此一功效后世本草少有记载。《灵枢经·邪客篇》载治失眠用半夏，并认为失眠之因乃厥气客于五脏六腑则卫气独行于阳，行于阳则阳气盛，阳跷满，不得入于阴，阴气虚故目不瞑。吾尝用半夏于咳嗽及其他病中，无意中发现半夏有安眠作用，证明《内经》以半夏治失眠乃半夏本有安眠作用也。（详见《名中医治病绝招》）

【师说】半夏，其味辛，性温。归入脾、胃经。具有降逆止呕、燥湿祛痰、宽中消痞、下气散结等功效。是我常用的一味中药。我临床常用半夏治疗以下病证。

（1）痰证。凡咳喘痰多、痰饮心悸、风痰眩晕、痰厥头痛、眉棱骨痛、呕吐、反胃、顽固性呃逆、胸脘痞满、噎膈、失眠、癫狂、瘿瘤、痰核（包括脂肪瘤）、痈疽肿毒等病证由痰所致者，皆可用半夏治疗。外感咳嗽、慢性咽炎、支气管炎、胃炎、胆囊炎、冠心病、病毒性心肌炎、肺癌、食道及贲门癌、宫颈

癌、宫颈糜烂、梅尼埃综合征、高血压性眩晕、颈源性眩晕等见痰证者，亦可用法半夏治疗。

（2）失眠。痰湿内阻、胃气失和所致的夜寐不安，常用法半夏与茯苓、茯神配伍治之。大病初愈、虚烦不得眠、心中懊恼者，用半夏配秫米、厚朴、远志、贯叶连翘、知母、莲子心、茯苓等治之。长期咳嗽，夜咳甚而不能安卧者，用半夏配炙百部、钩藤、夜交藤止咳化痰安神治之。对于阴阳违和，心肾不交，肝火扰乱心神所致的失眠，常用半夏与夏枯草相配治之。半夏得阴而生，夏枯草得阳而长，两者配合，阴阳相交，互生互长而神安眠可。我在临床上，若见阴虚肝旺火郁偏重者，将夏枯草剂量调高至半夏的两至三倍；若痰湿偏重，舌苔白而厚腻者，则用法夏剂量略大于夏枯草剂量；方中再配茯神、远志、珍珠母等，可入肝安魂，用治肝病致顽固性失眠。我体会，半夏配夏枯草确有镇静安神之功，尤其适用于心肝火旺、痰热内扰的失眠证。

（3）噎膈、反胃。我用半夏治疗胃、食管、贲门等处癌变以致噎膈、反胃的病症，取张锡纯先生的参赭培气汤（党参、天冬、代赭石、清半夏、淡苁蓉、知母、当归、柿霜饼），方中加藤梨根、蜂房、天龙、薏苡仁、菝葜、冬凌草等，疗效显著。其中半夏剂量在15g左右，配合代赭石、柿霜饼（可用山药代之）化痰降逆安冲。此方已为我多年来用治此类病症的经验方。例如，患者杜某，诊断为食道与贲门交界处肿瘤，发病已8月余。经胃镜检查发现食道下段至贲门处肿瘤占位较大，食管下段仅有些许通畅，局部黏膜破溃、充血、糜烂。数月来只能进食流质。形瘦骨显，呕吐黏痰或如蟹沫样黏痰，痰量多。西医谓其不久于人世，嘱其家属准备后事。后经人介绍来我处治疗，我即用上方增损，服药至今，已历三年余，现已能进食米饭、肉圆、水饺、面条。形体也增胖，面色红润，精神振作。再经胃镜检查，病灶明显缩小，局灶转红润。患者治疗至今，早已超过西医所言之命期。

此外，我在临床上用半夏治疗口中时自流涎，常配党参、白术、乌药、车前子、益智仁、五味子、茯苓、桑螵蛸、泽泻等，效显。也用半夏研末敷天枢穴治疗小儿腹泻。半夏研末用蛋清调敷治疗头癣、腮腺炎、乳腺炎、无名肿块等。半夏还可外用止血、生肌、消瘢痕等。

我在临床上用半夏的指征是：咳吐白色痰或泡沫黏痰；恶心呕吐，胸闷；食少或噎膈，呕恶，胃痞；心悸，头晕，头痛；舌质淡胖，苔白腻水滑，脉濡或滑，辨属痰湿为患者。

【用法】生半夏经炮制加工后，性味缓和。制后一般用10g左右，入煎内服。特殊病证可用15～20g。姜半夏长于降逆止呕。清半夏、法半夏长于和胃调脾燥湿。半夏生品多作外用。外用：适量，研粉外涂敷用治肿毒、瘰疬等病证。因本品味辛，性温而燥，故阴虚燥热、热痰过于稠厚、津伤口渴、血证等均应忌用。孕妇慎用。本品反乌头，故不可配伍同用。

前人用半夏有三禁，谓"血家，渴家，汗家。若非脾湿且有肺燥，误用半夏悔不可追"。根据我的经验，半夏确是辛燥之品，对于寒湿、脾湿较盛者，疗效较显，而对燥痰、热痰者，实不相宜。

（袁洪军　整理）

# 虎掌（天南星）

【药名】虎掌，首见于《神农本草经》，在其后的相关医籍中又有天南星、野芋头、鬼蒟蒻、虎掌草等别名。

【经文】虎掌，味苦，温。主心痛，寒热，结气，积聚，伏梁，伤筋，痿，拘缓。利水道。

【文译】虎掌，味苦，性温。主治心腹胃脘疼痛、恶寒发热、气机郁滞、腹部积块、伏梁、筋伤致痿证、筋脉拘急纵缓，能够通利水道。

【药源】本品是天南星科多年生草本植物的块茎。产于北京、河北、山西、陕西、山东、江苏等地。多在白露前后采挖，去净须根，撞去外皮，晒干，制用。以表面黄白色或淡黄棕色、上端中央凹陷、凹陷周围密布细小凹点、质坚实而重、有麻舌感为优。

【药理】本品含秋水仙碱、胆碱、水苏碱等多种生物碱和环二肽类化合物。具有镇静、催眠作用。也有抗惊厥作用。内含皂苷能增加气管或支气管的黏膜分泌，具有祛痰作用。其抗癌有效成分之一为 D- 甘露醇。掌叶半夏醇提液对 a 细胞及实验动物肿瘤亦有明显的抑制作用。掌叶半夏生物碱的丙酮部分，有一定的抗血栓活性，能延长血栓形成及纤维蛋白形成时间。从掌叶半夏的氯仿部分中提取分离得到的两种生物碱，有不同程度的清除氧自由基作用，并有抗心律失常作用，还能治疗心绞痛，降低血脂，止小儿多涎等。

【文摘】

《名医别录》　除阴下湿，风眩。

《药性本草》　治风眩目转，主疝瘕肠痛，伤寒时疾，强阴。

《本草拾遗》　主金疮伤折瘀血。碎敷伤处。

《开宝本草》　主中风，除痰，麻痹，下气，破坚积，消痈肿，利胸膈，散血堕胎。

《珍珠囊补遗药性赋》　味苦，辛，有毒。可升可降，阴中之阳也。其用有二：坠中风不省之痰毒，主破伤如尸之身强。

《本草纲目》　南星，性烈有毒，姜汁制用。治惊痫，口眼㖞斜，喉痹，口舌疮糜，结核，解颅……虎掌天南星，味辛而麻，故能治风散血；气温而燥，故能胜湿除涎；性紧而毒，故能攻积拔肿而治口㖞舌糜……南星得防风则不麻，得牛胆则不燥，得火炮则不毒。

《本草求真》　胆制味苦性凉，能解小儿风痰热滞，故治小儿急惊最宜……

天南星味辛而麻，气温而燥，性紧而毒……性虽有类半夏，然半夏专走肠胃，故呕逆泄泻得之以为向导。南星专走经络，故中风麻痹亦得以之为向导。半夏辛而能散，仍有内守之意，南星辛而能散，决无有守之性，其性烈于半夏也。南星专主经络风痰，半夏专主肠胃湿痰，功虽同而用有别也，但阴虚燥痰服之为切忌耳……畏附子、干姜、防风。

《徐大椿医书全集》 天南星……入肝、脾、肺……矾汤泡炒用……陈胆星，腊月取南星末，入黄牛胆中，和汁风干，专化风痰，以益肝胆，年久弥佳。

《本草述钩元》 治猝中暴厥，痰饮咳嗽，痫狂颠悸，痞噎呕吐，头痛心痛，胃脘腰背肩臂痛，脚气，鹤膝风，破伤风，颤振，谵妄，不能食，及耳目鼻舌等症。

《现代实用中药》 为镇痉、镇痛、祛痰药……

【今用】**安徽名中医张显臣** 治疗痈肿疔疮：取生南星，研成极细粉，以陈醋调成膏，敷贴患处，干则更换。1～3日，便可治愈。用此法治疗颈后的发际疮（毛囊炎）疗效亦很理想，7日可治愈。（详见《名老中医张显臣60年中药应用经验》）

**河南名中医马清钧** 治疗足跟痛，生南星、生半夏、生草乌各等分研末过筛混匀成三生散，将凡士林薄摊于敷料上，再以三生散1.5～1.8g均匀地撒其上，贴敷患处，撒于黑膏药上也可，3日换药1次。治疗656例，治愈率75%，总有效率96.9%。（详见《中国百年百名中医临床家丛书》）

**河北名中医王淑玲** 治疗小儿多涎：制南星30g、生蒲黄30g共研细末，加府醋（保宁醋）适量，调制成饼，包涌泉穴，男左女右，12小时易之。治疗132例，痊愈118例，好转11例，无效3例。（详见《常用中药现代研究与临床》）

【师说】《神农本草经》所载虎掌，即今之中药天南星。其味苦、辛，性温。有毒。归肺、肝、脾经。具有燥湿化痰，息风止痉等功效。外用可散结消肿。临床用治以下病证。

（1）痰湿蕴肺。本品辛温，具有燥湿化痰之功，故用治寒痰、湿痰。治湿痰阻肺，咳喘痰多，胸膈胀闷等症，常与法半夏、苍术、炒薏苡仁、茯苓、陈皮等同用。若属寒痰明显者，方中可加入干姜、细辛、苏子、白芥子等；辨属热痰者，可与黄芩、桑白皮、枇杷叶、瓜蒌皮、法半夏、橘红、桔梗等同用。

（2）风痰。本品既能化痰，又善息风止痉，常用于风痰所致的病症。如中风致风痰滞留经络，见半身不遂、手足顽麻、口眼歪斜者，可用本品配半夏、白附子、川乌、白芥子等治之；破伤风，症见角弓反张、牙关紧闭、喉中痰涎壅盛、口吐痰涎白沫、两手握固者，用本品配白附子、羌活、防风、石菖蒲、天麻等治之；若痰浊上蒙清窍而致癫痫者，宜化痰镇痫，息风开窍醒神，可用本品配半夏、全蝎、僵蚕、蝉蜕、麝香、石菖蒲、郁金等治之。

（3）痈疽肿毒及蛇虫咬伤。本品外用可攻毒散结消肿，用治以下病证。①痈疽初起：可单用，以醋磨汁外涂有效。若热毒较盛者，可与大黄、金银花、野菊花、天花粉、黄柏等同用。②痰核瘰疬：可用本品研末醋调敷之。也可配生半夏、生川乌、浙贝母等研末用蜜、茶调敷。③毒蛇咬伤：可配雄黄共研末温水调敷。

（4）血瘀证。本品有散血消瘀之功，故能治金疮折伤瘀血，用治跌打损伤、瘀肿疼痛。天南星、生草乌、生白附子、生川乌等研制成散剂，外用可治跌打损伤、寒湿瘀滞、热毒红肿疼痛、经络作痛等。

此外，本品能治肿瘤，如宫颈癌、食管癌、肺癌等。本品配半夏，对冠心病、心绞痛有止痛作用。本品配决明子、蚕蛹等制成片剂口服，有显著降脂疗效。本品配生蒲黄共研末，醋调敷涌泉穴，能化痰降浊，治疗小儿多涎症。

天南星对皮肤黏膜有强刺激性，入口嚼生天南星可使口腔、舌、咽麻木肿痛，糜烂，音哑，张口困难，甚至呼吸减慢、窒息等；若皮肤接触可致瘙痒。天南星长期使用可引起智力障碍，故多用炮制品。用生姜、胆汁、甘草、白矾等配伍天南星，能解其毒并增其效。

生南星、制南星、胆南星相较：生南星，辛温，燥热，毒性较大，一般多作外用，能消肿散结止痛。制南星为天南星用姜汁、白矾炮制成的加工品，其温热之性减弱，长于燥湿化痰，祛风解痉，适用于湿痰、寒痰、风痰致眩晕、脑卒中、癫痫、破伤风等。胆南星为生南星经牛胆汁拌制而成，其味苦、微辛，性凉，能清热化痰，息风止痉，适用于脑卒中、癫痫、惊风、头风眩晕、痰热咳喘等。三者可据证选用。

半夏与天南星相较：二者均辛温有毒，皆能燥湿化痰，用于湿痰和寒痰证。外用能消肿散结，用治痈疽肿毒、瘰疬痰核及毒蛇咬伤。然半夏主归脾、胃经，以治脏腑之湿痰为优，又能降逆止呃，为止呕要药，并能消痞散结，治心下痞、结胸、梅核气等。天南星温燥之性较强，又入肝经，善祛经络风痰而止痉，以治顽痰、风痰为佳。

【用法】本品经制后入煎内服：3～9g。或入丸、散剂用。外用：适量，生品研末以醋或酒调敷。阴虚燥咳、高热或血虚动风者禁服。孕妇慎服。生天南星使用不当易致中毒，出现口腔黏膜糜烂甚至坏死脱落、唇舌咽喉麻痹肿胀致运动失灵、味觉丧失、大量流涎、声音嘶哑、言语不清、发热、头昏、心慌、四肢麻木等症状。严重者可出现昏迷、惊厥、窒息，甚至呼吸停止。因此，用之应掌握适应证、剂量及疗程，勿使过之。

（袁洪军　整理）

# 鸢　尾

【药名】鸢尾，在《神农本草经》后的相关医籍中又有乌鸢、扁竹、蓝蝴蝶等别名。

【经文】鸢尾，味苦，平。主蛊毒邪气、鬼疰诸毒。破癥瘕积聚，去水，下三虫。

【文译】鸢尾，味苦，性平。主治蛊毒、鬼疰等多种毒邪。能够攻克癥瘕积聚，逐水利尿，祛除蛔虫、绦虫、蛲虫等寄生虫。

【药源】鸢尾，为鸢尾科植物鸢尾的叶或全草、根茎。6—10月采收。切碎生用。主产于湖南永州宁远境内的山地。

【药理】本品主要含异黄酮类化合物、糖苷类化合物、挥发油等化合物。其中主要活性成人为异黄酮类化合物。如鸢尾苷元、鸢尾甲黄素A、野鸢尾苷元、鸢尾苷、鸢尾新苷B、野鸢尾苷、鸢尾苷元–7–O–葡萄糖–4–O–葡萄糖苷等。本品含异黄酮，有抗炎、镇痛、抗过敏、抗癌等作用，还有祛痰止咳作用，主要用于治疗上呼吸道感染。

【师说】鸢尾，药用鸢尾（扁竹兰）的叶、根茎。其味苦、辛，性寒。有小毒。归入肺经。具有活血行瘀、利湿、消积、解毒等功效。其应用如下。

（1）清热解毒。本品味苦，性寒。善于清热解毒，又入肺经，故可治疗急性支气管炎、急性扁桃体炎、急性咽喉炎等。本品不仅能解热毒，还能解蛇、虫之毒。将叶捣烂外敷患处，可治无名肿毒、痈疽、疮疖、牙龈肿痛、咽喉红肿热痛。本品还能解药毒，如解砒霜中毒，可用之煎水频服。

（2）祛风湿。用本品的叶煎水洗澡，可治风湿痛。

（3）通利水道。本品能通利三焦，利水消肿，治男女小便不利。

（4）破瘀行气。本品能活血破瘀行气，用治癥瘕积聚。

（5）解毒杀虫。本品可用治蛊毒、鬼疰诸毒、虫积腹痛等。

（6）活血疗伤。单用本品适量，以胡椒为引，调匀敷患处可治骨折跌打损伤。

据现代药理研究，本品还有祛痰止咳作用，临床上主要用于治疗上呼吸道感染。

【用法】本品入煎内服：6～15g。或绞汁，或研末服。外用：适量，捣敷，或煎汤熏洗患处。体虚便溏及孕妇禁用。

（袁洪军　整理）

# 大　黄

【药名】大黄，在《神农本草经》后的相关医籍中又有黄良、将军、锦文大黄等别名。

【经文】大黄，味苦，寒。主下瘀血，血闭，寒热。破癥瘕，积聚，留饮，宿食。荡涤肠胃，推陈致新。通利水谷，调中化食，安和五脏。

【文译】大黄，味苦，性寒。主要功能为祛除瘀血，治疗血脉闭塞而月经不潮、恶寒发热病。能破除癥瘕、积聚、饮邪、食物积留，并能荡涤肠胃，推陈出新，使水湿、食物通利，调理脾胃以消化食物，使五脏调和。

【药源】本品为蓼科植物掌叶大黄、唐古特大黄的干燥根及根茎。主产于陕西、甘肃东南部、青海、四川西部、云南西北部及西藏东部。秋末茎叶枯萎或次春发芽前采挖，除去细根，刮去外皮，切瓣或段，绳穿成串干燥或直接干燥。以外表黄棕色、锦纹及星点明显、体重、质坚实、有油性、气清香、味苦而不涩、嚼之发黏者为佳。

【药理】大黄中具有致泻作用的主要成分是蒽醌苷及双蒽酮苷，其泻下功效较其相应苷元作用为强。其泻下有效成分番泻苷类，具有利胆、保肝、促进胰液分泌、抑制胰酶活性、抗胃及十二指肠溃疡等功效。大黄具有止血、降血脂作用。其抗感染作用主要表现在抗病原微生物及其他敏感微生物如阿米巴原虫、阴道滴虫、血吸虫及钩端螺旋体等。大黄抗菌的有效成分为大黄酸、大黄素、芦荟大黄素等。大黄能诱生干扰素，并具有抗炎、解热、免疫调节、抗衰老、抗氧化作用。大黄还有利尿、降压等作用。

【文摘】

《本草经集注》　平胃，下气，除痰实，肠间结热，心腹胀满，女子寒血闭胀，小腹痛，诸老血留结。

《药性本草》　主寒热，消食，炼五脏，通女子经候，利水肿，破痰实，冷热积聚，宿食，利大小肠，贴热毒肿，主小儿寒热时疾，烦热，蚀脓，破留血。

《本草行义》　大黄损益，前书已具。仲景治心气不足，吐血衄血，泻心汤用大黄……或曰：心气既不足矣，而不用补心汤，更用泻心汤何也？答曰：若心气独不足，则不当须吐衄也，此乃邪热因不足而客之，故吐衄。以苦泄其热，就以苦补其心，盖两全之。有是证者用之无不效，量虚实用药。

《丹溪手镜》　大黄苦寒，名号将军，夺壅滞去陈垢荡涤。

《汤液本草》　阴中之阴药。泻满……去陈垢而安五胜，谓如勘定祸乱以致太平无异，所以有将军之名。入手足阳明，以酒引之，上至高巅：以舟楫载之，胸中可浮；以苦泄之，性峻至于下。以酒将之，可以至高之分，若物在巅，人迹不及，必射以取之也。故太阳阳明、正用阳明承气汤中俱用酒浸，唯少阳阳明为下经，故小承气汤中不用酒浸也。杂方有生用者，有面裹蒸熟者，其制不等。

《十药神书注解·卷一》　余治吐血诸药不止者，用金匮泻心汤百试百效，其效在生大黄之多以行瘀血也。

《珍珠囊补遗药性赋》　大黄（黄芩为之使，无所畏之）……其性沉而不浮，其用，走而不守，夺土郁而通壅滞，定祸乱而致太平。

《雷公炮制药性解》　大黄之入脾、胃、大肠，人所解也，其入心与肝也，人多不究，昔仲景百劳丸、䗪虫丸都用大黄以理劳伤吐衄，意最深微，盖以浊阴不降则清阳不升者，天地之道也，瘀血不去则新血不生者，人身之道也，蒸热日久，瘀血停于经络，必得大黄以豁之，则肝脾通畅，推陈而新致矣。

《本草纲目》 下痢赤白，里急腹痛，小便淋沥，实热燥结，潮热谵语，黄疸，诸火疮。

【今用】近代著名医家张锡纯　大黄，味苦，气香，性凉。能入血分，破一切瘀血。为其气香故兼入气分，少用之亦能调气，治气郁作疼。其力沉而不浮，以攻决为用，下一切癥瘕积聚。能开心下热痰以愈疯狂，降肠胃热实以通燥结，其香窜透窍之力又兼利小便。性虽趋下而又善清在上之热，故目疼齿疼，用之皆为要药。又善解疮疡热毒，以治疗毒尤为特效之药。其性能降胃热，并能引胃气下行，故善止吐衄。仲景治吐血、衄血有泻心汤，大黄与黄连、黄芩并用。《神农本草经》谓其能"推陈致新"，因有黄良之名。仲景治血痹虚劳，有大黄䗪虫丸，有百劳丸，方中皆用大黄，是真能深悟"推陈致新"之旨者也。（详见《医学衷中参西录》）

北京著名医家赵炳南　根据吾多年临床体会，实证带状疱疹后遗神经痛，非重用大黄不能达到破瘀祛痛之效，故常用量最少为15g。因大黄性迅速善走，最能破血中瘀血，其作用远非三棱、莪术辈所能相比，气滞血瘀所致的持续性疼痛，只有重用大黄，才能使气血相通，促病早愈，反之，畏药而忌用，只能使病情拖延，终会耗伤气血，到那时治之更难。正如张锡纯所说："盖用药以胜病为准，不如此则不能胜病，不得不放胆多用也。"赵老提到重用大黄治疗带状疱疹后遗神经痛者，吾未敢重用至15g，一般用至10g，效果较为满意，吾认为临证所用大黄虽为酒炙，但仍有一定的泻下作用，对于体弱多虚者，使用剂量仍不宜过大，以免伤元气，加重病情，对于证属实者，酌情加大剂量是可以的，可收大黄推陈出新之功效。（详见《赵炳南临床经验集》）

江苏著名老中医邹良材　邹老治肝脏病，用大黄之处甚多，他认为这类疾病的发生发展与湿热瘀毒相关，大黄既可清热除湿，又可解毒行瘀，因而颇宜于治疗急性黄疸型病毒性肝炎中。中医常用的茵陈蒿汤、栀子大黄汤等方中均有大黄。大黄配茵陈，则清热除湿退黄之力益胜；伍入芒硝、枳实，则功专通腑。消大便稀溏，邹老亦有使用大黄的，但多为制大黄，同时配以黄柏、黄连燥湿之品，在此过程中，邹老发现，连续服用大黄1周后，大黄泻下作用会明显减弱，以至消失，大便可转为正常。由于大黄不但具有清热、解毒、泻下、退黄等作用，而且有止血、消瘀、化癥的功效，故既可用于急性黄疸型病毒性肝炎，又可酌情用于无黄疸的急性病毒性肝炎、慢性病毒性肝炎，以及肝硬化患者因湿热瘀滞现吐血、衄血、癥积等情况者。（详见《邹良材肝病诊疗经验》）

上海著名中医学家姜春华　姜氏用大黄治咯血的指导思想是肺部有瘀血。邹润安说大黄"实斡旋虚实，通和气血之良剂"。樱宁生在《厄言》中说，他开始常用桃仁、大黄治泄血溢血之证，但不知所以然，后听一老朋友说："吾乡有善医者，每治失血蓄妄，必先以快药下之，或问失血复下，虚何以当？则曰：血即妄行，违失故道，不去蓄利瘀，则以妄为常，局以御之，且去者自去，生者自生，何虚之有？"遂始知大黄治血，除故布新也。姜氏对大黄一味，确信邹、樱

之言，多年来用大黄治血证（大多数是支气管扩张咯血）常有立竿见影之效，无一偾事。（详见《名中医治病绝招》）

**国医大师邹燕勤**　邹老临证喜用大黄治大便燥结、积滞泻痢，以及热结便秘、壮热苔黄等症。大黄泻下通便、清除积滞，故可用于大便不通及积滞泻痢、里急后重、溏而不爽等症；又因它能苦寒泻热，荡涤肠胃积滞，对于热结便秘、高热神昏等辨证属于实热壅滞者，可以起到清热泻火的作用，在临床应用时，常与芒硝、厚朴、枳实等配伍。大黄可用于火热亢盛、迫血上溢，以及目赤暴痛，热毒疮疖等症。大黄泻下泻热，有泻血分实热的功效，故能用治血热妄行而上溢，如吐血、衄血；对目赤肿痛、热毒疮疖等证属血分实热壅滞者，可与黄连、黄芩、丹皮、赤芍等同用。大黄还可用于产后瘀滞腹痛、瘀血凝滞、月经不通，以及跌打损伤、瘀滞作痛等症。大黄入血分，又能破血行瘀，故可用于上述瘀血留滞的实证，在使用时须配合活血行瘀的药物，如桃仁、赤芍、红花等。此外，大黄还可清化湿热而用于黄疸，临床多与茵陈、栀子等药配伍应用；如将本品研末，具有清热解毒的作用，还可作为烫火伤及热毒疮疡的外敷药。（详见《名中医治病绝招》）

【师说】大黄，其味苦，性寒。归脾、胃、肝、心、大肠经。具有泻下攻积、清热泻火、凉血止血、解毒、活血化瘀、清泻湿热等功效。我常用大黄治疗以下病证。

（1）呼吸系统病证。治疗发热、咳嗽、作喘、大便秘结、舌红、苔黄者，常用大黄配黄芩、石膏、金银花、连翘、麻黄、杏仁、全瓜蒌、浙贝母等；治疗肺结核咯血及肺脓疡咳吐脓血痰也都常用之。

（2）消化系统病证。治疗发热、黄疸、腹痛、便秘等具痞、满、燥、实、坚特点，辨证属阳明腑实者，即可用承气汤类方。若以大黄为主药，配芒硝、枳实、厚朴、当归、桃仁、莱菔子、三棱等，可治疗急性肠梗阻；配牛膝、赭石、侧柏叶、白及、煅乌贼骨等，可治疗上消化道出血。若在上方中加生地、丹皮、黄芩、黄连等，可治疗吐血辨属热证出血者。上方加配芒硝、鸡内金、川楝子、延胡索、虎杖、败酱草等，可治疗急性胰腺炎出血。上方加乌梅、白芍、枳壳等，可治疗胆道蛔虫症。上方加柴胡、茵陈、金钱草、海金沙等，可治疗胆石症急性发作。大黄配木香、黄连、白头翁、秦皮等，可治疗细菌性痢疾；配红藤、马齿苋、白花蛇舌草等，可治疗肠道癌肿。制大黄配黄连、白头翁、槐花、仙鹤草、地榆炭，可治疗急性溃疡性结肠炎；配栀子、茵陈、赤芍、丹皮，可治疗阳黄。配茵陈、制附子、炒白术、田基黄，可治疗阴黄；配黄芪、太子参、白术、丹皮、赤芍、丹参、紫草、栀子、茜草、田基黄、叶下珠、垂盆草、溪黄草、土茯苓等，可治疗慢性乙型病毒性肝炎发病期肝功能异常。

（3）泌尿系统病证。我用大黄配荔枝草、鸭趾草、瞿麦、萹蓄、猪苓、积雪草等治疗急性尿路感染；用大黄配白茅根、花蕊石、琥珀粉、阿胶等治疗慢性肾炎反复尿血不已；用大黄配蒲公英、丹参、丹皮、败酱草、桃仁、红藤、金银花、泽泻等治疗前列腺增生伴炎症，也将大黄配入适证方中治疗慢性肾炎、肾囊肿、尿毒症等。

（4）妇科病证。我用大黄配当归、川芎、赤芍、桃仁、红花、失笑散等治疗妇女月经不调、痛经等由瘀阻胞宫所致者；用大黄炭配人参、炙甘草、茯苓、山萸肉、龙眼肉、五倍子、阿胶等治疗妇女体虚血亏、心脾不足而不能统血、摄血的崩漏、月经过多等；大黄配地鳖虫、桃仁、丹参、三棱、莪术、枳壳等治疗妇女癥瘕、积聚；配瞿麦、车前子、红藤、败酱草、猪苓、泽泻、薏苡仁、丹皮等治疗盆腔炎。

（5）外伤病证。以大黄为主药组成的桃核承气汤（桃仁、大黄、桂枝、甘草、芒硝）可治疗腰部扭挫伤；大黄配桃仁、红花、地鳖虫、刘寄奴、乳香、没药可治疗跌打损伤。对皮肤烫火伤，可用大黄配芙蓉叶研末灭菌后外敷，可消肿止痛愈伤。

此外，大黄配升麻、白茅根、生地、石膏、水牛角、黄芩等可治疗鼻衄；大黄配细辛、石楠叶可治疗三叉神经痛、偏头痛等。大黄炭也可用治高血压病、脑卒中等引起的颅内出血、高热神昏、便秘腑实。

辨属湿热、实热燥结，尿黄赤痛，便结不畅，口干苦而渴；湿热黄疸，黄色鲜明；各种出血血色鲜红；大便秘结，或虽溏泻，而泻下臭秽；肾病氮质血症、尿毒症期；血热瘀滞；高热、神昏、谵语；面烘目赤；舌质红绛，舌苔或黑，或燥，或黄腻；脉细、弦、数，或滑数有力者；查白细胞总数及中性增高等，为我用大黄的指征。

大黄这味药在临床上运用既广泛，又有显著的疗效。因此，备受众多医家重视。

【用法】本品入煎内服：6～9g。本品属泻下药，生用泻下作用较强；熟用则泻下作用较缓，而长于泻火解毒、清利湿热；酒制功擅活血，且善清上焦血分之热；炒炭常用于凉血止血。如用本品泻下通便，煎服时应后下，或用沸开水泡汁，否则药效会减弱。大黄的用量宜从小到大逐步据证加量。对瘀热蕴结肠腑而滞阻便秘者，用量宜适当加大。若用于通腑、逐瘀积者，大黄宜后下，不宜久煎，并需连用数日。大黄小剂量应用亦有健胃助运、开胃消食作用。治病位在上者宜酒炒，据证亦可研粉末吞服或外用涂敷。

此外，哺乳期妇女服用本品后，婴儿吮食乳汁，可能会引起腹泻。因此，哺乳期妇女不宜服用大黄。本品能活血行瘀，故妇女在胎前、产后及月经期间也必须慎用。

（袁洪军　整理）

# 葶　苈

【药名】葶苈，在《神农本草经》中有大适、大室之称，在其后的相关医籍中又有葶苈子等别名。

【经文】葶苈，味辛，寒。主癥瘕，积聚，结气，饮食寒热。破坚逐邪。通利水道。

【文译】葶苈，味辛，性寒。主治癥痕积聚而有气滞。能消除饮食所伤导致的发冷发热，可以祛除顽固的积块、积久的邪气。可使水道通利。

【药源】本品为十字花科葶苈属植物葶苈、独行菜属琴叶葶苈和播娘蒿属植物播娘蒿的种子。北葶苈子又名苦葶苈，为植物独行菜的种子，气微，味苦辛，有黏性，主产于河北、辽宁、吉林、内蒙古；华东葶苈子又名南葶苈、甜葶苈，为植物播娘蒿的种子，主产江苏、浙江、山东、安徽等省。夏、秋季采收，以粒均匀、充实、黄白色、饱满、无杂质者为佳。

【药理】独行菜种子含脂肪油、芥子苷、蛋白质、糖类。播娘蒿种子脂肪油获得率 $15\% \sim 20\%$ ，含亚麻酸 $7.54\%$ ，非皂化部分含谷甾醇及少量黄色物质。其所含挥发油为异硫氰酸苄酯、异硫氰酸烯丙酯、二烯丙基二硫化物。播娘蒿、北美独行菜及独行菜的干燥种子之醇提取物，均具有强心作用，均可使心脏收缩加强，心率减慢，对衰竭的心脏可增加输出量，降低静脉压。葶苈子有利尿作用，以及广谱抗菌作用，并有显著的抗癌效用。

【文摘】

《名医别录》　下膀胱水，伏留热气，皮间邪水上出，面目浮肿，身暴中风，热痱痒，利小腹。

《药性本草》　利小便，抽肺气上喘息急，止嗽。

《开宝本草》　疗肺壅上气咳嗽，定喘促，除胸中痰饮。

《本草衍义》　葶苈用子，子之味有甜苦两等，其形则一也。《经》既言味辛苦，则甜者不复更入药也。大概治体皆以行水走泄为用，故曰久服令人虚，盖取苦泄之义，其理甚明。

《普济方》　葶苈气味俱厚，不减大黄，又性过于诸药，以泻阳分肺中之闭也，亦能泻大便，为体轻象阳故也……大凡水病难治……气水俱实，治者皆欲泻之使虚，羊头蹄极补，那得瘳愈，所以治水药多用葶苈子等。

《医经小学》　葶苈苦寒消水肿，膀胱留热更能清，肺家喘促宜斯用，积饮停痰得此行。

《本草纲目》　葶苈甘苦二种，正如牵牛黑白二色，急缓不同；又如葫芦甘苦二味，良毒亦异。大抵甜者下泄之性缓，虽泄肺而不伤胃；苦者下泄之性急，既泄肺而易伤胃，故以大枣辅之。然肺中水气膜满急者，非此不能除，但水去则止，不可过耳。既不久服，何致伤人？……通月经。

《本草便读》 寒饮、阴水等证及虚弱者，不可用也。

《本草求真》 葶苈辛苦大寒，性急不减硝黄，大泻肺中水气，膀急下行膀胱，故凡积聚癥结，伏留热气，水肿痰壅，嗽喘经闭，便塞至极等症，无不当用此调……《金匮》所云用葶苈以治头疮，药气入脑杀人。

《徐大椿医书全集》 甜葶苈，辛苦大寒，入肺而兼入膀胱。其性急速，下气定喘，喘鸣水气喷急者，非此不能除，为泻表气分湿热专药。取子炒研。苦者性劣，不可轻投。

【今用】国医大师朱良春 葶苈子乃泻肺强心之佳药。葶苈子味辛、苦，性寒，入肺、膀胱经。长于下气行水，对于痰浊内阻、壅阻气道、气逆喘咳者，或水肿胀满而体气不虚者，用之多收佳效。朱老认为，"肺热咳喘多选甜葶苈，而泻水消肿则以苦葶苈为胜"。葶苈子苦降辛散，其性寒凉，故能泻肺止喘，利水消肿。朱老凡遇咳喘气阻，痰涎壅盛，而舌苔腻者，均于辨证方中加用葶苈子 10 ～ 15g，服用一二剂后，恒奏显效。因其苦寒善泄，"通利邪气之有余，不能补益正气之不足"，故须慎用于虚人，或与山药、白术等品同用始妥。葶苈子泻肺定喘。仲景之葶苈大枣泻肺汤治悬饮，己椒苈黄丸治饮留肠间与热互结而腹满、口干舌燥之痰饮病，均以葶苈子为主药。章次公先生对痰饮咳喘者，常取葶苈子 30g，鹅管石 40g，肉桂 10g，共研细末，每服 6g，1 日 2 次，既能温化饮邪，又可涤痰定咳，收效甚佳。朱老常谓："痰饮病概括了现代医学之慢性支气管炎、支气管哮喘渗出性胸膜炎、胃肠功能紊乱及幽门梗阻等病，以上诸病凡见面目浮肿、咳喘气逆、痰涎壅盛、呕吐痰水，而肺气不虚者，均可参用葶苈子，颇能提高疗效，缩短疗程。"心衰的病理以虚为本，总属五脏俱虚，因虚致实，产生水饮、血瘀，上凌心肺则悸、喘，由于葶苈子有强心作用，能使心脏收缩加强，心率减慢，对衰竭的心脏，可增加输出量，降低静脉压，因此风心病及肺心病并发心力衰竭者均可用之。多年来，朱老治疗心衰患者善用扶正祛邪法取效。朱老常以葶苈大枣泻肺汤为主，随症加味，能使临床症状和心衰较快地缓解或消失，多数患者不仅病情稳定，而且可以恢复工作能力。凡见心慌气短、动则加剧、自汗、困倦乏力、苔白质淡、脉沉弱者，乃心脾气虚之证，宜加用炙黄芪、党参、白术、炙甘草以益气健脾；两颧及口唇发绀、时时咯血、脉结代、舌质紫瘀者，系心体残损、肺络瘀阻之证，应加用化瘀和络之品，如丹参、苏木、花蕊石、桃仁、杏仁、炙甘草等；如阳虚较甚，怯冷、四肢不温、足肿、舌质淡胖苔白、脉沉细而结代者，需加用附片、仙灵脾、鹿角片、炙甘草等品，以温肾助阳。对于慢性肺源性心脏病并发心力衰竭者，朱老除辨证用药外，多加用葶苈子末，每次 4g，1 日 3 次，餐后服，奏效甚佳。一般在服药后三四日，尿量增加，浮肿渐退，服药至两周时心力衰竭显著减轻或消失，且无任何不良反应。（详见《现代中医临床新选》）

上海著名医家陈汝兴 心衰往往表现为水钠潴留而见水肿，陈师根据《素问·汤液醪醴论》"平治于权衡，去宛陈莝，开鬼门，洁净府"的理论，主张治心衰宜佐开鬼门、洁净府、去宛陈莝治水三法。开鬼门，原指宣肺发汗，陈师灵活交通，在心衰的治疗上，理解为调整肺的布敷宣肃，以通调水道，常用紫苏子、桔梗、胡颓叶，尤为喜用葶苈子以泻肺利水，且葶苈子用量较大，常用至30g之多。现代药理研究表明葶苈子对衰竭的心脏可增加排血量，降低静脉压，但需较大剂量才能起强心苷样作用。洁净府，意在行水利尿，其作用在肾，常用五加皮、泽泻、大腹皮等利水消肿。去宛陈莝，作用于脉，目的在散瘀通络，活血化瘀，常用川芎、丹参，尤擅用益母草，益母草不仅活血化瘀，还具利水之功。（详见《陈汝兴教授治疗心脑血管疾病临床经验》）

**云南名中医陈乔林**　咳嗽气喘或胸膈疼痛、咳唾大量泡沫痰或血性痰、发绀、气喘、水肿小便不利，凡具备上述指征，皆可用葶苈子。凡慢性阻塞性肺病，即使无痰涎壅盛，只要有咳喘、舌质夹青、舌卑静脉迂曲见瘀斑，即宜与当归合用。葶苈子配伍用量为15～25g。治上呼吸道感染之咳喘，配伍射干、麻黄、地龙；治渗出性胸膜炎，配伍紫苏子、郁金、莱菔子、白芥子、车前子、枳实、槟榔；治急性左心衰竭、肺水肿，以葶苈子30g为主，配参附汤、黑锡丹；治慢性充血性心力衰竭，配伍防己、桂枝、桃仁、附子、益母草、大腹皮、五加皮；治肺源性心脏病急性发作期、严重呼吸道感染合并心肺功能不全者，配伍防己、椒目、大黄、桂枝、泽兰、益母草、大腹皮、鱼腥草。（详见《陈乔林学术思想与临床经验》）

**河南名中医陈阳春**　葶苈子临床应用指征为：①眩晕如坐舟车，胸闷，喘不得卧，舌体胖，苔腻，脉滑；②检查见胸腔积液，心包积液，急、慢性心力衰竭征阳性，平衡试验阳性。气阴双亏、阴虚阳盛者不宜。治疗耳源性眩晕，以葶苈子15～20g为主，配伍泽泻、法半夏、葛根各15g，陈皮、川芎各10g，双钩藤15～20g。治心包积液，以葶苈子15g，配伍茯苓、红花、猪苓各15g，白术、桂枝各10g，大枣4枚。治非结核性之胸腔积液，以葶苈子15g，配伍云茯苓、赤芍、白芍各15g，麻黄、清半夏、桂枝各10g，细辛6g，大枣4枚。（详见《陈阳春临症经验特色拾粹》）

**湖北著名老中医黄少华**　凡脏器有积水者，必用葶苈子。但脾胃虚寒、尿多、失水者均禁用。葶苈子配伍用量为8～15g。治小儿脑积水（可见颅骨线分裂，前囟扩大，或头囊裹水，头大颈细眼球下垂如落日状等），配伍连皮茯苓30g，太子参、何首乌各20g，丹参15g，防己12g，白术10g，椒目、熟大黄各8g。治肾积水（可见腰胀痛局部有叩击痛、尿少），配伍金钱草、连皮茯苓各30g，瞿麦15g，泽泻10g，山慈菇12g，桂枝8g。治心源性水肿（可见心悸、怔忡、下肢或全身水肿、胸闷气短、憋气胸痛），配伍连皮茯苓30g，生黄芪20g，熟附子、桂枝、椒目、苍术、泽泻各10g。黄少华主任医师指出，肺炎有湿性啰音者，在辨证处方中加葶苈子10g，效果明显；治疗胸痛，配伍鲜芦根60g，鱼腥草15g，效果满意。（详见《名医名方录》）

【师说】《神农本草经》中的葶苈，即今之葶苈子。葶苈子有南北之分，南葶苈子为播娘蒿的成熟种子，以鲁、苏、皖、浙等省主产；北葶苈子为十字花科植物独行菜的成熟种子，主产于冀、辽、内蒙古等地，二者皆可入药用之。葶苈子味苦、辛，性大寒。归肺、膀胱经。具有泻肺平喘、利水消肿之功。我在临床上用之治疗以下病证。

（1）喘嗽。本品性寒，长于疗肺痈上气咳嗽，定肺喘，除胸肺痰饮，并止咳嗽。其泻肺降气、祛痰、止咳、平喘效宏。主要用治以下病证。①肺痈：本品配黄芩、桑白皮、冬瓜子、车前子、鱼腥草、金荞麦、浙贝母、生薏苡仁、大枣等可治疗肺痈多吐黄脓腥臭痰、喘急不得卧者。②咳喘：本品与紫苏子、莱菔子、杏仁、紫菀、款冬花、炙百部、浙贝母、陈皮、法半夏等同用能化痰、止咳、平喘。③心衰：将本品研末，每日6g，分2～3次餐后服，治慢性肺源性心脏病并发心衰者有显效。亦可用本品30～50g，配丹参、枳实各10～50g，每日1剂，分2次服，治疗急、慢性心力衰竭，效佳。④肺心病：本品配红参、紫石英、水蛭、桑白皮、附子、干姜、大枣，可治肺心病属心肾阳虚者；若水饮射肺，听诊有湿啰音者，加椒目、车前子。⑤百日咳：本品配白芥子、炙百部、蝉蜕、全蝎、黛蛤散可治百日咳。

（2）胸腹积水。本品专开肺气壅闭，肺为水之上源，故能泻肺利水消肿，亦能利小便，除遍身浮肿。具体应用如下。①胸水：凡肺病及肿瘤等病程中若有胸腔积液者，我常用葶苈子配桑白皮、杏仁、紫菀、大戟或甘遂、车前子、射干等治之。②腹水：肝硬化腹水，症见肿满腹大、四肢枯瘦，可用葶苈子配椒目、防己、大黄、猪苓、泽泻、泽兰、益母草、太子参等治之。③肾病水肿：肾炎周身遍肿，小便不利者，可用葶苈子配大腹皮、陈皮、生姜皮、桑白皮、蝉蜕、防己、地肤子、益母草、车前子、猪苓、泽泻等治之。

（3）痈肿。本品外用能散结消痈肿。葶苈子与木通、大黄、胆南星、浙贝母、山慈菇、猫爪草、冬瓜子等配伍，既可内服，亦可外用捣敷，治疗痈疽、恶疮、瘰疬、痰核（如脂肪瘤）等。

此外，对于肉食积滞，可用葶苈子配炒莱菔子、焦三仙、鸡内金、槟榔、连翘、胡黄连等治之；耳源性眩晕，用葶苈子配泽泻、半夏、陈皮、川芎、仙鹤草、茯苓、钩藤、葛根等治之；脑积水，用葶苈子配连皮茯苓、防己、泽泻、椒目、熟军、何首乌、丹参、太子参、白术等治之；热淋、石淋等下焦湿热病证及肝、胆、肾结石，用葶苈子配瞿麦、萹蓄、金钱草、石韦、鸡内金、冬葵子、柴胡、郁金、枳壳等治之；胸腔积液及自发性气胸、胸闷、憋胀者，用葶苈子配大黄、枳实、苏梗、延胡索、杏仁、桑白皮、石韦、益母草、泽兰、泽泻等治之；创伤性血肿，用葶苈子配桃仁、红花、赤芍、川芎、生地、川牛膝等治之；青光眼、高眼压症，用葶苈子配菊花、郁金、栀子、钩藤、泽泻、车前子、牡蛎等治之。

凡痰不胶黏，喉有痰鸣声；咳喘痰多；呼吸气急，甚至不能平卧；慢性支气管炎、肺气肿、肺心病等见上实下虚证候者；胸水、肝硬化腹水；肾炎水肿；幽门梗阻；肉食积滞，苔白厚者；发绀、气喘、水肿、小便不利；耳源性眩晕；心衰及心包积液；舌淡，苔白或厚腻；脉沉细或弦滑等，皆为我用葶苈子之指征。只要辨证准确，不论虚实，上述这些病证，若配伍得当，皆可用葶苈子治之。

由上可见，葶苈子的突出功效，用"水"字可概之。凡水液代谢失常，水停于肺所作痰饮咳喘；停于胸胁之胸水；停于腹腔之腹水；停于肾系之水道不通而作淋癃、水肿；停于盆腔所作妇女盆腔积液，皆可将葶苈子配入适证方中治之。

【用法】本品入煎内服：10～15g。研末服3～6g。外用：适量，煎水洗或研末调敷。炒葶苈子寒性减轻，不易伤脾胃，故临床也常用之。本品如大剂量使用，会出现恶心，呕吐，食欲不振，头晕，心慌，面色苍白，冷汗，呼吸困难，血压下降等症状，甚至出现休克。本品也可引起变态反应，出现丘疹、瘙痒等，临证应加注意并及时处置。利水消肿宜生用；治痰饮喘咳宜炒用；治肺虚痰阻喘咳宜蜜炙用。肺虚喘咳、脾虚肿满者慎服，不宜久服。脾胃虚寒者，无痰饮、水肿者，大便稀溏者，单纯肺气虚而咳喘少痰者，干性胸膜炎者，尿多失水者，皆不宜用之。

（袁洪军　整理）

# 桔　梗

【药名】桔梗，在《神农本草经》之后的相关医籍中又有荠、苦桔梗、梗草、玉桔梗、铃铛花等别名。

【经文】桔梗，味辛，微温。主胸胁痛如刀刺，腹满，肠鸣幽幽，惊恐，悸气。

【文译】桔梗，味辛，性微温。主治胸胁疼痛像刀刺一样及腹部胀满，肠鸣声响如流水声，以及惊恐和心悸。

【药源】本品为桔梗科植物多年生草本植物桔梗的根，主产于我国东北、华北、华东、华中各省。春、秋二季采挖，洗净，除去须根，趁鲜剥去外皮或不去外皮，干燥入药。以秋季采体重质实、洁白、味苦者为佳。

【药理】本品含三萜皂苷、多糖、黄酮、甾醇、脂肪酸及微量元素等。三萜皂苷是其主要活性成分。桔梗皂苷能祛痰与镇咳，抑制胃液分泌和抗溃疡、抗炎。桔梗水或醇提取物可使血糖下降。粗桔梗皂苷有镇静、镇痛和解热作用。粗制桔梗皂苷静脉注射，可见暂时性血压下降，有显著的免疫调节、抗肿瘤、保肝、保护心血管、减慢心率及抗肥胖作用。

【文摘】

**《药性本草》** 治下痢，破血，去积气，消积聚、痰涎，主肺热气促咳嗽，除腹中冷痛，主中恶及小儿惊痫。

《日华子本草》 下一切气，止霍乱转筋，心腹胀痛，补五劳，养气，除邪辟温，补虚消痰，破癥瘕，养血排脓，补内漏及喉痹。

《本草衍义》 治肺痈。

《医学启源》"桔梗，气微温，味辛苦，治肺，利咽痛，利肺中气……以其色白，故属于肺，此用色之法也。乃散寒呕，若咽中痛，拒此不能除。

《景岳全书》 其载药上升，故有舟楫之号，入肺、胆、胸膈、上焦。载散药表散寒邪；载凉药清咽疼喉痹，亦治赤白肿痛；载肺药解热肺痈、鼻塞、唾脓、咳嗽；载痰药能消痰止呕，亦可宽胸下气；引大黄可使上升，引青皮平肝止痛……若欲专用降剂，此物不宜同用。

《珍珠囊补遗药性赋》 疗咽喉痛，利肺气，治鼻塞……与甘草同行为舟楫之剂。

《理虚元鉴》 夫肺如华盖，居最高之地，下临五脏，以布治节之令。其受病也，以治节无权，而气逆火升，水涎上泛，湿滞中州，五脏俱乖，百药少效。唯桔梗禀至清之气，其升浮之性兼微苦之味。至清，故能清全；升浮，故能载陷；微苦，故能降火。实为治节君主之剂，不但引清报使而已。此味升中有降，以其善清金，金消自能布下降之令故也。清中有补，以其善保肺，肺固自能为气血之主也。且其质不燥不滞，无偏胜之弊，有十全之功，服之久，自能清火消痰，宽胸平气，生阴益阳，功用不可尽述。世之医者，每提其开提发散，而于补中不敢轻用、多用，没其善而掩其功，可惜也！

《本草纲目》 主口舌生疮，赤目肿痛……朱肱《活人书》治胸中痞满不痛，用桔梗、枳壳，取其通肺利膈下气也；张仲景《伤寒论》治寒实结胸，用桔梗、贝母、巴豆，取其温中、消谷、破积也；又治肺痈唾脓，用桔梗、甘草，取其苦辛清肺，甘温泻火，又能排脓血，补内漏也。其治少阴证二三日咽痛，亦用桔梗、甘草，取其苦辛散寒，甘平除热，合而用之，能调寒热也。后人易名甘桔汤，通治咽喉口舌诸病。

《本草通玄》桔梗之用，唯其上入肺经，肺为主气之脏，故能使诸气下降，世俗泥为上升之剂不能下行，失其用矣。

《本经逢原》 阴虚久嗽不宜用，以其通阳泄气也。

《本草求真》 桔梗，按书既载能引诸药上行，又载能以下气，其义何居？盖缘人之脏腑胸膈，本贵通利，一有寒邪阻塞，则气血不通，其在于肺，则或为不利，而见痰壅喘促鼻塞；其在阳明，则或风热相搏，而见齿痛；其在少阴，则因寒闭火郁，而见目赤喉痹咽痛；久而火郁于肺，则见口疮肺痈干咳；火郁上焦，则见胸膈刺痛；肺火移郁大肠，则见下痢腹痛，腹满肠鸣。总皆寒郁于肺，闭其窍道，则清不得上行，浊阴不得下降耳。桔梗系开提肺气之药，可为诸药舟楫，载之上浮，能引苦泄峻下之剂，至于至高之分成功，俾清气既得上升，则浊气自克下降，降气之说理根于是。

《重庆堂随笔》 桔梗，开肺气之结，宣心气之郁，上焦药也。肺气开则腑气通，故亦治腹痛下利，昔人谓其升中有降是矣。然毕竟升药，病属上焦实证而下焦无病者，固可用也；若下焦阴虚而浮火易动者，即当慎之。其病虽见于上焦，而来源于下焦者，尤为禁剂。昔人舟楫之说，最易误人。夫气味轻清之药，皆治上焦，载以舟楫，已觉多事。质重味厚之药，皆治下焦。载以上行，更属无谓。故不但下焦病不用，即上焦病，亦唯邪痹于肺、气郁于心，结在阳分者，始可用之。如咽喉痰嗽等证，唯风寒外闭者宜之。不但阴虚内伤为禁药，即火毒上升之宜清降者，亦不可用也。

【今用】**民国著名医家张赞臣**　桔梗一药，有化痰作用，可用于痰热咽痛之症。其利咽之功较佳，应用极为广泛，无论风热初起、热毒炽盛以及阴虚火旺等证均可配合应用。（详见《张赞臣临床经验选编》）

**北京著名中医学家张书元**　呕逆慎用桔梗。我初涉医林，即遇头痛、身困痛、畏冷、轻微腹泻的患者，前医以藿香正气散治之，非但诸证未减，反见呕吐不止。余诊其脉沉细微紧，舌苔薄白而腻，实属夏月感受风寒、内伤生冷之藿香正气散证无疑。再审藿香正气散有桔梗一味，因忆我省著名老中医王慕康老师曾曰"呕逆上气，桔梗一定慎用！桔梗乃药之舟楫，其性上浮"，今呕逆不止，非桔梗之过乎？乃将原方中之桔梗全部拣出（约9g），力劝将余药以灶心土煎汤服之。服药少许后，果然呕吐大减，继进半碗药汤，病者安然入睡。桔梗性平，味苦辛，入肺经。能开提肺气，利咽喉，畅胸膈。藿香正气散用桔梗意在利胸膈而散寒宣表，用量较少，如用量较大，则成欲治呕反致吐。王老之言确属经验之谈，验之临床，果不谬也。今以此案为例，以供同道借鉴。（详见《黄河医话》）

**江苏名中医孙砚孚**　桔梗含皂苷，有祛痰作用。止嗽散中用桔梗，是很合学理的。朱丹溪谓："桔梗能载诸药不能下沉，为舟楫之剂。"纯属臆想，不足为训！桔梗的用量，一般都很轻，认为"用量过大，易引起恶心呕吐"（《中药临床手册》），但我治疗慢性鼻炎、上额窦蓄脓症，常用桔梗30g未见呕吐。不过含皂苷的药物，如与含碱药物同用，就要产生恶臭味，服后容易呕吐。服桔梗引起呕吐的，大约就是与含碱药同用的关系吧。又，用桔梗的方剂，以饭后服为宜，否则，亦易引起呕吐。桔梗用量可大。用重剂量桔梗病例如下。吴某，男，28岁。本年十月初患流感，流感愈后，鼻孔常流黄脓涕，迄今三个月，未以痊愈，头常发昏。处方：桔梗30g，薏苡仁20g，葛根12g，白芷10g，金银花15g，连翘15g，苍耳子10g，辛夷6g。5剂，饭后服。患者服上方，未呕吐，脓涕减少，效方续服，服后未呕吐。（详见《诊余杂集》）

**四川著名中医临床家何绍奇**　桔梗在外感咳嗽方药中颇为常用。徐灵胎在评批《临证指南医案》中，曾不止次地提出异议，他认为桔梗升提，究非嗽家所宜。桔梗汤（桔梗、甘草）虽是仲景方，但也应该多用甘草，少用桔梗。桔梗的主要作用是祛痰，古今论者皆以桔梗升提，故为"诸药之舟楫"，实际上不过指其祛痰的作用而已。咳嗽痰多者，自然可用。桔梗虽升，但配以枳壳之降或前胡之降，升降相合，正适以舒畅气机，利胸膈咽喉。但对于干咳无痰者却当忌用。

金荞麦、远志祛痰作用似较桔梗为强，用于刺激性干咳效亦多不佳。桔梗的用量，一般以 3 ～ 6g 为宜。（详见《读书析疑与临证得失》）

**广西著名医家蒋日兴** 痢疾以滞下脓血、里急后重为主要见症，多以清利湿热或清热解毒之方取效。我临床 40 余年中，对里急后重明显诸药不效者，常用家传秘方治之。该方以桔梗为主药，合芍药汤方意，取桔梗 20 ～ 50g，白芍 15 ～ 20g，槟榔、绵茵陈各 12g，广木香 3g（后下），川黄连 9g，生莱菔子 15g，金银花 20g，甘草、枳壳各 5g，发热加葛根 10 ～ 20g；脓血甚加当归尾 9g，生地黄 15g；腹痛甚加延胡索 9g，屡投屡效。我以此方为基础订制的治疗痢疾协定处方，治疗湿热型痢疾数百例，疗效甚佳。本方以桔梗为主，重用，取其升极必降之意。《日华子本草》说："桔梗，下一切气。"李杲认为桔梗有"破滞气及积块"之功。但一般认为桔梗为舟楫之品，载诸药而上行，为何反能起到降气止痢作用？蒋教授认为，桔梗入肺，肺与大肠相表里。重用桔梗，上窍开而下窍泄，使湿热之邪有去路，开为降用。若一味认为上升之剂不能下行，则是不明了升极必降的道理。（详见《南方医话》）

【师说】桔梗，其味苦、辛，性平。归入肺经。具宣肺、祛痰、利咽、排脓等功效。其应用如下。

（1）止咳祛痰。本品长于祛痰，并能止咳，为治疗咳嗽痰多之要药，无论证属寒、热，皆可用之。①风寒咳嗽，常用桔梗配苏叶、荆芥、白前、杏仁、法半夏、陈皮等祛风散寒药治之。②风热咳嗽，常用桔梗配桑叶、菊花、前胡、枇杷叶、黄芩、杏仁、浙贝母等疏风清热药治之。③痰壅气滞，时作胸胁痛满、烦闷者，常用桔梗配枳壳、瓜蒌皮、石菖蒲、郁金、法半夏、杏仁、紫菀等治之，能开肺气、利胸膈、化痰消滞、除痞满疼痛。

（2）宣肺利咽开音。本品能宣肺利咽开音，善治咽痛、声音嘶哑之证，无论证属外感、热毒、阴虚火浮，皆可用之。风热犯肺致咽痛失音者，常用桔梗配解毒利咽之品，如用桔梗配牛蒡子、升麻、冬凌草、四叶参、薄荷、甘草、射干、蝉蜕治之；治疗热毒上壅致咽喉肿痛者，可用桔梗配射干、马勃、杠板归、芙蓉叶、板蓝根、金银花等治之；阴虚虚火上炎而作咽痛者，可用桔梗配玄参、麦冬、赤芍、甘草等治之，可滋阴降火，利咽止痛。

（3）清肺排脓。本品能清肺排脓，配鱼腥草、杠板归、四叶参、桑白皮、芦根、冬瓜仁、天花粉、生甘草、生薏苡仁、金荞麦等更增清肺排脓之功，能治疗肺痈吐脓、咳嗽胸痛等。

（4）升提肺气。肺气上能宣通，下能顺降。凡大肠气滞所致之泻痢后重或便秘者，皆可用桔梗配杏仁、紫菀、枳实或枳壳、厚朴、陈皮等治之。本品亦可用治小便不通而致癃闭之证。

（5）活血化瘀。桔梗能活血化瘀，所治胸胁疼痛多为刺痛。桔梗配桃仁、当归、生地、牛膝、川芎、赤芍、枳壳、柴胡、郁金、延胡索、川楝子、姜黄等可治疗胸胁瘀血作痛之证，如冠心病、心绞痛、肝胆炎症性胁肋疼痛、跌打损伤致胸胁痛、肋间神经痛等，亦可治疗瘀血腹痛。

（6）安神。治疗阴虚血热引起的心神不宁，可用桔梗配炒枣仁、柏子仁、莲子心、当归、天冬、生地、西洋参、丹参、玄参、茯神、五味子、炙远志等。对于失眠、神经官能症、妇女更年期综合征及癫狂病久者，用之能清心安神定悸。

（7）载药上浮。本品为升提肺气之圣药，可为诸药之舟楫，能载药升浮，至于高处。凡胸膈以上病变每以之引经，行佐使之职。例如近代著名医家张锡纯治大气下陷的升陷汤中即用桔梗载黄芪升至心、胸、肺、脑等处，以治气虚胸闷、心悸、气短、善太息、善忘、眩晕等症。又如治疗脾虚气陷之参苓白术散（白扁豆、白术、茯苓、甘草、桔梗、莲子、人参、砂仁、山药、薏苡仁）、治疗心气不足之天王补心丹（生地、人参、玄参、天冬、麦冬、丹参、当归、茯苓、远志、五味子、酸枣仁、柏子仁、朱砂、桔梗）、治疗血府瘀滞之心胸刺痛的血府逐瘀汤（当归、生地、桃仁、红花、甘草、赤芍、枳壳、柴胡、川芎、桔梗、牛膝）等，皆在方中用了桔梗，可使药力直达病所。

总之，我在临床上用桔梗，皆以下列病症作为使用指征：诸如，急慢性咽喉炎、扁桃体炎、声带息肉、声带小结、声带肥厚、声音嘶哑、急慢性鼻炎、上额窦蓄脓、化脓性中耳炎等头面部疾患者；风热、风寒感冒发热；白细胞计数升高；气机下陷；肺病咳嗽，痰多；肺痈吐脓痰；胸胁疼痛，以刺痛为主者；气虚脑府血亏致眩晕，头昏痛，记忆力差，舌淡，脉弱等，皆为我使用桔梗的指征，皆可在适证方中配伍桔梗。

【用法】本品入煎内服：3～9g。或入丸、散剂服。阴虚久嗽，气逆火升致咳血、鼻衄者忌服。桔梗一般不宜大剂量用之，过量用之可能会引起皮肤过敏；也有患者会出现胃肠反应，如恶心、呕吐、呃逆等，若有胃、十二指肠溃疡者不宜用之。

（袁洪军　整理）

# 莨菪子

【药名】莨菪子，在《神农本草经》中有横唐之称，在其后的相关医籍中又有天仙子、行唐等别名。

【经文】莨菪子，味苦，寒。主齿痛出虫，肉痹拘急。使人健行，见鬼，多食令人狂走。久服轻身，走及奔马。强志，益力，通神。

【文译】莨菪子，味苦，性寒。主治牙齿疼痛并使牙虫出，肉痹不仁而拘紧。能使人走路而不知疲倦。多服使人产生幻视，还能使人发狂而猛跑。长期服用使身体轻便灵巧，奔跑的时候比得上奔驰的骏马，能使人记忆力增强，并能增添气力，像有神灵一样通晓明白。

【药源】本品为茄科植物天仙子的干燥成熟种子，我国东北、华北、西北及鲁、皖、豫、川、藏等地有产。夏秋两季果皮变黄时，采摘果实，暴晒，打下种子，去除果皮、枝梗、晒干入药。

【药理】本品含有莨菪碱、阿托品及东莨菪碱，并含有莨菪胺、脂肪油、甾醇、香豆素、黄酮类、单萜类化合物。本品合理用量对平滑肌有明显的松弛作用，并能升高眼压与调节麻痹，还可用于锑剂中毒引起的严重心律失常；过量易引起血压下降、呼吸衰竭等致人死亡，本品还具有很强的致幻作用。

【师说】莨菪子，又名天仙子，为茄科植物莨菪的种子，其味苦，性温，有大毒。主入肺、肝经。具有解痉、止痛、定痫、平喘、止泻等功效，其主要应用如下。

（1）止痛。本品止痛功效颇著。用治牙痛、龋齿疼痛等，可单用本品研末点于牙痛处，或用本品咬于痛处。本品也可用治风湿痹痛、肢体麻木、活动障碍，用之可使人健步行走。本品也可用治胃脘疼痛、腹痛、跌打损伤疼痛等多种痛证。

（2）止咳平喘。本品可用于咳嗽喘急、变异性哮喘、百日咳等，适宜于顽固的剧烈咳嗽作喘，咳甚胸胁作痛者。

（3）安心定悸。本品能治心悸、心神不安，也治卒发癫狂、痫证。

（4）止泻痢。本品可治赤白痢久作、脐腹疼痛、泻久后重等。

本品一般少作内服，其中毒症状表现为口干、吞咽困难、声音嘶哑、皮肤及黏膜干燥、潮红、头痛、发热、心动过速、瞳孔散大、视物模糊、排尿困难等，严重者可致谵妄、狂躁、眩晕，或表现为反应迟钝、神萎、昏睡等，最后可因血压下降、呼吸衰竭而亡，遇之应及早进行抢救治疗。

【用法】本品有大毒，内服宜慎。入煎服：一般仅用 0.06 ～ 0.6g。外用：适量，煎水熏洗，或研末调敷，或烧烟熏之。注意，凡有心脏病、心动过速、青光眼患者应慎用或不用。孕妇忌服。

（袁洪军 整理）

# 草蒿（青蒿）

【药名】草蒿在《神农本草经》中有青蒿、方溃之称，在其后的相关医籍中又有香蒿、苦蒿等别名。

【经文】草蒿，味苦，寒。主疗瘙，痂痒，恶疮，杀虱，留热在骨节间，明目。

【文译】草蒿，味苦，性寒。主治疥疮生痂（甲）而瘙痒及恶疮。能够杀死虱子，也治疗骨蒸发热，能使眼睛视物明亮。

【药源】本品为菊科植物黄花蒿的干燥地上部分，主产于重庆酉阳、吉林、辽宁、河北（南部）、陕西（南部）、云南等省区。秋季花盛开时采割，除去老茎，阴干用。以味微苦、质嫩、身干、色青绿、未开花、气清香浓郁者为佳。

【药理】本品含有苦味质、挥发油和青蒿碱、维生素 A，含有萜类青蒿素、青蒿素Ⅰ、青蒿素Ⅱ、青蒿素Ⅲ（即氢化青蒿素）。青蒿素具有快速抑制疟原虫成熟的作用。蒿甲醚乳剂的抗疟效果优于还原青蒿素琥珀酸钠水剂，是治疗凶险型疟疾的理想剂型。青蒿素、谷甾醇和豆甾醇有抗流感病毒的作用。青蒿酯钠对金黄色葡萄球菌、福氏痢疾杆菌、大肠杆菌、卡他球菌，甲型和乙型副伤寒杆菌均有一定的抗菌作用。此外，青蒿尚有抗血吸虫及钩端螺旋体作用。青蒿对矽肺有明显疗效，青蒿还有利胆、平喘以及抗肝肿瘤作用。

【文摘】

《本草图经》　青蒿，治骨蒸劳热为最，古方多单用之。

《本草新编》　青蒿，专解骨蒸劳热，尤能泄暑热之火，泄火热而不耗气血，用之以佐气血之药，大建奇功，可君可臣，而又可佐可使，无不宜也。但必须多用，因其体既轻，而性兼补阴，少用转不得力。又青蒿之退阴火，退骨中之火也，然不独退骨中之火，即肌肤之火，未尝不共泻之也，故阴虚而又感邪者，最宜用耳。又青蒿最宜沙参、地骨皮共用，则泻阴火更捷，青蒿能引骨中之火，行于肌表，而沙参、地骨皮只能凉骨中之火，而不能外泄也。

《本经逢原》　青蒿亦有两种，一种发于早春，叶青如绵茵陈，专泻丙丁之火，能利水道，与绵茵陈之性不甚相远；一种盛于夏秋，微黄似地肤子，为少阳、厥阴血分之药，茎紫者为良。

《重庆堂随笔》　青蒿，专解湿热，而气芳香，故为湿温疫疠要药。又清肝、胆血分之伏热，故为女子淋带、小儿痉痫疳之神剂，《本草》未言，特为发之。

《唐本草》　生按敷金疮，大止血，生肉，止疼痛。

【今用】江苏著名中医学家张泽生　吾常以青蒿配藿佩，用于暑热外感见发热、无汗、脘痞者；配豆卷用于温病初起但热不寒者。邪入少阳，当以小柴胡汤治之，然病邪由表初传，虽有寒热往来之证，亦可有头痛身楚、汗出不彻之感，余常取柴胡与青蒿配伍，既能清热，又能透邪。1962 年余曾治女学生邵某，其患疟月余，每日午后先寒后热，甚则体温达 40℃，谵语，至夜微汗热减，间日复作，多次查到间日疟原虫，注射奎宁，加针灸、发泡疗法，迭投中药和解截疟之剂未效。延余诊之，问其病乃乘船时感邪而起，其症寒热往来，头痛身楚，脉弦尚有浮意，其乃投小柴胡汤去黄芩加青蒿、豆卷。1 剂药后，汗出遍体，次日热减，再服 1 剂而愈，未再复萌。此乃青蒿、豆卷能助其透达病邪出表，故汗出而瘥。（详见《张泽生医案医话集》）

北京名中医祁振华　青蒿，据药典记载，入少阳、厥阴，有透营达表之功效。祁老从临床证实，青蒿有调和营卫、解肌的作用，特别是解虚人之表证，如体弱患儿感冒，或外感病程长，正气已伤，而感冒缠绵不解或素有慢性疾患，今又重感，表虚而正气不足者，或已发汗，表邪极轻微，身热不退者，均可用青蒿解肌和表，疗效较为理想。（详见《祁振华临床经验集》）

　　**上海著名医家金寿山**　选药，不但要辨证，还要辨病。同样的证，病的性质不同，用药就不同。如夏应堂曾治一中年妇女，形体瘦弱，向有头晕作痛、心悸、耳鸣等证。秋初病疟，先寒后热，已有1周，口渴呕恶，舌苔黄，脉细弦而滑。前医用小柴胡汤加减，疟势不已，头晕头痛更甚。夏应堂即将原方中柴胡一味改为青蒿，投剂即瘥。诊后谓其子夏理彬曰："医者临诊，不但辨证，更须辨病。今本病确系少阳证，投柴胡而反剧者，以伤寒与伏暑不同故也。经云：'夏伤于暑，秋必疟疾'，是疟由伏暑可知。何况患者为阴虚肝火偏旺之质，柴胡为用，必阴气不舒致阳气不达者，乃为恰对。今改用青蒿，亦入少阳这经，清暑疗疟，适宜于血虚有热之人，而无劫阴升动肝阳之弊，但非谓治疟必不可用柴胡也。"（详见《金寿山医论选集》）

　　**河南著名医家刘继祖**　青蒿主治：各种发热多汗、骨蒸、黄疸、郁证。临床指征：各种发热，尤以低热或自觉发热必用。禁忌：若有恶寒无汗，不宜用该药。误用后可出现寒战、肢冷症状。应用心得：①该药芳香可化浊辟秽；②该药可内达外透，既可宣畅少阳枢机，又可内达营血骨髓，透邪外出。（详见《刘继祖医论医案撷萃》）

　　**湖南名中医刘惠宁**　青蒿微发其汗而解热，为解热药中之最和平者，凡原因不明的虚热，用之有效。（详见《著名中医学家的学术经验》）

　　【师说】《神农本草经》所载的草蒿，即为今之青蒿。其味苦、辛，性寒。归肝、胆经。具有清虚热、解暑热、退湿热、截疟等功效，我在临床上也喜用此药治疗以下病证。

　　（1）退热。本品性味苦，寒。能治多种热证，凡属实热、暑热、湿热、虚热、疟热、经期及产后发热等，皆可用本品配伍治之。①用青蒿配柴胡、荆芥、金银花、蚤休、蝉蜕、姜黄、板蓝根等，治疗外感发热以上呼吸道感染为主要症状者，退热效果显著。②青蒿配麻黄、杏仁、石膏、鱼腥草、浙贝母、红藤等，治疗肺炎高热、咳喘多痰者，不仅退热快，还可使咳吐黄痰减少。③青蒿为治疟疾要药，用之配柴胡、常山、草果、石膏、生甘草、半夏、贯众等治疗疟疾往来寒热，效显。④青蒿配黄柏、鸭跖草、柴胡、黄芩、萹蓄、积雪草、滑石、甘草、升麻等，可治疗湿热下注致尿路感染急性发作期往来寒热、腰酸、小腹痛、尿频、尿急、尿灼痛、舌红苔黄、脉滑数，亦治前列腺增生伴炎症者。⑤青蒿配连翘、香薷、滑石、豆豉、薄荷、藿香、扁豆、金银花、厚朴、佩兰、石菖蒲、西瓜翠衣等，能治疗外感暑热而内蕴湿热，症见发热、口渴、头身疼痛或头重如裹、舌苔黄略腻、脉濡数者。⑥青蒿配鳖甲、秦艽、知母、玄参、地骨皮、牡丹皮、生地等，治疗阴虚发热之夜热早凉、热退无汗或高热久不退、舌红无苔者。⑦青蒿配栀子、黄芩、桑叶、石膏、龙胆、生地、柴胡等，治疗肝胆郁火充斥眼目以致目赤肿痛、羞明多泪，亦能治急性胆囊炎、胆石症、胰腺炎高热不退者。⑧青蒿配黄芩、竹茹、半夏、茯苓、枳壳、滑石，可治少阳热重、痰热内阻的高热不退。⑨青蒿配黄芪、党参、白术、升麻、柴胡、当归、炙甘草等，可治疗气虚发热。⑩青蒿一味，3岁以下每日用100g，3岁以上用200g～300g，烧开水后加入青蒿，盖上锅盖再闷2～3分钟，出药香味即可。放温用药水洗澡，洗后穿衣盖被，令其出汗即可热退而安。此法可治小儿感冒发热，疗效明显，亦无不良反应。成人发热亦可用之，但要加大剂量。近年我在临床上用本品治疗急性痛风性关节炎红肿热痛显著者，某些胶原性疾患，如急性红斑狼疮等亦可用本品退高热或低热、消肿、止痛、消疮，尤其是急性发作期，用之退高热效著。

（2）退黄疸。青蒿配茵陈、栀子、大黄、虎杖等可治疗湿热黄疸。

（3）止痛。青蒿可用治胃脘疼痛、泻痢后重作痛、妇女经行腹痛、乳房作胀等。①青蒿配炒川楝子、延胡索、白芍、炙甘草治疗胃脘痛时作时止。②青蒿配白头翁、黄连、木香、秦皮等治疗下痢后重、里急腹胀疼痛；配薏苡仁、茯苓、藿香、苍术、猪苓、车前子等治湿热泄泻。③青蒿配丹参、香附、延胡索、失笑散等治疗妇女痛经。

（4）杀虫止痒。本品外用配白鲜皮、蛇床子、苦参、白毛夏枯草、生百部、徐长卿、益母草等煎水熏洗治疗疮疖湿疹等，或用治阴虱、头癣、疥疮、湿疹等皮肤病。

（5）安神志。本品经配伍，可治疗精神、神志病证。①青蒿配陈皮、半夏、茯苓、山药、黄芩、龙骨、牡蛎治疗神经衰弱、失眠、多梦等病症。②青蒿配川芎、黄连、栀子、郁金、石菖蒲、胆星等治疗精神病、神志不清、惊恐而怒等病症。③青蒿配栀子、郁金、萱草花、合欢皮、百合、生地等治疗男女更年期综合征。

总之，外感风热、暑热、暑湿汗出发热不退，体温高；血检示白细胞、中性或淋巴细胞升高；阴虚骨蒸潮热；痢疾后重；胃热脘痛；肝、胆、胰、肺感染；口腔溃疡、扁平苔藓、口干喜饮；精神失常，惊恐易怒；湿热癃闭，尿淋痛；血象异常；查证有细菌、病毒感染者；舌红少苔，脉细数，皆为我用青蒿的指征。

【用法】本品入煎内服：10～15g。鲜品加倍。亦可用鲜青蒿绞汁服。我对发热较重、无汗者常用30g左右。本品不宜久煎，以防青蒿素挥发油减少。肾阳偏虚之人，外感风寒、恶寒重、发热轻、恶寒无汗者，寒湿泄泻以及饮食停滞泄泻者，脾胃虚寒者，皆不宜用青蒿。

（袁洪军　整理）

# 旋覆花（附：金沸草）

【药名】旋覆花在《神农本草经》中有金沸草、盛椹之称，在其后的相关医籍中又有钱花、盗庚、夏菊等别名。

【经文】旋覆花，味咸，温。主结气，胁下满，惊悸。除水，去五脏间寒热，补中，下气。

【文译】旋覆花，味咸，性温。主治寒气郁结胸中，胁下胀满，惊恐，心悸。能祛除体内水湿邪气，消除五脏间寒热邪气及其所致之证。能补益中焦脾胃，使气下行。

【药源】本品为菊科植物旋覆花，或欧西旋覆花的头状花序。全国大部分地区均产，主产于河南、河北、江苏、浙江等地。生长于山坡旁、湿润草地、河岸和田埂上。夏、秋二季花开时采收，本品气微、味微苦；以朵大、金黄色、有白绒毛、无枝梗者为佳，生用或蜜炙用。

【药理】旋覆花主要含黄酮类、挥发油类、三萜和甾体化合物、倍半萜内酯化合物大花旋覆花素和旋覆花素，具有抗氧化、抗肿瘤、抗增生抗炎、预防肝纤维化等药理作用，还有镇咳、祛痰的作用。

【文摘】

《名医别录》　消胸上痰结，唾如胶漆，心胁痰水，膀胱留饮，风气湿痹，皮间死肉，目中䁾，利大肠，通血脉，益色泽。

《药性本草》　主肋胁气，下寒热水肿，主治膀胱宿水，去逐大腹，开胃，止呕逆不下食。

《日华子本草》　明目，治头风，通血脉。

《汤液本草》　发汗吐下后，心下痞，噫气不除者宜此。

《景岳全书》　凡气壅湿热者宜之，但其性在走散，故凡大肠不实及气虚阳衰之人，皆所忌用。

《徐大椿医书全集》　苦辛咸平，入肺、大肠经。下气定喘，软坚化痰，为疏理风气、水湿专药。密绢包。虚人酌用。

《成方便读》　旋覆花能斡旋胸腹之气。

《本经逢原》　阴虚劳嗽，风热燥咳，不可误用。

《本草正义》　旋覆花，其主治当以泄散风寒，疏通脉络为专主。

《百药效用奇观》　旋覆花具有轻扬之质，其味兼辛而性微温，故能泄散风寒，宣发肺气……水赖气化，水赖气行，故病水者气滞，气结者水甚。本品味咸，借咸降之力，上者下之，水气行，瘀气消。

【今用】**国医大师邓铁涛**　邓老认为旋覆代赭汤功善降逆理肠，调畅气机，临证治疗胃反、呕吐效佳。他治疗肝胃疾病，若嗳气频作者，也常加用旋覆代赭汤。除此之外，他还善用此方治疗小儿肠套叠。其用法为旋覆花 5g，代赭石 15g（先煎），党参 9g，炙甘草 5g，生姜 2 片，大枣 3 枚，法半夏 9g。上药慢煎，服后半小时，继用下法，即用蜂蜜 100mL，加开水 200mL，待温度为 37℃时，灌肠。与此同时，用梅花针叩击腹部肿块。邓老认为此病多发于体胖色白的 3 个月大的婴儿。体胖色白形似健康，实多属气虚体质。（详见《学说探讨与临证》）

**浙江省著名中医药学家倪朱谟**　旋覆花，利气下行之药也。主心肺结气，胁下虚满，胸中结痰，呕吐痞坚噫气。药理研究亦表明，旋覆花中的绿原酸和咖啡酸与咖啡因作用相似，具有中枢调节功能，能减少胃液和胃酸分泌，为善降胃气而止呕噫的胃家药。旋覆花黄酮对支气管痉挛性哮喘有明显的拮抗作用。旋覆花煎剂对小鼠镇咳实验有明显的止咳效果；灌胃可以促进小鼠排泌酚红，显示其有较强的祛痰作用。倪老以旋覆代赭汤治疗呕吐、呃逆 50 例，34 例痊愈，14 例好转；对胃肠神经官能症、眩晕、胃扩张等所致的呃逆呕恶、噫气不舒，本方亦能改善症状。用本方随症加减治疗妊娠恶阻 66 例，总有效率达 98.5%。本方加减治儿童善太息者 30 例，完全缓解 18 例，基本缓解 8 例。以此方加枣仁、柏子仁煎服治疗癔球症（包括梅核气、恐癌症、精神创伤、惊恐、精神疲惫）共 45 例，痊愈者 34 例，基本痊愈者 8 例。旋覆花性寒苦辛，能通降肺气而平喘止咳。倪老治疗慢性气管炎 254 例，以旋覆花、黄芪、地龙、百部制成浸膏片，每服 6 片，每日 3 次。临床控制 90 例，显效 86 例，好转 73 例，总有效率达 98%。（详见《倪朱谟临床用药经验辑要》）

**浙江省名中医蒋晶飞**　综合历代医家见解，旋覆花主结气、通血脉、行淡水，对气血郁滞、痰水内停、胸脘痞闷、两胁胀痛等证常多应用。《金匮要略》载用本品配新绛、青葱管以通肝络而止痛，近代多以红花或茜草之类活血药替代新绛。叶天士常在此方中加当归须、桃仁以增强化通络之功，成为治疗久痛入络的又一法门《临证指南医案》。蒋教授治疗肋骨骨折伴少量气血胸 32 例，用加减香附旋覆花汤煎服，收到理想效果。用旋覆代赭汤合五汁饮治疗消化道癌症 43 例，其中 20 例症状消失，进食不呕，1 年未复发；12 例症状消失，有时舌咽有异常感；7 例症状基本消失，过于疲劳或饮食不当时仍有复发；4 例症状此起彼伏，需间断服药。（详见《名中医诊治经验荟萃》）

【师说】旋覆花，为菊科多年生草本植物旋覆花的头状花序。其茎叶名为金沸草，亦作药用。旋覆花，其味苦、辛、咸，性微温。具有消痰行水、降逆止呃等功效。其临床应用如下。

（1）消痰行水。旋覆花性温，能消痰行水，尤善消胸中痰结以致咳喘多痰者。旋覆花配桔梗、桑白皮、鳖甲、柴胡、槟榔、大黄、杏仁、法半夏、甘草等药，可以治痰饮蓄积、气行不畅、水饮内滞胸胁等。凡热痰、湿痰、风痰、惊痰、冷痰、饮痰、食积等，皆可用旋覆花据证配治。不论虚实寒热，皆可随症加减治之。

（2）降气止呃。本品属花类药，古有"诸花皆升"之说，唯旋覆花独降。其性下行，长于降肺气，止咳喘，也能降胃气而止呃逆及食不下。凡作汗、吐、下后致心下噫气不降者，用之皆宜。《伤寒论》中的旋覆代赭石汤，即用旋覆花配半夏、生姜、人参、代赭石、甘草、大枣及陈皮等，能健脾和胃，降逆止呃，尤其适用于顽固性呃逆。

（3）胸胁疼痛。旋覆花有行气活血、通络止痛之功。若治气血不和、血滞脉络而作的胸胁疼痛，可用旋覆花配香附、红花、王不留行、紫苏子、半夏、陈皮、茯苓、薏苡仁、丝瓜络、路路通、姜黄、泽兰等行气活血，通络止痛。

此外，旋覆花还可治疗手术后顽固性呃逆、牙髓炎、肝炎后综合征、癔症、咯血、肠梗阻及妇人半产漏下等病证。

附：金沸草，乃旋覆花的茎叶，亦作药用。每年9—10月采收全草，晒干入药。其味咸、性温。入肺、肝、大肠经。功效应用如下。

（1）宣肺止咳。金沸草，清扬走上，温能祛寒，入肺经，能治感冒风寒，可发汗解表，化痰饮，止嗽平喘。亦可治疗风寒袭肺，肺气壅遏，宣肃不畅而致咳喘、痰涎清稀量多、喘息、胸闷等症。我喜用之配荆芥、防风、杏仁、紫苏叶、紫苏子、炙百部、法半夏、陈皮、桔梗等治疗风寒表证症见咳嗽、多痰、作喘者。也可将金沸草配入小青龙汤（麻黄、芍药、干姜、五味子、甘草、细辛、半夏、桂枝）中治疗寒痰咳喘病证。

（2）舒筋通络。本品性善走窜行散，温通经络，可行气活血，疏畅筋脉，用治风寒湿痹、经脉不利。若气血郁滞致肢体骨节疼痛、拘挛、关节屈伸不利等，可用本品配当归、白芍、川芎、豨莶草、伸筋草、木瓜、姜黄、桂枝、络石藤、川牛膝等治之。本品亦可用治跌仆闪挫、瘀血肿胀疼痛等。

（3）消肿散结。金沸草能软坚散结，消肿止痛，可治疗疮疡肿痛久不消散或腹内癥瘕积聚、胁下肿块、痰核等。用旋覆花效亦佳。本品也用治腮腺炎肿胀疼痛者，常用之配当归、赤芍、蚤休、合欢皮、四叶参、杠板归等治之。

旋覆花与金沸草相较：两者为同一科属同种植物的不同药用部位。旋覆花药用其头状花序，功能长于降气化痰，降逆止呃，且能行气，主要用于咳喘、呕吐、呃逆、噫气、胸胁胀满及疼痛等症。金沸草药用其全草，功能为解表、止咳、化痰，且能利湿消肿、舒筋活血、消肿散结，主要用于咳嗽痰喘、风湿痹痛等，临证可区别选用之。

【用法】旋覆花，入煎内服：5～10g。其有绒毛，易刺激咽喉作痒而致呛咳、呕吐，故应当包煎。阴虚劳嗽、津伤燥咳者忌用。不可超量用之，以免出现发热、恶心、呕吐、皮疹等不良反应。

金沸草，入煎内服：5～10g。包煎或滤去毛，或鲜用捣汁服。外用：适量，捣敷或煎水洗。阴虚有热之燥咳忌用。

（袁洪军　整理）

# 藜　芦

【药名】藜芦在《神农本草经》中有葱苒之称，在其后的相关医籍中又有山葱、毒药草、旱葱、七厘丹等别名。

【经文】藜芦，味辛，寒。主蛊毒，咳逆，泄痢，肠澼，头疡，疥疮、恶疮。杀诸蛊毒，去死肌。

【文译】藜芦，味辛，性寒。主治蛊毒，咳嗽，痢疾，泄泻，头部溃疡，疥疮，恶疮。能够消灭各种虫毒，去掉死肉。

【药源】本品为百合科藜芦属多年生草本植物藜芦的根及根茎，主产我国东北地区及河北、山东、河南、山西、陕西等省。每年 5—6 月未抽花前采取，除去叶，晒干或烘干入药，以根粗坚实、断面粉性足为佳。

【药理】本品含去乙酰基原藜芦碱 A、计默任碱、原藜芦碱 A、茄咪啶、β-谷甾醇、蜡酸、硬脂酸。具有治疗心血管病、抗肿瘤、保肝、影响骨代谢和雌激素样作用，还具有抗氧化、抗自由基、抗病毒、调节免疫、抗真菌及细菌、防辐射、抗病原反应作用。藜芦所含总生物碱具强烈局部刺激作用，口服能催吐祛痰。藜芦中毒，抑制心肌的兴奋传导，可出现传导阻滞并会出现恶心、呕吐。

【文摘】

《名医别录》 疗哕逆，喉痹不通，鼻中息肉，马刀烂疮，不入汤用。

《备急千金要方》 中藜芦毒，葱汤下咽便愈。

《药性本草》 主上气，去积年脓血泄痢。治恶风疮、疥、癣、头秃、杀虫。

《本草衍义》 为末，细调，治马刀疥癣。

《本草纲目》 哕逆用吐药，亦反胃用吐法去痰积之义……藜芦则吐风痰者也。

《寿世保元》 藜芦味辛，最能发吐，肠澼泻痢，杀虫消蛊。取根去头，用川黄连为使，恶大黄，畏葱白，反芍药、细辛、人参、沙参、玄参、丹参、苦参，切忌同用。

《长沙药解》 藜芦苦寒，毒烈，善吐浊痰，兼治疥癣杀诸虫，点痣去息肉。

《罗氏会约医镜》 反细辛、芍药、诸参、诸酒，若同酒即杀人……有宣壅导滞之力，邪气热痰，闭塞膈上，昏迷不省，用此以吐之，即一时获效，疗虫毒喉痹。按藜芦有毒善吐，凡上焦有老痰，或中虫毒，止可借其宣吐。不然，切勿沾口，以致大损津液也。

《医碥》 藜芦毒，雄黄、葱汁并解之。

【今用】上海著名医家朱国福 藜芦临证运用心得。①中风痰壅，癫痫喉痹，误食毒物。本品内服有强烈的催吐作用，善涌吐风痰。治中风痰壅，癫痫惊狂，或误食毒物不久，尚停留于胃者，可与瓜蒂、防风研末为散服，即三圣散。治咽喉肿痛，喉痹不通，可配大皂角、白矾、雄黄等。②疥癣秃疮。本品外用有杀虫疗疮功效。治疥癣秃疮，可用本品研末，猪脂调涂。此外，本品研末外掺发中，有灭虱功效。也能杀灭蚊蝇及其幼虫，可作农作物杀虫剂。（详见《山东中医学术经验交流文选》）

安徽名中医李永来 藜芦散，组成：藜芦粉 4.5g，胡椒粉 1.5g。用法：温开水冲服。功效：涌吐，导痰，养胃。主治：痰气郁结或痰迷心窍所致的多种疾病。如神志痴呆或癫痫，语言无序，表情异怪；或情志失常，躁狂奔走，恶语伤人，胸内满闷，呕吐痰涎，不避亲疏的癫狂，痰厥、食厥、伏痰留邪所致的喘哮等病。方解：本方藜芦性味辛苦寒，有剧毒，入肺胃两经，可涌吐风痰，虚人禁

用，且不能过量，中病即止。本方涌吐力较弱，用于涌吐痰涎。服后宜用手指或筷子等探喉助吐。（详见《中华名方大全》）

【师说】藜芦，药用为百合科植物藜芦的根茎。其味苦、辛，性寒。有毒。归入肺、胃、肝经。具有祛风痰、杀毒螨等功效。临床应用如下。

（1）祛除风痰。对于风痰壅盛之脑卒中、癫痫、躁狂、喉痹不通等，可用本品配郁金、制胆星、石菖蒲、天竺黄等治之。本品若配防风、白芥子、紫苏子等，能涌吐寒痰，宣散气壅，用于痰浊壅盛的癫狂，症见精神抑郁、表情淡漠、神情呆滞、语无伦次、胸膈满闷、口多痰涎、脉滑大有力、舌质淡白、舌苔白厚腻或微黄腻。本品还能涌吐膈上风痰，对风痰阻膈，而见咳逆上气者，用之配瓜蒂、防风、白芥子等，入口少许即可催吐，祛膈上之邪，亦可用之配巴豆、皂荚，研末为丸，服之能截疟。

（2）杀虫止痒。本品味苦，性烈能杀虫，也可祛除湿热毒邪。可单用本品，或配入黄连共研末，用麻油或生油调敷，可除瘙痒难忍，治瘙痒性皮炎、疥癣、秃疮等。

（3）搐鼻止痛。本品辛散，外用能散邪止痛。用之配少许麝香、黄连、白芷、川芎、藁本等研末为散，吹入鼻中，可治剧烈头痛，多用治偏头痛、脑癌晚期的剧烈头痛等。

据现代药理研究，本品能催吐祛痰，确为强烈的催吐祛痰剂，对误食毒物有催吐作用。本品还可降压、抗病原体，对血吸虫成虫和幼虫皆有一定杀灭作用，对结核杆菌、单纯性疱疹病毒也有较强的抑制作用。

必须指出的是，应用藜芦时，要严格掌握剂量及用法。因其治疗量与中毒量很接近，易致急性中毒。其中毒症状是：胃部发热疼痛、流涎、恶心、呕吐、腹痛、腹泻、无力、汗出，重者会意识丧失，或出现心律不齐、震颤、痉挛、谵语、昏迷，甚至呼吸停止，此时必当急救之。

【用法】本品入煎内服：0.3～0.9g。亦可入丸、散服。外用：适量，治疥癣、秃疮，可用麻油调敷。注意：本品毒性猛烈，用时宜慎。藜芦反细辛、芍药、人参、沙参、紫参、丹参、苦参，恶大黄。服之呕吐不止者，饮葱汤即止，体虚气弱者及孕妇忌服。

（袁洪军　整理）

# 钩　吻

【药名】钩吻在《神农本草经》中有野葛之称。在其后的相关医籍中又有断肠草、冶葛、秦钩吻、野葛等别名。

【经文】钩吻，味辛，温。主金疮，乳痓，中恶，风咳逆上气，水肿，杀鬼疰，蛊毒。

【文译】钩吻，味辛，性温。主治金属创伤，乳癌，感受秽毒而致突然厥逆，风邪引起的咳嗽、吸气困难，水肿。能够消灭瘑虫、蛊毒。

【药源】本品为马钱科胡蔓藤属植物胡蔓藤的全株。但药学家王家葵认为在不同历史时期其名实各异。也有学者认为是伞形科植物毒芹或毛茛属毛茛等一类植物。因其有毒，临床极少用之，本品产于山中的深谷处。

【药理】本品化学成分主要为生物碱，其中的吲哚生物碱为主要成分，是其主要毒性及活性成分。本品具有免疫调节、抗肿瘤、散瞳、镇痛、镇静、促进造血功能、对抗皮肤病等药理作用。钩吻总碱中的钩吻素，具有免疫抑制作用。钩吻对于呼吸中枢能直接抑制，对血管运动中枢也有抑制作用。

【师说】钩吻，又名断肠草，为马钱科植物胡蔓藤的全草，其味苦、辛，性温，有大毒，归心、肺经，具有攻毒消肿、杀虫止痒等功效。文献记载其有以下功用。

（1）祛风解毒，止咳平喘。本品辛温，能发散风寒，止咳平喘，用于风寒感冒、咳嗽气喘。

（2）活血消肿，散结止痛。本品能辛散行血，祛瘀消肿，散结止痛，用于金疮、乳络不通、肿胀疼痛。

（3）宣肺通调，利水消肿。本品能宣散肺气，使水道通调，则水肿自消，用治风水肿胀。

（4）专作外用，除痹止痛。本品与防风、独活共研细末，用纸卷烧烟熏关节疼痛处，可消肿止痛，本品也可外用敷治瘰疬。

本品不论根、茎、叶煎水外洗，皆可治疗疥癫及顽癣。凡性病、花柳病、下疳，以之煎水外洗也有治效。也有报道本品可外治寒湿痹痛、慢性骨髓炎、骨结核、颈淋巴结核、内外痔、甲沟炎等。

本品古代多作外用，不作内服。有实验研究表明，本品中毒在用药后的数分钟内即可发生，主要表现为呼吸困难和阵发性惊厥，重者呼吸骤停，可致人死亡。因此，本品临证不作内服，外用也应掌握剂量及疗程，甚防药物中毒。

【用法】本品有剧毒，不可内服，只宜外用。外用：适量，捣敷或研末调敷，或煎水熏洗或烟熏患处。对于本品中毒，目前尚无可靠的对抗剂，有报道称用白鸭血、白鹅血、羊血灌之急救有效。

（袁洪军　整理）

# 射　干

【药名】射干（别名：乌扇、乌蒲），在《神农本草经》后的相关医籍中又有扁竹根、开喉箭等称谓。

【经文】射干，味苦，平。主咳逆上气，喉痹，咽痛，不得消息。散结气，腹中邪逆，食饮大热。

【文译】射干，味苦，性平。主治咳嗽气喘，呼吸困难，能治喉痹，咽喉肿痛而致呼吸不畅。能疏散痰气郁结的肿块、痰核等，可治疗腹中邪气逆乱而致的胀痛。也能治疗饮食不节而致的发热，或外感夹食积所致的发热。

【药源】本品为鸢尾科植物射干的干燥根茎，主产于湖北、河南、江苏、安徽、湖南、浙江、贵州、云南等地。射干河南产量大，湖北品质优。以干燥、肥壮、断面色黄、无根须者为佳，初春发芽时或秋末茎叶枯萎时采挖。

【药理】本品含射干定、鸢尾苷、鸢尾黄酮苷、射干素等药物成分。射干具有抗炎、抗病毒、抗真菌、抗肿瘤、解热镇痛、利尿、抗过敏、清除自由基、抗胃肠溃疡、利胆等作用。

【文摘】

《名医别录》 疗老血在心脾间，咳唾，言语气臭，散胸中热气，久服令人虚。

《药性本草》 治喉痹水浆不入，以通女人月闭，治痰气，消瘀血。

《日华子本草》 消痰，破癥结。胸膈满，腹胀，气喘、疬癖，开胃下食，消肿毒，镇肝明目。

《本草纲目》 降实火，利大肠，治疟母……射干，能降火，故古方治喉痹咽痛为要药。

《本草正义》 射干之主治，虽似不一，实则降逆开痰、破结泻热二语，足以概之。

《长沙药解·卷三》《金匮》射干麻黄汤，治咳而上气，喉中如水鸡声……射干降逆开结，善利肺气。麻黄外泄其风寒，使经络松畅，则里气不迫。射干内降其冲逆，使咽喉清应，则表气不壅，表邪外解，而里阴下达，停痰宿水、积热凝寒，皆从水道注泄而下，根株斩灭矣。

《医方捷径·卷四》 通经散肿，开喉明目射干功。

《现代实用中药（增订本）》 根为解热、解毒剂，又为上呼吸道之消炎药，有祛痰及利尿之效……治扁桃腺炎，凡急性热病之咽喉炎肿、声门水肿、咳嗽上气、喉痹等均适用……对于郁血、肝脾肿胀、腹痛、便秘、女人经闭等有效。取新鲜之根捣汁，热酒冲服，治跌打损伤、身痛而便秘者，有通便止痛之效。

【今用】国医大师朱良春 朱老用射干利咽、定喘、除湿。他认为本品可治梅核气。梅核气初始痰凝气郁，阻滞胸咽，舌苔白腻，脉弦小滑，显是半夏厚朴汤的适应证，多见情志抑郁。若情绪波动反复不愈，痰郁化热，舌红苔黄者，泄化痰热、清肝达郁为宜，朱老用射干与夏枯草、蒲公英、郁金、绿萼梅、海蛤壳等相伍治之。若咽部暗红有瘀血征象者，加牛角腮，则咽中梗阻往往随之如失。朱老指出，射干能清降痰火，引肺热移至大肠，使痰热从大便而外泄。

朱老用射干治疗支气管炎等多种呼吸道急性感染者，有良好疗效。他从发时治标着手，用善降苦散的射干，配合祛风化痰的地龙、露蜂房、僵蚕等虫类药，以及百部、桃仁、槟榔为基础方并随症加减，使喘促咳嗽明显改善，病情迅速得以控制。他指出，从现代药理来看，诸药相伍，具有抑制变态反应、活血利水、改善呼吸道通气及预防继发感染的功效。

此外，朱老还用射干治疗乳糜尿。他认为，足厥阴经络阴器，司二便，小便混浊成乳糜状之病，病初多属湿滞郁热。治厥阴湿气下流，可用射干配萆薢、白及；夹有出血加仙鹤草。（详见《朱良春全集·用药心悟卷》）

**宋代年主任医师**　射干，为鸢尾科植物射干的干燥根茎。其性味苦、寒。归肺经。古今用药习惯不同，如射干一味，近代多作咽喉清热解毒之剂，而古代诸家本草载其有利痰行瘀、消结核、散瘰疬之功。朱丹溪亦云："射干行太阴、厥阴之积痰，使结核自消甚捷。"据此而论，则射干不仅有清利咽喉之功，更具有消瘰疬之作用。然取其生药力胜，用之捣烂敷患处，可消散之。（详见《名医用药经验荟萃》）

【师说】射干，味苦，性寒。有小毒。归入肺、肝经。具有清热解毒、祛痰、利咽等功效。我认为，射干是一味功效、主治广泛的药物，能通治人体上、中、下诸多病证。凡属风热痰毒、气血郁积、湿浊下趋而致的诸如咽喉肿痛、失音、咽闭喉风、乳蛾、急性咳嗽、咳喘、痄腮红肿、牙根肿烂、肝脾肿大、腹痛腹胀、便秘、妇女月经不调、经闭，以及尿浊、尿癃闭等病症皆可治之，其临床应用如下。

（1）血脉栓塞。射干有消瘀散结功效，以之配当归、川芎、赤芍、丹参、地龙、水蛭等，有明显抗凝血作用，可用治心、脑、肢体血脉栓塞病症。

（2）尿浊膏淋。我常用射干治疗乳糜尿，特别是有乳糜凝块堵塞尿路致尿解不畅者，多用大剂量射干（每剂至少用20g），再配合粉萆薢、鱼腥草、石菖蒲、土茯苓、滑石、木通、川牛膝等药组成基本方随症加减，可使乳糜凝块渐化而小便得以畅解，使乳糜尿渐愈。

（3）尿癃不畅。前列腺炎性增生而致尿频、尿急，尿流中断，解之不畅，会阴、小腹、腰部瘀胀不适，夜尿次频，舌红，苔黄腻者，取本品化痰、活血、消肿散结之功，常用大剂量本品配土茯苓、土贝母、穿破石、鬼针草、鬼箭羽、桃仁、王不留行、皂刺、瞿麦、萹蓄、积雪草、木通、川牛膝、夏枯草、炙地龙、六一散、车前草、乌药等治之。临证体会，本方既可在短期内改善尿路炎性症状，又可消减前列腺增生、肿大，从而使尿解顺畅。

（4）胃病疼痛。射干配全瓜蒌、生薏苡仁、白花蛇舌草、藤梨根、冬凌草、红景天、徐长卿、荔枝核等，可治疗慢性胃炎所致的胃脘痛，并能防治胃癌变。

多年来，我还以射干为主药配入适证方中治疗脑瘤、肝脾肿大、肝癌等。还用射干治疗咽喉声带小结、肺部小结节、弥漫性甲状腺肿大、甲状腺结节、肠道和胆囊息肉，以及妇女湿热带下、经闭不至、子宫肌瘤、卵巢等部位囊肿病症。我也用之治疗多种皮炎及过敏引起的肌肤瘙痒。

【用法】本品入煎内服：6～10g。外用：适量，煎水熏洗。有报道，服用本品剂量过大可能会出现水泻，故脾虚泄泻者不宜使用，孕妇应慎用或忌用。

（顾润环　整理）

# 蛇 含

【药名】蛇含，在《神农本草经》中有蛇衔之称，在其后的相关医籍中又有威蛇、紫背草、蛇含草等别名。

【经文】蛇含，味苦，微寒。主惊痫，寒热邪气。除热，金疮，疽，痔，鼠瘘，恶疮，头疡。

【文译】蛇含，味苦，性微寒。主治惊风、癫痫、外感病。能退热，治疗金属创伤，以及疽、痔、鼠瘘、恶疮、头疮等。

【药源】本品为蔷薇科植物蛇含委陵菜的全草，生于山坡或湿地。夏、秋季采收，去泥沙洗净晒干或鲜用，全国大部分地区均有分布。

【药理】本品含有黄酮、皂苷、甾体、三萜、多酚类、鞣质和蒽醌类成分，具有止泻、抗溃疡、抗肿瘤、抗菌、抗病毒、降血糖、抗炎、解痉、保肝、抗氧化等作用。

【师说】蛇含，药用为蛇含委陵菜的带根全草。味苦、辛，性凉。归肝、肺经。具有清热解毒、止咳化痰等功效，用之治疗以下病证。

（1）发热、痈疽。用治外感发热、小儿高热、咳嗽，也用治痈疽疔毒、丹毒、痒疹、痄腮、乳痈、风火牙痛、目赤肿痛溃烂等，可用本品配入适证方中煎服，也可用本品配木芙蓉、犁头草捣敷肿毒患处。

（2）百日咳。本品配百部、浙贝母、紫菀、石韦等可治疗久咳不已，对于麻疹后期咳嗽，可用之配枇杷叶、桑叶、四叶参、蜂蜜等治之。

（3）风湿痹痛。本品可治湿痹。对于关节疼痛，肢体麻木，可用本品配青风藤、海风藤、络石藤、伸筋草、薏苡仁、木瓜、川牛膝等治之。

（4）蛇虫咬伤。本品能解毒，用治蛇虫咬伤，用本品鲜品，捣烂外敷咬伤处。

本品还可治疗雷公藤中毒，方法：用本品100g捣烂，取汁，加鸭蛋3～4个，取蛋清调匀灌服。本品也可用治肠梗阻，取本品煎服；还可用治跌打损伤、出血不止、妇女月经不调等病症。

【用法】本品入煎内服：9～15g。鲜品倍量。外用：适量，煎水熏洗或捣汁涂，或煎水含漱。

（袁洪军　整理）

# 常　山

【药名】常山在《神农本草经》中有互草之称，在其后的相关医籍中又有恒山、元草、骨常山、翻胃木等别名。

【经文】常山，味苦，寒。主伤寒寒热，热发温疟，鬼毒，胸中痰结，吐逆。

【文译】常山，味苦，性寒。主治感受寒邪而恶寒发热，因热邪而致的温疟证，鬼疰蛊毒病，胸中痰浊郁结，以及肺胃气逆而致的咳喘、呕吐等。

【药源】本品来源为虎耳草科植物黄常山的干燥根，其嫩叶称"蜀漆"，亦供药用，主产于江南各省及陕、甘等省。根秋季采挖，除去须根，洗净，晒干。枝叶夏季采集，晒干。以质坚硬、形如鸡骨、不易折断、表面及断面黄白色、光滑者、无臭、味苦者为佳。

【药理】本品主要化学成分为黄常山碱，简称常山碱。根所含生物碱约占总量的 0.1%，主要为黄常山碱甲、乙及丙，三者为互变异构体。本品还含黄常山定以及 4-喹唑酮、伞形花内酯等。从根及叶中分离出的退热碱和异退热碱，就是黄常山碱乙和黄常山碱甲。常山根水浸膏对截疟有显著疗效。常山碱乙体外抗阿米巴原虫的作用较强。常山粗制浸膏对人工发热的家兔有退热作用。静脉注射常山碱甲、常山碱乙、常山碱丙对麻醉狗均有催吐作用还能降低血压，而呼吸无显著变化。

【文摘】

《名医别录》　疗鬼蛊往来，水胀，洒洒恶寒，鼠瘘。

《药性本草》　治诸疟，吐痰涎，治项下瘤瘿。

《珍珠囊补遗药性赋》　常山理痰结而治温疟……吐涎截疟。

《仁斋直指方论》　发疟呕吐勿用常山。

《本草纲目》　常山、蜀漆有劫痰截疟之功，须在发散表邪及提出阳分之后。用之得宜，神效立见，用失其法，真气必伤。夫疟有六，经疟、五脏疟、痰湿食积瘴疫鬼邪诸疟，须分阴阳虚实，不可一概论也。常山、蜀漆生用则上行必吐，酒蒸炒熟用则气稍缓，少用亦不致吐也。得甘草则吐，得大黄则利，得乌梅、鲮鲤甲则入肝，得小麦、竹叶则入心，得秫米、麻黄则入肺，得龙骨、附子则入肾，得草果、槟榔则入脾。盖无痰不作疟，二物之功，亦在驱逐痰水而已。震亨曰能伤真气，病人稍近虚怯，不可用也……老人久病，切忌服之。

《景岳全书》　攻温疟、痰疟及伤寒寒热痰结，气逆，狂、痫、癫、厥，唯胸腹多滞，邪实气壮而病疟者宜之，若老人弱人，俱当忌用，盖此物性悍，善逐痰饮……亦治鬼毒、虫毒及头项瘰疬鼠瘘。

《本草通玄》　视常山为峻剂，殊不知常山发吐，唯生用与多用为然，与甘草同行，则亦必吐，若酒浸炒透，但用钱许，余每用必建奇功，未有见其或吐者也。

**《药品化义》**　第因常山气味薄而性升上，上必须吐，恐为暴悍，特酒制助其味厚，又佐以槟榔为使，沉降逐痰下行，加知母益阴，贝母清痰，共此四味为截疟神方。世嫌其性暴，不能善用，任疟至经年累月，则太愚矣，但勿多用及久用耳……常山初嚼如木无味，煎尝味甘淡带微苦，气味俱薄，亦非劫药。

**明代中医学家李梴**　常山……可去壅，善开结痰，凡痰滞于经络，悉能从下涌上。其味甘色黄，专入脾经而祛痰疟，盖脾虚则生痰，肝虚则发热，若三日一发者，为三阴疟，俗名三日疟是也。以此同人参小柴胡汤，去痰平肝，少用一钱，必不至于吐，即吐亦为解散，使风散食消，一二剂自愈。若不速治，因循延久，则风暑与食合为痰涎，流滞经络，名为老疟。则风暑入阴在脏，宜用血药引出阳分。（详见《用药释义传》）

**清代著名医家马培之**　常山虽治疟有功，然究竟太峻利，顷附一方，甚为神应可法也。常山四两，陈酒五斤，鸡蛋七枚，砂罐内煮热，疟至时，两手握蛋，冷则易换，至热退汗出而止。久疟用之神效莫测，然而初起，亦不可用。（详见《马培之医案论精要》）

**《科学注解本草概要·植物部》**　为解热药及疟疾治疗药，并有催吐作用。

**【今用】《现代实用中药》**　有特异臭，味苦带甘。叶为疟疾要药，对于间日疟、三日疟、恶性疟均有效，又可用于偻麻质斯神经痛，作镇痛、解热、利尿药……不可多进，令人吐逆。

**上海著名医家钱伯文**　常山味苦能泄，辛开宣壅，寒能清热。既能从下涌上吐胸中流涎，又能降胁下积水，用之有涌吐之效。但对体弱及老年久病患者慎用。本品有治消化道肿瘤的报道，但剂量不宜过大。（详见《抗癌中草药的临床效用》）

**【师说】**常山，诸多本草书籍载其名为恒山。入药用为虎耳草科植物黄常山的根。其味苦、辛，性寒。有毒。归肝、胃、脾、肺经。具有截疟、涌吐等功效。本品于当今临床用之较少。据本草文献记载，常山可用治如下病证。

（1）疟疾。本品功擅截疟，为治疟疾要药。既可单用，亦可入复方中用。常与草果、槟榔、青蒿、柴胡、乌梅、甘草等相配，治疗各种疟疾。其中常山配草果、法半夏、竹茹、苍术、炒薏苡仁、藿香、佩兰、石菖蒲等，不仅能治疗疟疾，还可化湿和胃，减轻常山致呕等不良反应，用于湿浊蕴伏之瘟疫、瘴疟等。常山配鳖甲，除痰截疟，软坚散结，治疗疟疾久病不愈而成疟母。常山与黄芪等相配，除痰、截疟、补气升阳、固表，用于虚人久疟不已。

（2）痰饮。常山配甘草，可治疗痰饮停聚之胸膈闷塞、不欲饮食、欲吐而不能吐者。此二药相配，用量以1∶1为好。若常山用量大，甘草用量小，则催吐不明显。有报道用常山与苦参、丹参、党参等配伍，水煎内服，可抗心律失常，治疗心律不齐。常山还有治阿米巴原虫、降低血压等功效。

生常山、酒常山二者相较：涌吐宜生用，截疟可酒炒用。酒制可减少常山毒性，但亦降低了截疟功效。生常山少量用之可减低毒性，比炮制品疗效高。

常山与草果相较：常山性寒，可治温疟。草果性温，用治寒邪偏盛之瘴疟。二者相配可治疟、止呕。

【用法】本品入煎内服：5～9g。注意，本品有催吐作用，用量不宜过大，孕妇也应慎用。过量使用常山易中毒，中毒症状以消化道症状为多见，如呕恶、泄泻、便血，严重者可致出血、心慌、血压下降等。用法半夏、生姜、甘草、黄连、紫苏叶煎水服能解常山毒性。用于治疟疾者应在发病前2小时内服之。常山催吐易伤正气、胃气，用量不宜过大，体质虚弱者慎用。不过总体来说，常山用治上述病症，已经少矣。

（袁洪军　整理）

# 蜀　漆

【药名】蜀漆，在《神农本草经》后的相关医籍中又有鸡尿草、鸭尿草、七叶等别名。

【经文】蜀漆，味辛，平。主疟及咳逆，寒热，腹中癥坚，痞结积聚，邪气蛊毒，鬼疰。

【文译】蜀漆，味辛，性平。主治疟疾，咳嗽，恶寒发热，腹内有癥瘕结块，以及邪气引起的积聚、蛊毒、鬼疰病。

【药源】蜀漆为虎耳草科黄常山属植物常山的嫩枝根及叶。嫩枝圆柱形，细弱，有纵皱纹。叶皱缩，褐绿色或黄褐色。6—8月采收，晒干入药，主产于四川、贵州、湖南等地。

【药理】药理研究，蜀漆含有常山碱、常山定等成分。具有抗疟、抗阿米巴原虫、解热、催吐作用，水提液对流感病毒有抑制作用，还有降压作用。

【师说】蜀漆，为虎耳草科植物黄常山的嫩枝叶。其味苦、辛，性温。有毒。归心、肝、肺经。有退热、截疟及涌吐痰涎之功效。临床应用如下。

（1）截疟。本品既可截疟，又可退热，用治各种疟疾。如用蜀漆配知母、浙贝母、草果、常山、槟榔、乌梅、生姜、大枣等治痰疟。

（2）引吐。用蜀漆配甘草、蜂蜜煎汤温服可涌吐，治胸中痰涎。此功效与常山同，但其涌吐之力，强于常山。

此外，蜀漆可荡涤浊瘀而治痎疟，扫腐积而治惊狂。本品能疏利、除秽、行瘀、破坚化积，以治胸闷痞结；涤除痰涎，涌吐垢浊，所以能治痎疟惊狂之病。

蜀漆与常山相较：两者虽属同一物种而有嫩、老之分，蜀漆为常山的嫩茎叶，常山则用黄常山的根。二者皆有祛痰、截疟之功，若有外感表邪者，须在发散表邪之后用之，否则易伤人体正气，也会呕吐致伤。常山、蜀漆，生用则上行必吐，酒拌炒熟用则行气稍缓，少用亦不会呕吐。

【用法】本品入煎内服：3～10g。或入丸、散服。正气虚弱、久病体弱者慎服。本品忌葱、菘菜等。

（袁洪军　整理）

# 甘　遂

【药名】甘遂（别名：主田），在《神农本草经》后的本草文献中又名重泽、鬼丑、陵津、肿手花根等。

【经文】甘遂，味苦，性寒。主大腹，疝瘕，腹满，面目浮肿，留饮，宿食。破癥坚积聚，利水谷道。

【文译】甘遂，其味苦，性寒。主治腹满作胀，疝瘕，痰饮积聚致面目浮肿，宿食不消化。用之能消除癥瘕积聚，能使大小便通利。

【药源】本品为大戟科植物甘遂的根，主产于陕西、河南、山西、甘肃、河北等地。春季开花前或秋末茎苗枯萎后采挖根部，除去泥土、外皮，用木棒搅拌，洗净外皮，晒干，或用硫黄熏后再晒干，置通风干燥处，防蛀。以肥大、类白色、粉性足者为佳。

【药理】本品含有二萜类化合物和三萜类化合物，其中二萜类化合物可分为巨大戟二萜醇和假白榄酮两种类型，前者具有显著的抗癌、抗病毒活性，同时也是刺激性和毒性成分；三萜类化合物主要有大戟醇型和甘遂醇型两种类型。甘遂还含有甾体化合物，作为一类重要的活性物质，甾体化合物具有抑制肿瘤细胞、调节免疫功能和抗生育等多种药理作用。此外甘遂还能刺激肠管，增加肠蠕动，产生泻下作用。亦有利尿、引产、镇痛等作用。

【文摘】

《名医别录》　下五水，散膀胱留热，皮中痞，热气肿满。

《药性本草》　能泻十二种水疾，治心腹坚满，下水，去痰水，主皮肤浮肿。

《千金宝要》　甘遂毒，大豆汁解。

《医学启源》　甘遂，苦，纯阳。水结胸中，非此不能除。

《汤液本草》　可以通水，而其气直透达所结处。

《本草纲目》　泻肾经及隧道水湿，脚气，阴囊肿坠，痰迷癫痫，噎膈痞塞。

《景岳全书》　专于行水，能直达水结之处，如水结胸者，非此不除。若留痰、留饮、宿食、癥坚积聚，无不能逐，故善消腹脚阴囊肿胀，去面目浮肿，通二便，泻膀胱湿热及痰逆癫痫噎膈痞塞，然性烈伤阴不宜妄用。

《疡医大全》　气道闭塞两耳聋：甘遂削成枣核大，绵裹塞耳，即以甘草含口中，咽汁数次，即通。

《东医宝鉴》　甘遂散：治五种癫痫及妇人心风血迷神效。甘遂末一钱，以猪心血和匀，将猪心批作两片，入在内，再合以线扎缚，皮纸包湿，慢火煨熟，取药出，研细入辰砂水飞末一钱，和匀分作四丸，每一丸将所煨猪心煎汤化下，如大便下恶物即止，不效再服一丸。

【今用】**近代著名医家张锡纯**　凡用甘遂，宜为末，水送服。或用其末，调药汤中服。若入汤剂煎服，必然吐出。又凡药中有甘遂，不可连日服之，必隔两三日方可再服，不然亦多吐出。又其性与甘草相犯，用者须切记。甘遂性猛烈走窜，后世本草，称其以攻决为用，为下水之圣药。痰亦水也，故其行痰之力，亦百倍于他药。曾治一少年癫狂，医者投以大黄六两，连服两剂，大便不泻。后愚诊视，为开此方（荡痰加甘遂汤），惟甘遂改用三钱。病家谓，从前服如许大黄，未见行动，今方中只用大黄两许，岂能效乎？愚曰：但服，无虑也。服后，大便连泻七八次，降下痰涎若干，癫狂顿愈。见者以为奇异，彼盖不知甘遂三钱之力，远胜于大黄六两之力也。（详见《医学衷中参西录》）

**国医大师张琪**　水蓄可以导致血行阻滞，血瘀亦可影响水液分布运行，"水阻则血不行，血不利则为水"。水与血相互影响，相互瘀结，如水蛊、血蛊相当于肝硬化之腹水、肝脾肿大、腹壁静脉曲张等所致的腹部膨隆，症见青紫筋脉，全身或手足有红缕赤痕（蜘蛛痣），大便色黑，小便赤，或见吐血、衄血等，治宜活血化瘀，健脾利湿。此时若单纯祛瘀，则会因蓄水不除压抑脉道，使血行阻滞，终致瘀血难消；单纯逐水则会因瘀血障碍，津液敷布及排泄受阻，使水瘀互阻而加重。故两者必兼施，方能达到瘀水并除之目的。宗"留者攻之""去菀陈莝"，张仲景创祛瘀逐水之法。《金匮要略》有大黄甘遂汤为攻瘀逐水之代表方剂。大黄破瘀，甘遂逐水，二药为瘀水并除之要药。笔者以此二药合用治疗肝硬化腹水颇效。甘遂为峻猛逐水之品，但因其难溶于水，故临床上多作丸散剂服用，用于丸散剂，往往1～2g即可令腹痛腹泻。煎服则其峻猛之力较丸散剂为稍逊，但用量10g亦非常人能处之。故须该辨证准确方可运用，临床运用时可先小剂量试用，如患者耐受则逐渐加量，以防过量带来不良反应。（详见《当代中医大家临床用药经验实录》）

**国医大师邓铁涛**　邓老治疗肝硬化腹水，喜用甘草制甘遂。服后一天之内泻下数次至十数次，甚者可泻水几千毫升。翌日即用健脾益气之剂，或独参汤补之，但有些患者，服人参汤或补益之剂，又再泻水，乃寓攻于补，过一二日服调补之剂便不再泻。可能过些时候腹水又起，又再用甘遂攻之，攻后又加辨证论治，有得愈者。此方为民间验方，攻逐力强，不宜重用多用，仍须与辨证论治相结合。（详见《邓铁涛用药心得十讲》）

**北京著名医家焦树德**　甘遂苦寒，有毒。功能泻逐水饮，是逐水猛剂。可用于重症腹水、胸水、水肿的实证。例如配黄芩、木香、砂仁等，用于水臌（肝硬化腹水、血吸虫病腹水等）；配芫花、葶苈子、杏仁等，用于水饮停聚胸胁（胸水）；配芒硝、大黄，用于外感邪热与内蓄水饮结聚于胸胁脘腹之间（结胸）；配牵牛子，用于水肿腹满（肾性水肿）等。用量：生甘遂一至三分；煨甘遂、醋炙甘遂五分至一钱。宜先从小量开始，根据情况渐渐加量。（详见《用药心得

十讲》)

　　**江西名中医龚子夫**　甘遂，主治：肝硬化腹水、胸腔积液、肾炎水肿用利尿药无效者。指征：高度腹腔积液，胸腔积液，全身水肿，邪实而正未虚者。配伍：配大戟、芫花、白芥子各等量，研末，每次 1～2g，用大枣煎汤空腹送服，治肝硬化腹水及胸腔积液；配大戟、二丑各等量，研末，每次服 1～2g，治肾炎水肿。禁忌：年老体弱、心肾功能不全者不宜用。用量：甘遂有毒，不能用大剂量。体会：该药有毒副作用，服后有腹痛、呕吐等反应。用该药时可用钙粉炒熟，以减轻其毒副作用。（详见《方药传真·全国老中医药专家学术经验精选》)

　　【师说】甘遂，其味苦，性寒。有毒。归肺、脾、肾、大肠经。具有泻水逐饮、消肿散结等功效。临证用治以下病证。

　　（1）肿胀停饮。本品苦寒性降，泻下逐饮力强，服之可泻下水饮。凡水肿、臌胀、胸胁停饮而体壮正气充实者，均可用之。可单用研末服，或配入泻水逐饮剂中用。如《伤寒论》中所用十枣汤，即以之与大戟、芫花、大枣同用，治疗悬饮（胸腔积液）、伴见腹水、一身悉肿、尤以半身以下肿甚、腹胀喘满及湿热致二便不畅、舌滑、脉沉弦者。古方舟车丸（黑牵牛、大黄、甘遂、大戟、芫花、青皮、橘皮、木香、轻粉）、控涎丹（甘遂、紫大戟、白芥子）、甘遂半夏汤（甘遂、半夏、芍药、甘草）等逐水剂中皆有用到甘遂，可见甘遂乃攻逐水饮、臌胀、悬饮等实证的常用之品。我早年临床用甘遂、芫花、大戟、陈皮、枳壳各 3g 共研末，用面粉调匀，和醋、酒、水成糊状，敷于脐部，每次置脐 2 日左右，可使溲通便泻，可收消臌胀腹水之效。

　　（2）疮痈肿毒。本品外用能消肿散结，治疗疮痈肿毒、乳腺肿瘤可用甘遂末水调外敷。亦可用甘遂、青核桃枝、参三七、生甘草共为末醋调外敷。

　　本品当今临床较多用于治疗肝硬化腹水、结核性渗出性胸膜炎、慢性肾炎水肿及小儿、成人睾丸鞘膜积液、关节腔积液及类风湿性关节炎、肠梗阻、风痰蒙蔽心脑之癫痫、食道及贲门肿瘤、多形性红斑等。

　　【用法】本品醋制内服，可减低毒性，多入丸、散剂冲服，每次 0.5～1g。外用：适量，生用，可研末外敷用之。体质虚弱者及孕妇忌用，本品入煎不宜与甘草同用。须加注意：本品内服过量，会引起中毒反应，出现腹痛、剧烈泻下水样便，并出现呕吐、恶心、头昏头晕、心悸、血压下降、脱水、呼吸困难、脉弱、体温下降、谵语、发绀等症状，严重者可因呼吸、循环衰竭而亡。故用之应当谨慎，严格掌控剂量、疗程，从小剂量始，据证轻重及药后效应而增减用量。可在清晨空腹服，服药后即泻水，用大枣汤或米粥护养脾胃。一般一日仅可用药 1 次，从 1g 始量用之。观察药后反应，再议药量增减。

（潘成祥　整理）

# 白　蔹

【药名】白蔹在《神农本草经》中有菟核、白草之称，在其后的相关医籍中又有白根、白地瓜、山地瓜、野红薯等别名。

【经文】白蔹，味苦，平。主痈肿、疽疮。散结气，止痛，除热，目中赤，小儿惊痫，温疟，女子阴中肿痛。

【文译】白蔹，味苦，性平或微寒。主治痈肿、疽、疮、气机结滞，能止痛清热，治眼睛发红、小儿惊风、温疟、癫痫、女子阴器肿胀疼痛。

【药源】本品为葡萄科植物白蔹的干燥块根，主产于华北、东北、华东、中南及陕西、宁夏、四川等地。春、秋二季采挖，除去泥沙及细根，切成纵瓣或斜片，晒干。以肥大、断面粉红色、粉性足者为佳。

【药理】本品含黏质和淀粉、酒石酸、β-谷甾醇、延胡索酸、胡萝卜苷。白蔹叶含没食子酸。本品水浸剂在试管内对同心性毛癣菌、奥杜盎小芽孢癣菌、腹股沟表皮癣菌和红色表皮癣菌等皮肤真菌均有不同程度的抑制作用。根醇提物醋酸乙酸酯可溶部分，对四氯化碳致小鼠肝损伤具有保护作用，300mg/kg 显著抑制谷丙转氨酶、谷草转氨酶活性的升高。煎剂本身无镇痛作用，但可显著增强黑附片和炙川乌的镇痛作用，拮抗黑附片、炙川乌和炙草乌时对离体蛙心有收缩作用。体外试验示本品对人子宫颈癌细胞培养系 JTC-26 有抑制作用，抑制率在90% 以上。此外，本品尚有降脂、解毒、抗肿瘤等作用。

【文摘】

《本草衍义》　白蔹、白及古今服饵方少有用者，多见于敛疮方中，二物多相需而行。

《本草经疏》　白蔹，苦则泄，辛则散，甘则缓，寒则除热，故主痈肿疽疮，散结止痛。盖以痈疽皆由荣气不从，逆于肉里所致；女子阴中肿痛，亦由血分有热之故；火毒伤肌肉，即血分有热；目中赤，亦血热为病，散结凉血除热，则上来诸苦，蔹不济矣。其治小儿惊痫、温疟及妇人下赤白，则虽云惊痫属风热，温疟由于暑，赤白淋属湿热，或可通用，然病各有因，药各有主，以类推之，或非其任矣，尚俟后哲详之。总之为疗肿痈疽家要药，乃确论也。

《本经逢原》　白蔹，性寒解毒，敷肿疡疮，有解散之功，以其味辛也。《神农本草经》治目赤惊痫温疟，非取其解热毒之力欤？治阴中带下，非取其去湿热之力欤？《金匮》：薯蓣丸用之，专取其辛凉散结以解风气百疾之蕴蓄也。世医仅知痈肿解毒之用，陋哉。同地肤子治淋浊失精，同白及治金疮失血，同甘草解狼毒之毒，其辛散之功可知。

《本草正义》　白蔹苦泄，能清湿热而通壅滞，痈肿疽疮，多湿火为病，古人所谓痈疽，本外疡之通称，此疽字，非近世之所谓阴疽。结气以热结而言，苦泄宣通，则能散之，痛者亦热结之不通。

【今用】**江苏著名医家邵荣世** 白蔹块根 90g（用量根据炎症面积加减），去皮研细末，以沸水搅拌成团后，加 75%～95% 酒精调成稠糊状，外敷患处，每日 1 次，至愈。治疗疖、痈、蜂窝织炎、淋巴结炎、各种炎性肿块等急性感染 31 例，用药后疼痛减轻，炎症很快吸收或局限。一般治 2～3 日可愈。在炎症初期，脓肿未形成前敷药，效果更佳。个别病情危急、全身反应严重者可加用抗生素。（详见《现代中医临床新选》）

**河南名中医郝现军** 白蔹性寒味苦，具清热解毒功效，配蒲公英、黄连善治痈疮、咳嗽。白蔹色白入肺经，具有良好的清热宣肺止咳作用，可用于治疗风热感冒、肺痈，常配伍白前、白薇。白蔹还具有抗癌作用，配活血化瘀药可用于治疗肿瘤。（详见《临床用药新悟》）

**安徽著名中医学家徐经世** 白蔹块根晒干或焙干，研成细末，装入胶囊，每粒 0.3g，每次 6 粒，日服 3 次，治疗菌痢。急性菌痢 3 日为 1 疗程，慢性菌痢 5 日为 1 疗程。治疗 140 例，急性者 116 例，痊愈 106 例，好转 6 例，无效 4 例；慢性者 24 例，痊愈 17 例，好转 5 例，无效 2 例。（详见《名中医治病绝招》）

**江苏名中医唐蜀华** 白蔹、白及各 30g，大黄 50g（焙黄）研粉，冰片 3g，研极细粉，和匀过筛，加蜂蜜调成稠糊状。治疗轻、中度烫伤，将患处洗净拭干后涂敷药膏，每日 3～5 次，以愈为度。治疗 55 例，痊愈 44 例，好转 8 例，无效 3 例。轻者 3～5 日见效，重者 7～10 日痊愈。（详见《名中医用药心得》）

【师说】白蔹，其味苦、平，性微寒。归心、胃经，具清热解毒、消痈散结、敛疮生肌等功效。临床应用如下。

（1）清热解毒，消痈散结。白蔹配金银花、连翘、蒲公英、紫花地丁、野菊花、天葵子等，可治疗热毒壅聚，疮疡初起，红肿疼痛者；白蔹配王不留行、穿山甲、黄芪等，能清热解毒，排脓消肿，治疮痈脓成而久不溃破者。白蔹亦可用治女子阴中肿痛，以及急慢性痢疾等，可见此药为治疗痈肿热毒之要药。

（2）生肌敛疮。白蔹配白及、络石藤、冰片能收敛止血，消肿生肌，多用于金疮出血、疮疡溃而久不敛等。也可研末用麻油调敷，治疗手足皲裂，或用之治疗烫火伤等。

（3）消瘰散结。本品能消散颈、腋瘰疬，能清结肿寒热。白蔹与玄参、夏枯草、牡蛎、猫爪草、山慈菇、土贝母、赤芍、木香、大黄等配伍既可内服，又可研末用醋调敷患处，可消散瘰疬结核。

（4）清肝明目、定惊。对于肝经热盛之目赤肿痛，可用白蔹配龙胆、栀子、黄芩、柴胡、生地、决明子、车前子、泽泻、赤芍、蒲公英等治之；白蔹配钩藤、天麻、制胆南星、龙骨、牡蛎、白附子、羌活、防风等可治疗惊搐、痫风等。

此外，白蔹与常山、草果、槟榔、柴胡、青蒿等配伍可治疗疟疾；配天雄、商陆、黄芩、白芷等能治疗白癜风。

白蔹、山慈菇相较：两者均擅清热解毒，消痈散结，治疮毒。然白蔹消痈止痛力强，又能生肌敛疮，对疮痈肿毒未成脓者可消散之，若已成脓者，可促使排脓迨尽，可生肌敛疮，故为疮疡之良药。而山慈菇解毒散结力强，善治疔疮、发背及癌肿，并治咽喉肿痛，瘰疬痰核，癥瘕瘀块等。

【用法】本品入煎内服：10～15g。外用：适量，煎汤熏洗，或研末外敷。本品不宜用治阴寒证的痈疽肿毒，或痈疽已溃者。对阴疽色淡不起，且胃气虚弱者，也不宜服用。脾胃虚寒及无实火者，也应忌服。脾虚便溏、小便清长及无实火者忌用。白蔹反乌头，勿同用之。

（袁洪军　整理）

# 青葙子

【药名】青葙子，在《神农本草经》后的相关医籍中又有野鸡冠、鸡冠苋、牛尾巴花等名称。其子，《神农本草经》名之为草蒿、萋蒿等，在《神农本草经》后的医籍中又名草决明。

【经文】青葙子，味苦，微寒。主邪气皮肤中热，风瘙身痒，杀三虫。

子，名草决明，疗唇口青。

【文译】青葙子，味苦，性微寒。主治邪气侵入皮肤使肌表发热、身体瘙痒，能杀灭人体内多种有害寄生虫如：蛔虫、姜片虫、蛲虫等寄生虫。它的种子叫草决明，用治口唇青紫。

【药源】本品为苋科植物青葙的全草及其干燥成熟的种子，多在春季采其茎叶，阴干用。其子在秋季采收晒干入药，其种子又称之为草决明，与当今所用的豆种植物决明子名同而质异，非同一物，以主产于北京平谷者为优。

【药理】本品含有丰富的氨基酸，且种类较全，人体必需的氨基酸含量较高，占总氨基酸含量近半；非必需氨基酸中，谷氨酸含量最高。谷氨酸具有多种重要生理功能，参与多种生理活性物质的合成，对传导神经冲动、维护脑及神经功能有重要作用。青葙子也含有丰富的矿物质元素，其高钾、低钠明显。铁、铜、锰、锌等微量元素含量较为丰富，也含有齐墩果酸等。本品具有抗白内障、抗菌、抗糖尿病、抗肿瘤和免疫调控及降血压、降眼压、保肝等作用，还有扩瞳等作用，能提高视力。

【文摘】

《药性本草》　治肝脏热毒冲眼，赤障青盲翳肿。

《日华子本草》　治五脏邪气，益脑髓，明耳目，镇肝，坚筋骨，去风寒湿痹。

《滇南本草》　明目。治目涩难开，白翳遮睛。

《景岳全书》　能清肝火血热，故治赤眼，退赤障，消翳肿，镇肝明耳目。

《本草纲目》 青葙子治眼，与决明子、苋实同功，《神农本草经》虽不言治眼，而云一名草决明，主唇口青，则其明目之功可知矣。目者肝之窍，唇口青者，足厥阴之证，古方除热亦多用之，青葙子之为厥阴药，又可知矣，况用之治目，往往有验，尤可征。

《罗氏会约医镜》 一名草决明，野鸡冠子也……但瞳子散大者，忌服。

《医方十种汇编·药性摘录》 治一身风痒、虫疥。

《本经逢原》 能散厥阴经中血脉之风热也。

《本草正义》 青葙，即鸡冠花之同类。其子苦寒滑利，善涤郁热，故目科风热肝火诸症统治之。

《科学注解本草概要·植物部》 为消炎及收敛药，功能散风热，明耳目，杀虫。

《东医宝鉴》 疗恶疮，下部䘌疮。

【今用】民国医家何廉臣 青葙子，一名草决明。味纯苦，性微寒。泻热祛风，益脑髓而坚筋骨；凉肝明目，消赤障而退唇青。青葙子入肝经，为善驱风热、凉血泻肝之药。轻用3～4.5g，重用6～9g。《神农本草经》言其主唇青。《大明草本》言其主益脑髓，坚筋骨。甄权认为其"治肝脏热毒冲眼、赤障，视物模糊，清肝经风热而已"。盖目者，肝之窍；唇口青，肝热之症；肝热平则风息，风息则脑平而筋强，以肝脉会于巅而主筋故也。李氏时珍谓其"与决明子、苋实同功，断为足厥阴药，良有以也"。（详见《实验药物学》）

北京著名医家焦树德 青葙子味苦，性微寒，是眼科常用药，能治肝经毒热上冲而致目赤肿痛、目生障翳、风热上冲流泪等症。常与菊花、夏枯草、黄芩、木贼草、桑叶、蔓荆子、龙胆、黄连等同用。本品还有散风清热、散风止痒的作用。对于肝经风热而致的头痛、眩晕、目赤、目胀、目昏等高血压病症，常与菊花、钩藤等同用。对于皮肤因风热而瘙痒者，也可用本品配白鲜皮、蝉蜕、防风、薄荷、栀子衣、苦参等。一般用量为3～10g。本品有扩大瞳孔的作用，故有瞳孔散大症状的眼病禁用。（详见《用药心得十讲》）

安徽著名医家张显臣 青葙子为苋科植物青葙的成熟种子。味苦，性凉。入肝经。能祛风热，清肝火。主治青盲、赤白翳障、目赤肿痛、高血压、皮肤瘙痒、疥癞。可用治以下病证。①风热上冲流泪，用青葙子15g，菊花12g。水煎服；②治风疹、瘙痒无度，遇风遇热则加剧，用青葙子30g，独活10g，薄荷10g，煎汤温服。此方并可治风火上攻头目所致的头昏头胀、热泪频流。（详见《名老中医张显臣60年中药应用经验》）

【师说】青葙子，为苋科植物青葙的全草及其子。其味苦，性微寒。归肝、脾经。具有清肝凉血、明目退翳等功效。临床用治以下病证。

（1）肝热。本品为眼科常用药，主要用于肝热所致的目赤肿痛、目生翳障、视物昏暗等症。常与决明子、密蒙花、木贼草、栀子、菊花、夏枯草、谷精草等治目疾药同用，专治肝经实热、虚热的目赤疼痛、翳障遮睛、干涩昏暗等。配生地、玄参、石斛、菟丝子、苁蓉等治疗肝肾阴血亏虚致目昏干涩、视物不清者，效佳。

（2）肝阳上亢证。本品入肝经。其味苦、性寒。对肝阳上亢之头晕、头痛、耳鸣、心烦者，可单用，或与夏枯草、苦丁茶、野菊花、龙骨、牡蛎、石决明、怀牛膝、杜仲等同用。本品亦可治疗肝火扰心致失眠、多梦、口苦等症。

（3）高血压。青葙子味苦，性寒。主降，能清降肝火，平潜肝阳，降低血压。凡肝火亢盛或肝阳上潜致眩晕头痛、烦躁不寐、血压升高者，用本品配伍石决明、黄芩、钩藤、杜仲、怀牛膝、夏枯草、菊花、大蓟、牡蛎等以平肝降压。

此外，本品还可治疗鼻衄、崩漏、月经过多、眼急性结膜炎、白内障、眼睑炎。也可治风热湿毒侵袭肌肤引起的瘙痒、疥癣、过敏性皮炎。还能杀灭人体内多种寄生虫等病症。

青葙子、决明子相较：两者功效略同。然决明子以疏风清热为主，治风热目赤肿痛，并能通便；青葙子以清肝降火为长，治实热实火为是。两者均能抑肝阳，清肝火，但决明子药力和缓，常可炒后煎汤代茶，亦可防治高脂血症、高血压病，以及肥胖的老年人高血压、高血脂，且兼大便秘结、解之不畅者。

【用法】本品入煎内服：10～15g。本品清热力强，故脾胃虚寒者不宜用。青葙子有散瞳作用，故瞳子已散大者忌用。虚证目疾、青光眼患者也不可用，本品除用于肝火热毒证外，不宜常用、久服。

（顾润环　整理）

# 雚 菌

【药名】雚菌，在《神农本草经》中有雚芦之称，在其后的相关医籍中无其他别名记载。

【经文】雚菌，味咸，平。主心痛，温中。去长虫，白瘕，蛲虫，蛇螫毒，癥瘕，诸虫。

【文译】雚菌，味咸，性平。主治心痛，能使内脏温煦。能治癣瘤、能治毒蛇、毒虫咬伤、刺伤，能治腹部积聚肿块，也能治蛔虫、蛲虫等多种寄生虫病。

【药源】本品生长于海边池泽之中。

【药理】近代医药书中已不收载，临床已不用之，存疑待考，对其"药理"也难查证之。

【师说】雚菌，为生于池泽中的芦苇根上附生的菌。有学者考证认为雚菌是羊肚菌。其味咸，性平。归心、胃、肺经。具有温中止痛、杀虫解毒、破血消癥等功效。本品近代医药文献中多不收载，临床早已不用，故难以讨论其药理，也难论其今用。今据药学文献记载，本品功用如下。

（1）止痛：本品性平而偏温，能温中散寒止痛，用治胃寒疼痛，也能治疗胸痹心痛。

（2）杀虫：本品能驱杀蛔虫、蛲虫，并能解蛇毒，用治蛔虫症、蛲虫病及蛇虫螫毒等。

（3）破血：本品能治癥瘕积聚。

（4）疮癣：本品能治恶疮、疥疮、头癣等。

总之，本品以治胃脘冷痛、胸痹疼痛及蛔虫等虫病见长。

【用法】本品入煎内服：3～5g。外用：适量，研末外搽或敷。本品有毒，只宜暂用、少用。非气壮邪实者，忌用。

（袁洪军　整理）

# 白　及

【药名】白及在《神农本草经》中有甘根、连及草之称，在其后的相关医籍中又有白根、白芨、箬兰等别名。

【经文】白及，味苦，平。主痈肿，恶疮，败疽，伤阴，死肌，胃中邪气，贼风、鬼击，痱缓不收。

【文译】白及，味苦，性平。主治痈肿，恶疮，疽长久不能收口，阴器损伤，以及肌肤丧失知觉如同坏死的肌肉。可治胃内有风邪，四时不正之气所致的疼痛，突发的急重症，以及肢体迟缓不能收引的病证。

【药源】本品为兰科植物白及的块根茎，主产于贵州等地。夏、秋二季采挖，以质坚硬、肥厚、不易折断、断面类白色、角质样、气微、味苦、嚼之有黏性者为优。

【药理】本品新鲜块茎含水分 14.6％、淀粉 30.48％、葡萄糖 1.5％，又含挥发油、胶质。其药理作用如下：①止血；②保护胃黏膜；③治疗实验性胃、十二指肠穿孔；④预防实验动物肠粘连；⑤抗炎、抗真菌；⑥抗癌及防癌。抗动物失血性休克。实验表明，2％ 浓度的白及制剂可起到代血浆作用，并有维持血容量及提高血压作用。本品还可治疗慢性结肠炎、百日咳、支气管扩张、乳糜尿、肿瘤、面瘫、口腔黏膜炎等。

【文摘】

《本草纲目》　白及，性涩而收，故能入肺止血，生肌治疮也。

《本草经疏》　白及，苦能泻热，辛能散结，痈疽皆由荣气不从，逆于肉里所生；败疽伤阴死肌，皆热壅血瘀所致，故悉主之也。胃中邪气者，即邪热也；贼风痱缓不收，皆血分有热，湿热伤阴之所生也，入血分以泻热，散结逐腐，则诸证靡不瘳矣。

《本草汇言》　白及，敛气，渗痰，止血，消痈之药也。此药质极黏腻，性极收涩，味苦气寒，善入肺经。凡肺叶破损，因热壅血瘀而成疾者，以此研末日服，能坚敛肺藏，封填破损，痈肿可消，溃败可托，死肌可去，脓血可洁，有托旧生新之妙用也。如肺气郁逆，有痰、有火、有血，迷聚于肺窍气管之中，此属统体一身气道之故，理直清肺之原，降气之逆，痰血清而火自退矣，若徒用此药，黏腻封塞，无益也。

《本草经百种录》　白及，气味清淡、和平，而体质滑润，又极黏腻，入于筋骨之中，能和柔滋养，与正气相调，则微邪自退也。

《本草求真》　白及，方书记载功能入肺止血，又载能治跌仆折骨，汤火灼伤，恶疮痈肿，败疽死肌，得痹似收不收，似涩不涩，似止不止乎？不知书言功能止血者，是因性涩之谓也；书言能治痈疽损伤者，是因味辛能散之谓也。此药涩中有散，补中有破，故书又载去腐、逐瘀、生新。

【今用】**上海著名医家石仰山**　白及，其味苦，性平。具收敛止血、消肿生肌之功效。治疗胃、十二指肠溃疡出血，成人服白及粉每次1～2钱，每日3～4次。观察69例，大便转黄和潜血转阴平均时间分别为5日和6日，平均住院时间19日。治疗中曾以白及内服加紫珠草注射剂注射进行观察，疗效显著提高。治疗肛裂，取白及粉用蒸馏水配成7%～12%的液体。待溶解后稍加温，静置8小时，过滤，成为黄白色胶浆。每100mL胶浆再加入石膏粉100g，搅匀，高压消毒，便成白及膏。用药前先以温水或淡高锰酸钾液行肛门坐浴，然后用无齿镊夹白及膏棉球从肛门插入约2cm，来回涂擦2～4次，取出。再将一个白及膏棉球留置于肛门内2～3cm处，另取一个白及膏棉球放在肛裂创面，将涂有白及膏之纱布块敷于肛门，胶布固定。每日换药1次，全疗程10～15日。如第1次治疗不能往内塞药时，可先用多量白及膏敷于肛门部；第2日肛门括约肌松弛，棉球便可顺利塞入并来回涂擦。治疗11例，经3个月观察无1例失败。9例于第1次换药后便血消失，2例括约肌痉挛，敷药1次后括约肌松弛，能顺利塞药，第2次换药便血即止。敷药后，第1～2日大便时全部无痛或疼痛减轻；6～10日肉眼观察创面全部愈合。分析获效原因，主要是由于敷药能使肛门括约肌松弛及止痛、止血、消肿，同时白及膏有润滑、保护创面、促进生肌的作用。（详见《石仰山临床经验楫要》）

**内蒙古名老中医肖康伯**　胃溃疡用白及粉治疗有良效。盖白及粉遇水黏稠，能对溃疡面起保护作用，且有止血作用，故有使溃疡面及早愈合之作用。曾治患者胃溃疡，经胃镜检查，溃疡面巨大，建议手术，患者拟先用中医疗法，如无效再手术。余即予之汤药黄芪建中汤，并嘱早晚各服白及粉9g，服数日，症状缓解，坚持服数月，未手术而愈。（详见《内蒙古名老中医临床经验选粹》）

【师说】白及，其味苦、涩，性寒。归肺、胃、肝经。具有收敛止血、消肿生肌等功效。我在临床上用治以下病证。

（1）各种出血病证。本品质黏味涩，为收敛止血之要药。可治咳血、衄血、吐血、便血、外伤出血等体内外诸多出血病证。治疗内证出血，可单味研末服，或用糯米汤调服，加入复方中效更佳。例如：①呼吸道出血。白及配藕节炭、诃子、仙鹤草、阿胶、枇杷叶、百合、黛蛤散等治鼻衄。咯血因肺阴虚出血者，可于上药中再加北沙参、麦冬、百合、生地；气虚不能摄血者，上方中加黄芪、党参，或加独参汤，可补气摄血止血；肺热，上方加黄芩、桑白皮、金银花、连翘、鱼腥草等；咳嗽痰多者，上方加炙紫菀、炙款冬花。肺结核有空洞者，可用白及与参三七以5∶1量共研极细末服。肺结核、支气管扩张出血、百日咳、以及难治性咳嗽致咯血均可加白及，效佳。②消化道出血。治胃黏膜糜烂性出血、消化道溃疡吐血、呕血等，可将白及与浙贝母以5∶2量共研极细末取蜂蜜调服；或配入复方中再加白术、山药、煅乌贼骨、仙鹤草、生地榆、合欢皮、血竭、儿茶等治疗慢性胃炎出血、十二指肠及胃溃疡出血。白及配大黄炭、苦参、白头翁、石榴皮、槐花等治疗便血；白及配蒲黄、炒白术、冬凌草、芙蓉叶、石见穿等治疗食道炎及食道损伤出血；白及配云南白药、黄连、白头翁、血余炭、仙鹤草、生地榆、紫珠草等治疗坏死性小肠炎及出血性结肠炎以脓血便为主症者。③外伤溃破久不收口出血。用白及、白芷、枯矾、冰片、白蔹等量为末醋调外敷可收口生肌，也止出血；用白及粉、黄柏粉、大黄粉以2∶1∶1剂量外敷，可治疗痔瘘术后创面出血。

（2）外科病症。白及能治外科痈肿疮疡、水火烫伤、手足皲裂、肛裂等。白及，寒凉、苦涩，质黏，能消散痈肿、敛疮生肌，为治外疡消肿、生肌的常用药物，外用、内服皆宜。痈疡初起者，可用白及配金银花、野菊花、蒲公英、紫花地丁、皂角刺、乳香等消肿止痛；若疮疡已溃破，久不收口者，可用白及研末外敷；若治疗烫火伤，可将白及研末和麻油调敷。白及亦能促进裂口愈合，用治手足皲裂、肛裂。此外，白及还可治疗鼻出血、宫颈糜烂、淋巴结破溃出血及窦道久不收口者，为止血生肌长肉之要药。对于风瘫、肢体痿废不用之疾，若方中加入白及，有起痿振废之效。

白及尚能治疗恶心、呕吐。食道、胃癌放疗及肝癌介入术后恶心、呕吐等，是常见的并发症之一，白及能保护胃肠、食道黏膜，用之加入适证方中能苦降清热，甘缓和中，止呕恶。白及对顽固性久咳、夜咳甚者及百日咳、咳嗽变异性哮喘者尤为适宜。白及还能治疗尿浊、白带量多，用之配白术、山药、莲须、芡实、萆薢等治之效佳。

总之，我用白及的指征是：各种内、外伤出血，黏膜及皮肤炎性渗出、肿胀；外伤、疮肿、皲裂久不收口。

白及与参三七相较：二者同为止血药，具有止血、消肿、补虚之功。但白及收敛止血，具有凉血泻热、消肿生肌之效，可用于各种出血证及痈肿、疮毒初起未溃或溃后久不收口，以及烫火伤、手足皲裂等。参三七具有止血而不留瘀的特点，对出血挟有瘀血者尤宜，可用治跌打损伤、瘀血肿痛、痈肿疮毒等。参三七还有补益气血、强身壮体之效，临床可据证选用之。

【用法】本品入煎内服：10g～15g，大剂量可用30g。亦可入丸、散剂，研末吞服，每次2g～3g。外用：适量，研末撒敷。注意：外感及内热壅盛者禁服本品。舌苔厚腻者也不宜用之，本品不宜与川乌、草乌、附子同用。本品宜置通风干燥处贮藏，以防受潮生霉变质。

（袁洪军　整理）

# 大　戟

【药名】大戟，在《神农本草经》中有邛钜之称，在其后的相关医籍中又有红芽大戟、京大戟、膨胀草、天平一枝香、下马仙等别名。

【经文】大戟，味苦，寒。主蛊毒，十二水，腹满急痛，积聚，中风，皮肤疼痛，吐逆。

【文译】大戟，味苦，性寒。主治蛊毒，多种水液代谢失常所致的水肿病，腹内积块，疼痛，外中风邪致恶寒发热，肌肤疼痛，呕吐等证。

【药源】本品为大戟科大戟属多年生草本植物大戟或茜草科植物红芽大戟的根，产于除新疆、西藏、广东、海南、广西、云南以外的各省。每年秋、冬两季采挖，洗净，晒干，加工后入药。目前市场用红芽大戟其毒性较小。本品以表面棕褐色，具微皱纹，质坚硬，断面黄白色、纤维性，味微苦者品质佳。

【药理】大戟根含大戟苷、大戟色素体 A、B、C。新鲜叶含维生素 C。根含游离蒽醌类和结合性蒽醌类。从红芽大戟根中分得甲基异茜草素及 3- 羟基巴戟醌等能刺激肠管，引起肠蠕动增加，产生泻下作用。大戟提取物能扩张末梢血管，兴奋妊娠离体子宫。东北的大戟鲜叶汁对金黄色葡萄球菌及绿脓杆菌有抑制作用。镇痛作用优于单味煎剂，并与用量有关，小剂量优于大剂量。大戟提取物对末梢血管有扩张作用，能抑制肾上腺素的升压作用。其主要作用是抗癌、泻下、抗白血病，本身有毒性。

【文摘】

《名医别录》　甘，大寒，有小毒……主颈腋痈肿，头痛，发汗，利大小肠。

《药性本草》　下恶血癖块，腹内雷鸣，通月水，善治瘀血，能堕胎孕……反芫花、海藻。毒，用菖蒲解之。

《日华子本草》　泻毒药，泄天行黄病、温疟，破癥瘕。

《本草图经》　治隐疹风及风毒脚肿。

《医学启源》　大戟，苦甘，阴中微阳，泻肺，损真气。

《医经小学》　大戟苦寒除蛊毒，专工利水治诸风，苗名泽漆同消肿……

《本草正》　性峻利，善逐水邪痰涎，泻湿热胀满。

《本草纲目》　得枣则不损脾……大戟能泄脏腑之水湿，甘遂能行经隧之水湿，白芥子能散皮里膜外之痰气，唯善用者能收奇功也。

《雷公炮炙论》　凡使大戟勿用附生者，若服，令人泄气不禁，即煎荠苨子汤解。

**《成方便读》** 能通能散，专主逐水行瘀。

**《罗氏会约医镜》** 下恶血，通经堕胎……非体之坚实者勿用。

**《现代实用中药》** 治壮实体质之腹水，全身水肿，胁肋膜积水等。

**【今用】北京著名医家焦树德** 大戟，性味，苦寒，有毒。攻泻水饮，为逐水猛剂。可应用于重症的水肿胀满、胸腹积水、肝硬化腹水等。大戟与甘遂不同之处在于大戟能泻逐上中下三焦脏腑之水，甘遂能泻逐上中下三焦经隧之水。两药常配伍应用，使停蓄在脏腑、经隧的水邪都被逐出。大戟还有消肿散结、治痈肿疮毒的作用，如紫金锭（又名玉枢丹）中即有本品。用量一般为 0.6～1.5g，特殊情况可稍增多。制成散剂或丸剂应用。本品有毒，有峻泻作用，体弱者和孕妇忌用。服用中如出现咽部肿胀、呕吐或眩晕、痉挛等，为中毒症状，应停药。本药反甘草，不能与甘草同用。（详见《用药心得十讲》）

**吉林名老中医邓维滨** 治颈部淋巴腺结核。邓老在临床应用大戟煮鸡蛋食服治疗淋巴腺结核，疗效显著。用法：红芽大戟 200g（儿童用 100g），红皮鸡蛋 7 个。用水约 2000mL（儿童用水 1250mL），加入铁锅中，下大戟、鸡蛋，加热至沸腾，再用文火煮 4 个小时，去药渣和水取鸡蛋放冰箱或阴凉处，每早空腹吃 1 个鸡蛋，连续服用 21 日为一个疗程，鸡蛋煮破者不要服用。服用的最佳时间为春季和秋季。病情轻者 1 个疗程即可痊愈，重者 2 个疗程即可痊愈。（详见《中华名医特技集成》）

**辽宁名中医郭恩绵** 大戟枣（大戟 15g，大枣 50 枚，一同煎煮后单取其枣服用，笔者称之大戟枣）是我治疗臌胀经常选用的逐水方药，用之得当可获良效，用失其机往往招致不良后果。曾治齐某，男，52 岁。患肝硬化 23 年。患者腹胀大，诊时腹围 99cm，下肢浮肿，疲惫乏力，食少腹胀，两胁胀满，苔白腻，脉弦细。实验室检查血浆总蛋白 5.7g/L，白蛋白 1.5g/L，球蛋白 4.2g/L。诊为臌胀（气滞湿阻兼气虚型）。投以茯苓导水汤治疗 3 月，腹大消减不显，体虚增甚。曾因在病室内理发坐久而虚脱。令其取生晒参煎水，代茶饮。2 周后令服大戟枣，每次 5 枚，递增至 10 枚，隔日 1 次。住院 4 个月后，腹围 92 ㎝，住院 6 个月，腹围 86cm。体力大增，白蛋白由 1.5g/L 增至 3.6g/L，饮食量增，继续服用生晒参。住院 6 个月，步行出院。7 个月后随访，未见复发。（详见《大戟枣在膨腹治疗中的应用——试论膨腹证的逐水疗法》）

**湖北名中医朱必泉** 朱老乃荆楚名老中医，业医五十载，临床善用毒药猛剂以起沉疴痼疾。朱师运用红芽大戟治疗狂证的 12 例完整验案记载，整理介绍于下。用法：红牙大戟 500g（新鲜全草），用铁锅煎煮，取汁 300mL，顿服。服药得吐下后，狂势衰败不显著者，第 2 日续用上药 250g 煎服。狂势得挫后，用糜粥调养。12 例均获痊愈。随后对全部病例进行远期疗效随访，其中随访 1～5 年 6 例，6～10 年者 5 例，10 年以上者 1 例，均未见复发。按语：医者诊治疾病，除应精于辨证外，还要知药善用。药性平和之剂，固能疗疾去病，而为临床所常用。但对邪气猖獗之证，轻方小剂则力不胜任，如杯水车薪，难救燃眉，不用毒药猛剂则难以取效。考红芽大戟属茜草科草本植物（与大戟科大戟属多年生毒草大戟有别），苦寒有小毒，性善走泄下行，攻逐三焦痰水，作用峻烈。重用斯药以治狂证，是借其苦寒劫夺之性，上吐下泻，使痰热痰结从涌吐或渗泄而去，一鼓而克之。冀心脑清和，神返其常。其性虽猛，且药量重，然而患者服药后除见精神萎靡、静卧思睡外，均未见咽肿、晕眩、痉挛等毒副反应发生，可见张锡纯所云"有病则病当之"，确为经验有得之言。（详见《重用红芽大戟治疗狂证12例》）

**广西名中医莫应武**　用壮族民间单方红芽大戟治疗男性湿热阳痿及妇女痰湿阻滞所致闭经二证，均获良效。韦某，28岁，婚前常有梦遗，婚后常觉口咽干燥，夜常梦遗，惊恐大叫，同房少遗，远房常遗，故3年来常服金樱子、白果、芡实等固涩之药。诊前2个月，小便短赤，浑浊不清，腰酸肢困而发阳痿之证。用红芽大戟20g煲瘦猪肉，汤肉同服，每日1剂，临睡前服，连服5剂而愈。（详见《红芽大戟治验二则》）

【师说】大戟，其品种较多，但各自的功效、主治大同小异。入药主要有京大戟和红芽大戟两种。京大戟泻水逐饮之功较佳，多用于水肿喘满、胸腹积水及痰饮积聚等证。红芽大戟亦能治水饮痰浊，但以攻疮毒、破积滞为专长。其味苦、辛，性寒。有毒。归肺、脾、肾经。具有泻水逐饮、消肿散结等功效。我早年在临床上就用红芽大戟治疗以下病证。

（1）扁桃体炎、腮腺炎。取大戟配金银花、牛蒡子、浙贝母、射干、山豆根等能治疗急性扁桃体炎，本方也用治腮腺炎。用大戟配五味消毒饮、仙方活命饮能治痈肿痰毒。

（2）急、慢性咽炎。红芽大戟有明显的抑菌作用，用治急、慢性咽炎有显效，常取大戟6g，配冬凌草、积雪草、玄参、麦冬、赤芍、蝉蜕、木蝴蝶、凤凰衣、桔梗、马勃等治之。

（3）百日咳。大戟配黄芩、炙百部、丹参、黛蛤散、浙贝母等治疗小儿百日咳有显效。

（4）男性女乳症。用大戟6g，配柴胡、郁金、香附、土贝母、山慈菇、牡蛎、夏枯草、青皮等治疗男性乳房发育过大如妇女乳房者，边续服药3月能恢复正常。

（5）便秘腑积。大戟有通腑祛积而治便秘之功。我用大戟5g，配大黄、牛蒡子、瓜蒌皮、郁李仁、连翘、虎杖等治疗实热便结不通者。

（6）肝硬化腹水。大戟配泽兰、泽泻、车前子、大腹皮、枳壳、猪苓、茯苓、马鞭草、益母草等治疗晚期肝硬化腹水，效显。

（7）肾炎水肿。大戟8g，配白术、猪苓、茯苓、车前子、大腹皮、泽泻等，治疗急慢性肾炎水肿。

（8）渗出性胸膜炎。大戟与葶苈子、浙贝母、白芥子、丹参、桔梗、车前子、黄芩、炙百部、大枣同用，有显著的消退胸水作用，可治疗肺结核及肿瘤致胸水等。

　　大戟之源有两种：一种为京大戟，另一种为红芽大戟。两种大戟性味均苦寒、有毒。具泻水逐饮、消肿散结功效。京大戟毒性较大，泻下逐水力强；红芽大戟毒性较小，但消肿散结力强，二者毒性均可通过醋制减轻。

　　【用法】本品入煎内服：0.5～3g。或入丸、散。外用：适量，研末调敷，或熬膏外敷，或煎水熏洗。本品有毒，经醋煮、醋炒或与豆腐同煮后，能降低毒性，缓和泻下作用。本品对体虚气弱者及孕妇均应忌服。大戟反甘草。

　　大戟有强烈的刺激性，接触皮肤可引起皮炎，口服会引起口腔、咽喉黏膜及胃肠黏膜充血、肿胀，甚至糜烂，也可导致腹痛、泄泻、脱水，严重者可致虚脱、呼吸麻痹而致死。因此，使用大戟要掌握炮制、用量、用法及疗程。不过，当今临床已少有用之。

（袁洪军　整理）

# 泽　漆

　　【药名】泽漆，出自《神农本草经》。在《神农本草经》后的相关医籍中又有五朵云、泽茎、猫儿眼睛草、五凤灵枝、五凤草等别名。

　　【经文】泽漆，味苦，微寒。主皮肤热，大腹水气，四肢、面目浮肿，丈夫阴气不足。

　　【文译】泽漆，味苦，性微寒。主治体表发热、腹部有水、四肢及面目浮肿，以及男子阳痿、阴器不举。

　　【药源】泽漆为大戟科植物泽漆的全草。每年4—5月时采收。除去根和泥沙，晒干，生用。以带花、叶、枝肥壮，色黄绿、干燥、无杂质者为佳。我国大部分地区均有分布。

　　【药理】本品含槲皮素 D- 半乳糖苷、泽漆皂苷、三萜、丁酸、泽漆醇、二氢岩藻甾醇、葡萄糖、果糖、麦芽糖等。具有祛痰、止咳、抗菌、退热、杀虫、扩血管、抗癌作用，尤其对肝、食道癌有效。

　　【师说】泽漆，药用为大戟科属泽漆的全草。其味辛、苦，性微寒。有小毒。归大肠、小肠、肺、肝经。具有利水消肿、化痰散结、杀虫等功效。临证可治病证如下。

　　（1）咳喘。本品性寒，味苦。能降气化痰，止咳平喘。性寒入肺，能清肺经邪热，故有清热化痰、降气止咳平喘之功，用治风热咳嗽痰黄量多者。

　　（2）疥癣、湿疹。本品味苦，可燥湿止痒，杀虫解毒，可治疥癣、湿疹等。能祛风活血，利湿止痒。

　　（3）水气身肿。本品长于泻水，其功效类似大戟，可治全身浮肿、大腹臌胀、水肿、肺心病水肿、脚气湿肿。

（4）解毒散结。本品可治一切恶疮肿毒及梅毒，还可用治腮腺炎、淋巴结核、肝癌、食管癌等。

此外，本品也可用治病毒性肝炎、细菌性痢疾、牙痛、结核性瘘管等。

【用法】本品入煎内服：5～10g。熬膏或入丸、散中2～3g。外用：适量，煎水熏洗或熬膏或研末外搽、外敷。本品有小毒，脾胃虚寒者及孕妇慎用。本品不宜过用、长期久服。

（袁洪军　整理）

# 茵 芋

【药名】茵芋，出自《神农本草经》。在《神农本草经》后的相关医籍中又有卑山共、莞草、卑共、茵蒻、因预等别名。

【经文】茵芋，味苦，温。主五脏邪气，心腹寒热，羸瘦如疟状，发作有时。诸关节风湿痹痛。

【文译】茵芋，味苦，性温。主治五脏有邪气，以及心腹部的恶寒发热病，消瘦像疟疾的样子，发作有规律，也治多关节风湿痹痛。

【药源】茵芋为芸香科植物茵芋的茎叶。全年可采，除去杂质，洗净切片晾干入药。本品生于山中树荫下，分布于长江流域以南各地，以及山东等地。

【药理】本品含挥发油及呋喃喹啉生物碱7-异戊烯氧基-γ-崖椒碱、茵芋碱、单叶芸香碱。茵芋碱有麻黄碱样作用，还能提高横纹肌张力，加强脊髓反射兴奋性。对心肌有抑制甚至麻痹作用，可以使血压逐渐降低，本品所含挥发油对金黄色葡萄球菌和白色念珠菌有一定抑制作用。

【师说】茵芋，药用为芸香科植物茵芋或乔木茵芋的茎叶及根。其味苦，性温。有毒。归肝、肾经。临床可治以下病证。

（1）风湿痹痛。本品味苦，性温。长于祛风湿，止痹痛。用治风湿痹痛、四肢挛急、两足软弱无力等，对顽痹、拘急、挛痛效尤佳，如此功效为历代医家充分认可。

（2）产后中风。本品与石楠、莽草等相配伍，为治风之常用药物，可治多种风病，如妇女产后风、中风偏枯、肢节拘挛抽动等病症。

（3）湿脚气。本品能治风气湿聚而成的脚气，常见脚肿、脚痛、足趾作痒。可用茵芋叶、薏苡仁、郁李仁、牵牛子研末蜜炼为丸服，治之有效。

因于本品有毒，历来罕用，但祛风湿、止痹痛为其专长。至于治疟、虚羸寒热等，非茵芋之所宜。

【用法】本品有毒，内服宜慎，浸酒或入丸剂：0.9～1.8g，阴虚而无风湿等实邪者，忌用。

（袁洪军　整理）

# 贯　众

【药名】贯众（别名：贯节、贯渠、白头、虎卷、扁符等）。

【经文】贯众，味苦，微寒。主腹中邪热气，诸毒。杀三虫。

【文译】贯众，味苦，性微寒。主治腹内有热及邪气积聚，能消除各种毒邪。能杀死蛔虫、绦虫和蛲虫。

【药源】本品系鳞毛蕨科多年生草本植物粗茎鳞毛蕨、蹄盖蕨科多年生草本植物峨眉蕨、乌毛蕨科多年生草本植物紫萁的根茎及叶柄基部，主产于东北三省及湖南、云南、贵州、四川等省。春、秋采挖，削去叶柄、须根，除净泥土，晒干。贯众炭的炮制乃取净贯众片置锅内，依清炒法（不加辅料的炒法称为清炒法。）炒至焦黑色为度，喷洒清水，放凉入药。以个大、整齐、须根少者为佳。

【药理】本品主要化学成分为绵马酸、三叉蕨粉、黄三叉蕨酸、绵马次酸、挥发油、树脂绵马鞣质等。本品有良好的抗病毒和保护心肌细胞的作用，可用于治疗病毒性心肌炎。本品抗肿瘤的有效成分是贯众 B（间苯三酚类化合物）。本品对家兔离体及在体子宫平滑肌有显著的兴奋作用，能使其收缩增强、张力提高。本品还有保肝、驱虫等作用。

【文摘】

《本草纲目》　治下血、崩中、带下，产后血气胀痛，斑疹毒，漆毒，骨鲠。

《名医别录》　去寸白，破癥瘕，除头风，止金疮。

《嘉祐本草》　为末水服一钱，止鼻血有效。

《滇南本草》　治面寒疼，烧酒为引。

《本草正义》　贯众苦寒沉降之质，故主邪热而能止血，并治血痢下血甚有捷效，皆苦以燥湿，寒以泻热之功也。然气亦浓厚，故能解时邪热结之毒。《别录》除头风，专指风热言之，凡大头瘟疫肿连耳目，用泄散而不遽应者，但加入贯众一味，即邪势透泄而热解神清

《医方十种汇编·药性摘录》　入水内辟时行不正之气……切片煎汁能制三黄化五金，伏钟乳结砂，削水解毒软坚。

《本草述钩元》　贯众多生山阴近水处，冬夏不死，且百叶俱贯于一根，禀阴之厚而能撤诸阳之毒以出于外，故遇毒热则无不解，而多治血病也。

《现代实用中药（增订本）》　收缩子宫。

【今用】**清末民初医家何廉臣**　贯众入肝、胃、肠三经，为杀虫解毒、凉血软坚之药。轻用钱半至二钱，重用三钱至四钱。配土旱莲、槐米炭，治血痢赤带；合珠儿参、白茅根，治鼻衄吐血；配升麻、赤芍、鲜竹叶、生甘草煎汤急服，治痘斑不快；合硼砂、巴霜、生甘蜜丸含咽，治鸡鱼骨鲠。张兆嘉曰："贯仲多生山阴近水处，一根能贯众枝，故名，皮黑肉赤，其根丛生，虽苦寒而能散

热，有小毒而能解毒。凡遇时疫盛行、痘疹窃发，皆以此浸水缸中解之。查其形性为肝胃血分之药，故《神农本草经》主治腹中邪热诸毒、杀三虫等语皆取寒能胜热，以毒攻毒之意。"其所以语治血病者，亦血因热结，用此寒散之力也。以余所验，鲜贯仲治疫时疟泻而有传染性者切效。贯仲炭治血崩、血痢、血痔及脏毒下血，用于血热亦有专长。惟虚寒无热者忌。（详见《实验药物学》）

**南通名老中医姚寓晨**　贯众主治：营热崩漏、赤白带下疾患。禁忌：妇科虚性出血与肝虚带下均不用。贯众配乌贼骨，治血热崩漏、赤白带下；配荆芥炭等，治营热漏下、月经先期、经量较多；配煅花蕊石、莲房炭、茜根炭，治瘀热漏下。用量：15～30g。姚老体会：清热凉血，炒炭止血，为其特性。（详见《方药心悟·名中医处方用药技巧》）

**内蒙古名老中医李瑞岚**　贯众主治：结膜炎、角膜炎、睑缘炎、虹膜睫状体炎。用药指征：结膜充血、睫状充血；角膜混浊、水肿、渗出。病毒性角膜炎必用此药。禁忌：胃溃疡、胃下垂者慎用。配伍：配紫草12g，菊花12g，金银花20g，薄荷12g，细辛6g，防风12g，川连9g，栀子12g，香附12g，蝉蜕12g，生甘草9g等，治病毒性角膜炎、结膜炎、虹膜睫状体炎。用量：6～50g。李老体会：虚寒证眼病者不宜用此药。有胃溃疡、胃下垂者慎用，误用会加重胃脘疼痛。（详见《方药传真——全国名老中医药专家学术经验精选》）

【师说】贯众的品种历来较为复杂，但我国药典规定的品种为绵马贯众。入药为鳞毛蕨科植物粗茎鳞毛蕨的干燥根茎和叶柄基部。本品味苦，性寒。有小毒。归肝、脾、胃经。具有清热解毒、凉血止血、杀虫等功效。临床应用如下。

（1）清热解毒。本品可用于温热病热入营血而致的高热、瘟毒发斑、痘疹出之不畅、痄腮等。我常以贯众配玄参、大青叶、水牛角、升麻等同用。本品也可用于湿热疮毒，如治皮肤易发的疮疖、湿疹瘙痒、银屑病、妇女阴痒、肛门湿痒等。传统用治漆疮（漆毒致过敏性皮炎）、头疮、白秃等，可用贯众、白芷、共研极细末，取麻油调涂。此外，本品还可用于热毒痈肿、眼结膜炎、乳腺炎、疮疖、烧烫伤等。我尤喜用本品配伍红花、败酱草、白头翁、椿根皮、白英等治疗妇女带下赤白、量多、腥臭者，效显，本品配粉萆薢、白茅根、石菖蒲、射干、玉米须等可治乳糜尿。本品与金银花、连翘、板蓝根、薄荷等配伍，可治风热感冒。本品配入荆防败毒散（荆芥、防风、甘草、茯苓、川芎、羌活、独活、柴胡、前胡、枳壳、桔梗等）中，可治风寒感冒。

（2）凉血止血。本品为苦寒药，所治的病证，以属热证者为宜。我多用之治疗血热所致的衄血、咳血、吐血、便血、崩漏等证，尤其是妇女月经量多、崩漏下血等。本品醋制，或炒炭存性用，可单用，或入复方中用。入汤剂中可与荆芥炭、煅乌贼骨、茜草、煅花蕊石、莲房炭、仙鹤草、陈棕炭等治之。本方亦可治疗妇女放环后子宫出血及产后出血等，也用治溃疡性结肠炎、急性血痢等。

（3）杀虫。贯众有杀虫之功效，可杀蛔虫、绦虫、钩虫、蛲虫等多种寄生虫，不过因其有毒性，会造成眼神经系统损害，所以当今已少用，而被西药杀虫剂所替代。

此外，贯众对流行性脑脊髓膜炎、流感发热、小儿肾病综合征、尖锐湿疣、嗜酸细胞增多症、急性睾丸炎、上消化道出血、药物性肝炎、慢性铅中毒、乙型肝炎、婴幼儿脐炎等病症也有一定的疗效。现代药理研究发现，本品有抗肿瘤作用，还可抑制肝脏肿瘤细胞增殖。也有抗病毒、抗衰老、抗白血病等作用，临证可据具体病证将贯众配入适证方中用之。

【用法】本品水煎内服：5～10g。杀虫、清热解毒宜生用，止血宜炒炭用。阴虚内热及脾胃虚寒者不宜用之。孕妇、体弱、肝肾功能不全、消化性溃疡患者应慎用。服用本品应限食油腻食物，以防增大毒性。

（高磊　整理）

# 莞华（莞花）

【药名】莞华，即莞花。在《神农本草经》后的相关医籍中又有山皮条、白色矮陀陀、半边梅、竹腊皮、一把香、铁扇子等别名。

【经文】莞花，味苦，寒。主伤寒，温疟。下十二水，破积聚，大坚癥瘕。荡涤肠胃中留癖，饮食，寒热邪气，利水道。

【文译】莞花，味苦，性寒。主治伤寒、温疟。能消除多种水湿邪气所致的疾病，能攻克腹内各种积聚及很硬的结块。能荡涤留在肠胃里的水饮、食物、积块及寒热邪气，并能通利水道。

【药源】本品现今通用名为莞花，为瑞香科莞花属植物莞花的花蕾。每年5—6月花未开时采收、晾干，入药用，主产于陕西咸阳的山谷中。

【药理】本品含有黄酮类成分，以及木脂素、香豆素、甾醇等化合物，有抗心律失常、抗早孕等效用。

【师说】莞华，现今通用名为莞花，药用瑞香科植物莞花的花蕾。其味苦，性寒。有毒。主入肺、胃、大肠经，具有泻水逐饮、破癥消积之功效。临床应用如下。

（1）泻水逐饮。本品味苦，性寒。功能通利二便，泻水逐饮，用治水肿、胸腹腔积液及水饮积聚致心下痞满、大腹肿胀。可用生品与芫花、甘遂、大戟、大黄、黄芩、大枣配伍治之。

（2）攻逐导滞。本品苦寒，能荡涤肠胃，泻下通便，用治胃肠积滞之便秘、脘腹胀满疼痛等。能散寒气，消谷积。可将莞花与甘遂、芫花、桂心、巴豆、杏仁、桔梗等配制成丸服而缓下之。

（3）祛痰止咳。本品可治痰饮咳嗽，咳逆上气作喘、喉中痰涎壅塞等。

本品现代可用治渗出性胸膜炎、肝硬化腹水、慢性肾炎水肿等属水饮内盛，且形气尚实者。

【用法】本品入煎内服：2.5～4.5g，或入丸剂服。体虚无积者及孕妇忌服。本品有毒，功似芫花，药力峻猛，不可过用，且非实证者不宜用之。

（高磊　整理）

# 牙　子

【药名】牙子（别名：狼牙）。

【经文】牙子，味苦，寒。主邪气热气，疥瘙，恶疡疮，痔。去白虫。

【文译】牙子，味苦，性寒。主治热毒邪气结聚，疥疮瘙痒，恶疮溃疡，痔疮。能杀灭绦虫。

【药源】本品牙子其名又为狼牙，实为仙鹤草的根芽，龙牙草、狼牙草均为仙鹤科的异名，古今药用一致。因其苗初出似蛇苗，但药用其根，根黑色，若兽之牙齿，故名。其为蔷薇科植物狼牙的根，非动物之狼牙，其主产于安徽寿县地区的山谷中，也产于江、浙、湖南、湖北等地，春、夏、秋季皆可采收。

【药理】本品含鹤草酚。具有杀虫、抑菌等作用，尚有抗肿瘤作用。

【师说】牙子，药用为蔷薇科植物狼牙草的根茎。因仙鹤草的根苗似狼的牙齿，故又名狼牙，也即仙鹤草的根芽，而非动物狼的牙。其后所谓龙牙草、狼牙草均为仙鹤草的根芽之异名，古今药用牙子的，皆为仙鹤草的根芽。其味苦，性寒。有毒。归心、肝经。具有泻热、杀虫、止痒等功效。临床应用如下。

（1）清热解毒，止痒。本品味苦，性寒。功能清热解毒止痒，主治热毒生疮作痒、疥癣瘙痒。也治妇人阴部生疮蚀烂、阴痒。可用本品煎液熏洗患处，对滴虫性阴道炎，煎液熏洗尤有好的疗效。

（2）杀虫。本品能杀灭绦虫，也治体内其他寄生虫，但以杀灭绦虫尤效，以之研末冲服为宜。

牙子的叶子：也有清热解毒，消肿散结的功效。用治感冒咳嗽、扁桃体炎、颈淋巴结炎、小儿疳积、痔疮等，外用还可治疗疔疮。

## 附：仙鹤草

仙鹤草，药用为狼牙的全草。其主要功效为收敛止血、止痢。用治以下病证。①各种血证。仙鹤草可广泛用于全身各部位的出血证。因其药性平和，大凡出血因于寒热虚实者，皆可用本品经适当配伍治之。如治疗血热妄行的出血证，可配生地、侧柏叶、丹皮等凉血止血；治疗虚寒性出血证，可与党参、熟地、炮姜、茜草、艾叶等益气补血、温经止血药同用。②泄泻、痢疾。仙鹤草有收敛之性，能涩肠止泻，用治泄泻，对久痢者，尤为适宜。可单用，或水煎服用，或配入复方中用之。

仙鹤草主要含仙鹤草素，尚含鞣质、甾醇、皂苷和挥发油等，具有收缩周围血管、促进凝血等作用，也有杀灭猪绦虫、囊尾蚴等寄生虫作用。对疟原虫和阴道滴虫也有抑制和杀灭作用。尚有抗菌消炎、抗肿瘤、镇痛等效用。

此外，仙鹤草还可治疗白细胞减少症、糖尿病、牛皮癣、地方呆小病、药物性耳聋等病症。仙鹤草又被称为"脱力草"，具有补虚益气作用。多年来，我用仙鹤草治脱力劳伤。我的经验方益气除疲合剂即用仙鹤草为主药，再配黄芪、党参、红景天、鬼针草、红枣等治疗气血亏虚、精力不振、劳力过度引起的慢性疲劳、周身骨节酸痛、自汗、盗汗、产后虚汗等病证。近年，我又将之用于抗抑肿瘤及减少肿瘤放、化疗后出现的白细胞减少等毒副反应，确有显著的疗效。

【用法】本品既可生用，也可炒炭用，对各种出血证，以炒炭用为宜。牙子研末，小儿按每千克体重 0.7 ～ 0.8g 计。成人入煎用 10 ～ 15g。仙鹤草大剂量可用至 30 ～ 50g。外用：适量，煎水熏洗瘙痒处，或用之煎水泡足，可缓解疲劳。

（高磊　整理）

# 羊踯躅

【药名】羊踯躅，在《神农本草经》后的相关医籍中又有闹羊花、黄杜鹃、羊不食草、黄喇叭花等。

【经文】羊踯躅，味辛，温。主贼风在皮肤中，淫淫痛，温疟，恶毒，诸痹。

【文译】羊踯躅，味辛，性温。主治四时不正之气在皮肤中有如虫蚁走窜隐隐疼痛。也治温疟病，以及恶毒病和多种痹证。

【药源】本品为杜鹃花科杜鹃花属植物羊踯躅的根。7—10 月采挖，切片、晒干入药，产地为山西、北京、河北、河南省市的山谷中。但有记载其花叫杜鹃花，又叫闹羊花亦有作药用，但其毒性较大，当今临床少用之。

【药理】本品含有二萜类化合物如闹羊花毒素 II、III、VI 及煤地衣酸甲酯、石楠素等，有镇痛、抑制免疫、解热、降压、减慢心率、杀虫等作用。

【师说】羊踯躅，又名闹羊花、一杯倒等，药用其花序。而《中药大辞典》收载本品名为羊踯躅根。药用为杜鹃花科杜鹃花属植物羊踯躅的根。可见其花及根皆可作为药用。本品味辛，性温。有大毒。入脾、肝经，具有祛风、除湿、镇痛等功效。本草文献记载其应用如下。

（1）止痛。本品止痛效果极佳，可用于多种以疼痛为主的病证。华佗麻沸散中用羊踯躅 10g，茉莉花根 10g，当归 3g，石菖蒲 1g，水煎服 250mL，作为麻醉剂，用于腹中结块手术。凡肢体手足屈伸不遂、肢节疼痛、舌强语謇、中风半身不遂及风湿、寒湿痹痛者皆可用羊踯躅治之。风痰走窜，致腰脚骨痛、手足疼痛以及男女头痛，不论偏正新久，皆可用羊踯躅治之。

（2）息风止痉。本品能除风痰。取羊踯躅、蝎尾、麝香少许研末吹鼻中，可治疗小儿急慢惊风、神志昏糊，也可治癫痫。

此外，本品能杀虫止痒，用治皮肤瘙痒，顽癣恶疮等，还可治疗寒热疟疾。

【用法】本品入煎内服：0.3～0.6g；研末，0.1～0.3g。或入丸、散；或浸酒服。外用：适量，研末调敷，或鲜品捣敷。

羊踯躅历来以止痛功效著称，但其有大毒，因而临证罕用，也只可用于元气未虚，体质壮实之人，用时还应注意顾护脾胃。本品须避免与天南星、川乌、草乌等有毒药物同用。用之若出现中毒症状，如嗜睡、呕吐、血压下降、心率减慢、轻瘫、呼吸抑制甚至阵挛性惊厥、心室纤维性乱颤等，救治不及可致死亡，应及早以绿豆煎水饮之，或可救治。

（高磊　整理）

# 芫华（芫花）

【药名】芫华（别名：去水），乃《神农本草经》所载药名，即今之芫花，在《神农本草经》后的本草文献中又有药鱼草、头痛花、老鼠花等名称。

【经文】芫花，味辛，温。主咳逆上气，喉鸣喘、咽肿短气，蛊毒，鬼疟，疝瘕，痈肿。杀虫鱼。

【文译】芫花，味辛，性温。主治咳嗽，吸气困难，喉中有喘鸣音，咽喉肿胀引起的气息（呼吸）短促。也治蛊毒、鬼疟、疝瘕、痈肿等，还能毒杀虫、鱼。

【药源】本品系瑞香科植物芫花的干燥花蕾，主产于安徽、江苏、浙江等地。春季花未开放时采收，除去杂质，干燥入药。以淡紫色或灰紫色、无杂质者为佳。

【药理】本品含有神经酰胺类、三萜类、二芳基戊烷类和叶绿素类化合物。芫花素能刺激肠黏膜，引起剧烈的水泻和腹痛。芫花不同的炮制品利尿强度依次为：醋炙芫花＞生芫花＞高压蒸芫花＞清蒸芫花＞醋煮芫花。但芫花、京大戟与甘草合用时，利尿与泻下作用明显减弱，并且有使芫花毒性增强的倾向，且甘草用量愈大，其相反作用愈强。芫根乙素能扩张冠状血管。芫花叶提取液能增加冠状动脉流量，明显提高小鼠耐缺氧能力，并有短暂但明显的降压作用。黄芫花总黄酮对实验性心律失常有一定对抗作用。羟基芫花素可镇咳祛痰。芫花根总黄酮具有较好的镇痛效果，可能和抑制 $PGE_2$ 生成、提升 SOD 活力有关。本品还有抗菌、镇静、抗惊厥、抗炎、抗肿瘤、抗寄生虫、抗生育和免疫调节等作用。

【文摘】

《名医别录》　苦，微温，有小毒。消胸中痰水，喜唾，水肿，五水在五脏皮肤及腰痛，下寒毒、肉毒。

《药性本草》　有大毒。治心腹胀满，去水气，利五脏寒痰，涕唾如胶者。主通利血脉，治恶疮风痹湿、一切毒风、四肢挛急、不能步行，能泻水肿胀满。

《日华子本草》　疗嗽、瘰疬。

《千金宝要·解百药毒第五》　芫花毒，防己、防风、甘草、桂汁并解。

《丹溪手镜·发明五味阴阳寒热伤寒汤丸药性第二》　味辛苦，性温有小毒，主咳逆上气、胸中痰水，故十枣汤散饮逐水。

《汤液本草·卷之五》　胡洽治痰癖饮，加以大黄，甘草，五物同煎。以相反主之，欲其大吐也，治之大略，水者，肺肾胃三经所主，有五脏六腑十二经之部分，上而头，中而四肢，下而腰脐，外而皮毛，中而肌肉，内而筋骨。脉有尺寸之殊，浮沉之异，不可轻泻，当知病在何经何脏，误用则害深，然大意泄湿。内云五物者，即甘遂、大戟、芫花、大黄、甘草也。

《本草纲目》　治水饮痰癖，胁下痛……张仲景治伤寒太阳证，表不解，心下有水干呕发热而咳，或喘或利者，小青龙汤主之；若表已解，有时头痛出汗恶寒，心下有水气，干呕痛引两胁，或喘或咳者，十枣汤主之。盖小青龙汤治未发散表邪，使水气自毛窍而出，乃《内经》所谓开鬼门法也；十枣汤驱逐里邪，使水气自大小便而泄，乃《内经》所谓洁净府，去陈莝法也。芫花、甘遂、大戟之性，逐水泄湿，能直达水饮窠囊隐僻之处，但可徐徐用之，取效甚捷、不可过剂，泄人真元也。

《景岳全书·本草正上》　专逐五脏之水，去水饮寒痰、痰癖、胁下痛、咳逆上气、心腹肢体胀满、瘰疬、鬼疟、湿毒、寒毒、虫毒、肉毒、虫鱼毒，除疝瘕痈肿，逐恶血，消咽肿、根疗疮疥，亦可毒鱼。若捣汁浸线亦能系落痔疮。唯其多毒，虚者不可轻用。

《医经小学·药性指掌》　芫花去水消浮肿，咳逆喉鸣必用之，痰唾腰疼心腹痛，恶风痹痒亦能医。

《徐大椿医书全集·药性切用》　性味苦温，通行水饮、痰癖。醋炒用。毒性至紧，取效甚捷。稍涉虚者忌。

《医方十种汇编·药性摘录》　芫花大通里外水道，取效甚捷，误用寒人，亦反甘草。根名蜀桑，捣汁浸线，可系落痔疮，不可服。

《长沙药解》　芫花破气泄水，逐饮涤痰，止喘嗽而化疝瘕，消痈肿而平疮疥。善杀虫鱼、妙枯瘤痔、牙痛头秃之病，皆有奇功。

《长沙药解》　芫花，入足太阳膀胱经。性专泄水，力能止利。伤寒小青龙汤，方在麻黄，治太阳伤寒，心下有水气。若微利者，去麻黄加芫花如鸡子大，熬令赤色，水旺土湿，则作利，芫花泄水而止利也。

《现代实用中药（增订本）》　效用：（1）为泻下利尿药，适用于水肿、腹水、面目浮肿、肾脏病水肿、肺支气管分泌过多之湿性气管炎、胸肋膜炎、咳嗽、喘满、胁痛等。芫花之性较商陆峻，仅限于体之壮实者，用量宜谨慎。（2）大泻五脏水饮、咳逆水气、咽肿、疝瘕、痈肿，疗疥疮，杀虫鱼。"

【今用】南京中医药大学张谷才　芫花汤一方，组成：芫花6g，虎杖10g，海藻10g，昆布10g，牛膝10g，车前子10g，红花10g，川芎10g，当归10g。功用：化痰逐饮。主治：脑积水早期，患儿头围增大，囟门扩张，头昏头重，视物模糊，脉弦滑，舌苔白腻。方解：水饮积在脑中，故症见小儿头围增大，头昏头重，视力模糊。治宜化痰逐饮。药用川芎、当归、红花，虎杖养血活血；芫花、海藻、昆布化痰逐饮；牛膝、车前子导水下行。方中芫花为逐水毒药，应空腹服药，如胃中有食，多引起呕吐，或大便溏泄，更须注意的是因芫花对胃有刺激性，少数病人服药后胃中有麻辣感，10～20分钟后自行消失，芫花用量先用3g，后可逐渐加大至8g。（详见《济民医书》）

**北京著名医家焦树德**　芫花辛温，有大毒。功能峻下逐水，兼除痰饮。常与大戟、甘遂同用。三药比较起来，芫花毒性最大，甘遂次之，大戟又次之。用醋炙后可减轻其毒性。三药均反甘草，与甘草同用毒性增大。据近些年的报道，本品可用于肝硬化腹水、晚期血吸虫病腹水和胸腔积液等。用量一般为0.5～1.5g，病重体壮者可稍增大。体弱者及孕妇忌用。（详见《用药心得十讲》）

**浙江绍兴名医董汉良**　用芫花甘草疗冻疮。1979年冬，我编辑《绍兴中医》创刊号，收到某退休西医鲁某的治冻疮验方：芫花15g，甘草10g，水煎趁热外洗，治疗已溃、未溃之冻疮均有良效。因时值寒冬，患冻疮者颇多，虽放药甚众，然疗效不显，如未溃用辣茄外洗，已溃用狗油外涂，还有其他冻疮膏、冻疮油之类。我有一种陋见："难治之证，方药甚众，方药多者，往往为难疗之疾。"故虽见此方却不在乎，且以为二药相反，对已溃者是否有毒，心里亦颇疑问。后亲遇鲁医师，他说："此方已经用数十年，用之颇效，又无刺激皮肤之弊，因我是西药，未知药理，故特问之……"嗣后将该方选入刊用，并经临床试验运用，收效确实非凡，后《中成药研究》亦特载此方，使用至今，屡验不鲜，诚属良方。

芫花、甘草同煎外洗，从临床治疗所见，对未溃而肿、痛、痒者，有消肿止痛止痒之效；对已溃者则有清洁疮口、敛疮生肌之效，绝无发生皮肤吸收中毒之害。其效果之可靠，非一般冻疮药可比拟。市售冻疮药以芳香刺激性药物为主药，取其走窜之力，以促血液循环，似有一定道理，亦可谓一般治冻疮之通则，但移时则消，终不能愈。对已溃者尚有增加疼痛之弊。用此二药治冻疮有出类拔萃之效，然其治疗冻疮之机制，至今未明，或是其相反相成的相激作用而致此之伟效哉！（详见《越医汇讲》）

【师说】芫华，即芫花。药用为瑞香科植物芫花的花蕾。其味苦、辛，性温。有毒。归肺、大肠、肾经。具有泻水逐饮、杀虫疗疮等功效，临床用治以下病证。

（1）胸胁停饮。本品泻水逐饮，效用与甘遂、大戟相似而药力稍缓，但三者常配伍应用。如《伤寒论》中的十枣汤（大戟、甘遂、芫花、大枣）即以泻胸胁间水饮见长，兼能祛痰止咳，用治胸胁停饮所致的喘咳痰多、胸胁疼痛最宜。亦可用芫花配杏仁、葶苈子、车前子、桑白皮、枳壳、大枣、紫菀等治疗悬饮，即渗出性胸膜炎胸腔积液及肿瘤胸水症。

（2）疮癣、痈肿。本品外用能杀虫疗疮。适用于头疮、顽癣，也能治皮肤疮疖痈肿。可单用研末或配雄黄、麻油调敷。

（3）多种疼痛。芫花具有良好的止痛作用，可治多种病症的疼痛。也可用芫花配延胡索、姜黄、川芎等治疗胸胁痛、跌打疼痛。用芫花配甘松、赤芍、延胡索、薤白、水蛭、丹参、川芎等治疗胸痹心痛。本品配荔枝核、橘核、姜黄、乌药、枳壳等可治疗癥瘕腹痛，配细辛、白芷、蜂房、延胡索可治牙痛。

（4）祛痰止咳。本品主治咳逆上气、喉鸣喘急、咳嗽多吐稀白痰涎等。可用本品配杏仁、法半夏、浙贝母、紫菀、苏子、莱菔子、干姜等治之。

（5）臌胀、水肿。本品不但能治胸水，亦可治疗腹水由水肿、臌胀等病久治不愈而续发者。用芫花配甘遂、大戟、牵牛子等研末入面粉调成糊状敷脐部可达泻水消肿之目的。我早年常以此法治疗肝硬化腹水、肾炎水肿较甚者，确有泻水、消胀满之功效。

生芫花与醋制芫花相较：生芫花有毒，擅长解毒杀虫，多外用治疗秃疮、头癣。醋制芫花，毒性减缓，但泻水逐饮力量增强。可内服治疗胸腹腔积水，水肿胀满，伴痰饮积聚，气逆喘咳、二便不通等症。

【用法】本品内服：用醋制芫花水煎，每剂 1.5 ～ 3g；研末服，每次用 0.5 ～ 1g，每日 1 ～ 2 次。注意，本品内服用量宜轻，可视病情轻重及患者正气盛衰等而逐渐增减剂量，须中病即止，不宜久服。外用：适量，研末调敷，或煎水熏洗。有严重心脏病、溃疡病、消化道出血者及孕妇皆应禁用。本品不宜与甘草同用。本品药性较商陆峻猛，仅限于体质壮实者用之，疗程、用量皆应慎之。

（高磊　整理）

# 姑　活

【药名】姑活（别名：冬葵子）。

【经文】姑活，味甘，温。主大风邪气，湿痹寒痛。久服轻身，益寿，耐老。

【文译】姑活，味甘，性温。主治麻风病，寒湿痹痛，长期服用能使人身体轻便灵巧，能增添寿命，减慢衰老。

【药源】本品又叫固活，是野葛中的一种，即锦冬葵植物冬葵的种子。茹活又叫冬葵子，但并非葵菜的种子。夏秋季种子成熟时采收，全国各地均产。

【药理】本品含脂肪油及蛋白质。鲜冬葵中单糖含量占 6.8% ～ 7.4%，蔗糖占 4.1% ～ 4.6%，麦芽糖占 4.5% ～ 4.8%，淀粉占 1.2%。种子中脂肪油含量占 15% ～ 20%，其中以亚油酸为主；叶含芸香苷；根含黏液质，其中有戊糖、戊聚糖、甲基戊聚糖、糖醛酸和微量甲基戊糖等。具有调节免疫、抗补体、降血糖、抑菌等作用。

【师说】姑活，又名固活，也叫冬葵子，是野葛中的一种。虽也叫冬葵子，但它并非葵菜的种子，乃同名异药也。其味甘，性温。归肺、肝、胃、脾经。据本草文献记载，本品能温里逐寒，主治风寒湿邪所致的痹痛。久服能使人阳气充足，则外界风寒湿邪不得入侵人体，可使人身体轻便灵巧，益寿耐老，亦有古医籍述及本品能治麻风病。

不过姑活究为何物，至今仍未明确。亦有将姑活指认为钩吻者，然从所述钩吻性味、功效、主治来看，却与姑活不同。钩吻味辛，性温。有大毒，用治恶疮、疥虫、杀鸟兽，而姑活治大风邪气、风寒湿痹疼痛等。可见二者主治有明显区别，似非一物也。

【用法】本品入煎内服：6～15g。或入散剂服。脾虚肠滑者忌服，孕妇亦应慎服。

（高磊　整理）

# 别羇

【药名】别羇，在《神农本草经》之后的相关医籍中又有别枝、别骑、鳖羇等别名。

【经文】别羇，味苦，微温。主风寒湿痹，身重，四肢疼酸，寒邪，历节痛。

【文译】别羇，味苦，性微温。主治风寒湿痹，身体有沉重感，四肢疼痛酸沉并有冷感，并因寒湿之邪致周身大小关节疼痛。

【药源】本品源于忍冬科植物忍冬的藤，分布于华东、中南、西南及辽、冀、晋、陕、甘等地，主产于浙、川、苏、豫、鲁、桂等地。以浙产量最大。苏产质量最佳。为忍冬多年生半常绿缠绕木质灌木。别羇古代已少用，《本草经集注》曰："方家时有用处，今俗亦绝尔也。"现今已不能确知其是何药物。

【药理】本品古代就已少用，现今不能确知为何药，所以也无药理研究文献记载。

【师说】别羇，据相关文献记载，别羇主产于陕西蓝田的川谷中。本品味苦，性微温。无毒。能燥湿祛寒，用治风寒湿痹、身体沉重、四肢酸疼、寒邪致周身历节肿痛等症。

【用法】本品入煎内服：10～15g。外用：适量，煎水熏洗患处。

（高磊　整理）

# 商陆

【药名】商陆（别名：葛根、夜呼），在《神农本草经》后的医籍中又有当陆、见肿消、山萝卜、抓消肿等名称。

【经文】商陆，味辛，平。主水胀，疝瘕，痹。熨除痈肿，杀鬼精物。

【文译】商陆，味辛，性平。主治水肿胀满，疝瘕，痹痛。用商陆外贴患处可以消除痈肿，能杀死鬼精等病邪。

【药源】本品为商陆科植物商陆或垂序商陆的干燥根，主产于河南、湖北、安徽、陕西等地，以白色肥大者为佳。

【药理】本品含三萜、皂苷甾族化合萜物、生物碱和硝酸钾等。其药理功能如下。①利尿：商陆根提取物能明显增加尿量，可使毛细血管扩张，血流量增加。②抗肿瘤：小鼠腹腔注射商陆多糖可显著抑制肿瘤细胞的生长，显著促进脾脏增生，提高 T 淋巴细胞产生 IL-2。③镇咳祛痰：商陆煎剂、酊剂水浸剂具有明显的祛痰作用，以煎剂作用最强。镇咳作用可能是直接刺激呼吸道黏膜，引起腺体分泌增加和促进纤毛运动的结果。④其他：抗炎、抗菌、抗病毒、免疫调节、调节代谢、抗生育作用等。商陆煎剂尚有一定抗辐射作用。经现代药理研究，商陆还有祛痰、止咳、平喘、降血压、增强免疫、抗辐射、催吐致泻等作用。

【文摘】

《名医别录》 疗胸中邪气，水肿，痿痹，腹满洪直，疏五脏，散水气。

《本草经集注》 有当陆勿食犬肉。

《药性本草》 能泻十种水病；喉痹不通，薄切醋熬，喉肿处处薄之瘥。

《日华子本草》 通大小肠，泻蛊毒，堕胎，熁肿毒，敷恶疮……得大蒜良。

《珍珠囊补遗药性赋》 疗水，其效如神。

《医学纲目·诸痛门》 商陆花，主人新昏塞，多忘喜误，取花阴干百日，捣末，日暮水服方寸匕。卧思念所事，即于眼中自觉。

《明医指掌·药性歌》 商陆辛甘，赤白各异，赤者消肿，白利水气。

《本草纲目》 商陆其性下行，专于行水，与大戟、甘遂盖异性而同功……其茎叶作蔬食，亦可治肿疾。

《本经疏证》 李濒湖谓商陆沉降而阴，其性下行，专于治水，与大戟、甘遂异性同功也……夫大戟，甘遂味苦，商陆味辛，苦着取其降，辛者取其通。降者能行逆折横流之水，通者能行壅淤停蓄之水，取义既殊，功用遂别，岂得以此祝彼也……商陆之功，在决壅导塞，不在行水疏利，明乎此，则不与其他行水之物同称混指矣。

《医林纂要》 磨涂疮癣，杀虫。

《长沙药解》 商陆根酸苦涌泄，专于利水，功力迅急，与芫、遂、大戟相同，得水更烈。善治水气肿胀之病，神效非常，兼疗痈肿疡癣诸证。赤者大毒，用白者鲜根捣汁，服后勿饮水。

《医方十种汇编·药性摘要》 商陆，黑豆汤浸蒸用，得蒜良。若脾虚水肿服轻剂未效，遂用此等苦劣有毒纯阴之药，暂时虽效，复发不救。赤商陆捣三钱，入麝香三分贴脐，利小便消肿。

《罗氏会约医镜·本草》　入脾行水，有排山倒岳之势……虚弱者禁用。

《科学注解本草概要·植物部》　为峻下及利尿药，并有催吐作用。

【今用】清末民初医家何廉臣　白商陆入脾、胃、大小肠四经，为泻脾通肠、逐水消肿之药。轻用三分至五分，重用八分至一钱。配赤小豆煎汤，治湿气脚软；合白粳米煮粥，治水肿腹满；配制香附、大蒜，治湿滞水肿、气满承瘄；合煨甘遂、大戟，治产后腹大、喘不得卧；配酸醋炒，涂喉外，治喉闭不通；合麝香捣，贴脐中，治肿满溺水秘。李时珍曰：商陆与遂、戟异性同功，脾胃虚弱者切忌。古赞云：其味酸辛，其形类人，疗水贴肿，其效如神。斯言尽之矣。张路玉曰：仲景治大病后腰以下肿，牡蛎泽泻散主之，以其病后积水，故用急追以散之也。然水肿因脾虚者，若误用之，一时虽效，未岁再发，绝不可救。（详见《实验药物学》）

国医大师张志远　商陆可消疸热红肿，商陆之根入药，口中嚼之过久能麻舌，可见肿消。《五十二病方》内言其以醋渍之外涂"疸"证，可"熨"红肿，实则和《神农本草经》所记完全一致。关于该药的外治作用，已故耆宿万仙槎曾向先生传授过他的经验：将商陆打碎，轧为细末，加醋调匀，贴于患部，以之治疗无名肿毒，方法简单，疗效甚好。用于疗腮、丹毒、毛囊炎、蜂窝织炎等，都取得了一定的效果，如再配合内服清热解毒、通络散血之品，则药效更佳。（详见《张志远学术经验辑要》）。

广东名老中医欧阳勋　用商陆敷脐可治疗腹水症。明李时珍《本草纲目》中说："以赤根（即商陆根）捣烂，入麝香三分（1g），贴于脐心，以帛束之，得小便利即肿消。"清鲍相璈《校正增广验方新编》亦有"商陆根、葱白，捣填脐中，小便利，肿自消"的记载。临床试用商陆敷脐治疗肝硬化、心肾衰竭等原因形成的腹水症，有满意疗效。用法：取 1 ～ 1.5g 商陆粉，和姜（或葱白 1 枚）捣如泥，加适量温开水调成糊状，敷满脐部，外用辅料胶布固定。每日换 1 ～ 2 次，7 日为 1 个疗程。使用时脐部无须消毒，一般在 7 日内见效，明显者在 3 日内见效。（详见《医林漫笔》）

贵州名中医刘尚义　白花商陆对各种原因所致的腹水，如急慢性肾炎、尿毒症之腹水、心源性腹水、肝硬化腹水、尿潴留，用贴敷法，均具有独特而卓著的疗效。而且外用商陆，患者也乐于接受。敷时不要过烫，对皮肤亦无刺激。须要注意者：赤花商陆苦寒有毒，内服慎用。我只用白花商陆，赤者均不作内服、外用。（详见《南方医话》）

【师说】商陆有赤、白二种，色白者入药，可内服、外用。赤色者甚毒，不可内服，只可作外用。本品味苦，性寒。有毒性。归肺、脾、肾经。具有泻下逐水、利尿、消肿散结等功效，我早年临证也常用之治疗以下病证。

（1）水肿、臌胀。本品苦寒性降，能通利二便而泻下水湿，其逐水、利尿作用均较明显。本品适宜于水肿、臌胀、大便秘结、小便不利等实证。肾病水肿较甚者，可用本品与泽泻、猪苓、茯苓、车前子、赤小豆等治疗。肾炎、肾病综合征及病后体弱虚肿，症见周身浮肿、有腹水、大便秘结、小便量少者，可用本品单味药配入猪肉汤中煨服汤汁。用本品配葱捣烂如泥外敷脐部，可治疗腹水肿满、尿解不畅，甚至癃闭等各种肾病水肿。本品配白术、茯苓、槟榔、黑白丑、泽泻、车前子、杜仲、猪苓等可治肝硬化、肝癌出现胸、腹水肿较著者。还可将本品适量配入鲤鱼汤中煮汤热服以消水肿。

（2）疮痈肿毒。本品能消肿散结，用治疮痈肿毒，对痈肿初起者，可用鲜商陆根，加少许食盐，捣烂外敷。此法可用于治疗乳腺炎、体表脓肿疔疖、腮腺炎、丹毒、毛囊炎、蜂窝织炎、无名肿毒等。若用治湿疮、银屑病、乳腺小叶增生、体表疣癣、瘰疬等，可将本品配入清热解毒之品如野菊花、蚤休、连翘、浙贝母、土贝母等治之，皆有效验。

（3）胆、肾结石。本品配金钱草、海浮石、海金沙、鸡内金、石韦、冬葵子、虎杖、威灵仙、枳壳、牛膝等可治疗胆囊、肝胆管结石及肾结石等。

总之，本品具有通二便、泻水湿、散结消肿的功效，主治遍身水肿、腹部水湿胀满、顽固性脚气、痈肿恶疮。本品还能化石、排石。

【用法】本品入煎内服：5～10g。宜醋制用，若用生品宜久煎。外用：适量，鲜品捣烂或干品研末涂敷。脾虚水肿者及孕妇忌服。切记：白花商陆可内、外兼治。赤者因毒性大，不可入煎内服，只能外用。

（高磊　整理）

# 羊　蹄

【药名】羊蹄（别名：为东方宿、连虫陆、鬼目），在《神农本草经》后的相关医籍中又有土大黄、野菠菜、牛舌大黄等名称。

【经文】羊蹄，味苦，寒。主头秃，疗瘑。除热，女子阴蚀。

【文译】羊蹄，味苦，性寒。主治头秃，疥疮瘑痒。能清除发热，也能治女子阴部生疮、溃疡。

【药源】本品为蓼科酸模属植物羊蹄或尼泊尔酸模的根。一般栽种二年后，9—11月当地上的叶变黄时，挖出根部，鲜用或切片晒干用，主产于河北及河南省开封等地，生于川泽中。

【药理】本品含有大黄素、大黄素甲醚、大黄酚（大黄根酸）、酸模素（尼泊尔羊蹄素）、草酸钙、脂肪酸、缩合鞣质等成分，有抑制血管收缩、降压、止血、抗氧化、抗细菌、抗真菌、促进血小板再生等作用。

【师说】羊蹄，药用为蓼科植物羊蹄的根。其味苦、酸，性寒。有小毒。归肝、大肠经。具有凉血止血、清热解毒、通便、杀虫等功效。临床应用如下。

（1）凉血止血。本品性寒，功能止血，可用于多种血热出血证。①郁热吐血：用本品配麦冬熬膏，蜂蜜收膏，白开水调服。②肠风下血：用本品配生姜，煎汤饮服。③功血病：取羊蹄煎水服，或用羊蹄粉开水冲服，每次 3g，每日 3次，一般 3～4 日即止。本品亦可治疗血小板减少性紫癜。

（2）泻热通便。本品性寒，能泻肠腑实火，可治大便不通。用本品单味煎服，可治大便秘结，尤宜治疗产妇大便不畅者。

（3）燥湿杀虫。本品能燥湿杀虫，用治疥癣、白秃、皮肤瘙痒及湿热下注之阴蚀肿痛及妇女带下赤白不断。可用本品煎服或煎水熏洗患处。

（4）清热解毒。本品性味苦寒，功能清热解毒生肌，用治疮痈、疔毒、瘰疬、肛痔及疮口久不敛合者。

（5）涩肠止痢。本品可用治湿热疫毒积滞肠中导致腹痛腹泻、下痢脓血、里急后重。因其具有清热祛湿、行气涩肠之功，可止便下脓血。

【用法】本品入煎内服：9～15g。或捣汁，或熬膏服。外用：适量，捣敷，或磨汁涂；或煎水熏洗。

（高磊　整理）

# 萹　蓄

【药名】萹蓄，在《神农本草经》后的医籍中又名萹竹、扁蓄、扁畜、竹节草、扁竹等。

【经文】萹蓄，味苦，平。主浸淫，疗疮，疽，痔。杀三虫。

【文译】萹蓄，味苦，性平。主治浸淫（今称之浸淫疮）。也治疮疥瘙痒、痈疽、痔疮等。还能杀死蛔虫、绦虫和蛲虫等肠道寄生虫。

【药源】本品系蓼科植物萹蓄的干燥地上部分的全草。芒种至小暑间，茎叶生长茂盛时采收。割取地上全草，晒干入药。以质嫩、叶多、色灰绿者为佳。全国各地均有生长。

【药理】本品全草含萹蓄苷、槲皮苷、d- 儿茶素、没食子酸、咖啡酸、草酸、硅酸、绿原酸、p- 香豆酸、黏液质、葡萄糖、果糖及蔗糖等。本品具有以下作用。①利尿作用：实验中将煎剂以 20g/kg 标准给予盐水负荷的大白鼠后，大白鼠尿量、钠、钾排出量均增加，特别是钾的排出较多。②降压作用：萹蓄的水及醇提取物静脉注射，对猫、兔、狗有降压作用。③对子宫有止血作用：萹蓄水及醇提取物能加速血液凝固，使子宫张力增高，可用作流产及分娩后子宫出血的止血剂。④抗菌作用：浓度为 1∶10（药∶水）的萹蓄浸出液，在试管内对某些真菌有抑制作用，但对细菌的抑制作用较弱。⑤其他作用：萹蓄能增强呼吸运动的幅度及肺换气量，有轻度收敛作用，可作创伤用药。萹蓄苷有利胆作用，可使胆盐的排出量增加。

【文摘】

《名医别录》　疗女子阴蚀。

《药性本草》 主丹石毒发冲目肿痛，又敷热肿效。

《滇南本草》 利小便。治五淋白浊、热淋、瘀精涩闭关窍，并治妇人气郁、胃中湿热、或白带之症。

《本草纲目》 治霍乱、黄疸，利小便。

《宝庆本草折衷》 治下焦结热诸淋，小便赤涩，妇人经闭及下水气。

《得配本草》 多服泄精气。

《江西中药》 治肛门作痒由于湿热者。

《贵州民间方药集》 治小儿疳积，消臌胀。

《食疗本草·萹竹》 丹石发，冲眼目肿痛：取根一握，洗。捣以少水，绞取汁服之。若热肿处，捣根茎缚之。

《医学纲目》 治蛔虫，心痛面青，口中沫出，取临水扁蓄叶一斤细切，以水三斗煮如饧，去渣，空心服一升，虫即下，至重者再服。仍通宿不食，来日平明服之效。

【今用】清末民国医家何廉臣 萹蓄入肠、胃、肾、子宫、膀胱五经，为渗湿泻热、通淋杀虫之药。轻用二钱，重用三钱。配飞滑石、生甘梢，治热淋涩痛；合绵茵陈、焦栀子，治黄疸湿热。张石顽曰：萹蓄《神农本草经》主治浸淫、疥瘙、疽痔，皆湿热之病，三虫亦湿热所生也。凡肾气下陷而成劳淋、虚淋者，均忌。（详见《实验药物学》）

北京著名医家焦树德 萹蓄味苦性平，功能清利膀胱湿热，主要用于治疗热淋、小便不利，常与猪苓、茯苓、泽泻、木通、滑石、瞿麦等同用。本品有利湿清热的作用，故有时也用于治疗湿热郁蕴而致的黄疸（阳黄），可与茵陈、车前子、黄芩、黄柏等配合应用。与苍术、黄柏、白鲜皮、苦参等同用，可用于治疗皮肤湿疹。根据本品主治热淋的作用特点，我近些年来常用之配合黄柏、木通、茯苓、泽泻、瞿麦、石韦等治疗急性泌尿系感染，有一定效果。根据实验报道，本品对金黄色葡萄球菌、痢疾杆菌、绿脓杆菌、伤寒杆菌及皮肤霉菌有抑制作用。用量一般二至五钱。（详见《用药心得十讲》）

山西著名医家吕景山 萹蓄味苦，性寒。入肺、膀胱经。本品苦降下行，既能清利膀胱湿热而利水通淋，用于治疗湿热下注、小便淋沥不畅、尿道热痛等症，又能杀虫止痒，用于治疗皮肤湿疹、阴道滴虫病、阴部发痒等。萹蓄与瞿麦伍用，萹蓄苦降下行，功专利水，清膀胱湿热，治小便混浊；瞿麦苦寒沉降，破血通经，善利小肠而导热下行，以治茎中疼痛。二药伍用，互相促进，清热通淋止痛益彰，主治：①湿热淋浊、小便不利、热淋涩痛等症；②急性肾炎、尿路感染诸症。常用量：萹蓄6～15g。瞿麦6～10g。萹蓄、瞿麦伍用，出自《和剂局方》八正散，治大人小儿心经邪热、一切蕴毒、咽干口燥、大渴引饮、心忪面热、烦躁不宁、目赤睛疼、唇焦鼻衄、口舌生疮、咽喉肿痛。又治小便赤涩或癃闭不通，以及热淋、血淋。（详见《施今墨对药临床经验集》）

【师说】萹蓄，味微苦，性微寒，专入膀胱经，具有利尿通淋和止痒等功效。

临床应用如下。

（1）利尿通淋。本品性微寒，入膀胱经。能清利下焦湿热可治诸淋，以治热淋、石淋为其专长。著名的八正散（木通、车前子、萹蓄、大黄、滑石、生甘草、瞿麦、栀子）方中即用萹蓄配瞿麦、木通、车前子等以治热淋；若治石淋泌尿系结石症即以萹蓄与金钱草、石韦、冬葵子、海金沙、鸡内金、牛膝等相配；萹蓄与小蓟、白茅根、龙胆、白头翁、白芍相配可治血淋等。

（2）利胆退黄。本品具有清利湿热之功。我将之与茵陈、栀子、大黄、虎杖等相配治疗湿热黄疸，多在急性肝炎、结石性胆囊炎、急性胰腺炎，以及肝、胆、胰肿瘤等病的病程中出现黄疸时用之。萹蓄具有"杀虫"之功，又有利胆作用，若配入乌梅丸（细辛、附子、桂枝、黄连、黄柏、当归、人参、蜀椒、干姜）中可治疗胆道蛔虫症。

（3）祛湿止痒。本品泄降，能清利湿热以止痒，可治疗皮肤湿疹、疥癣、湿热疮肿、肛门湿痒，以及妇女阴痒生虫如滴虫性阴道炎等。可单用，亦可配入土茯苓、黄柏、生百部、白鲜皮、苦参、地肤子、蛇床子、荆芥等煎水熏洗患处。也可将萹蓄配入复方四物清疹汤（苦参、白鲜皮、当归、川芎、赤芍、生地、地肤子、蛇床子）中再加生百部、白毛夏枯草、土茯苓、艾叶、苍耳草等煎液内服或外洗患处，效著。

（4）活血利湿。用萹蓄配瞿麦、连翘、蒲公英、桃仁、红花、木通、延胡索、车前子、滑石、泽兰、益母草等煎服，能治疗慢性盆腔炎有痰湿瘀滞，致小腹瘀胀疼痛，甚至盆腔有积液者。

此外，萹蓄和生薏苡仁同用可治疗睾丸鞘膜积液；萹蓄配丹皮可治疗原发性高血压病；单味萹蓄煎液口服或漱口可治牙龈肿痛；鲜品捣烂外敷可治疗腮腺炎。本品还可降血糖、尿糖，用于治疗糖尿病、急性肠炎、菌痢，以及湿热扰乱精室导致的遗精等。

【用法】本品入煎内服：10～20g，若用鲜品剂量加倍。外用：适量，本品苦寒，易伤脾胃，故脾胃虚寒者应慎用。

（高磊　整理）

# 狼　毒

【药名】狼毒（别名：续毒），在《神农本草经》后的相关医籍中又有绵大戟、山萝卜、一扫光、搜山虎、一把香、药罗卜等别名。

【经文】狼毒，味辛，平。主咳逆上气。破积聚，饮食寒热，水气，恶疮，鼠瘘，疽蚀，鬼精蛊毒。杀飞鸟走兽。

【文译】狼毒，味辛，性平。主治咳嗽，呼吸困难。能破除邪气积聚形成的肿块和食积，消除寒热病邪。可以治疗水肿、恶疮、鼠瘘、痈疽溃疡、鬼精及蛊毒。能毒杀飞鸟走兽。

【药源】本品源于瑞香科植物瑞香狼毒的根，为多年生草本，分布于东北、华北、西北、西南及西藏，主产于西北甘肃、东北、冀、内蒙古等地。春秋二季采挖，洗净、切片、晒干入药。本品有大毒，应慎用之。

【药理】本品含有三萜、胡萝卜苷、皂苷、鞣质、多糖、富马酸、蒽苷及苯丙素类（烯酚醇糖苷类）化学成分，具有防虫杀虫、抗菌与抗真菌、酶抑制、抗病毒、异株克生与抑制种子萌发等作用。

【师说】狼毒药用为瑞香科植物瑞香狼毒的根。又有红狼毒、绵大戟之别称。其性味辛、苦，平。有大毒。入肺、心、肾、肝、脾经。具有逐水祛痰、散结、止痛、杀虫等功效。临床应用如下。

（1）止咳平喘。本品味辛，入肺，能宣肺祛痰而止咳平喘。用治痰涎壅肺之咳嗽气喘，尤对体质壮实的暴咳者宜之。

（2）消食破积。本品能治胃中久积的食滞，用治饮食积聚。可用醋制狼毒配香附子、防葵研末蜜和为丸服，以利为度。

（3）利水消肿。本品能通利水道、下气、消水肿，用于水肿病小便不利者。

（4）解毒散结。用治恶疮、鼠瘘、疽蚀、疥癣、瘙痒、顽固性皮炎等，可用本品研末，外搽、外敷或外撒。本品还能杀蝇、杀蛆。

此外，现代药理研究狼毒可抑杀多种细菌，尤对大肠杆菌、结核杆菌等效佳。本品能治疗肺结核。可用狼毒与大枣用量之比为3：40，加水蒸制，每日服药枣，初日服1次，每次服10枚，第二日服45枚，第三日服60枚。

【用法】本品入煎内服：1～2g。或入丸、散服。外用：适量，磨汁涂或研末调敷。本品有毒，内服宜慎；体弱者及孕妇忌服。

（高磊　整理）

# 鬼　臼

【药名】鬼臼（别称为：爵犀、马目毒公、九臼等），在《神农本草经》后的相关医籍中又有独角莲、八角莲、一把伞、独叶一枝花等别名。

【经文】鬼臼，味辛，温。主杀蛊毒，鬼疰精物。辟恶气不祥，逐邪解百毒。

【文译】鬼臼，味辛，性温。主要能消除蛊毒，杀灭鬼疰以及精魅等有害毒物。能辟除不祥的致病污秽之气，能驱逐病邪，可解百毒。

【药源】本品通用名为八角莲，为小檗科八角莲或六角莲的根及根茎。9—11月采收，鲜用或干燥时入药，切忌受潮，主产于广东、云南、贵州及越南顺化以北的山谷中。

【药理】本品含有鬼臼毒素、去氧鬼臼毒素、4-去甲基鬼臼毒素、鬼臼酮、氢鬼臼毒素、4-去甲基脱氢鬼臼毒素、槲皮素、槲皮苷、芦丁、鬼臼毒素葡萄糖苷、香草酸和胡萝卜苷、正十六烷酸等，具有抗癌、抗病毒、保肝、抗炎、抗菌等作用。

【师说】鬼臼，药用为小檗科八角莲属植物八角莲、六角莲和川八角莲的根及根茎。其味苦、辛，性温。有毒。归肺、脾、肝经，具有解毒、散瘀、消肿等功效。临床应用如下。

（1）祛痰散结。用治痨伤以致咳嗽痰多或干咳无痰及瘰疬、瘿瘤等。

（2）解毒消肿。凡疗疮、痈肿、蛇虫咬伤等均可用之。本品也治腮腺炎、带状疱疹等。可用本品配野菊花、蒲公英捣敷患处。

（3）活血化瘀。治疗跌打损伤致瘀血停积、闭经、瘀血滞胃而作的胃脘疼痛等。

（4）催产下胎。本品能下死胎，治胎死腹中等。可用鬼臼研极细如粉，每服3g。有效，但当今临床已少用之。

【用法】本品入煎内服:3～12g；研粉服1～3g，或入丸、散剂中服。外用:适量，磨汁，或浸醋、酒取液涂搽。也可捣烂敷，或研末调敷。孕妇禁用，体质虚弱者慎用。

（高磊　整理）

# 白头翁

【药名】白头翁（别名：野丈人、胡王使者），在《神农本草经》后的相关医籍中又有奈何草、白头公、老翁花等名称。

【经文】白头翁，味苦，温。主温疟，狂易，寒热，癥瘕，积聚，瘿气。逐血，止痛，金疮。

【文译】白头翁，味苦，性温。主治温疟，精神狂乱失常，身体恶寒发热。也能破除邪气积聚所形成的、癥瘕肿块、瘿瘤，消除瘀血而止疼痛，还能治疗金刃创伤。

【药源】本品为毛茛科多年生草本植物白头翁的根，主产于辽宁、吉林、黑龙江、河北、山东、陕西、山西、江西、河南、安徽、江苏等地。春、秋二季采挖，以条粗长、整齐、外表灰黄色、根头部有白绒毛者为佳。

【药理】本品主要化学成分为皂苷，水解产生三萜皂苷、葡萄糖、鼠李糖等，并含白头翁素、23-羟基白桦酸、胡萝卜素等。本品对金黄色葡萄球菌、绿脓杆菌、痢疾杆菌、沙门氏杆菌、流感病毒、皮肤真菌均有明显的抑制作用，也有抗阿米巴原虫作用。对阴道滴虫有明显杀灭作用。本品还有抗炎、镇静、镇痛、抗惊厥作用，并有降糖、降血脂及强心作用。此外，本品还有抗氧化、抗肿瘤、增强免疫功能等作用。

【文摘】

《药性本草》 止腹痛及赤毒痢，治齿痛，主项下瘤疬……主百骨节痛。

《日华子本草》 治一切风气及暖腰膝，明目，消赘。

《珍珠囊补遗药性赋》 白头翁味苦，无毒。可升可降，阴中之阳也。其用有四：消男子阴疝偏肿，治小儿头秃膻腥，鼻衄非此不效，痢赤全赖收功。

《罗氏会约医镜》 能外治温疟、寒热、瘰疬诸疮，内治热毒、血痢、牙疼、鼻衄、诸血。并疗阳狂、癥瘕、积聚、腹痛、阴疝、偏肿、百节骨痛。

《血证论》 仲景治产后血痢，取白头翁平木息风，盖肝为藏血之脏。风气散而不藏，则必平之使安，而从血乃得安也。

《本经逢原》 白头翁，《神农本草经》言苦温者，传写之误也。其治温疟狂易寒热等症，皆少阳、阳明热邪固结之病，结散则积血去而腹痛止矣。《别录》止鼻衄，弘景止毒痢，亦是热毒入伤血分之候。

《本草求真》 白头翁，何以用此治温疟寒热、齿痛、骨痛、鼻衄、秃疮、疝瘕等症？亦因邪结阳明，服此热解毒清，则肾不燥扰而骨固，胃不受邪而齿安，毒不上侵而止衄，热不内结而疝与瘕皆却，总皆清热解毒之力也。

《科学注解本草概要》 白头翁为解热药，并有强心、利尿作用。

《现代实用中药（增订本）》 效用：①根为消炎性收敛止泻药，用于热性病之下痢，及月经闭止等。又为止血剂，治赤痢之里急后重。其草治浮肿及心脏病。②治血痢，疗咽肿，涂外痔肿痛。

【今用】**近代著名医家张锡纯** 张氏在其自创的理血汤（生山药、龙骨、牡蛎、茜草、乌贼骨、白芍、阿胶、白头翁）方中用到白头翁，谓其能清肾脏之热，配合其他滋阴清热止血药，用治血淋及尿血、大便下血、证之由热盛所致者。因白头翁其性寒凉，凉血，止血，兼有收涩固脱之力，用治热痢下重腹痛，如通变白头翁汤（山药、白头翁、秦艽、生地榆、白芍、甘草、参三七、鸭蛋子）方中即以白头翁为要，治痢下便血，尤其适用于痢久肠中腐烂者。张老先生一再强调白头翁不但治因热之带下甚效，剖取鲜根，治血淋、溺血与大便下血之因热而得者亦甚效，诚良药也。（详见《医学衷中参西录·医方》）

**民国医家何廉臣** 白头翁味淡苦，性微寒，气清芳，质轻松，轻扬胃气，主治温疟之身热。升达大肠，能止赤痢之腹疼。既消项瘿，亦除齿痛。白头翁能入胃、大小肠经。为去风散热、凉血达郁之药。配川连、黄柏、秦皮，止肝经热毒下痢；合橘核、枸橘、川楝子，治男子热疝偏坠。其味淡而微苦，气质轻清，为升散胃肠郁炎之良药。唯泻由虚寒，完谷不化者忌；久痢阳虚，但下稀淡血水者亦忌。（详见《实验药物学》）

**现代著名医家章次公** 白头翁之功用究如何？此当于仲景白头翁汤分析之。吾尝以吾国之热痢，当西医有传染性之赤痢，仲景白头翁汤中黄连可以减局部充血，有收敛性。黄柏、秦皮亦可消肠膜之发炎。白头翁之作用，或属于杀菌方面。古人谓本品入血分，可清肠热，则本品即无杀菌作用，亦必有减低局部充

血作用及消炎作用。若更混合两种作用，则可得一结论：白头翁为消炎杀菌药。（详见《章次公医术经验集》）

**国医大师朱良春**　白头翁具有清热凉血解毒作用，苦泄升散，为治疗热毒血痢之要药。白头翁不仅可用于急性热痢，也可用于慢性痢疾及慢性肠炎。如脾气亏虚，肠间湿热未清，症见下痢缠绵不愈、泻下夹有黄色黏冻、腹中隐痛、倦怠乏力、纳谷不香、食后脘闷腹胀、舌边有齿印、苔薄腻、脉濡滑，可予太子参、山药、扁豆、茯苓补脾益气，白头翁、木槿花、山楂清肠化滞，白芍、木香、青皮抑木镇痛，桔梗、枳壳调理升降，再随症加减，常服可获根治。对于以带下黄白、连绵不断、质稠黏，有腥味，小溲短赤为特征，伴见其人性急易怒，腰际酸楚，少腹隐痛，妇检为宫颈炎者，朱老常以白头翁汤去黄连，加薏苡仁、山药、莲子、樗白皮等益脾固带，牡蛎、白芍平肝潜阳治之，疗效显著。（详见《朱良春医学全集·用药心悟卷》）

**北京著名医家焦树德**　白头翁味苦，性寒。能泻胃与大肠邪热，常用于治疗痢疾。由于肠胃热毒积滞而致的大便带脓血、血多脓少、里急后重、腹痛便频等症，可用白头翁清大肠邪热，通利大便积滞，常与黄连、黄柏、秦皮、木香、槟榔、白芍等同用。本品配地榆、槐花炭、黄芩炭、炒槐角等，可用于大肠有热导致的大便下血、痔疮下血等症。黄连、白头翁均能治疗痢疾，但黄连清热兼能燥湿，对湿热痢效果较好，白头翁主清大肠血热，对热痢下血效果好；黄连对菌痢效果较好，白头翁对阿米巴痢疾疗效较好。唯虚寒久痢忌用。（详见《用药心得十讲》）

【师说】白头翁，其味苦，性寒。归胃、肝、大肠经。功擅清解热毒，治痢疗疮。我在临证时用白头翁所治病证，并不限于痢疾。近年以其清热解毒之功，用治多种炎症，收效显著。如治大叶性肺炎以热痰喘嗽为著者，效显；治疗腮腺炎、病毒性角膜炎、胆囊炎、反流性胃及食道炎、泌尿系感染、子宫内膜炎、滴虫性阴道炎等，我也常用之配黄连、黄芩、金银花、连翘、板蓝根、冬凌草、青蒿等，甚效。从而扩大了白头翁的应用范围。

对于消化性溃疡，我常用黄芪建中汤加白头翁、石见穿、藤梨根、白及、合欢皮等治之，效佳。我也常用自创的溃结散（其中也含白头翁及血余炭、儿茶、血竭、马勃、白及、仙鹤草、地榆炭、炒槐花等）治急、慢性溃疡性结肠炎以左下腹痛、便黏冻、或脓血者。或用乌梅丸配入白头翁、木香、诃子、五倍子等治疗寒热错杂之休息痢（本病也含于慢性溃疡性结肠炎中）。

我也取白头翁"消赘"之功，用治胆囊息肉、鼻息肉、声带息肉、肠和胃中息肉等。在适证方中加入白头翁、生薏苡仁、莪术乌梅、僵蚕等，有消削多种息肉的功效。

对于妇女慢性盆腔炎，见小腹疼痛、带下赤白或黄带较多、阴肿阴痒、B超检查盆腔有积液者，我也常用四逆散合桂枝茯苓丸加减治之，方中常加用白头翁、红藤、败酱草、白英、泽兰、益母草等药，效著。

对于妇女功能性子宫出血及刮宫、引产次频，或放置节育环等引起子宫内膜炎症，症见平素黄带增多，尤其每次月经量多，血色鲜红，久不净，或过期不止，或不时漏下者，我常用近代名医张锡纯的固冲汤（白术、黄芪、煅龙骨、煅牡蛎、山萸肉、白芍、煅乌骨、茜草、棕边炭、五倍子）加减，若辨属湿热或实热证者，方中必加生地 30g、白头翁 30g，短期内即可收崩漏渐止之效。近年，我又用本方治疗妇女排卵期出血、量多期长、血色鲜红者，亦有效验。

在此，我也提醒：白头翁或单用，或配入复方中时，不可超剂量，以防患者出现口灼、舌体肿大、口中流涎、胃肠不适、心悸、血压下降、呼吸困难等不良反应，使用白头翁时应中病即止，不可长期大剂量应用。白头翁以干品生用为宜。

【用法】本品多为生用，也可炙炒用。入煎内服：10～15g。鲜品 15～30g。外用：适量，煎液保留灌肠，一次用 30～50g。虚寒下痢、脾虚泄泻者，慎用。

（顾润环　整理）

# 羊桃（猕猴桃）

【药名】羊桃（别名：鬼桃、羊肠），在《神农本草经》后的相关医籍中又有藤梨、阳桃、猕猴桃等别名。

【经文】羊桃，味苦，寒。主熛热，身暴赤色，风水，积聚，恶疡。除小儿热。

【文译】羊桃，味苦，性寒。主治发作迅速且病势凶猛的火热病证、全身皮肤急发红赤、风水肿病、积聚证，以及恶疮溃烂。能清除小儿各种发热病症。

【药源】本品通用名为阳桃，为酢浆草科阳桃属植物阳桃的果实，但近现代多数学者指认此为猕猴桃科植物猕猴桃的根。8—9 月果呈黄绿色采摘、鲜用。分布于中南及陕、苏、皖、浙等省。

【药理】猕猴桃果实含糖、维生素、有机酸、色素、猕猴桃碱等，具有抗坏血病、稳定情绪等作用，还能降胆固醇、帮助消化、预防便秘、止渴利尿和保护心脏。

【师说】《神农本草经》所载羊桃，即今之猕猴桃科猕猴桃属植物的猕猴桃，入药用其果实或根。《中药大辞典》载述本品通用名为阳桃，为酢浆草科阳桃属植物阳桃的果实。但多数学者认为其是猕猴桃，又名藤梨、阳桃。其味苦、甘、酸，性寒。入胃、肾二经。具有清热解毒、止渴、通淋等功效。据报道本品可治疗烦热、消渴、食欲不振、消化不良、黄疸、尿路结石、痔疮等病症。也可用治风邪外袭致肺失宣降，而水道不通，小便不利，水湿停留之水肿病，即今之急性肾炎之类的病症。还可治疗风湿痹滞关节而作的肿痛等。我在临床常用之治疗以下病证。

（1）食欲不振，消化不良。用猕猴桃干果配神曲、麦芽、山楂、鸡内金、陈皮等水煎服。

（2）偏坠。猕猴桃一两，配金柑橘、荔枝核、橘叶、橘核、青皮等治疗睾丸下垂、小腹坠痛。

（3）黄疸、消渴。猕猴桃配茵陈、蒲公英、田基黄、栀子、大黄等可治黄疸、消渴。

（4）癌症。本品有抗癌作用，可用猕猴桃配半枝莲、半边莲、白茅根等治疗各种癌症，尤宜于胃肠道癌肿。

（5）风湿骨痛。猕猴桃配寻骨风、络石藤、防己等可治风湿骨痛。

羊桃的根即今之藤梨根。其性味苦、涩，寒。具有清热利尿、活血消肿等功效。当今用治肝病黄疸、水肿、风湿骨痛、丝虫病、带下，以及食道、胃、乳腺等部位的癌症等。外敷：用治瘰疬和跌打损伤等。有报道称，羊桃，清热解毒之功明显，用于热毒疮肿及温热病热入营血之高热、发斑、发疹等。能清胃止呕，用于胃热呕吐，热壅反胃。本品多汁滋润，能祛烦热，止消渴，用治糖尿病。也可治疗淋证小便不通等泌尿系感染、前列腺增生伴炎症致尿量少而次频、尿解不畅等症。可生食，或煮汁服。本品也可祛风止痒，用治荨麻疹及诸多疮肿疼痛等。

【用法】本品入煎内服：30～60g。本品无毒，能生食，或捣汁服。

（石梦静　整理）

# 女　青

【药名】女青（别名：雀瓢），在《神农本草经》后的本草医籍中又有蛇衔根、萝藦、羊婆奶等名称。

【经文】女青，味辛，平。主蛊毒，逐邪恶气，杀鬼，温疟，辟不祥。

【文译】女青，味辛，性平。主治蛊毒，可驱逐污秽邪气，能消除温疟，排除鬼魅等不吉祥的征兆。

【药源】本品是萝藦科萝藦属植物萝藦的全草，分布于东北、华北及豫、冀、陕、晋、鲁、皖、甘、新、苏等地的山中深谷处，其果、根、茎、叶皆可入药用。

【药理】本品含混合苷，其中糖分是多种脱氧糖、藦苷苷元、肉珊瑚苷元及乙酸、桂皮酸等。根含酯型苷，从中可分得妊烯型苷元、成萝藦分苯、甲酰热马酮、异热马酮、肉珊瑚苷元、萝藦米宁、二苯甲酰萝藦醇、去酰萝藦苷元、去酰牛皮消苷元、夜来香素、去羟基肉珊瑚苷元等。茎、叶也含妊烯灯苷，在其水解产物中有加拿大麻糖洋地黄毒糖，以及肉珊瑚苷元、萝藦苷元、苯甲酰热马酮、夜来香素、去羟基肉珊瑚苷元等，其乳汁含蛋白酶。

【师说】女青，《神农本草经》之后已不明其详，历代本草学家对其考证，仍有争议。当代有学者对女青进行古今文献考证和植物学比较研究，结合记载中女青的药效进行分析，认为首载于《神农本草经》的女青应是萝摩科植物的萝摩。其味辛、甘，性平或温。无毒。主入脾、肺、肾三经。本品能补肾益精，用治肾之阴阳虚损，壮元阳以治阳痿；本品还能解毒生肌，治疗热毒疮肿、金疮出血；能解毒利咽，治疗咽喉肿痛；也可治疗寒热疟疾。本品辛散不燥，气香辟秽，可驱逐秽浊毒气熏染所致的昏厥。本品有类似石菖蒲、艾叶等功效，可作急救用。本品也可用于预防或治疗肝病黄疸等传染性病症。本品能补虚、益精，温平培补，故可统治一切劳损力役之人，因筋骨血脉久为劳力损伤而精力疲惫者，服之效佳。

总之，本品补血、生血，功过归、地；壮精培元，力堪枸杞；化毒疗疗，与金银花、半枝莲、紫花地丁等功效相当。

本品多个部位皆可入药。①根：甘，温。具有补气益精的功效，用治体质虚弱、阳痿、白带过多、乳汁不足、小儿疳积；外用治疗疮，五步蛇咬伤。②果壳：辛，温。功能补虚助阳，止咳化痰，用于体质虚弱、痰喘咳嗽、百日咳、阳痿、遗精等；外用治创伤出血（用种毛贴患处）。③全草：甘、微辛，温。具有强壮、行气活血、消肿解毒的功效，用于肾虚遗精、乳汁不足；外用治疮疖肿毒及虫、蛇咬伤。

【用法】本品入煎内服：6～20g，或研末服。外用：适量，捣敷患处。

（石梦静　整理）

# 连　翘

【药名】连翘（别名：异翘、兰华、折根、轵、三廉等），在《神农本草经》后的本草文献中又名空壳。

【经文】连翘，味苦，平。主寒热，鼠瘘，瘰疬，痈肿，恶疮，瘿瘤，热结，蛊毒。

【文译】连翘，味苦，性平。主治恶寒发热等外感病、鼠瘘、瘰疬、痈肿、恶疮、瘿瘤、邪热积聚、蛊毒等。

【药源】本品为木犀科连翘属植物连翘的秋季果实，初熟尚带绿色时采收，除去杂质，蒸熟，晒干，习称"青翘"；果实熟透时采收，晒干，除去杂质，习称"老翘"或"黄翘"。青翘采得后即蒸熟晒干，筛取籽实作"连翘心"用，生用。"青翘"以色绿、不开裂者为佳；"老翘"以色黄、瓣大、壳厚者为佳。

【药理】本品主要化学成分为三萜皂苷，果皮含甾醇、连翘酚、生物碱、皂苷、齐墩果酸、香豆精类，还有丰富的维生素P及少量挥发油。其药理作用主要体现在抗菌、抗病毒、抗肿瘤、抗炎、保肝、抗氧化、抗衰老等，还有抗抑郁、抗焦虑作用。

【文摘】

《名医别录》　去白虫。

《药性本草》　主通利五淋，小便不通，除心家客热。

《日华子本草》　通小肠，排脓。治疮疖，止痛，通月经。

《汤液本草》　（入）手足少阳。治疮疡瘤气瘿起结核有神效。与柴胡同功，但分气血之异耳。与鼠粘子同用，治疮疡别有神功。

《明医指掌》　连翘苦寒，解诸经毒，上至顶颠，下行腿足。

《药品化义》　连翘，总治三焦诸经之火，心肺居上，脾居中州，肝胆居下，一切血结气聚，无不调达而通畅也。但连翘治血分功多，柴胡治气分功多。同牛蒡子善疗疮疡，解痘毒尤不可缺。

《本草发明》　连翘凉轻散，散心经客热，降脾胃湿热，消诸经痈肿。

《本经逢原》　诸痛疮疡，皆属心火。连翘泻心为疮家之圣药；十二经疮药中不可无此，乃结者散之之义。……根寒降，专下热气，治湿热发黄，湿热去而面悦好，眼目明矣。仲景治瘀热在里发黄，麻黄连翘赤小豆汤主之。奈何世鲜知此，如无根，以实代之。

《冷庐医话》　连翘功专泻心与小肠之热，本经及诸家本草，并未言其除湿，唯朱丹溪谓除脾胃湿热，沈则施谓从苍术黄柏则除湿热，而吴氏《本草从新》又谓除三焦大肠湿热，近世医家宗之，遂以为利湿要药。不知连翘之用有三，泻心经客热一也，去上焦诸热二也，为疮家圣药三也，此足以尽其功能矣。

《长沙药解》　连翘清心泻火，利水开癃，善除郁热之证，尤能行血通经，凉营散结，疗痈疽瘿疬之病，善消肿排脓之长。

《幼科释迷》　连翘辛凉，翘出众草，能升能清，最利幼科，治小儿六经诸热。

【今用】近代著名医家张锡纯　连翘：味淡微苦，性凉。具升浮宣散之力，流通气血，治十二经血凝气聚，为疮家要药。能透表解肌，清热逐风，又为治风热要药。且性能托毒外出，又为发表疹瘾要药。为其性凉而升浮，故又善治头目之疾，凡头疼、目疼、齿疼、鼻渊或流浊涕成脑漏证，皆能主之。为其味淡能利小便，故又善治淋证，溺管生炎。

连翘诸家皆未言其发汗，而以治外感风热，用至一两必能出汗，且其发汗之力甚柔和，又甚绵长。曾治一少年风温初得，俾单用连翘一两煎汤服，彻夜微汗，翌晨病若失。

连翘善理肝气，既能舒肝气之郁，又能平肝气之盛。曾治一媪，年过七旬，其手连臂肿疼数年不愈，其脉弦而有力，遂于清热消肿药中，每剂加连翘四钱，旬日肿消疼愈，其家人谓媪从前最易愤怒，自服此药后不但病愈，而愤怒全无，何药若是之灵妙！由是观之，连翘可为理肝气要药矣。（详见《医学衷中参西录》）

**国医大师班秀文** 连翘辛苦而寒，善入血分解郁清热，凉血和营，行血散结，使血热能清，血结能散，则血循常道，脉络通畅，血止痛消。用于妇科因热邪壅盛所致之月经量多、崩漏、痛经等疾疗效卓著，可用生四物汤或两地汤加连翘治之。又如湿热所致经行前后少、小腹灼热疼痛、阴道灼痛、便溏黄者，可用连翘配《金匮要略》当归芍药散和二妙散治之。当归芍药散主治妇人"腹中诸疾痛"，连翘既能助二妙散清泄湿热，又能散结化瘀，流通气血，诸药合用，则湿祛热清，气调血和而痛止。……如治疗脾虚所致带下绵绵或黄白相兼、阴痒、纳少便溏者，可用完带汤加连翘治之。完带汤培中胜湿，佐以连翘清利湿热，既能助脾升清输布，又能醒脾除秽，俾脾升而健，湿源自绝。对湿瘀胶结为患，胞络损伤而致赤白带下或经漏者，可用连翘与异功散、海螵蛸、茜草、小蓟配伍，取其凉血化瘀、清热利湿之功，使湿瘀并祛，赤带消失。对湿热壅盛，阴津受损，症见带下黄稠、臭秽或房事后阴道灼痛、口干便结、脉细数者，用连翘与增液汤或八仙长寿饮配用，则养阴清热，利湿而无伤阴之虞。……与其他清热利湿药相比，连翘用于孕妇或体虚淋证有利湿不伤胎，祛邪不伤正之妙。如治疗孕妇小溲淋涩、量少而黄、心烦口苦、舌红少苔、脉细数等阴虚心火偏亢者，可用连翘与《伤寒论》猪苓汤配伍，以育阴清热、利尿通淋。治疗肝经湿热下注，少腹、小腹胀痛，尿频涩痛者，重用连翘 20g 与柴胡、白芍、鲜粽叶根、通草、车前草等配伍，则养血柔肝，清利湿热，相得益彰。（详见《班秀文临床经验辑要》）

**安徽著名医家龚士澄** 清上焦心肺之邪热：去心的连翘壳质轻空松，开泄宣通之作用较胜，对皮肤瘰疬痈肿有明显疗效。我用带心连翘，清上焦心肺之热屡验。考连翘心即其壳中之实，清浮祛热，故治风温，不宜去心。叶香岩《三时伏气外感篇》认为风温治在上焦，忌用荆、防、柴、葛、朴、苏等药，而首选薄荷、连翘、牛蒡子、象贝母、桑叶、栀皮等辛凉一类清肃上焦。因苦寒直降之品每致邪气闭塞，固非所宜。

预防"逆传心包"：伤寒起于足经，如足太阳经顺传足阳明（胃）经便是。风温犯肺，手太阴肺气分先病，治疗不当，则逆传手厥阴心包络。连翘之壳入肺散热，连翘之心专清心包，故我认为连翘既能疗风温犯肺，又可防逆传心包。（详见《临证方药运用心得》）

**江苏名中医于格** 连翘，主治：温病发热、发斑或神昏，黄疸，血淋，急性肾炎，丹毒，肺痈，肠痈。以上病证凡辨有气分热或热郁营血者，均为必用。又，本品单味配合一般升白细胞西药，用于粒细胞减少症，有良好的升白细胞作用。本品使用指征：肺痈，见发热、痰中带血者；温热病早、中期，不论有无汗出，见发热、口渴、舌红、尿少皆可用之，如见发斑、衄血或神昏，则用大剂量；黄疸型甲型肝炎，辨证为阳黄，见尿少、发热、舌红、谷丙转移酶显著增高者；急性肾炎早期，起病前有咽喉肿痛或皮肤脓性感染，肉眼见血尿或镜检有红细胞、白细胞、各种管型者。（详见《方药心悟》）

**新疆名老中医刘继祖** 连翘主治：外感风热，风寒内郁化热，食积，风毒，温毒及蕴积热毒。临床指征：红、肿、热、痛、郁（瘀）积，若毒邪积而不散，肿难消必用。禁忌：寒泻不宜用。

应用心得：①连翘性散，稍配消导药可防其寒凉遏胃；②连翘质轻性消易散，对各种气郁、血瘀、热蕴、痰滞均可散而去之。（详见《刘继祖医论医案撷萃》）

**广东名中医骆继杰**　连翘主治外感风热表证之发热恶寒、头痛咽痛、温病邪入营血、慢性肾炎、紫癜、热毒所致疮疖痛肿、瘰疬结核、面部黄褐斑、痤疮、小儿一切热证等。配伍：连翘 10 ～ 15g，配金银花，治感冒属风热表证者；配莲子心，治热入心包；配野菊花，治疮毒肿痛；配玄参、浙贝母，治瘰疬结核；配夏枯草，治目赤肿痛；配柴胡、当归、白芍、白术、茯苓、炙甘草，治面部黄褐斑，内分泌失调；配紫草、蒲公英，治面部痤疮。禁忌：脾胃虚寒者慎用。体会：在慢性肾炎的治疗中，使用益肾汤（熟地、山药、泽泻、山茱萸、泽泻、丹皮、益母草、半边莲、苏叶、黄芪、雷公藤）加连翘，有良好的预防感染的效果，特别是对于经常咽痛的慢性肾炎患者，其效尤为显著。研究表明该药能够提高机体免疫功能及抗病能力，增强白细胞的吞噬功能。治疗内分泌失调引起的面部褐色斑，将连翘、紫草配入逍遥散，有相得益彰之妙。脾胃虚弱者，使用连翘宜辅以健脾之品，阴虚者应配伍补阴药。（详见《方药传真——全国老中医药专家学术经验精选》）

**陕西名老中医杜雨茂**　连翘性味辛苦微寒，可入心、肺、三焦等经，不但具有清热解毒、消肿散结之功，而且以辛散之性取长，善入三焦，调气活血，疏利水道，上可清肺肃降，下可利肾退肿，故在临床上无论阳水、阴水，皆可于辨证方药中伍入连翘为君。如对湿热壅滞、三焦气机不畅而见全身浮肿、小便不利且黄、口渴而干、恶心纳差者，可于柴胡四苓散（小柴胡汤合四苓散）中加入连翘 15 ～ 30g，收效明显；对于膀胱气化不利、水湿内停之水肿，杜教授亦在五苓散合五皮饮加减方中伍入连翘 15g，意在疏通下焦，利水消肿；若水肿久不退舍，则可累及心肾而成心肾阳衰、水湿内留之证，杜教授常选用真武汤佐连翘 9 ～ 15g 化裁治之，意在清心利肾，利水退肿，同时还可以减除附子大热之性，使其去性存用，更好地发挥治疗作用。

总之，杜教授认为治本病运用连翘有清热之功而无过伤阳气之弊，利湿消肿而无损阴之害，因其味辛可通壅滞，微寒可除郁热，故可用于本病之实证患者；又因本品质轻而苦寒不甚，故稍作加减又可用于虚证水肿病人，且药理研究已证实连翘有明显的抗菌消炎作用，故对慢性肾炎性水肿酌情用之，确实合拍。（详见《杜雨茂教授治疗肾炎用药撷萃》）

**湖北名老中医王荣山**　王老认为连翘既能清热解毒、消肿散结，又能清轻宣上、解郁消滞，治疗肉食油腻积滞中焦不散者最为有效。如 1970 年，治冯某患积滞，胃脘胀满疼痛 1 周，嗳腐且呕吐不消化食物，大便不爽，苔厚腻，脉滑。某医曾用保和丸无效，特邀王老诊治，观其方唯独未用连翘，于是在前医方中补

入连翘 10g，轻煎分两次内服，翌日诸症均减，又续一剂而愈。（详见《王荣山经验拾萃》）

**全国名老中医李文瑞** 连翘一般用量 3 ～ 15g，重用 20 ～ 45g，最大可用至 60g。李师认为连翘具有清血分结热、通淋之功，与抗菌、抑菌、利尿等现代药理作用相符。重剂用于血淋。多与重剂白茅根配伍，相得益彰，清热散结而不伤阴，凉血止血而不留瘀。常加入二至丸、八正散等方中重用。临床主要用于原因不明之血尿、肾炎、肾盂肾炎、泌尿系感染等。（详见《李文瑞教授重用单味药的临床经验》）

【师说】连翘，其味苦、辛，性微寒。归肺、心、小肠经。具有疏风散热、清热解毒，消肿散结等功效。是临证常用中药之一，我在临床上常用连翘治疗以下病证。

（1）外感风热及温热病。本品能疏散风热，治疗外感风热表证。可用连翘配金银花、薄荷、牛蒡子、桔梗、桑叶、菊花等以治风热表证，症见头昏痛、发热微恶寒、鼻塞流黄涕者。若治疗温热病卫分证亦可用银翘散（金银花、连翘、桔梗、薄荷、竹叶、甘草、荆芥穗、豆豉、牛蒡子）加减治之。温热之邪在气分者用连翘配金银花、石膏、知母、粳米、甘草、青蒿等治之；热入心营，以高热、烦躁、神昏等症为主者，用连翘配玄参、莲子心、竹叶卷心等治之；热入血分，以热甚出血发斑为主者，用连翘配丹皮、犀角、牛蒡子、蝉蜕、栀子、生地、白芍、灯心、黄连等清热凉血止血消斑。

（2）皮肤外科疾病。连翘配当归、白芍、柴胡、白术、茯苓、炙甘草等治疗内分泌失调致面部黄褐斑者；配金银花、蒲公英、野菊花、升麻、甘草等治疗痈肿疮疡致红肿热痛者；配丹皮、地骨皮、石膏、竹叶、栀子、紫草、生地、水牛角、生地榆等治疗实热火毒及胃热致发斑者；配夏枯草、青葙子、黄芩、桑白皮等治疗目赤肿痛；配玄参、浙贝母、鬼箭羽、瞿麦、牡蛎等治疗瘰疬结核；配柴胡、蒲公英等治疗面部痤疮；配夏枯草、蒲公英、山慈菇、黄药子、桃仁、红花、橘红、海藻、浙贝母等治疗甲状腺瘤及囊肿；配金银花、蒲公英、柴胡、荆芥、防风、地肤子、白鲜皮、丹参、益母草、徐长卿等治疗荨麻疹；配白茅根、茜草、白薇、银柴胡、板蓝根、玄参、生地、槐花、乌梅、五味子、蝉蜕、丹皮、生地榆、生甘草等，治疗过敏性紫癜；配金银花、甘草、赤芍、生地、丹皮治疗发热斑疹；配金银花、皂角刺、野菊花、紫花地丁等治疗肛周脓肿，并能预防肛门手术感染，减少并发症；配金银花、板蓝根、栀子、赤芍、升麻、甘草、黄芩治疗急性腮腺炎、带状疱疹等。

（3）泌尿、生殖系炎症。如急慢性肾炎、尿毒症、急性肾盂肾炎、膀胱炎、前列腺炎等，我常将连翘与竹叶、车前草、萹蓄、瞿麦、鬼针草、积雪草、猪苓等相配治之。连翘苦寒通降，能泻心与小肠之火，兼有利尿之功。可用连翘配夏枯草、牡蛎、浙贝母、瞿麦、萹蓄等治疗热淋小便短赤、尿道灼热涩痛，亦可用连翘配萹蓄、白茅根、小蓟、车前子、木通、琥珀、竹叶等治疗尿解不畅、尿血、血淋等证。连翘也可用于治疗睾丸、精索炎症，能祛下焦湿热，通利精窍，也能助孕、助育。

（4）心火旺盛。我常用连翘与竹叶、木通、黄连、栀子、生甘草等配伍治疗心火旺盛之心烦、心悸、失眠多梦等；配莲子心、麦冬、白芍、当归、栀子等治疗热入心包致阴虚舌裂、口舌生疮、溃疡等。本品尤宜于清泻心火，治疗热扰心宫之烦热、性躁、神昏等，可用连翘配玄参、莲子心、灯心、竹叶心等治之。

（5）呕恶、呃逆。本品能清胃降气止呕恶、呃逆。肝胃不和、肝气犯胃所引起的呕呃，可用连翘配竹叶、竹茹、枇杷叶、栀子、降香、橘皮等治之，亦可用连翘适量浓煎频服治之。

（6）疥疮、顽癣。本品能杀虫止痒，用治多种瘙痒性疾病。如疥疮、湿疹、顽癣、滴虫性阴道炎等，可用连翘配苦参、荆芥、蛇床子、白毛夏枯草、枯矾等煎水熏洗患处。

（7）肾病水肿。连翘配麻黄、赤小豆、杏仁、黄芪、防己、车前子、桑白皮、白术、益母草、生薏苡仁等可治疗肾病水肿。

（8）各种血证。连翘可治疗各种血证。如鼻衄、咯血、便血、淋证、尿血等，我常将连翘与白茅根、藕节、小蓟、丹皮、仙鹤草、生地榆、槐花、白及等配伍治之。若用治阳毒发斑、赤游丹、斑疹等，亦可用连翘配牛蒡子、蝉蜕、栀子、黄芩等。若将连翘与黄连、水牛角、紫草、升麻、甘草相配，可治疗粒细胞减少症，有升提白细胞作用。

此外，连翘配黄芩、延胡索、冰片、紫草共研细末吹敷可治口疮。连翘能治视网膜动、静脉血栓阻塞，尚可治疗急慢性肝炎、热结便秘等。

我用连翘的指征是：湿热或实热病发热、发斑、神昏、黄疸、血淋、丹毒、肺痈、肠痈等，舌红、苔黄，脉滑数，辨属气分实热或湿热或热入营血者。

总之，连翘为治疗发热之圣药，对外感风热，湿热初起，尤其是小儿发热，效佳。其清热解毒之功亦大。本品之特长为：能泻心经客热，去上焦诸热，为疮家圣药。连翘也为止胃热呃逆之要药。

连翘与连翘心相较：连翘为连翘的果实，而连翘心是其种子，两者作用相似。但连翘心长于清心泻火，多用于热入心包之高热、烦躁、神昏等症。

【用法】本品入煎内服：10～15g。入丸、散剂：3～5g。外用：适量，煎水熏洗患处。脾胃虚寒，气虚发热，痈疽已溃、脓稀色淡者忌用。青翘，清热解毒之功较强；老翘，长于透热。凡风寒表证不可用之。须加注意，久用连翘易引起腹泻、恶心、呕吐等。

（徐凯　石梦静　整理）

# 石下长卿

**【药名】**石下长卿（别名：徐长卿），在《神农本草经》之后的本草文献中又有鬼督邮、瑶山竹、土细辛、九头狮等称谓。

**【经文】**石下长卿，味咸，平。主鬼疰，精物邪恶气。杀百精，蛊毒，老魅，注易，亡走，啼哭悲伤，恍惚。

**【文译】**石下长卿，味咸，性平。主治鬼疰病及蛊毒。也治精物邪气及鬼魅所致症状怪异的病证，如病人精神失常而狂乱奔走、无缘无故的悲伤啼哭、精神恍惚、神志不清等。

**【药源】**本品为萝摩科植物徐长卿的根及根茎或带根全草，秋季采挖，除去杂质，阴干，主产于我国大部分省区，以石间生长者为良。

**【药理】**徐长卿全草含牡丹酚约1%。又有与肉珊瑚苷元、去酰牛皮消苷元、茸毛牛奶藤苷元和与去酰萝苷元极为相似的物质，以及醋酸、桂皮酸等。根含黄酮苷、糖类、氨基酸、牡丹酚，还含丹皮酚、黄酮苷和少量生物碱，具有镇痛、镇静、抗菌、降压、降血脂、减慢心率等多种作用。对骨伤科的跌打损伤、腰椎痛，胃炎、胃痛、胃溃疡等引起的胃脘胀痛均有十分显著的止痛效果。

**【文摘】**

《名医别录》 益气。

《生草药性备要》 浸酒，除风湿。

《简易草药》 治跌打损伤，筋骨疼痛。

《岭南采药录》 治小儿腹胀，青筋出现。又治癫狗咬伤。

《中国药植志》 治一切痧症和肚痛，胃气痛，食积，霍乱。

《南京民间草药》 苗，浸酒漱口，可治牙痛。

《贵州民间方药集》 通经活血。治红崩，白带。

《福建民间草药》 益气，逐风，强腰膝，解蛇毒。

《常用中草药手册》 祛风止痛，解毒消肿，温经通络。治毒蛇咬伤，风湿骨痛，心胃气痛，跌打肿痛，带状疱疹，肝硬化腹水，月经不调，痛经。

《吉林中草药》 利尿，强壮，镇静止痛，驱寒散瘀，解蛇毒，通络和血。治脚气，水肿，腹水，胀满，寒性腹痛。

**【今用】国医大师朱良春** 徐长卿，味辛性温无毒，《神农本草经》称其主"注易、邪恶气、温疟"，有辟秽作用，故古人用其辟瘟疫。《肘后方》载其能治"注车注船"之候："凡人登车船烦闷头痛欲吐者，宜用徐长卿、石长生、车前子、车下李根皮各等分，捣碎以布囊系半合于衣带上，则免此患。"今人用徐长卿煎服治登山呕吐、晕车晕船，即受其启迪。由此推勘，徐长卿有镇静作用。归纳后世的实践，徐长卿的主要作用还有：理气镇痛，用于脘腹疼痛、风湿痹痛；

解毒消肿，治疗毒蛇咬伤；祛风止痒，用于风疹瘙痒不已。朱老运用徐长卿，配伍他药，治疗多种疾病，疗效甚佳。

徐长卿配白鲜皮祛风止痒。瘾疹（又称风疹块）一症，多系风热搏于营分所致，严重者痞瘤遍体，瘙痒不已。辨证治疗，以消风止痒为大法。久发不已者，恒需参用和络消瘀之品；若卫气已虚，又当益气固卫。徐长卿不仅能祛风，又能镇静止痒，故为治此症之佳品。临床实践证明，徐长卿有抗过敏作用，既可入煎剂，又可作外洗剂。内服常与白鲜皮为伍，加用于辨证论治之方药中。外治常用徐长卿、白鲜皮、苍耳草、蛇床子各30g，煎成后俟温时熏洗，止痒效果较为明显。婴儿湿疹多起于6个月之后，严重者由周身及于面部，瘙痒难熬，搔破后脂水淋漓，此症顽缠，不易速愈。朱老拟一方：徐长卿、生地黄各12g，赤芍9g，紫草、炒枳壳各5g，白鲜皮、焦山楂各10g。随症加减，收效较显著。如丁某，男，1岁半，患婴儿湿疹已两个月余，痞瘤此起彼伏，面部搔破。曾用氯苯吡胺等西药治疗罔效。给予上方，服8剂而瘥。

徐长卿配片姜黄宣痹定痛。痹痛一证，多因风、寒、湿、热之邪侵袭，着于经脉所致。尽管其见症各异，施治有温凉之殊，而宣通痹着实为要务。根据朱老之经验，徐长卿与姜黄相伍，行气活血，有利于痹着之宣通，有明显的祛邪镇痛作用。风湿痹痛，加用虎杖、鹿衔草等，有较好的疗效。至于顽痹，因病邪深伏经隧，急切难解，应以益肾蠲痹为主，在对症方药中加用徐长卿，可以缓解疼痛之苦。

徐长卿配乌梅健脾化湿。腹泻多因脾胃运化不健，水谷不分，并入大肠所致，故前人有"泄泻之本，无不由于脾胃"之说，但也有因不服水土而致泄泻者。对此，朱老喜用徐长卿配乌梅，伍以补脾药治之，以调整机体的适应性，促进肠胃的消化吸收，尽快改善临床症状。

徐长卿配延胡索治疗顽固性失眠。失眠属中医学"不得眠""不得卧""目不瞑"范畴，其病因病机有"思虑劳倦太过，伤及心脾；阳不交阴，心肾不交；阴虚火旺，肝阳扰动；心虚胆怯，心神不安；胃气不和，夜卧不安"等不同，与心、肝、脾、肾及阴血不足有关。病理变化总属阳盛阴衰，阴阳失交。辨证论治，多能收效，但顽固者，常法恒难奏效。朱老对此等证常于辨治方中加用延胡索、徐长卿两味，每获佳效。因延胡索含有生物碱20余种，其中延胡索乙素具有显著的镇痛、催眠、镇静作用，甲素和丑素的镇痛作用也较为明显，并有一定的催眠、镇静作用。而动物实验也证明徐长卿具有镇静、镇痛作用。在辨治方中加此两味，可协同加强作用而增强疗效。（详见《朱良春全集·用药心悟卷》）

**湖北名中医万文谟**　徐长卿，主治：风湿筋骨疼痛，慢性气管炎，胃脘痛，痛经等。禁忌：阴虚燥热，舌红，脉数者不宜使用。配伍：配淫羊藿、防风、秦艽等，治风湿痹痛；配鱼腥草、白花蛇舌草等，治慢性气管炎咳嗽。用量：10～30g，常用量10～15g。体会：本品辛温无毒，有镇痛止咳、利水消肿、活血解毒之功，可以治疗各种疼痛，尤以风湿骨节疼痛最为有效。对湿疹、荨麻疹

等，内服或外用也有效果。(详见《方药传真》)

**上海名老中医张镜人** 徐长卿，主治：胃炎(肝胃气滞者)，痹证(风湿痹阻者)，肾功能不全(风湿蕴滞者)，皮疹(风郁营分者)。配伍：配制香附 9g，八月札 15g，治胃炎疼痛属肝胃气滞者；配豨莶草 15g，炒桑枝 15g，治风湿痹证；配六月雪 30g，晚蚕沙 9g(包)，治肾功能不全；配白鲜皮 12g，绿豆衣 9g，治皮疹。(详见《方药传真》)

【师说】石下长卿，其味咸，性平。主治鬼疰病、蛊毒，也治由特殊病邪导致的症状怪异的病症，如神志失常而四处奔走、悲伤啼哭、精神恍惚等神经精神失常类病症。此与归入上品中的具有解毒、清热祛风化湿止痛止痒等功效的徐长卿，尚有差别。从明代以前的医籍来看。古人对徐长卿与石下长卿的性味、归经、功效、主治方面的看法是同中有异。

其实，徐长卿和石下长卿实为一药也。只是不同地域、不同时代对二者的认知略有差异。也可视为是认知的延伸或互补。我分析，这可能是因于时代变迁，各地医家对药物的认识及用药方法有些差别。明代李时珍在《本草纲目》中才于石下长卿条下提出："此又名徐长卿，今考二条功效相似……其为一物甚明。"将石下长卿归于徐长卿条下，以致后世医家皆用徐长卿而未再提及石下长卿。我们此编仍将二者分列，以便保持《神农本草经》原貌，便于后人查阅及互参运用二药，以便全面掌握徐长卿的药理、功效、主治。

【用法】本品入煎内服：3～10g。散剂 1.5～3g。石下长卿品性芳香，入汤剂不宜久煎，宜后下。或入丸剂或浸酒服。外用：适量，捣敷或煎水洗，体弱者应慎服。

(石梦静 整理)

# 闾茹

【药名】闾茹，在《神农本草经》之后的本草文献中又有兰茹、离娄、掘据等名称。

【经文】闾茹，味辛，寒。主蚀恶肉，败疮，死肌。杀疥虫，排脓恶血，除大风热气，善忘不乐。

【文译】闾茹，味辛，寒。主要能去除腐烂坏死的肌肉、疮口长期不收口伴肌肉坏死，能杀除疥虫，可排除脓血，能祛除严重的风热邪气，治疗记忆力减退及情绪低沉等病证。

【药源】本品为狼毒系大戟科植物月腺大戟或狼毒大戟的干燥根，分布于陕、鲁、皖、川等地，以皖产量较大，豫产质最好。

【药理】本品主要药理成分为：5,24-甘遂二烯-3β-醇，24-亚甲基-5,24-甘遂二烯-3β-醇，大戟醇等，现代临床常用其治疗淋巴结结核、神经性皮炎、皮癣等疾病。

【师说】有关学者考证后认为闾茹应为狼毒大戟，并认为历代本草中所收载的闾茹为草闾茹，即现在作狼毒使用的大戟科的狼毒大戟和月腺大戟。由于它们长期混作狼毒使用，以致药名渐失，并造成了狼毒品种的混乱。闾茹折之汁凝黑如漆，故名漆头。闾茹色白者名为草闾茹。其性味辛、酸、寒或微寒，有小毒。归入肺、心、脾、肾等经。具有蚀疮祛腐、杀虫止痒等功效，可用于多种外科、皮肤科疾患。

（1）清热解毒，散结消肿。本品性寒，能清热解毒；味辛能散结消肿，可治各种痈肿结核。如肺、皮肤、骨、附睾等结核，可与红枣同蒸煮，以吃红枣。本品还可治咽喉肿痛，对肺癌、乳腺癌有一定疗效，对食管、肠癌也有疗效。

（2）杀虫止痒。本品外用能杀虫止痒，可用治多种瘙痒性疾病。治疥疮，将本品捣碎，加猪油和匀，布包擦患处；治湿疹，以本品配防风、苦参各等量研末，加凡士林配成软膏外搽；治顽癣，用本品研末以棉子油或醋调敷患处；治阴道滴虫，以本品与荆芥、苦参、蛇床子、枯矾水煎熏洗患处。

【用法】本品有大毒，入煎内服：1g，不宜久煎。应严格掌握剂量及疗程，孕妇及体弱者不用。外用：适量，常作外用，可外洗、外擦等用之。本品不宜与密陀僧同用。

（石梦静　整理）

# 乌　韭

【药名】乌韭，在《神农本草经》之后的本草文献中又有雉鸡尾、金花草、细叶凤凰尾等名称。

【经文】乌韭，味甘，寒。主皮肤往来寒热，利小肠膀胱气。

【文译】乌韭，味甘，性寒。主治体表病症及寒热交替发作的半表半里证，能使小肠、膀胱的气机通利。

【药源】乌韭其物自梁陶弘景时已不详指，但后世皆认为韭菜，所谓乌是指其生长茂盛。乌韭源于百合科植物韭的全草，全国广泛栽培，全国各地皆产，以晋、冀、苏、鲁、皖、豫等地产量较大。其为多年生草本植物，以7—9月生长茂盛，可作家蔬。

【药理】本品含有黄酮、酚类、挥发油、甾体和多糖等成分，其提取物或单体化合物具有较强的抗菌、抗氧化、抗炎、保肝、止血、解毒作用。

【师说】乌韭，其味甘，性寒。归肺、小肠、膀胱经。具有清热解毒、清利湿毒、止血等功效。据相关文献记载，乌韭可治以下病证。

（1）寒热往来。本品味甘，性寒，长于透表泻热，用治少阳往来寒热证。可将本品配入小柴胡汤（柴胡、半夏、人参、甘草、黄芩、生姜、大枣）中用之，效著。

（2）小便不利。本品能入小肠、膀胱经，能清利下焦湿热，用治水肿、小便不利。

（3）崩漏。本品能凉血止血，用治妇人血崩、月经过多者。

（4）汤火灼伤。本品性寒，可用之研末外敷，治疗汤火灼伤。

此外，本品尚能治黄疸、金疮内热；能补中益气，使容颜娇好；烧灰沐头能生长毛发等。

须加说明，乌韭自梁代陶弘景时期已不详所指，后世虽有诸指，也难以考定。例如，有学者认为本品为石花、石衣、石苔等。安徽中医药大学王德群教授编著的《〈神农本草经〉图考》则认为乌韭为百合科植物韭的全草，并指出其称"乌"者言其生长茂盛也，并列载乌韭可治阳虚肾冷、阳道不振，或腰膝冷痛、遗精梦遗、霍乱上吐下泻、反胃等。陕西中医药大学张登本教授等则称乌韭为大叶金花草、细叶凤凰尾等，主治风热感冒、咳嗽、扁桃体炎、腮腺炎、肠炎、痢疾、黄疸、肝炎、带下、吐血、便血、尿血等，外用捣敷可治痈肿、烫伤等。总之乌韭所指较多，尚须进一步考究。

【用法】本品入煎内服：10～20g。外用：适量，研末外敷，或捣敷，或煎液熏洗患处。

（石梦静　整理）


# 鹿 藿

【药名】鹿藿，在《神农本草经》之后的本草文献中又有鹿豆、痘豆、老鼠豆、野毛豆、鸟眼睛豆等别名。

【经文】鹿藿，味苦，平。主蛊毒，女子腰腹痛，不乐，肠痈，瘰疬，疡气。

【文译】鹿藿，味苦，性平。主治蛊毒、女子腰腹疼痛、精神抑郁不乐、肠痈、瘰疬及疮疡等。

【药源】本品为豆科植物鹿藿的茎叶，分布我国大部分省地。每年5—6月采收，晒干，贮干燥处备用。

【药理】本品的主要成分为黄酮、糖及苷类、醇和酸类化合物等。鹿藿根的提取物，具有抗生育作用，其水煎液可抑制人类精子的运动。鹿藿对大肠杆菌、金黄色葡萄球菌均有抑制作用，还有抗支原体和衣原体作用。其水提取物中有杀灭人巨细胞病毒的成分，其种子有抗癌功效，特别对黑色素瘤、胃腺癌的癌细胞有一定的抑制作用。

【师说】鹿藿，药用为豆科植物鹿藿的茎、叶，其根也可入药用之。其味苦，性凉。入胃、脾、肝、肾经。具有解毒、祛风湿、止痛等功效。临床应用如下。

（1）凉血解毒。本品味苦泻火，性凉清血热，取其苦、凉之性，主治妇人产褥热、腰腹疼痛等。用鹿藿茎、叶 9～15g，水煎服。用治痔疮，取 30g 鹿藿，鸭蛋一只，炖服。

（2）软坚散结。本品味苦，能攻坚散结消积聚，可用于肠痈、瘰疬、疮疡肿毒、痔疮等。取鹿藿 15g，豆腐适量，煎服。

（3）解毒杀虫。本品主治肠中一切虫积及肺痨瘵虫。取鹿藿 15g 入煎服。

（4）利水消肿。本品具利水消肿之功，可治疗急性肾炎水肿，取之与薏苡仁、半边莲、赤小豆、车前草等相配治之。

此外，本品能祛风湿、止痹痛，用于头疼、牙痛、腰腿痛、腹痛，以及情志抑郁等病症，以及小儿疳积等。

【用法】本品入煎内服：10～15g。外用：适量，捣敷于肿痛、痈疡、结聚处。

（石梦静　整理）

# 蚤 休

【药名】蚤休（别名：蚩休），在《神农本草经》后的本草文献中又有重楼、草河车、独角莲、七叶一枝花等名称。

【经文】蚤休，味苦，微寒。主惊痫，摇头弄舌，热气在腹中，癫疾，痈疮，阴蚀。下三虫，去蛇毒。"

【文译】蚤休，味苦，性微寒。主治惊风，癫痫有头摇、吐舌、弄舌等症，以及热邪在腹内，使人有癫疾、痈疮、阴部溃疡。也能驱杀蛔虫、绦虫和蛲虫，解除蛇毒。

【药源】本品为百合科植物云南重楼或七叶一枝花的干燥根茎，主产于长江流域及南方各省。秋季采挖，除去须根，洗净，晒干切片，入药，以粗壮、质坚实、断面色白、粉性足、无泥沙者为佳。

【药理】本品含蚤休苷、薯蓣皂苷、单宁酸及 18 种氨基酸、肌酸酐、生物碱、黄酮苷，甾酮，蜕皮激素，胡萝卜素苷等。本品具有广谱抗菌作用，对痢疾杆菌、伤寒杆菌、大肠杆菌、肠炎杆菌、绿脓杆菌、金黄色葡萄球菌、溶血性链球菌、脑膜炎双球菌等均有不同程度的抑制作用，尤其是对化脓性球菌，其抑制作用优于黄连。本品对亚洲甲型流感病毒有较强的抑制作用；所含甾体皂苷和氨基酸有抗蛇毒作用。蚤休苷有镇静、镇痛作用。本品的水剂或乙醇提取物有明显的镇咳、平喘作用，蚤休粉有明显的止血作用。此外，蚤休还有抗肿瘤作用。

【文摘】

《新修本草》　醋摩疗痈肿，敷蛇毒。

《日华子本草》　治胎风搐手足，能吐泻瘰疬。

《滇南本草》　消诸疮、无名肿毒，利小便。

《本草纲目》 去疟疾寒热……俗谚云：七叶一枝花，深山是我家，痈疽如遇着，一似手拈拿。

《本草汇言》 蚤休，凉血去风，解痈毒之药也。但气味苦寒，虽云凉血，不过为痈疽疮疡血热致疾者，宜用，中病即止。又不可多服久服……热伤营阴吐衄血证忌用之。

《本草求真》 益脾汁，升胃之清气，上行于肺，以益血行气。壮精益肾，已痨嗽内伤。活血，止血，消肿，解毒。

《本经逢原》 元气虚者禁用。

《本草正义》 蚤休，乃苦泄解毒之品，濒湖谓足厥阴经之药也。盖清解肝胆之郁热，息风降气，亦能退肿消痰，利水去湿。《神农本草经》治惊痫，摇头弄舌，皆肝阳肆虐、木火生风之症。又谓之癫疾者，癫即巅顶之巅，字亦作颠，谓是肝风上凌，直上顶巅之病。蚤休能治此症，正以苦寒泄降，能息风阳而清气火，则气血不冲，脑经不扰，而癫疾惊痫，摇头弄舌诸病可已。若其专治痈肿，则苦寒清热，亦能解毒。治阴蚀，下三虫，亦苦寒胜湿，自能杀虫，其用浅显易知，不烦多赘。濒湖引谚语有"……痈疽如遇着，一似手拈拿……"知此草专治痈疡，古今无不推重。然此类寒凉诸品，唯阳发红肿大痛者为宜，而坚块顽木之阴症大忌，非谓凡是外科，无不统治也。

《徐大椿医书全集》 蚤体，一名重楼金线。味苦微寒，专治痈疽、蛇毒，为外科专药。

《幼科释谜》 尝见一小儿患惊搐，延医治之，诸症悉退，独头摇不止，后一老医，于常服药中加入紫河车草，即时愈。按，此草，《神农本草经》名蚤休。《唐本草》名金线重楼。钱氏方名白甘遂，主治惊痫摇头弄舌。

《医学衷中参西录》 金线重楼，一名蚤休，一名河车。味甘而淡，其解毒之功，可仿甘草。然甘草性温，此药性凉，以解一切热毒，尤胜于甘草，故名蚤休。言若中一切蛊毒，或蝎螫蛇咬，或疮疡用之而皆可早早止住。古蚤与早，原相通也。

《现代实用中药·（增订本）》 为解热解毒药，适用于各种脓毒性热病、败血性热病，及一切化脓性炎症热、痈疽疔毒等症。并有解热镇痉之功，对于小儿高热侵脑之痉挛有效。外用治蛇毒、虫毒，又治扁桃腺炎，有特殊之效。

【今用】北京著名医家焦树德 蚤休又名草河车、金线重楼、七叶一枝花。味苦，性微寒。是常用的清热解毒药。常用于以下几种情况。①咽喉肿痛。对肺胃有毒热而致的咽喉肿痛、单蛾（一侧扁桃体红肿）、双蛾（两侧扁桃体红肿）等症，可以本品配合连翘、黄芩、生地、玄参、赤芍、射干、山豆根、薄荷、锦灯笼等同用。②疔毒疮疡。对血有毒热而致的各种毒疮痈肿、疔毒恶疮，可以本品配金银花、连翘、赤芍、归尾、红花、天花粉、炙山甲、紫花地丁、蒲公英、野菊花等同用。配夏枯草等也可用于淋巴结核。据近代研究，本品有抗菌作用，也有将之试用于治癌瘤者。本品解毒、祛毒的作用大于蒲公英、紫花地丁、金银花等品，故凡对毒性大的疾病，常用本品解毒护心（可免毒气内侵）。用量一般为二三钱。用量大时，可出现恶心、呕吐等副作用，一般并无危险。据前人经验，体内有毒者，服本品容易发生呕吐，但吐后毒即可内消。（详见《用药心得十讲》）

**国医大师朱良春**　重楼有通便作用，此点鲜为人知。近贤章次公先生指出："重楼所以能定惊厥，无非通便而已。"这一从实践中得来的经验，值得珍视。正因为其能清热、解毒、通便，故用于热病所致之风动惊厥有效，以热去则风息惊平故也。有些本草书记载，本品一茎直上，有风不动，无风反摇，故有定风作用。此乃从直观推理，而不是从药物固有的性能作解，不可从。热甚所致之"惊痫""摇头弄舌""癫疾"（泛指头部疾病），均为重楼所主。其治"热气在腹中"即证明其有清里热之作用。近贤恽铁樵先生制"一粒金丹"，用治小儿多种热病有良效，此方即重楼一味也。恽先生可谓善用此品的了。朱老常用重楼 10～15g 配伍金银花、连翘、射干、牛蒡子、薄荷、大青叶、蒲公英等，治疗上呼吸道感染、流行性感冒、急性扁桃体炎、急性乳腺炎等，每获捷效。重楼尚有止咳平喘之功，故呼吸道感染者用之尤为适宜。至于疗疮、痈疡及急性阑尾炎初起未化脓者，朱老常以紫花地丁、赤芍、白芷、天花粉、金银花、连翘等内服，另用重楼研末，醋调后，敷患处（阑尾炎患者加芒硝，敷于回盲部），其效亦佳。李时珍《本草纲目》重楼条下引民谚云："重楼，深山是我家，痈疽如遇着，一似手拈拿。"即言其效。（详见《朱良春全集·用药心悟卷》）

**南通名中医林光武**　七叶一枝花，主治：疗疮肿毒、痈疽癌肿，呼吸道感染、咽喉肿痛，蛇虫咬伤，小儿高热惊风等症。禁忌：阴证痈疽，不宜使用该药，若使用，可能出现内陷。配伍：七叶一枝花 20g，配荆芥穗 10g、苏薄荷 5、板蓝根 30g、连翘壳 12g、川黄连 3g、焦栀子 10g、炒牛蒡子 10g、制天虫 12g、淡豆豉 12g、芦根 30g，治风温（风温高热、乳蛾肿腐）。用量：10～20g。体会：七叶一枝花，又名蚤休、重楼、草河车，味微苦性凉，有毒。入肝经，具有清热解毒、息风定惊之功能，用于疗疮痈疽，其效甚佳。凡一切疗疮、阳证痈疽，必用此药。本品善泄凉血，清解郁热，尚有通便作用。因此凡大便溏薄，用量不宜过大。另外，虽说该药有小毒，其实毒性甚微，可不必畏忌。（详见《方药心悟》）

**天津名中医张丽蓉**　草河车，主治：不孕症，子宫内膜异位症，子宫肌瘤，功能性子宫出血，外阴白色病变，宫颈炎，子宫颈癌，产褥感染，男子不育。指征：发热，疼痛或出血的时间较长者，凡有热毒征象者必用。禁忌：虚寒者不宜使用该药。配伍：配地锦草 30g，鹿角片 10g，路路通 10g，穿山甲 10g，治输卵管不通或粘连；配黄芪 30g，三棱 20g，莪术 30g，治子宫内膜异位症；配何首乌 10g，威灵仙 10g，治外阴白色病变；配地锦草 30g，百部 10g，治外阴炎、阴道炎、盆腔炎；配金樱子 30g，地榆 30g，治功能性子宫出血。（详见《方药传真》）

【师说】蚤休，其别名较多，有重楼、七叶一枝花、草河车等称谓。其味苦，性微寒。有小毒。主归肝经。具有清热解毒、消肿止痛等功效。我在临床上常用之治疗以下病证。

（1）痈肿疔疮。本品性味苦，寒。功擅清热解毒，用治一切无名肿毒，专攻各种疮毒痈疽伴红肿热痛者。可用蚤休配金银花、赤芍、黄连、野菊花、紫花地丁、蒲公英、连翘、生甘草等治之，效著。《本草纲目》载民谚有："七叶一枝花，深山是我家，痈疽如遇着，一似手拈拿。"此言蚤休出处及其主治功效。可见蚤休为治疗疮痈之要药。

（2）咽喉肿痛。本品能解毒消肿利咽喉，止疼痛。因于风热上攻、热毒壅喉致喉咙红肿疼痛者，可将本品与牛蒡子、连翘、板蓝根、射干、土牛膝、冬凌草、升麻、桔梗、甘草、僵蚕、姜黄等配伍治之。

（3）蛇毒咬伤。历代中医药书籍中多有本品可解蛇毒，治毒蛇咬伤的记载。可用蚤休配半枝莲、半边莲、升麻、甘草等解毒消肿药治之，有显著疗效。

（4）瘰疬。本品配牡蛎、浙贝母、玄参、夏枯草、全瓜蒌、天花粉、昆布、海藻、连翘等，能软坚散结，用治瘰疬结核，也可用单味药研末服或鲜品捣敷治之。

（5）高热惊风。本品苦寒入肝，与钩藤、蝉蜕、天麻、青蒿、水牛角、石膏等相配，有凉肝泻火、息风止痉之效，用治惊风、摇头、弄舌、癫疾等病症，尤宜于热极生风者。

（6）痛证、血证。本品能活血止血，消肿止痛，可用治跌打损伤致瘀肿络痛及各种血证。①跌打损伤。用蚤休研末酒调服，每次 3～5g，可治新久跌打损伤。亦可与参三七、血竭、自然铜共研极细末服之。②扭挫瘀肿。用酒磨蚤休取浓汁，涂敷患处，一日数次。③子宫出血。将蚤休磨成粗粉，每次 5g，日服 3 次，治疗妇女月经因血热而出血量多，甚至崩漏者。亦可将本品入复方中与生地榆、茜草炭、煅乌贼骨、陈棕炭、生地、墨旱莲、仙鹤草等配伍治之，效佳。

此外，本品具有清热解毒之功效，用于多种炎性病证。例如结核肿块及病毒性脑膜炎、扁桃体炎、腮腺炎、静脉炎、气管炎、虫咬皮炎、毛囊炎、丹毒、带状疱疹等。本品尚有抗肿瘤作用，用治各种恶性肿瘤病证，本品也可治疗胃癌癌前病变、胃黏膜肠化生等，可与半枝莲、白花蛇舌草、守宫、四叶参、藤梨根等解毒消瘀之品配伍治之。本品还具有止咳作用，治疗急性支气管炎、肺炎、支气管扩张症、过敏性咳嗽等，可将本品配入复方中用之。因本品有活血化瘀、消瘀散结等功效，所以对于肺、乳腺、甲状腺结节，以及妇女不孕症、子宫内膜异位症、子宫肌瘤、功能性子宫内膜出血、外阴白色病变、子宫颈癌、产后感染等病症，皆可用本品配合适证方药治之。例如：本品配地锦草、鹿角片、路路通、王不留行、皂角刺、穿山甲等治疗输卵管不通或粘连；配黄芪、三棱、莪术等治疗子宫内膜异位症；配制首乌、威灵仙等治疗外阴白色病变；配地锦草、贯众、百部治疗妇女外阴炎、阴道炎、盆腔炎等；配金樱子、生地榆治疗功能性子宫内膜出血等。若配生苡仁、莪术、海浮石、象贝、山慈菇、王不留行、皂刺等治疗诸多结节病症。

对发热、疮痈，或妇女各种出血病证出血时间较长而有热毒征象者；惊痫抽风等病证，我必用此药治之。

【用法】本品入煎内服：10～15g，研末服5～6g。外用：适量，研末调敷患处。外用以鲜品捣如泥敷之，效佳。虚寒证及阴证痈疽、孕妇不宜用之。长期便下稀溏者，也不宜用量过大。本品虽有小毒，其实毒性甚微，不必过于畏忌。据报道。本品中毒量为60～90g。中毒潜伏期为1～3小时。中毒症状为恶心、呕吐、腹泻、头痛头晕，严重者可出现痉挛。临床用此药当重视剂量及疗程。

（石梦静　整理）

# 石长生

【药名】石长生（别名：丹草），在《神农本草经》后的本草文献中又有丹沙草、猪鬃草、生肌草、猪毛七等称谓。

【经文】石长生，味咸，微寒。主寒热，恶疮，大热。辟鬼气不祥。

【文译】石长生，味咸，性微寒。主恶寒发热、恶疮、高热。能除掉不吉祥的鬼魅邪气。

【药源】本品为铁线蕨科植物单盖铁线蕨的全草，主产于浙江、江西、台湾、四川等地。秋季采收，晒干或鲜用。

【药理】本品全草含铁线蕨烯，5-铁线蕨烯臭氧化物，7-羊齿烯，雁齿烯、羟基铁线蕨酮，铁线蕨酮，金丝桃苷，紫云英苷，洋李苷。经药理研究，其可用以止咳镇痛、抗氧化和抗病毒、降血糖、抗炎抑菌等，药用价值极高。

【师说】石长生，药用为单盖铁线蕨的全草，又叫丹草。因其常年生长在石缝中，且四时不凋，故名石长生。其味咸，性微寒。归肺、胃、大肠经，具有清热解毒、消痈散结、活血通经等功效。可用治以下病证。

（1）外感表证。本品具有发汗解表之功，可用治外感风热表证，症见恶寒发热、咳嗽、咽痛等。用石长生配荆芥、防风、杏仁、前胡、大青叶、鱼腥草、冬凌草、射干、炙百部等煎服，可治疗感冒、肺热咳嗽等。

（2）痈肿疮疖。本品性属寒凉，能清热解毒，消痈散结，以治热毒疮肿。常与金银花、紫花地丁、野菊花、蒲公英、生甘草等配伍治之。

此外，本品能治肝脾壅滞肿大、肺结核咯血。能利水消肿，以治肾病水肿而小便不利。本品还能活血通经，用治妇女胎前产后血滞诸证，本品还能杀虫止痒，用治肠道寄生虫及疥癣瘙痒症。

【用法】本品入煎内服：10～15g。外用：适量，研末调敷痈疽疮肿等。

（石梦静　整理）

# 陆 英

【药名】陆英，在《神农本草经》后的本草文献中又有接骨草、走马风、七叶根、七叶麻、八棱麻等称谓。

【经文】陆英，味苦，寒。主骨间诸痹，四肢拘挛疼酸，膝寒痛，阴痿，短气不足，脚肿。

【文译】陆英，味苦，性寒。主治骨间各种痹痛导致的四肢拘挛酸疼，膝部冷痛，阳痿不举，气短而呼吸困难，以及下肢肿胀。

【药源】本品为忍冬科植物接骨木属陆英的根状茎、叶及花。夏、秋季采收，切段，鲜用或晒干入药，产于全国大部分地区。

【药理】本品的化学成分为含氯原酸、α－香树脂素棕榈酸酯、熊果酸、β－谷甾醇、豆甾醇、油菜甾醇、硝酸钾、黄酮、鞣质等。陆英全草含黄酮类、酚性成分、鞣质、糖类、绿原酸，种子含氰苷类等，具有镇痛、抗肝损伤、活血散瘀、增加磷的吸收、促进骨痂骨化等作用。

【师说】陆英为忍冬科植物陆英的根状茎、叶及花。其味苦、辛，性寒。入肝、肾经。具有祛风湿、散瘀消肿、振阳治痿等功效。临床用治以下病证。

（1）风湿痹痛。本品能祛风除湿，用治风湿痹痛，适用于骨节诸痹、四肢拘挛。对腰膝疼痛由寒湿痹阻所致，以及中风偏枯冷痹作痛者，皆可用本品煎汤熏蒸治之。

（2）水肿胀满。本品能利水消肿，可治肾病水肿、肝病腹水，亦治脚气上攻及水湿滞阻导致的肢体肿胀。可用本品配猪苓、泽泻、枳壳、车前子、大腹皮等治之。

（3）阳痿。本品能祛湿，用治下焦湿热阻滞筋脉所致的阳痿不举，可配龙胆、苍术、炒薏苡仁、车前子、泽泻等，使湿去、脉通、筋强、阳振。

（4）跌打损伤。本品长于行气通经，消瘀化滞，为治疗跌打损伤之要药，治跌打损伤后瘀肿疼痛，可用此鲜药捣烂外敷。

（5）痈肿、风疹。本品味苦，性寒，能清热解毒，消痈散结，可治红肿痈毒，亦治风疹瘙痒。可用本品煎水熏洗，治疗顽固性荨麻疹。

此外，当今临床用其疏肝健脾、活血消瘀等功效，治疗急性病毒性肝炎。

【用法】本品入煎内服：10～15g。外用：适量，煎水熏洗或用鲜品捣敷患处。

（石梦静　整理）

# 荩 草

【药名】荩草，在《神农本草经》后的本草文献中又有菉竹、黄草、菉蓐草、细叶秀竹、马耳草等别称。

【经文】荩草，味苦，平。主久咳，上气喘逆，久寒，惊悸，痂疥，白秃，疡气。杀皮肤小虫。

【文译】荩草，味苦，性平。主治长期咳嗽，呼吸困难而作喘，久病寒证，心悸而伴惊恐不安。还可治疥疮有甲痂、白秃疮、疮疡。也能杀灭在皮肤中的小虫。

【药源】本品为禾本科植物荩草的全草。秋季采收。

【药理】荩草叶和茎含乌头酸、木犀草素、木犀草素-7-葡萄糖苷、荩草素。现代临床用于治疗感冒咳嗽、慢性支气管炎咳喘、发热口渴和皮肤痈疡等。

【师说】荩草，药用为禾本科荩草属植物荩草的全草。其味苦，性平。入肺经。有止咳平喘、解毒杀虫、祛风除湿之功效。临床应用如下。

（1）止咳平喘。本品味苦，能降肺气。主治久咳上气喘逆；性平偏温，能温散肺寒，用治肺寒咳嗽、气喘。可用本品配杏仁、紫菀、款冬花、紫苏子、炙百部、白芥子、炙麻黄、射干、法半夏、炙甘草、陈皮等治之。

（2）解毒杀虫。本品外用能解毒，杀虫止痒，用治疥癣、疮疡等，可用荩草60g，水煎外洗患处。

（3）祛风除湿。本品能祛风散寒除湿，尤能祛除湿邪，用治痹证，可用本品配羌活、炒薏苡仁、白芥子、苍术、独活、秦艽、青风藤、络石藤、龙须藤、海风藤等治疗风寒湿痹。

需要指出，当代研究《神农本草经》的安徽中医药大学王德群教授提出，荩草为百部科植物多种百部的块根。从百部的主治功效言，与《神农本草经》荩草多有类同，但百部始载于《神农本草经》之后的《名医别录》之中。

【用法】本品煎汤内服：10～15g。外用：适量，煎水熏洗或捣敷患处。

（石梦静　整理）

# 牛 扁

【药名】牛扁，在《神农本草经》后的本草文献中又名扁特、扁毒、曲芍等。

【经文】牛扁，味苦，微寒。主身皮疮热气，可作浴汤。杀牛虱小虫，又疗牛病。

【文译】牛扁，味苦，性微寒。主治身体外表有热气生疮，可用之煎水洗浴。

能杀灭牛身上寄生的虫虱，又能治牛病。

【药源】本品为毛茛科植物牛扁的根、茎、叶，主产于甘肃、陕西、山西、河北等地。

【药理】本品含刺乌头碱、毛茛叶乌头碱、牛扁碱、北方乌头碱、北方乌头定碱、牛扁宁碱、牛扁定碱、牛扁亭碱、牛扁替定碱等。

【师说】牛扁，药用为毛茛科植物牛扁的根、茎、叶，其味苦，性微寒，入肺经。其功效、主治如下。

（1）解毒消疮。本品外用，有清热泻火解毒之功，能治热毒疮疡。可用之煎水外洗，或捣敷患处。

（2）除风湿痹痛。本品可祛风湿，止痹痛。治疗周身骨节疼痛及腰腿痛。

（3）祛痰止咳。用治痰热咳喘，对慢性支气管炎咳嗽、哮喘有效。

【用法】本品入煎内服：10～20g。外用：适量，捣敷，或熏洗患处。

（石梦静　整理）

# 夏枯草

【药名】夏枯草（别名：夕句、乃东），在《神农本草经》后本草文献中又名铁色草、棒槌草、夏枯球等。

【经文】夏枯草，味苦、辛，寒。主寒热，瘰疬，鼠瘘，头疮，破癥，散瘿结气，脚肿湿痹。轻身。

【文译】夏枯草，味苦、辛，性寒。主治身体恶寒发热、瘰疬、鼠瘘、头上生疮，可攻克癥疝，能消散气结而成的瘿瘤，能治疗下肢及足部肿胀疼痛的湿痹。也能使人身体轻便灵巧。

【药源】本品为唇形科植物夏枯草的干燥果穗，主产于河南、安徽、江苏、湖南等省。夏季采来除去杂质及果穗柄，晒干入药。以穗大、色棕红、不易破裂者为佳。

【药理】夏枯草不同生长时期的果穗（青色、红棕色、黑色）均含熊果酸、齐墩果酸、咖啡酸、没食子酸、夏枯草皂苷A、夏枯草皂苷B、伞形花内酯、油酸等成分。黑色果穗熊果酸含量较低。本品具有降压、抗心律失常、抗炎、免疫抑制、降血糖、抗肿瘤、抗菌、抗病毒、抗细胞毒等作用。

【文摘】

《本草衍义补遗》　补养血脉。

《丹溪治法心要》　夏枯草大能散结气，而有补养厥阴血脉之功，能退寒热，虚者，尽可倚仗。

《寿世保元》　湿痹能瘥。

《医学纲目》　夏枯草大治瘰疬……若实者，以行散之药佐之，外施艾灸，亦渐取效。

**《本草纲目》** 夏枯草治目疼，用沙糖水浸一夜用，取其能解内热，缓肝火也……治产后血晕，心气欲绝者：夏枯草捣绞汁，服一盏。

**《景岳全书》** 善解肝气养肝血，故能散结开郁，大治瘰疬、鼠瘘、乳痈、瘿气，并治头疮、目疾。楼全善云：夏枯草治目珠痛至夜则甚者神效，或用苦药点眼反甚者亦神效。

**《本草通玄》** 久用亦防伤胃，与参、术同行，方或久服无弊。

**《重庆堂随笔》** 夏枯草，微辛而甘，故散结之中，兼有和阳养阴之功，失血后不寐者服之即寐，其性可见矣。陈久者其味尤甘，入药为胜。

**《本草正义》** 善于宣泄肝胆木火之郁窒，而顺利气血之运行。凡凝痰结气、风寒痹着，皆其专职。

**《玉楸药解》** 凉营泻热，散肿消坚。治仆伤、血崩、带下、白点、汗斑诸证。鲜者熬膏佳。

**《东医宝鉴》** 夏枯草，此草禀纯阳之气，得阴气则枯。有补养厥阴血脉之功。故治目疼如神者，以阳治阴也……主治白癜风，浓煎汤，日洗数次。

**《罗氏会约医镜》** 疗郁怒所成乳岩乳痈，一切肿痛俱效。

**《现代实用中药（增订本）》** 为利尿药，对于淋病、子宫病有效，又为瘰疬要药，并治高血压，能使血压持久地下降。

**【今用】北京著名医家施今墨** 施今墨喜用对药：茺蔚子、夏枯草，伍用功能：茺蔚子辛甘微寒，既升又降，能扩张血管，活血顺气，凉肝降压；夏枯草苦寒泻热，辛寒散结，长于宣泄肝胆之郁火，畅行气机之运行，故能清肝热而降血压。二药伍用，一活血、一下降，有移盈补亏之效，故可降低血压。主治：①虚性高血压病，表现为头重脚轻、头昏目眩、血压增高者；②脑动脉硬化，脑血管供血不足，以及脑血管意外之后遗症等。常用量：茺蔚子 6～10g，夏枯草 10～15g。经验：茺蔚子、夏枯草伍用，是施老为治虚性高血压而设。所谓虚性高血压是指血压忽高忽低，高不至于血管破裂，低不至于低于正常。症见头痛、眩晕、耳鸣、失眠、注意力不能集中，以及全身走窜疼痛，颜面与四肢麻木等症，脉现虚数或数大无力，重按尤甚。其发病机理，施老认为是"血管细、血液集，血瘀潴，血凝泣"，也就是说，头部血管充盈，它部血不流畅，上实下虚，盈亏失调。治法以"静通"为要，故用茺蔚子扩张脑部血管，以活血化瘀；佐以夏枯草苦寒泄下，清热降压，二药参合，一活血、一下降，使盈者平、亏者和，血量调和，血压自趋正常也。（详见《施今墨临床经验集》）

**北京著名医家焦树德** 夏枯草，味苦，性寒，有平肝阳、散郁结的作用。常用于以下病证。①肝阳头痛。因肝阳上亢而致的头部胀痛、眩晕、眼花等症，可用本品清肝火，平肝阳。常配合菊花、白蒺藜、生赭石、黄芩、生牡蛎、白芍、生地、泽泻、地骨皮等同用。高血压患者出现肝阳上亢证者，也可用此方随证加减。据近代研究报道，夏枯草有降低血压和利尿的作用。②瘰疬痰核。由于肝气郁结、痰气凝聚而致颈部两旁产生瘰疬痰核（包括颈淋巴结核等）者，可用本品舒肝郁、缓肝火而散结消痰核。常与生牡蛎、玄参、黄芩、海藻、贝母、百部、柴胡、赤芍等同用。配瓜蒌、白芷、蒲公英、漏芦等，可用于乳房结块。再配板蓝根、马勃、牛蒡子、大青叶等，可用于腮腺炎。据近代药理研究，夏枯草对结核杆菌、痢疾杆菌有抑制作用。③目珠夜痛。肝主目，肝肾阴虚，肝阳亢盛可致眼珠疼痛，其特征是眼珠不红不肿，好似正常一样，惟到下午或前半夜，眼珠即感胀痛或抽痛。夏枯草有止"目珠夜痛"的作用。我常以夏枯草配决明子、生石决明、白蒺藜、石斛、地骨皮、黄芩、生地、玄参等，治疗眼珠发疼痛，或青光眼、高血压病等出现"目珠夜痛"者，每收良效，可供参考。痛久血虚者，可加当归、白芍等。玄参治瘰疬，偏于滋阴降火、解毒散结。夏枯草治疬病，偏于平肝解郁、清热散结。菊花治头痛，偏于散风热。夏枯草治头痛，偏于平肝清热。用量一般为三钱左右。（详见《用药心得十讲》）

**国医大师朱良春** 夏枯草之功效如下。①安神宁志。不寐虽病因复杂，但究其发病之关键乃"阴阳违和，二气不交"，脏腑气血失和。根据朱震亨"夏枯草能补养厥阴血脉"之说，朱老认为夏枯草能散郁火之蕴结，安神以定魄。常选夏枯草与半夏合用治不寐。正如《医学秘旨》云："盖半夏得阴而生，夏枯草得阳而长，是阴阳配合之妙也。"两药合用，使"阴阳已通，其卧立至"。又，《重庆堂随笔》云其"散结之中兼有和阳养阴之功，失血后不寐者服之即寐"。故朱老认为夏枯草治疗失血性不寐，尤其对阴虚火旺、肝阴不足者更为适宜。常用处方：夏枯草15g，制半夏12g，黄连3g，肉桂1.5g，甘草6g。②清泻热毒。因夏枯草苦寒能清热，味辛能散结，朱老将之广泛用于治疗热毒郁结之病证。如用单味药10～30g煎汁代茶饮，治疗慢性咽炎、扁桃体炎；加车前草、凤尾草治疗尿路感染；加败酱草、鸭跖草、赤芍、丹参治疗盆腔炎（浓煎成150mL，保留灌肠，每晚1次，经期停用）；加橘核、荔枝核、川楝子、蒲公英治疗睾丸炎；加谷精草、密蒙花治疗葡萄膜炎；加葶苈子、大枣、鱼腥草治疗渗出性胸膜炎；加芍药汤治疗痢疾。③止血宁络。"夏枯草有补养厥阴血脉之功"，李时珍《本草纲目》云其治疗血崩。临床实践证明，夏枯草对肺结核、支气管扩张之顽固性出血有明显疗效，为肺科良药。处方：夏枯草15g～30g，百部20g，黄芩10g，代赭石30g，煅花蕊石30g。《本草经疏》云夏枯草治疗鼠瘘，民间还移用于治疗痔疮肿大出血属热毒者，用该药加槐花、皂角刺、败酱草、生地榆、苦参、熟大黄、赤芍、牡丹皮等，往往肿消痛定血止。④清热除痹。《神农本草经》云夏枯草"主寒热……脚肿湿痹"，《滇南本草》有夏枯草"祛肝风，行经络……行肝气，开肝郁，止筋骨疼痛、目珠痛，散瘰疬周身结核"的记载。朱老认为，该药不失为治疗热痹的一味佳药，具有清火热、散郁结、通经络之功。（详见《朱良春全集·用药心悟卷》）

**上海名中医乔仰先** 夏枯草主治肝胆疾病、瘿瘤瘰疬、高血压、眼病。指征：头晕头痛，目赤流泪，胸胁胀痛，淋巴腺瘤与乳房肿痛等。禁忌：脾胃虚弱者慎用。配伍：夏枯草 12g，配蝉蜕 9g，石决明 30g，菊花 6g，炒栀子 6g，炒黄芩 6g，治肝火上炎头痛头晕、目赤肿痛；夏枯草 15g，配半枝莲 24g，蛤壳 24g，牡蛎 30g，海藻 15g，大贝母 12g，治瘰疬痰结、淋巴腺肿；夏枯草 20g，配蜀羊泉 24g，炙蜈蚣 2 条，猪殃殃 24g，水红花子 15g，治肿瘤；夏枯草 15g，配白菊 5g，珍珠母 30g，紫石英 30g，山羊角 30g，治高血压；夏枯草 15g，配当归 15g，白芍 15g，茺蔚子 15g，甘草 6g，生地 24g，治肝虚眼珠痛。用量：12～20g。(详见《方药传真》)

**山东名中医姜兆俊** 夏枯草主治颈淋巴结结核，急、慢性淋巴结炎，单纯甲状腺肿，甲状腺腺瘤，急性甲状腺炎，乳腺增生病，乳腺炎，腮腺炎，疖，癌肿初期等病。禁忌：阴虚及无肝气郁结者忌用。配伍：夏枯草配板蓝根 15g，连翘 12g，蚤休 10g，白头翁 10g，金银花 30g，牵牛子 10g，全蝎 6g，柴胡 6g，治急性颈淋巴结炎；配瓜蒌 15g，广郁金 10g，大贝母 10g，橘核 10g，穿山甲 10g，赤芍 15g，蒲公英 30g，柴胡 10g，治乳房慢性炎症；夏枯草 12g，配穿山甲 10g，三棱 10g，莪术 10g，昆布 20g，海藻 15g，大贝母 10g，生牡蛎 20g，治甲状腺腺瘤、乳腺增生病；配海蛤粉 10g，昆布 30g，海藻 15g，海螵蛸 15g，青木香 10g，广郁金 10g，柴胡 10g，治单纯性甲状腺肿；配板蓝根 30g，大青叶 15g，蒲公英 30g，金银花 30g，连翘 15g，牛蒡子 10g，柴胡 10g，僵蚕 10g，贯众 10g，全蝎 6g，治流行性腮腺炎；配生黄芪 30g，白花蛇舌草 30g，半枝莲 15g，瓜蒌 15g，昆布 15g，海藻 15g，大贝母 12g，穿山甲 10g，柴胡 10g，治乳腺癌(肝郁痰瘀交阻型)。上方去柴胡，加鱼腥草 30g，薏苡仁 30g，半夏 10g，治肺癌(早期)。用量：6～15g。(详见《方药传真》)

**广东名中医关国华** 夏枯草主治：视网膜静脉血栓，高血压性视网膜病变，渗出性眼底病变，泡性眼炎，巩膜炎，外眼炎引起的目赤肿痛。指征：目赤肿痛，眼珠夜痛，眼底血管阻塞之出血或眼底渗出性炎症所致渗出物和机化物，巩膜炎之结节样隆起或疼痛。配伍：夏枯草 15g，配昆布 15g，海藻 15g，乌贼骨 15g 等，治静脉血栓形成或渗出性眼底炎症所形成之硬性渗出物；配杭菊花 12g，香附 12g，治目赤肿痛或眼珠夜痛。用量：6～15g。(详见《方药传真》)

**北京市名中医史济招** 夏枯草主治瘤及瘤样增生，如乳腺增生、卵巢囊肿息肉、子宫肌瘤、甲状腺囊肿。指征：检查病变部位是否有肿块，肿块质地是否坚硬并有相应的物理检查，如超声波、X线、红外线等，凡诊为上述病证者均可应用。禁忌：脾胃虚弱者不用，必要时与温补药同用。配伍：配柴胡 10g，当归 10g，白芍 10g，治肝郁气滞所致的乳腺增生，与当归配伍时注意：如大便溏软时将当归改为丹参；配桃仁 10g，红花 10g，丹参 15～30g，穿山甲 10g，治甲状腺肿、子宫肌瘤、胆囊息肉等瘤样增生；配苦丁茶 10～15g，菊花 10～12g，枸杞子 10～15g，治阴虚型高血压。用量：15～30g。体会：瘤及瘤样增生属中医"积聚""痰核"的范畴，统称为肿物，其发病机制为肝郁气滞，气滞血瘀，肝旺克脾，脾虚生痰，肝脾两经痰、气、血互凝形成肿物，因此治疗原则为疏肝理气、活血化瘀、健脾化痰，佐以软坚散结。治疗方法：肝郁气滞加当归、白芍、香附；气滞血瘀加桃仁、红花、丹参、茜草及逍遥散；脾虚生痰加补中益气汤。此药单用不如复方效果好。（详见《方药传真》）

【师说】夏枯草这味药，在当今临床上还是应用广泛、用次较频的。我在临床上用之治疗以下病证。

（1）肝火上炎。本品苦寒入肝，性能清肝，宜用于肝火上炎之目赤肿痛、目珠胀痛夜甚者。我常用夏枯草配栀子、菊花、决明子、青葙子、蒲公英、黄芩、丹皮等治之，效显。治疗肝火头痛、眩晕、血压升高显著者，取夏枯草配龙胆、茺蔚子、菊花、钩藤、石楠叶、杜仲、桑寄生、怀牛膝等治之。若治阴虚阳亢血压升高及肝肾阴虚阳亢的高血压病，可将夏枯草配入镇肝息风汤（茵陈、怀牛膝、代赭石、生龙骨、生牡蛎、龟板、白芍、玄参、天冬、川楝子、生麦芽、甘草）方中治之，该方还可用治中风先兆期诸症。

（2）痰火郁结。本品能清肝泻火，用治肝郁化火，灼津为痰，痰火凝结而致的瘰疬、瘿瘤、乳癖、乳疬，甚至乳岩等。我常用夏枯草配昆布、海藻、浙贝母、玄参、山慈菇、路路通、王不留行、穿破石等治之。若治乳岩可在上方中再加生薏苡仁、蜂房、石见穿等，可助消散癌肿。

（3）痈肿疮毒。本品能清热解毒消肿，可用于热毒壅盛而致的多种热毒红肿明显的病症。如乳痈、皮肤疖肿、痄腮、咽痛、乳蛾等。我常在五味消毒饮（金银花、野菊花、蒲公英、紫花地丁、紫背天葵子）或仙方活命饮（白芷、贝母、防风、赤芍、当归尾、甘草、皂角刺、穿山甲、天花粉、乳香、没药、金银花、陈皮）方中加夏枯草治之，能清热解毒，消痈肿。我也将夏枯草配入适证方中治疗急性关节炎、痛风、丹毒等病证症见关节疼痛、皮肤红肿明显者。

（4）失眠。本品具有安神功效，我常将夏枯草与半夏相配，清热化痰、安神。此二药所用剂量：若痰多者，半夏剂量大于夏枯草；若肝火扰心，心烦不寐者，夏枯草剂量大于半夏。用此二药乃阴阳相配，虚实相济。若再加配徐长卿、延胡索可治顽固性失眠症。

眼结膜炎、急性扁桃体炎、急性咽炎、腮腺炎、百日咳、白喉、肺结核、矽肺、渗出性胸膜炎、急慢性肝炎、肝癌、细菌性痢疾、偏头痛、三叉神经痛、考试前紧张症、甲亢、乳房乳腺病及卵巢病、盆腔炎、睾丸炎、前列腺炎、痔疮肿痛、扁平疣、颌下腺炎或其囊肿等，皆为我用夏枯草的指征。

夏枯草与白毛夏枯草相较：两者均为唇形科植物，二药皆味苦性寒，同具清热解毒之功，能治火热及热毒之证。白毛夏枯草又称筋骨草，既能清热解毒，又能祛瘀止痛、凉血止血，主治热毒壅盛、痈肿疮疖、肺热咳嗽、痰黄黏稠、咽喉肿痛及血热吐血、咯血，或外伤出血。而夏枯草为清热泻火药，长于清肝火、散郁结、降血压，善治肝热及肝火上炎之目赤肿痛、羞明、多泪，或目中生翳、瘿瘤瘰疬等。若因肝火上炎或肝肾阴虚阳亢致血压增高而致头晕昏痛者，应据证选二药之长而用之。

【用法】本品入煎内服：15～30g。若入膏剂适当加量。本品味苦性寒。脾胃虚弱致泄泻者慎用。如大剂量应用时，可加用少量干姜、大枣，以顾护脾胃，可以较久服用之。须知，本品煎服有个别患者会出现皮肤药疹、肌肤瘙痒、恶心呕吐、泄泻等不良反应。

（石梦静　整理）

# 屈　草

【药名】屈草，在《神农本草经》后的本草文献中又名掌叶蓼、大辣蓼、裂叶蓼、鸭脚蓼、猪草等。

【经文】屈草，味苦，微寒。主胸胁下痛，邪气肠间寒热，阴痹。久服轻身，益气，耐老。

【文译】屈草，味苦，性微寒。主治胸胁下疼痛和邪气在肠间所生的寒热病，以及寒湿痰饮等阴邪所致的痹证。长期服用可使身体轻快，增强气力，延缓衰老。

【药源】本品为蓼科植物掌叶蓼的全草，主产于广东、广西、贵州、云南等地，但主产于陕西汉中等地。夏季采收全草，切段晒干用，或鲜用。

【药理】本品当今无药理研究资料可及。

【师说】《神农本草经》所言屈草，其植物形态无从考证。梁代陶弘景即谓："（屈草）方药不可复用，俗无识此者也。"现今的《中华本草》认为本品为掌叶蓼，药用其全草。其味苦，性微寒。无毒。归肝、肾经。据本草文献记载，本品能治以下病证。①胸胁疼痛。因本品具苦泄之性，能疏通气机，故能治疗胸胁疼痛。②风湿痹痛。本品能治风痹、寒痹、湿痹、骨痹等。

此外，亦有文献记载本品有清热解毒和延缓衰老等功效。

安徽中医药大学王德群等编著的《〈神农本草经〉图考》记述：屈草来源于蓼科植物虎杖的根状茎与根。其性味苦，微寒。有利湿退黄、散瘀定痛、清热解毒、止咳化痰、行瘀血等功效，治疗风邪在骨节间之寒痹及湿邪所致的胕肿、骨痛，亦可治湿热黄疸、痈肿疮毒、瘀血腹痛和妇女经闭、痛经等，然屈草究属何物，尚需进一步考证。

【用法】本品入煎内服：20～30g。或研末用酒冲服，每次3～6g，日服2～3次。外用：适量，煎水熏洗患处。

（石梦静　整理）

# 巴　豆

【药名】巴豆（别名：巴椒），在《神农本草经》后的本草文献中又有刚子、巴果、江子、双眼龙、猛子树、八百力等名称。

【经文】巴豆，味辛，温。主伤寒，温疟寒热。破癥瘕，结聚坚积，留饮痰癖，大腹水胀。荡练五脏六腑，开通闭塞，利水谷道。去恶肉，除鬼毒、蛊疰邪物。杀虫鱼。

【文译】巴豆，味辛，性温。主治伤寒，温疟病之寒热往来。能够破除癥瘕及坚硬积聚结滞。也治留饮停聚胸胁使人胁肋撑胀疼痛，胸闷短气，口干渴，水饮酿痰，流聚胸胁而成的癖病和胸腹积水等。巴豆还能荡涤五脏六腑，使闭塞开通，水道、谷道皆能通利。也能去除坏死肌肉，消除鬼毒、蛊疰等邪物，能毒杀虫、鱼等。

【药源】本品为大戟科巴豆属植物巴豆树的干燥成熟果实，主产于广西、贵州、四川和云南等省区。秋季果实成熟时采收，堆置 2～3 日，摊开，干燥。以个大饱满、种仁黄白色，不泛油者为佳。

【药理】本品含巴豆苷、巴豆油、蛋白质、巴豆酸、棕榈酸、花生酸、巴豆毒素Ⅰ、巴豆毒素Ⅱ、亚麻酸、巴豆醇等成分。尚含巴豆醇的双酯化合物及疏水性三酯化合物，具刺激性和弱致癌性。能刺激消化道，产生剧烈腹痛，可催吐、兴奋肠肌、增加胆汁和胰腺分泌、抗病原微生物、抗肿瘤及抑制肿瘤的发生、抗炎镇痛及促使血小板凝集。口服巴豆油 1 滴可致激烈腹泻。煎剂对金黄色葡萄球菌、流感杆菌等在体外均有一定抑制作用，对小鼠艾氏腹水癌等有明显抑制作用，但也有弱性致癌活性。巴豆油还有镇痛作用。

【文摘】

《名医别录》 疗女子月闭，烂胎，金疮脓血不利，丈夫阴癞，杀斑蝥毒……芫花为之使。恶蘘草。畏大黄、黄连、藜芦。

《药性本草》 主破心腹积聚结气，治十种水肿，痿痹，大腹。

《本草拾遗》 主痕癖，疰气，痞满，腹内积聚，冷气血块，宿食不消，痰饮吐水。

《日华子本草》 通宣一切病，泄壅滞，除风补劳，健脾开胃，消痰破血，排脓消肿毒，杀腹藏虫。治恶疮息肉及疥癞疔肿。

《医学启源》 导气消积，去脏腑停寒，消化寒凉及生冷硬物所伤，去胃中寒湿。

《汤液本草》 巴豆，若急治为水谷道路之剂，去皮心膜油生用；若缓治为消坚磨积之剂，炒去烟令紫黑，研用。可以通肠，可以止泄，世所不知也。

《本草衍义补遗》 无寒积者忌之。

《本草通玄》　巴豆禀阳刚雄猛之性，有斩关夺门之功，气血未衰，积邪坚固者，诚有神功，老羸衰弱之人，轻妄投之，祸不旋踵。巴豆、大黄，同为攻下之剂，但大黄性冷，腑病多热者宜之；巴豆性热，脏病多寒者宜之，故仲景治伤寒传里恶热者，多用大黄；东垣治五积属脏者，多用巴豆。

《珍珠囊补遗药性赋》　巴豆破结宣肠，理心膨水胀。味辛、温，生温熟寒，有毒。生巴郡，故名巴豆，性急通利，因名江子……浮也，阳中之阳也。其用有二：削坚积，荡脏腑之沉寒；通闭塞，利水谷之道路。斩关夺门之将，不可轻用。

《丹溪手镜》　荡涤肠胃，宣通闭塞，破积聚留饮，下十种水气，故三物白散治寒实结胸者用之。

《景岳全书》　虞若善用之则有戡乱调中之妙，用者所当慎察。

《祖剂·云起堂诊籍》　大伤脾胃，非少年元气强旺，无治理矣。

《普济方》　解巴豆毒以龙脑薄荷汁调沙糖服，或芭蕉根汁服。

《本草汇言》　巴豆……攻关拔固，功过牵、黄，摧滞逐实，力浮硝、戟，追逐一切有形留着、久顽不逊之疾，如留饮痰癖、死血败脓、休息结痢、寒痰哮喘及一切生、冷、鱼、面、油腻、水果、积聚、虫积，或水肿大腹、寒疝、死胎、痞结、癥瘕诸证，下咽即行。

《本经逢原》　巴豆，能荡练五脏六腑，不特破癥瘕结聚之坚积，并可治伤寒湿疟之寒热，如仲景之治寒实结胸用白散，深得《神农本草经》之旨……去油用霜，则推陈致新，随证之缓急，而施反正之治。

《医方十种汇编》　巴豆，去脏腑沉寒冷积，通大便塞秘……外用拔疗头。中毒者用大黄、黄连、凉水或绿豆黑豆汁解之。凡热积热秘等症，当用大黄等药，若用巴豆祸不旋踵。

《本草分经》　巴豆……治喉痹急症，生用急治，炒黑缓治。

《成方便读》　巴豆，无坚石破，无闭不开。腐化一切有形之物，由大便荡涤而下，方能剿寇擒巨，悉无遗类。

《罗氏会约医镜》　滞寒虽开，真阴随损。以少许着肌肤，须臾起泡，况肠胃柔薄之质，能不溃烂乎！万不得已，亦须炒熟，或醋煮，或烧用，研去油，名巴豆霜。入少许，不得多用。

《本草述钩元》　能下，浮中得沉，升中得降，气薄味厚，阳中阴也，入手足阳明经……若急治为水谷道路之剂，去皮心膜油生用；若缓治为消坚磨积之剂，炒去烟令紫黑用，可以通畅，亦可以止泻。

《本草害利》　伤寒风湿，痘疮，产后用之，下膈不死亦危……巴豆之为害，可畏也……凡一切汤剂丸散，切无妄投……中病即止。

《现代实用中药（增订本）》　顽固便秘之峻下药，唯作用猛烈，须注意。急性喉头肿闭，及白喉窒息时，用此能吐出黏液及义膜。

【今用】北京著名医家焦树德　巴豆，辛热有毒，泻寒积、逐痰癖，为峻泻猛剂。用于肠胃中有寒痰积聚、食积胀满、腹中有痞癖癥结等须用泻法从大便消除者。内服时，多用巴豆霜（巴豆经过制作而去油者）加入丸、散剂中应用。每次约有数厘即可，不可多服。如服巴豆霜后泻肚不止，赶紧服冷稀粥或饮冷开水可得缓解。注意此时不要喝热粥或热水，越喝热的越助泻力。巴豆除泻下作用外，还有消除腹中癥结积块的作用。我曾用巴豆霜五分至八分，加入黄连八钱、厚朴六钱、吴茱萸三钱、泽泻三钱、白术三钱、枳实四钱、黄芩三钱、茵陈三钱、干姜一钱半、砂仁二钱、党参三钱、茯苓三钱、川乌三钱、川椒三钱、桃仁三钱、红花三钱、香附四钱、肉桂一钱半、三棱三钱、莪术三钱、皂角刺一钱、生牡蛎四钱、炙山甲二钱、昆布四钱、乌贼骨二钱、山楂核三钱、桂枝三钱的细末中研匀，炼蜜为丸，每丸重一钱，日服两次，每次半丸至二丸（以大便微泄为度），温开水送下，治疗早期肝硬化的肝脾肿大，从几个病例来看，对肝大有一定的效果。有的服一料即可见消，有的须服三四料才见消。巴豆霜及其他药物的用量均可随症增减。因治疗例数太少，仅供参考。巴豆霜是用量很小即可致泻的泻下药，并有消痞化积的作用，所以小儿科的丸散中常用之。例如市售的"保赤散"、"铁娃散"中，都含有巴豆霜。巴豆（去壳）配胡桃仁、大风子、水银等，捣如泥膏状，外擦可治疥疮。注意：巴豆有毒，摸过巴豆的手不可揉眼，误揉可致眼睑肿痛。（详见《用药心得十讲》）

**湖北省名中医刘沛霖** 巴豆，主治：胆管、胆囊结石及炎症，非绞窄性肠梗阻。禁忌：切勿过量，过量时对肠黏膜有刺激，严重者可导致出血。必须在医生监护下使用。用量：每服1粒（胶囊，含巴豆20mg），必要时3小时再服1粒，不宜超过3次。体会：①可打破传统制法及用法，将巴豆切碎成米，不去油，装入胶囊中，吞服。②通下法治疗急腹症，通常用大承气汤加味治之，也可以巴豆代之，其优点为易于受纳不会呕吐而出，药性猛，起效快。用药治病不必过分拘泥于药性，温药治热证，并非绝对不可，有时为突出药物功效，药性可暂时不顾，此取决于主要矛盾之所在；③巴豆治疗胆系疾病，往往是泻下后，胆绞痛即缓解。④巴豆胶囊，配食油服之，治疗肠梗阻，尤其是肠粘连所致的非绞窄性、不完全性肠梗阻。（详见《方药传真》）

【师说】巴豆，为大戟科巴豆属植物巴豆树的干燥成熟果实。其味辛，性热。有大毒。归入胃、大肠经。具有峻下冷积、逐水退肿、祛痰利咽等功效，外用可蚀疮。临床用治以下病证。

（1）寒积便秘。本品辛，热，能峻下冷积，开通肠道秘结。适用于寒冷食积，阻滞肠道，腹满胀痛，便秘不通。可单用巴豆霜或配泻下、温里之品治之。如用巴豆霜配大黄、干姜等温里通下药治疗便秘腹痛，食积停滞。若夹痰浊壅滞，也可配祛痰、消积之品，如用本品与胆南星、神曲、莱菔子等同伍，可治疗痰浊壅阻便结。

（2）喉痹痰滞。本品能祛痰涎、利咽喉以使呼吸通畅，适用于喉痹痰涎壅滞气道致呼吸困难，甚至窒息。可用巴豆霜配白矾，以温开水调灌，或吹入喉中，可治喉痹。

（3）泄泻、痢疾。本品药性峻烈，能峻下、逐水，素以攻泻药著称。可以通肠、止泻。用巴豆霜配杏仁等，研末为丸，冷水送服，用治水泻不止。红痢，可配甘草、仙鹤草、白头翁、生地榆等；白痢，配干姜、炮姜、白芥子、炙甘草等。

（4）腹水、膨胀。本品能峻泻逐水消肿，用于治疗顽固性腹水，臌胀难消者。可配杏仁、紫菀、车前子、黑白丑、番泻叶、大腹皮等治之。

（5）皮肤疮癣。本品外用能蚀疮，去恶疮腐肉；能杀虫止痒，治疥癣等皮肤科疾患，可单用本品研末涂患处。

此外，本品还可治疗胆囊炎、胆石症、化脓性骨髓炎、鼻窦炎、甲状腺癌、面神经麻痹、急性肠梗阻、小儿鹅口疮等。

生巴豆、炒巴豆、巴豆炭、巴豆霜相较：生巴豆毒性强，仅外用蚀疮，也用于白喉、疥癣、疣痣等。炒巴豆毒性降低，可用于疮疡肿毒、腹水臌胀、泻痢等。巴豆炭止泻作用明显，对顽固性久泻有效。巴豆霜毒性显著降低，能缓和泻下作用，多用于寒积便秘、乳食积滞、腹水、二便不利致肿胀，以及喉风、喉痹等证。

巴豆是有毒的泻下药，其毒性成分为巴豆油。口服 20 滴（相当于 1g）有可能致死，故临床多用去油后制成的巴豆霜。巴豆中毒的表现为：咽喉肿痛，呕吐，肠绞痛，腹泻，甚至腐蚀肠壁，大便如米汤样，伴头痛，头晕，皮肤湿冷，脱水，以及呼吸或循环衰竭等。遇此，当急救之。

【用法】本品内服：大多制成霜剂以减轻毒性，多入丸、散剂服，每次 0.1～0.3g。外用：适量，研末涂患处，或捣烂以纱布包之擦患处。孕妇及体弱者忌用。本品不宜与牵牛子同用。巴豆遇热则助泻，遇冷则缓泻，故服用本品时，不宜食热粥或饮热开水，以防加剧泻下。若服药后欲泻不能者，可食热粥或饮热开水，以助药力泻下。若药后泻下不止者，可进冷粥或饮凉水以解药力。

（石梦静　整理）

# 蜀　椒

【药名】蜀椒，在《神农本草经》后的本草文献中又名花椒、川椒、巴椒、南椒、汉椒等。

【经文】蜀椒，味辛，温。主邪气咳逆。温中。逐骨节皮肤死肌，寒湿痹痛。下气。久服之，头不白，轻身，增年。

【文译】蜀椒，味辛，性温。主要功效是祛逐邪气，治疗咳嗽气逆作喘。能温补中焦脾脏。能治疗骨节风寒湿邪致痹痛和皮肤麻木不仁的病症，并能驱除体内邪气使之下行。长期服用蜀椒，能使人头发不白，身体轻巧灵便，延年益寿。

【药源】本品为芸香科植物青椒或花椒的干燥成熟果皮。秋季采收成熟果实，除去种子及杂质。以身干、色红、无枝梗及椒目，气香浓，果皮厚者为佳，以四川产者质优效佳。

【药理】本品含挥发油，油中主要成分为柠檬酸。挥发油有局部麻醉及止痛作用，并有杀灭蛔虫作用，可作驱虫剂。小量可增强肠蠕动，大量则抑制肠蠕动；小量轻度利尿，大量则抑尿。可降血压，能反射性引起呼吸兴奋。蜀椒对大肠杆菌、痢疾杆菌、炭疽杆菌、溶血性链球菌、白喉杆菌、肺炎双球菌、金黄色葡萄球菌、伤寒杆菌、绿脓杆菌及皮肤真菌等均有抑制作用。

【文摘】

《名医别录》 蜀椒大热，多食令人乏气喘促……除六腑寒冷，伤寒温疟大风汗不出，心腹留饮宿食，肠澼下痢，泄精，女子字乳余疾，散风邪瘕结，水肿黄疸，鬼疰蛊毒，杀虫、鱼毒。久服开腠理，通血脉，坚齿发，明目，调关节，耐寒暑，可作膏药。

《本草纲目》 蜀椒散寒除湿，解郁结，消宿食，通三焦，温脾胃，补右肾命门，杀蛔虫，止泄泻……入肺散寒，治咳嗽；入脾除湿，治风寒湿痹，水肿泻利。

【今用】北京著名医家施今墨 对药：花椒、苍术。单味功用：花椒又名川椒、蜀椒。因产于四川而得名。味辛，性热。有小毒。入脾、胃、肾经。本品辛热纯阳，无处不达，上行于肺，能发汗散寒；中入于脾，可暖胃燥湿消食；下入命门，善补命火治冷气上逆。故花椒功擅温中止痛、暖脾止泻，用于治疗脘冷、恶心呕吐、消化不良、便溏泄泻等证；又能逐湿驱蛔、杀虫止痛，用于治疗蛔虫症所引起的腹痛、呕吐，甚则吐蛔等症。另外，花椒外用还可治疗痔疮肿痛、湿疹、皮肤瘙痒等。苍术（略）。伍用功能：花椒辛热，暖脾胃，温中散寒止痛，燥湿止泻，解毒杀虫；苍术辛温，祛风除湿，健脾止泻，散寒解表，除障明目。二药伍用，温热合力，温中散寒止痛，燥湿化浊止泻之功增强。主治：①中宫虚寒，脘腹冷痛，寒湿内蕴，泄泻日久不愈，食欲不振，纳后不消，舌苔白腻厚浊等症。②妇女下焦虚寒，寒湿带下等症。常用量：花椒 3～10g，苍术 6～10g。（详见《施今墨对药临床经验集》）

北京著名中医焦树德 川椒味辛，性热。有温中祛寒、下气、杀虫等作用。治疗寒所致的胃痛、腹痛、腹中冷气攻胀等症，可配干姜、党参（人参）、饴糖（大建中汤）、高良姜、香附等同用。据报道，本品所含的挥发油，小量使用时可使离体肠管呈持续性的蠕动增强，大量则使之抑制。对于蛔虫引起的脘腹疼痛、呕吐等，常以本品配乌梅、黄连、黄柏、细辛、桂枝、附子、干姜、当归（《伤寒论》乌梅丸）等同用治之。本品煎汤外洗，可用于皮肤湿疹、四肢风湿疼痛等。川椒目，乃川椒的种子。椒目味辛苦，性寒。入肾行水，能利小便、消水肿、除水饮。常配合茯苓皮、大腹皮、槟榔、赤小豆、泽泻、木通等同用。我曾用"椒目瓜蒌汤"（《医醇賸义》）随证加减，治疗渗出性胸膜炎、胸腔积液数例，都取得了良好效果。我常用的处方如下：川椒目三钱，全瓜蒌一两，桑白皮四钱，葶苈子三钱，泽泻四钱，猪苓五钱，茯苓五钱，车前子四钱（布包），杏仁三钱，白蒺藜三钱，枳壳三钱，冬瓜皮一两，桂枝一钱半，随证加减。仅供参考。用量：一般为五分至一钱半。川椒目的用量可稍大些。阴虚火旺者忌用。（详见《用药心得十讲》）

**福建名中医涂福音** 谷芽、山楂、花椒，主治：高脂血症痰浊型。指征：形胖，痰白而多，胸脘胀闷，纳食不振，大便溏，舌淡红而胖，苔白厚腻，脉滑缓。实验室检查：胆固醇增高，低密度脂蛋白增高。配伍：谷芽 10g，山楂 9g，花椒 5g，配人参 15g，田三七 10g，鸡内金 10g，治气虚痰瘀型冠状动脉硬化性心脏病；谷芽 15g，山楂 10g，花椒 6g，配砂仁 6g，木香 6g，黄芪 15g，炙甘草 3g，治气虚夹食积型慢性胃炎；谷芽 20g，山楂 15g，花椒 10g，配金钱草 30g，金线莲 5g，郁金 9g，鸡内金 15g，治慢性胆囊炎、胆石症。禁忌：气血亏虚、肝肾不足等虚证不宜使用。用量：谷芽 10～20g，山楂 9～15g，花椒 5～15g。体会：谷芽、山楂、花椒三味同用，是消谷食、化肉积、运脾开胃的良药。其中尤以花椒为妙。该药具辛温之性，一防谷芽、山楂损气，二助谷芽、山楂消化食积。（详见《方药传真》）

**上海名中医董廷瑶** 川椒，主治：小儿痿证、五软证，脘腹冷痛。指征：筋骨软弱，四肢不用（小儿麻痹症后，出现两腿软弱无力，不能行走；先天疾患，手足痿软，不能握物，不能站立）时必用。禁忌：舌红苔光不宜用。配伍：川椒 3g，配细辛 2g，鸡血藤 12g，伸筋草 9g，怀牛膝 9g，当归 6g，桂枝 3g，赤、白芍各 6g，忍冬藤 9g，甘草 3g，治小儿麻痹症后两腿痿软不用；川椒 1.5g，配当归 6g，怀牛膝 9g，鸡血藤 10g，伸筋草 9g，竹节白附子 4.5g，胆南星 3g，钩藤 6g，天浆壳 5 枚，清气化痰丸 10g（包），治小儿五软证，手不能握、足不能立、喉间痰鸣，属阳虚寒痰阻络之痿证。用量：1.5～3g。体会：小儿五软、痿躄诸证，属阳虚筋弱者，即以川椒为主，配以附子、牛膝、当归、鸡血藤、伸筋草、细辛、千年健等药，作为基本方，气虚加党参、黄芪；血虚加熟地、白芍；肝肾不足加杜仲、狗脊、枸杞子、桑寄生等；若夹痰湿，加用半夏、胆南星、天竹黄等。（详见《方药传真》）

【师说】蜀椒，即今通称为花椒或川椒。本品味辛，性温。归脾、胃、肾经。具有温中止痛、驱蛔、杀虫止痒等功效。我在临床上用蜀椒治疗以下病证。

（1）寒湿吐泻。本品温燥辛散，入脾、胃经。长于温中燥湿，散寒止痛。用于寒湿内侵，或脾胃阳虚而寒湿内生，发作寒凝腹痛、呕吐等症。可与生姜、白豆蔻配伍治之。若脾胃虚寒，脘腹冷痛，呕吐，不思纳谷，可用蜀椒配干姜、藿香、法半夏、苍术、吴茱萸等治之。如夏伤湿冷，泄泻不止，可用蜀椒配炮姜、苍术、厚朴、木香、茯苓、藿香、佩兰、陈皮等温中降逆，止吐泻。

（2）虫积腹痛。本品有驱蛔之功，可治虫积腹痛、手足厥冷、烦闷吐蛔。常与温里、清热药并投。如用之配乌梅、黄连、黄柏、干姜、细辛、肉桂等。若治小儿蛲虫病致肛周瘙痒等，可单用煎洗，或保留灌肠。

（3）湿疹、瘙痒。本品外用能燥湿，杀虫，止痒，用治湿疹、阴痒、可单用，或与吴茱萸、蛇床子、藜芦、白鲜皮、苦参、黄柏、地肤子、明矾等煎水熏洗。上方再加白毛夏枯草、地肤子、艾叶、生百部等，可治男子阴囊湿痒。用治癣疮、疥癞等，可用川椒、生大蒜捣如泥，温水浸泡，取医用棉签蘸药液涂患处，能止痒而愈湿癣。

（4）阳痿、遗精。本品乃纯阳之药，能补肾之阳。凡肾虚阳痿、遗精者，可用花椒配肉桂、附子、巴戟天、枸杞子、菟丝子、韭菜子、蜂房、细辛、麻黄、急性子等治疗。若再配芡实、莲须、金樱子等，可治疗早泄、遗精等。

（5）寒湿痹痛。本品温散风寒，祛除湿邪，可治风寒湿邪阻滞关节久而成痹致皮肉不仁，骨节疼痛。可用本品配桂枝、羌活、独活、青风藤、海风藤、制川乌、制草乌、牛膝、石斛等治之。

（6）肺寒咳喘。本品性温，能温肺散寒。可用花椒配麻黄、细辛、荆芥、白前、紫菀、干姜、法半夏、白芥子、苏子、莱菔子等治疗肺寒咳嗽、作喘，咳吐稀痰者。

（7）中风痿躄。本品能补命门之火、通经络，振痿躄、利筋骨，具有振痿强筋之效。配党参、黄芪、杜仲、狗脊、桑寄生、枸杞子、菖蒲、木瓜等治疗外周神经性痿软、中风半身不遂。本品也治糖尿病并发皮肤感染、肛管疾患术后、痔疮、筋骨损伤等。对于这些疾患，可单用，或配入复方中煎水熏洗患处。

花椒、椒目相较：两者同出一物，花椒为果皮，椒目为种仁。花椒味辛、性热，功善温中止痛，杀虫止痒，用于中寒腹痛、寒湿吐泻及虫积腹痛。椒目味苦性寒，功能利水消肿，降气平喘，用于水肿腹满、寒饮咳喘等证。

【用法】本品入煎内服：3～6g。外用：适量，煎水熏洗。本品性味辛燥，易于伤阴助火而能堕胎，故阴虚火旺、实热较盛的患者及孕妇均应忌服。

本品在临证运用时，可据证选用生花椒或炒制花椒。生者，辛温之性甚强，辛散走窜，燥湿、杀虫、止痒的效用较佳，故常用之治疗疥疮、湿疹、皮肤瘙痒等皮肤病。炒制花椒，辛散走窜的作用减弱，温中散寒的效果甚佳，长于温中散寒，驱虫止痛，常用于胸腹寒痛、寒湿泄泻、虫积腹痛或吐蛔。

（石梦静　整理）

# 皂荚（皂角）

【药名】皂荚，在《神农本草经》后的本草文献中又有鸡栖子、皂角、大皂荚、长皂荚、悬刀等名称。

【经文】皂荚，味辛，咸，温。主风痹，死肌，邪气风头，泪出。利九窍，杀精物。

【文译】皂荚，味辛、咸，性温。主治风湿痹痛，肌肤麻木如死肉一样没有感觉。治疗风邪伤头引起的头痛及泪流不止。能通利多种窍道，能杀死原因不明的鬼怪精物等。

【药源】本品为豆科植物皂荚的果实或不育果实。前者称皂荚，后者称猪牙皂。主产于东北、华北、华东、华南以及四川、贵州等地。秋季果实成熟变黑时采摘，晒干。皂荚以肥厚、色紫褐者为佳。猪牙皂以个小、饱满、色紫黑、有光泽、肉多而黏、断面淡绿色者为佳。

【药理】本品含三萜皂苷（皂荚苷、皂荚皂苷）、鞣质、蜡醇、廿九烷、豆甾醇、谷甾醇等。有祛痰、开窍的功能。皂荚中所含有的皂苷素是三萜烯类和低聚糖，有消炎、抗溃疡、抗病变效果，还有抗癌和提高艾滋病患者免疫力等功效。毒性，皂荚有溶血作用，无溶血毒性，表现为局部黏膜刺激作用。也可抗菌，对大肠杆菌、痢疾杆菌等有抑制作用，也有镇痛、除湿、杀虫等作用。

【文摘】

《药性本草》　破坚癥，腹中痛，能堕胎。又将浸酒中，取尽其精，煎成膏，涂帛，贴一切痈肿。

《日华子本草》　通关节头风，消痰杀虫，治骨蒸，开胃，中风口噤。

《本草衍义》　溽暑久雨时，合苍术烧烟，辟瘟疫邪，湿气。

《汤液本草》　搜肝风，泻肝气。

《本草纲目》　通肺及大肠气，治咽喉痹塞，痰气喘咳，风疠疥癣……皂角刺治风杀虫，功与荚同，但其锐利直达病所为异耳。

《本草经疏》　皂荚味辛微咸，气温，有小毒，气味俱厚，入足厥阴手太阴阳明经。厥阴为风木之脏，其主风痹死肌，头风泪出者，皆厥阴风木为病，得金气之厚者能胜木，禀辛散之气者能利窍……关窍利，则风邪散，诸证除也。

《景岳全书》　皂角善逐风痰，利九窍，通关节，治头风，杀诸虫精物，消谷通痰，除咳嗽、心腹气结、疼痛胀满，开中风口噤，治咽喉痹塞肿痛，行肺滞，通大肠秘结，堕胎，破坚癥，消肿毒及风癣疥癞，烧烟熏脱肛肿痛，可为丸散，不入汤药。

《明医指掌》　牙皂味辛，通关利窍，敷肿痛消，吐风痰妙。

《本草图解》　皂荚味辛散，其性燥烈，吹喉鼻则通上窍，导二阴则通下窍；入肠胃则理风湿痰喘肿满，杀虫；涂肌肤，则清风去痒，散肿消毒。又治急喉痹、缠喉风……核治大肠燥结，瘰疬肿毒；刺能治痈，未成即消，已成即溃，直达疮所甚验。又治疠风杀虫，颇著神力。

《寿世汇编》　凡腹内生毒，不可药治者，皂角刺酒煎，温服一碗，其脓血下从小便中出，水煎亦可。皂角刺不拘多少皆可。

《本草求真》　皂角辛咸性燥，功专通窍驱风，故凡风邪内入，而见牙关紧闭、口噤不语、胸满喉痹、腹蛊胎结、风痰癫喘、肿满坚痕、囊结等症，用此吹之导之，则通上下之窍；煎之服之，则治风痰喘满；涂之擦之，则能散肿消毒，以去面上风气；熏之蒸之，则通大便秘结；烧烟熏之，则治臁疮湿毒。然种类甚多，形如猪牙者，名为牙皂，较之大皂稍有不同。大皂则治湿痰更优，牙皂则治风痰更胜也。

《本草分经》　皂角辛咸温，入肺肝大肠，性极尖利，通窍搜风，泻热涌痰，除湿去垢，破坚宣滞，散肿消毒。服取中段，汤泡。

《温病条辨》　皂荚辛咸性燥，入肺与大肠。金能退暑，燥能除湿，辛能通上下关窍，子更直达下焦，通大便之虚闭。

《医门法律》　皂荚入药，胸中如棘针四射，不令涎沫壅遏，故加之。此大治其荣卫之上著也，荣卫通行，则肺气不壅也。桂枝去芍药加皂荚汤，主治肺痿吐涎沫。

《长沙药解》　皂荚辛烈开冲，通关透窍，搜罗痰诞，洗荡瘀浊，化其粘联胶热之性，失其根据攀附之援，脏腑莫容，自然外去，虽吐败浊，实非涌吐之物也。其诸主治，开口噤，吐老痰，消恶疮，熏久痢脱肛，平妇人吹乳，皆其通关行滞之效也。

《广群芳谱》　皂角性辛咸，温，有小毒。通关节，破坚癥，通肺及大肠气，治咽喉痹塞，痰气喘咳，风疬疥癣，下胞衣，堕胎。

《疡科纲要》　山甲片、皂角针，走窜极迅，透脓极易，未成脓者，早用之即易蒸脓，不能全散。唯阴寒之证，坚块漫肿，借其流动之势，亦可消散凝滞。若有脓成肉里，深藏不透，则用此并加川芎，能使肿势高突，透达于外，提深就浅，亦是一法。

《科学注解本草概要》　皂荚：为刺激性祛痰药，有催吐作用。皂角刺：为刺激药，有溶血作用。

《现代实用中药（增订本）》　效用：为强力之祛痰药，治淋痰，有利尿杀虫之效，并为浴汤料。皂角刺，治瘰疬恶疮。

【今用】北京著名医家施今墨　对药：蚕沙，皂荚子。蚕沙又叫原蚕沙，为家蚕之粪便。以晚蚕的屎入药为佳，故又名晚蚕沙。味辛、甘，性微温。入肝、脾、胃经。它既能祛风除湿、舒筋定痛，用于治疗风湿痹痛、肢节不遂、腰膝冷痛，或湿阻经络、一身重痛，以及头风头痛、皮肤瘙痒、隐疹等症，又能和胃化湿、化浊，用于治疗湿浊内阻所引起的霍乱吐泻、转筋腹痛等症。皂荚子为皂荚的成熟种子，故又名皂角子。味辛，性温。有小毒。本品功专润燥通便、散结消肿，用于治疗大便燥结、肠风下血（即大便下血，血在粪前，色多鲜红）、下痢里急后重、疝气、睾丸肿痛、瘰疬坚硬肿痛等症。另外，皂荚子研为细末调敷，可用于治疗肿毒、疥癣等疾。伍用功能：蚕沙祛风除湿，活血定痛，和胃化浊，升清，防腐；皂荚子降浊润燥，润肠通便，祛风消肿。晚蚕沙以升清为主；皂荚子以降浊为要。二药伍用，一升一降，升降协和，清升浊降，消胀软便甚妙。主治：①头昏、头晕，证属清浊升降失调者；②胃胀、腹痛，证属清浊升降失调者；③大便硬结、排便困难或大便初硬后溏者。常用量：蚕沙 6～10g。布包煎服。皂荚子 6～10g。打碎煎服。经验：施老临证处方时，习惯以晚蚕沙、炒皂角子并书。它出自清吴鞠通《温病条辨·下焦》篇宣清导浊汤。用于疗湿温（指夏秋之季感受湿热之邪所引起的一种热性病。症见发热持续，头重身痛，胸脘痞闷，苔白腻或黄腻，脉濡）久羁，弥漫三焦，神昏窍阻，少腹硬满，大便不下。吴鞠通云："晚蚕沙化浊中清气，大凡肉体未有死而不腐者，蚕则僵而不腐，得清气纯粹者也。故其粪不臭不变色，得蚕之纯清。虽走浊道而清气独全，既能下走少腹之浊部，又能化浊湿而使之归清，正人之不正也。用晚者，本年再生之蚕，取其生化最速也。皂荚辛咸性燥，入肺与大肠。金能退暑，燥能除湿，辛能通上下关窍，子更直达下焦，通大便之虚闭，合之前药，俾郁结之湿邪，由大便而一齐解散矣。"二药伍用，升清降浊甚妙。吴氏用此对药，以导湿浊从大便出，固具巧思。然而施老云："二药参合，升清降浊，上能治头晕，中能消胃胀，下能通大便。"对于清浊升降失调引起的头晕、腹胀、腹痛，以及大便秘结难下，或初硬后溏者均有良效。皂角子以炒品为佳，因其滑肠润便、降浊通便的力量增强。（详见《施今墨对药临床经验集》）

**北京著名医家焦树德** 皂角味辛、咸，性温。为强烈的祛痰药，并有开窍搜风的作用。若中风不省人事，口噤不开，可用皂角（或配同量的细辛）为末，吹入鼻中取嚏，打嚏喷后，则肺窍通，气血较为通畅，然后针灸，用药较为易治。如吹鼻后无嚏，则气血闭塞不通，较为难治。对体质壮实、痰涎壅盛、喉中痰声辘辘者，也可用皂角末一两，配白矾末五钱，混合，每次用一钱，温开水调灌，有稀涎降痰作用，或微吐出一些稀涎，然后再辨证用药。皂角内服，有消痰积、破癥结、下风秘（中风病人大便秘结）的作用。对痰多阻塞气道、咳嗽多痰、痰白黏难出者，可以本品配苏子、半夏、橘红、茯苓、莱菔子、杏仁等同用。对腹中痰积结聚成块而生癥癖者，可以本品配枳实、白术、生牡蛎、炙鳖甲、桃仁、红花、三棱、莪术、山楂核、炙穿山甲等同用。对中风痰盛而又大便秘结、数日不下者，可以本品配瓜蒌、桃仁泥等煎水服。皂角刺功用与皂角差不多，但皂角刺偏用于活血、散结，常于痈疽未溃时，配合当归尾、赤芍、红花、天花粉、金银花、连翘、陈皮、炙穿山甲等同用。我常以皂角刺配白蒺藜（皂角刺活血、化痰、散结，白蒺藜入肝经、行肝气，引皂刺入肝经）再结合调肝理气、和胃助消化、活瘀的药品，例如柴胡、黄芩、半夏、川楝子、五灵脂、红花、焦三仙、刘寄奴、焦槟榔等，随证加减，治疗传染性肝炎有胁痛、肝大、腹胀者，效果较好，仅供参考试用。白芥子辛窜，偏入皮里膜外、胸胁肋旁之处而温化痰结；皂角辛咸消痰结，偏用于痰盛咳逆、中风痰盛及腹中痰积结块。用量一般三分至一钱。皂角刺可用一至三钱。虚证有痰、痈疮已破及孕妇忌用。（详见《用药心得十讲》）

**上海市名中医蔡小荪** 皂角刺，主治：输卵管炎，生殖系统结核，不孕症，经前乳房胀痛，乳癖等。配伍：皂角刺12g，配丹参12g，百部12g，王不留行9g，山海螺15g，鱼腥草10g，功劳叶15g，夏枯草12g，怀牛膝9g，大生地9g，路路通 9g（抗痨方），治生殖道结核；皂角刺 15g，配留行子 9g，月季花 4.5g，地龙 6g，降香片 4.5g，治输卵管炎、输卵管欠畅、阻塞；皂角刺 20g，配穿山甲 10g，鳖甲 10g，丝瓜络 10g 等，治经前乳房胀痛，乳癖等、皂角刺 12g，配化瘀散结之品，治子宫内膜异位症。用量：12～20g。（详见《方药传真》）

**山东省名中医姜兆俊** 皂角刺，主治：疮疡，甲状腺腺瘤，乳腺增生病，顽固性皮肤瘙痒症，神经性皮炎之血虚风燥型，麻风、皮癣等证。禁忌：疮疡红肿热痛显著，有化脓趋势者不宜。孕妇慎用。配伍：配生黄芪 15～30g，当归 10～15g，川芎 6g，金银花 30g 蒲公英 30g，白芷 10g，天花粉 10g，治疮疡脓成未破者；配当归 10～15g，金银花 30g，赤芍 10g，乳香 10g，没药 10g，大贝母 10g，陈皮 10g，治疮疡肿块明显、皮色不红或微红，属气血凝滞或轻度化热者；配生黄芪 15～30g，党参 15g，金银花 15～30g，川芎 10g，当归 12g，白术 10g，白芷 10g，甘草 6g，治疮疡溃后正虚不能托毒外出者；配僵蚕 10g，全蝎 10g，蜈蚣 2 条，猫爪草 30g，夏枯草 12g，治颈淋巴结核（结节型）；配三棱 10g，莪术 10g，夏枯草 12g，昆布 21g，海藻 15g，大贝母 10g，生牡蛎 20g，治甲状腺腺瘤、乳腺增生病。用量：6～15g。体会：皂角刺为外科良药，乳痈之要药，具有通经下乳、消肿止痛、软坚散结、托毒透脓的作用。临床应用贵在切合病情，灵活运用，效果才能显著。用之不当，可使病情恶化。（详见《方药传真》）

**江苏名中医许芝银** 皂角刺，主治：甲状腺囊肿，痈疽肿毒证、红痈。指征：甲状腺囊肿突然增大者，疡疮痈肿成脓而未溃者，红痈肿块硬而无脓者。禁忌：痈疽已溃者及孕妇不宜使用本药。配伍：配三棱、莪术，治甲状腺囊肿；配赤芍、穿山甲片、连翘，治痈疽肿毒；配漏芦、王不留行，治乳痈。用量：10～50g。体会：皂角刺有消肿排脓之功，辛散温通，性较锐利，能深达病所，取效速捷。（详见《方药心悟》）

【师说】《神农本草经》所载皂荚，为豆科植物皂荚的果实，又名皂角。其味辛、咸，性温。有小毒。归肺、大肠经。具有祛痰、通窍开闭、祛风、杀虫等功效。临证用治以下病证。

（1）顽痰。本品辛散，能开壅塞之肺气，因其咸能软化稠厚之老痰、顽痰，对于顽痰胶阻于肺致咳逆上气、时吐稠痰、难以咳出、不能平卧者，用之较宜。本品可单用研末蜜炼为丸，用枣汤送服，以治顽痰黏滞于肺而作咳逆上气、时时吐浊、咯之不爽、坐卧不宁者，亦可用本品配麻黄、瓜蒌皮、冬瓜子、芦根、南沙参、浙贝母、牛蒡子等治疗咳喘痰多难咯者。

（2）偏头风。本品能祛头风，若风邪外闭头目以致偏头痛，可用皂角配白芷、白附子、石楠叶、延胡索、羌活、川芎等治之。

（3）风湿痹痛。本品能祛风湿，通关节。用本品配羌活、独活、青风藤、龙须藤、海风藤、络石藤、制川乌、制草乌、姜黄、杜仲、牛膝等治疗风湿痹证，症见手足腰腿疼痛者。

（4）疮肿。本品外用有散结消肿之功，用于疮肿未溃者。如治疗发背、乳痈、疮疖、痈疽、疔毒、腮腺红肿等，皆可用本品配甘草、白芷、南星、蛤粉等研末服，或外涂用。

（5）中风、惊痫、痰厥、喉痹。此类疾病多因风痰涎壅，关窍闭阻所致。可用皂荚配细辛、明矾等吹鼻取嚏，能开闭通窍，并能醒神。

此外，本品有杀虫祛风止痒的功效，可治顽癣、疥虫致癣疮。也能宣通肺气及大肠气，能治便秘；也用治滴虫性阴道炎、面神经炎、纤维瘤等。可单用，或研末蜜调服用。

生皂荚、炒皂荚、猪牙皂、皂角刺相较：生皂荚逐痰开窍力强，常以散剂吹鼻取嚏，或调服取嚏。炒皂荚辛散开窍之力缓，烈性亦减，但逐痰之力仍强，适用于痰壅气逆之咳喘，还可用于消积通便，多以丸、散或膏剂服用。猪牙皂为皂荚的未成熟果实，其弯曲成月牙形，故名之。又叫小皂荚，功效基本与皂荚相同。皂角刺为皂荚树的棘，又叫皂刺，味辛，性温，能消肿排脓，祛风杀虫，用于痈疽脓成而不溃者，以及皮癣、麻风等，入煎内服 5～10g，外用适量，以醋调涂患处，痈疽已溃者忌用。

【用法】皂荚及相类药品大多研末入丸、散剂服，每次 1～1.5g。外用：适量，研末吹鼻取嚏，或调敷患处。本品走窜力强，非顽痰、实证、体壮者，不宜轻投。本品对肠胃刺激性大，故用量宜小，且多入丸、散剂服，以便掌握使用剂量。胃肠有溃疡、体虚、无实火热毒、阴证疮疡者，孕妇，以及气虚阴亏、有出血倾向者，均应忌用。

（石梦静　整理）

# 柳华（柳絮）

【药名】柳华（别名：柳絮），在《神农本草经》后的本草文献中又有杨花、柳椹、柳蕊等名称。

【经文】柳华，味苦，寒。主风水，黄疸，面热黑。

叶，主马疥痂疮。

实，主溃痈，逐脓血。

子汁，疗渴。

【文译】柳华，味苦，性寒。主治风水肿证，黄疸，面部像烧黑了一样。

柳叶，主治马因有疥疮而生的血痂。

柳树的子实，主要能治痈疡破溃，排除脓血。

柳树子实榨取的汁液，能治口渴。

【药源】本品为杨柳科植物垂柳的花。我国各地均产，但主产于长江及黄河流域。春季花初开放时采收，鲜用或晒干。柳叶为垂柳之叶，春夏时采收。柳实为垂柳的具毛种子，秋季采收。

【药理】现代药理研究柳叶每千克含碘 10mL，又含鞣质。

【师说】《神农本草经》中的柳华，即垂杨柳的花。又名柳絮。垂杨柳叶、实、子皆可入药。柳花其味苦，性寒。入肝、胆经。具有祛风湿、止血散瘀等功效。临床用治以下病证。

（1）风水面肿。可用柳花煎水饮之，能消散水肿，亦治面色黧黑等。

（2）黄疸。本品可治湿热黄疸，煎水洗之，或煎汤饮服。

（3）恶疮。本品可用治痈疽疮疡之证，用之外敷，或煎水趁热在药液中加入少许盐和匀洗之，亦治乳痈、瘰疬。

（4）牙痛。本品可用治牙痛，用之煎水含漱可止牙痛。

（5）出血。柳花能止血，用治吐血、咳血、唾血、下血、血淋等，总之，一切血证皆可治之。

柳叶为垂柳的树叶。味苦，性寒。无毒。入心、脾、肝三经。能清热解毒，治疗疮疥肿毒、丹毒、无名肿毒，以及痢疾等。能解毒逐瘀，用治痧疹透发不畅。能利尿通淋，用治小便白浊，也治马有疥疮而结干痂。

柳树的子、实，皆能使痈肿溃破，驱逐脓血。亦可用柳树的子、实，用之榨取的汁液饮服，治疗口渴，用治消渴病。

【用法】柳花，捣汁冲服，或研末服 3～9g。外用适量，研末或烧存性研末敷。

柳叶，煎液内服 10～30g。外用适量，水煎熬汤外洗，用治皮肤疮疖初起。

柳树子、实，入煎内服 10～20g。亦可研末，3～5g。或浸汁服之。外用：适量，敷贴或研末外搽。

（石梦静　整理）

# 楝实（川楝子）

【药名】楝实，在《神农本草经》后的本草文献中又有川楝、川楝子、金铃子等名称。

【经文】楝实，味苦，寒。主温疾，伤寒，大热烦狂。杀三虫，疗疡，利小便、水道。

【文译】楝实，味苦，性寒。主治温热病、伤寒病，以及高热而致烦躁、发狂。能杀灭三虫（蛔虫、绦虫、蛲虫），能治疥癣疮疡溃烂。能通利水道，使小便排出。

【药源】本品为楝科植物川楝树的干燥成熟果实，我国南方各地均产。冬季果实成熟时采收，除去杂质，干燥。用时打碎入煎。以四川产的个大、外皮金黄色、肉黄白色、饱满、有弹性者为佳。

【药理】本品主要含川楝素、楝树碱、山柰醇及脂肪油等。川楝素为驱虫的有效成分，与山道年相比，作用缓慢而持久。川楝子有松弛奥狄括约肌、收缩胆囊、促进胆汁排泄的作用；能兴奋肠管平滑肌，使其张力和收缩力增强；川楝子对金黄色葡萄球菌、多种致病性真菌有抑制作用；还有抗炎、抗癌作用。不良反应：川楝子中毒较轻时，可见头晕、头痛、嗜睡、恶心呕吐、腹痛等，严重时会出现呼吸中枢麻痹、中毒性肝炎、内脏出血、精神失常等症状。川楝子常规用量，一般无严重反应。

【文摘】

《药性本草》　主人中火热，狂，失心躁闷，作汤浴。

《用药法象》　入心及小肠，止上下部腹痛。

《圣惠方》　治肾消膏淋，病在下焦：苦楝子、茴香等分。为末，每温酒服一钱……治耳有恶疮：楝子，捣，以绵裹塞耳内。

《医学启源》　止下部腹痛……金铃子，酸苦，阴中之阳，心暴痛，非此不能除。

《珍珠囊补遗药性赋》　金铃子治疝气而补精血……主心暴痛。

《本草纲目》　因引心胞相火下行，故心腹痛及疝气为要药。

《景岳全书》　泻肝火、小肠膀胱湿热，诸疝气疼痛，杀三虫、疥癞，亦消阴痔。丸、散、汤药任意可用。甄权言，其不入汤使则失之矣。苦楝根，味大苦，杀诸虫，尤善逐蛔、利大肠，治游风热毒、恶疮，苦酒和涂疥癣甚良。

《本草经疏》　楝实，主温疾伤寒，大热烦狂者，邪在阳明也，苦寒能散阳明之邪热，则诸证自除。膀胱为州都之官，小肠为受盛之官，二经热结，则小便不利，此药味苦气寒，走二经而导热结，则水道利矣。

《本经逢原》　川楝……人但知其有治疝之功，而不知其荡热止痛之用。

《罗氏会约医镜》　能入肝舒筋。

《徐大椿医书全集》　炒研用。楝根皮，专主杀虫。

《冷庐医话》　楝根皮出土者杀人，朱氏子腹痛，取楝子东南根，煎汤服之，少顷而绝。余按：本草谓楝树雄者根赤有毒杀人，雌者色白入药用，是楝根之有毒，不得仅以出土者概之矣。

《医方十种汇编》　若脾胃虚寒，症属阴疝者切忌。川产者良，去皮去核取肉用。

《玉楸药解》　止腹痛溺癃，癞病痔瘘，大便下血。

《医林纂要》　泻心火，坚肾水，清肺金，清肝火。核：治疝，去痼冷。

《本草求原》　治淋病茎痛引胁，遗精，积聚，诸逆冲上，溲下血，头痛，牙宣出血，杀虫。

《东医宝鉴》　楝实，酒浸湿蒸软，剥取肉，去皮核，晒干用。

《现代实用中药（增订本）》　根皮为肠寄生虫驱除药，对绦虫、蛔虫、蛲虫都有效，并利大便。果实有收敛作用，治心腹疝痛、蛔虫腹痛。

【今用】近代医家张锡纯 大如栗者是川楝子，他处楝子小而味苦，去核名金铃子。川楝子味微酸微苦，性凉，酸者入肝，苦者善降，能引肝胆之热下行自小便出，故肝气横恣，胆火炽盛，致胁下焮疼。并治胃脘气郁作疼，木能疏土也。其性虽凉，治疝气者恒以之为向导药，因其下行之力能引诸药至患处也。至他处之苦楝子，因其味有小毒，除虫者恒用之。（详见《医学衷中参西录》）

北京著名医家施今墨 对药：延胡索，川楝子。单味功用：延胡索又叫元胡索。味辛、苦，性温。入心、肝、脾经。本品辛散温通，既入血分，又入气分，既能行血中之气，又能行气中之血，专于活血散瘀，利气止痛，善治一身上下诸痛证属气滞血瘀者，如脘腹胁痛、胸闷胸痛、妇女经闭、痛经、腹中肿块、产后腹痛、跌打损伤、疝气腹痛等症。川楝子又叫金铃子、苦楝子。味苦，性寒。入肝、胃、小肠、膀胱经。本品苦能胜湿，寒可泻热，它既能疏肝泻热、解郁止痛，用于治疗肝郁气滞、肝胆火旺所引起的两胁胀痛、闷痛、脘腹疼痛，以及疝气疼痛，甚则痛引腰腹，又能杀虫、行气止痛，用于治疗肠道寄生虫病引起的腹痛等症。伍用功能：川楝子苦寒降泻，清肝火、除湿热、止疼痛；延胡索辛散温通，活血散瘀，理气止痛。二药伍用，相得益彰，清热除湿，行气活血，理气止痛甚效。主治：①肝郁气滞，肝胆火旺，心、胸、腹、胁诸痛；②疝气疼痛；③妇女月经不调、经行腹痛等症；④胃、十二指肠溃疡；⑤胃肠炎、肝炎、胆囊炎、胆管炎；⑦心绞痛。常用量：延胡索 6～10g，川楝子 6～10g。经验：川楝子、延胡索伍用，名曰金铃子散，出自《活法机要》。治热厥心痛，或发或止，久不愈者。近代医家用于治疗肝郁气滞、气郁化火所引起的胸腹胁肋疼痛，或痛经、疝气痛、时发时止，食热物则疼痛增剧，舌红苔黄，脉弦或数。我们体会，它的治疗范围很广，不论肝、胆、脾、胃、心、腹疾患，还是妇女痛经，以及疝气疼痛等症，凡属气滞血瘀兼见热象者，用之均宜。（详见《施今墨对药临床经验集》）

北京著名医家焦树德 川楝子味苦，性寒。亦名金铃子。能入肝经疏肝气，故常用于治疗肝痛、肝气胀、胁痛、疝痛、胸脘满闷疼痛等症。常配合延胡索、木香、青皮、厚朴、香附等同用。前人经验认为川楝子"为疝气要药"，但其性寒凉，须配合小茴香、荔枝核、吴茱萸、肉桂、乌药等同用。炒用也可减少寒性。川楝子配延胡索，可用于热性胃痛。配枳壳、香附，可用于肝热胁痛。配乌梅、川椒，可用于蛔虫腹痛。荔枝核治疝，性温；川楝子治疝，性寒。苦楝子偏于杀虫，常用其根；川楝子偏用于疏肝理气，治疝。用量一般为一至三钱。脾胃虚寒者忌用。（详见《用药心得十讲》）

广东名中医周伯康 川楝子，主治：甲状腺功能亢进症。指征：心悸，胸胁疼痛，心烦易怒，善饥消瘦，眼突，肢体抖动，多汗，脉弦数，苔薄白，舌质偏红或舌尖边特红。局部可出现甲状腺肿大或结节等。客观指标以 $T_3$、$T_4$、TSH 异常等为重要依据，心电图作辅助诊断。配伍：川楝子 10～12g，配沙参 20g，麦冬 15g，枸杞子 12g，当归 10g，生地黄 20g，治甲状腺功能亢进症候群。火盛而烦躁易怒，加黄连 6g，白芍 12g；有痰加瓜蒌皮 12g，瓜蒌仁 12g，厚朴 12g，浙贝母 12g；心悸加熟酸枣仁（打）15g，合欢皮 15g。禁忌：川楝子有一定毒性，用量不宜过重。脾胃虚寒，呕吐、便溏者，不宜使用。孕妇忌用。体会：川楝子有疏泄肝热、解郁止痛功效，是治肝要药。甲状腺功能亢进诸症无不与肝经有关，尤与肝阴不足，肝血虚少，使肝失所养，木失疏泄，肝气横恣关系密切，魏之琇之一贯煎正合治疗之用。余变通分量，以川楝子为主药，侧重泄肝，则火郁能发越，木郁能条达，再滋养肝肾以固本，疗效确切。本方常服或间断服用，未见不良反应。（详见《方药传真》）

【师说】《神农本草经》所言楝实者，即川楝子，又名金铃子也。其味苦，性寒。有小毒。归入肝、胃、小肠、膀胱经。能理气止痛，驱虫，外用有杀虫止痒等功效。临床应用如下。

（1）疏肝理气。本品既能疏肝，又能理气止痛，适用于气机阻滞的多种痛证。因其性味苦，寒。有清肝泻火之功，尤宜于气滞且肝经有热者，我常用之与理气止痛药配伍。如以川楝子配延胡索、青皮、枳壳、香附、姜黄、白芍、甘草等治之，效佳。若肝气郁滞、胁肋胀痛，肝胃不和，胸胁脘腹作痛者，用川楝子配柴胡、郁金、青皮、白芍、枳壳等治之。对肝郁血瘀，胁肋刺痛作胀者，可与活血化瘀药配伍治之，如配三棱、莪术、乳香、没药、桃仁、赤芍、姜黄、延胡索、枳壳、青皮等。若治疗睾丸偏坠、疝气作痛，常与散寒理气止痛药同用，可配小茴香、木香、乌药、荔枝核、橘叶、橘核等。总之，川楝子的止痛功效不可小视，可广泛用治胁痛、胃痛、头痛、带状疱疹后遗神经痛、痛经、疝气疼痛等。

（2）杀虫止痒。本品具有驱杀肠虫之功，又能理气止痛，对蛔虫效尤，可用本品配鹤虱、槟榔、乌梅、白芍、炙甘草等治之。若遇头癣、疥疮作痒者，亦可将本品炒黄研末，配麻油调敷患处，可起杀虫止痒之效。本品也可配入适证方中用治疟疾，可杀疟原虫。本品还可治灰指甲、脚癣等，可用之配荆芥、生百部、土茯苓、白鲜皮、蛇床子、蜂房、明矾等煎水洗。

（3）清热泻火。本品苦寒，能清热泻火，以治惊狂，重在治疗高热炽盛之烦狂。川楝子配石膏、黄连、竹叶卷心、连翘、水牛角、钩藤、石决明等可治疗高热癫狂。川楝子配瞿麦、萹蓄、鬼针草、积雪草、滑石、川牛膝、车前草等能通导热结，利小便，也可用治小肠、膀胱积热，小便不利。川楝子配栀子、夏枯草、浙贝母、昆布、海藻可泻肝火，散郁结，治疗甲状腺功能亢进。

生川楝子、炒川楝子、盐川楝子、苦楝皮的功用各有所长。生川楝子长于杀虫治癣，用治蛔虫腹痛及外用治头癣。炒川楝子以减其毒，缓和苦寒之性，疏肝理气力强，多用于肝气郁结之胁肋、胃脘胀痛等。盐水制川楝子可引药下行，作用于下焦，用治疝坠疼痛。苦楝皮为楝树的树皮或根皮，其驱虫作用显著，能驱杀蛔虫、疥虫等，为治疗癣之良药，上述四药于临床可据证区别选用。

【用法】本品水煎内服：10g ～ 15g。以打碎炒用为宜。外用：适量，因其有一定的毒性，偶见服之有头晕、头痛、恶心、呕吐等症。若大剂量服用会致急性中毒性肝炎、呼吸衰竭、心力衰竭等不良后果，一般在药后 4～8 小时后会出现中毒症状。因本品所含川楝素在体内有沉积作用，所以用量不宜过大，亦不宜久服。凡肝肾功能不良者、脾胃虚寒者，以及小儿患者均应慎服，孕妇亦应慎用。

（石梦静 整理）

# 郁李仁

【药名】郁李仁（别名：爵李），在《神农本草经》后的医药文献中又有郁子、郁里仁、李仁肉、郁李、英梅等称谓。

【经文】郁李仁，味酸，平。主大腹水肿，面目、四肢浮肿，利小便水道。根，主齿断肿，龋齿，坚齿。

【文译】郁李仁，味酸，性平。主治腹水、头面及四肢浮肿，可使小便通利。郁李树根，能消除牙龈肿、龋齿，使牙齿坚固，另一个名字叫爵李。

【药源】本品为蔷薇科植物郁李、欧李或长柄郁李的种子。秋季果实成熟时采摘，除去果肉，取核，再去壳，取出种仁。以果仁淡黄白色、饱满充实、整齐不碎、不泛油者为佳。

【药理】本品中含苦杏仁苷、郁李仁苷 A、郁李仁苷 B、脂肪油、挥发性有机酸、皂苷、植物甾醇等。还含粗蛋白质、纤维素、淀粉、油酸等，药理研究表明，本品具有促进小肠蠕动、镇静、利尿、镇痛抗炎、祛痰止咳平喘及降压等作用。本品主要化学成分是黄酮类化合物。

【文摘】

《药性本草》 治肠中结气，关格不通。

《食疗本草》 破癖气，下四肢水。

《日华子本草》 通泄五脏，膀胱急痛，宣腰胯冷脓，消宿食，下气。

《珍珠囊》 破血润燥。

李杲云：专治大肠气滞，燥涩不通。

《本草纲目》 郁李仁甘苦而润，其性降，故能下气利水。

《名医类案》 按，《宋史·钱乙传》云，一乳妇因悸而病，既愈，目张不得瞑。乙曰，煮郁李酒饮之使醉，即愈。所以然者，目系内连肝胆，恐则气结，郁李能去结，随酒入胆，结去，目则能瞑矣，此盖得肯綮之妙者也。

《本草经疏》 郁李仁，主大腹水肿，面目四肢浮肿者，《经》曰，诸湿肿满，皆属脾土，又曰，诸腹胀大，皆属于热。脾虚而湿热客之，则小肠不利，水气泛溢于面目四肢，辛苦能润热结，降下善导癃闭，小便利则水气悉从之而出矣。郁李仁，性专降下，善导大肠燥结，利周身水气，然而下后多令人津液亏损，燥结愈甚，乃治标救急之药。

《本草新编》　郁李仁，入肝、胆二经，去头风之痛。又入肺，止鼻渊之流涕。消浮肿，利小便，通关格，破血润燥，又其余技。虽非常施之品，实为解急之需。关膈之症，最难开关，郁李仁善入肝，以调逆气，故能达上下，不可不备也。

《本草求真》　郁仁李，世人多合胡麻同用，以为润燥通便之需，然胡麻功止润燥、暖中、活血，非若郁仁性润，其味辛甘与苦，而能入脾下气，行气破血之剂也。故凡水肿癃急便闭，关格不通，得此体润则滑，味辛则散，味苦则降，与胡麻实异，而又可以相须为用。

《本草再新》　行水下气，破血消肿，通关节，治眼长翳。

【今用】江西著名老中医万友生　郁李仁，润燥通便，利水消肿，破血泄气。酸，平，入脾、大肠、小肠经。郁李仁甘苦而润，其性降，故能下气利水性专下降，善导大肠燥结，利周身水气。然下多令人津液亏损，燥结愈甚，乃治标救急之药，非可常用。治因悸目张不得瞑，煎此，酒和服，使醉即愈。（详见《药选》）

国医大师吕景山　郁李仁，味甘苦，性平。入大肠、小肠经。本品体润滑降，具有滑肠通便缓泻之功，并有开幽门之结气，润大肠之燥涩，导大肠之燥屎之功，用于治疗大肠气滞、肠燥便秘等症。还能利水消肿，用于治疗小便不利等水肿症。（详见《施今墨对药临床经验集》）

沪上名医顾丕荣　"肝系缭乱"证是一组临床综合征，临床常见，但因症状散发，而易被忽视，对其治验，可散见于众多医家医案中。肝与胆一脏一腑互为表里，肝主疏泄，又主藏血及藏魂，胆附肝叶，藏"中精之汁"，为"中正之官""清净之府"，一旦肝血不足、疏泄失司或胆受邪扰，胆气不疏，造成肝魂不宁，就可出现一系列与肝魂不宁、睡眠不安有关的证候。如合眼则悚然而醒（或惊惕而醒）；或睡梦中扬手掷足、手舞足蹈；或睡梦中筋惕肉瞤、手足抽动、惊跳而醒；或梦语磨齿，声动邻屋；或梦游；或因惊恐而目张不得瞑等，其中以"目瞑则惊悸梦惕"为主要症候。清朝名医薛生白在《温热经纬·温热病》篇中谈到："惟目瞑则惊悸、梦惕，余邪内留，胆气未舒，宜酒浸郁李仁……滑可去著，郁李仁性最滑脱，古人治惊后肝系滞而不下。始终目不瞑者，用之于治肝系而去滞，此证借用，良由湿热之邪留于胆中，胆为清净之府……胆热内扰，肝魂不安，用郁李仁以泄邪而以酒行之。"《名医类案》记载："钱仲阳治一乳妇，因悸而病，既愈目张不得瞑。钱曰：煮郁李仁酒饮之，使醉即愈。所以然者，目系内连肝胆，恐则气结，胆横不下，郁李仁能去结，随酒入胆，结去胆下，目能瞑矣，饮之果验。"《徐大椿医书全集·药性切用》也谈到郁李仁："酒引入胆，兼治胆横目张不瞑。"（详见《顾丕荣辨治"肝系缭乱"证妙用酒浸郁李仁的经验》）

湖北名中医胡献国　李花，为蔷薇科落叶灌木欧李和郁李的花卉。中医认为，本品性味甘、平、酸，入肝、肾二经。有润肤生肌之功。适用于肌肤粗糙、面色不华等。李实，又名李子、李，为蔷薇科植物李的果实。李子甘、酸、平，入肝、胃经,有清肝泻热、生津止渴之功。适用于肝虚有热、劳热骨蒸、胃阴不足、消渴引饮。郁李仁,为蔷薇科落叶灌木欧李和郁李的成熟果实,以颗粒饱满、淡黄白色、不出油、无核壳者为佳。中医认为,郁李仁性味甘、苦、平,入大肠、小肠经。有润肠通便、利水消肿之功。适用于肠燥便秘、腹满喘促、水肿等。由于郁李仁润燥滑肠作用较强,服用本品后在泻下通便时常常出现腹部隐痛,故常与大米一起煮粥食用。一则减少药物的毒副作用,缓和药性,减少腹痛;二则增强健脾补养之功。由于郁李仁有利水消肿之功,故各型水肿伴便秘者,均可选用。但易伤脾胃,损齿,故不宜多食,且孕妇不宜食用。(详见《中医大观》)

【师说】郁李仁,其味苦、辛,性平。归大肠、脾、小肠经。具有润肠通便、利水消肿等功效。临床用治以下病证。

(1)肠燥便秘。本品质润多脂,且能行气消积滞,可通大便,主要用治大肠气滞,肠燥便秘之证。可与火麻仁、柏子仁、杏仁、桃仁、紫菀、陈皮、枳实等同用。若用本品配朴硝、当归、干地黄,亦可治疗产后大便燥结、便下不爽及肛肠疾病术后便秘、小儿便秘、老年糖尿病患者顽固性便秘等。

(2)水肿。本品能利水消肿,可治小便不利而周身水肿。可与赤小豆、车前子、薏苡仁、猪苓、紫苏、泽兰、泽泻、桑白皮、白茅根等配伍治之。

(3)咳嗽气逆。本品有镇咳祛痰作用,可治疗咳嗽气逆之证。用郁李仁配杏仁、紫菀、炙百部、金沸草、苏子、莱菔子、陈皮等治之。

(4)牙齿疼痛。用郁李仁配川芎、细辛、石膏、生地等可清热消肿止痛,用治牙龈肿痛,以及痔疾初起肿痛等。

此外,本品还可治疗高血压病、痰热风痫、痉厥等,常用本品可使牙龈坚固。

郁李仁的根亦可入药,可治龋齿、齿断而龈根肿痛。

【用法】本品水煎内服:6～15g,宜打碎入煎。若大剂量长期服用可致中毒。孕妇应慎用。

(陶方泽 整理)

# 莽 草

【药名】莽草,在《神农本草经》后的本草文献中又有蒴、芒草、山木蟹、春草、红茴香等称谓。

【经文】莽草,味辛,温。主风头,痈肿,乳肿,疝瘕。除结气,疥瘙,杀虫鱼。

【文译】莽草,味辛,性温。主治风邪侵犯头部所致的头痛病、痈疽疮肿、乳痈红肿作痛、疝气、癥瘕。并能消散气滞,治疥疮瘙痒,也能杀死虫、鱼。

【药源】本品源于八角科植物狭叶茴香的叶，分布于陕、苏、皖、浙、赣、闽等地。

【药理】莽草果实中主要成分为挥发油、倍半萜内酯、黄酮、糖素、有机酸等，莽草子中有致惊悸毒素莽草素。这些莽草毒素既是有效成分，又是毒性成分。莽草具有抗炎、抑菌、神经调节等药理作用，其根、根皮、树皮、叶等都有毒性，适量服用可治病，超量服用可致命，故用时应注意使用剂量。

【师说】莽草，药用为八角茴香属植物狭叶茴香的叶。其味辛，性温。有毒。主入肝、肺经。具有祛风湿、消肿胀的功效。常用于治疗以下病证。

（1）头痛。本品辛温能发散风寒，止头痛，用于风寒头痛，可用之煎汤液熏洗。用时注意药汁不可入眼。

（2）痈肿。本品外用能消肿散结，治疗乳痈、疖肿、瘰疬、瘰疬，可捣烂外敷患处。

（3）疥癣。本品外用能杀虫止痒，用于疥癣瘙痒、风虫牙痛，可外涂或煎水含漱治牙痛。

【用法】本品一般不可内服。外用：适量，捣敷，或研末调敷，或煎水熏洗、含漱等。

特别指出，莽草的枝、叶、根、果均有毒，尤其是果壳毒性较大。莽草中毒多因将其果误作八角食用而引起。其毒性作用为直接刺激消化道黏膜，经消化道吸收进入间脑、延脑，使呼吸中枢和血管运动中枢功能失常，麻痹运动神经末梢，严重时损害大脑。中毒症状类似癫痫，主要是惊厥，尚有精神作用。甚则有恶心、呕吐、口渴、腹泻、头痛、眩晕、狂躁不安、幻视、心律失常、四肢麻木、呼吸急促等，症状严重者可致昏迷、谵语、四肢抽搐或阵发性惊厥、尿少甚至尿闭，病重者死于呼吸衰竭。莽草慢性中毒的特点是发病缓慢，无胃肠道症状，均从失眠开始，有头昏、精神不振、全身无力、惊慌不安。幻听幻视、胡言乱语、阵发性惊厥、全身有虫爬感、四肢不自主的抽搐，以及神志不清。因此，临床运用莽草时，只宜外用，不可内服。

（石梦静　整理）

# 雷　丸

【药名】雷丸，在《神农本草经》后的本草文献中又有竹苓、雷实、竹铃芝等名称。

【经文】雷丸，味苦，寒。主杀三虫，逐毒气，胃中热。利丈夫，不利女子。作摩膏，除小儿百病。

【文译】雷丸，味苦，性寒。主要能杀死蛔虫、绦虫、蛲虫等肠道寄生虫。能驱逐恶毒邪气，能清除胃内热邪。其治疾病，男子效果好，女子疗效较差。若制成膏药涂摩，能治小儿多种疾病。

【药源】本品源于多孔菌科真菌雷丸的菌核。采收后洗净、晒干入药，其干燥菌核呈类球形或不规则团块状，呈黑色或黑褐色，主产于甘、苏、浙、豫、鄂、湘、云、贵、川等省。

【药理】本品叶和茎含乌头碱、木犀草素、木犀草素-7-葡萄糖苷，荭草素等，但其化学成分主要为一种蛋白水解酶，称雷丸素，本品驱除绦虫是通过该蛋白酶的作用，使虫体蛋白质分解破坏、虫头不再附于肠壁而排出。50% 雷丸乙醇提取物对猪蛔虫、蚯蚓及水蛭有杀灭作用，本品可用于治疗肿瘤、绦虫病、钩虫病、蛔虫病、虫积腹痛、小儿疳积等。

【师说】雷丸，药用为多孔菌科植物雷丸的菌核。其味微苦，性寒。归胃、大肠经。具有驱虫作用，临床以驱虫为其主要效用。用之可以治疗以下病证。

（1）寄生虫。本品驱虫作用面广，对肠道多种寄生虫均有驱杀作用。杀灭绦虫，可用雷丸研末吞服，每次 10 ～ 20g，日服 3 次。多数病例经过连服 2 ～ 3 日的治疗，可排出虫体。治疗蛔虫多以雷丸配槟榔、牵牛子、川楝皮等同用。本品也能杀钩虫，疗效甚佳。本品还可杀灭阴道毛滴虫，可单用本品煎水熏洗阴道内外。近年有报道用本品配公鸡肉 5g，半夏 5g，茯苓 5g，全蝎 2g，煎服，33 日为一疗程，可治疗脑囊虫病。

（2）食积腹痛。雷丸可治疗小儿顽固性食积腹痛，取雷丸粉，按每次 0.4g，分三次温水冲服。若用槟榔 5 ～ 8g，雷丸 5 ～ 10g（后下），煎服，能消食积，除胀止痛。对小儿嗜食肥甘，引起胃胀脘腹痞满作痛，消化不良者，有效。

（3）疥癣、癫狂。本品有祛风止痒功效，能逐风邪，治皮肤疥癣作痒及癫狂、痛证。用雷丸配牡蛎、黄芩、细辛、蛇床子，煎汤洗浴，能治风疹疥癣瘙痒、小儿寒热、惊啼不安。

雷丸与槟榔相较：二药皆为杀虫佳品，能驱杀三虫，其中对绦虫病疗效最好。但槟榔消积导滞、破气除胀、行气利水、截疟效佳，还可治疗积滞痢疾、里急后重及水肿脚气、疟疾等。雷丸以杀虫消积为其专长，可杀三虫，也可治小儿疳积，还治脑囊虫病。此外，雷丸尚有抗肿瘤及抗炎作用，可治疗关节红肿热痛等。

【用法】雷丸，一般不入煎剂，因本品含蛋白酶，加热至 60℃以上即被破坏而失效，故多入丸、散剂中。成人每服 10 ～ 15g；小儿 5 ～ 8g。饭后用温开水调服，每日 3 次，连服 3 天。本品不宜与酸性食物同用。当今临证也不遵本品"利男、不利女"之说，男、女患者皆可用之，脾胃虚寒者应慎服。

（石梦静　整理）

# 梓白皮

【药名】梓白皮，在《神农本草经》后的本草文献中又有梓皮、梓木白皮、梓树皮、梓根白皮、土杜仲等别名。

【经文】梓白皮，味苦，寒。主热，去三虫。

叶，捣傅猪疮，饲猪肥大三倍。

【文译】梓白皮，味苦，性寒。主治发热，能驱杀蛔虫、姜片虫、蛲虫等肠道寄生虫。

梓树的叶子，捣烂外敷可治猪疮，用之喂猪能使猪增肥数倍。

【药源】本品为紫葳科植物梓树的根皮，或树皮的韧皮部分，以皮块大、厚实、内面色黄者为佳。总结历代医家运用梓白皮的经验：用治温病热未除、小儿火丹、急性肾炎、疔疮疖肿、小儿头疮等。

【药理】本品含阿魏酸、谷甾醇、对一羟基苯甲酸。树皮含对一香豆酸、阿魏酸等。具有利尿功效，对循环系统无影响。毒性弱，能作用于肾小管而有利尿消肿功效。

【师说】梓白皮，为梓树的根皮，或梓树树皮。其味苦，性寒。入肝、胆、胃经。具有清热解毒、利水消肿、杀虫等功效。临床应用如下。

（1）利湿退黄。本品苦寒，能清热利湿退黄，用治湿热黄疸。如仲景的麻黄连翘赤小豆汤即用梓白皮配麻黄、连翘、赤小豆等治之，也可将本品配入适证方中治疗热毒疮肿、丹毒等。

（2）杀虫止痒。本品可用治疥癣等瘙痒性皮肤病。如用本品煎汤外洗，可治疗滴虫性阴道炎内外阴作痒。若将梓白皮焙干研末 6g，枯矾 1.5g，麝香少许，研匀敷之，其效亦显。本品还可治肠道寄生虫，可用梓白皮配萹蓄，醋煎服，治疗诸虫在腹内。

（3）清胃止呕。本品能清胃中实热而降逆止呕。如本品配竹叶、竹茹、黄连、法半夏、枇杷叶、苏梗、厚朴花等，能治疗胃热呕吐。

（4）利水消肿。本品能治肾炎水肿，可用梓白皮、积雪草、玉米须、猪苓、车前子、车前草等治疗肾病水肿。

（5）清热肃肺。对于外感发热，可用梓白皮配大青叶、金银花、野菊花、青蒿、蝉蜕等治之，其退热功效甚佳。对于肺热咳嗽，可用梓白皮配蒲公英、杏仁、前胡、紫菀、黄芩、桑白皮、枇杷叶、桔梗等治之，能清热肃肺。

【用法】本品入煎内服：10～15g。外用：适量，研末调敷，或煎水洗浴。

（石梦静　整理）

# 桐　叶

【药名】桐叶（别名：白桐叶）。

【经文】桐叶，味苦，寒。主恶蚀疮，著阴。

皮，主五痔，杀三虫。

花，主傅猪疮。饲猪肥大三倍。

【文译】桐叶，味苦，性寒。主治外阴蚀疮病，可用之外敷于阴疮部位。

桐树皮，主治多种类型的痔疮，能驱杀蛔虫、绦虫、蛲虫等肠道寄生虫。

桐花，主要外敷用治猪疮，喂猪能使其增肥数倍。

【药源】本品为玄参科植物泡桐或毛泡桐的叶子，产于我国安徽、浙江、福建、台湾、江西、湖北、湖南、四川、云南、贵州、广东、广西。

【药理】本品含桃叶珊瑚苷、泡桐苷、毛蕊花苷、异毛蕊花苷、熊果酸等，具有抗癌作用。

【师说】桐叶，药用为玄参科植物泡桐或毛泡桐的叶子，其味苦，性寒，入心、肝经，具有清热解毒、生肌敛疮等功效。可治以下病证。

（1）热毒痈肿。本品性味苦、寒，能清热解毒，用于热毒疮疡。可治乳痈、肠痈、丹毒等，尤擅治疗妇女阴部溃疡及痈疽发背，久不生肌敛疮者。可用桐叶醋蒸贴疮上，能退热止痛，渐长肌肉而收口愈合，还可煎水熏洗治疗痔瘘。

（2）手脚肿痛。用泡桐叶配赤小豆、冬瓜藤各适量，煎水浸洗患处，并可用之煎水内服。

（3）脱发。本品能生发，促进毛发生长。用桐叶、麻子仁、米泔水煮去渣，用药液熏洗之，可治头发脱落不长。

桐皮，即桐树的树皮。其味苦，性寒。入心、肝、肾三经。能清热利湿，用于热淋、石淋、血淋、毒淋等。本品也能解毒消肿，用治疔疮、痔疮、乳痈、丹毒及无名肿毒、跌打损伤等。还能驱杀蛔虫、绦虫、蛲虫等肠道寄生虫。

桐花，即桐树所开的花。主要用于外敷治猪疮，作饲料喂猪，可使猪肥壮。总之，桐叶、桐皮、桐花三者功效相似，均可清热解毒，主要用治热毒疮疡。

【用法】桐叶入煎内服 10 ～ 30g。外用适量，捣敷，或捣汁涂患处。

桐皮，煎汤内服 10 ～ 30g。外用适量，捣敷，或煎汁涂于患处。

桐花，外用适量，捣烂涂敷患处。

（石梦静　整理）

# 石　南

【药名】石南（别名鬼目），在《神农本草经》后的本草文献中又名石楠叶、石南草、风药、红树叶等。

【经文】石南，味辛，平。主养肾气，内伤阴衰。利筋骨皮毛。

实，杀蛊毒，破积聚，逐风痹。

【文译】石南，味辛，性平。主治肾气亏虚、脏腑内伤而阴精衰少，以及阴器衰弱而阳萎。能强筋健骨及滋养皮毛。

石南果实，能杀灭蛊毒，破除腹内积聚，驱逐风痹。

【药源】本品为蔷薇科植物石楠的干燥叶，其藤、果实亦可入药，主产于安徽、江苏、浙江、广东、广西等地。全年可采，晒干，切丝备用。

【药理】本品含类胡萝卜素、樱花苷、山梨醇、鞣质、皂苷及挥发油等。石楠所含的熊果酸有明显的安定和降温、镇痛、抗炎及抗癌作用，对革兰氏阳性菌、革兰氏阴性菌和酵母菌亦有抑制作用。此外，本品还含有青苷，有收缩血管的作用，用于诸痛证。石楠果实可治风湿性关节炎。

【文摘】

《名医别录》　主治脚弱，五脏邪气，除热。

《药性论》　主除热，能添肾气，治软脚烦闷疼，杀虫，能逐诸风。恶小蓟。

《本草纲目》　充茗及浸酒饮能愈头风。

《医林纂要探源》　润肺补肝，壮命门火。

《现代实用中药》　治阳痿，滑精，女子腰冷不孕，月经不调等症。

【今用】**陕西名中医何同录**　石南叶主治：肾阳虚衰、阴寒凝滞之排卵功能障碍，输卵管不通，月经不调，不孕症等。配伍仙灵脾，尤适用于输卵管不通或通而不畅者。禁忌：阳盛血热或阴虚火热者忌用。配伍：配王不留行、路路通、穿山甲、皂角刺等，治不孕症；配仙灵脾、仙茅、合欢皮等，治排卵功能障碍之月经不调、不孕症等。用量：12～18g。（详见《方药传真——全国老中医药专家学术经验精选》）

**浙江妇科名医马大正**　石南叶味辛、苦，性平。归肝、肾经。功能祛风，通络，益肾。石南叶益肾通络，可以治疗肾虚引起的月经不调、闭经、子宫发育不良，常与菟丝子、淫羊藿、何首乌配伍。内服煎汤，6～15g。阴虚火旺者忌服。（详见《妇科用药400品历验心得》）

**四川名医冉先德**　日本使用之石南为杜鹃花属植物，其毒性较石楠强2～3倍，能引起痉挛，二者应区别使用。（详见《中华药海》）

【师说】载于《神农本草经》的石南，即当今临证所用的石楠，其叶、藤、果实皆可入药用。我们常用的石南主要用蔷薇科植物石楠的叶。石楠有"千年红""笔树""红树叶""油蠓树""忆红树"等多个名称。其味辛、苦,性平。归肝、肾经。具有祛风、通络止痛、益肾等功效。我在临床上常用之治疗以下病证。

(1)偏头痛。本品能通络止痛,对于风邪入络所致的头痛,以及外感风寒头痛、瘀血头痛、阳亢头痛、风湿头痛、风热头痛等皆可于适证方药中加用石南以止痛。我常以石南叶配羌活、川芎、茺蔚子、蔓荆子、姜黄、延胡索作为基本方,治疗多种病因所引致的头痛。若因风寒引发者,加荆芥、防风、白芷、细辛、藁本等;风湿头痛加藁本、薏苡仁、茯苓等;头痛由风热引发者,配菊花、黄芩、薄荷等;头痛由肝阳上亢引发者,加龙胆、栀子、白蒺藜;头痛由瘀阻络脉所致者,加桃仁、川芎、红花、蜈蚣、赤芍等。本品尤擅治偏头痛(血管神经性头痛),用之其效确实显著。

(2)风湿痹痛。本品能祛风除湿,通利关节,可治疗风湿痹痛。我常用石南叶配羌活、独活、炒薏苡仁、海桐皮、木瓜、青风藤、络石藤等治疗风湿性关节炎。

(3)肾虚腰痛。石南叶能补肾虚,对肾虚所致的腰痛可壮腰止痛。对肢软无力、足膝痿弱、不耐着地行走者,可用本品配独活、桑寄生、秦艽、续断、狗脊、枸杞子、杜仲、熟地、补骨脂、当归、白芍、怀牛膝等治之,能补肾壮腰膝,止疼痛。

(4)不能孕育。因于男女性功能低下、男子遗精、阳痿,女子性欲冷淡、无欲房事以致久不育、不孕者,我常用石南配蜈蚣、蜂房、韭菜子、急性子、巴戟天、仙茅、仙灵脾、苁蓉、锁阳、芡实、莲须等治之,能涩精止遗、壮阳、振性、助孕育。当今临证所用,也印证了《本草经集注》所言石南"女子不可久服,令思男"之说不虚言也。

(5)咳嗽。本品能祛风化痰止咳,我常用之配荆芥、杏仁、白前、前胡、金沸草、桑白皮、紫菀、浙贝母、法半夏、桔梗、陈皮等治疗感冒咳嗽。

(6)风疹瘙痒。凡成人、小儿皮肤出现荨麻疹、湿疹、玫瑰糠疹,甚至银屑病等,我皆用石南叶配荆芥、防风、徐长卿、益母草、蝉蜕、白毛夏枯草、白鲜皮、地肤子、蛇床子、夜交藤等治之。病重者再加乌梅、五味子、白薇等抗敏止痒。对男、女肛门湿痒,阴户、外阴作痒者,可作洗剂煎液熏洗,效佳。

至于石南果实,据文献记载能驱逐蛊毒、破除体内积块、治疗风湿痹痛等,我在临床上少用,难予多言。

石南叶与豨莶草相较:二者味皆辛、苦。同入肝、肾二经。均有祛风除湿、补益肝肾功效,俱可治疗风湿痹痛、风疹瘙痒等证。然豨莶草以祛筋骨间风湿为长,善治肢麻骨痛;石楠叶以除肾虚之风痹为优,善疗腰酸脚弱、风寒湿热瘀阻脉络之头痛。

【用法】本品生用,入煎内服:10～15g。或入丸、散。外用:适量,煎水外洗、外敷。若用鲜品可倍剂使用，也可研末吹鼻用。阴虚火旺者应忌用。

（刘成全　整理）

# 黄　环

【药名】黄环（别名：凌泉、大就），在《神农本草经》后的医籍中又有就葛、紫藤等名称。

【经文】黄环，味苦，平。主蛊毒，鬼疰、鬼魅、邪气在脏中。除咳逆，寒热。

【文译】黄环，味苦，性平。主治蛊虫之毒、瘵虫感染及不明邪毒侵入脏腑所致的怪异病症，也能治咳嗽气逆作喘及寒热病。

【药源】为豆科紫藤属植物紫藤的花或木，主要分布于东北、山东、河南等地。北方为种植，长江以南有野生。夏秋采收，晒干。

【药理】紫藤皮含紫藤苷及树脂，叶含木犀草素 7- 葡萄糖鼠李糖苷、芹菜素 7- 鼠李糖葡萄糖苷等。新鲜叶含维生素 C，花中含挥发油、尿囊素、尿囊酸等。紫藤苷及树脂均有毒，能引起呕吐、腹泻乃至虚脱。

【师说】黄环，又名紫藤，药用为攀缘植物豆科的紫藤之花和木。其味苦，性平。归肺、肾经，具有止咳祛痰、利水消肿等功效。据本草文献记载，本品能治疗以下病证。

（1）水肿。本品能利小便，消水肿，用于水肿、小便不利，可用黄环根 15g，入煎内服，则小便利而水肿消减。

（2）痰嗽。本品味苦、性降。能降肺气，祛痰止咳，用治痰嗽，亦治恶寒发热病症。

需要说明，本品究为何药尚有歧见。有学者考证，《神农本草经》《新修本草》《证类本草》《本草纲目》中所载的黄环即豆科的紫藤，而《名医别录》《本草经集注》中的黄环是防己科的千金藤。我是取《神农本草经》之黄环为紫藤而录述古今药效的。不过，现今《中药学》著作中未载黄环，可见黄环不是当今临床常用的药物。

附：黄环的种子，味甘，微温。有小毒。能够解毒、杀虫、止痛，能治食物中毒、腹痛、吐泻及蛲虫病等。但有毒性，内服须炒透，然后入煎服。

【用法】黄环，因本品茎皮中含有紫藤苷，而紫藤苷有毒，能引起呕吐、腹泻甚至虚脱，故入煎内服用之不可过量，以防中毒。内服用量一般在 9 ～ 15g，不可多用、久服，脾胃虚弱者及孕妇忌服。

（吴其晶　整理）

# 溲 疏

【药名】溲疏，在《神农本草经》后的本草医籍中又有空疏、巨骨、空木、卯花等名称。

【经文】溲疏，味辛，寒。主身皮肤中热，除邪气，止遗溺，可作浴汤。

【文译】溲疏，味辛，性寒。主治身体皮肤发热，能祛除外感风邪，还能治疗遗尿，也可煎汤洗浴。

【药源】为虎耳草科植物溲疏的果实。分布于山东、江苏、安徽、浙江等地。7—10月采收果实，晒干。

【药理】本品含黄酮类化合物山柰酚-7-葡萄糖苷、山柰酚-3-鼠李糖-7-葡萄糖苷、槲皮素-3-葡萄糖苷等，具有利尿、消炎等作用。

【师说】溲疏，据《中药大辞典》记载，药用为虎耳草科植物溲疏的果实。其味辛、苦，性微寒。归肺、胃、膀胱、肾经。具有清热利尿等功效。据本草文献记载，本品可治以下病证。

（1）外感发热。本品辛能发散，寒能清热，可治疗外感发热。

（2）小便不利。本品能通利水道，用于小便不利及遗尿、遗精，尤宜治疗淋证。

（3）胃热呕吐。本品能除胃中热，下逆气，有止呕之效，可用于胃热呕吐。内服、外用皆宜。

此外，本品还可煎水洗浴治皮肤疥癣瘙痒，也治妇人带下、阴痒等病症，还可治疗疟疾。

须知，《神农本草经》所载的溲疏，唐代以后便已失传。有人经检索、考证，认为溲疏为粘毛忍冬植物。但此药究属何物尚有分歧，我遵《中药大辞典》所载而论其性味、功效、主治等。

【用法】本品入煎内服：3～9g。或作丸剂服。外用：适量，煎水熏洗，或作汤浴。民间用作退热药，但本品有小毒，应当慎服。

（吴其晶　整理）

# 鼠 李

【药名】鼠李，在《神农本草经》后的本草医籍中又有牛李、鼠梓、赵李、绿子等名称。

【经文】鼠李，主寒热，瘰疬疮。

【文译】鼠李，主治寒热病、瘰疬疮疡。

【药源】为鼠李科植物冻绿的果实，主要分布于东北、河北、山东、山西等地。8—9月果实成熟时采收，除去果柄，鲜用或以微火烘干。

【药理】鼠李果实含大黄素、大黄酚、蒽酚、山萘素，皮含大黄素、芦荟大黄素，种子含多种黄酮苷酶，具有泻下作用。

【师说】鼠李，药用为鼠李科植物冻绿的果实。其味苦，性凉。有微毒。入肺、肾经。功能清热解毒，散结通经。用治以下病证。

（1）疮毒。本品能清热解毒散结，可治诸疮及伴有恶寒发热的皮肤热毒。如痘疮、疖肿、瘰疬等热毒瘀滞肿毒，本品也可治疗湿热毒疮等。

（2）水肿。本品有利水消肿及导泻作用，可治疗水肿及大便秘结。

（3）牙痛。本品可治龋齿、牙痛，用之煎水漱口可止牙痛。

总之，本品以治热毒肿痛为其专长。

此外，本品有滋阴养肾、活血等功效。

【用法】本品入煎内服：6～12g。或研末，或熬膏。外用：适量，研末麻油调敷。或煎水熏洗，或含漱等。

（吴其晶　整理）

# 松　萝

【药名】松萝（别名：女萝），在《神农本草经》后的本草医籍中又有云雾草、老君须、金线草、龙须草、松上寄生等名称。

【经文】松萝，味苦，平。主嗔怒，邪气。止虚汗，头风，女子阴寒肿痛。

【文译】松萝，味苦，性平。主治恼怒气急之症，能祛除各种邪气，遏止出虚汗，治疗头风证及女子阴冷伴肿痛之症。

【药源】为松萝科松萝属植物节松萝或长松萝，以地衣体（叶状体）入药。全国各地均有分布。全年可采，除去杂质，晒干。

【药理】本品含巴尔巴地衣酸、松萝酸、拉马酸等，具有抗炎、镇痛、抗菌、抗氧化、抗肿瘤、抗血小板和抗血栓活性、抗原虫、镇咳、祛痰、平喘等作用。

【师说】《神农本草经》中所载的松萝，一名女萝，又称之为云雾草等。本品为松萝科松萝属植物长松萝、环裂松萝的地衣体。其味苦、甘，性平。有小毒或无毒。归心、肾、肺经。功能祛痰止咳，清热解毒，除湿通络，止血调经，驱虫等。主治：①痰热温疟、咳喘、痨瘵；②头痛、虚汗、目赤云翳；③痈肿疮毒、瘰疬、乳痈、烫火伤、蛇虫咬伤；④风湿痹痛、骨折；⑤外伤出血、呕血、便血、崩漏、月经不调、女子阴冷而肿痛；⑥蛔虫病、吸血虫病等。应用：①治角膜云翳，用松萝煎水熏洗或内服之；②治外伤，用松萝鲜品适量，捣烂敷伤处；或将松萝烧灰存性，甜酒冲服；③治痈肿，疼痛，松萝研末水调或入丸、散服。亦可用松萝配细辛，研细末，水调敷患处；④治肺结核、慢性支气管炎，适量煎水服。

【用法】本品入煎内服：6～9g。外用：适量，煎汤熏洗，或研末外敷。本品忌与生姜配伍。

（吴其晶　整理）

# 药实根

【药名】药实根（别名：连木），在《神农本草经》后的医籍中又有白药根、海药实根等名称。

【经文】药实根，味辛，温。主邪气，诸痹疼酸。续绝伤，补骨髓。

【文译】药实根，味辛，性温，主治诸邪引起的多种痹症致周身酸楚疼痛。可续筋接骨，治疗折断损伤。还可滋补骨髓。

【药源】为防己科植物金线吊乌龟的块根，产于湖南、湖北、浙江、安徽、江西等地。全年可采，秋末冬初采收为好，除去须根，洗净，切片晒干备用，以片大、断面色白、粉性足者为佳。

【药理】本品含有金线吊乌龟碱、异汉防己碱等，具有消炎、镇痛、退热等功效。

【师说】药实根，相关药学典籍称其味辛，性温。无毒。归肺、胃、脾、肝、肾经。能祛风湿而止痹痛，用治风寒湿痹，尤以寒湿痹痛为宜，可用本品配苍术、青风藤、海风藤、独活、当归、甘草等治之。本品还能补肾生髓，用治外伤；续筋接骨，治疗骨折伤痛，可用鲜药实根、苎麻根、络石藤、刘寄奴等合药捣敷患处，亦可入煎内服治之。

不过，本品究属何物，至今不甚明确，一直存疑待考。

【用法】本品煎汤内服：9～15g。或入丸、散服。外用：适量，捣敷。脾虚泄泻及阴虚内热者禁服。若用量过大，会有头晕、呕吐等不良反应。

（吴其晶　整理）

# 蔓　椒

【药名】蔓椒（别名：家椒），在《神农本草经》后的医籍中又有入地金牛、两面针、上山虎等名称。

【经文】蔓椒，味苦，温。主风寒湿痹，历节疼。除四肢厥气，膝痛。

【文译】蔓椒，味苦，性温。主治风寒湿痹，以及历节风的诸关节疼痛，能消除四肢厥冷及膝骨疼痛。

【药源】为芸香和植物两面针的根或枝叶，主要分布于浙江、福建、台湾、湖南等地，全年均可采收，取根或枝叶，去泥沙、洗净、切片、晒干。

【药理】本品含有生物碱类、甾醇类和无机元素等，其中以生物碱类为主要成分。具有镇痛、抗炎、止血、抗溃疡、保肝、抗脑缺血、抗肿瘤等作用。

【师说】蔓椒，其通用名为入地金牛，药用为芸香科花椒属植物两面针的根或枝叶。其味苦，性温。有小毒。归肺、脾、肝、肾经。具有祛风除湿、散寒止痛等功效。临床应用如下。

（1）散寒除湿。因本品性温，长于祛风散寒除湿，善治寒湿偏盛之痹痛、历节疼痛及四肢冷痛。

（2）止痛。本品具活血止痛功效，可用治肋间等多部位的神经痛，糖尿病、中风等引发的手足麻木、疼痛，以及腹痛、龋齿痛、胃肠溃疡疼痛、胆道蛔虫引起的剧痛、咽喉肿痛。用于皮肤黏膜可麻醉而止痛。

（3）消水肿。本品还可利水消肿，用治遍身水肿。

【用法】本品入煎内服：4.5～9g。研末入丸、散服，1.5～3g，日服1～2次。或酒浸用。外用：适量，可煎水洗，或含漱，或鲜品捣敷患处。本品有小毒，中毒后常引起腹痛下利，用之当慎，用量不宜过大。久服易产生头晕、眼花、呕吐、腹痛下利等中毒反应。本品忌与酸性食物同时服用，孕妇忌服。

（吴其晶　整理）

# 栾华（栾花）

【药名】栾华。

【经文】栾华，味苦，寒。主目痛，泪出，伤眦。消目肿。

【文译】栾华，味苦，性寒。主治眼睛疼痛、流泪、眼疾损害到眼角的病症。能够消除眼部的肿胀疮痛。

【药源】为无患子科植物栾树的花。产于我国大部分地区，东北自辽宁起经中部至西南部的云南均有分布。6—7月采花，阴干或晒干。

【药理】本品含甾醇、皂苷、黄酮苷、花色苷等，对多种细菌和真菌有抑制作用。

【师说】《神农本草经》所载栾华，药用为无患子科栾树属植物栾树所开的花，亦有用其树叶入药的，但以用花为主。其味苦，性寒。无毒。归肝经。本品具有泻火解毒功效，用治眼睑或眼睑边缘及目胞红肿糜烂，可与黄连、薄荷、板蓝根各15g煎汤外洗。若肝火上冲，目赤肿痛，色如丹涂，并多黏液脓汁溢出，腥臭胶黏，或兼作头胀、头痛者，用之可清泻郁热火毒，并能清肝泻火明目。栾华也能平潜上扰之肝阳，治疗头目昏眩胀痛，常与菊花、决明子、龙胆、黄连、生甘草同用，水煎服之。若用治迎风流泪，可用栾华配龙胆、菊花、防风、密蒙花、黄芩、金银花、车前子煎服。

总之，本品作用专一，为眼科常用之药。

【用法】本品入煎内服：3 ～ 6g。属寒凉体质者及脾胃虚寒者，不宜用之。

（吴其晶　整理）

# 淮　木

【药名】淮木（别名：百岁城中木），在《神农本草经》后的医籍中又有城里赤柱等名称。

【经文】淮木，味苦，平。主久咳上气，伤中虚赢，女子阴蚀，漏下赤白沃。

【文译】淮木，味苦，性平。主治肺气虚损所致的长期咳嗽、呼吸困难。能够补中益气，治疗中气受损所致的体虚赢弱。又可治疗肝脾湿热下注所致的女子外阴生疮溃烂，以及经行量多、阴道出血、淋漓不断，伴见白带亦多。

【药源】一说为银杏科植物银杏之木，具体何物已无可考证。

【药理】本品富含白果酸、白果酚、莽草酸、甾醇等，具有抑菌杀菌、祛痰止咳、抗痨抑虫、收缩膀胱括约肌、降低血清胆固醇、扩张冠状动脉等功效。本品种仁特别是胚和子叶中含少量银杏酸、银杏酚和银杏醇等有毒物质，生食白菜或熟食过量会引起中毒。中毒因人而异，中毒症状轻者表现为全身不适、嗜睡，中毒重者表现为呕吐、抽筋、嘴唇青紫、恶心、呼吸困难等。中毒轻者喝浓茶或咖啡，卧床休息即可康复，重者应送医院救治。

【师说】《神农本草经》所载淮木，自梁陶弘景时即为有名而无实用之药。但有学者认为其是银杏科植物银杏之木。其味苦，性平。无毒。归肺、脾、肾经。具有降逆、塞流功效。上可治久咳上气；下可治妇女阴蚀生疮、漏下、赤白带多等。还能补中益气，治疗脾胃虚弱证，亦治湿痹及孕妇难产。

【用法】本品入煎内服：10 ～ 20g。病重者可用 30 ～ 50g。外用：适量，煎水外洗阴部疮毒。本品胚和子叶中有小毒。有本草文献指出，食银杏种仁时切忌同时吃鱼，此论仅供参考。

（吴其晶　整理）

# 大豆黄卷

【药名】大豆黄卷，在《神农本草经》后的医籍中又有大豆卷、黄卷、豆卷皮、豆蘖等名称。

【经文】大豆黄卷，味甘，平。主湿痹，筋挛膝痛。生大豆，涂痈肿。煮汁饮，杀鬼毒，止痛。

赤小豆，主下水，排痈肿脓血。

【文译】大豆黄卷，味甘，性平。主治湿邪痹阻而致的筋骨挛急、膝部疼痛诸症。生大豆，捣烂外敷，可治疗疮痈肿痛。大豆煮汁饮服，能消除恶毒且能止疼痛。

赤小豆主要能祛除水湿，消除水肿，并能排除痈肿脓血。

【药源】大豆黄卷为豆科植物大豆的种子（黑大豆）发芽后晒干而成，全国各地广泛栽培。通常在10月间种子成熟后采收。选择肥壮饱满的种子，于冷水中泡涨后，用湿布盖好，或放入麻袋、蒲包中，置于温暖处，经常翻动和洒少量的水，促其发芽。待芽长约1厘米时，用清水洗净晒干，以粒大饱满、色黑褐、有皱纹及短芽者为佳。

【药理】本品原植物黑大豆中富含蛋白质、脂肪和碳水化合物、胡萝卜素、维生素 $B_1$、维生素 $B_2$、烟酸等，也有雌激素样作用。能够降脂、抗动脉硬化，防治骨质疏松，有抗肿瘤、抗氧化、延缓衰老等作用。

【师说】大豆黄卷，为大豆的种子经发芽后晒干而成。其味甘，性平。归胃经。具有清热利湿、通利血脉、清胃泻热、活血通经等功效。临证可用之治疗以下病证。

（1）湿热诸证。本品具有生发之气，长于清热利湿。外感风热湿邪、暑湿、湿温兼表证，可用本品配羌活、藿香、佩兰、香薷、苍术、黄连、滑石、生薏苡仁、薄荷等治之；湿热内蕴致脾胃不和出现黄疸等，可用本品配茵陈、黄连、竹茹、滑石、生薏苡仁、厚朴、茯苓、泽泻等治之。

（2）血脉瘀滞。本品性温，有通利血脉之效，可破妇人恶血瘀滞。本品配桃仁、红花、泽兰、益母草、莪术等可治疗瘀阻经闭、癥瘕结块、胞衣不下等。

（3）湿邪致病。因于气血亏虚，风寒湿邪痹阻经脉、骨节而作痹痛、经脉拘挛、肢体肿痛等，可用大豆黄卷配羌活、独活、松节、青风藤、海风藤、鸡血藤、龙须草、千年健、伸筋草、炒薏苡仁、秦艽、姜黄等治之。

（4）水肿胀满。凡因脾阳不振，寒湿入侵，或劳倦内伤，致损中阳，运化无权，水湿内蕴，小便短少，身肿腹胀等，皆可用大豆黄卷配车前子、茯苓、猪苓、泽兰、泽泻等利水而消肿满。

总之，本品以清热化湿而治湿热痹痛、痉挛、肿胀为专长，并治湿热、暑湿等致痹证。

大豆黄卷与豆豉相较：两者皆有发表之功，但豆豉味辛，功偏宣透；大豆黄卷淡渗，功偏清利。故在应用上，豆豉多用于风热之邪在卫、气分发热，而大豆黄卷则适用于湿热蕴积在里之发热。

## 附（1）生大豆

生大豆，有清热解毒之功，用之磨浆汁敷涂可治痈肿疮疖。大豆煮汤饮服，也具有解毒作用，并有止痛功效，用治头风头痛、颈项强痛、胁痛等。

（2）赤小豆

赤小豆，味甘、酸，性平。入心、小肠经，能消散热毒疮肿、疔疽、丹毒、腮颊热肿，能利水消肿胀，利小便，祛湿痹，退黄疸，止泻痢，能治脚气、淋证，祛瘀下胎衣，散血通乳汁，泻热并止血，可止便血，并可解进食畜肉中毒等。

现代药理研究表明，赤小豆有抑菌作用，对金黄色葡萄球菌、痢疾杆菌、伤寒杆菌均有抑制作用，还有避孕作用。其含胰蛋白酶抑制剂，能抑制人体精子顶体蛋白酶活性，从而阻滞精卵结合，以达避孕的目的。

【用法】大豆黄卷，内服入煎 10 ～ 15g。亦可捣汁或入散剂服。本品无毒，可放心选用。本品恶五参（人参、玄参、丹参、沙参、苦参）、龙胆，不与海藻相配，能解乌头毒。

赤小豆，入煎内服：15 ～ 50g。或入散剂服。外用适量。生研调敷。

（吴其晶　整理）

# 腐　婢

【药名】腐婢，在《神农本草经》后的本草文献中又名土常山、臭娘子、凉粉柴、铁箍散、观音柴、豆腐木等。

【经文】腐婢，味辛，平。主痎疟，寒热邪气，泄利，阴不起，病酒头痛。

【文译】腐婢，味辛，性平，主治痎气病和疟疾病所致的寒热往来，泄泻，阳痿不举，过量饮酒引起的头痛病。

【药源】腐婢，为马鞭草科植物豆腐木的茎、叶，生于山坡林下或林缘，分布于华东、中南，及四川、陕西、贵州等省。春、夏、秋季均可采收。以茎枝幼嫩、叶多者为佳，鲜用或晒干入药用之。

【药理】本品经现代药理研究，含有臭梧桐碱和吡喃葡萄糖基衍生物，具有降压、抗炎、镇痛、镇静作用，还可以调节血糖。

【师说】《神农本草经》所载腐婢，早在南北朝时已不明其物，有谓小豆花者，有认为是海边小树者，也有认为是葛花者。有学者考证认为，中药腐婢是泛指豆科多种植物的小豆花而非赤小豆花。但多数学者认为腐婢是马鞭草科植物豆腐木的根、茎或叶。又名小青、凉粉柴等。其味苦、微辛，性寒。归肝、大肠经。具有清热解毒、消肿等功效。临床应用如下。

（1）清热解毒。本品苦能泻火，寒能清解。其有良好的清热解毒、消肿止痛之功。可用治无名肿毒、痈疽疔疮、烧烫伤、虫蛇咬伤、蜂蜇伤等。外敷治疗痈肿疮疖、腮腺炎、丹毒等病症，或用水煎熏洗患处。本品鲜叶煎服，可治疗阑尾炎等病症。

（2）收敛止血。本品味涩，主收主敛，故可用于治疗各种外伤出血。如用腐婢新叶捣烂如泥，敷于伤处，能止血止痛，可治刀斧创伤。

（3）涩肠止血。治新久发作湿热泄泻、痢疾。一般用腐婢60g，配龙牙草30g，水煎服。

（4）截疟祛邪。本品特具截疟之效。治疟疾，热甚寒微，或壮热不寒，伴头痛，面红目赤，烦渴欲饮，舌质红绛，苔黄腻，脉弦数者，可用腐婢叶15g，开水冲泡，于疟疾发前2小时服用。

（5）清热凉血、生津止渴。本品可用治消渴病，症见烦渴多饮，口干舌燥，小便频数，舌质红，苔薄黄，脉数等。

此外，本品可治阳痿，也能解酒毒，用于饮酒过度引起的头痛及腹部筋脉暴起作痛等病症。腐婢根苦、微辛，性寒凉。入脾经，亦能清热解毒，治疗疟疾、毒蛇咬伤、烧伤，也可凉血活血止痛，治疗跌打损伤、风火牙痛。

腐婢叶：功效同上，多用于外敷。

【用法】本品多用其茎、叶，入煎内服：10～15g。外用：适量，捣敷，或研末调敷，或煮水外洗。腐婢根及茎叶入煎内服：15～20g，鲜品用30～50g。外用：适量，捣敷或研末涂搽。

（周兴武　整理）

# 瓜　蒂

【药名】瓜蒂，在《神农本草经》后的医籍中又有甜瓜蒂、瓜丁、瓜丁香等名称。

【经文】瓜蒂，味苦，寒。主大水，身面四肢浮肿。下水，杀蛊毒，咳逆上气，及食诸果病在胸腹中，皆吐、下之。

【文译】瓜蒂，味苦，性寒，主治严重的水肿病，症见躯干、面部及四肢皆作浮肿。能消退水湿，祛除蛊毒。咳嗽吸气困难，甚则作喘的疾病，以及食入多量瓜果而积滞于脘腹内的疾病，都可通过涌吐或泻下的方法予以治疗。

【药源】瓜蒂为葫芦科植物甜瓜的果蒂。全国各地均有栽培。夏季瓜蒂当末老熟时，采收果蒂。本品气微香，味苦；以干燥、色黄、稍带果柄者为佳，生用或炒黄用。

【药理】本品含葫芦苦素，能刺激胃感觉神经后反射性地兴奋呕吐中枢而引起呕吐症状，具有明显的催吐作用。本品也含有多种葫芦苦素，如葫芦苦素B、葫芦苦素E、葫芦苦素D等，有保肝作用，可抗肝炎，用治多证型肝炎等。

【师说】瓜蒂，为葫芦科植物甜瓜的果蒂。其味苦，性寒。有小毒，入胃经，具有清化风痰、涌吐痰涎宿食及消退黄疸等功效。临床应用如下。

（1）除湿退黄。本品苦寒，清热燥湿，且可涌吐湿热痰涎，用治湿热头痛、目赤生星及翳膜；本品可治热病热毒，能贯通脏腑，并能深入骨髓之间，治黑疸、黄疸、谷疸等疾。可用瓜蒂研末吹鼻内，取黄水流出，即退黄疸。

（2）涌吐食积痰涎。瓜蒂能涌吐多食瓜果致胸腹胀满等。也治痰、湿、水邪壅聚，用之能消水肿、水臌、杀蛊毒、毒虫。邪在上则吐之，邪在下则从大便排也。

总之，本品苦寒能泻水涤痰，涌吐腐败食积，以清气道，荡涤宿食停饮，消水肿、退黄疸，通脑络，开鼻窍，止湿热头痛，风痰痹阻，一切癫痫、蛊毒之疾皆能治之。本品入药以新品味苦、干燥、色黄、稍带果柄者为佳，陈久者少效。

甜瓜叶生用捣汁服，可生发，补中，治疗小儿疳积及跌打损伤、骨折。研末酒送服，可去瘀血。煎汤外洗，可治风癞。

甜瓜皮可滋阴清热，治疗热病烦渴，泡水漱口可止牙疼。甜瓜花可治心痛咳逆。外用捣敷可散疮毒。

甜瓜茎可治女人月经停闭，研末吹鼻，可治鼻息肉、鼻塞。

甜瓜根煎汤外洗可治风癞。

【用法】本品入煎内服：2～5g；或入丸、散，0.3～1.5g。外用：适量，研末吹鼻，待鼻中流出黄水即可停药。体虚、失血及上部无实邪者禁服。瓜蒂有小毒，不可用量过大，过量则易出现头晕眼花、脘腹不适、呕吐、腹泻，严重者可因脱水造成电解质紊乱，终致循环衰竭，或呼吸中枢麻痹而死亡，须当慎用。

（吴其晶　整理）

# 苦　瓠

【药名】苦瓠，在《神农本草经》后的医籍中又有苦匏、苦壶卢、蒲卢、药壶卢等名称。

【经文】苦瓠，味苦，寒。主大水，面目，四肢浮肿，下水，令人吐。

【文译】苦瓠，味苦，性寒。主治严重的水湿病，可见遍及头面、眼睑、四肢等部位的浮肿，能使水液下流排出体外而消水肿，具有催吐的作用。

【药源】本品为葫芦科一年生攀枝草本植物苦瓠的果实，我国大部分地区均有分布，主产于山西的川泽中。8—9月果实成熟时采收。剖开果实去除种子，晒干、切碎用。

【药理】本品富含胡萝卜素、维生素B、维生素C、蛋白质等，有清热、利尿、止渴等功效。本品还含有苦葫芦素D和苦葫芦素I等有毒害物质，误食、多食生品会出现口干、头昏、恶心、乏力、嗜睡等中毒症状，严重者甚至出现恶心、呕吐、腹痛、腹泻、便带脓血等症，需要及时处治。

【师说】苦瓠，《本草纲目》称之为苦壶卢，即今之苦葫芦，为葫芦科葫芦属植物小葫芦的果实。其味苦，性寒。归脾、肺、肾经。有本草文献记载其"有毒"，具有利水祛湿、杀虫等功效。临床应用如下。

（1）利水消肿。本品可用治水肿、臌胀、石淋、小便不利等，现今多用治急性泌尿系感染、尿路结石、水臌、浮肿、黄疸等病症。

（2）清热解毒。本品可治疗痈疽疔疮、痔疮肿痛、胬肉血翳、蛇虫咬伤等。

（3）杀虫止痒。本品可治疗疥癣、白秃疮、湿脚气，又能杀蛔虫。

（4）除烦止渴。本品可治疗胃热津伤所致的消渴病，并除心烦，治夜寐不安、多梦，或入睡困难等。

总之，本品以治水湿较盛的水肿、臌胀、黄疸为著。当今临床又用本品治疗糖尿病，有较好的降糖疗效，可在临床上加以运用。有报道本品有毒，多用可引起中毒，会出现呕吐，可能与其含苦瓠瓜子苷有关，须当注意其用量及疗程，以防中毒。

苦瓠的种子，亦可入药用。其味苦，性寒。有毒，具有利水、杀虫、解毒等功效，内服可治水肿，小便不利。外用，煎汁涂可治疗疥癣。煎水含漱可治龋齿。研末吹撒可治鼻塞、鼻息肉、聤耳出脓等，可入丸、散用。因其有毒，内服不可量大。苦瓠的花也可研末撒敷，治疗一切鼠瘘。苦瓠的茎藤可煎水洗浴，治疗小儿白秃，可见苦瓠全身各部位皆可入药用之。

【用法】本品入煎内服：6～9g，或入丸、散服。外用：适量，煮水熏洗、煎汁外涂或滴鼻用。虚寒体弱者禁服，服之过量可致呕吐、下利不止。

（吴其晶　整理）

# 六畜毛蹄甲

【药名】六畜毛蹄甲。

【经文】六畜毛蹄甲，味咸，平。主鬼疰，蛊毒，寒热，惊痫，癫痓，狂走。骆驼毛尤良。

【文译】六畜毛蹄甲，皆味咸，性平。主治过劳伤人体正气而感染痨虫、蛊毒，发作寒热、惊风、癫痫抽搐，以及狂病引起的狂奔乱跑。骆驼的毛或蹄甲治病的疗效尤其好。

【药源】泛指为马、牛、羊、猪、狗、鸡、骆驼、驴、骡的毛及其蹄爪末端的甲壳。其中以骆驼毛蹄疗效较好，全国各均有养殖。

【药理】牛蹄甲，其主要成分是角蛋白。

猪蹄甲主要含角蛋白、肽类、氨基酸类、脂类、糖类、甾体化合物及无机物等成分。猪蹄甲含必需氨基酸7种，以氨基酸含量最高，非必需氨基酸9种，其中谷氨酸、糖氨酸、天门冬氨酸含量较高，还含有钠、镁、钾、磷等11种无机元素，其药理作用包括：催乳，抗凝血，抗炎，抗菌等，猪蹄甲对慢性特发性血小板减少性紫癜具有良好的疗效。无毒性，可长期服用。

【师说】六畜毛蹄甲，在古代医药书籍中，是指马、牛、羊、猪、狗、鸡的毛及其蹄爪末端的甲壳，而骆驼、驴、骡的毛蹄甲亦为其类，其中又以带毛的骆驼蹄甲药用效果最好。六畜毛蹄甲味咸，性平。归入肺、肝经。主治肺痨成瘵，症见劳伤引致发热恶寒，以及惊风、癫痫、抽搐痉挛、癫狂等病。

为便于掌握运用，今以常见可得的猪之毛、蹄、甲为例，述其功效、主治如下。

（1）猪毛：本品能止血，用于崩漏；能敛疮，用治水火烫伤。

（2）猪蹄：能补气血，润肌肤，令面色光泽而洁白；能通乳络而下乳汁，用治产后乳汁稀少或乳管不通；能托疮毒，用于疮疡久溃不敛。

（3）猪蹄甲：能化痰平喘，用于咳嗽喘息、痰多之症。

本品也能解毒生肌，可治肠痈、痔漏。

须知，不同动物的毛蹄甲功用有异。《神农本草经》将六畜的毛蹄甲统而述之，确有不妥。如猪蹄甲之功效如上所言，而狗蹄甲用治痰火癫狂病，马蹄甲主治惊痫等，故在临床上当依据病症选用适证之甲而用其所长才是。

【用法】本品入煎内服：50～100g。牛、猪、马蹄甲多烧灰存性研末再煎汤服。亦可入丸、散服。外用：适量，研末调敷。狗、羊、骆驼蹄甲多煮食服用。

（吴其晶　整理）

# 燕 屎

【药名】燕屎。

【经文】燕屎，味辛，平。主蛊毒，鬼疰。逐不祥邪气。破五癃，利小便。

【文译】燕屎，味辛，性平。主治蛊毒、鬼疰，可驱逐不吉祥的病邪。治疗五种淋癃病证，可以利小便。

【药源】燕屎为燕科动物越燕、胡燕的干燥粪便。若燕子胸部呈紫色，形体轻巧的为胡燕。越燕身上有黑斑，且叫声响亮。燕屎一般春季采收，产于高山的平谷中，全国各地均有。

【药理】所及中药文献均无对燕矢的药理研究记载。

【师说】燕屎，即胡燕的干燥粪便。其味辛，性平。归肝、脾、胃经。据本草文献记载，本品可治疗以下病证。

（1）淋证、癃闭。本品可通肺窍而能宣肺。肺气得宣，肃降功健，水道因之而通畅，膀胱即可司州都，则小便通利无碍，水液代谢恒常，故可用之治淋、癃，其又以治石淋效优。

（2）小儿惊痫。燕屎煎汤洗浴小儿，可治惊痫。

此外，有记载燕屎能治痔疾、目翳、目欲脱状，还能治口疮、疟疾、齿痛，解蛊毒，也可治疗胁肋疼痛。

【用法】本品入煎内服：10～15g。亦可入丸、散服。外用：适量，煎水洗浴。

（周兴武　整理）

# 天鼠屎

【药名】天鼠屎（别名：鼠法、石肝），在《神农本草经》后的医籍中又有夜明砂、黑砂星等名称。

【经文】天鼠屎，味辛，寒。主面痈肿，皮肤洗洗时痛，腹中血气。破寒热，积聚。除惊悸。

【文译】天鼠屎，味辛，性寒。主治面部痈肿，寒邪郁于肌表而作皮肤时时疼痛之症。也治腹中气血失调，还可治寒热病，消积聚。又可定惊，治疗惊悸、心慌等病症。

【药源】为蝙蝠科动物蝙蝠、大耳蝠或菊头蝠科动物菊头蝠的干燥粪便，全国大部分山区均产，主产浙江、江西、江苏、广西等地。全年均可采收，以夏季为宜。从山洞中铲取，除去泥土，拣去杂质，晒干。以身干无砂土、色棕褐、质轻、嚼之无砂感、并有小壳点者为佳。

【药理】本品含尿素、尿酸、胆甾醇及少量维生素 A 等，可用于视神经炎引起的视力减退、视物模糊、眼花，如结膜炎、白内障等症，也用治小儿青盲视物不见。其功用可能与其所含的 A 种维生素类物质相关。

【师说】天鼠屎，为蝙蝠科蝙蝠属动物蝙蝠等的干燥粪便，今称之为夜明砂。俗称为蝙蝠屎。其味辛、微苦，性寒。归心、肝、脾经。具有散血消瘀、清肝明目、消腑积等功效。临床应用如下。

（1）清肝明目。本品入肝经，能清肝经血热而明目，常用治目赤肿痛、青盲、雀盲、内外翳障等症。对肝火实热证，用本品与菊花、生地、丹皮、谷精草等配伍；阴血不足，与熟地、枸杞子、楮实子、桑椹子、女贞子同用。

（2）散血消癥。本品能活血散瘀消癥，常用于治疗小儿疳积、妇女腹内癥瘕积块等。

（3）安神止惊。本品性寒，有安神止惊功效，能除由热引起的惊悸，可治心悸、怔忡、惊恐、虚烦胸闷、夜卧不宁、夜寐多梦易醒、不思纳谷等症。

（4）软坚散结。本品能消散体内外郁结，如用之可治浅表淋巴结肿大。

此外，本品还能截疟祛邪，也治疗耵耳出脓、痈疡肿痛、跌打损伤，也治面部皯斑等，但以治目疾为优。

夜明砂与密蒙花相较：二药均能明目，但夜明砂能清肝经实热而明目，密蒙花则能清肝经湿热而明目，夜明砂有散瘀血、消疳积的作用，而密蒙花有消目中赤翳的效用。

　　夜明砂与玄参相较：二药均能治瘰疬，但夜明砂偏于清肝经血热，活血散结；而玄参偏于滋阴降火，解毒散结。

　　【用法】本品入煎内服：用纱布包之入煎，3～10g。或研末，每次服1～3g。外用：适量，可研末调涂。凡目疾无瘀滞者及孕妇慎用，产妇禁用。本品恶白蔹、白薇。

（高磊整理）

# 鼺　鼠

　　【药名】鼺鼠，在《神农本草经》后的相关医籍中又有耳鼠、鼺鼠、飞鼠等别名。

　　【经文】鼺鼠，主堕胎，令产易。

　　【文译】鼺鼠，主要功效是堕胎，并能使产妇容易分娩。

　　【药源】本品为鼺鼠科动物棕鼺鼠的干燥全体。可于春、秋两季捕捉，捕后杀死，剥去皮毛，除去内脏，取肉骨，鲜用。

　　【药理】本品古代常用，近现代已少见用之，当今无药理研究资料。

　　【师说】鼺鼠，药用为鼺鼠科动物棕鼺鼠的干燥全体。其味咸，性温。有毒。归肝、肾经。具有催生堕胎之功效，用治胎死不下、难产等。其性微温，温能行血，血行则胎自堕。本品还能止痛，用治腰背酸痛、关节疼痛、产后腹痛、头风疼痛等。

　　【用法】本品内服：主要入丸、散剂，可用1～3g。本品有毒，应适证、适量而用之。孕妇不宜用之。

（高磊　整理）

# 伏　翼

　　【药名】伏翼（别名：蝙蝠），在《神农本草经》后的相关医籍中又有服翼天鼠、仙鼠、夜燕等别名。

　　【经文】伏翼，味咸，平。主目瞑。明目，夜视有精光。久服令人喜乐，媚好，无忧。

　　【文译】伏翼，味咸，性平，主治二目视物昏花。能增强视力，使人眼睛视物清楚，即使夜间视物也很清晰。长期服用，使人心情愉悦，容光焕发，无忧无虑。

　　【药源】本品为蝙蝠科动物蝙蝠的干燥全体。可于捕得后，去净毛、爪、内脏，风干或晒干备用，分布于我国东北、华北，以及甘、闽、鄂、湘、川等省。

【药理】蝙蝠的免疫细胞永远都是维持在活跃的状态，帮助其免于疾病，此项重大发现有益于日后研发出对抗病毒等致命性疾病的疫苗。本品具有治疗夜盲症、维持上皮组织细胞的健康、促进免疫球蛋白的合成、维持骨骼正常生长发育，以及抑制肿瘤生长等作用。

【师说】伏翼，药用为蝙蝠科动物蝙蝠的干燥全体，又名天鼠。其味咸、性平。无毒。主入肝经。本品功效、主治如下。

（1）化痰止咳。本品可治疗久咳痰多、咳逆上气作喘，可用于慢性支气管炎、支气管哮喘等病。

（2）利尿消肿。本品味咸，咸能入肾，有制水之功，可治淋证，但以治热淋为主的小便不利，以及水肿等证为佳，也治女子带下绵多。

（3）益肝明目。本品入肝经。有拨翳膜、明目功效，可治疗目翳遮睛，视物昏暗。是治疗眼疾良药。

（4）软坚散结。本品味咸，性寒，能软坚散结，治疗瘰疬、金疮、外痔内瘘等。

（5）息风解痉。用治小儿惊痫、慢惊风、天钓、夜啼等效佳。

此外，本品能益心肝之阴，用之使肝阳、心火不亢旺，则目有精气，视力明亮，性格柔和，使人欢畅愉悦，悠然喜乐，无忧无虑，若心肝得养也可使面容姣好。可见其有美容作用，本品也治妇女崩漏、月经过多等病症。

【用法】本品入煎内服：3～10g。或干燥后研末服1～3g。外用：适量，研末调涂或撒敷。目疾无瘀滞者及孕妇慎服。

（高磊　潘成祥整理）

# 虾蟆

【药名】虾蟆，在《神农本草经》后的医籍中又有蟾蜍、癞蛤蟆等名称。

【经文】虾蟆，味辛，寒。主邪气，破癥坚血，痈肿，阴疮。服之不患热病。

【文译】虾蟆，味辛，性寒，主治各种邪气所致的病症。能破除瘀血癥块，消散痈肿，也治女子外阴生疮，服虾蟆不易得急性热病。

【药源】本品为蟾蜍科动物中华大蟾蜍或黑眶蟾蜍的全体，产于全国各地。夏、秋季捕捉，先取蟾酥，然后杀死、晒干；或杀死后去内脏，将体腔撑开晒干入药。

【药理】本品药化成分复杂，其全体含氨基酸、甾类、胆碱及吲哚衍生物。胆汁中含有胆酸及 $3\alpha$、$7\alpha$、$12\alpha$-三羟基-$5\beta$-胆甾烷酸，$5\beta$-硫酸蟾毒醇及其与牛磺酰基连接的化合物。蟾蜍制剂可增强心肌收缩力，增加心搏出量，降低心率并消除水肿及呼吸困难，有类洋地黄样作用。也有升压、抗肿瘤、局部麻醉等作用。

【文摘】

《景岳全书》　消癖气积聚，破坚癥肿胀，治五疳八痢，及小儿劳瘦疳热，杀疳虫，消痈肿鼠瘘，阴疽恶疮。若治破伤风，宜同花椒剁烂，入酒煮熟饮之，通身汗出即愈。

《东医宝鉴》　蟾蜍性寒，味辛，有毒，破癥结，疗恶疮，杀疳虫，治猘犬伤疮，及小儿面黄癖气。蟾蜍食之不患热病，生捣绞汁服或烧为末，和水服，并主瘟病发斑。

《日华子本草》　治犬咬及热狂，贴恶疮，解烦热。主治邪气，破癥坚血，痈肿，阴疮。服之不患热病。治阴蚀，疽疬恶疮，猘犬咬伤，能合玉石。

《蜀本草》　《图经》云，取日干及火干之。一法刳去皮爪，酒浸一宿，又用黄精自然汁浸一宿，涂酥炙干用之。

《本草拾遗》　主温病生斑者，取一枚，生捣绞取汁服之，亦烧末服；主狂犬咬发狂欲死，作脍食之，频食数顿。

《医林纂要》　能散，能行，能渗，能软，而锐于攻毒。主治痈疽疔毒，杀小儿疳积。剖其腹合肿毒上，三易则毒可消。

《本草蒙筌》　治小儿洞泻下痢，炙研水调吞之；疗大人跌扑损伤，活捣泥烂罯上；风淫生癣，烧灰和猪脂敷；煨熟啖，杀疳蚀成癖。

《本草经疏》　虾蟆、蟾蜍，本是二物，经云一名蟾蜍者，盖古人通称蟾为虾蟆耳。经文虽名虾蟆，其用实则蟾蜍也。今世所用者皆蟾蜍，而非虾蟆，其功益可见矣。味辛气寒，毒在眉棱皮汁中。其主痈肿、阴疮、阴蚀、疽疬、恶疮、猘犬伤疮者，皆热毒气伤肌肉也。辛寒能散热解毒，其性急速，以毒攻毒，则毒易解，毒解，则肌肉和，诸证去矣。凡瘟疫邪气，得汗则解。其味大辛，性善发汗，辛主散毒，寒主除热，故能使邪气散而不留，邪去则胃气安而热病退矣。破癥、坚血者，亦以其辛寒能散血热壅滞也。近世治小儿疳疾多用，以其走阳明而能消积滞也。

【今用】**国医大师朱良春**　蟾蜍味辛性寒，有毒，功擅消积癥，解毒医疮，缪希雍说它是"治小儿疳积"的一味要药，既能内服，又可外敷，有外拔内攻之功。近年来用之治肿瘤、肝硬化、肺结核、白血病等疾患，均有一定疗效。其临床应用如下。①肝硬化及慢性肾炎引起的腹水、水肿：单方"泻水蜜"，适用于门脉性肝硬化或肾小球肾炎所引起的腹水、水肿，用后尿量增多，水肿消退。②肝硬化、小儿疳积：《绛囊撮要》的"蟾砂散"，能健脾消胀，疗疳除积，对肝硬化及小儿疳积而致之腹膨胀大有效。阴虚者不宜用。③一切湿疮、小儿癣疮：蟾蜍烧灰，猪脂和敷。④化脓性炎症、肿瘤：将蟾蜍洗净，入沸水锅内，煮至肉烂，捞去骨肉，煎汁浓缩至干燥，烘干研粉，装胶囊（每个胶囊装 0.5g），有解毒消炎、化坚抗癌作用。（详见《虫类药的应用》）

【师说】《神农本草经》所载虾蟆，即今所用的蟾蜍，或谓癞蛤蟆的全体。但有学者认为虾蟆为青蛙的，李时珍《本草纲目》中谓其为蛤蟆。从所言其功效、主治来看，其应为癞蛤蟆，而非青蛙也。虾蟆，其味辛，性凉。归心、肝、脾、肺经。有毒。本品具有解毒消肿、止痛、利尿等功效。临床应用如下。

（1）清热解毒。本品具有清热解毒功效，可用治热毒疮疡。如治疗瘰疬溃烂、痈疽恶疮、阴蚀疮肿、杨梅毒疮等。本品性寒，尤以治疗热毒损伤疮疡者效佳，如火毒伤、烧烫伤等。本品可解毒疗疮，活血定痛，敛疮生肌，还可治疗狂犬咬伤等。

（2）破血消癥。本品能活血消癥，可配入桃仁、红花、川芎、鳖甲、牡蛎、玄参等，用治癥瘕积聚。

（3）健脾消积。本品能健脾胃，消积滞，用治小儿疳积等。

（4）利水消肿。本品具有较强的利水功效，能逐水消肿，可治肝硬化腹水、肾炎水肿等。

（5）止咳化痰。本品辛凉，能入肺经。能止咳化痰，用治肺热喘咳，痰多色黄者。

（6）杀虫止痒。本品外用可解毒杀虫，燥湿止痒。用治癣疮、湿毒疮疹。

### 附（1）蟾头

蟾头，即蟾蜍的头部。本品辛凉，有毒。入脾、胃经。能健脾消食积、除胀满，用治食积气滞、小儿疳积。可入丸、散服，亦可用 1 ～ 2 个头煎水内服。

### 附（2）蟾皮

蟾皮，为蟾蜍的表皮。性味辛、凉。微毒。入心、肺、脾、大肠经。能清热解毒，善治痈疽、肿毒、瘰疬、癥瘕积聚等。能止咳化痰，清肺热，用治痰热咳嗽经久不愈者。蟾皮煎汤内服，或研末服 3 ～ 6g。外用：敷贴，或研末调敷。

【用法】本品入煎内服：每次 1 ～ 2 只。或入丸、散，0.3 ～ 0.6g。本品有毒，内服宜慎。外用：适量，研末敷贴。发泡，或酒煮涂搽。凡体虚者及孕妇忌服。《本草经集注》指出，本品恶甘草。

（高磊　整理）

# 马　刀

【药名】马刀，在《神农本草经》后的本草文献中又名马蛤、齐蛤、蛼、单姥、烨岸等。

【经文】马刀，味辛，微寒。主漏下赤白，寒热。破石淋，能杀禽兽贼鼠。

【文译】马刀，味辛，性微寒。主治妇人漏下赤白，寒热病。能治疗石淋，能杀死禽兽及出没无常的贼鼠。

【药源】马刀，药用为蚌科动物巨首楔蚌或短褶矛蚌及其近缘种的贝壳。巨楔蚌分布于江苏、安徽、浙江、江西、湖北、湖南等地江湖池泽中，短褶矛蚌分布于黑龙江、河北、山东、江苏、安徽、浙江、江西、湖北、湖南等地。但多生于海边滩涂。全年均可捕捉。多在秋季采集后洗净，去肉，晒干，打碎入药。

【药理】本品主要成分为微量元素锰、铁、镁、铜、锌等。用治淋巴结核、甲状腺肿大、尿路急慢性炎症、各种出血性疾病、高血压病以眩晕、耳鸣为主症者。

【师说】马刀，药用蚌科动物楔蚌或短茅蚌的贝壳。其味辛，性微寒。归肝、脾经。据本草文献记载，本品功用主治如下。

（1）凉血止血。本品性寒，能凉血止血，用于血热漏下赤白，可用马刀、贯众、干地黄各 15g，乌贼骨 20g，茜草 20g，丹皮 10g，水煎服。

（2）通淋排石。本品可治淋证，以石淋小便涩痛为主。可用马刀、王不留行各 15g，海金沙 10g，金钱草 20g，鸡内金 12g，石韦 30g，冬葵子 20g，乌药 6g，水煎服。

（3）消痰散结。本品可用治痰饮、水瘿、气瘿等。

（4）平肝息风。本品能清肝泻心，用治头目眩晕、心悸、耳鸣、癫狂、惊痫，也能治疗目赤翳障等。

此外，本品还可收敛生肌，用治疮疡久溃而不敛合，可用本品配白及、明矾、煅乌贼骨、白蔹等共研末外撒治之。

从本品具有"杀禽兽贼鼠"之效，可推测其应有毒性，故能杀灭禽兽毒鼠等。

【用法】本品入煎内服：15 ～ 50g。外用：适量，煅研末，作外撒用。

（周兴武　整理）

# 蟹

【药名】蟹，在《神农本草经》后的医籍中又有螃蟹、郭索、无肠公子、毛蟹等名称。

【经文】蟹，味咸，寒。主胸中邪气，热结痛，㖞僻，面肿败漆，烧之致鼠。

【文译】蟹，味咸，性寒。主治热邪滞留胸中而引起的疼痛病症，也治中风口眼㖞斜，以及漆过敏所致的漆疮而作面部肿痛，用火烧之可招引老鼠。

【药源】为方蟹科动物中华绒螯蟹的肉和内脏，沿海地区均有分布，多在立冬前后采捕，捕法可用竹簖或网具等。捕后洗净烫死，晒干或鲜用。

【药理】本品含有多种氨基酸、脂肪、碳水化合物、多种电解质及维生素、硫胺素、核黄素等，具有丰富的营养价值。

【师说】《神农本草经》所载的蟹，即今之螃蟹。其味咸，性寒。归胃、脾、肺、肾经。具有清热解毒、健胃消食、活血化瘀、续筋接骨等功效。临床应用如下。

（1）清热祛湿解毒。本品解毒清热，可治疮疡诸疾，如治疥癣、漆疮、阴疽，解鳝鱼毒，消退湿热黄疸等，蟹黄解漆疮肿毒及漆过敏引起的皮疹红肿瘙痒等病症尤效。

（2）壮筋接骨。本品能强壮筋骨，益气养筋，滋肝阴，补骨髓，养筋活血通经脉，接续筋骨，用之治疗跌打损伤、骨折筋伤，还可治小儿解颅。

（3）活血散瘀。本品能消结散血、破血，治疗瘀血腹痛，以及中风㖞僻、面肿、产后瘀滞腹痛等，蟹爪还有明显的堕胎作用。

（4）健胃消食。螃蟹能健补胃气，消食积。以醋蘸食之，又能利关节，去五脏中烦闷，具有明显的补益作用。

此外，本品还可治䚡鼻恶血、耳聋、喉风肿痛等病症，可惜今人多将其视为美食佳肴，而作为药用者少，确实埋没了它的药用效能。

蟹的爪和壳亦可药用。蟹爪具有破血、催生之效，主治产后血瘀腹痛、难产、胎死腹中，故孕妇禁服。蟹壳具有散瘀止血、解毒消肿之效，主治蓄血发黄、血瘀崩漏、疮痈肿毒、走马牙疳、毒虫蜇伤等。

【用法】本品入煎内服：5～10g。也可烧存性研末服，或入丸剂。外用：适量，可用鲜品捣敷，或绞汁滴耳，或焙干研末调敷。脾胃虚寒者及孕妇忌服。不可与红柿、荆芥同服。本品性寒，不宜过量服用，多食易伤脾胃而致腹痛、吐泻，若出现此类症状，可用生姜、豉汁、紫苏、芦根汁解之。

（吴其晶　整理）

# 蛇　蜕

【药名】蛇蜕（别名：龙子衣、蛇符、龙子单衣、弓皮），在《神农本草经》后的医籍中又有蛇衣、蛇退、蛇壳等名称。

【经文】蛇蜕，味咸，平。主小儿百二十种惊痫，瘛疭，癫疾，寒热，肠痔，虫毒，蛇痫，火熬之良。

【文译】蛇蜕，味咸，性平。主治小儿多种病因引起的惊风、抽搐、癫痫、寒热病、肛门部位痈肿、痔疮、毒虫咬伤、蛇痫病等，用火烧存性或煎熬的效果好。

【药源】本品为游蛇科动物黑眉锦蛇、锦蛇、乌梢蛇、赤链蛇等多种类的蛇所蜕下的干燥皮膜，主产于浙江、广西、四川、江苏、福建、安徽、陕西、云南等地。全年皆可收集，但以3—4月间为最多。取得后抖去泥沙，晒干或晾干入药用。以色白、皮细、条长、粗大、完整不碎、无泥沙杂质者为佳。

【药理】本品富含骨胶原氨基酸、糖原、核酸、氨肽酶及抗病毒因子等，具有抗炎作用，对足跖浮肿、血管通透性亢进、红细胞热溶血等具有抑制作用。

【文摘】

《名医别录》 主弄舌摇头，大人五邪，言语僻越，止呕逆，明目，烧之疗诸恶疮。

《药性本草》 喉痹，百鬼魅。

《日华子本草》 炙用辟恶，止小儿惊悸客忤。煎汁敷疬疡、白癜风，催生。

《本草纲目》 辟恶去风杀虫。烧末服，治妇人吹奶、大人喉风，退目翳，消木舌。敷小儿重舌重腭、唇紧解颅、面疮月蚀、天疱疮、大人疔肿、漏疮肿毒。煮汤，洗诸恶虫伤。

《本草经疏》 蛇蜕能引诸药入肝散邪，故主如上等证。善能杀虫，故主肠痔虫毒恶疮。

《疡医大全·卷之七》 痈疽未成即消，已成即溃，已溃即敛。

《本草述钩元》 蛇与蜕同此善行数变之本气，而蜕主于在表，犹人身天表之分也，故方书治目疾居多，退目翳为最，又如小儿重舌口紧，于大人喉风木舌及痔漏疔肿，皆其病于阴血之风而患在表分者，用之为最切耳。

《本经逢原》 蛇蜕小毒……驱风，取其性窜也，故治惊痫瘢驳、偏正头风、喉舌诸疾。能杀虫，故恶疮痔漏疥癣诸疾，用其毒也。有蜕义，故治眼目翳膜、胎衣不下、皮肤之疾，会意以从其义也。

《东医宝鉴·外形篇·卷二》 蛇蜕治紧唇及重腭、重龈，烧为末，先拭后敷。

【今用】**国家级名老中医徐宜厚** 蛇蜕味咸、甘，性平，具有祛风、定惊、解毒的功效。根据临床用药经验，其药效有四：一是祛风除翳，本品配花粉、羊肝治目翳；二是治惊痫、瘛疭诸疾；三是杀虫，疗恶疮、癣疥；四是治皮肤诸疾，包括白癜风、疬疡、天疱疮、小儿惊风、小儿面疮、小儿月蚀、疔肿鱼脐、陷甲入肉等。但肝脾虚者不宜用。（详见《徐宜厚皮肤病用药心得十讲》）

**江苏著名老中医过锡生** 对手术后粘连，蛇蜕独擅其功。手术后粘连症虽表现于局部，实质却涉及整体功能之失调。临证治疗，多取益气养血、和瘀化滞之法。用药如当归、黄芪、炙乳没、赤白芍、桃仁、木香等。经过观察，如此治疗疼痛症状虽可暂得缓解，但效果不够巩固。为了提高疗效，考虑再三，查得蛇蜕一味。《本草求真》载："凡眼翳膜，胎衣不下，得此即为解脱，以其气以类聚，即从其类以除也。"《本草纲目》亦载："退目翳，消重舌，煎汁敷疬疡白癜风。"盖蜕有退除之义，该药"气极清虚，性极走窜"，有去着之功。乃在原来所用的汤药之中加入蛇蜕 10～15g，效果十分满意。（详见《医海拾贝——江苏当代老中医经验选》）

【师说】蛇蜕，中华人民共和国《药典》规定品种为游蛇科动物黑眉锦蛇、锦蛇或乌梢蛇等蜕下的干燥表皮膜，俗称蛇退，又名龙子衣。其味咸、甘，性平。归肝、肾、脾、胃经，具有祛风、定惊、解毒、退翳等功效。临床应用如下。

（1）祛风、定惊。本品可用治小儿高热惊厥，或急慢惊风出现抽搐、痫风、四肢瘈疭、摇头弄舌等症。蛇退能入肝息风，可配黄连、胆南星、天竺黄、蝉蜕、钩藤、雄黄、牛蒡子、甘草等，研末服。

（2）解毒敛疮。本品有较好的清热解毒、消肿、敛疮生肌等功效，可用治多种皮肤外科疾患。若治疗痈疽未成者可消，已成者即溃，已溃者即敛。若治疗疮，用蛇蜕烧灰，麻油调敷。蛇蜕还可治疗烫火伤及皮肤溃烂者，对急性扁桃体炎、腮腺炎、乳腺炎、痔漏出血、毛囊炎、带状疱疹、口疮、中耳炎、麦粒肿、睑腺炎、疥疮等，均可以蛇蜕单用，或配入复方中煎汤内服，或外洗、外敷、外涂等治之，均有效验。

（3）明目退翳。本品能明目，去翳膜，用治目生翳膜、胬肉攀睛等眼疾。可用蛇蜕、蝉蜕、黄连、绿豆、甘草，共研极细末服。此方亦可煎汤内服之。

（4）祛风止痒。本品能祛风、利湿、杀虫、止痒，能治多种皮肤病症，如癣、癫、湿疹、麻风、疥疮、老年皮肤瘙痒症等。可用蛇蜕、蜂房各适量浸酒服之，或研末用酒送服之，或煎水外洗。

此外，本品还可治疗偏头痛、三叉神经痛、颈淋巴结核、脑囊虫病、白癜风等病症。

【用法】本品入煎内服：2～3g。研末吞服0.3～0.6g。外用：适量，可外敷、外洗、外涂。孕妇忌服。

（吴其晶　整理）


# 猬皮（刺猬皮）

【药名】猬皮，在《神农本草经》后的医籍中又有刺猬皮、仙人衣等名称。

【经文】猬皮，味苦，平。主五痔，阴蚀，下血赤白五色，血汁不止。阴肿，痛引腰背，酒煮杀之。

【文译】猬皮，味苦，性平。主治牡痔、牝痔、血痔、肠痔、脉痔五种痔疾，肝脾湿热下注所致的阴部溃疡出血及带下赤白，且血流不止。又可治疗阴部肿胀痛，牵引腰背疼痛，可用酒煎煮猬皮予以治疗。

【药源】本品为刺猬科动物刺猬的皮，一年四季都可捕捉，取皮挂通风处阴干后即为成品，多经炮制后使用。以张大、肉脂刮净、刺毛整洁为佳。

【药理】刺猬皮上层刺主要含角蛋白，下层真皮层主要含骨胶原、弹性硬蛋白、脂肪等，具有止血作用和促进胃肠平滑肌蠕动作用。

【文摘】

《名医别录》　疗腹痛疝积，烧灰酒服。

《备急千金要方·卷二十三》　牡痔从孔中起，外肿五六日，自溃出脓血，猬皮主之。

**《药性本草》** 治肠风泻血，痔病有头，多年不瘥，炙末，白饮服之方寸匕。烧灰吹鼻，止衄血，甚解一切药力。

**《食疗本草》** 猬其皮可烧灰，和酒服。及炙令黄，煮汁饮之，主胃逆。细剉，烧令黑，入丸中治肠风、鼠奶痔，效。

**《本草经疏》** 猬皮治大肠湿热血热为病，及五痔阴蚀下血，赤白五色血汁不止也。

**《得配本草》** 猬皮得酒良，畏桔梗、麦门冬……破蓄血，止鼻衄，煅末，涂乳头饮儿，治小儿惊啼状如物刺，配磁石、桂心治脱肛，和发炭治犬伤，合穿山甲同烧，入肉果治五痔下血，剉细，炒黑用。

**《本经逢原》** 猬者，胃之兽也，故肉治反胃胃脘痛最捷。其皮除目中翳障……但不可食其骨，令人瘦劣。

**《本草分经 · 大肠》** 刺猬皮苦平开胃气治胃逆凉血……脂滴耳聋。

**《随息居饮食谱 · 毛羽类第六》** 其皮煅研服，治遗精甚效。

**《程门雪医案 · 胃反》** 刺猬皮祛瘀活血，理气止痛，为噎膈、胃反的常用药，其气味腥恶，焙干吞服，胃弱者不易接受，以炒焦煎服为妥。

**【今用】江苏名老中医孟景春** 刺猬之皮治遗精，虚实皆效，为专药。刺猬皮，味苦，性平。入肠、胃经。功能凉血止血，降气定痛，王清任的《医林改错》中载刺猬皮散功治遗精。遗精一症，在诊治中分虚实，有梦为实，无梦为虚，滑脱不禁者为纯虚。虚者宜补宜涩，实者宜清宜泻（清泻君相之火），而王清任则认为刺猬皮治虚实皆有效。孟老认为若服刺猬皮末效果不显著者，仍需结合辨证施治为要。（详见《孟景春用药一得集》）

**国家级名老中医徐宜厚** 刺猬皮味苦，性平，具有收敛止血、固精缩尿的功效。徐老认为猬形同鼠，毛刺若针，乃禀金水所生之兽，故能益肠解毒、清热平肝，主治血热为病、噎嗝反胃、目中翳障、大肠湿热、五痔、下血赤白、阴蚀肿痛、腰痛疝积等由下焦湿热流结所致者。（详见《徐宜厚皮肤病用药心得十讲》）

**国医大师任继学** 刺猬皮味苦、涩，性平。入肾、胃、大肠经。有化瘀止痛，收敛止血，涩精缩尿等功效。任老常用刺猬皮与燥肠药同用，如苦参、苍术，治疗下痢腹痛，湿热便秘诸证。（详见《任继学用药心得十讲》）

**【师说】**蝟皮，即刺猬皮，为刺猬科动物刺猬的皮。其味苦、涩，性平。归胃、大肠、肾经。具有行气止痛、固精缩尿、化瘀止血等功效。多年来，我在临床上用之治疗以下病证。

（1）胃脘痛。刺猬皮味苦，能泄降，能行气化瘀。对慢性胃炎、慢性萎缩性胃炎等胃痛日久，痛位固定，以刺痛为主，痛及两侧胁肋，痛势较著，反胃呕吐，舌质紫暗，有瘀斑者，我常用刺猬皮配黄芪、党参、白术、白芍、炙甘草、山药、乌梅、冬凌草、藤梨根、生薏苡仁、白花蛇舌草等治之。尤其对胃病日久，见有胃息肉、肠上皮化生，或不典型增生的病理改变，或检出幽门螺杆菌阳性者，久用上方可使症状减轻或消失。对胃、十二指肠溃疡致胃脘疼痛显著者，我也用自拟经验方愈疡散治之。愈疡散组成及用法：以炙刺猬皮配入九香虫、甘松、参三七、儿茶、血竭、延胡索、白及、藤梨根、冬凌草、蒲公英、生薏苡仁、徐长卿、生地榆、生甘草、山药、乌药、百合等，共研极细末，每服 3g，日服 3 次。久服上方能愈合溃疡病灶，也使胃脘疼痛休止，并能使肠上皮化生及不典型增生向好或消失，也可使幽门螺杆菌转阴。

（2）肝癌。肝癌病久，常以肝区疼痛为主症，多因肝郁气滞血瘀作痛，以刺痛较著。我常在张锡纯先生的活络效灵丹（当归、丹参、炙乳香、炙没药）方中配入炙刺猬皮、炙鳖甲、延胡索、炙蜂房、白芍、炙甘草、蝎子、姜黄、石见穿、穿破石、射干等煎服，亦可据症适量配成散剂，每服 3～5g，日服 2～3 次，可达遏制癌性疼痛之目的。

（3）前列腺增生。本病多见于中老年男性，症见小腹、会阴疼痛，以胀痛为主，也伴尿频急、尿短涩而尿解不畅。我常用炙刺猬皮配积雪草、鬼针草、鬼箭羽、当归、川芎、桃仁、王不留行、萹蓄、瞿麦、川牛膝等治之，久服可使尿解顺畅，胀痛缓解，前列腺体缩软。本品也可用治尿路结石，既可排石、化石，又可缓痛。

（4）乳糜尿。我在临床上治疗此病较多，患者常因乳糜凝块堵塞尿路而作腰、腹、尿道疼痛难忍。对此，我用刺猬皮配粉草薢、石菖蒲、射干、瞿麦、木通、皂刺、川牛膝、王不留行等治之，可融化乳糜凝块，使尿解顺畅。

（5）肠风、痔漏。肠风下血、肛门痔瘘出血等病证多以便血为主症，我用炙刺猬皮配煅乌贼骨、花蕊石、白及、参三七、生地榆、五倍子、槐花等治之。因于炙刺猬皮等具敛涩止血之功，用之可达收敛止血之效。

（6）疝痛、睾丸肿痛。将刺猬皮配入柴胡、白芍、炙甘草、荔枝核、橘核、王不留行、路路通、延胡索、川楝子、积雪草、乌药、鬼针草等煎服，可明显缓解疝坠、睾丸肿胀疼痛。

（7）遗精、遗尿。对遗精、滑精、梦遗者，可用炙刺猬皮单味药研末服，也可配入金锁固金丸（潼蒺藜、芡实、莲须、煅龙骨、煅牡蛎）汤剂中煎服，效佳。对于老人、小儿有遗尿者，亦可配入缩泉丸（乌药、益智仁、山药）中再加鸡内金、五味子、炙麻黄、党参、黄芪、蜂房、桑螵蛸等治之，可收止遗尿之功。对阳痿、遗精者，也可在每日早、晚用甜酒送服炙刺猬皮末药，每次服末药 6～8g，多有显效。

此外，本品也用治妇女乳腺结节、增生及乳腺纤维瘤、产后乳汁不下、颈淋巴结肿大等。

【用法】本品生用苦涩，用之者少。多将本品炒、炙后再用。每次入煎内服：5～10g。研末服每次 3～5g。外用：适量，研末撒敷，用治烧烫伤等。本品无毒副作应，可长期单用或配入复方中煎服。孕妇忌服之。

（吴其晶　整理）

# 蠮　螉

【药名】蠮螉，在《神农本草经》后的医药文献中又有土蜂、细腰蜂、果蠃、蒲芦、细葫芦腰等称谓。

【经文】蠮螉，味辛。主久聋，咳逆，毒气，出刺，出汗。

【文译】蠮螉，味辛。主治长期发作耳聋、咳嗽、气逆作喘，治疗易于伤人的邪毒之气，也能使人肉中之刺顶出皮肤，能使人汗出。

【药源】《中药大辞典》记载本品为蜾蠃科动物蜾蠃属动物的全虫。其色黑细腰，虽名蜂，不在土中作穴，但黏土于人家屋壁间作家，如并竹管状。产于河南小熊耳山的川谷中。随时可采之洗净晒干入药。

【药理】本品含有脂肪酸、氨基酸、多肽、蛋白质、糖类、生物碱、有杨酸盐及甾体化合物。能抗肿瘤，治疗白内障、角膜翳障效佳，还有保肝降酶，以及抗菌等作用。

【师说】蠮螉，本品为蜾蠃科蜾蠃属动物蜾蠃的全虫，其腰细长，故又称为细腰蜂。此药在当今临床上已少用之，现仅就有关药学文献记述论其功效、主治。

（1）宣肺止咳。本品味辛，入肺经。能宣肺，也可降气止咳，用治新久咳嗽、鼻塞等。

（2）降逆止呕。本品有行气止痛、降逆止呕的功效，可治胃失和降所致的胃痛、呕吐、呃逆等症。

（3）解毒消肿。本品有解毒消肿作用，可用于蜂、蝎、蜘蛛等毒虫蜇伤，能清热解毒，消痈肿及邪毒甚重而伤害人体，尚有记载本品能出人体竹、木刺，还可治疗长期耳鸣、耳聋。

【用法】本品入煎内服：1～2只。或炒，研成末服。外用：适量，研末用醋或麻油调敷。

（朱尔春　整理）

# 蜣　娘

【药名】蜣娘（别名：蛣蜣），在《神农本草经》后的医药文献中又有铁甲将军、屎壳郎、黑牛儿、推车客等称谓。

【经文】蜣娘，味咸，寒。主小儿惊痫，瘛疭，腹胀，寒热。大人癫疾，狂易。火熬之良。

【文译】蜣娘，味咸，性寒。主治小儿惊风、癫痫、抽搐、腹部胀满、恶寒发热，也可用之治疗成人的癫痫狂证，用火焙干后使用效果较好。

【药源】本品药用为金龟子科动物屎壳郎的全虫。除去杂质，用水洗净，干燥，筛去灰屑入药。以体黑、干燥、完整者为佳。

【药理】本品含有蜣螂毒素（约1%）、总脂肪酸，还含有壳聚糖，以及少量铜、锌、铁、锰等微量元素。本品主要药理作用为治疗前列腺增生、抗前列腺炎，以及抗癌。本品还具有抗凝血和类纤维蛋白酶作用，可活血化瘀。本品所含壳聚糖能增强肝脏解毒功能，促进伤口愈合，还有抗炎、抗凝血等作用。

【文摘】

《名医别录》　蜣螂，有毒，主手足端寒，肢满，奔豚。

《药性论》　治小儿疳虫蚀。

《本草拾遗》　治蜂瘘，烧死蜣螂，末和醋敷之。

《日华子本草》　能堕胎，治痓忤；和干姜敷恶疮，出箭头。

《本草权度》　去大肠风热。

《本草求原》　治小儿积滞，土包烧食。

《本草纲目》　蜣螂治大小便不通，下痢赤白，脱肛，一切痔瘘，疔肿，附骨疽，蛇瘰，疬风，灸疮，出血不止，重舌，鼻生息肉。古方治小儿惊痫蜣螂为第一。

《得配本草》　其性猛急，最易伤脾，勿轻用。

【今用】**国医大师朱良春**　蜣螂性寒，质坚而重，性善走窜下行。可破癥积，通二便，定惊痫，拔毒生肌，散肿止血，长于破瘀攻毒，开通壅结。朱老常用以治疗不完全性肠梗阻及术后肠粘连之腹痛便秘，确有殊功。乃取其攻窜之特性，使粘连松解。叶天士喜用本品配其他虫类药治疗数十年不愈之"周痹"。朱老认为，本品能走窜脉络，散结通阳。凡关节僵肿变形、屈伸不利者，均可应用。与蜂房合用疗效更佳。以其善于攻破癥结，拔毒散肿。药理研究发现其具有抑制肿瘤细胞作用，朱老用治多种恶性肿瘤，尤以并发二便不畅者最为适宜。如食道癌之食管阻塞、呕吐痰涎，胃癌之纳差腹胀，肝硬化之臌胀等。与辨证汤剂并用，可令寒凝得解，脉通痛止，虽未必得根治，但可提高生存质量，延长生存期。

朱老指出，九香虫与蜣螂虽均有止痛之功，但九香虫功在疏利气机，蜣螂则作用于脏器实质。九香虫以病在上部（脘胁部）为宜，蜣螂则以病在腹部为合。九香虫以行滞气、温肾阳见长，蜣螂则以破癥结，通二便为主，选用时应加注意。（详见《朱良春全集·常用虫药卷》）

**国医大师徐景藩**　蜣螂用于胃脘病：①食管中下段有阻滞不畅之感，吞咽不利或困难，大便干结而量少，可将蜣螂加入辨证方中；②幽门不完全梗阻，胃中胀满，辘辘有声，呕吐胃内容物，甚则呈朝食暮吐，暮食朝吐之状，可据证配加蜣螂，应在呕吐后服药，或先用胃管插入，将胃内潴留物抽出，再从胃管中注入药液，拔去胃管，右侧卧，臀腰部稍垫高，1小时内勿进饮食；③胃中有息肉，不易摘（灼）除，表现为胃脘胀满、隐痛等症，据症配加蜣螂，重用薏苡仁，药须浓煎，服后卧床半小时，根据息肉部位，使药物尽量作用于胃部。如属多发性息肉，卧后隔数分钟转换体位一次。如用本品后出现荨麻疹或皮下紫癜者，应即停用。原有过敏性紫癜者不用或慎用。本品煎剂每日常用量为5～10g，必要时短期（3～5日）用至15g。（详见《名医用药经验荟萃》）

**江苏著名医家汪朋梅** 汪老用蜣螂治疗不完全性肠梗阻、附骨疽、多骨疽死骨不出。大便不通、矢气不行、腹胀腹痛、X线腹透见气液平者为其使用指征。蜣螂寒咸有小毒，入手足阳明经、足厥阴经。破瘀化积，通便攻毒，治癥瘕、噎膈、反胃、肠中坚结，疗肿恶疮。用之治疗不完全性肠梗阻均获满意疗效。用蜣螂3～7只，瓦上焙黄，研末吞服，可治肠梗阻。（详见《方药传真》）

【师说】《神农本草经》中所载蜣螂，即今药用的蜣螂，俗称为屎壳郎、推车客等。其味咸、性寒。归胃、大肠、肝经。具有破血逐瘀、定惊、通便、攻毒等功效。临床用治以下病证。

（1）肿瘤病证。①食管癌。用蜣螂配姜半夏、竹茹、旋覆花、天冬、代赭石、蛇六谷、党参、急性子、枳壳、藤梨根、威灵仙等，可治疗膈食不下、呕吐痰涎、大便燥结者。②肝癌。用蜣螂配蜈蚣、土鳖虫、石见穿、射干、半枝莲、蜂房、天龙等治疗肝癌，可使病灶缩小。若肝癌有出血倾向者，再加参三七、仙鹤草、地榆炭等。③胃癌。可用蜣螂配硼砂、土鳖虫、守宫、藤梨根、生薏苡仁、石见穿等治之。必要时还可配入扶补、行气、降逆药。④膀胱癌。用蜣螂配白花蛇舌草、半枝莲、野葡萄根、白茅根等治之。⑤鼻咽癌。用蜣螂配苍耳草、辛夷、天冬、玄参、白花蛇舌草、蚤休、鱼脑石等治之。⑥舌癌。用蜣螂焙干或烧灰存性，以自身唾液和之敷舌面之上。

（2）肠、肝病证。①顽固性便秘。大便久不通畅、腹胀痛者，用蜣螂配旋覆花、枳实、代赭石、黄连、干姜、大黄、牵牛子、石菖蒲等治之。②术后肠粘连。多因腹腔手术后引起，症见呕吐、腹胀痛、大便秘结不通，用蜣螂配赤芍、白芍、当归、白术、麦芽、红藤、陈皮、炙甘草、红花、桃仁、乌药等治之。③肝硬化腹水。多由血瘀癖积、水湿潴留而致，当予疏肝、化癥软坚、利水渗湿方药，可用蜣螂配木瓜、通草、延胡索、生薏苡仁、马鞭草、益母草、腹水草、商陆、茯苓、猪苓、车前草等治之。久病者，当再配入扶补肝、脾、肾药。本品配入适证方中还可治疗痔漏、脱肛、痢疾等。也治小儿疳积、腹胀、便秘、纳呆等病证。此外，本品还可用治胃脘痛、食道中下段梗阻不畅、幽门不全梗阻、胃中有息肉等，均可单用本品或将本品配入复方中用。

（3）泌尿、生殖系病证。①尿路结石。可单用本品焙干研末服，每次口服1.5～3g，日服2～3次，可排出结石。②尿潴留。用蜣螂2只研末服，治疗小便潴留不能通利者。③尿血。以蜣螂3g，去翅足，研末，开水冲服治尿血；④前列腺增生。多见于中老年人，久坐或房事频繁、饮酒量多、次频而导致前列腺体积增大，伴炎症而尿解不畅者，可用蜣螂配冬葵子、积雪草、鬼针草、王不留行、皂刺、鬼箭羽、刘寄奴、琥珀、木通、川牛膝等治之，能使腺体缩小，湿浊毒邪下趋而尿解顺畅。⑤闭经。对妇女因气血瘀滞所致的闭经、伴见小腹、胁肋胀痛者，用蜣螂配威灵仙、刘寄奴、桃仁、红花、土鳖虫、鹿衔草等治之，能使月经顺畅。

（4）痹症。本品可治顽痹，如类风湿性关节炎、强直性脊柱炎等，可在辨证方中加用蜣螂，能消减关节畸形。也可用炙蜣螂虫配白花蛇、炙全蝎、炙蜈蚣、炙土鳖虫、鹿衔草等治之。

（5）息风止痉。本品功能清热息风止痉，用治小儿惊厥瘈疭、成人癫狂，对热极生风者尤宜。可用蜣螂配钩藤、蝉蜕、僵蚕、黄芩、黄连、蚤休、青蒿、石膏、连翘、天麻、龙骨、牡蛎等治之。

此外，本品还可治疗多骨疽、附骨疽、牙龈肿痛、鼻息肉、金刃外伤、痈疽发背溃久不敛，以及疔疮、蛇虫咬伤等。本品还有抗凝血、促进伤口愈合等功效。

【用法】本品入煎内服：6～12g。入丸、散剂1～3g。散剂较煎剂效力强。外用：适量，可保留灌肠用。如内服后出现呕吐、头晕、乏力等，宜减量或停服。若用之中毒，可用生甘草15g，茶叶9g，葱3根水煎服急救。历来本品以疡科外治为主，少用于入煎内服。若用之内服，对脾胃虚寒者及孕妇应忌用。少数患者服之会有过敏反应。

（朱尔春　整理）

# 蛞蝓

【药名】蛞蝓（别名：陵蠡），在《神农本草经》后的相关医籍中又有鼻涕虫、陵蠡、大蛞蝓、黄蛞蝓、野蛞蝓等别名。

【经文】蛞蝓，味咸，寒。主贼风㖞僻，轶筋及脱肛，惊痫，挛缩。

【文译】蛞蝓，味咸，性寒。主治四时不正之风气导致的口眼歪斜，筋脉损伤错位、突出，以及脱肛，惊风，癫痫，肢体挛缩。

【药源】本品为蛞蝓科虫舌蝓属动物黄蛞蝓、野蛞蝓属动物野蛞蝓的全体。每年夏季采捕。此药当今已很少见，故用之者少。多生活在池塘、沟渠的水草丛处，分布于西南、广东、长江流域。

【药理】本品含蛋白质和多糖类活性成分及黏液，含特殊的凝集素——唾液酸，具有抗肿瘤作用。还有镇咳祛痰、平喘等作用，可治疗肺气肿等。

【师说】蛞蝓，为蛞蝓科动物黄蛞蝓、野蛞蝓的全体，俗名鼻涕虫、蜒蚰。其性寒，味咸。无毒。归肺、肝、脾、大肠经，具有清热解毒、利水消肿、止咳平喘、破瘀通经、软坚散结、理气治疝瘕、定惊祛风止痛等功效。用治支气管哮喘、百日咳、癌肿偏火热者，以及肾炎水肿、闭经、痛经、肢体溃疡、瘰疬、疝坠、痔核、疔疮、疥癣、咽喉肿痛溃烂、扁桃体炎性肿大疼痛等，本品尚有抗癌作用，已被药理研究证实。

总之，蛞蝓之治，辨在火、热、毒、瘀、痰，以其性凉寒滑、解毒、通瘀、散结、消肿、祛风之效也。

【用法】内服：取 2 ～ 3 条，焙干研末，或研末为丸服。外用：5 ～ 10 条，研末或捣敷。非真有风热者不宜用；小儿体弱多泄泻者，也不宜用。

（袁洪军　整理）

# 白颈蚯蚓

【药名】白颈蚯蚓，在《神农本草经》后的医药文献中又有地龙、蛐蟮、曲虫、赤虫等称谓。

【经文】白颈蚯蚓，味咸，寒。主蛇瘕，去三虫，伏尸，鬼疰，蛊毒。杀长虫。仍自化作水。

【文译】白颈蚯蚓，味咸，性寒。主治形状像蛇一样的癥瘕积聚，能除多种寄生虫，治久病卧床致肌肉消尽之类的"伏尸病"、不明原因的传染病如"鬼疰""蛊毒"病，能杀死蛔虫。还能自己化成水。

【药源】本品为巨蚓科动物参环毛蚓和威廉环毛蚓、通俗环毛蚓、栉盲环毛蚓等的全体。前一种药材习称"广地龙"，后三种药材习称"沪地龙"。春季至秋季捕捉。洗去黏液，及时剖开腹部，冲洗内脏及泥沙，晒干或低温干燥。以干净、无臭味、个体条大、肥壮、不碎、无泥者为佳。

【药理】本品主要活性成分为蚯蚓素，解热作用主要为蚯蚓解热碱可能为酪氨酸的衍生物，本品还含有一种有毒成分蚯蚓毒素。此外，本品还含有脂肪酸、类脂化合物、胆固醇、胆碱、维生素 B、胍及磷等。主要药理作用为溶栓、抗凝、抗心律失常、降血压、利尿、降血脂、预防和治疗缺血性脑卒中（中风）、抗惊厥、镇静、解热、抗癌、平喘、杀灭精子等。

【文摘】

《名医别录》 疗伤寒，伏热狂谬，大腹，黄疸。

《本草经集注》 温病大热狂言，饮其汁皆瘥，与黄龙汤疗同也。熬作屑，去蛔虫。

《药性论》 主蛇毒。

《唐本草》《别录》云：盐沾为汁，疗耳聋。

《蜀本草》 解射罔毒。

《日华子本草》 治中风并痫疾，去三虫、天行热疾、喉痹、蛇虫伤。

《本草衍义》 治肾脏风下疰病。

《滇南本草》 祛风，治小儿瘈疭惊风、口眼歪斜，强筋治痿。

《本草纲目》 蚯蚓，性寒而下行，性寒故能解诸热疾，下行故能利小便、治足疾而通经络也。主伤寒疟疾，大热狂烦，及大人小儿小便不通、急慢惊风、历节风痛、肾脏风注、头风、齿痛、风热赤眼、木舌、喉痹、鼻息、聤耳、秃疮、瘰疬、卵肿、脱肛，解蜘蛛毒，疗蚰蜒入耳。

《本草经疏》　蚯蚓，大寒能祛热邪，除大热，故疗伤寒伏热狂谬。咸主下走，利小便，故治大腹、黄疸。

《罗氏会约医镜》　治跌打损伤，痘疮紫黑。

《科学的民间药草》　有解热、利尿、舒展支气管作用，可治气喘等病。

《山东中草药手册》　解毒，通络，平喘，降血压。

【今用】国医大师朱良春　朱老治慢性肾炎常用黄芪配地龙。慢性肾炎在中医属水气病范畴，以耗损精血，伤及肾气为其共性。肾气不足则气化无权，关门不利，水湿潴留，故气病水亦病；气虚则无力鼓动血液运行，络脉瘀滞，血不利亦可病水。气、水、血三者互相影响，而以气为矛盾的主要方面。多年来，朱老致力于"慢肾"治疗的研究，确认益气化瘀为行之有效的法则。在药物的选用上，受王清任补阳还五汤启示，筛选出黄芪与地龙相配伍的方法。黄芪每日用 30～60g，地龙每日用 10～15g。朱老常谓："慢性肾炎水肿是标，肾虚是本，益气即是利水消肿，化瘀可以推陈致新。"又谓："肾主藏精，乃真阴真阳之寓所。补肾途径有二：一曰填精以化气，一曰益气以生精。气病及水，益气补肾饶有利水之功，故宜先用此法以消退水肿，促进肾功能之恢复，继则配合填补肾精以巩固疗效。"补气以黄芪为主药，以其能充养大气，调整肺、脾、肾三脏之功能，促进全身血液循环，提高机体免疫能力，同时兼有利尿作用。化瘀以地龙为要品，以其能走窜通络，利尿降压。两药相伍，具有益气开瘀、利尿消肿、降低血压等多种作用。在辨证论治的前提下，以两药为主组成方剂，药后往往可收浮肿消退、血压趋常、蛋白阴转的效果。顾某，男，22 岁，工人，8 年前曾患肾炎，经治而愈。近两月来又感不适，头眩腰酸，面浮足肿，尿少色黄，舌尖红，苔薄腻，脉细弦。尿检：蛋白（++），红细胞（+），白细胞（+），透明管型少许。血压 136/104mmHg。肾气亏虚，瘀浊留滞，拟益肾泄浊为治。生黄芪 30g，广地龙、泽泻各 12g，生山药 20g，漏芦、菝葜、石韦各 15g，净蝉衣 6g，仙灵脾、川续断各 10g。连进 5 剂，浮肿渐消，精神颇爽。仍以上方出入加减，共进药 24 剂，面浮足肿消退，血压及尿检正常，嘱常服六味地黄丸善后。（详见《朱良春用药经验集》）

**国家级非物质文化遗产董氏儿科继承人董幼祺**　①地龙搜风善平喘：虫类药本身具有入络搜风的效果，地龙善搜风入络，一可祛外风，二可防内风，双管齐下。②地龙通络善平喘：地龙味腥入肺经，体滑通利兼下行，可肃降肺气而止咳平喘。久咳、哮喘后，常会久病入络，地龙味腥性窜（位于地下善穴窜），善通肺经经络之滞而具止咳平喘之功。难以控制或长久不愈或多有复发的咳喘，多是宿痰入络所致，病根较深，故用一般的宣肺、祛痰、平喘、肃降之品恐难以奏效，故在此之上，对于咳喘出现痰稠不适，诸如痰稠难咯、痰鸣不已、声高息涌、痰热胶固、顽痰不化时，可少佐地龙，使顽痰松动而取得祛痰之疗效。③地龙清热不伤血、利水不损阴：不论是肺炎、支气管炎还是哮喘，肺系疾病的病理产物多为痰，就哮喘而言，董老认为哮喘反复发作难以根治的原因一为宿饮留伏，二为病久脾肺肾不足，水液运行障碍，可见本病痰饮为主因，以脾肺肾三脏不足为根本。故地龙对于病久而又有宿饮者，甚好。（详见司晋燕、董继业、董幼祺，董幼祺应用地龙治疗小儿肺系疾病经验介绍［J］《新中医》）

【师说】白颈蚯蚓，是指蚯蚓生长年久颈项变白者，故称为白颈蚯蚓。是地龙之俗称，即民间谓之曲蟮的干燥全体。其味腥而咸，性寒。归肝、肺、脾、膀胱经。具有清热定惊、平肝潜阳、息风止痉、通络、平喘、利尿等功效。临床应用如下。

（1）清热息风。本品性寒，具有清热息风定惊功效，能治急惊风，也治高热而热极生风所致的高热狂躁、惊搐、癫痫等，可单用或入复方中用。如治癫狂痫证，即用蚯蚓同盐化为水，饮之可效；对于高热癫狂、心烦不寐、小儿急慢惊风、中风偏瘫、夜啼等，可配清热息风止痉之钩藤、石膏、僵蚕、牛黄、全蝎等治之；对于癫痫，取地龙配辰砂、天麻、防风、胆南星、石菖蒲、郁金、龙骨、牡蛎等治之。

（2）平肝潜阳。对阴虚阳旺所致的肝阳升越而致头晕、头痛，皆可用本品治之。如用蚯蚓配钩藤、菊花、石决明、龙胆、栀子、生地、丹皮、怀牛膝等治疗高血压性眩晕头痛；用蚯蚓配白芍、制首乌、女贞子、玄参、磁石、杜仲、牛膝治疗肝肾阴虚、虚阳上越的眩晕、耳鸣、目花、面烘、五心烦热、血压偏高等。

（3）活血通络。本品善通筋脉经络，可治中风后气虚血滞，筋脉失养，经络失畅以致半身不遂、口眼歪斜等症。如补阳还五汤（生黄芪、当归尾、赤芍、地龙、川芎、红花、桃仁）中即有蚯蚓（地龙）。因本品性寒，多用于治热痹。常与清热除湿的防己、秦艽、桑枝、络石藤、忍冬藤、木瓜等同用。若治疗风寒湿痹则与制川乌、制草乌、青风藤、海风藤、络石藤、威灵仙、天南星、乳香、羌活、独活等同用。若治风湿日久，瘀阻筋脉致肢节或周身痹痛者，可用蚯蚓与当归、川芎、丹参、炙乳香、炙没药、秦艽、牛膝等同伍。治疗骨折、软组织损伤者，可用蚯蚓配僵蚕、苏木、刘寄奴、自然铜、乳香、红花、川牛膝等。

（4）泻肺止咳平喘。本品能泻肺止咳平喘，用于肺热喘咳。据现代药理研究，本品能阻滞组胺受体，有对抗组胺作用，故能平喘。邪热壅肺，肺失肃降之喘急、喉中哮鸣有声者，可用蚯蚓配石膏、黄芩、麻黄、杏仁、桑白皮等治之。若哮喘属风寒痰饮阻肺所致者，可用炙地龙配细辛、干姜、款冬、麻黄、桂枝、白芍、炙甘草、法半夏、苏子等治之。若见久病咳喘辨属肺肾两虚、肾不纳气作喘者，用蛤蚧、苏子、射干、白果、坎炁、胡颓叶配地龙等，治之效佳。

（5）清热、利尿。本品性寒下行，能解热结而通利小便。蚯蚓与车前子、瞿麦、木通、滑石、王不留行、琥珀等配伍可治热结膀胱，小便不通。在上药中再加金钱草、石韦、鬼针草、积雪草、鬼箭羽、鸡内金、冬葵子、川牛膝等，可治热淋、石淋，以及老人前列腺增生伴炎症致小便不畅利者。

此外，本品对黏膜及皮肤溃疡有愈合作用，可用治褥疮、皮肤皲裂、烧烫伤、下肢溃疡等。本品还能抗过敏，用治哮喘、荨麻疹、湿疹、红斑型药疹等过敏性疾患。本品也可用治偏头痛、丹毒、漆疮、疖腮、臁疮、带状疱疹、阳痿、骨质增生、咯血、呕血、尿血、脱肛等。本品有显著的降压作用，其降压平稳、疗效确切。本品对脑水肿有利水作用，能降低颅内压，减轻脑水肿，用治中风脑梗死等。

地龙、蜈蚣相较：两者均为息风止痉之要药，常相须为用，能增强息风止痉之效。但地龙味咸性寒，善于泻热息风，可治高热惊狂，且有通络、平喘、利尿作用，用治脑卒中瘫痪、肺热咳喘、小便不利等。蜈蚣辛温，息风止痉力强，可治疗各种原因引起的痉挛、抽搐，且有攻毒散结、通络止痛功效，用治疮疡肿毒、瘰疬、顽固性头痛等。

【用法】本品一般以酒制去其腥气后入煎，内服：10～15g。也可入丸、散剂或研末吞服，每次1～2g。或鲜品拌糖，或盐化水服。外用：适量，取鲜品捣烂敷患处，或取汁涂敷；或研末撒，或调涂。本品虽可治疗过敏性疾患，但有少数病人服药后会出现过敏反应。凡脾胃虚寒者不宜服。孕妇及过敏体质者应慎用。

（陶方泽　整理）

# 蛴螬

【药名】蛴螬（别名：蟦蛴），在《神农本草经》后的本草文献中又名乳齐、老母虫、土茧、核桃虫等。

【经文】蛴螬，味咸，微温。主恶血，血瘀痹气，破折，血在胁下坚满痛，月闭，目中淫肤，青翳，白膜。

【文译】蛴螬，味苦，性微温。主治瘀血及瘀血闭阻气机之证。如外伤骨折导致胸胁下瘀血停积所致坚硬胀满疼痛。也治女子闭经，目生胬肉，眼内有青翳、白膜（如青光眼、白内障等）。

【药源】《中药大辞典》记载本品为鳃金龟科爪鳃角金龟属动物东北大鳃金色及其近缘动物的幼虫。诸朽木中皆有，桑柏树中者佳。粪土中生者，肥皮黄内暗，可敷恶疮，不如木中者洁白为妙。药源广泛。凡粪土之中，脏污之物经久腐之区，化为腐质之内多有之。

【药理】本品含有脂肪酸、氨基酸、多肽、蛋白质、糖类、生物碱、有机酸盐及甾体化合物等。能抗肿瘤，治疗白内障、角膜翳障效佳。还有保肝作用，能降低转氨酶。还有抗菌作用。

【师说】蛴螬，药用为鳃金龟科爪鳃角金龟属动物东北大黑鳃金龟及其近缘动物的幼虫。其味咸，性温。有毒。入肝经。具有活血、行瘀、解毒之功效。临床应用如下。

（1）破血行瘀。本品味咸，微温。能入血、行血，故有破血行瘀之效。可用治吐血不去，血入胸腹而成癥结之证。金创血瘀于内，以及妇女血瘀子宫等致跌打损伤、瘀痛、痛经等，可用䗪蟲配桃仁、红花、当归、川芎、生地、赤芍、刘寄奴、苏木等治疗跌打损伤致瘀血肿痛；若血瘀经闭，可用大黄䗪虫丸治疗，该方中即用䗪蟲等治疗虚劳腹满作痛，内有干血，用之能破瘀化积、消瘕聚，用治瘀血经闭、痛经、不孕、子宫肌瘤等。

（2）祛风蠲痹。本品可用治痛风、痹症、破伤风、筋急拘挛等。例如：用本品配秦艽、金钱草、荷叶、土茯苓、萆薢、银花藤等治疗痛风。用本品配羌活、独活、青风藤、络石藤、海风藤、龙须藤、石南叶等治疗痹症，用本品配生地、山萸肉、地肤子、狗脊、白术、干漆、天雄、车前子、泽泻、牛膝等治疗血虚筋急掣痛。

（3）解毒消肿。本品具有解毒之功，故可用治痈疽疮疡等病症，也可用治喉痹、疮毒。可用本品研末敷患处，或药末吹喉等。

（4）明目退翳。本品可治青翳、白膜。将鲜品捣汁滴目中，能去翳障、止痛、化瘀、止血，可收明目之功。

本品还能治妇女产后伤寒致血脉凝滞而乳汁不通等。

【用法】本品内服：可入丸、散，每服 0.9～1.5g。本品有毒，单用宜慎。外用：适量，研末调敷或捣敷，或鲜品捣汁滴眼，或吹喉，体虚无瘀者及孕妇忌用。

（徐凯 整理）

# 石 蚕

【药名】石蚕（别名：沙虱），在《神农本草经》后的本草文献中又名石蠹虫、石下新妇等。

【经文】石蚕，味咸，寒。主五癃，破石淋，堕胎，肉解结气，利水道，除热。

【文译】石蚕，味咸，性寒。主治热、石、气、劳、血所致的癃闭，能破除石淋，并能堕胎。石蚕的肉质部分能疏解体内气机郁结。能通利水道，祛除热邪。

【药源】石蚕应为水龙骨科植物日本水龙骨。而《中药大辞典》记载为石蚕科昆虫石蛾或近缘昆虫的幼虫，在浙江、福建、台湾、广东等地有所分布。

【药理】药源缺乏，对其治疗各种病症的有效成分及其药理作用缺乏足够的研究。

【师说】石蚕，药用石蚕科昆虫石蛾，或其近缘昆虫的幼虫，又名沙虱。其味咸，性寒。归肾、膀胱经。其功效、主治如下。

（1）利水通淋。本品味咸，性寒。长于疏解结气，能清热利尿通淋，用治水肿、淋证致小便不利者。可用石蚕配衣鱼、滑石、地肤子、猪苓、车前草、萹蓄、瞿麦等治疗热淋小便不畅、尿道涩痛等。

（2）化石通淋。本品有化石通淋之功，能治久病石淋，可用本品配黄芪、白芍、金钱草、冬葵子、川牛膝、石韦、穿山甲、鸡内金等治之。

（3）止血生肌。本品用治金疮，能止血生肌，可用治创伤出血及久溃不敛者。

此外，本品尚有堕胎作用。

须知，石蚕有两种，除虫药石蚕外，还有植物药石蚕，即草石蚕。草石蚕为骨碎补科植物圆盖阴石蕨的根茎或全草。其味甘、淡，性凉，有祛风湿、散血、凉血、解毒、止痛等功效，可治风湿性关节炎、腹痛、腰痛、肝炎、吐血、便血、尿血等，外敷能治扭挫伤、热毒痈肿、乳痈、丹毒等。草石蚕与动物药石蚕在功效、主治方面有异。由此可见，《神农本草经》石蚕，显为虫类药石蚕也。

【用法】本品入煎内服：10～15g。或开水泡服。或入丸、散服。孕妇忌用。

（潘成祥　整理）

# 雀 瓮

【药名】雀瓮（别名：躁舍），在《神农本草经》后的相关医籍中又有雀儿饭翁、蛅蟖房、蚝虫窠、天浆子等别名。

【经文】雀瓮，味甘，平。主小儿惊痫，寒热，结气，蛊毒，鬼疰。

【文译】雀瓮，味甘，性平。主治小儿惊风、癫痫抽搐、恶寒发热及气机郁结所致的病症。也治蛊毒、鬼疰等虚损痨病。

【药源】为刺蛾科动物黄刺蛾的虫茧，全国大部分地区均有分布。秋季从树枝上取下，蒸后，干燥即成。

【药理】目前尚无本品具体化学成分的报道，但现代药理研究表明，本品水提取液具有抗缺氧、抗惊厥、催眠、镇痛、抗炎、抗溃疡等作用。

【师说】雀瓮，药用为刺蛾科刺蛾属动物黄刺蛾的虫茧。其味甘，性平。无毒。入肝经。本品为虫类药，有解毒、镇惊、息风止痉等功效。临床应用如下。

（1）息风止痉。本品有镇肝息风、止惊定痫之功。用之配天浆子、僵蚕、蝉蜕、全蝎、钩藤、天麻等，可清热息风止痉，用治小儿急慢惊风抽搐、癫痫、脐风、小儿撮口风等症。

（2）解毒杀虫。本品能治肺痨瘵虫、疥疮、疟疾等，还能清热解毒利咽，用治外感恶寒发热。若用之徐徐嚼咽，可治疗乳蛾、喉痹，效佳。

总之，本品能息风止痉定惊。以治小儿急慢惊风、癫痫等证为其专长，但因药源缺乏而当今临床用之甚少。

【用法】本品内服：多入丸、散剂中，1～5个。外用：适量，研末外撒治疮。

（吴其晶　高磊　整理）

# 樗　鸡

【药名】樗鸡，在《神农本草经》后的相关医籍中又有红娘子、红娘虫等别称。

【经文】樗鸡，味苦，平。主心腹邪气，阴痿，益精，强志，生子。好色，补中，轻身。

【文译】樗鸡，味苦，性平。主治胸腹中有邪气积聚，阳痿不举。能增补精气，使人记忆力加强。可增强性欲和性功能，使人能生育子女。也能美容，使人面色姣好。还能补益人的内脏，使身体轻巧、灵便。

【药源】为蜡蝉科动物樗鸡的成虫，盛产于我国北方。7—8月捕捉，捕后蒸死或烤死，晒干，入药用。

【药理】本品含斑蝥素、酸性黏多糖、黏蛋白、脂蛋白、蜡、脂肪油及红、黑2种色素等。具有抗凝、抑制癌细胞生长等作用，内服中毒能损害肾脏功能。

【师说】樗鸡，药用为蝉科动物红娘子的干燥全体。因其寄生于樗（臭椿）树上，且按时鸣叫，故称樗鸡。其性味苦、辛，性平。有小毒。入肝经。具有活血破瘀，攻毒散结等功效。据历代本草文献记述，本品有下列功效、主治。

（1）行气振阳。本品能入肝经，而肝经绕阴器，用之使其经脉通畅，能畅行气血而振起阴器，以治阳痿。若取本品配九香虫、蜻蜓、桑螵蛸、海马、泥鳅各适量研末，服食之，即能治阳痿。

（2）活血化瘀。本品味辛、性散，能通能润，能补肺益肾，且能活血化瘀。妇女因子宫虚寒，下元虚冷而致月经不调或经闭或漏下，或崩中及带下，或产后败血不尽，瘀血内结胞宫以致不孕者，可用樗鸡配桃仁、红花、王不留行、艾叶、香附、胡椒等治之。本品也可治疗瘀血引起的心腹疼痛。本品能活血化瘀，血络流通则经血上奉，可使人面色娇艳，且肝气健旺而身体轻便，步履快捷，本品也能治疗肝硬化、肝癌晚期胸腹积水等。

（3）解毒散结。本品有苦、辛开泄之功，能散结滞，用治结块肿毒。也能治疗目翳、瘰疬结核。亦可用之解毒，治疗疯狗咬伤。外用适量治疗疮肿、湿癣作痒症。

总之，本品以补肾壮阳，治阳痿、男女不育不孕、瘀血经闭不调等为专长。当今临床用之治疗淋巴结结核、神经性皮炎、疥癣、经闭、不孕不育等。此外，本品还可抗抑癌肿。

【用法】本品内服：研末，入丸、散剂中，0.03～0.06g。外用：适量，研末敷贴或调涂。本品有大毒，若久用易致肝、肾功能受损，故今人多畏弃而不用。体弱及孕妇忌服。

（高磊　吴其晶整理）

# 斑　猫

【药名】斑猫（别名：龙尾），在《神农本草经》后的医籍中又有斑蝥、花斑毛等名称。

【经文】斑猫，味辛，寒。主寒热，鬼疰，蛊毒，鼠瘘，恶疮疽。蚀死肌，破石癃。

【文译】斑猫，味辛，性寒。主治恶寒发热病症及鬼疰、蛊毒、鼠瘘、疽、恶疮等。能去除坏死的肌肉，能攻克石淋证。

【药源】本品系芫青科昆虫南方大斑蝥或黄黑小斑蝥的干燥体。夏、秋二季捕捉，闷死或烫死，晒干入药。我国大部分地区有分布，但主产于豫、皖、苏、湘、黔、桂等省。

【药理】本品主要含有斑蝥素、羟基斑蝥素以及脂肪、蜡质、蚁酸、色素等。南方大斑蝥含斑蝥素1%～1.2%，脂肪12%及树脂、蚁酸、色素等。黄黑小斑蝥（台湾产者）含斑蝥素0.97%，但亦有达1.3%者。此外，一般斑蝥属含斑蝥素1%～1.5%。斑蝥可使人和动物的皮肤发红起疱，其所含有效刺激物为斑蝥素。刺激作用强，但组织穿透力较弱，作用缓慢，通常不损伤皮肤层，所形成的疱很快痊愈而且不留瘢痕。斑蝥素是斑蝥抗癌的有效成分，也是其毒性的主要成分。斑蝥素能引起小鼠腹腔积液肝癌细胞明显萎缩、退化，胞质多空泡等形态学改变。抗癌机制主要是抑制癌细胞蛋白质合成，降低癌毒激素水平及影响癌细胞的核酸代谢。斑蝥还具有抗病毒、抗炎和升高白细胞数量的作用。

【文摘】

《名医别录》　主治血积，伤人肌，治疥癣，堕胎。

《药性本草》　治瘰疬，通利水道。

《日华子本草》　疗淋疾，敷恶疮瘘烂。

《本草衍义》　斑猫须糯米中炒，米黄为度，妊身人不可服。为能溃人肉，治淋药多用，极苦，人尤宜斟酌。

《本草纲目》　治疝瘕，解疗毒、狂犬毒、沙虱毒、蛊毒、轻粉毒……专主走下窍；直至精溺之处，蚀下败物，痛不可当。葛氏云：凡用斑蝥，取其利小便，引药行气，以毒攻毒是矣。杨登甫云：瘰疬之毒，莫不有根，大抵以斑蝥、地胆为主。制度如法，能使其根从小便中出，或如粉片，或如血块，或如烂肉，皆其验也。但毒之行，小便必涩痛不可当，以木通、滑石、灯心辈导之。又《肘后方》云……凡中蛊毒，用斑蝥虫四枚，去翅、足、炙熟，桃皮五月初五日采取，去黑皮阴干，大戟去骨，各为末。如斑蝥一分，二味各用二分，合和枣核大，以米饮清饮服之。必吐出蛊。一服不瘥，十日更服。

《景岳全书·本草正》 若中其毒，唯黑豆绿豆汁、靛汁、黄连浓茶葱汁可以解之。

《医经小学·药性指掌》 斑猫主治疮疽疬，堕胎通淋破血癥，入药要知当熟炒，令人吐泻只缘生。

《雷公炮制药性解》 斑蝥，马刀为使，畏巴豆、丹参、空青，恶曾青、豆花。按，斑蝥入腹，有开山凿岭之势，最称猛烈，故辄致腹痛不可忍……自非百药不效之病，不可轻使。

《本草经疏》 斑猫近人肌肉则溃烂，毒可知矣……此物若煅之存性，犹能啮人肠胃，发泡溃烂致死……不若用米同炒，取气而勿用质为稳，余证必不可饵。

《罗氏会约医镜·本草》 能走散下泄，以毒攻毒，势不少停。善用之有再造之功。外用之，蚀死肌，敷恶疮。内用之破石淋，拔瘰疬、疔肿，堕胎元……皆有极毒，须当慎用。

《良朋汇集·卷六》 治中斑蝥毒，黑豆煮浓汁饮之即解。

《本经逢原》 能攻实结，而不能治虚秘，不过引药行气，以毒攻毒而已……虚者禁用。

《得配本草》 斑蝥马蔺为之使，畏巴豆、丹参、空青，恶甘草、豆花……唯瘰疬癫犬伤者可暂用，余皆禁用……配薄荷共为末，鸡子清调敷，能消瘰疬。

《百药效用奇观》 斑蝥通利水道，以其能追逐肠胃垢腻，复能破结走下窍也。有因热毒，小便赤涩，水道不利者，本品其性专走下窍，性寒解毒，辛能散热，小便可利。本品味辛行散，疏肝行瘀，攻坚散结，故利水道，又有破石癃之妙用。

【今用】**国医大师朱良春** 斑蝥，味辛性寒，有毒。入大肠、小肠、肝、肾四经。内服过量可出现恶心、呕吐，或吐出水样物、腹绞痛，以致血尿等中毒症状，严重者可能死亡。本品外用敷贴、发泡等，对皮肤有强烈的刺激作用，如外用面积过大、剂量过大，其毒素经皮肤吸入后，也能引起呕吐、头痛、高血压等中毒症状，甚至引起肾炎和膀胱炎。为了减少其副作用，服用时应由小剂量逐步增加，同时饮用解毒之品。入绿豆汤、豆浆，或用绿豆120g，六一散18g，黄柏12g，煎汤频饮。如尿道刺痛，甚则出血时，可用车前草30g，木通6g，猪苓15g，白茅根120g煎服，或用冷开水调青黛6g饮服；反应较重时，可用暂停药数日。一般内服均用糯米拌炒至黄黑色，以减其毒，每日量为0.06～0.15g，妇儿酌减、孕妇、体弱者慎用。其临床应用在①肝癌、肺癌、乳癌、食道癌、直肠癌；②迁延性慢性肝炎；③骨结核；④风湿痛；⑤瘰疬；⑥脑炎后遗疼痛；⑦牛皮癣；⑧神经性皮炎；⑨女性白斑；⑩鹅掌风；⑪疟疾；⑫阻疽、流注；⑬胃窦炎、萎缩性胃炎、溃疡病、胃黏膜脱垂。（详见《虫类药的应用》）

**天津著名医家孙秉严**　我常用斑蝥治疗癌症，一副汤药内常用到3～5只斑蝥，在用斑蝥的同时，常常配伍二丑、大黄等泻下和利水药，在用斑蝥抗癌的同时，配伍这些药通利大小便，可以防斑蝥在体内蓄积为毒。斑蝥的毒只要从小便中及时的排出，不蓄积在体内，就不至于给患者造成生命威胁。患者在服用斑蝥时，亦可以配合食疗，通过食用萝卜、冬瓜、瓠子、南瓜、薏米等利尿作用较强的食物，降低斑蝥的毒副作用。（详见《孙秉严治疗肿瘤临床经验》）

【师说】《神农本草经》所载斑猫，即今之斑蝥。其味辛，性寒。有大毒。入大肠、小肠、肝、肾经。具有攻毒、散瘀等功效。临床应用如下。

（1）攻毒治疮。本品有大毒，既能攻除痈肿疮毒，又能蚀疮去腐，用治痈疽、瘰疬、顽癣、恶疮等，一般多外用。本品也能敷痔瘘溃烂等，可用之泡酒以酒剂外涂。

（2）破血逐瘀。本品能逐瘀血，治疗妇女气滞血瘀导致的经闭伴小腹作痛。也用治肝癌等肿瘤病由瘀血积聚而致的疼痛。可外敷，或服用中成药斑蝥素片治之。

（3）风痹、中风。本品可治风湿痹痛，以及中风中经络症见口眼㖞斜者用之能牵正口、眼，多外用。取穴位贴敷法，使局部发小水泡，渗流毒液，可纠正中风口眼㖞斜病症。

（4）利尿通淋。本品能通下窍，可达肾与膀胱之处，从而通利水道；也可通淋排石，止腰腹疼痛，治之可外用。

此外，有报道本品还能治疗疟疾、狂犬病等。

【用法】本品内服：仅用0.03～0.06g，入散剂、或丸剂中内服。本品因有大毒，故以外用为多。或酒浸泡外涂，或研末外敷等。即便外用，也应严格掌握剂量及疗程，以防损伤完好的肌肉、筋骨。孕妇禁用。

须知，斑猫有大毒，内服中毒的临床表现有：口、咽烧灼感，呕恶、吐血、腹部绞痛。若皮肤、黏膜吸收中毒者，局部可发作水泡或充血、灼痛等，多数可及时救治而能恢复。少数中毒严重者，可致急性肾功能衰竭和全身循环衰竭，如不及时抢救可致人死亡。因此，在应用和调剂时须严加注意掌握本品适证剂量、用法及疗程等。

（高磊　整理）

# 蝼蛄

【药名】蝼蛄（别名：蟪蛄、天蝼、螜），在《神农本草经》后的医籍中又有土狗、地狗、地牯牛、拉蛄等名称。

【经文】蝼蛄，味咸，寒。主产难，出肉中刺，溃痈肿，下哽噎，解毒，除恶疮。

【文译】蝼蛄，味咸，性寒。主治分娩困难，能拔出肉中之刺，能使痈肿破溃，能使阻塞咽喉的食物下行，能解毒，能消除恶疮。

【药源】本品为蝼蛄科昆虫蝼蛄的干燥全虫。夏、秋间耕地翻土时捕捉，或晚上点灯诱捕。捕得后用沸水烫死，晒干或烘干入药。本品分布于全国各地，主产于江苏、安徽、浙江等省。

【药理】本品含游离氨基酸 13 种所含微量元素也很丰富，主要有铁、锌、锰、硒等。蝼蛄粉混悬液灌胃，对家兔不能证实有利尿作用，对家兔、小鼠长期喂饲蝼蛄粉，并未见中毒现象。

【文摘】

《日华子本草》 治恶疮，水肿，头面肿。

《本草纲目》 利大小便，通石淋，治瘰疬，骨鲠。

《玉楸药解》 清利湿热。

《本草汇言》 蝼蛄因得湿土秽壤而生，性善钻利，故本药主水脏壅逆。水道不通，二便闭，胀欲死，或水气泛滥致成水肿胀满，腹大如鼓，面浮，喘急不得卧者，服此，停水大行，胀消而喘定。

《名医别录》 蝼蛄生东城平泽，夜出者良，夏至取，暴干。

《本草新编》 蝼蛄具有通身之以利湿神效，兼能接续骨伤，治疮、乳毒亦效。

《鲋溪单方选》 癃闭，百药不效，蝼蛄烧灰，酒服即通，此以湿热攻湿热，借其窜利行水之性耳。若州都之官气不能化，及肺虚失气化之原者，当求诸本原，非此物所能导也。

【今用】**国医大师朱良春** 本品功用：①利水通便；②消痈解毒；③下胞衣、出肉中刺。适用于水肿、小不利、痈肿恶疮、胞衣不下等症。蝼蛄是一味利水通便的佳药，配合蟋蟀并用，则其效更彰。但对虚弱患者，用量宜小，或伍以补益之品始妥，诚如朱丹溪指出的："蝼蛄治水甚效，但其性急，虚人戒之。"一般入药应去头、足、翼，煎剂用 6～12g，如作散剂，每次 1～2g，日三次，效果较汤剂为著。国医大师朱良春用蝼蛄治疗水肿，取蝼蛄文火焙微干脆，研细末，每服 2g，开水或米汤送下，一日三次。凡水肿而体气不太虚弱者均可用，服后尿量增加，大便可由干转稀，次数增多，肠鸣而并不腹痛，一般可连续服用 5～7 日。体虚者可用黄芪、党参各 15g 煎汤送服。（详见《虫类药的应用》）

朱老用蝼蛄通小便，解难产，发痘疹，起阳痿。可取其利水消肿且性寒而力较猛的特点与性温而力较缓的蟋蟀配合应用治疗水肿、小便不利者。两药合用研末，名二虫散，配利水中药中冲服，有利水之功。用于肝硬化腹水、肾性腹水、心源性腹水都有效。（详见《学习朱良春教授运用虫类药体会》）

【师说】蝼蛄，俗名土狗。其味咸，性寒。归入膀胱、胃、大肠、小肠经。具有利水消肿、通淋、通便等功效。临床应用如下。

（1）利水消肿。本品性善钻利，主治水脏壅塞不通，小便憋胀，水气泛溢致成水肿胀满、腹大如鼓、面浮、肿胀不得卧，用此品确有较好的利水消肿功效。①小便不通：可用蝼蛄配入麝香少许，水调服下。亦可将蝼蛄配入复方与车前子、琥珀、木通、滑石、川牛膝、泽泻等同用，治疗小便不通。②水肿：治疗肾病水肿，喘促不得卧者，可单用本品，亦可入复方中用之，配杏仁、桑白皮、紫菀、猪苓、陈皮、大腹皮、车前子等治之。③臌胀：此多为肝病腹水，可用蝼蛄配蟋蟀、地鳖虫、黄芪、大腹皮、益母草、仙鹤草、马鞭草等治之。④产后尿潴留：用本品配黄芪、益母草、当归、车前子、泽兰、泽泻、猪苓、川牛膝等可治疗产后气虚血滞，尿解不畅而致的周身肿胀。

（2）解毒消痈。本品能清热解毒，消痈散结，可用治痈肿恶疮、咽喉肿痛等。我用蝼蛄配金银花、连翘、野菊花、冬凌草、四叶参、杠板归、蚤休、浙贝母、桔梗等治之。

此外，据药学文献记载，本品还可治疗颈淋巴结核、肾病衰竭、尿毒症、尿路结石、胞衣不下等。若研末局部外敷可出肉中刺，也可治小儿疳积、急性皮肤损伤等。

蝼蛄与蟋蟀相较：两者均为虫类利水药，其利水作用较好，用于大腹水肿、面目浮肿、小便闭塞不通等。蝼蛄尚有通淋作用，可治五淋（热淋、气淋、劳淋、血淋、石淋），尤善治石淋，若与蟋蟀配合使用，其效更著。蟋蟀为通窍利水之佳药，功专利水消肿。主要用于癃闭、水肿、肝腹水、小儿遗尿等。蟋蟀还能兴阳事，与温肾助阳药如仙茅、仙灵脾、巴戟天、阳起石、蜂房、蜈蚣等配用，可治阳痿。

【用法】本品入煎内服:6～10g。如作散剂，每服1～2g，日服3次。外用：适量，研末调敷。孕妇若见气血亏虚及体弱者忌用。

（高磊　整理）

# 蜈　蚣

【药名】蜈蚣（别名：天龙、百脚虫、螂蛆、百足虫、百足等）。

【经文】蜈蚣，味辛，温。主鬼疰，蛊毒。噉诸蛇、虫、鱼毒，杀鬼物老精，温虐。去三虫。

【文译】蜈蚣，味辛，性温。主治鬼疰，蛊毒。并能消除多种蛇、虫、鱼等毒物，消除鬼魅精物，用治发热怕冷的温疟，能去除多种寄生虫。

【药源】本品为蜈蚣科动物少棘巨蜈蚣或其近缘动物的干燥全体。主产于江苏、浙江、湖北、湖南、安徽、河南、陕西等地。春、夏二季捕捉，用竹片插入头尾，绷直，干燥。以身干、条长、头红、足红棕色、身墨绿、头足完整者为佳。

【药理】本品水及乙醇等提取物含组氨酸、精氨酸、8-羟基赖氨酸、谷酰胺等。本品还含甲壳质、谷氨酸、酪氨酸、蚁酸等。主要药理作用：抗惊厥，增强心肌收缩力，降低血压，诱导血小板聚集，抗肿瘤，促进免疫功能，抑制常见致病性皮肤真菌等作用，蜈蚣毒液大剂量可使小鼠抽搐死亡。

【文摘】

《名医别录》 疗心腹寒热结聚，堕胎，去恶血。

《抱朴子》 末，以治蛇疮。

《日华子本草》 治颓癣。蛇毒。

《本草纲目》 按，杨士瀛《直指方》云，蜈蚣有毒，惟风气暴烈者可以当之，风气暴烈，非蜈蚣能截能擒，亦不易止，但贵药病相当耳。设或过剂，以蚯蚓、桑皮解之。又云，瘰疮一名蛇瘴，蛮烟瘴雨之乡，多毒蛇气，人有不服水土风气，而感触之者，数月以还，必发蛇瘴，惟赤足蜈蚣，最能伏蛇为上药，白芷次之。然蜈蚣又治痔漏、便毒、丹毒等病，并陆羽《茶经》载《枕中方》治瘰疬一法，则蜈蚣自能除风攻毒，不独治蛇毒而已也。

《景岳全书》 攻瘰疬便毒，痔瘘丹毒亦疗小儿惊风、脐风、丹毒、秃疮，然此虫性毒，故能攻毒，不宜轻用，若入药饵，须去头足，以火炙熟用之。

《医宗金鉴》 蜈蚣星风散，是以本品为主药，配合南星、防风等同用。治癫痫抽搐，火盛者配黄连、龙胆；痰多者与天竺黄、贝母同用。治风邪中经络之口眼㖞斜，以蜈蚣配白附子、防风、僵蚕，或配半夏、南星、白芷内服，以祛风化痰定搐。

《玉楸药解》 味辛，微温。拔脓消肿。

《现代实用中药（增订本）》 为镇痉药，内服治小儿之惊风、瘰病，并治关节偻麻质斯，但有堕胎之弊。

《科学注解本草概要》 为镇静及变质药，功能祛风，解毒。

【今用】**近代著名医家张锡纯** 蜈蚣：味微辛，性微温。走窜之力最速，内而脏腑外而经络，凡气血凝聚之处皆能开之。性有微毒，而转善解毒，凡一切疮疡诸毒皆能消之。其性尤善搜风，内治肝风萌动、癫痫眩晕、抽掣瘛疭、小儿脐风；外治经络中风、口眼歪斜、手足麻木。为其性能制蛇，故又治蛇症及蛇咬中毒。外敷治疮甲（俗名鸡眼，为末敷之，以生南星末醋调，敷四周），用时宜带头足，去之则力减，且其性原无大毒，故不妨全用也。（详见《医学衷中参西录》）

**北京著名医家施今墨** 蜈蚣为蜈蚣科昆虫少棘巨蜈蚣的干燥体。味辛，性温。有毒。入肝经。本品走窜之力最速，内至脏腑，外达经络，凡气血凝聚之处皆能开之。功擅通经络、息肝风、解痉挛、止抽搐，内治肝风萌动、癫痫、眩晕、抽掣瘛疭、小儿脐风、破伤风诸症，外治经络中风、口眼歪斜、手足麻木及顽固性头部抽掣疼痛；又能解毒消肿，以治疮疡肿毒、瘰病溃烂等症。（详见《施今墨对药临床经验集》）

**北京著名医家焦树德** 蜈蚣味辛，性温。有毒。主要有止痉息风和解毒的作用。常与全蝎同用。对癫痫，常配天麻、钩藤、全蝎、天竺黄、胆南星、半夏、朱砂、远志、菖蒲、川贝母等同用。因高热动风而出现神志不清、四肢痉挛、颈项强直、抽搐、牙关紧闭等症，可配合黄连、郁金、天竺黄、羚羊角、全蝎、僵蚕、钩藤、防风、白蒺藜等同用。对破伤风病牙关紧闭、颈项强直、四肢抽搐等症，可配合防风、胆南星、全蝎、白附子、僵蚕、钩藤等同用。（详见《用药心得十讲》）

**江西著名医家张海峰**　搜风通络用蜈蚣、全蝎当先。张老根据《内经》云："诸风掉眩，皆属于肝""诸暴强直，皆属于风"之理，凡肝风入络窜走所致的顽固性头痛、抽搐麻木等症，治疗大法常从平肝风入手，以搜风通络为主，待风邪平息则以滋阴养血为主。肝风的发生多由于肝血（阴）不足，风邪内动而导致肝风窜走、肝风入络之证，在临床上表现有多种多样，走于经络则抽掣、颤动，走于肌肉则感觉麻木或有蚁行感，走于关节则关节游走作痛。选用搜风通络、平肝息风法，张老常以蜈蚣、全蝎当先，以搜入络之肝风。（详见《名老中医用药心得》）

**湖南著名医家周德生**　蜈蚣善兴阳事治阳痿。临证运用：蜈蚣，味辛，性温。长于息风镇痉，攻毒散结。治惊痫抽搐、破伤风、中风口眼歪斜、瘰疬疮毒、蛇虫咬伤等。此外，蜈蚣兴阳事治阳痿甚佳，为古本草书所未载，故此特传载以扬其用。盖厥阴之脉者，络阴器系于肝。若肝有所瘀，疏泄不达阴器，则气血不至不营，而致阳痿。蜈蚣辛温，性善走散，通经疏瘀，气血达而阳事兴，故主阳痿。（详见《常用中药特殊配伍精要》）

【师说】蜈蚣，其味辛、性温。有毒。归肝经。具有息风止痉、通络止痛、攻毒散结等功效，临床可治以下病证。

（1）痉挛抽搐。本品辛行温通，能通达内外，息风定搐力强，为息风止痉要药。可治多种病因引起的痉挛抽搐。例如：①小儿急慢惊风，可用蜈蚣配胆南星、天麻、钩藤、天竺黄、全蝎同用；②破伤风、角弓反张，则须与祛风止痉药同用，可用之配钩藤、防风、僵蚕、蝉蜕、白芷、羌活、胆南星、白附子、天麻、白芍、生甘草等；③治疗癫痫，则用蜈蚣配全蝎、僵蚕、地龙共研细末，每次2～4g，日服2～3次；多种脑炎后遗症亦可用蜈蚣；膈肌痉挛呃逆不止，我亦喜用蜈蚣配白芍、甘草、柿蒂、刀豆子等治之，甚效。

（2）疮疡肿毒。本品为外科常用药。①凡热毒内侵或痰毒凝聚所致的疮疡肿毒见红肿热痛、根深质硬之症，可用蜈蚣与野菊花、蒲公英、紫花地丁、四叶参、杠板归等同用；②本品可攻坚散结，能治疗浅表淋巴结结核及淋巴瘤，可用蜈蚣配玄参、夏枯草、浙贝母、昆布、海藻、土贝母、樟脑、白芷、雄黄、半枝莲等治之；③带状疱疹，可用蜈蚣、紫草、生地榆研末麻油调敷；经适当配伍还可外治乳腺炎、下肢溃疡、口腔溃疡等。

（3）风湿颈痹。本品有通经止痛功效，用治风湿痹痛之关节僵硬作痛。可用蜈蚣与防风、羌活、独活、威灵仙、青风藤、海风藤、老鹤草、葛根等配伍治疗关节痹痛而痛势较著者。本品也可治疗风湿性脊柱炎、腰椎间盘突出症、颈椎病、骨结核等。

（4）顽固性头痛。本品祛风通络，能治顽固性头痛反复发作者，用蜈蚣配川芎、赤芍、白芍、天麻、白芷、石南叶、蔓荆子等治之，效显。

（5）中风中经络。本品对中风中经络致口眼歪斜、半身不遂者，用蜈蚣配全蝎、僵蚕、乳香、穿破石、豨莶草、伸筋草、川牛膝等配伍治之，本品也可治疗颜面神经麻痹、面神经炎、坐骨神经痛、三叉神经痛等。

（6）阳痿。本品有补肾壮阳之功，用之治疗阳痿效佳。我常用蜈蚣配露蜂房、海马、制马钱子、白参、当归、枸杞子、熟地、巴戟天、肉苁蓉、白芍、炙甘草等治疗肾阳不振、肾精亏虚之阳痿病。

（7）各种肿瘤。我常用本品适证配伍治疗皮肤癌、食管癌、胃癌、肝癌、脑瘤、宫颈癌、慢性粒细胞白血病等各种肿瘤，亦可治肿瘤术后转移复发。我治食管癌、胃癌也常用张锡纯先生的参赭培气汤（党参、天冬、生赭石、清半夏、肉苁蓉、知母、当归、柿霜饼）加入蜈蚣、威灵仙、藤梨根等治疗食道癌症见进食哽噎、呕吐、纳谷不畅、呕吐涎沫等。

此外，蜈蚣还可治疗腔隙性脑梗死、高血压病、帕金森病、冠心病心绞痛、慢性间质性肺炎、百日咳及急慢性肾炎反复发作蛋白尿、骨结核、骨髓炎、小儿消化不良、下肢静脉曲张、鸡眼、乳腺增生、宫外孕、脱发、斑秃、鼻炎、鼻息肉等，可在适证方中加入蜈蚣治之。

总之，骨痨、瘰疬未溃、破伤风、角弓反张、中风抽掣、面瘫痉挛、口眼歪斜、震颤动摇、眩晕、噎膈反胃、痹证关节疼痛、偏头痛、阳痿不举、小儿咳嗽反复不愈、蛇毒咬伤、顽固湿疹、疱疹、声带麻痹等病症夹有瘀血、舌质淡紫暗、脉弦或滑等，皆为我用本品的指征。

蜈蚣、全蝎、僵蚕相较：三药均为息风止痉常用药，然僵蚕息风作用不及全蝎、蜈蚣。若见肝风抽掣者，可僵蚕配蜈蚣同用；抽掣重症，可将全蝎配蜈蚣同用。僵蚕既息内风，又散外风，并有化痰散结之功，性平无毒，可广泛用之。全蝎息风止痉、攻毒散结之力不及蜈蚣。蜈蚣力猛性燥，善于走窜通达，息风止痉作用较强，又能攻毒疗疮，通痹止痛。

【用法】本品入煎内服：3～5g。散剂为1g。外用：适量，研末敷患处。本品有毒，孕妇禁用。阴虚火旺、虚风内动，脾虚之慢惊风，阴虚燥渴，气血亏虚、肝肾不足之痹症，肝肾功能异常者，皆不宜用蜈蚣。须加注意，有部分患者服用蜈蚣会出现皮肤或呼吸道过敏反应。

（于一江　整理）

# 马　陆

【药名】马陆（别名：百足），在《神农本草经》后的相关医籍中又有千脚虫、百节虫、大草鞋虫等别名。

【经文】马陆，味辛，温。主腹中大坚癥，破积聚，息肉，恶疮，白秃。

【文译】马陆，味辛，性温。主治腹内有较大而坚硬的肿块，能破除体内积聚，治疗息肉、恶疮、白秃疮等。

【药源】马陆为园马陆科陇带马陆属动物宽附陇马陆的全体。本品多呈半环状，全体呈黑褐色。本品有毒，分布于甘、陕、皖、苏等地。

【药理】本品含有芳香醛、酮类、多糖类物质、氨基酸、多肽和蛋白质、挥发油及油脂、醌类物质、碳酸钙等。芳香醛主要成分为苯甲醛。此外，本品还含有多种微量元素，具有抗菌、升压、兴奋呼吸、抗炎等作用。

【师说】马陆，为圆马陆科陇带马陆属动物宽跗马陆的全虫。其味辛，性温。有毒。归心、肝经。具有破积、解毒功效，用之可治以下病证。

（1）破血消癥。本品能破积聚，消癥瘕。多用于治疗癥瘕、积聚、瘀血、肿块。还能除息肉。用治鼻息肉，用醋炙研末，棉花蘸药末塞鼻孔。

（2）疮疡肿毒。本品能消炎，解毒，镇痛，用之治疗扁桃体炎及疮疖化脓性感染的疮疖、恶疮、白秃等。

此外，本品能开胃进食、减轻疲劳，也能治传染性肝炎、胃脘痛等，还能祛风止痒，治麻风、皮肤瘙痒症。因其有毒，临证用之较少，即使用之，也当以外用为妥，内服宜慎。

【用法】本品内服：研粉或制成片剂，1～2g。外用：适量，或熬膏，或研末撒，或捣敷患处。本品有毒，内服宜慎。

（高磊　整理）

# 地　胆

【药名】地胆（别名：蚖青），在《神农本草经》后的相关医籍中又有杜龙、青虹、蛇要等别名。

【经文】地胆，味辛，寒。主鬼疰，寒热，鼠瘘，恶疮，死肌。破癥瘕，堕胎。

【文译】地胆，味辛，性寒。主治鬼疰、恶寒发热、鼠瘘、恶疮、肌肉坏死等。也能破除癥瘕，还能堕胎。

【药源】本品为芫青科动物地胆和长地胆的全虫。夏、秋捕捉，用沸水烫死，晒干。同米炒，至米焦黄为度，取出，去米，除去翅、足入药用。

【药理】地胆属虫类药，生于草丛中，因其有毒，后世及现今极少用之，所以难见有学者对本品的药理研究资料。

【师说】地胆，药用为芫青科短翅芫青属动物地胆和长地胆的全虫。其味辛，性寒。有毒。归入肺经。具有攻毒逐瘀之功效。临床应用如下。

（1）攻毒蚀疮。本品可治鼠瘘（瘰疬）、恶疮、死肌，也治鼻中息肉。可用地胆取汁配细辛、白芷研末共和匀，涂于鼻息肉之处，以消为度，本品还可治疗牛皮癣。

（2）逐瘀消癥。本品可用治癥瘕积聚，也能堕胎，并可专治癌肿破溃后所生疮疡。

（3）小肠气痛。用地胆（去翅、头、足）、朱砂各15g，滑石30g为末，酒调药末，每次服6g，日服1～2次，可治小肠气痛。

总之，攻毒、逐瘀为本品重要功效，但因本品有毒，故用之当慎。

【用法】本品内服：入丸、散剂，0.3～0.6g，或1～2只。本品有毒，内服宜慎。外用：适量，研末敷贴，可发泡除毒。或酒煮涂搽。体质虚弱者及孕妇忌服。《本草经集注》谓其恶甘草。

（高磊 整理）

# 萤 火

【药名】萤火（别名：夜光），在《神农本草经》后的相关医籍中又有夜照、救火、萤火虫等别名。

【经文】萤火，味辛，微温。主明目。小儿火疮。伤热气，蛊毒，鬼疰。通神精。

【文译】萤火，味辛，性微温。主要功效为提高视力，使眼睛视物明亮。也能治疗小儿被火烧导致的疮疡，或被热邪之气所伤。能治疗蛊毒、鬼疰（因过劳伤正而感染疬虫所患的病证），也能使人神清气爽、精明强干。

【药源】萤火源于萤科动物萤火虫的全虫，分布于我国大部分地区。雌雄皆可入药。生于台阶下的地面，或水边草丛中。每年夏天夜晚飞出而闪烁光亮，故又称"夜光"。夏秋时节捕捉用开水烫死，晒干入药。

【药理】因本品药源稀少，药用者极少，而缺乏药理研究资料。

【师说】萤火，为萤科萤火虫属动物萤火虫的全虫。其味辛，性微温（亦说性寒）。无毒。归肝、肾、肺经。有明目等功效，临床应用如下。

（1）明目。本品能清肝明目，用于肝火上炎之目赤肿痛、羞明多泪。

（2）解毒。治水火烫伤、热毒疮疡、蛊毒、鬼疰，可用萤火虫配生地、赤芍、连翘、蚤休、丹皮、黄连、甘草等，水煎服。

（3）乌发。治须发早白，可用萤火虫捻发，使头发变黑。

总之，本品"明目"之功卓著，可用于多种目暗不明之眼疾，因本品药物难得，药源缺乏，故临证很少用之。

【用法】本品入煎内服：7～14只。外用：适量，研末点眼，或涂敷患处。

（高磊　整理）

# 衣　鱼

【药名】衣鱼（别名：白鱼），在《神农本草经》后的相关医籍中又有蛃鱼、蟫鱼、腕鱼、壁鱼、蠹鱼、铰剪虫等别名。

【经文】衣鱼，味咸，温。主妇人疝瘕，小便不利，小儿中风，项强背起。摩之。

【文译】衣鱼，味咸，性温。主治妇人疝瘕，小便不利，小儿外感伤风，颈项强直牵引背部。可在病处涂摩。

【药源】衣鱼源于衣鱼科动物衣鱼和本节衣鱼属动物毛衣鱼的虫体。衣鱼体长而扁。毛衣鱼尾毛较长，全身披密毛。此虫隐藏于书箱、衣柜之中，蠹蚀衣物及书箱，全国各地均有分布。

【药理】衣鱼血淋巴含脂质，包括 10.5% 的游离脂肪酸，28.7% 的磷脂，9.4% 的单甘油酯，29.1% 的二酰甘油酯，22.3% 的三酰甘油酯。还含碳水化合物、葡萄糖，游离氨基酸中甘氨酸和脯氨酸含量高。脑组织中含游离氨基酸，有 $\gamma$-氨基丁酸、谷氨酸、丙氨酸、脯氨酸精氨酸、牛磺酸。

【师说】衣鱼，药用为鱼科动物衣鱼或毛衣鱼的全体。实为生于衣服、书籍中的蛀虫。其味咸，性温。无毒。入肺、肝、小肠、膀胱经。临床应用如下。

（1）利尿通淋。本品能入膀胱经，用治淋证、小便不利，可用衣鱼配滑石治之。

（2）解毒疗疮。本品可治疮疡疖肿、瘢痕凸起等症。

（3）祛风止痉。本品能入肝经，能平肝息风，用治中风症见口眼㖞斜、项背强直拘紧作痛、半身不遂等，也治惊痫。

（4）明目退翳。本品能治目翳遮睛致二目昏花、视物不清。

此外，本品也能行气散寒，可治妇人疝瘕，少腹疼痛牵及外阴冷痛，本品还能美容祛斑，治疤痕体质手术后瘢痕突出等。

【用法】本品入煎内服：5～10只。或研末服 1～2g。外用：适量，研末撒、调敷；或用药末点眼。《日华子本草》指出，本品畏芸草、莽草、莴苣。《品汇精要》则强调："妊娠不可服"。可供临证参考。

（高磊　整理）

# 鼠　妇

【药名】鼠妇（别名；眉蟠、蛜蝛），在《神农本草经》后的本草文献中又有鼠姑、潮虫子、地虱等名称。

【经文】鼠妇，味酸，温。主气癃，不得小便。妇人月闭，血瘕，痫痉，寒热。利水道。

【文译】鼠妇，味酸，性温。主治气淋不能排出小便，妇女经闭而有血瘕、癫痫发作而抽搐、全身恶寒发热等病症。还能通利水道。

【药源】本品为鼠妇科动物平甲虫的干燥全体。一般多在4—9月间捕捉，捕得后用沸水烫死，晒干或炒干。拣净杂质微火焙黄，该药材主产于苏、吉、冀、鲁、浙、桂等地。

【药理】本品含蛋白质、蚁酸。所含脂类中有不皂化物，皂化后的脂肪酸组成为十四烷酸、十六烷酸、十八烷酸、二十烷酸、十八碳烯酸十八碳二烯酸、十八碳三烯酸，其他为不饱和脂肪酸。不皂化物中有甾醇，主要为胆甾醇，并含大量钙质。鼠妇虫以氯仿浸提，再以乙醇、丙酮、乙醚依次精制，最后做成溶液或片剂，口服或做成油膏局部应用，可以治疗麻风。

【文摘】

《本经疏证》　鼠妇利水，白鱼亦利水，又皆气血交阻。但白鱼所主是寒湿阻气，因而及血；鼠妇所主是气阻及血，因袭湿热，故有异云。

《日华子本草》　通小便，能堕胎。

《本草纲目》　治久疟寒热，风虫牙齿疼痛，小儿撮口惊风，鹅口疮，痘疮倒靥，解射工毒，蜘蛛毒，蚰蜒入耳。

《本草求原》　主寒热瘀积，湿痰，喉症，惊痫，血病，喘急。

《本草易读》　炒枯存性研用。其极小者名鼠妇，即俗云湿生虫也。畏皂角、菖蒲。酸，微咸，寒，无毒。足厥阴药也。消痕破症，下乳通经，疗折伤而续筋骨。

《新修本草》　味酸，温，微寒，无毒。主气痛，不得小便，妇人月闭，血瘤，痫痉，寒热，利水道。

《证类本草》　鼠妇味酸，温，微寒，无毒，主气痛、不得小便、妇人月闭、血瘤痛，利水道，堕胎。

【今用】国医大师朱良春　朱老总结本品功擅破瘀血、消癥痕、通经闭、利水道、解热毒、截疟疾、定惊痫、止疼痛，凡瘀血、癥瘕、口疮、咽肿、经闭、癃闭、疼痛之属于热证、实证者，均可选用。临床常与䗪虫、蜣螂、大黄、桃仁等活血化瘀之药伍用，治经闭、癥瘕；与车前子、泽兰、泽泻等利水消肿药合用，治疗小便不利或水肿；与鳖甲、地鳖虫等软坚散瘀药同用，治疗疟母痞块。

（详见虫类药的应用》）

**北京著名肿瘤专家孙桂芝** 孙老遣方用药除参照历代本草与近代研究，亦善用取象比类，对于肺癌的治疗，常用虫类药包括鼠妇、九香虫、露蜂房、僵蚕等，其中鼠妇、九香虫轻灵小巧，善行上焦，入肺内搜刮瘤疾；又，鼠妇味酸，温，善破擦，消瘾痕，又具止血之功。孙老认为虫类药的抗癌作用不强，但于处方中却扮演着重要的角色，其功用包括攻坚破积、活血祛瘀、搜风通络、温肾壮阳等。但虫类药亦有一定使用禁忌，大部分的虫类药都有一定的纤溶作用，对有出血趋向的巨大包块，或有凝血功能障碍的患者尤须慎用。（详见《常见肿瘤诊治指南》）

【师说】鼠妇，为虫类药，是卷甲虫科平甲虫属普通卷甲虫或潮虫科鼠妇属动物的全体。其味酸，性寒。归肝、肾经。具有破瘀、消瘾癖、通经闭、利水道、解热毒、截疟、定惊痫、止疼痛等功效。本品在临床上可用治以下病证。

（1）肿瘤。本品对肝癌、食管癌、胃癌等有明显缓解疼痛及因肿瘤体积增大压迫内脏而致的梗阻。凡肿瘤疼痛及梗阻者，均可单用本品研末服之。

（2）闭经、痛经。本品活血破瘀药力较强，适用于瘀血阻滞而致的实证闭经或痛经。可用本品配当归、川芎、五灵脂、蒲黄、延胡索、桃仁等治之。

（3）淋证。本品具有利尿通淋功效。凡因气滞及血瘀、湿热内蕴致小便不畅通者，可用本品研末，黄酒送服。对妇人产后小便不利者，可用本品配车前子、益母草、泽兰、泽泻、瞿麦等煎服，疗效确切。

此外，本品还可治咽炎、皮肤疣赘、截疟、小儿撮口发痉、癫痫等。对多种病症引起的疼痛，用本品能止痛。对手术后引起的疼痛，本品也有显著的止痛效果。本品捣烂外敷也可治疗湿疹，有良效。

【用法】本品入煎内服：6～15g。用于止痛可多用至30～60g。或入丸、散剂服。外用：适量，可研末调敷。运用本品时需注意：鼠妇适用于辨属热证、实证者。因其破瘀之力较猛，故孕妇或体弱而无瘀滞者应慎用。

（高磊　整理）

# 水　蛭

【药名】水蛭，在《神农本草经》后的本草文献中又名马蜞、蜞、蚂蟥等。

【经文】水蛭，味咸，平。主逐恶血，瘀血月闭。破血瘕，积聚，无子，利水道。

【文译】水蛭，味咸，性平。主治溢出经脉而未消散的败坏之血形成血瘀，导致女子闭经、血瘕、腹部积块、不孕不育，还能通利水道。

【药源】本品为水蛭科动物蚂蟥，水蛭或柳叶蚂蟥的干燥全体，全国大部分地区均有出产。夏秋季捕捉，捕捉后洗净，用沸水烫死，切段晒干或低温干燥，生用，或用滑石粉烫后用。以体小、条整齐、黑棕色、无杂质者为佳。

【药理】本品主要含氨基酸及蛋白质等营养成分，以及水蛭素、肝素、抗凝血酶和镍、铁、钠、钾、钙、硒、钼、锰等多种微量元素。所含水蛭素能阻断纤维蛋白原凝固，起到抗血栓作用；也能促进脑血肿吸收，可消除周围脑组织炎症反应及水肿，缓解颅内压增高而保护脑组织；对实验性高脂血症家兔的胆固醇、甘油三酯均有明显的抑制作用，还有抑制肿瘤细胞、终止妊娠、减少蛋白原等作用。

【文摘】

《本草经集注》 又堕胎。

《药性本草》 主破女子月候不通，欲成血劳癥块，能治血积聚。

《本草衍义》 治伤折有功。

《丹溪手镜》 咸苦有毒，苦走血，咸胜血，破蓄血之证，逐恶血，消瘀血，通月经之闭。

《珍珠囊补遗药性赋》 治痈疽，通经破血。

《景岳全书·本草正》 能逐恶血瘀血，破血癥积聚，通经闭，和水道，堕胎，咂赤白游疹、痈疽肿毒及折伤跌扑瘀血不散。制用之法，当取田间啮人腹中有血者佳，须晒干细锉，以微火炒黄熟方可用，或以冬收猪脂煎令焦黄用之亦可。

《温热经纬·方论》 水蛭最喜食人之血，而性又迟缓善入，迟则生血不伤，善入则坚积易破，借其力以攻积久之滞，自有利而无害也。

《本草述钩元》 水蛭以蠕动唊血之物，治血之蓄而不行者，与虻虫功用相似，故仲景方往往相辅而行……而后来治蓄血诸证不因于伤寒者，亦不能外此二味，只随证以为加减而已，简成方治痛风血结，亦有用水蛭者。

《本草经百种录》 凡人身瘀血方阻，尚有生气者易治，阻之久则无生气而难治。盖血既离经，与正气全不相属，投之轻药，则拒而不纳，药过峻，又反能伤未败之血，故治之极难。水蛭……自有利而无害也。

《现代实用中药（增订本）》 为抗血凝药，治月经不顺、月经困难、子宫筋肿、血肿、癫痫之因于月经障碍而起者，及跌仆打损部之疼痛有效，活水蛭外用为炎肿局部充血之吸血剂。癫痫，用其黑烧。

《经证证药录》 水蛭出于水而善蚀血，故具有行血利水之功。

《临床应用汉方处方解说》 药效：溶解凝血，驱瘀血。用途：驱瘀血，陈旧瘀血证。

《皇汉医学丛书》 水蛭体穿窬，而败坏为之用，败坏血道也。

【今用】北京著名医家焦树德 水蛭味苦、咸，性平。有毒。主要作用是破血活瘀、散结。对血瘀所致的经闭癥瘕，可配合当归、桃仁、红花、三棱、莪术、黄芪、知母、泽兰、牛膝等同用。

伤寒病六七日，表证仍在（恶寒、发热、头痛等），或已无表证，脉沉，小腹硬满，拒按，小便自利（注意如小便不利即非蓄血证），其人喜忘，或狂躁，大便色黑，为蓄血证。应用抵当汤：水蛭二十个（猪脂炒黑），虻虫二十个，桃仁十五个，大黄9g（看具体情况而定），水煎，分两次服。下瘀血则愈。

据近代研究报道，水蛭含有水蛭素，水蛭素能延缓和阻碍血液凝固，从而有抗凝血作用。用量一般1.5～3g，水煎服；或0.6～1.8g，为细粉，装胶囊服用。本品破血力猛峻，孕妇及无严重瘀血者，均忌用。（详见《用药心得十讲》）

**国医大师颜德馨**　瘀血一证，病因众多，或新病骤成瘀血，或久病入络致瘀，或气滞导致瘀血，或气虚引起血瘀，或血热煎熬成块致瘀，或寒凝血块致瘀。不论瘀血是何种原因所致，均可选水蛭投之。一般新病瘀血多实，宜峻剂攻瘀，祛瘀务净，以免残瘀留滞，造成后患。故用水蛭剂量宜大，使瘀血骤化，然后渐次减量，以去残留之瘀。久病之瘀多虚，宜峻药缓攻，缓缓图治，以免攻伐太过，耗伤正气，故使用水蛭，剂量宜小，待有动静，渐次加重，使瘀结之凝血缓缓消散，达到气血调和。如治中风，余每宗"头为诸阳之会，唯风可到"之说，取水蛭配菖蒲、蒲黄、川芎、通天草等以通窍活血；治胸痹，则根据其"阳微阴弦"之病机，取水蛭配黄芪、党参、葛根、丹参等以益气活血；治癃闭，则以"气化则能出焉"为准绳，取水蛭配乌药、小茴香、泽兰、益母草等以行气活血；治血管瘤，仿"坚者削之"之意，取水蛭配延胡索、生牡蛎等以散结活血。临床随证配伍，颇多效验。

余用水蛭，多以生水蛭粉吞服法，其用量少则每日1g，多则每日6g。取生用者，乃取水蛭破血逐瘀之力，若经加热炮制，其功效大减，几无活血散瘀之力，但由于水蛭腥味甚浓，入煎剂往往令人作呕，故每将生水蛭粉装入胶囊口服，可防腥味伤胃。（详见《颜德馨诊治疑难病秘笈》）

**山东著名中医药专家陈家骅**　凡动物药，如水蛭、全蝎、蜈蚣、胎盘等，均以低温烘干，研粉冲服为好。据张锡纯经验，治疗妇女经闭癥瘕，应当用生水蛭研粉冲服，否则无效。为了说明这个问题，他举了一个病例：一妇人因癥瘕不孕，"遂单用水蛭30g，香油炙透，为末。每服5分，日2次，服完无效。后改用生者，如煎服法。1两犹未服完，癥瘕尽消，逾年即生男矣。"（详见《黄河医话》）

【师说】水蛭，俗称蚂蟥。其味咸、苦，性平。有小毒。归入肝经。具有破血逐瘀之功。我在临床上常用之治疗以下病证。

（1）瘀证。水蛭为逐恶血、瘀血之要药。能治疗妇人月经不调、经闭等证。可用水蛭配桃仁、益母草、红花、刘寄奴、鹿衔草、鸡内金、川牛膝、川芎、枳壳、虻虫等治疗妇女月经不调、经行闭止、癥瘕积聚。水蛭也可治男性前列腺、膀胱有瘀血阻滞，水道不畅而致的癃淋痛证。

（2）金创骨折。对于外伤骨折疼痛者，可用水蛭配土鳖虫、乳香、没药、血余炭、骨碎补、苏木、自然铜、刘寄奴等治之，效佳。

（3）瘀肿。水蛭最喜食血，故能吸血消瘀肿，用治痈肿瘀毒。也可将活水蛭置患处慢慢吸吮，能祛瘀消肿。

（4）水肿。体内因有瘀血可化水则为水肿，而水蛭能通利水道，可将水蛭焙干研末服用，每次 0.5 ～ 1g，可治瘀血性水肿。还可将水蛭配入适证方中，治疗前列腺增生以致尿解不畅者，可单用本品，或以本品配鬼箭羽、鬼针草、积雪草、瞿麦、王不留行、川牛膝等入煎内服。

（5）血栓。水蛭能破血逐瘀、抗凝血、抗血栓，为抑制凝血酶最强的特效药，对多种血栓病有效，能治疗血栓性脉管炎、出血或缺血所致的脑血管病症等。

此外，本品还能治疗急性心肌梗死、脑梗死、高脂血症、肺心病、支气管哮喘、肾小球肾炎、真性红细胞增多症、血小板增多症、周围血管病如颈动脉斑块、精神分裂症、高血压病、女性不孕症及男子阳痿、不育等，凡此病证，多与瘀血相关，而破血逐瘀通脉为水蛭专长，故可用水蛭治之。

水蛭与虻虫相较：二者皆为虫类药，药力峻猛，均有破血逐瘀、消肿祛癥之功，可用于治疗血滞经闭、癥瘕积聚、跌仆损伤等瘀血重症，为破血消癥之良药。然虻虫性刚力猛，破血消癥作用较强。水蛭作用较虻虫缓和而持久，临床应用较广，为妇科逐瘀消癥、内科破血消瘀块、外伤科活血消肿之良药。

【用法】本品水煎内服：1.5 ～ 3g；研末服：0.3 ～ 0.5g。本品所含水蛭素，若被煎煮、炒、烫，有效成分会被破坏而减效，故本品以入丸、散或研末服之为宜。个别患者服用后有过敏反应。体弱血虚、月经过多，经期过长及平素有出血倾向者均应忌服，有结核空洞及内脏溃疡者也应忌服，孕妇禁用。

（刘成全　整理）

# 木　虻

【药名】木虻（别名：魂常），在《神农本草经》后的相关医籍中又有蜚虻、牛虻、蟧蠓等别名。

【经文】木虻，味苦，平。主目赤痛，眦伤泪出，瘀血血闭，寒热，酸慙，无子。

【文译】木虻，味苦，性平。主治眼睛红肿疼痛，眼角损伤溃烂流泪。也治瘀血导致的闭经，恶寒发热，肌肉筋骨酸痛，以及不孕不育症。

【药源】本品源于虻科雁、鹿虻等的雌性虫体。7—9 月成虫，多见于郊野及牲畜聚集场所。雁虻分布于我国东北三省及河北省，鹿虻分布于东北、华北等地。

【药理】本品含有胆甾烯醇、邻苯二甲酸双（2- 乙基己基）脂胞嘧啶、尿嘧啶、胆甾醇、胸腺嘧啶等 14 种化合物和 20 种脂肪酸成分，具有抗凝、降纤、抗炎、镇痛等作用。

【师说】木虻，为虻科昆虫中华虻或其他同属近缘昆虫雌性成虫的干燥全体。木虻又名牛虻，是蜚虻中的一种。蜚虻状如蜜蜂，呈黄绿色。用其干燥全体。因木虻从木叶脱蛆而出，又常着木叶之上，且以服食草木之汁液为生，故名之为木虻。其味苦，性微寒。有毒。入肝经，具有逐瘀血、消癥结之功效。临床应用如下。

（1）清散风热。此虫因食草本液汁，禀草木之性而善于疏达。其味苦，性微寒，能清热而疏散风热于外，可治风热邪毒入肝或肝经郁火上冲之目赤肿痛、眦疮泪出，可用木虻配蝉蜕、赤芍、酒大黄、决明子水煎服治之。

（2）行瘀破血。本品有搜剔之功，故有行瘀破血之效用。对瘀血阻滞胞宫，经血闭止不行而致瘀血性痛经治之有效。因瘀血阻滞胞宫而不孕无子者，亦可将木虻配入适证方中治之。

此外，本品也治虚劳营血亏损、痿躄拘挛、跌打损伤等病症。虻虫之雄性者，其功用与雌性虻虫相近，皆以破血通经为所长。所异者，木虻更兼平肝、清热、明目之功，除治瘀血经闭外，更可治疗肝经瘀热之目赤肿痛，以及多眵多泪等病症。然因本品采集较难，故历来用之不多而少经验可及。

【用法】本品入煎内服：1.5g～3g；或入丸、散剂中。孕妇及体虚无瘀和腹泻者忌用。

（高磊　整理）

# 蜚蠊

【药名】蜚蠊，在《神农本草经》后的相关医籍中又有石姜、卢蜰、负盘等别名。

【经文】蜚蠊，味咸，寒。主血瘀，癥坚，寒热。破积聚，喉咽闭，内塞无子。

【文译】蜚蠊，味咸，性寒。主治血瘀致癥瘕、恶寒发热病症。能攻克积聚，治疗喉咽痹痛。塞入阴道，能使人不能生育（绝育）。

【药源】本品源于蜚蠊科动物，东方蜚蠊等的虫体。雌、雄虫体皆入药，但虫体恶臭。生活在热带、亚热带地区的野外或室内，分布于全国各地。

【药理】本品含有碳酸钙、蛋白质、氨基酸、糖类、脂肪、消化酶、维生素、巩膜质、蛋白酶、淀粉酶、酯酶等，还含有细胞色素a、细胞色素b、细胞色素c、甲壳素、辅酶A、烟酸等成分。具有抗病毒、抗肿瘤、保肝、消肿、镇痛、抗炎、组织修复、抗氧化等作用。

【师说】蜚蠊，俗名蟑螂，药用为蜚蠊科大蠊属动物美洲大蠊、澳洲蜚蠊及蜚蠊属动物东方蜚蠊的全体。其味咸，性寒。有毒。归肝、脾、肾经。具有攻坚破积、活血化瘀等功效。临床应用如下。

（1）破瘀化积。蟅螂辛能行散，咸可软坚，加之虫类走窜，故具有软坚散结、破瘀化积之功，可用治癥瘕、小儿疳积等病证。癥瘕多发生于人体中、下二焦，常由情志抑郁、饮食内伤导致肝脾受损，脏腑失和，日久正气不足，气滞血瘀形成积块，固定不移，或可推移，用蟅螂能破瘀散结化聚。儿疳是指小儿形体羸瘦，毛发干枯发黄，头大颈细，腹胀肚大，大便不调的病症。蟅螂能下气，消瘀散积，对小儿疳积初起尤效。

（2）解毒消肿。本品咸可软坚，寒能清解、消毒、攻毒，故能入血分而通利血脉，可消散痈疽疮肿、蛇虫咬伤等病症。用本品配红糖捣敷患处，可解诸多疮痈疔毒。

总之，《神农本草经》始载本品有破坚功效，可用治血瘀、癥坚、积聚等。现代医家又总结出本品具有散瘀、健脾、消疳、利水消肿、解毒疗疮等功效，可用治癥瘕积聚、小儿疳积、脚气水肿、疮疡肿毒及蛇虫咬伤等，本品还可治疗小儿伤风感冒、喉蛾，并治偏身不遂等病症。

尚需提及，《神农本草经》文中末尾有"内寒无子"四字。现代研究《神农本草经》的专家尚志钧教授认为，䗪虫性寒，不可能用之治寒证，于是改"寒"为"塞"。体内（子宫内）寒凝，确可致妇女不孕，以"寒"治"寒"不可思议也。但若用治不孕取䗪虫配暖宫散寒之温药也未尝不可。我则认为改"塞"应指子宫内有瘀积之实证可致不孕，而本品能破瘀化积、能治不孕症。而以"寒"字论之，则因宫虚而不孕，本品性寒，则不可用也。

【用法】本品入煎内服：0.5～1.5g（或1～3只）；或焙干研末服。外用：适量，捣敷患处。孕妇不宜用之。

（高磊　整理）

# 䗪虫（土鳖虫）

【药名】䗪虫（别名：地鳖），在《神农本草经》后的相关医籍中又有土鳖、过街、土元、簸箕虫、地婢虫等别名。

【经文】䗪虫，味咸，寒。主心腹寒热洗洗，血积癥瘕。破坚下血闭，生子，尤良。

【文译】䗪虫，味咸，性寒。主治心腹间发寒发热而寒栗。能破除血瘀肿块，攻克顽固的闭经，使人具有生育能力，疗效非常好。

【药源】本品为鳖蠊科昆虫地鳖或冀地鳖雌性全虫。以完整、油润光泽、无泥者为佳。全国均有，主产于湖北、湖南、江苏、河南，用开水烫死或烘干入药。

【药理】本品主要含挥发油，17种氨基酸，占虫体的40%，其中7种是人体必需的氨基酸，又占总量的30%。这些氨基酸䗪虫作为的主要成分，进入人体后发挥着特殊的生理效能，在活血化瘀的治疗中效果显著。其作用不是预防血栓的形成，而是具有溶栓的作用。土鳖虫所含的28种微量元素中，与抗癌、抑癌有关的元素锰、锌和镁的含量较高。土鳖虫总生物碱直接作用心肌、降低肌的耗氧量，并能提高大脑对缺氧的耐受力。

【师说】䗪虫，药用为鳖蠊科昆虫地鳖或冀地鳖雌虫的干燥全体。其味咸，性寒。有小毒。归肝经，具有破血逐瘀、续筋接骨等功效。我用之治疗以下病证。

（1）内科病证。①本品配牡蛎、鳖甲、桃仁、丹参、三棱等治疗肝脾肿大、肝硬化；②本品配全蝎、续断、川牛膝等治疗慢性腰腿疼痛；③本品配女贞子、虎杖、垂盆草、田基黄、叶下珠等治疗急慢性乙型肝炎；④本品配益母草、蝉蜕等治疗顽固性蛋白尿；⑤本品配人参、当归、茵陈、郁金、赤芍、猪苓、泽泻、益母草、马鞭草、车前草、茯苓、白术、丹参、柴胡、青皮等治疗肝硬化腹水；配紫河车、红参、茵陈、三七、丹参、郁金、鸡内金、姜黄、红花等治疗慢性肝炎肝硬化脾肿大；⑥本品配昆布、海藻、浙贝母、莪术、生薏苡仁、夏枯草、牡蛎、杜仲、续断等治疗多发性肾囊肿。

（2）外科病证。①本品配乳香、没药、当归、川芎、红花、自然铜等治疗跌打损伤；②本品配赤芍、丹参、丹皮、当归尾、红花、桃仁、苏木、刘寄奴、大黄、制乳香、制没药、生地等治疗骨折、筋伤初期局部肿痛明显者。

（3）妇科病证。①本品配香附、红花、当归、丹参、益母草、月季花、川牛膝等能治疗血瘀经闭；②本品配当归、延胡索、乌药、益母草等治疗血瘀痛经；③本品配海藻、昆布、法半夏、浙贝母、夏枯草、陈皮、三棱、莪术、合欢皮等治疗乳腺增生症；④本品配水蛭、虻虫、干漆、大黄治疗妇女经闭、腹满作痛、干血成痨、肌肤甲错者；⑤本品配山甲、桃仁、海藻、当归、延胡索、没药、牡蛎治疗宫外孕、子宫肌瘤、卵巢囊肿等；⑥本品配大黄、当归、白芍、川芎、红花、失笑散治疗产后恶露不净、小腹胀痛显著者。

凡有瘀血症状，触诊腹有癥块，结合B超检查诊断为肝硬化、脾肿大；肝脾肿大，伴脘腹痞硬，两胁刺痛，肝功能异常；外伤肿块；乳癖、乳疬；骨折初期筋伤致瘀血肿痛明显，筋脉抽掣刺痛；妇女瘀血经闭；月经久不至，体质壮实者；经闭癥瘕；久病、顽疾；舌质紫暗或暗红，皆为我用䗪虫的指征。

䗪虫与虻虫相较：两者皆为虫类药，药力峻猛，均能破血逐瘀消癥，可治疗癥瘕积聚、血瘀经闭、跌仆损伤等瘀血重证。但虻虫性刚而猛，破血逐瘀消癥作用较为峻猛。䗪虫破血逐瘀之力相对较缓，又善于续筋接骨，为治疗跌仆损伤、筋伤骨折、瘀血肿痛之要药。

【用法】本品入煎内服：3～10g。或烘焙后研末服0.5～1g，黄酒送服，日服2～3次。外用：适量，本品具有较强的化瘀血消癥瘕功效，只能暂用，中病即止，不能久用。个别患者服药后有药疹等过敏反应。本品有小毒，不宜大剂量久服，以防损伤正气。本品治疗伤科病证体实者，剂量可稍大些；体虚者，应配扶补药同用。孕妇忌服。凡无瘀血证，无癥瘕，以及老年体弱，妇女孕期，月经过多，体质虚弱者；臌胀，伴有吐衄、便血等出血证者；体质虚弱的高血压病、腰椎结核患者，皆不宜使用本品。

（于一江　整理）

# 贝子（贝齿）

【药名】贝子，在《神农本草经》后的医籍中又有贝齿、贝止等名称。

【经文】贝子，味咸。主目翳，鬼疰，蛊毒，腹痛，下血，五癃，利水道。烧用之良。

【文译】贝子，味咸。主治目中生翳膜，痨虫、蛊毒感染，腹中疼痛，大便下血，五淋、癃闭病，可通利小便。用火烧之存性，用之效果好。

【药源】为宝贝科动物货贝或环纹货贝等的贝壳，产于海南岛、西沙群岛等地。5—7月间于海边捞取，除去肉。贝齿：洗净晒干，捣碎。煅贝齿：取洗净的贝齿，置坩埚中，入炉火煅红，取出放冷，捣碎即成。

【药理】本品主要成分为碳酸钙、有机酸，还含有微量元素，有镇静、降低血压作用。

【师说】贝子，为海生动物宝贝科货贝属动物货贝、环纹货贝等的贝壳，又名贝齿。历代本草文献记述不一，或谓紫贝，或谓白贝，或为二者兼存。其味咸，性凉。入肝、膀胱、肺经。其效用为清热利尿，治伤重热狂、水气浮肿、淋痛尿血、小便不通、鼻渊流脓血、目翳、痢疾等。本品功用较多，择其要者记述如下。

（1）明目退翳。本品味咸，质重，入肝经。能清肝热，明目退翳。用于肝火上炎或肝经风热致目赤肿痛、翳膜遮睛。可用贝子配空青、矾石共为末，外敷翳上。

（2）清热利水。对水肿、淋证等，症见小便不利，或热结成淋，小便引痛，或时溺血，甚至二便关格不通者，可用贝齿、甘遂为末，浆水和服。

（3）清热平肝。紫贝咸平，入肝经，且介类能潜阳，故能清热平肝，用治肝阳上亢、肝风内动所致的头痛、眩晕、手足麻木、颤动。还能平肝安神，配伍制首乌、天麻、龙骨、牡蛎、枣仁、柏子仁等治疗惊悸不寐等症。我亦喜用之治疗高血压病，以及肝阳上亢、肝风上旋的脑卒中、脑梗死等病证。

总之，本品以明目退翳、清热利尿为主要功效。可用治鼻渊鼻出脓血、下痢，还可解诸药毒等。凡此，在历代医药文献中多有记述。

【用法】本品内服：宜打碎先煎，5～15g。或研末，每次3～6g。外用：适量，宜研末撒敷，或可水飞滴眼。

（吴其晶　整理）

# 孔公孽

【药名】孔公孽，在《神农本草经》后的本草文献中又名孔公石等。

【经文】孔公孽，味辛，温。主伤食不化，邪结气，恶疮，疽，瘘，痔。利九窍，下乳汁。

【文译】孔公孽，味辛，性温。主治食积，邪气郁结，可治恶疮、痈疽、痔、瘘等。能够通利九窍，还能通经下乳。

【药源】为碳酸盐类方解石族矿物方解石的钟乳状集合体，中间稍细部分或有中空者。主产广西、广东、湖北、四川等地。石灰岩山洞中采集，除去杂石，洗净。

【药理】本品主含碳酸钙，还含铁、铜、钾、锌、锰、镉、镁、磷、钴、镍、铅、银、铬等微量元素。但至今对其治疗各种病症的有效成分及其药理作用仍缺乏足够的研究。

【师说】孔公孽，为石钟乳其下较细的部分，或为石钟乳的中空者，又称通石。其味辛，性温。归肺、脾、胃、肾经。本品辛散温通，具有消食化滞、散结解毒等效能，用治以下病证。

（1）食积不化。本品辛温，有通阳散寒之功，若脾胃健壮，则运化力强；若脾胃虚寒，则运化力薄。本品辛温，可治脾胃虚寒致食积不消及邪气郁阻而致嗳气、呃逆及胃气堵塞不通等症，可选本品配干姜、白术、砂仁、焦三仙、陈皮等治之。

（2）风气脚弱。本品可治脚弱脚气，可用本品配石斛酒浸服治之。

（3）缺乳症。本品可治产后乳汁稀少，可用本品配王不留行、漏芦、当归各30g，共研散剂，每次用30g，水煎服。

（4）冷淋。冷淋者，即下焦虚寒，阳气凝结，气化不行，而致小便排解不畅，伴小腹冷痛之证。可用本品配乌药、肉桂、益智仁、桑螵蛸各15g，水煎服以治之。

（5）阴蚀。本品可治男女下阴内外湿毒浸淫而溃烂、渗液、作痒之症。可用本品30g，当归15g，赤小豆30g，苦参10g，黄柏10g，地肤子20g，白鲜皮20g，蛇床子20g，水煎服。

此外，本品还可治疗腹冷、膝痹、毒风，并能使喉声圆朗、清脆。

【用法】本品煎汤内服:9～15g，打碎先煎；研末1.5～3g，入丸、散。外用:适量，研末调敷。阴虚火旺、肺热炽盛者及孕妇禁服。本品恶细辛，忌羊血。

须加说明，孔公孽与石钟乳，名称虽异，实为一物，当今临床已不分开使用。

（潘成祥 整理）

# 殷 孽

【药名】殷孽（别名：薑石），在《神农本草经》后的本草文献中又名钟乳根等。

【经文】殷孽，味辛，温。主烂伤，瘀血，泄痢，寒热，鼠瘘，癥瘕，结气。

【文译】殷孽，味辛，性温。主治外伤破烂、瘀血、腹泻、恶寒发热，也治鼠瘘、癥瘕和气机郁结所致的病症。

【药源】为碳酸盐类方解石族矿物方解石的钟乳状集合体根部，主产广西、广东、湖北、四川等地。石灰岩山洞中采集，除去杂石，洗净。

【药理】本品主含碳酸钙，还含铁、铜、钾、锌、锰、镉、镁、磷、钴、镍、铅、银、铬等微量元素，但至今对其治疗各种病症的有效成分及其药理作用仍缺乏充分的研究。

【师说】殷孽，药用碳酸盐类方解石族矿物方解石的钟乳状集合体的粗大根盘。其与石钟乳、孔公孽来源相同，因所用部位不同而名异，本品为附于石上的粗大根盘。其味辛，性温。入肺、肾、肠经。据本草文献记载，本品无毒，可治筋骨痿弱、痔漏、乳汁不下、妇人阴蚀等。但因其辛温，能通阳散寒解结，使寒凝瘀血能温化，故还可治疗外伤瘀血疮肿、癥瘕、鼠瘘、寒泻等病证。

总之，本品功效、主治与孔公孽、石钟乳相类，皆具温肾、壮阳、下乳之功。也能治疗虚劳咳喘、寒痰咳嗽、阳痿、腰脊疼痛、手足厥冷、乳汁不下等症。三药（石钟乳、孔公孽、殷孽）可以通用，故也可参考石钟乳的功效、主治而用之。

【用法】本品入煎内服：5～10g；入丸、散，每日1～3g；或泡汤饮服。外用：适量，研末敷。本品恶防己，畏苍术、白术。

（潘成祥　整理）

# 铁落（附：铁精、铁）

【药名】铁落。

【经文】铁落，味辛，平。主风热，恶疮疡，疽，疮，痂疥气在皮肤中。

铁精，平。主明目。化铜。

铁，主坚肌，耐痛。

【文译】铁落，味辛，性平。主治风热邪气，恶疮溃烂流脓久不收敛，也能治疽、疮疡及干性疥疮有鳞介样的痂皮，可消除皮肤瘙痒。

铁精，性平。主要能使眼睛视物清晰，能化为铜。

铁，主要能使肌肉充实强壮，也能使人忍耐疼痛。

【药源】药用生铁煅至红赤、外层氧化时被锤落的铁屑。铁精，药用钢铁煅炼而成的赤铁矿质飞末。铁，为铁矿石炼制后的铁。铁落，为生铁煅至红赤，外层氧化时被锤落的铁屑，主产辽宁、河北、山东、江苏等地。由于生铁形成于多种内力地质作用，可与多种铁镁硅酸盐矿物及石英等氧化物共存，前者不如磁铁矿抗风化而易旱现为风化小孔。古代入药的著名产地多是矽卡岩型铁矿区，今则包括各种成因类型铁矿区的磁铁矿。取煅铁时打下之铁落，去其煤土杂质，洗净，晒干，或般后醋淬用。

铁精，为炼铁炉中的灰烬。多是崩落的赤铁矿质细末，主产于河北、山西。山东、河南、湖南等地亦产。收集经久使用的铁匠烘炉中的灰烬。若有混杂的铁末和锻铁灰，可利用磁性和相对密度区分。

铁，为一种灰黑色的金属。主要由赤铁矿、褐铁矿、磁铁矿等炼出。由于含碳量的不同，可分为生铁（含碳量在 1.7% 以上）、熟铁（含碳量在 0.2% 以下）和钢铁（含碳量在 0.2 ～ 1.7% 之间）三种，主要产区有河北、江苏、浙江、河南。

【药理】铁落，主含四氧化三铁或名磁性氧化铁。铁落经火煅醋淬后，变成醋酸铁，使易于吸收，且能促进红细胞的新生和增加血红素的数值，有补血作用，并有一定的镇静作用。

铁精，主要成分为氧化铁，现今主要用于在磁性材料、颜料、催化领域等领域，对其药理作用缺乏足够的研究。

铁，对其药理作用缺乏足够的研究。

【师说】铁落是煅铁时从赤热铁块上脱落下来的铁屑。其味辛，性平，或凉。归心、肝经。具有平肝镇惊、息风清心、镇安心神、解毒消痈之功。据历代中药学文献记载，其能治癫狂、热病谵妄、心悸易惊易怒、疮疡肿毒等病证。

当今著名《神农本草经》研究专家尚志钧教授指出，铁落味辛，性凉。能安定神志。适用于癫狂、惊痫、惊悸、善怒、睡眠不宁等，也治暴乱疯狂、面红目赤者，本品可配甘草合用。若治伤寒阳毒，狂言妄语者，配龙胆合用。

### 附（1）铁精

本品为炼铁炉中的灰烬，主要为崩落的赤铁矿质细末。其味辛、苦，性平。无毒。入心、肝经。本品有镇静安神、消肿解毒之功。用治惊痫、心悸；主明目；疗疮毒；也治毒蛇咬伤、阴肿、脱肛等病症，还能泻肺热，治痰涎壅盛，并能治疗因瘀血致胃痛。

### （2）铁

其味辛，性凉。入心、肝、肾经。具有镇心平肝、消痈解毒功效，本品能治惊痫、癫狂；消痈解毒，治丹毒、金疮；主坚肌而耐疼痛等。

铁落、铁精、铁三药，当今临床很少应用，我在临床也少用之，无经验多言。只能对历代本草文献作一归纳、记述，仅供同道参考。

【用法】铁落，煎汤内服 10 ～ 30g。外用适量。研末调敷，用治疮疡肿毒。肝虚及中气虚寒者忌服。

铁精，煎汤内服 6 ～ 30g。外用适量。研末调敷。本品久服易伤胃阳、引起少食、呃逆，尤其脾胃虚寒者，应慎服之。心肾两虚者，也应慎服。

铁，煎汤内服 15 ～ 30g。外用适量，煎水洗或烧赤淬酒、淬水外洗。

（潘成祥　整理）

# 铅 丹

【药名】铅丹，在《神农本草经》后的本草文献中又名黄丹、铅华、国丹、铅黄等。

【经文】铅丹，味辛，微寒。主吐逆胃反，惊痫，癫疾，除热，下气。炼化还成九光，久服通神明。

【文译】铅丹，味辛，性微寒。主治呕吐反胃、惊风、癫痫。能退热，能使气机下行。炼化后能变化多种颜色，长期服用能使人神清气爽。

【药源】为纯铅经加工制造而成的四氧化三铅，产于河南、广东、福建、湖南、云南等地。将纯铅放在铁锅中加热，炒动，利用空气使之氧化，然后放在石臼中研成粉末。用水漂洗，将粗细粉末分开，漂出之细粉，再经氧化 24 小时，研成细粉过筛即得。以色橙红，细腻光滑，无粗粒，遇水不结块者为佳。

【药理】本品主要成分为四氧化三铅，能直接杀灭细菌、寄生虫，并有制止黏液分泌的作用。本品有毒，不宜内服，慎防铅中毒，现多作为熬制硬膏药的常用基础原料。

【师说】《神农本草经》中的铅丹，别称为黄丹或铅华。药用为纯铅经加工而成的氧化物。其味辛，性微寒。有毒。入心、脾、肝经。据本草文献记载，本品可治疗以下病证。

（1）痈疽发背疼痛。用本品配黄柏、白蔹、杏仁、乳香、黄连等经熬制成膏外贴患处，可消肿拔毒止痛，也治湿癣。

（2）风癣疥癞。本品用治臁疮久不愈合，并治风癣疥癞及血风疮等。可用本品配海螵蛸、黄连、川芎、轻粉、潮脑、水龙骨等研极细末，以生桐油调膏外敷。本品也治破伤水入、溃肿不愈及外痔等，可用铅丹、滑石各等分，研极细末，水调敷。本品也用治痘毒，疮疡脓水淋漓及小儿口疮等。可用铅丹与醋涂敷蝎、蜂伤人处，可愈。

（3）目赤生翳。用铅丹配乌贼骨等分研末，用白蜜调敷，能去目翳可明目。

（4）烫火伤。用铅丹、潮脑。潮脑为樟科植物樟的根、干、枝、叶，经提炼制成的颗粒状结晶。一说可用冰片替代共研末，蜜调敷汤火伤处，可消肿止痛。

（5）风痫。用铅丹、白矾各等分研末，每服 0.1～0.15g，温酒送服，可清化痰热，治疗痰热惊痫、癫狂等。

（6）赤白痢。用铅丹、黄连制丸服，以生姜、甘草煎汤送下，可止赤白痢。

（7）腋臭。用铅丹配明矾、红丹各等分，研末外搽，可治疗狐臭。

（8）消渴。用铅丹 100g，瓜蒌 400g，茯苓、炙甘草各 75g，麦冬 400g，石斛 100，捣碎为散，每次 1g，日服 1～2 次，可治疗口干渴欲饮水者。

此外，因本品性寒，能清胃热、降逆气而止呃，常用于胃热嗳呃。

总之，本品能解毒、生肌、坠痰镇惊，故能治疗上述诸多病证。

【用法】本品有毒，不宜入煎内服，当慎防铅中毒。仅入丸、散中服，每日 0.15～0.3g。外用：适量，研末撒敷。当今亦多用本品与植物油熬成膏药基质，配制成黑色硬膏外贴，用于痈疽溃后。外贴患处，可祛腐消脓，败毒生肌，但也不宜久用。胃中虚寒吐泻显著者忌服。

（潘成祥　整理）

# 粉锡（附：锡镜鼻）

【药名】粉锡（别名：解锡），在《神农本草经》后的本草文献中又名水粉、胡粉、流丹、宫粉等。

【经文】粉锡，味辛，寒。主伏尸，毒螫，杀三虫。

【文译】粉锡，味辛，性寒，主治突发剧烈心胸腹部疼痛以致晕厥的病症，也治毒虫螫伤，能杀死蛔虫、姜片虫、蛲虫等肠道寄生虫。

【药源】本品为用铅加工制成的碱式碳酸铅，主产广东佛山。将卷叠的铅板，放入木桶，置于盛稀醋酸的磁锅上，用炭火徐徐加热，经较长时间，铅受醋酸蒸气的作用，先成碱式醋酸铅，再用无水碳酸，而成碱式碳酸铅，即为铅粉，名为粉锡。以色白细腻，无杂质者为佳。

【药理】本品药理研究同铅丹。

【师说】粉锡，即今之铅粉、胡粉。药用铅条加工制成的碱式碳酸铅。其味辛，性寒。有毒。入肺、肾、脾经。具有以下功效、主治。

（1）燥湿杀虫止痒。本品可外用于多种湿疮湿痒病症。如用治：①干癣瘙痒不止，可用粉锡，与黄连、蛇床子、白蔹共研极细末，麻油调涂；②阴囊湿痒，以粉锡与干姜、牡蛎共研粉末扑敷患处；③黄水脓疮，以粉锡与黄丹、松香、明矾共为末，香油调敷；④臁疮，用粉锡配黄连、甘草等捣散敷之；⑤漆疮，以粉锡与轻粉、石膏共研末，韭菜汁调敷。

（2）止痢、止遗。本品可用治疫毒痢，又止遗尿及小便频数。

（3）清热解毒。因本品性寒，可清热解毒，故可用治疮痈疔毒等。

（4）杀灭肠道诸虫。本品能杀灭肠虫，对蛔虫、绦虫、蛲虫等肠道寄生虫皆有杀灭作用。

（5）收敛生肌。本品可治下痢便脓血不止，以及胃肠道溃疡。也治痈疮溃烂，久不收口。

总之，粉锡以解毒、杀虫之功著称，也用治外科、皮肤科多种疾患。如：痈疽瘘烂、疮疡出血、烫火伤、干湿癣疮，以及股内阴下常湿痒且臭、小儿痞疮及狐臭等，皆有佳效。

【用法】本品有毒，内服宜慎，故用之甚少。若用之内服，仅可研末，入丸、散，0.9～1.5g。唯外证所宜。外用：适量，研末干撒或调敷，或熬膏贴。脏腑虚寒者及孕妇忌服。

### 附：锡镜鼻

【经文】锡镜鼻，主女子血闭，癥瘕伏肠，绝孕。

【文译】锡镜鼻，主治女子血脉闭塞而经闭及生在肠内的癥瘕，能使妇女不孕。

【师说】锡镜鼻，又称之为锡铜镜鼻，源于氧化物类矿物赤铁矿石中炼出的锡，并与铜杂合而成锡铜镜之鼻耳，为银白色。本品味甘，性寒。有毒。入心、肺经。据本草文献记载，其功效、主治如下。

（1）活血化瘀。本品能活血化瘀消癥积，用治妇女瘀阻胞宫致经闭、不孕；也能催生、绝孕；还能治疗癥瘕积聚生于脘腹肠中，用之能消散之。

（2）解毒敛疮。本品能疗皮肤疮肿恶毒，并有收敛、防腐、解毒止痛之功效。也治产后腹内、胞宫蓄积瘀毒而作腹内刺痛。

【用法】本品入煎内服：3～5g。内服宜慎。外用：适量，研磨粉末调敷。上述二药凡脏腑虚寒者及孕妇皆当忌服。

（吴其晶　潘成祥　袁洪军　整理）

# 代赭石

【药名】代赭石（别名：须丸），在《神农本草经》后的本草文献中又名丁头代赭、血师、土朱、铁朱等。

【经文】代赭石，味苦，寒。主鬼疰，贼风，蛊毒。杀精物恶鬼，腹中毒邪气，女子赤沃漏下。

【文译】代赭石，其味苦，性寒。主治劳瘵（肺结核）、四时不正的邪恶之气以及蛊毒所致的病症。能消灭精魅恶鬼，祛除腹内各种邪毒之气，还能治疗女子阴道出血、淋漓不断的漏下病症。

【药源】本品为氧化物类矿物赤铁矿的矿石，主产于河北、山西、山东、河南、湖南、广东、四川等地亦产。开采后，除去杂质，打碎生用，或煅，或醋淬研粉用。一年四季均可采收。以色棕红、有"钉头"、断面层叠状者为佳。

【药理】本品主含三氧化二铁。除此主要成分外，尚含20多种微量元素如锡、铝、铅、砷、钛等。据研究，人体不可缺少的14种微量元素，赭石含有10种。赭石中的微量元素之间的协同和拮抗作用，可促进造血、镇静中枢神经。赭石尚含对人体有害的微量元素如铅、砷、钛等，应避免久服。本品入煎内服能收敛胃、肠壁，保护胃肠黏膜，能刺激肠蠕动促进排便，以治便秘。本品还可促进血中红细胞和血红蛋白的新生，可治多种原因引起的贫血。

【文摘】

《日华子本草》　止吐血、鼻衄，肠风痔瘘，月经不止，小儿惊痫，疳疾，反胃，止泻痢脱精，尿血遗溺，金疮长肉，安胎健脾，又治夜多小便。

《珍珠囊补遗药性赋》　代赭石能堕胎而可攻崩漏……养血气，强精辟邪。畏天雄附子。

《景岳全书》　代赭石能下气降痰清火，除胸腹邪毒，杀鬼物精气，止反胃，吐血衄血，血痹血痢，血中邪热，大人小儿惊痫狂热入脏，肠风痔漏，脱精遗尿及妇人赤白带下，难产，胞衣不出，月经不止，俱可为散调服。亦治金疮，生肌长肉。

《长沙药解》　驱浊下冲，降摄肺胃之逆气，除哕噫而泄郁烦，止反胃呕吐，疗惊悸哮喘。……代赭石，《伤寒》旋覆花代赭汤用之治伤寒汗吐下后，心下痞硬，噫气不除者，以其降胃而下浊气也。滑石代赭汤用之治百合病下之后者，以其降肺而清郁火者也。

《本经逢原》　赭石之重，以镇逆气。《神农本草经》治贼风，赤沃漏下，取其能收敛血气也。仲景治伤寒吐下后，心下痞鞕，噫气不除，旋覆代赭石汤，取重以降逆气，涤痰涎也。观《神农本草经》所治，皆属实邪，即赤沃漏下，亦肝心二经瘀滞之患，其治难产胞衣不下及大人小儿惊气入腹，取重以镇之也。阳虚阴痿，下部虚寒忌之，以其沉降而乏生发之功也。

《本草再新》　平肝降火，治血分去瘀生新，消肿化痰，治五淋崩漏，安产堕胎。

《良朋汇集》　治肠风下血：代赭石不拘多少，烧红，好醋内淬七次，为细末。每服一钱，滚水调服。再以九蒸槐角作茶饮之。忌椒辛，戒房劳。

《本草易读》　泻后慢惊，制末，每冬瓜仁汤下五分。伤寒无汗，同干姜为末，热醋合敷两手心，合掌握定，夹于大腿内侧，温覆汗出愈。急慢惊风，制末，每五分，真金汤调下，脚上起赤斑为欲愈，无斑不治。小肠疝气，为末汤下。肠风下血，同上。衄血吐血血崩，同上。

【今用】近代著名医家张锡纯　赭石色赤，性微凉，能生血兼能凉血，而其质重坠，又善镇逆气，降痰涎，止呕吐，通燥结，用之得当，能建奇效……生研服之不伤肠胃，即服其稍粗之末亦与肠胃无损。且生服能氧气纯全，大能养血……若煅用之即无斯效，煅之复以醋淬之，尤非所宜。且性甚和平，虽降逆气而不伤正气，通燥结而毫无开破，原无需乎煅也。……赭石诚为救赖颠扶危之大药也。乃如此良药，今人罕用，间有用者，不过二三钱，药不胜病，用与不用同也……参、赭并用，不但能纳气归原也。设于逆气上干，填塞胸膛，或兼呕吐，其证之上盛下虚者，皆可参、赭并用以治之。……头疼之证，西人所谓脑气筋病也。然恒可重用赭石治愈。……癫狂之证，亦西人所谓脑气筋病也……因心与脑相通之道路为痰火所充塞也。愚恒重用赭石二两，佐以大黄、朴硝、半夏、郁金，其痰火甚实者，间或加甘遂二钱（为末送服），辄能随手奏效。（详见《医学衷中参西录》）

**北京著名医家施今墨** 代赭石味苦，性寒。入肝、心经。本品苦寒体重，以苦清热，以寒泻火，以重镇降。善走肝、心血分。它既能镇胃降气而止呕止噫，用于治疗胃气虚弱、气机失调、胃气上逆以致呕吐、呃逆、噫气、胃脘满实，以及噎膈、咽食时觉有梗阻而不下者（类似贲门痉挛等），又能平肝息风、镇肝降压，用于治疗肝阳上亢引起的头晕目眩、头痛脑涨、耳鸣等症，以及上述诸症的高血压病兼见心悸、脚步虚浮、手足震颤、烦躁失眠、大便不畅者，还能凉血止血、降气止血，用于治疗血分有热，伤其阳络，以致衄血、吐血、尿血、大便下血、崩漏、带下诸症。另外，还能降气平喘，用于治疗实证气喘。代赭石配旋覆花，主治①痰浊内阻，气机升降失常，以致心下痞硬、嗳气频频、呃逆不止、恶心呕吐等症；②咳嗽痰喘、吐血、衄血诸症；③高血压病。常用量：旋覆花4.5～6g。布包煎服。代赭石10～15g。打碎煎服。据"气为血之帅，气升血亦升，气降血亦降"之理，旋覆花、代赭石伍用，可用于治疗气血并走于上，以致面红耳赤、头晕目眩（类似高血压症），以及吐血、衄血诸症。（详见《施今墨对药临床经验集》）

**国医大师张琪** 代赭石，主治：呃逆不止、噎膈反胃、呕吐、惊痫抽搐、头痛眩晕、吐血、衄血。禁忌：体弱气虚下陷、泄泻、妇女子宫下垂等禁用。配伍：代赭石30g，配半夏15g，人参10g，甘草10g，生姜10g，大枣3枚，治膈肌痉挛、呃逆不止、脉弦有力、舌苔白者；代赭石30～40g，配人参10g，当归15g，天冬15g，生地15g，半夏20g，沙参15g，治噎膈反胃（贲门失弛缓症、食管炎），见口干、舌红、脉弦滑者；代赭石30g，配生地黄20g，焦栀子10g，丹皮15g，郁金10g，藕节20g，白茅根20g，侧柏叶20g，治吐血、衄血；代赭石50g，配皂角刺7g，胆星15g，龙骨20g，牡蛎20g，大黄10g，全蝎10g，治癫痫抽搐，见脉弦数、舌红苔燥者；代赭石50g，配龙骨20g，牡蛎20g，生地20g，玄参20g，黄芩10g，菊花15g，生石决明30g，珍珠母30g，治肝阳上亢之头痛，眩晕（包括原发性高血压），见脉弦数、舌干苔燥者。用量：20～50g。体会：《本草纲目》主张本药须醋淬煅用，依余师张寿甫之经验，应用生者研碎入煎剂，疗效较佳。（详见《方药传真——全国老中医药专家学术经验精选》）

**上海名医邹孟城** 脑震荡与脑挫伤之治疗，素无特效疗法，中医多主平肝化痰、潜阳息风以治之，邹老以钩藤、石决、姜半夏、茯神、天麻、龙牡、磁石、竹茹、白蒺藜等治疗数例，鲜获速效。后读曹惕寅先生之《诊暇录稿》，得以单味代赭石重投缓服以治脑震荡之法，用于临床，其效应若桴鼓。先后四五例，投剂辄应。先录典型病例一则于下。陶某……被木棍击伤头颅、腰背及眼部，当即晕仆。急送某区中心医院急诊。在该院留观十二日，诊断为"脑挫伤"。出院时腰背及眼外伤渐愈。……其时主症为头晕泛恶剧烈。于出院当日邀余往诊。自诉：击伤伊始，即晕不可支，旬余以来，虽针药迭进，而症无少减，只能静卧，不能稍动躯体，稍稍动作，即觉天旋地转而眩晕欲仆，随即泛恶频频，但不呕吐。一日三餐及饮水服药，均由家属喂饲。余诊得脉象弦滑，舌质舌苔无异常。径予代赭石100g，加水两大碗，煎至一大碗，待温后，以汤匙缓缓喂饮，约四小时左右饮尽。当日下午开始服药，至傍晚，甫尽药汁之半，已可自行翻身。于是续服前药而尽其剂，及夜半，独自下床登厕矣。然步履蹒跚，时欲以手扶物。翌日又服一剂，即恢复正常。直至1989年以他病逝世，生前未见任何脑震荡后遗症。（详见《邹孟城三十年临证经验集》）

**河北名中医许占民**　代赭石，主治：肝阳上亢之头痛眩晕，胃气上逆之呕吐嗳气，肺肾虚损之气逆喘促，血热妄行之吐衄崩漏，痰热互结之结胸痞满等。指征：血压增高、呕吐哕逆、脉弦滑有力者可使用本品。禁忌：脾胃虚寒，大便溏泻者勿用。本品苦寒重坠，有致泻副作用。配伍：配白芍，治肝阳头痛；配旋覆花，治胃逆呕哕；配人参，治气脱喘促；配瓜蒌仁，治痰热痞满。用量：15～60g。体会：胃脘痞满或患膈食证，用代赭石配瓜蒌仁疗效较佳。（详见《方药传真——全国老中医药专家学术经验精选》）

【师说】《神农本草经》所载代赭石为赤铁矿的矿石。其性味苦，寒。归心、肝经。具有平肝潜阳、降逆、凉血止血等功效。临证常用治以下病证。

（1）眩晕、头痛。本品苦寒沉降，入肝经，能平肝潜阳；归心经，可清心肝之火热。用之配石决明、怀牛膝、钩藤、栀子、黄芩、丹皮、磁石、白芍、玄参、参三七、仙鹤草、槐花、菊花、夏枯草等治疗高血压病、高血压脑病出血，伴肝阳上亢之头晕、目眩、头痛者；配女贞子、墨旱莲、首乌、桑椹子、楮实子、龙骨、牡蛎、茯神、白芍等治疗阴虚阳亢之头目晕眩、面烘、心烦、五心烦热、夜寐不安者；配丹参、牛膝、黄芪、当归、川芎、地龙等治疗肝阳上亢兼气虚血瘀者；配牛膝、法半夏、天麻、南星、全瓜蒌、茯苓、泽泻、旋覆花等治疗肝阳夹瘀上逆者；配参三七、白及、生地榆、槐花、石决明、怀牛膝治疗高血压并发胃出血，且血压难降者；配三七、大黄治疗胃火上逆致吐血者。

（2）呃逆嗳气。本品苦寒沉降，善降上逆之胃气，用之可治呃逆、嗳气。我用代赭石配半夏、人参、蜈蚣、白芍、甘草、生姜、大枣治疗膈肌痉挛致呃逆不止、脉弦有力、舌苔白腻者；配人参、当归、旋覆花、天冬、生地、法半夏、沙参、竹叶、竹茹治噎嗝、反胃（包含贲门失弛缓症、食管炎等），症见口干舌红、脉弦滑者；配生地、焦栀子、石膏、丹皮、郁金、竹茹、枇杷叶等治胃热嗳呃、牙龈肿痛者；配瓜蒌仁、法半夏、石菖蒲、枳实、厚朴治痰逆致胃脘痞满；用代赭石配党参、白术、山药、牛膝、鸡内金、藤梨根、威灵仙、玄参、麦冬、全瓜蒌等治疗膈食噫呃、纳谷不下、食入即吐、大便燥结难解等症。

（3）喘证。本品能降上逆之肺气而平喘。我用代赭石配人参、山药、芡实、五味子、山萸肉治气虚喘促；配党参、山萸肉、芡实、胡桃仁、五味子等能补肺、益肾、降逆、纳气、平喘，可用于肺肾不足、阴阳两虚之虚喘；配牡蛎、射干、苏子、浙贝母、皂角等治疗哮喘有声、痰涎壅盛不能平卧者；对于肺热咳喘者，宜与清肺降气止咳之品，如代赭石配桑白皮、黄芩、枇杷叶、牛蒡子、苏子、竹茹、瓜蒌皮、旋覆花等同用，治之有效。

（4）吐衄崩漏。本品味苦，性寒。入心、肝血分，有凉血止血之效，且能降气、降火，以治气火上逆、迫血妄行之出血证。我用之配生地、玄参、丹皮、三七、白及、白芍、牛膝、白茅根、藕节、侧柏叶等治疗吐血、衄血。代赭石配禹余粮、赤石脂、五灵脂能凉血化瘀止血，用于血热崩漏下血。代赭石与大黄、肉桂同用，可治疗肝郁易怒、胃郁气逆致吐血久治不效者，效佳。

此外，我用代赭石配柴胡、枳实、白芍、甘草治疗甲状腺功能亢进症；用代赭石配知母、龟板、仙茅、仙灵脾等治疗阴阳两虚的更年期综合征。

凡肝阳上亢证以头痛、头晕、目眩、惊痫、抽风、肢麻、燥热汗出、烦躁、脉弦有力；病势上逆致噫气、呕吐、呃逆、气喘；高血压病及脑出血、颅内压高有出血倾向，并发上消化道出血者；甲状腺功能亢进等，为我用代赭石的指征。

代赭石、磁石相较：两者皆为矿石类重镇之品，皆能平肝潜阳、降逆平喘。用于肝阳上亢之眩晕、头痛及肺胃气逆之证。然代赭石偏于平肝潜阳、凉血止血，善降肺、胃之逆气而止呃、噫、平喘、止血；磁石偏于益肾阴而镇浮阳、纳气平喘、镇静安神，故对肾虚精亏、眩晕、头目昏暗、耳鸣耳聋、肾虚作喘，以及惊悸、失眠等尤为适宜。

【用法】本品入煎内服：20～30g。以生者打碎入煎疗效较佳，且应先煎。研末可入丸、散剂，每次1～3g。平肝降逆宜生用，收敛止血宜煅用。凡体虚气弱下陷、泄泻、妇女子宫下垂；肝阳不亢者及虚寒病证等皆不宜用，或须忌用，孕妇慎用。本品含微量元素砷等，故不宜长期服用。

（潘成祥　整理）

# 戎　盐

【药名】戎盐，在《神农本草经》后的相关医籍中又有胡盐、羌盐、大青盐、阴土盐等别名。

【经文】戎盐，味咸，寒，无毒。主明目，目痛。益气，坚肌骨，去蛊毒。

【文译】戎盐，味咸，性寒，无毒。有明目功效，主治眼睛疼痛。能增添气力，使肌肉丰满坚实，骨骼坚固。能去虫毒。

【药源】戎盐因出于戎羌（今我国西北的广大地区）而得名，有青色和红色等颜色，色青者为佳，主产于我国西北甘肃酒泉、青海等地，多在每年10月采制。

【药理】本品主要成分为氯化钠，可能含杂质 Ca++、Mg++ 等。

【师说】戎盐，因盐出戎羌（今之我国西北广大地区）而得名。以西北青海出此盐为优，故又称之为青盐。本品为褐色粉末状物，主要成分为氯化钠，又名胡盐。其味咸，性寒。无毒。入心、肾、胃经。有凉血明目等功效，可治尿血、舌出血、目赤肿痛，还可杀毒虫等。临床应用如下。

（1）清肝明目。本品能清肝、凉血、明目，用于肝火上炎所致的目赤肿痛。本品也能明目消翳用治多种眼疾。本品与木贼、生地榆、菊花、栀子、蝉蜕、谷精草、密蒙花等同用治肝火上炎所致的目生黑花、云翳等。

（2）补肾益精。本品能补肾脏、益精气、坚筋骨，用治肾虚诸证。肾虚齿痛，可用戎盐配地骨皮、生地黄、细辛等煎服治之。

（3）清热利尿。本品长于清膀胱之火而泻热，开癃闭而利水，有对入腹之水能迅疾消退之功。如《金匮要略》茯苓戎盐汤，即以之与茯苓、白术相配，水煎服，用治小便不利的水肿、淋证等。

（4）凉血止血。本品能挽血液而使之凝，可治尿血、吐血、齿衄、舌衄等出血证。本品有凉血、止血之功，可用治多种血热出血病证，因其又能利尿，故尤宜于尿血、血淋等。

此外，戎盐具有涌吐作用，能涌吐胸中痰癖，并能引吐消食。

【用法】本品入煎内服：1～1.5g。或入丸、散剂中服。外用：适量，研末擦牙，或水化漱口、洗眼目。注意：周身水肿者不宜多服。

（袁洪军　整理）

# 大　盐

【药名】大盐，在《神农本草经》后的相关医籍中又有海盐、井盐和咸水湖盐等别名，今俗称食盐。

【经文】大盐，胃肠结热，喘逆，胸中病，令人吐。

【文译】大盐，可以治疗胃肠郁结之热、气喘上逆、胸腹疾病等，能引起呕吐。

【药源】本品为海水或盐井、盐池、盐泉中的盐水经煎、晒而成的结晶体。今俗称为大盐、食盐。以纯净无垢土杂质者佳，主产于山西、河北及沿海海边地带。

【药理】本品主要成分为氯化钠（NaCl）。

【师说】大盐，古代主要指产于山西、河北一带池泽中的卤盐，即今人日常生活中使用的盐，俗称食盐。江浙沿海一带皆以海水制盐，功效、主治与山西、河北等地所产之盐类同。其味咸，性寒。归胃、肾经。可以用治胃肠郁结之热、气喘上逆、胸腹中诸疾。诸多《神农本草经》版本并未载有"胃肠结热，喘逆，胸中痛"此九字，仅有"令人吐"三字。唯在《本草纲目》中有此九字，并注明为《神农本草经》文。而原经文中有"令人吐"者，是指盐有催吐作用。若过多食用会令人呕吐，也会伤肾、伤肌肉、伤血脉，还会致人血压升高。大盐若炒热敷关节、腹部等部位能止疼痛。这些功用的发现使盐从单作调味品而变成了一味中药。

【用法】本品入煎内服：3～5g。内服用于催吐，宜炒黄后用沸汤溶化服。外用：适量，可化水点眼、刷牙、洗疮，也可炒热外熨用治诸痛证。

（袁洪军　整理）

# 卤　碱

【药名】卤碱，在《神农本草经》后的相关医籍中又有卤咸、卤盐、寒石、石碱等别名。

【经文】卤碱，味苦，咸寒。主大热，消渴，狂烦。除邪及吐下虫毒，柔肌肤。

【文译】卤碱，味苦咸，性寒。主治高热，消渴，狂妄，烦躁。能够祛除邪气及吐泻虫毒，能使肌肤柔韧。

【药源】卤碱为卤块，即固体卤水。经加工煎熬制成的白色氯化镁的结晶。现今作药用者甚少，主产于山西运城的解池。

【药理】本品主要含氯、镁、钠、钾、钙和硫酸根离子，其次为二氧化硅、氟、锶等。具有强心、利尿、镇静、消炎、降血压作用。用治克山病、大骨节病、地方性甲状腺肿、风湿性关节炎、矽肺、高血压病。

【师说】卤碱，是卤水澄盐凝结为石者，可见其为含结晶体氯化镁的盐卤。其味苦，性寒。归心、肺、肾经。所主治病证前已详述，现归纳其主要功效、应用如下。

（1）清热泻火。本品味苦，性寒。长于清热泻火，除烦止渴，用治高热、烦躁、口渴。也能清热，用于肝经风热或肝火上炎之目赤肿痛。

（2）洁肤美容。本品有美肤美容之功效。对皮肤粗糙者，以本品汤液洗之，可使顽皮渐退，柔润肌肤，具有洗涤垢腻之效，能使肌肤保持光泽。

（3）催吐、泻下。本品可通过涌吐、泻下用治蛊毒，也用治食物中毒及腹水积聚等。

（4）软坚散结。本品可除多年之癥瘕积聚，且作痛者。

本品还有强心、利水、镇静、祛毒、降血压等功效。正如上述，临证可用治克山病、大骨节病、地方性甲状腺肿大、风湿性关节炎、高血压病等。

【用法】本品入煎内服：1～2g，每日2～3次。常规用量有少部分病人会出现胃部有烧灼感、口干、恶心、肠鸣、轻度腹泻、皮肤瘙痒，症状轻微的情况下可继续给药，如症状不减甚至加重时，可酌情减量或停药，并予对症治疗。本品需用开水溶化后冷服。

（袁洪军　整理）

# 青琅玕

【药名】青琅玕（别名：石珠），在《神农本草经》后的相关医籍中又有石阑干、青珠等别名。

【经文】青琅玕，味辛，平。主身痒，火疮，痈伤，疥瘙，死肌。

【文译】青琅玕，味辛，性平。主治身体瘙痒、被火烧伤而致的疮疡、痈肿破溃、疥疮瘙痒，以及失去知觉的死肉。

【药理】本品含有24-亚甲基胆橙醇。对心血管系统有明显的降压作用，能减慢心率，抑制心肌收缩力。骨传导作用良好，能促进骨缺损部位修复，促进骨缺损愈合。

【师说】青琅玕，究属何药其说有二：①为绿色珠样美玉或美石；②为深海中与珊瑚相类似物。有学者认为其为珊瑚科属鹿角珊瑚。据本草文献记载，本品味辛，性平、偏凉。无毒。归心、肝经。具有祛风止痒、清热解毒等功效，用治以下病证。

（1）疥癣。本品可治皮肤湿疹瘙痒。

（2）热毒疮疡。本品配炉甘石、寒水石、白薇等，既可煎水外洗，又可研末外敷，治热毒疮疡。

（3）烂伤死肌。用生地榆、石膏、紫草、青琅玕等共为极细末麻油调敷，可治烂伤死肌。

（4）产后恶血。本品能破血，治产后瘀滞腹痛。

（5）石淋。用本品配萹蓄、冬葵子、石韦、鸡内金、金钱草等化石通淋，能治石淋。

此药，在当今临床上用之者少，主要因药源缺失所致。

【用法】本品入煎内服：15～30g。研末，0.3～0.6g。外用：适量，研末调涂。

（袁洪军　整理）

# 礜 石

【药名】礜石（别名：青分石、立制石、固羊石），在《神农本草经》后的相关医籍中又有泽乳太白石、毒砂等别名。

【经文】礜石，味辛，大热，主寒热，鼠瘘，蚀疮，死肌，风痹，腹中坚癖邪气。

【文译】礜石，味辛，性大热。主治恶寒发热，鼠瘘，反复发作的口、耳等处的火疮或妇女阴中生疮，肌肉坏死，风湿痹痛，腹部坚硬有邪气积聚。

【药源】礜石为斜方晶系毒砂的矿石，该矿石与多种金属矿等共存于晶质岩中，呈银白色或钢灰色。形状有柱状、棒状，或粒状。质硬的矿物，是制砷和亚砷酸的石料，有毒，主产于广东、广西、陕西汉中的山谷中。

【药理】本品主要成分为含硫化物类毒砂族矿物砷硫化铁（FeAsS），其含砷、硫杂质较少，亦含少量的钴、锑及铜等。有毒，多作外用。

【师说】礜石，属矿物类药物，为毒砂的矿石，又名太白石。本品味辛、甘，性温热，有大毒。归肺、脾经。具有祛寒湿、破积聚、蚀恶肉和杀虫等功效。临床应用如下。

（1）蚀疮去腐。本品外用，具有较强的蚀疮、去腐作用，可治淋巴结核、妇女阴中生疮、恶疮、死肌等。

（2）杀虫止痒。本品外用，能杀百虫，治顽固性瘙痒病症。本品与水银、蛇床子、黄连同用敷之，可治疥癣。

（3）祛寒湿，消冷积。本品味辛，性大热，为攻逐积聚痼冷之疾的良药，用于冷湿风寒积聚年久者。也治历节疼痛不可屈伸者，以及痼冷腹痛、积聚坚癖等寒冷百病。可用本品配人参、雄黄、桂心、青风藤、海风藤、皂荚、桔梗、附子等研末，与蜜为丸，如梧桐子大，每服5粒，并可视症情增减，调整服药剂量治之。

（4）消积聚癥瘕。礜石配雄黄、人参、桂心、前胡、藜芦、大黄、干姜、丹参各60g，再配适量半夏、附子、乌头等制成丸剂如黄豆粒大小服。每次服1～2粒，可治积聚癥瘕。

此外，本品还有癖邪气、除热、明目、下气、除膈中热、止消渴、益肝气、破积聚、痼冷腹痛、去鼻中息肉等功效，非痼冷则不宜。礜石性热，有毒，必须中病即止，不可久服、多服，以防中毒。

【用法】本品内服：研末入丸、散0.003～0.009g。或制备成溶液。外用：适量，研末调敷。本品有剧毒，无论内服、外用，均应严格掌握剂量，防止中毒。孕妇忌服。不可作酒剂服。忌火煅，也不宜与水银配用。

（袁洪军　整理）

# 石　灰

【药名】石灰（别名：恶灰），在《神农本草经》后的相关医籍中又有希灰、石垩、矿灰、石锻等别名。

【经文】石灰，味辛，温。主疽疡，疥，瘙，热气恶疮，癞疾，死肌，堕眉。杀痔虫，去黑子、息肉。

【文译】石灰，味辛，性温。主治痈疽溃疡、疥疮、瘙痒，以及因热气所致的恶疮，麻风病所致的肌肉感觉丧失如同死肉及眉须掉落，能治疗痔疮合并蛲虫感染，能去掉黑痣、黑斑和息肉。

【药源】石灰即石灰岩烧制而成的灰，其未经风化潮解的块状物为生石灰，吸湿潮解的粉末状物为熟石灰。全国各地均产，但以河北省定州山谷中所产者为佳。

【药理】石灰岩主要成分是碳酸钙，常见夹合物如硅酸、铁、铝、镁等。石灰岩加高热，则产生二氧化碳而遗留氧化钙，即生石灰（石灰）。生石灰遇水，则成消石灰，成分是氢氧化钙，现今多作外用。

【师说】石灰，为石灰岩经加热煅烧而成的粉末状物（生石灰）或水化产物（熟石灰）。或用二者的混合物。本品味辛，性温。有毒。归脾、肝、肺经，具有解毒、蚀疮、杀虫止痒等功效。临床应用如下。

（1）消肿毒。本品能消散风热毒气，善消肿毒，可疗金疮，主治痈疽、恶疮，为治诸疮肿毒之要药，可治痈疽溃脓未破者。

（2）蚀疮。生石灰对肌肤有较强的腐蚀作用，能蚀恶疮，可用于黑痣、黑斑、痣核、息肉等，能使之腐蚀脱落，尤以祛痣效佳，现今常用治寻常疣，用石灰粉反复揉擦即可去之。

（3）杀虫止痒。本品可用治疥、癣瘙痒。用石灰加醋，浆水调涂治之。

（4）止血。血见石灰即止，可见石灰具有收敛止血作用，石灰可疗金疮出血，用熟石灰与大黄研末同用，可治疗金疮出血不止。

（5）止泻、止带。石灰有收敛、止泻、止带功效。可用炒黄石灰水煎取澄清液服之止泻痢。亦可用风化石灰30g，配茯苓90g，研末服，每次服9g，每日2次，治妇女白带、白淫，亦治水泻。

（6）敛疮。生石灰外用能生肌长肉，用治水火烫伤。可取石灰水上清液，与等量麻油、桐油混合，涂敷患处治疗烧烫伤，效佳。

此外，以石灰用醋调涂，可治疗中风口眼歪斜，左病涂右，右病涂左，可使牵正。

生石灰与熟石灰相较：生石灰，性偏燥热，只作外用，以燥湿、止血、杀虫为专长。熟石灰性味偏辛温，既可外治（功同生石灰），又可经炮制后内服，以止痢、止带为优。临床可据证选择用之。

【用法】生石灰入煎内服：3～5g；或入丸、散剂，亦可加水溶解取澄清液服。外用：适量，研末调敷，或用水溶化后取澄清液涂洗。有实火、胃热者及孕妇皆当禁用。

（袁洪军　整理）

# 白垩（高岭土）

【药名】白垩，在《神农本草经》后的相关医籍中又有白土粉、高岭土、白土子、白善、白墡等别名。

【经文】白垩，味苦，温。主女子寒热，癥瘕，月闭，积聚。

【文译】白垩，味苦，性温。主治女子外感病之恶寒发热、腹内癥瘕、闭经，以及体内有积聚。

【药源】本品是白色的高岭石，亦即白石脂及蒙脱石族矿物蒙脱石。多作外用。随时可采。主产于河北邯郸等地山岩中，唯其所产者最佳。

【药理】本品是一种微细的碳酸钙的沉积物，是方解石的变种，化学成分为碳酸钙、硅酸盐，并有少量碳酸铝、氢氧化铁、磷酸钙等。

【师说】白垩，为沉积岩类岩石白垩的块状或粉状物，又名高岭土等。其味苦、涩，性温。无毒。归肺、肾经。临床应用如下。

（1）温中涩肠。用治反胃、泄泻、久痢。

（2）止血敛疮。用治吐血、衄血、眼睑赤烂、臁疮、肺痈、痔漏等。

（3）活血散结。用治女子血结经闭、月经不调、癥瘕积聚。

（4）健脾和胃。用治急性吐泻、腹痛、霍乱等病。

总之，本品能燥湿，收敛，涩肠，止泻痢，止血。外用能敛疮，适用于泄泻、下痢、痔疮出血、妇女崩漏及皮肤疮疡等病证。

【用法】本品内服：入丸、散，4.5～9g。外用：适量，研末撒或调敷。本品不宜久服。

（袁洪军　整理）

# 冬 灰

【药名】冬灰（别名：藜灰）。

【经文】冬灰，味辛，微温。主黑子，去肬，息肉，疽，蚀，疥瘙。

【文译】冬灰，味辛，性微温。主治黑痣、疣子、赘肉，能使痈疽破溃，并能治疗疥疮瘙痒。

【药源】冬灰，是指冬日灶中蒿、藜柴草所烧成的草本灰，但以藜灰为真。目前也只以农村民众一年四季皆烧柴、草而有草木灰、全国各地均产。

【药理】冬灰的主要成分为碳酸钾、镁，其偏碱性，所以具有腐蚀性。本品多作外用，蚀疮祛腐力强。

【师说】冬灰，即蒿、藜之类植物冬令燃烧之后的灰烬，又名草木灰。有本草文献指出，"冬灰专指藜灰"。其味辛，性微温。入肺、脾经。本品外用，蚀疮祛腐力强，用治黑痣、赘肉、息肉等效佳，也治疮疡溃烂、疥疮等。冬灰，辛行温通，能助血运行而消癥瘕、痰癖。一般多外用治疗上述诸病。

此药当今临床用之甚少。

【用法】本品外用：适量，能够去掉黑痣、疣子、赘肉，并能使痈疽破溃，治疗疥疮瘙痒等。古人认为，草木烧灰后苦涩而性烈，所以用它辛散燥烈之性用来治疗皮肤、外科疾病。实际上，如果小剂量应用，它能够燥湿敛疮，用于治疗痈疽、疥疮等皮肤病。如果较大剂量使用，腐蚀性强，可用于腐蚀体表赘生物，治黑痣、疣子、息肉等。临床上将冬灰与生石灰配合，可化合而成氢氧化钾（KOH），腐蚀性更强，仅作外用。须注意使用剂量及疗程，勿使过之。

（袁洪军　整理）

# 主要参考文献

## 一、药名、经文、文译

1. 张登本.全注全译神农本草经〔M〕.北京：新世界出版社，2009.
2. 孙星衍，孙冯翼.神经本草经〔M〕.北京：人民卫生出版社，1963.
3. 尚志钧.神农本草经校点〔M〕.安徽：皖南医学院科研处印，1981.
4. 杨鹏举.神农本草经校注〔M〕.北京：学苑出版社，1998.
5. 张瑞贤，张卫，刘更生.神农本草经译释〔M〕.上海：上海科学技术出版社，2018.
6. 高海波，谭兴贵.神农本草经：精版〔M〕.南京：江苏凤凰科学技术出版社，2016.
7. 老中医养生堂.神农本草经白话解：彩图版〔M〕.福州：福建科学技术出版社，2018.

## 二、药理

1. 张廷模.临床中药学〔M〕.北京：中国中医药出版社，2004.
2. 张瑞贤，张卫，刘更生.神农本草经译释〔M〕.上海：上海科学技术出版社，2018.
3. 祁公任，陈涛.现代实用临床中药学〔M〕.3版.北京：化学工业出版社，2018.

## 三、文摘

1. 王辉武.中医百家药论荟萃〔M〕.修订本.重庆：重庆出版社，2017.
2. 马子密，傅延龄.历代本草药性汇解〔M〕.北京：中国医药科技出版社，2002.
3. 冉先德.中华药海〔M〕.哈尔滨：哈尔滨出版社，1993.

## 四、今用

1. 张锡纯.医学衷中参西录〔M〕.石家庄：河北人民出版社，1957.
2. 冉先德.中华药海〔M〕.哈尔滨：哈尔滨出版社，1993.
3. 朱良春.章次公医术经验集〔M〕.增补本.北京：科学出版社，2013.
4. 朱良春.国医大师朱良春全集：临证治验卷〔M〕.长沙：中南大学出版社，2015.
5. 朱良春.国医大师朱良春全集：用药心悟卷〔M〕.长沙：中南大学出版社，2017.

6. 朱良春. 国医大师朱良春全集：常用虫药卷［M］. 长沙：中南大学出版社，2016.

7. 焦树德. 用药心得十讲［M］. 北京：人民卫生出版社，1977.

8. 尚志钧. 中国矿物药集纂［M］. 上海：上海中医药大学出版社，2010.

9. 黄煌. 方药心悟：名中医处方用药技巧［M］. 南京：江苏科学技术出版社，1999.

10. 黄煌，濮传文. 方药传真：全国老中医药专家学术经验精选［M］. 南京：江苏科学技术出版社，2003.

11. 宋永刚. 神农本草经讲读［M］. 北京：中国中医药出版社，2012.

12. 石恩骏. 石恩骏《神农本草经》发微［M］. 北京：人民卫生出版社，2017.

13. 叶显纯，叶明柱. 神农本草经临证发微［M］. 上海：上海科学技术出版社，2007.

14. 张树生.《神农本草经》理论与实践［M］. 北京：人民卫生出版社，2009.

15. 马清钧，王淑玲. 常用中药现代研究与临床［M］. 天津：天津科技翻译出版公司，1995.

16. 张栋，王志. 名老中医用药心得［M］. 北京：人民军医出版社，2009.

17. 宋代平. 名医用药经验荟萃［M］. 北京：人民军医出版社，2011.

18. 刘俊. 当代中医大家临床用药经验实录［M］. 沈阳：辽宁科学技术出版社，2013.

19. 周德生，黄仁忠. 常用中药特殊配伍精要［M］. 太原：山西科学技术出版社，2007.

20. 吕景山. 施今墨对药临床经验集［M］. 太原：山西人民出版社，1982.

21. 何廉臣. 实验药物学［M］. 福州：福建科学技术出版社，2008.

22. 徐景藩著. 徐景藩脾胃病治验辑要［M］. 南京：江苏科学技术出版社，1999.

23. 龚丽娟. 吴门曹氏三代医验集［M］. 南京：江苏科学技术出版社，1998.

24. 龚士澄，龚晓林. 临证方药运用心得［M］. 北京：人民卫生出版社，2002.

## 五、师说、用法

1. 顾维超. 中医老年病证治［M］. 南京：江苏科学技术出版社，1991.

2. 顾维超. 中医内科学［M］. 南京：东南大学出版社，1998.

3. 顾维超.《医学衷中参西录》研究［M］. 呼和浩特：远方出版社，1998.

4. 顾润环，周兴武. 杏林耕耘录：两位名中医的医验医论［M］. 北京：人民军医出版社，2013.

5. 顾润环，刘成全. 名中医顾维超学术经验传薪录［M］. 南京：江苏凤凰科学技术出版社，2018.

6. 张廷模. 临床中药学［M］. 北京：中国中医药出版社，2004.

# 中药笔画索引